基层卫生人员

常见传染病实用防控技术

主　编　李　群

副主编　邸泽青　吴家兵　杨小祥

编　者　（按姓氏拼音排序）

班海群　陈　勇　丁　凡　葛大放　郭增柱　何建刚

何剑锋　侯　赛　景怀奇　李　群　李玉环　刘晓青

卢飞豹　鲁　亮　孟凡亚　宁桂军　欧剑鸣　王　虎

王　芹　吴家兵　徐　成　杨小祥　殷文武　张　倩

郑灿军　周卫民　詹圣伟

秘　书　丁　凡

人民卫生出版社

图书在版编目(CIP)数据

基层卫生人员常见传染病实用防控技术 / 李群主编. —北京：
人民卫生出版社, 2018

ISBN 978-7-117-26383-2

Ⅰ. ①基… Ⅱ. ①李… Ⅲ. ①传染病防治 Ⅳ. ①R183

中国版本图书馆 CIP 数据核字（2018）第 073150 号

| 人卫智网 | www.ipmph.com | 医学教育、学术、考试、健康，
购书智慧智能综合服务平台 |
| 人卫官网 | www.pmph.com | 人卫官方资讯发布平台 |

基层卫生人员常见传染病实用防控技术

主　　编：李　群
出版发行：人民卫生出版社（中继线 010-59780011）
地　　址：北京市朝阳区潘家园南里 19 号
邮　　编：100021
E - mail：pmph @ pmph.com
购书热线：010-59787592　010-59787584　010-65264830
印　　刷：保定市中画美凯印刷有限公司
经　　销：新华书店
开　　本：787×1092　1/16　印张：40
字　　数：998 千字
版　　次：2018 年 5 月第 1 版　2018 年 5 月第 1 版第 1 次印刷
标准书号：ISBN 978-7-117-26383-2/R·26384
定　　价：105.00 元

打击盗版举报电话：010-59787491　E-mail：WQ @ pmph.com
（凡属印装质量问题请与本社市场营销中心联系退换）

序

进入 21 世纪后，人类社会依旧面临着传染病的挑战，新的传染病不断出现，一些已销声匿迹多年的传染病死灰复燃。当出现重大传染病流行时，往往会造成人心恐慌、社会不稳，甚至消解经济社会多年建设成果。随着经济全球化深入发展，传染病疫情跨国播散的公共安全威胁日益严峻。党中央、国务院坚持以人为本，全面、协调、可持续的科学发展观，高度重视传染病防控工作。2015 年 11 月 27 日，李克强总理在公共卫生与传染病防控工作座谈会上批示：提高基本公共卫生服务水平，做到重点区域、重点人群传染病防治和重大疫情防控两手抓。党的十九大报告中指出，实施健康中国战略，要"坚持预防为主，深入开展爱国卫生运动，倡导健康文明生活方式，预防控制重大疾病"。全国卫生战线工作者，按照党中央、国务院部署，努力工作，落实各项防控措施，为现代化建设保驾护航。

"早发现、早报告、早诊治、早处置"是控制传染病最重要的举措。在第一时间发现传染病疫情的往往是基层卫生人员，为给基层卫生人员规范地开展传染病疫情处置工作提供技术指导，作者编写了这本《基层卫生人员常见传染病防控实用技术》。该书一方面以法律法规为依据，注重科学性、准确性，另一方面注重实用性和操作性，既可用于现场处置工作参考，又可作为自学和培训教材。该书不失为一本基层卫生人员快速、有效应对传染病疫情的工具用书。

传染病防治任务依然艰巨，我们要撸起袖子、扑下身子、真抓实干，为维护人民健康，全面建成小康社会，不断贡献力量。

2018 年 3 月

前　言

为提高基层医疗卫生人员传染病的防控能力，满足从事现场处置工作的一线人员需求，在国家科技支撑计划课题"常见多发传染病防治技术要点筛选和普及研究"的支持下，我们组织全国相关专业领域的专家，编写了这本《基层卫生人员常见传染病实用防控技术》。

本书结合我国传染病防控工作的实际，突出科学指导传染病防控工作理念，将现场应对与预防控制、管理协调与技术操作、常规工作与应急反应有机结合，通力编写出这部操作性较强的工具书。

本书分为总论和各论两个部分，总论介绍了疾病监测、疫情报告、现场调查、标本采集与检测、处置措施、数据分析与调查报告撰写、风险沟通与健康教育、免疫、暴发疫情处置、救灾防病、大型活动保障和学校传染病防控等传染病防控的通用知识；各论部分选择我国法定报告传染病中重大传染病、甲类传染病和常见多发传染病，以及近年来新发现的传染病共计30余种，每个病种都包括概述、发现和报告、流行病学调查、实验室检测、防控措施、保障措施和常见工作表格等内容，覆盖了各个疾病的基本知识、基本方法和基本技术，特别在每个章节后凝练了"技术要点"，并配套了习题，便于读者自我检验学习效果。

本书的编写倾注了编写组全体成员的心血，在此致以深深的感谢，此外还要特别感谢中华预防医学会、中国疾病预防控制中心和有关省、市疾控中心专家与学者提供的指导，没有他们出色的工作，便没有本书的顺利出版，但由于经验不足，水平所限，难免有疏漏之处，故热切希望广大专业同行惠予指正，以便适时修订和完善。

李　群

2018 年 3 月 12 日

目　录

上篇　总　论

下篇　各　论

上篇

总　论

第一章 疾病监测

第一节 概　述

一、疾病监测

疾病监测是指有计划地、连续地和系统地收集、整理、分析和解释疾病在人群中发生及影响因素的相关数据，并及时将监测所获得的信息及时发送、反馈给相关的机构和人员，用于预防控制策略和措施的制定、调整和评价。疾病监测的3个最基本要素是：①连续、系统地收集疾病相关的数据和资料；②汇总、分析、解释和评价所收集的数据和资料，使之成为可用的信息；③及时将监测信息发送给相关机构和人员，包括以一定的方式向公众发布。

二、疾病监测种类

(一)被动监测和主动监测

根据监测信息获得方式，可分为被动监测和主动监测。由责任报告人报告疾病数据和资料，而报告接收单位被动接受报告的监测方式，称为被动监测。我国的法定传染病报告即属于被动监测。

根据特殊需要，由公共卫生人员定期到报告单位收集疾病报告、进行病例搜索并督查报告质量的监测方式，称为主动监测。

(二)病例为基础的监测和事件为基础的监测

根据监测系统收集信息的基本单元特征，可分为以病例为基础和以事件为基础监测。前者是指监测系统所收集的信息以病例个案信息为基础，如法定传染病报告系统、AFP病例监测系统等。后者是指监测系统所收集的信息以事件信息为基础，如突发公共卫生事件报告系统。

(三)社区(或人群)、医院和实验室为基础的监测

根据不同的监测目的，可规定监测系统所收集信息来自特定执业机构、区域和人群。

以社区(人群)为基础的监测系统，是对监测系统所覆盖的社区(人群)内发生的特定传染病相关信息进行报告和收集。发生疾病暴发或自然灾害时，往往需要启动社区(人群)监测。以医院为基础的监测系统，其所报告和收集的信息，是到医疗机构就诊的病例信息。法定传染病报告系统即属此类。实验室为基础的监测，是指按照一定的要求收集和上报实验室检测数据和资料(如血清学、分子标志物、病原分离或鉴定结果等)，实验室监测可作为独立的监测体系，进行数据的上报和收集，麻疹监测系统即属此类。

(四)哨点监测

哨点监测是指通过随机的或非随机的方法，选取一定数量的报告单位或报告人作为监

测点,进行特定疾病报告的监测系统。如我国的 HIV 感染高危人群监测。哨点监测不但可以描述疾病的变化趋势,探测暴发和流行,还可以推算总体发病水平,满足常规监测系统的大部分功能。

(五)症状监测

症状监测又称为症候群监测,是指通过连续、系统地收集和分析特定疾病临床症候群发生频率的数据,及时发现疾病在时间和空间分布上的异常聚集现象,以便对新发传染病、原因不明疾病及其他聚集性不良公共健康事件等暴发进行早期探查、预警和快速反应的监测方法。

第二节　监测系统的建立和管理

一、监测系统的建立

建立监测系统,最重要的是明确监测目的,并设计适宜的监测方式,进而确定监测对象和定义、资料来源和报告方式(方法和程序及原始报告和报表格式)、数据管理和分析、信息利用(上报、反馈和发布)、监测系统中各级人员的职责和任务、监测系统的评价方法和质控指标等。综合上述内容,制定监测方案,以便规范操作实施。

(一)明确监测目的

疾病监测的最根本目的是为了掌握疾病的发生、发展规律及其相关影响因素,为制定预防、控制策略和措施,评价防控效果提供科学依据。不同监测系统,可以有不同的目的,建立一个新的监测系统时,要对监测的目的和需求做出清晰的界定。同时,还要对监测目的和监测信息获得的难度、经费、人力投入及数据质量之间进行审慎地权衡。此外,还应考虑监测系统能否兼顾不同层次公共卫生部门的需要。传染病监测系统的主要目的包括:

1. 了解或描述传染病的发病规模、分布特征、传播范围、长期变动趋势;

2. 对传染病流行趋势进行预测、预报和预警;

3. 早期识别传染病的流行和暴发;

4. 评价传染病预防控制策略和措施的效果;

5. 监视病原微生物的型别、毒力、耐药性及其变异等。

(二)确定监测对象和病例定义

应根据监测目的、疾病基本特征、控制目标、资源的可利用性等确定监测对象,即对监测对象的人、时、地范围和特征加以限定和明确。为了保证监测系统报告病例的一致性和可比性,要考虑监测目的、基层诊断条件和能力、疾病的控制目标、目标疾病是常见病还是罕见病等因素,制定病例定义。病例定义的变化,对监测系统的敏感性和特异性有明显的影响。

(三)确定框架和报告方式

1. 确定监测系统的类型和监测方式:是全面监测还是哨点监测,被动监测还是主动监测,人群监测还是医疗结构监测等。

2. 明确报告流程和方式:确定报告人、数据报告流程和方式;

3.明确监测内容及报告卡(表)、个案调查表的格式化、标准化。

4.病例报告和数据传送的及时性要求:是立即报告还是时限报告,如周报告、月报告等。

(四)数据管理和分析

确定监测数据的分析方案和分析指标。要根据实际情况考虑信息的解释和展示方式(统计图、表格、地图等)。收集、统计分析数据后要定期或不定期撰写监测报告。

(五)监测信息利用和使用

明确监测信息分发和常规使用要求,即:监测数据分析结果向谁报告、报告的时间和频次,原始数据向谁开放,是否以及以何种方式向公众发布监测信息等。监测信息要以适当的形式向下级和报告人反馈。

(六)监测系统中人员组成和任务

要明确监测系统中的人员及其组成,明确其在监测工作的任务和工作职责,并就人员培训、工作督导和奖惩措施等作出规定。

(七)监测系统的评价方法和质控指标

对监测系统的评价内容包括对监测目的合理性、监测系统运行状况监测系统数据质量和运行成本等方面的评价,以便对监测系统和监测工作进行改进。评价应包括随时评价和阶段性评价。质控指标包括信息的及时率、完整率、正确率等。

二、监测系统的管理

应明确监测系统内各级人员的职责,制定详细的工作制度和规范,并定期开展督导、考核和评价,建立和实行奖惩制度。监测实施过程中,要针对人员的变动情况,持续开展培训。并对信息报告、信息分析、反馈利用各个环节加强管理。

第三节　传染病监测工作

一、法定传染病疫情报告系统

法定传染病报告系统采取被动监测为主的方式,自 1950 年开始运行,监测的病种为《中华人民共和国传染病防治法》规定的甲乙类传染病。自 2004 年起,我国建立了以网络直报为基础的传染病报告信息管理系统,报告单位覆盖了乡镇及以上的各级各类医疗机构和疾控预防控制机构(以下简称"疾控机构"),目前甲、乙、丙类 39 种法定传染病和部分非法定传染病通过该系统进行报告。

中国疾病预防控制信息系统主要包括突发公共卫生事件管理信息系统、艾滋病综合防治系统、结核病管理信息系统、乙脑监测信息报告管理系统、流脑监测信息报告管理系统、霍乱监测信息报告管理系统、传染病自动预警信息系统、中国流感监测信息系统、甲型 H1N1 流感信息管理系统、人感染 H7N9 禽流感信息管理系统、麻疹监测信息报告管理系统、救灾防病信息报告系统、儿童预防接种信息系统、鼠疫防治管理信息系统、症状监测直报系统等涉及传染病单病种和事件监测系统。

二、重点传染病专门监测

根据不同传染病的预防控制目标和控制工作的特殊需要,建立的特定传染病监测系统,又称为专病监测系统。主要是在病例报告基础上开展了病例个案调查、实验室监测、病例管理和(或)流行因素监测等,目的是有针对性地收集更为详尽的传染病信息,更好地为实现传染病控制目标提供依据。专病监测系统是在常规疫情报告基础上的扩展,是对常规疫情监测系统的补充。为了提高监测的完整性,有些专病监测系统还采取主动监测方式。2005年原卫生部公布了鼠疫、布鲁菌病、炭疽、肾综合征出血热、登革热、狂犬病、钩端螺旋体病、病媒生物、霍乱、伤寒副伤寒、细菌性痢疾、小肠结肠炎耶尔森菌病、肠出血性大肠杆菌O157:H7感染性腹泻等25种重点传染病全国监测方案。

三、症状监测

目前常规运转的症状监测系统有AFP病例监测、不明原因肺炎监测等。其他还有不明病因发热、发热伴皮疹、发热伴腹泻等。

(一)急性弛缓性麻痹(AFP)病例监测

AFP病例监测的目的主要是落实保持无脊髓灰质炎状态。AFP病例是指所有15岁以下出现急性弛缓性麻痹症状的病例(包括脊髓灰质炎、吉兰-巴雷综合征、原因不明的四肢瘫、截瘫和单瘫、短暂性肢体麻痹等14种疾病),以及任何年龄临床诊断为脊灰的病例。

1. AFP病例的报告、调查　医疗卫生机构和人员发现AFP病例后,城市应在12小时、农村应在24小时内以最快的方式报告到当地县级疾控机构。报告内容包括:发病地点、家长姓名、患者姓名、性别、出生日期、麻痹日期、临床初步诊断等。县级疾控机构接到AFP病例报告后,应在48小时内派专业人员对病例开展个案调查,并在临床医生配合下,详细填写"急性弛缓性麻痹病例个案调查表"。在麻痹发生60天后,要对所报告的AFP病例进行随访,随访必须要见到病例本人,随访者最好为对该病例进行过调查的人员。

2. 标本的采集　对所有AFP病例应采集双份粪便标本用于病毒分离。标本的采集要求是:在麻痹出现后14天内采集;两份标本采集时间至少间隔24小时;每份标本重量≥5g(约为成人的大拇指末节大小)。原则上应采集AFP病例5岁以下的5名接触者粪便标本。标本采集后要在7天内冷藏运送到省级脊灰实验室,在送达脊灰实验室时带冰且包装完整。

3. 主动监测　所有县级以上综合性医院、神经专科医院、儿童医院、传染病医院、综合性中医医院、人口集中的乡级医院等均为AFP主动监测医院,每旬开展AFP病例主动搜索工作,对于交通不便以及边远的乡级医院也应定期开展AFP病例主动搜索工作。AFP主动监测医院每旬开展本院的AFP病例的主动搜索;县级疾控机构应每旬对辖区内AFP主动监测医院开展主动搜索。开展主动监测时,监测人员应到监测医院的儿科、神经内科(或内科)、传染科的门诊和病房、病案室等,查阅门诊日志、出入院记录或病案,并与医务人员交谈,主动搜索AFP病例,并记录监测结果。如发现漏报的AFP病例,应按要求开展调查和报告。

(二)不明原因肺炎监测

不明原因肺炎监测主要是为筛查传染性非典型肺炎(SARS)和人禽流感病例以及其他聚集性发生的呼吸道传染病,及时发现疫情并采取相应的防控措施有效控制疫情,防止疫情扩散。

1. **不明原因肺炎病例**　同时具备以下 4 条,不能明确诊断为其他疾病的肺炎病例:

(1) 发热(腋下体温≥38℃);

(2) 具有肺炎的影像学特征;

(3) 发病早期白细胞总数降低或正常,或淋巴细胞分类计数减少;

(4) 经规范抗菌药物治疗 3～5 天,病情无明显改善或呈进行性加重。

2. **聚集性不明原因肺炎病例**　两周内发生的有流行病学相关性的 2 例或 2 例以上的不明原因肺炎病例。有流行病学相关性是指病例发病前曾经共同居住、生活、工作、暴露于同一环境,或有过密切接触,或疾病控制专业人员认为有流行病学相关性的其他情况,具体判断需由临床医务人员在接诊过程中详细询问病例的流行病学史,或由疾病控制专业人员经详细的流行病学调查后予以判断。

3. **病例的发现、报告、调查**　各级各类医疗机构的医务人员发现符合不明原因肺炎定义的病例后,应立即报告医疗机构相关部门,由医疗机构在 12 小时内组织本单位专家组进行会诊和排查,仍不能明确诊断的,应立即填写传染病报告卡,注明"不明原因肺炎"并进行网络直报。不具备网络直报条件的医疗机构,应立即向当地县级疾控机构报告,并于 24 小时内将填写完成的传染病报告卡寄出。县级疾控机构在接到电话报告后,应立即进行网络直报。

县级疾控机构接到不明原因肺炎病例报告后,应于 24 小时内对病例完成初步流行病学调查并及时进行密切接触者登记。调查时重点了解病例的流行病学史,主要包括:周围有无聚集性发病现象,有无相应的高危职业史以及其他接触禽类或野生动物或暴露于这些动物排泄物及其污染环境的情况等内容。县级疾控机构接到聚集性不明原因肺炎病例报告后,应立即进行流行病学调查,同时组织对病例的密切接触者进行登记、追踪和医学观察。县级疾控机构应将不明原因肺炎病例和聚集性不明原因肺炎病例的流行病学调查结果及时向县级卫生计生行政部门报告,并提出相应的工作建议。

4. **标本采集和实验室检测**　对于县级专家组会诊后仍不能排除 SARS、中东呼吸综合征(MERS)和人禽流感的不明原因肺炎病例要集病例的相关临床样本,尽快送至有条件的实验室,进行 SARS、MERS 和人禽流感病原检测。采集的临床标本包括患者的鼻咽拭子、下呼吸道标本(如气管分泌物、气管吸取物)和血清标本等。临床标本应尽量采集病例发病早期的呼吸道标本(尤其是下呼吸道标本)和发病 7 天内急性期血清以及间隔 2～4 周的恢复期血清。

(三)麻疹监测

麻疹监测是消除麻疹的主要策略之一,所有麻疹疑似病例均作为监测对象。麻疹疑似病例定义为:具备发热、出疹,并伴有咳嗽、卡他性鼻炎或结膜炎症状之一者;或传染病责任疫情报告人怀疑为麻疹的病例。

每例麻疹疑似病例都应进行流行病学个案调查,县级疾控中心负责组织开展麻疹疑似病例的流行病学个案调查、标本采集和送检工作,将血清和标本送检表在 48 小时内送达本地区麻疹血清学实验室。发生麻疹暴发疫情时,要将血清快速送检,应按要求组织采集出疹早期病例的鼻咽拭子、尿液等标本,及时送省级麻疹实验室进行病毒分离。

合格血标本的基本要求是:出疹后 28 天内采集,血清量不少于 0.5ml,无溶血,无污染;2～8℃条件下保存、运送。出疹后 3 天内采集的血标本检测麻疹 IgM 抗体阴性或可疑的病例,应在出疹后 4~28 天采集第 2 份血标本。对麻疹 IgM 阴性的样本还要检测风疹抗体。

(四)肠道门诊监测

肠道门诊在肠道传染病高发季节有着其特殊的重要性,是及时发现霍乱等肠道传染病的前哨。霍乱多发地区的各级各类医疗机构,在霍乱流行季节须按照规定设立规范的感染科(肠道门诊),包括诊疗室、观察室、药房以及专用厕所,指派专(兼)职医护、检验人员,配备专用医疗设备、抢救药品、消毒药械以及采集粪便标本的棉签和放置标本的碱性蛋白胨增菌液,制定严格的工作制度及隔离消毒制度。并按要求做好腹泻患者的就诊专册登记,做到逢泻必登、逢疑必检,即对每一霍乱疑似病例必须采集粪便和(或)呕吐物等标本进行病原菌分离培养。在霍乱多发地区,以县为单位每年对腹泻患者的病原菌分离检索率不低于腹泻患者总数的 10%。一般情况下,肠道门诊主要是 5~10 月开设,重点地区可提前开设或根据需要常年开设。

确实不具备开设肠道门诊基本条件的乡镇(街道)、厂矿、学院医院和因特殊原因不能开设肠道门诊的单位不得诊治腹泻患者。农村基层医疗单位确因人员与房屋条件不能单独设立时,也应在门诊指定专人负责或专桌诊治。如遇危重病人等特殊情况,应先采样送当地疾控机构或医疗单位,将采集的粪便和(或)呕吐物,保存于碱性蛋白胨水中,并及时送抵相应的实验室检验。

做好腹泻患者的就诊专册登记,登记内容包括:姓名、性别、年龄、工作单位、职业、详细住址、联系方式、发病日期、就诊日期、主要症状、体征、初诊印象、治疗方法等。对抢救治疗及留床观察的患者应另做详细病历记录。如遇外地患者,应登记户籍所在地详细住址以及现居住地址。必须防止因登记不详、字迹不清延误疫情处理。

四、病媒生物监测

在我国法定报告的传染病中有许多属于病媒生物性传染病,如鼠疫、流行性出血热、钩端螺旋体病、疟疾、登革热、地方性斑疹伤寒、丝虫病等。而一些消化道传染病则通过病媒生物的机械性传播在人群中扩散,如痢疾、伤寒等。开展病媒生物监测不仅能为制定病媒生物控制方案提供依据,还可为病媒生物性传染病的流行趋势提供预测预警信息。病媒生物监测由各级卫生计生行政部门和疾控机构组织实施。

(一)鼠密度监测

鼠密度监测最常用方法为夹夜法和粉迹法。夹夜法适应范围广,城镇、农村、室内、室外几乎任何环境均可应用,是当前应用最广的鼠密度测量方法,但成本较高,工作量较大,操作不够简便。粉迹法多用于城镇家鼠室内密度测量,只要地面光滑,如一般硬化地面即可应用,方法简便,成本低廉,对鼠类本身活动几无干扰等。

1. 夹夜法 统一选用中型钢板鼠夹,以生花生米或油条为诱饵,晚放晨收。室内按每 15m² 布夹 1 只,沿墙根均匀布放。室外每 5m² 布夹 1 只。居民区以外环境为主,特殊行业以室内环境为主,各种房间(厨房、库房)都应兼顾,农村自然村室内外均匀布放。通过一定时间内的捕获率来估计鼠密度。

2. 粉迹法 通过按一定要求布撒迹粉(如滑石粉等)来观察鼠迹(如足迹、尾迹、滑迹等)量的多少,以估计鼠数量的多少。如每隔一定距离或每间房布撒一块或两块面积约 20cm×20cm 的滑石粉块,通过一夜时间印下老鼠的足迹等来估计鼠密度。

3.**毒饵盗食法**　在室内外放置至少 30 堆灭鼠毒饵,毒饵放置范围为居民点及其周围环境。每堆毒饵之间相距至少 5m,24 小时后观察毒饵是否被鼠类取食,记录被取食的毒饵堆数。注意:毒饵要放在毒饵盒内,作醒目标志,做好宣传,勿让儿童触及。

(二)蚊密度监测

1. 成蚊监测

(1)诱蚊灯法:城区选择居民区、公园(含街心公园)、医院,农村选择民房和牲畜棚(牛棚和猪圈在室内)在外环境中进行监测。每处使用诱蚊灯 1 只,监测从日落 20 分钟后开始,连续诱集 6 小时。第二天,将集蚊盒取出,鉴定种类、性别并计数。

(2)住房密度法:选择一定数量的住房,在白天的时候,用吸蚊管或电动吸蚊器捕捉房内的成蚊,捉完为止,计算平均每房有多少只蚊虫。一般这种方法适用于淡色库蚊和致倦库蚊的调查。

(3)帐诱法:制作一顶特殊的蚊帐,顶部 80cm×80cm,底部 150cm×150cm,高 150cm,离地 20cm 撑开,一个人进入帐内,持手电筒和电动吸蚊器捕捉进入蚊帐的蚊子,计算一定时间内(如半个小时)进入蚊帐的蚊子数量。

(4)双层叠帐法

器具:双层叠帐(外层:长 × 宽 × 高:1.8m×1.8m×1.5m;内层:长 × 宽 × 高:1.2m×1.2m×2.0m)、计数器、手电筒、电动吸蚊器等。

操作:选择居民区附近的外环境作为监测地点,在上午或下午媒介伊蚊活动高峰时段内,诱集者位于内部封闭蚊帐中暴露两条小腿,收集者利用电动吸蚊器收集停落在蚊帐上的伊蚊持续 30 分钟,分类鉴定,记录诱蚊开始与结束的时间、地点、温度、湿度和风速。

个人防护:收集者需涂抹蚊虫驱避剂,诱集者工作结束时涂抹蚊虫驱避剂。

密度指标:叮咬指数计算公式

$$叮咬指数(只 / 人 \cdot 小时) = \frac{捕获蚊虫数(只)}{30 分钟} \times 60 分钟$$

2. 幼虫密度调查方法

(1)勺捕法:对大型水体蚊虫孳生的调查,采用勺捕法,如调查孳生在稻田中的中华按蚊和三带喙库蚊。用一个 500ml 的长柄水勺,在离岸 1m 内,随机在水面上取样。密度 = 采到的全部幼虫和蛹数 / 勺数

(2)百户指数:调查 100 户居民室内外(离房屋 5m 的半径内),检查有蚊虫幼虫或蛹孳生的阳性积水。百户指数 = 阳性积水数 / 检查户数 ×100

(3)容器指数:调查一定数量的有积水的容器,计算有蚊虫幼虫或蛹的积水容器的百分数。容器指数 = 阳性积水数 / 检查有水容器数 ×100

(4)布雷图指数法

器具:手电筒、捞勺、吸管、蚊虫收集装置、标签纸等。

方法:每个监测点按不同地理方位选 4 个街道 / 村的居民区调查不少于 100 户,检查记录室内外所有小型积水容器及其幼虫孳生情况,收集阳性容器中的蚊幼进行种类鉴定,或带回实验室饲养至成蚊进行种类鉴定,计算布雷图指数。为避免连续监测对蚊虫密度造成影响,相邻两次监测应在不同户次进行。

户的定义:每个家庭、集体宿舍 / 单位办公室 / 酒店的 2 个房间、农贸市场 / 花房 / 外环

境 / 室内公共场所等每 30 ㎡ 定义为一户。

密度指标:布雷图指数(BI)计算公式

$$布雷图指数(BI) = \frac{阳性容器数}{调数户数} \times 100$$

(三)蝇密度监测

1. 粘蝇条(纸)法　每个监测点选 10 个帐篷、活动房、临时住所等(以 12m² 左右为一个房间计算),分别悬挂 3 个粘蝇条,总计 30 个粘蝇条,24 小时后查看粘蝇条上的蝇类数量,记录蝇类总数。

蝇类密度指数=粘住蝇类的总数 / 粘蝇条总数[单位:只 /(条天)]

2. 目测法　每个监测点选:①厕所和垃圾堆(桶);②帐篷、活动房、住所内;③帐篷、活动房、住所外(以 12m² 左右为一个房间计算)3 类环境各 5 处,目测苍蝇数目。每处选一点站立,观察半径 2m 之内的蝇类数目,3 分钟之内计数两遍,以数目较高者数字为准,除以 12 即为密度指数。观测时间为 10:00 ~ 16:00。要注意,当蝇类数量超过 50 只,计数时间不以 3 分钟为限。3 类环境的蝇类密度指数分别取平均数,作为相应环境类型的密度指数,以平均数作为监测点蝇类密度指数。

蝇类密度 = 观察到的苍蝇数 /12(单位:只 / 平方米)

3. 笼诱法　选择农贸集市、餐饮外环境、绿化带和居民区作为监测点,每个点放置 1 只捕蝇笼。捕蝇笼内放置诱饵 25g 红糖 +25g 食醋 +25ml 水。每次放置 6 小时,上午 9:00 ~ 10:00 间布放,下午 3:00 ~ 4:00 间收回,捕获的蝇带回实验室分类鉴定、计数、记录,并计算蝇密度指数。

(四)蟑螂密度监测

选择农贸市场、餐饮、宾馆、医院和居民区开展监测,采用粘捕法,统一用粘蟑纸(规格:17cm × 10cm)调查。用甜鲜面包为诱饵(2g/ 片),每处布放 10 张粘蟑纸。市场布放在食品加工销售柜台,餐饮和宾馆布放在操作间和餐厅,医院布放在病房,居民区布放在各户的厨房,晚放晨收。每个标准间(约 15m²)放置 1 张,居民每户厨房放置 1 张。不得选择一周内药物处理过的场所作监测点,每次监测时,粘蟑纸必须更新。统计捕获蟑螂总数,登记粘捕到的蟑螂种类和雌、雄成虫或幼虫数,同时记录回收的粘蟑纸,计算蟑螂密度和侵害率。

第二章 疫情报告

第一节 责任报告单位和报告人及其职责

一、责任报告单位及报告人

各级各类医疗卫生机构为责任报告单位;其执行职务的人员和乡村医生、个体开业医生均为责任疫情报告人。

二、组织机构职责

遵循分级负责、属地管理的原则,各有关部门与机构在传染病信息报告管理工作中履行以下职责:

(一)卫生计生行政部门

卫生计生行政部门负责本辖区内传染病信息报告工作的管理,具体职责如下:

1. 负责本辖区内传染病信息报告工作的管理,建设和完善本辖区内传染病信息网络报告系统,并为系统正常运行提供保障条件。

2. 依据相关法律法规规定,结合本辖区的具体情况,组织制定传染病信息报告工作实施方案,落实传染病信息报告工作。

3. 定期组织开展对各级医疗卫生机构传染病信息报告、管理等工作监督检查。

4. 国家卫生计生委及省级地方人民政府卫生计生行政部门根据全国或各省(区、市)疾病预防控制工作的需要,可调整传染病监测报告病种和内容。

(二)疾控机构

疾控机构负责本辖区内传染病信息报告工作的业务指导和技术支持,具体职责如下:

1. 负责本辖区的传染病信息报告业务管理、技术培训和工作指导,实施传染病信息报告管理规范和相关方案,建立健全传染病信息报告管理组织和制度。

2. 负责本辖区的传染病信息的收集、分析、报告和反馈,预测传染病发生、流行趋势,开展传染病信息报告管理质量评价。

3. 动态监视本辖区的传染病报告信息,对疫情变化态势进行分析,及时分析报告、调查核实异常情况或甲类及按甲类管理的传染病疫情。

4. 负责对本辖区信息报告网络系统的维护,提供技术支持。

5. 负责对本辖区的传染病信息分析相关数据备份,确保报告数据安全。

6. 开展对本辖区的传染病信息报告工作的考核和评估。

县级疾控机构履行以上职责的同时,负责对本辖区内医疗机构和其他责任报告单位报告传染病信息的审核;承担本辖区内不具备网络直报条件的责任报告单位报告的传染病信息的网络直报,或指导本辖区承担基本公共卫生服务项目任务的基层医疗卫生机构对不具备网络直报条件的责任报告单位报告的传染病信息进行网络报告。

(三)卫生监督机构

卫生监督机构配合卫生计生行政部门开展对传染病报告管理工作情况的监督检查,对不履行职责的单位或个人依法进行查处。

(四)医疗机构

医疗机构执行首诊负责制,依法依规及时报告法定传染病,负责传染病信息报告管理要求的落实,具体职责如下:

1. 制定传染病报告工作程序,明确各相关科室在传染病信息报告管理工作中的职责。

2. 建立健全传染病诊断、登记、报告、培训、质量管理和自查等制度。

3. 确立或指定具体部门和专(兼)职人员负责传染病信息报告管理工作。二级及以上医疗机构必须配备2名或以上专(兼)职人员,二级以下医疗机构至少配备1名专(兼)职人员。

4. 一级及以上医疗机构应配备传染病信息报告专用计算机和相关网络设备,保障疫情报告及其管理工作。

5. 负责对本单位相关医务人员进行传染病诊断标准和信息报告管理技术等内容的培训。

6. 负责传染病信息报告的日常管理、审核检查、网络报告(数据交换)和质量控制,定期对本单位报告的传染病情况及报告质量进行分析汇总和通报。协助疾控机构开展传染病疫情调查和信息报告质量考核与评估。

承担基本公共卫生服务项目任务的基层医疗卫生机构履行以上职责的同时,负责收集和报告责任范围内的传染病信息,并在县级疾控机构指导下,承担本辖区内不具备网络直报条件的责任报告单位报告的传染病信息网络报告。

(五)采供血机构

采供血机构对献血人员进行登记,例如按《艾滋病和艾滋病病毒感染诊断标准》对最终检测结果为阳性病例进行网络报告。

第二节　传染病个案报告

一、传染病个案

(一)法定报告传染病

根据《中华人民共和国传染病防治法》,我国法定报告传染病包括甲、乙、丙三类。

(1)甲类传染病:鼠疫、霍乱。

(2)乙类传染病:传染性非典型肺炎、艾滋病(艾滋病病毒感染者)、病毒性肝炎、脊髓灰质炎、人感染高致病性禽流感、麻疹、流行性出血热、狂犬病、流行性乙型脑炎、登革热、炭疽、细菌性和阿米巴性痢疾、肺结核、伤寒和副伤寒、流行性脑脊髓膜炎、百日咳、白喉、新生儿破伤风、猩红热、布鲁菌病、淋病、梅毒、钩端螺旋体病、血吸虫病、疟疾、人感染 H7N9 禽流感。

(3)丙类传染病:流行性感冒、流行性腮腺炎、风疹、急性出血性结膜炎、麻风病、流行性和地方性斑疹伤寒、黑热病、包虫病、丝虫病,除霍乱、细菌性和阿米巴性痢疾、伤寒和副伤寒以外的感染性腹泻病、手足口病。

(4)国家卫生计生委决定列入乙类、丙类传染病管理的其他传染病和按照甲类管理开展应急监测报告的其他传染病。

(二)其他传染病

省级人民政府决定按照乙类、丙类管理的其他地方性传染病和其他暴发、流行或原因不明的传染病。

(三)不明原因肺炎病例和不明原因死亡病例的监测和报告

按照《全国不明原因肺炎病例监测、排查和管理方案》和《县及县以上医疗机构死亡病例监测实施方案(试行)》的规定执行。

二、传染病个案报告要求

(一)诊断与分类

责任报告人应按照传染病诊断标准(卫生计生行业标准)及时对传染病病人或疑似病人进行诊断。根据不同传染病诊断分类,分为疑似病例、临床诊断病例、确诊病例和病原携带者4类。其中,需报告病原携带者的疾病包括霍乱、脊髓灰质炎以及国家卫生计生委规定的其他传染病。

(二)登记与报告

责任报告单位或责任报告人在诊疗过程中应规范填写或由电子病历、电子健康档案自动生成规范的门诊日志、入院及出院登记、检测检验和放射登记。首诊医生在诊疗过程中发现传染病病例、疑似病例和规定报告的病原携带者后应按照要求填写《中华人民共和国传染病报告卡》(以下简称《传染病报告卡》)(见附件)或通过电子病历、电子健康档案自动抽取符合交换文档标准的电子传染病报告卡。

省级人民政府决定按照乙类、丙类管理的其他地方性传染病和其他暴发、流行或原因不明的传染病也应填报(或抽取)传染病报告卡信息。

(三)填报要求

1. 传染病报告卡填写 《传染病报告卡》统一格式,可采用纸质或电子形式填报,内容完整、准确,填报人签名。纸质报告卡要求用 A4 纸印刷,使用钢笔或签字笔填写,字迹清楚。电子交换文档应当使用符合国家统一认证标准的电子签名和时间戳。

传染病报告卡中须填报患者有效证件或居民健康卡、社会保障卡、新农合医疗卡等身份识别号码;患者为学生或幼托儿童须填报其所在学校/幼托机构全称及班级名称。

2. 传染病专项调查、监测信息报告 国家根据传染病预防控制工作需要开展的专项调查、报告和监测的传染病,应在本规范基础上按照有关要求执行。

(四)报告程序与方式

传染病报告实行属地化管理,首诊负责制。传染病报告卡由首诊医生或其他执行职务的人员负责填写。现场调查时发现的传染病病例,由属地医疗机构诊断并报告。采供血机构发现阳性病例也应填写报告卡。

1. 传染病疫情信息实行网络直报或直接数据交换。不具备网络直报条件的医疗机构,在规定的时限内将传染病报告卡信息报告属地乡镇卫生院、城市社区卫生服务中心或县级疾控机构进行网络报告,同时传真或寄送传染病报告卡至代报单位。

2. 区域信息平台或医疗机构的电子健康档案、电子病历系统应当具备传染病信息报告管理功能,已具备传染病信息报告管理功能的要逐步实现与传染病报告信息管理系统的数据自动交换功能。

3. 军队医疗卫生机构向社会公众提供医疗服务时,发现传染病疫情,应当按照相关规定进行传染病网络报告或数据交换。

(五)报告时限

责任报告单位和责任疫情报告人发现甲类传染病和乙类传染病中的肺炭疽、传染性非典型肺炎等按照甲类管理的传染病人或疑似病例时,或发现其他传染病和不明原因疾病暴发时,应于 2 小时内将传染病报告卡通过网络报告。

对其他乙、丙类传染病病例、疑似病例和规定报告的传染病病原携带者在诊断后,应于 24 小时内进行网络报告。

不具备网络直报条件的医疗机构及时向属地乡镇卫生院、城市社区卫生服务中心或县级疾控机构报告,并于 24 小时内寄送出传染病报告卡至代报单位。

三、报告数据管理

(一)审核

医疗机构传染病报告管理人员须对收到的纸质传染病报告卡或电子病历、电子健康档案系统中抽取的电子传染病报告卡的信息进行错项、漏项、逻辑错误等检查,对有疑问的报告卡必须及时向填卡人核实。

县级疾控机构疫情管理人员每日对辖区内报告或数据交换的传染病信息进行审核,对有疑问的报告信息及时反馈报告单位或向报告人核实。对误报、重报信息应及时删除。

对甲类传染病和乙类传染病中的肺炭疽、传染性非典型肺炎等按照甲类管理的病人或疑似病人以及其他传染病和不明原因疾病暴发的报告信息,应立即调查核实,于 2 小时内通过网络完成报告信息的三级确认审核。

对于其他乙、丙类传染病报告卡,由县级疾控机构核对无误后,于 24 小时内通过网络完成确认审核。

(二)订正

医疗卫生机构发现报告病例诊断变更、已报告病例因该病死亡或填卡错误时,应由该医疗卫生机构及时进行订正报告,并重新填写传染病报告卡或抽取电子传染病报告卡。卡片类别选择订正项,并注明原报告病名。对报告的疑似病例,应及时进行排除或确诊。

实行专病报告管理的传染病,由相应的专病管理机构或部门对报告的病例进行追踪调查,发现传染病报告卡信息有误或排除病例时应当在 24 小时内订正。已具备电子病历、电子健康档案数据自动抽取交换功能时,以唯一身份标识实现传染病个案报告与专病的数据动态管理。暂不具备条件的,应及时在传染病报告信息管理系统中完成相关信息的动态订正,保证数据的一致性。

(三)补报

责任报告单位发现本年度内漏报的传染病病例,应及时补报。

(四)查重

县级疾控机构及具备网络直报条件的医疗机构每日对报告信息进行查重,对重复报告信息进行删除。

四、报告卡管理

(一)传染病报告卡填写

《传染病报告卡》统一格式,内容完整、准确,字迹清楚,填报人签名。

(二)病例分类与分型

传染病报告病例分为疑似病例、临床诊断病例、实验室确诊病例、病原携带者和阳性检测结果 5 类。其中,需报告病原携带者的病种包括霍乱、脊髓灰质炎、艾滋病以及国家卫生计生委规定的其他传染病;阳性检测结果仅限采供血机构填写。

炭疽、病毒性肝炎、梅毒、疟疾、肺结核分型报告,其中炭疽分为肺炭疽、皮肤炭疽和未分型 3 类;病毒性肝炎分为甲型、乙型、丙型、戊型和未分型 5 类;梅毒分为一期、二期、三期、胎传、隐性 5 类;疟疾分为间日疟、恶性疟和未分型 3 类;肺结核分为涂阳、仅培阳、菌阴和未痰检 4 类;乙型肝炎、血吸虫病应分为急性和慢性 2 类。

(三)传染病专项调查、监测信息的报告

根据传染病预防控制工作需要开展的专项调查、报告和监测的传染病,按照有关要求执行。

(四)不明原因肺炎病例和不明原因死亡病例的监测和报告

按照《全国不明原因肺炎病例监测、排查和管理方案》和《县及县以上医疗机构死亡病例监测实施方案(试行)》的规定执行。

五、传染病疫情分析与利用

1. 疫情分析所需的人口资料以国家统计部门数据为准。

2. 省级及以上卫生计生行政部门定期发布的本行政区域传染病疫情信息,对外公布的法定传染病发病、死亡数以传染病报告信息管理系统中按审核日期和现住址统计的数据为准。单病种疫情信息通报和对外发布时,报告发病数和死亡数应与传染病报告信息管理系统数据保持一致。

3. 各级疾控机构必须每日对通过网络报告的传染病疫情进行动态监控。省级及以上疾控机构须按周、月、年进行动态分析报告,市(地)和县级疾控机构须按月、年进行传染病疫情分析,二级及以上医疗机构按季、年进行传染病报告的汇总或分析。当有甲类或按照甲类管理及其他重大传染病疫情报告时,随时作出专题分析和报告。

4. 各级疾控机构要及时将疫情分析结果以信息、简报或报告等形式向上级疾控机构和同级卫生计生行政部门报告,并反馈到下一级疾控机构。

县级疾控机构应定期将辖区内疫情分析结果反馈到辖区内的医疗机构。

5. 各级疾控机构发现甲类传染病和乙类传染病中的肺炭疽、传染性非典型肺炎等按照甲类管理的传染病、以及其他传染病和不明原因疾病暴发等未治愈的传染病病人或疑似病人离开报告所在地时,应立即报告当地卫生计生行政部门,同时报告上级疾控机构,接到报

告的卫生计生行政部门应当以最快的通信方式向其到达地的卫生计生行政部门通报疫情。

6. 毗邻的以及相关地区的卫生计生行政部门,应当及时互相通报本行政区域的传染病疫情以及监测、预警的相关信息。

7. 信息利用实行分级分类管理。卫生计生行业内部实现互联共享,公民、法人或其他组织申请公开相关信息的,按照《政府信息公开条例》有关规定办理。

六、资料保存

1. 各级各类医疗卫生机构的纸质《传染病报告卡》及传染病报告记录保存3年。不具备网络直报条件的医疗机构,其传染病报告卡由代报单位保存,原报告单位必须进行登记备案。

2. 符合《中华人民共和国电子签名法》的电子传染病报告卡视为与纸质文本具有同等法律效力,须做好备份工作,备份保存时间至少与纸质传染病报告卡一致;暂不符合的须打印成纸质卡片由首诊医生签名后进行保存备案。

3. 各级疾控机构应将传染病信息资料按照国家有关规定纳入档案管理。

七、信息系统安全管理

1. 涉及对传染病信息报告管理系统发生需求变更和功能调整时,中国疾病预防控制中心应做好风险评估,报国家卫生计生委批准后实施。

2. 县级及以上疾控机构必须使用专网或虚拟专网进行网络报告,并逐步覆盖辖区内的各级各类医疗机构。

3. 各级疾控机构负责辖区内信息报告系统用户与权限的管理,应根据信息安全三级等级保护的要求,制定相应的制度,建立分级电子认证服务体系,加强对信息报告系统的账号安全管理。

4. 医疗机构的电子病历系统实施传染病报告功能时,应通过身份鉴别和授权控制加强用户管理,做到其行为可管理、可控制、可追溯。

5. 信息系统使用人员不得转让或泄露信息系统操作账号和密码。发现账号、密码已泄露或被盗用时,应立即采取措施,更改密码,同时向上级疾控机构报告。

6. 传染病信息报告、管理、使用部门和个人应建立传染病数据使用的登记和审核制度,不得利用传染病数据从事危害国家安全、社会公共利益和他人合法权益的活动,不得对外泄露传染病病人的个人隐私信息资料。

八、考核与评估

1. 各级卫生计生行政部门定期组织对本辖区内的传染病信息报告工作进行督导检查,对发现的问题予以通报并责令限期改正。

2. 各级疾控机构制定传染病信息报告工作考核方案,并定期对辖区内医疗机构和下级疾控机构进行指导与考核。

3. 各级各类医疗机构应将传染病信息报告管理工作纳入工作考核范围,定期进行自查。

第三节　突发公共卫生事件及相关信息报告

一、突发公共卫生事件及相关信息的报告要求

(一)报告的主要内容

报告的主要内容包括事件名称、事件类别、发生时间、地点、涉及的地域范围、人数、主要症状与体征、可能的原因、已经采取的措施、事件的发展趋势、下步工作计划等。具体内容见《突发公共卫生事件相关信息报告卡》。事件发生、发展、控制过程信息分为初次报告、进程报告、结案报告。

(二)报告方式、时限和程序时间

获得突发公共卫生事件相关信息的责任报告单位和责任报告人,应当在2小时内以电话或传真等方式向属地卫生计生行政部门指定的专业机构报告,具备网络直报条件的同时进行网络直报,直报的信息由指定的专业机构审核后进入国家数据库。不具备网络直报条件的责任报告单位和责任报告人,应采用最快的通信方式将《突发公共卫生事件相关信息报告卡》报送属地卫生计生行政部门指定的专业机构,接到《突发公共卫生事件相关信息报告卡》的专业机构,应对信息进行审核,确定真实性,2小时内进行网络直报,同时以电话或传真等方式报告同级卫生计生行政部门。

二、突发公共卫生事件报告范围与标准

突发公共卫生事件是指突然发生,造成或者可能造成社会公众健康严重损害的重大传染病疫情、群体性不明原因疾病、重大食物和职业中毒以及其他严重影响公众健康的事件。

根据突发公共卫生事件性质、危害程度、涉及范围,突发公共卫生事件划分为特别重大(Ⅰ级)、重大(Ⅱ级)、较大(Ⅲ级)和一般(Ⅳ级)4级。突发公共卫生事件按《突发公共卫生事件信息报告管理规范》要求报告。

(一)特别重大突发公共卫生事件(Ⅰ级)

有下列情形之一的为特别重大突发公共卫生事件(Ⅰ级):

1. 肺鼠疫、肺炭疽在大、中城市发生并有扩散趋势,或肺鼠疫、肺炭疽疫情波及2个以上的省份,并有进一步扩散趋势。

2. 发生传染性非典型肺炎、人感染高致病性禽流感病例,并有扩散趋势。

3. 涉及多个省份的群体性不明原因疾病,并有扩散趋势。

4. 发生新传染病或我国尚未发现的传染病发生或传入,并有扩散趋势,或发现我国已消灭的传染病重新流行。

5. 发生烈性病菌株、毒株、致病因子等丢失事件。

6. 周边以及与我国通航的国家和地区发生特大传染病疫情,并出现输入性病例,严重危及我国公共卫生安全的事件。

7. 国务院卫生计生行政部门认定的其他特别重大突发公共卫生事件。

(二)重大突发公共卫生事件(Ⅱ级)

有下列情形之一的为重大突发公共卫生事件(Ⅱ级):

1.在一个县(市)行政区域内,一个平均潜伏期内(6天)发生5例以上肺鼠疫、肺炭疽病例,或者相关联的疫情波及2个以上的县(市)。

2.发生传染性非典型肺炎、人感染高致病性禽流感疑似病例。

3.腺鼠疫发生流行,在一个地级市行政区域内,一个平均潜伏期内多点连续发病20例以上,或流行范围波及2个以上市(地)。

4.霍乱在一个地级市行政区域内流行,1周内发病30例以上,或波及2个及以上地级市,有扩散趋势。

5.乙类、丙类传染病波及2个以上县(市),1周内发病水平超过前5年同期平均发病水平2倍以上。

6.我国尚未发现的传染病发生或传入,尚未造成扩散。

7.发生群体性不明原因疾病,扩散到县(市)以外的地区。

8.发生重大医源性感染事件。

9.预防接种或群体预防性服药出现人员死亡。

10.一次食物中毒人数超过100人并出现死亡病例,或出现10例以上死亡病例。

11.一次发生急性职业中毒50人以上,或死亡5人以上。

12.境内外隐匿运输、邮寄烈性生物病原体、生物毒素造成我境内人员感染或死亡的。

13.省级以上人民政府卫生计生行政部门认定的其他重大突发公共卫生事件。

(三)较大突发公共卫生事件(Ⅲ级)

有下列情形之一的为较大突发公共卫生事件(Ⅲ级):

1.发生肺鼠疫、肺炭疽病例,一个平均潜伏期内病例数未超过5例,流行范围在一个县(市)行政区域以内。

2.腺鼠疫发生流行,在一个县(市)行政区域内,一个平均潜伏期内连续发病10例以上,或波及2个以上县(市)。

3.霍乱在一个县(市)行政区域内发生,1周内发病10~29例;或波及2个以上县(市);或地级市以上城市的市区首次发生。

4.一周内在一个县(市)行政区域内,乙、丙类传染病发病水平超过前5年同期平均发病水平1倍以上。

5.在一个县(市)行政区域内发现群体性不明原因疾病。

6.一次食物中毒人数超过100人,或出现死亡病例。

7.预防接种或群体预防性服药出现群体心因性反应或不良反应。

8.一次发生急性职业中毒10~49人,或死亡4人以下。

9.肠出血性大肠杆菌(EHEC O157:H7)感染性腹泻在县(区)域内1周发生3例以上,或疫情波及2个及以上县;或地级以上城市的市区首次发生。

10.地级市以上人民政府卫生计生行政部门认定的其他较大突发公共卫生事件。

(四)一般突发公共卫生事件(Ⅳ级)

有下列情形之一的为一般突发公共卫生事件(Ⅳ级):

1.腺鼠疫在一个县(市)行政区域内发生,一个平均潜伏期内病例数未超过10例。

2. 霍乱在一个县（市）行政区域内发生,1周内发病9例以下。

3. 一次食物中毒人数30～99人,未出现死亡病例。

4. 一次发生急性职业中毒9人以下,未出现死亡病例。

5. 肠出血性大肠杆菌（EHEC O157:H7）感染性腹泻在县（区）域内1周发生3例以下。

6. 县级以上人民政府卫生计生行政部门认定的其他一般突发公共卫生事件。

为及时、有效预警,应对突发公共卫生事件,各市、县人民政府卫生计生行政部门可结合本行政区域突发公共卫生事件实际情况、应对能力等,对一般突发公共卫生事件的分级标准进行补充和调整,各地修改后的分级标准要报本级人民政府和省卫生计生行政部门备案。国务院卫生计生行政部门可根据情况变化和实际工作需要,对特别重大和重大突发公共卫生事件的分级标准进行补充和调整,报国务院备案并抄送各省、自治区、直辖市人民政府。

三、突发公共卫生事件信息报告范围与标准

突发公共卫生事件相关信息报告范围,包括可能构成或已发生的突发公共卫生事件相关信息,其报告标准不完全等同于《国家突发公共卫生事件应急预案》的判定标准。

(一)传染病

1. **鼠疫**　发现1例及以上鼠疫病例。

2. **霍乱**　发现1例及以上霍乱病例。

3. **传染性非典型肺炎**　发现1例及以上传染性非典型肺炎病例或疑似病例。

4. **人感染高致病性禽流感**　发现1例及以上人感染高致病性禽流感病例。

5. **炭疽**　发生1例及以上肺炭疽病例;或1周内,同一学校、幼儿园、自然村寨、社区、建筑工地等集体单位发生3例及以上皮肤炭疽或肠炭疽病例;或1例及以上职业性炭疽病例。

6. **甲型肝炎（戊型肝炎）**　1周内,同一学校、幼儿园、自然村寨、社区、建筑工地等集体单位发生5例及以上甲型肝炎（戊型肝炎）病例。

7. **伤寒（副伤寒）**　1周内,同一学校、幼儿园、自然村寨、社区、建筑工地等集体单位发生5例及以上伤寒（副伤寒）病例,或出现2例及以上死亡。

8. **细菌性和阿米巴性痢疾**　3天内,同一学校、幼儿园、自然村寨、社区、建筑工地等集体单位发生10例及以上细菌性和阿米巴性痢疾病例,或出现2例及以上死亡。

9. **麻疹**　1周内,同一学校、幼儿园、自然村寨、社区、建筑工地等集体单位发生10例及以上麻疹病例。

10. **风疹**　1周内,同一学校、幼儿园、自然村寨、社区等集体单位发生10例及以上风疹病例。

11. **流行性脑脊髓膜炎**　3天内,同一学校、幼儿园、自然村寨、社区、建筑工地等集体单位发生3例及以上流脑病例,或者有2例及以上死亡。

12. **登革热**　1周内,一个县（市、区）发生5例及以上登革热病例;或首次发现病例。

13. **流行性出血热**　1周内,同一自然村寨、社区、建筑工地、学校等集体单位发生5例（高发地区10例）及以上流行性出血热病例,或者死亡1例及以上。

14. **钩端螺旋体病**　1周内,同一自然村寨、建筑工地等集体单位发生5例及以上钩端螺旋体病病例,或者死亡1例及以上。

15. **流行性乙型脑炎**　1周内,同一乡镇、街道等发生5例及以上乙脑病例,或者死亡

1例及以上。

16.**疟疾** 以行政村为单位,1个月内,发现5例(高发地区10例)及以上当地感染的病例;或在近3年内无当地感染病例报告的乡镇,以行政村为单位,1个月内发现5例及以上当地感染的病例;在恶性疟流行地区,以乡(镇)为单位,1个月内发现2例及以上恶性疟死亡病例;在非恶性疟流行地区,出现输入性恶性疟继发感染病例。

17.**血吸虫病** 在未控制地区,以行政村为单位,2周内发生急性血吸虫病病例10例及以上,或在同一感染地点1周内连续发生急性血吸虫病病例5例及以上;在传播控制地区,以行政村为单位,2周内发生急性血吸虫病5例及以上,或在同一感染地点1周内连续发生急性血吸虫病病例3例及以上;在传播阻断地区或非流行区,发现当地感染的病人、病牛或感染性钉螺。

18.**流感** 1周内,在同一学校、幼儿园或其他集体单位发生30例及以上流感样病例,或5例及以上因流感样症状住院病例,或发生1例及以上流感样病例死亡。

19.**流行性腮腺炎** 1周内,同一学校、幼儿园等集体单位中发生10例及以上流行性腮腺炎病例。

20.**感染性腹泻(除霍乱、痢疾、伤寒和副伤寒以外)** 1周内,同一学校、幼儿园、自然村寨、社区、建筑工地等集体单位中发生20例及以上感染性腹泻病例,或死亡1例及以上。

21.**猩红热** 1周内,同一学校、幼儿园等集体单位中,发生10例及以上猩红热病例。

22.**水痘** 1周内,同一学校、幼儿园等集体单位中,发生10例及以上水痘病例。

23.**输血性乙型肝炎、丙型肝炎、HIV** 医疗机构、采供血机构发生3例及以上输血性乙型肝炎、丙型肝炎病例或疑似病例或HIV感染。

24.**新发或再发传染病** 发现本县(区)从未发生过的传染病或发生本县近5年从未报告的或国家宣布已消灭的传染病。

25.**不明原因肺炎** 发现不明原因肺炎病例。

(二)食物中毒

1.一次食物中毒人数30人及以上或死亡1人及以上。

2.学校、幼儿园、建筑工地等集体单位发生食物中毒,一次中毒人数5人及以上或死亡1人及以上。

3.地区性或全国性重要活动期间发生食物中毒,一次中毒人数5人及以上或死亡1人及以上。

(三)职业中毒

发生急性职业中毒10人及以上或者死亡1人及以上的。

(四)其他中毒

出现食物中毒、职业中毒以外的急性中毒病例3例及以上的事件。

(五)环境因素事件

发生环境因素改变所致的急性病例3例及以上。

(六)意外辐射照射事件

出现意外辐射照射人员1例及以上。

(七)传染病菌、毒种丢失

发生鼠疫、炭疽、非典、艾滋病、霍乱、脊灰等菌毒种丢失事件。

(八)预防接种和预防服药群体性不良反应

1. 群体性预防接种反应　一个预防接种单位一次预防接种活动中出现群体性疑似异常反应;或发生死亡。

2. 群体预防性服药反应　一个预防服药点一次预防服药活动中出现不良反应(或心因性反应)10 例及以上;或死亡 1 例及以上。

(九)医源性感染事件

医源性、实验室和医院感染暴发。

(十)群体性不明原因疾病

2 周内,一个医疗机构或同一自然村寨、社区、建筑工地、学校等集体单位发生有相同临床症状的不明原因疾病 3 例及以上。

(十一)各级人民政府卫生计生行政部门认定的其他突发公共卫生事件

第三章 现场调查

第一节 现场调查方法

一、分类

现场调查可分为定量调查和定性调查两种。在进行定量调查之前常常都要以适当的定性调查开始,利用定性调查来发现线索,建立假设,提供调查线索,定性调查也用于解释由定量调查所得的结果,弥补定量调查的不足。

(一)定性调查

常采用非概率抽样方法,了解从个别或局部到一般的特征和规律性,更多地依据小样本材料或经验,运用演绎推理方法对发病有关的行为、病因学和流行规律进行描述和分析。定性调查主要解决"如何?""为什么?""怎样?""对一个问题的回答究竟有几种可能性?""问题可能出在哪里?"等问题。

(二)定量调查

一般采用流行病学和统计学原则和方法,以一定数量的调查样本为基础,寻求统计学上的显著性,揭示影响疾病发病各要素之间相互作用的规律性及其分布情况,从统计学结果了解总体参数规律。定量调查是通过开展样本调查,用数据定量地解释问题。

二、常用调查方法

定性调查和定量调查的具体调查形式不同。常用的定性调查形式主要包括集体讨论法和深度访谈等。定量调查收集数据的方式是标准化的:依据固定格式的调查表,问题的顺序事先安排好,主要形式有面访如入户调查、街头调查、固定地点调查等。下面介绍几种常用的调查方法。

(一)问卷调查

问卷调查是现场调查中最常用的一种方法。按照问卷的填写形式,可以有两种方法:一是调查员按照问卷向被调查者询问,然后将对方的回答记入问卷。另一是调查员将问卷交给被调查者,说明填写方法,请对方填写,叫自填式问卷法,可以当场填写完毕,也可以约定以后某个时间调查员再来收取问卷。按照调查的地点和形式,又可以分为入户调查、街头拦截调查、网上调查等。访谈方式调查可以使调查人员具体观察被调查者,便于判断被调查者回答问题是否有实事求是的态度,以及正确的程度;另外,访谈方式调查的问卷回收率较高,样本代表性强,有助于提高调查结果的可信程度。

1.入户调查 这是现场调查中最为常用的一种调查方法,是指调查员到被调查者的家中或工作单位进行访问,或是利用问卷逐个问题进行询问,并记录下对方的回答;或是将自填式问卷交给被调查者,讲明方法后,等待对方填写完毕或稍后再回来收取问卷的调查方式。根据调查需要,调查对象可以按照随机抽样准则抽取,也可以全部调查。如在一些突发公共卫生事件现场调查中,常常需要对所有调查对象进行个案调查。

2. 街头拦截式调查　根据调查目的和对象的特殊性,在受访人群较为集中的公共场所如商场、公园、休闲广场等,直接拦截受访人群进行调查。整个调查耗时短,可以在调查进行时对问卷真实性及质量进行控制,可以节省抽样环节和费用。这种方法常用于一些快速评估调查之中,如一次疫情暴发中知识、行为和态度的调查等。该方法适合于一些问卷内容较少,项目时间短,目标人群不易控制的调查项目。

3. 网上调查　利用互联网进行调查具有很多优点,比如快速、方便、费用低、不受时间和地理区域限制等。另外,由于不需要和用户进行面对面的交流,也避免了面对面调查可能存在的调查员倾向性提问。尽管网上调查有其优越的一面,但也有一定的缺陷,主要表现在问卷的设计、样本的数量和质量、个人信息保护等因素的影响。

(二)集体讨论法

集体讨论法又称小组座谈法,是由一个有经验的调查者以一种无固定程序的自然形式与一个小组的被访者交谈,通过交谈和讨论对一些问题作深入的定性调查。座谈时间一般控制在 1.5 ~ 2 小时之间。

集体讨论法的一般步骤为:确定调查对象、拟定调查提纲、座谈准备、进行座谈、事后整理等。

1. 确定调查对象　调查对象一般是有目的地选择出来,从调查角度来看是具有共同背景或相似经历的人。可明确一些调查对象的选择标准,在最终确定调查对象前进行筛查。

2. 拟定调查提纲　拟定调查调查提纲时,要注意调查内容不能多而杂,所列的问题要求针对性强,对一两个主要的问题作深入的探讨。调查提纲包括两份:一份是给被访者的简要提纲,上面有被访者准备讨论回答的问题;另一份是座谈会调查者使用的详细座谈提纲。

3. 座谈准备　座谈准备有以下几方面:确定主持人、邀请被访者、选取座谈场所、准备调查所需物品及资料。

4. 进行座谈　主持人要掌握整个座谈的节奏,要对调查的目标、要求及各个环节要注意的细节进行充分的考虑,避免调查问题的遗漏和调查结果的偏差。记录人员也要对座谈过程进行详细的记录,包括笔录及录音录像等。

5. 事后整理、报告　集体讨论法也存在一些缺点,如座谈会成员相互影响,造成集体思维;讨论内容杂乱,给整理和分析带来困难。这就要求调查者要有充分准备,并在访谈后立即整理访谈结果。

(三)电话调查

电话调查是指调查者通过电话号码簿查找电话号码或其他方式获得电话号码,用电话的形式向被调查者进行询问,以达到搜集资料目的的一种专项调查方式。特别是传染性强的传染病疫情调查中,可以通过电话进行流行病学个案调查,包括被隔离的密切接触者调查等。利用电话调查,可以不受在医院内开展流行调查需要防护、消毒等条件的限制,减少接触机会,可以重复调查。

1. 电话调查的特点　电话调查多用于一些专项调查,即是为了某一特定目的,专门组织的一种搜集特定资料的统计调查。电话调查适用于样本数量多,调查内容简单明了,易于让人接受的调查,电话调查的突出特点是:"短""平""快"。所谓"短",是指调查周期性短,调查内容简单,时效性强。所谓"平",是指调查目标比较单一,针对性强。所谓"快",是指每项调查设计快、搜集资料快、整理资料快、提供信息快、完成专项调查分析报告快。

2. 电话调查的主要形式

(1)传统的电话调查:传统的电话调查就是调查员用一份问卷和一张答案纸,在调查过程中用铅笔随时记下答案。

(2)计算机辅助电话调查:计算机辅助电话调查是开始于20世纪70年代美国的一种新兴定量调查方法,它是通过一套计算机系统实施的电话访问。

3. 电话调查中电话号码的产生办法 电话调查最重要的就是获得能代表调查群体的样本号码,一般而言,可以将电话号码抽样方法大致分为电话号码簿抽样法、随机拨号抽样法、综合电话号码簿及随机拨号抽样法等三大类。

第二节 调查表的设计

现场调查必须收集与调查研究内容有关的数据,其中调查表就是准备收集数据的工具之一。现场工作中,需要根据调查的目的、内容设计不同的调查表。

一、调查表设计的一般要求

(一)基本原则

1. 在设计某病的流行病学个案调查表时,一定要反映出该病的特征,包括临床特征、流行病学特征等。

2. 根据调查目的和最后报告中需要的结果,考虑调查表中应包括哪些信息。根据所需信息来设计调查问题。每一个调查项目必须有明确的目的,不是可有可无的,拟表者必须自问要通过调查得到什么? 每一个调查项目能起到什么作用? 各个问题能否得到结果? 流行病学调查表(简称"流调表")的内容不要盲目贪多,不需要的项目一个不要,需要的项目一个不能少。随意增加不必要的调查项目,不仅增加工作量,而且严重的会影响必须调查项目的调查质量。

3. 尽可能使用标准问题。

4. 与有关业务人员取得共识。

5. 调查表设计完成后,在进行大人群的调查前,需进行预调查,以对调查表中不合适的内容进行调整和修改。

6. 注意尊重被调查人的尊严和隐私。

(二)调查问题编写的一般原则

1. 用词简洁,直截了当,易为应答者理解,避免用专业术语"行话"。便于被调查者理解和回答,避免模棱两可或可能被误解或多解的问题。

2. 为了便于调查表中项目的填写,表中所提的问题最好都采用是非题或选择题的形式。

3. 尽量用客观的、定量的指标。不要用"好、较好、差"这种概念式的问题,最理想用定量表示。如在吸烟调查中,当问及现在每天吸多少烟时,可采用:完全不吸;偶吸一支,不是每天吸;经常每天吸烟:少于10支、10~20支、20支以上。

4. 避免一箭双雕的提问,即双重问题,一个问句只问一个问题,以避免应答者难以回答。例如,需要避免"您抽烟喝酒吗?"这类提问。

5. 避免提问中的诱导性与强制性,即问话内容有明显定向回答的作用,如"计划生育是我国的基本国策,您赞成还是反对?"

6. 问题要适合所有应答者,如问:您妻子多大年龄,只限用于已婚对象,而其他应答者则不行,故需先确定婚否,再确定回答哪些问题。

7. 问题不宜过长或包括过多的知识。

8. 问题的答案设置应全面,但不应太多;选择答案要相互独立,不交叉;答案不应构成双重否定;尽量与标准一致。

(三)编写的顺序

1. 开场问题　应是应答者最易接受且有兴趣的问题。

2. 逻辑顺序应合理　时间:先问过去,再问现在、将来;问题:一般性问题在前,特殊性问题在后;难易:易问答在前,难答题在后;生疏:熟悉问题在前,生疏问题在后。

3. 敏感问题的位置　敏感问题一般应放在偏靠后面的位置,因为这类问题的拒答率较高,以防影响其他问题的应答。

(四)问卷的一般形式与结构

调查问卷基本包括:首页、问题和联结部分。调查表设计中所提的各种问题,其答案必须准确无误,能进行统计分析,这是最重要的原则。

1. 首页　向被调查者介绍调查的负责机构,强调调查的重要性,争取被调查者的合作。此外,还应包括记录调查单位、调查者和调查日期等。

2. 调查问题

(1)问题:就是要调查的项目或指标,一般应包括:个人基本情况、行为习惯和要研究的变量。这一部分应考虑先定性后定量,由浅入深地进行。

(2)问题的类型

1)开放式问题:适用于设计者对应答的内容一无所知或不完全掌握,希望通过应答者的回答获得更加全面的信息,为进一步调查提供更多的线索;或设计者希望看到应答者喜欢用的回答方式或用词;或是问卷表上所列答案种类过多时使用。其优点是:不给应答者任何限制,允许应答者按自己的意愿自由回答;调查气氛随便,使被调查者不受任何约束。其缺点是:容易跑题,收集了许多无价值的信息,无标准化答案,不利于进行分析、统计,因要占用被调查者许多精力,可能出现较高的不应答率。

2)封闭式问题:通常用"是、否"回答的问题。

优点:简明易答,可直接深入到问题的实质;回答是标准的,可以进行比较,且均可得到完整回答;利于编码和分析;省时间,效率高。

缺点:有些不确切的答案选择时会出现随意性;有的答案由于进行了归类,故所得信息较粗;有可能出现误选,如选择答案时圈错了号码。

3)复合问题:是上述两者的结合,既避免了开放式问卷易跑题,又避免了封闭式问卷限制过死的缺点,故应用较多。

(3)答案和编码。

3. 联结部分

(1)过渡语:开始新话题时应有过渡语。但过渡语不宜过长,不应出现命令语句,某些行为学调查的过渡语宜平淡、简短。

(2)指示语和图示应醒目,使用不同的字体、字形。

(五)调查表填写时的质量控制要求

1.可靠性　对流调表中的每一个问题的回答应该是可靠的,无论是谁,无论在什么时间去调查时,对同一问题的回答应该是相同的,即可重复性。

2.真实性或准确性　对流调表中的每一个问题的回答是真实的。例如当问及是否喝生水时,喝就是喝,不喝就是不喝,不要为顾及面子将喝生水说成不喝生水而产生信息偏倚。这种偏倚在资料统计时是无法纠正的。

3.完整性　如调查表中有30个问题,每个问题都应调查并填写清楚,如果其中发现有3项漏填,这样的调查表是不完整的。如果事后仅凭回忆填补,或者不经重新调查而根据自己主观判断随意填写,这样的调查表在形式上虽是完整的,实质上是残缺不全的,这显然会影响到调查资料的可靠性和真实性。

4.逻辑性　例如对某地一次腹泻病调查时,资料整理统计结果发现,不喝生水者腹泻病发病反而明显高于喝生水者,这显然不符合逻辑,说明在进行调查时对喝生水与不喝生水问题的回答可能存在可靠性与真实性的偏倚。

二、一般疫情调查时的流行病学调查表设计

作为某一种已知疾病的流行病学调查分析,由于疾病特点和流行规律已经为大家所熟悉,流行病学个案调查内容应该较为规范和明确,只是根据每次调查的需要而略有调整。一般来说包括如下内容:

1.调查表的名称、编号。

2.一般项目　如姓名、性别、年龄、职业、文化程度、家庭住址、电话号码等。

3.主要临床表现　如发病日期、就诊日期、隔离日期、隔离方式、转归及临床表现、临床检验结果等。

4.流行病学史　预防接种史、居住条件、个人卫生状况、饮食卫生状况、有害因素暴露史(含接触史)等。

5.小结。

6.调查日期、调查者、审核者。

三、暴发疫情调查时的流行病学调查表设计

暴发疫情的流行病学调查,除了对病人进行流行病学个案调查外,还须进行与暴发有关的专题调查。因此除了拟定流行病学个案调查表外,还要根据专题调查内容设计专题调查表。下面以食源性和水源性暴发疫情调查时常规设计表的设计加以举例说明。

(一)食源性暴发疫情调查表

在做某种食源性疾病暴发调查时,除一般的调查内容外还应重点进行饮食情况调查。进行调查时应注意以下几点:

1.要掌握本次食源性疾病暴发的食谱,根据已掌握的食谱,将每种食物列在表内,询问时凡吃过的食品打"√",未吃的食品打"×"。

2.询问患者最喜欢吃的或吃得最多的食品是哪一种? 列出食品名称。

3.在就餐时觉得有异味的食品是哪一种或哪几种? 列出具体食品名称。

4. 对有异味的食品是吃、未吃或者吃时发现有异味吐掉的?

5. 凡参加就餐者,无论是患病或未患病者,都应作上述调查。

6. 通过以上饮食状况调查,经资料整理统计分析推断是哪一种或哪几种食品可能受到污染,或者是引起本次食源性疾病暴发的原因食品。

(二)水源性暴发疫情调查表

与食源性暴发疫情调查表一样,在做某种水源性疾病暴发的流行病学个案调查时,须重点进行饮用水状况调查内容。包括患者家庭饮用水源类型如井水、河水、塘水、自来水等;接触疫水可能造成感染的方式,如喝生水、直接用疫区内生水漱口、刷牙、下河洗澡、游泳,直接在河水、塘水内洗刷碗具、炊具、洗衣等。在调查时,不仅对患者进行个案调查,对非患者也要作个案调查。

第三节 个案调查

一、调查目的

个案流行病学调查是对发生的单个传染病病例或不明原因疾病病例及其周围环境所进行的流行病学调查,是现场调查中最基本的方法和技术。其目的是:

1. 核实病例发病情况,查明病例或疑似病例的基本信息、发病原因和条件等;

2. 查明传染源和传播途径,判断疫点范围及可能蔓延的范围;

3. 追踪病例的密切接触者,搜索疑似病例;

4. 评估已采取的防治措施,以便进一步采取措施,防止续发,控制疫情扩散。

二、调查内容和步骤

(一)调查内容

现场工作中,通常是携带事先拟定好的个案调查表进行调查,尽可能使用已经发布的调查表,特殊情况制定调查表。调查表合适与否关系到调查工作的成败。个案调查表的设计原则是在收集基本信息的前提下,力求简便、明确、可操作,不求全。调查内容一般包括:

1. **一般项目** 即病例的基础信息,如姓名、性别、年龄、职业、住址、工作单位等。

2. **临床部分** 发病日期、症状、体征、化验结果等。

3. **流行病学部分** 病前可疑暴露史和接触史,可能感染的日期和地点,传染源,传播途径及易感接触者,预防接种史等。

4. **防疫措施部分** 对传染源、传播途径及易感者的预防和控制措施等。

(二)调查步骤

1. **核实诊断** 通过查阅病历、化验记录,询问病史,体格检查,检测标本,综合流行病学、临床表现和实验室检测结果进行诊断。对病例进行个案调查时,收治病例的医疗机构和医护人员以及知情人员要积极配合,并如实提供病例相关诊疗资料。尽可能由病人自己回答者所提的问题,如病例因病情较重或已死亡,无法对病例直接实施调查时,应通过其亲友、同事或其他知情人了解情况,完成调查。

2. **查明可能的传染源、传播途径** 根据发病日期,往前推一个最长和最短潜伏期,判断病例可能的感染时间段,调查病例在此时间段内的可疑接触史、暴露史、外出史和就餐史、可疑动物接触史、可疑类似病例接触史等,以判断可疑危险因素和暴露机会,查清可能的传染源,以便采取适当的措施控制传染病蔓延。当怀疑某人可能为本病例的传染源时,还应调查此人的其他接触者中有无类似病状或疾病。当其他接触者中也有相同疾病时,增加了此人为传染源的证据。对所被怀疑为传染源的人也要进行问病史、体格检查及进行必要的化验检查,可有助于追查出传染源。在查明传染源以后,根据病例间的接触地点、环境、接触方式和密切程度以及接触媒介等,查清是经过什么具体途径传播的。

3. 确定疫点和疫区的范围　根据发病日期一般可以确定病例排出病原体的日期(传染期),查明病例在此时期内的活动范围,尽量查明带病原体的排泄物、分泌物等污染的外界物品种类、外环境的范围等,在病例可能传播范围内开展病例搜索,主动发现可疑病例,尽快确定疫点、疫区范围,提出相应处理措施(消毒、停业整顿等)。

4. 调查并登记密切接触者　对于某些传染病,密切接触者,尤其是接触传染期病例的密切接触者,有可能已经被感染,存在发病的可能。因此,要做好密切接触者的调查、登记和管理工作,询问每个密切接触者的健康状况、活动范围和主要接触人员等,查明密切接触方式及时间,判断是否需要接受医学观察或留验,是否需要接受预防接种、药物预防以及是否需要进行检验等。对需要进行交通检疫的传染病,如果发现病例在传染期内有外出史,应按有关规定通知有关交通部门和当地疾病控制部门,以便对其密切接触者进行追踪调查。

5. 提出控制措施　初步明了上述情况后就应提出相应预防和控制措施,组织当地医务人员和卫生防病人员,开展防治工作,并督促检查其实施情况。

6. 对疫情控制措施进行评估　防疫措施实施后,要对其效果作出评价,验证初步的调查分析是否正确。有无续发病例及新疫区的出现,是防治措施评价中最重要的内容之一。如果发生续发病例,说明其效果不佳或贯彻不力,也可能是因为初步的调查分析不正确。因此,需要对疫情趋势进行估计,拟定继续调查分析的内容和进一步的防治措施,以彻底控制疫情。

第四节　暴发调查

一、调查目的

暴发调查是指对集体单位或某一地区在较短时间内集中发生许多类似病例时所进行的调查。暴发调查的目的主要是:

1. 确定疫情性质,就是确定本次暴发的性质;
2. 查清暴发危害程度,就是疾病三间分布;
3. 查明病因和暴发影响因素,如传染源和传播途径等;
4. 确定高危人群,并且予以有效的保护;
5. 制定切实措施,控制疾病暴发和流行
6. 总结经验教训,避免此类事件再次发生。

二、调查内容和步骤

暴发涉及人数较多,病例常集中在一段时间内发生,一般是由同一的传染源或传播途径或因素引起。传染源或传播途径一旦被查清,针对它采取措施,常可及时有效地控制暴发或流行。所以暴发调查的任务在于迅速查明暴发原因,采取紧急措施,以达到及时控制暴发疫情的目的。因此,暴发调查过程就是及时查明暴发的原因、确定拟采取措施的区域和对象、监测和评估控制措施实施效果的过程。

暴发调查的基本步骤是:调查准备→核实诊断验证暴发→建立病例定义搜索病例→资料整理并进行描述性分析(三间分布)→提出假设→深入调查→验证假设→采取措施→随访监测→评价效果→报告总结。

(一)调查准备

暴发疫情发生地的疾控机构应在接到疫情报告后 2 小时内开展现场流行病学调查,并根据需要,可请求上级部门给予技术支持和指导。

赴现场调查前需对此次暴发的基本病情和分布特征作一般性了解,并根据所获得的初步信息,对疾病性质和暴发原因作出初步估计,决定调查组成员,一般包括有关领导、流行病学工作者、临床医生、消毒人员、实验室工作人员、其他相关人员等。根据疫情的规模和实际需要,携带必要的调查、照相(摄像)机、采样设备、消杀器械、防护用品、预防性药品和相关书籍、调查表格等。

(二)核实诊断,验证暴发

通过个案调查,收集所有病例的基本情况,包括年龄、性别、地址、职业、发病日期、症状、体征、实验室资料和流行病学资料等,必要时采样检测病原体,最后,根据病例的临床表现、实验室检查及流行病学资料相互结合进行综合分析作出病例核实判断。当报告的病例数量与疾病监测系统资料相比较后,比较容易观察到实际病例数量是否超过既往的正常水平,从而验证是否暴发或流行。

(三)建立病例定义并搜索病例

根据不同的目的,确定适当的病例定义,病例定义的内容应包括:流行病学信息如时间、地点、人群、具备危险因素或流行病学接触史等、临床信息、针对病因的实验室检测信息等。在当地主要医疗机构和个体诊所采用查看门诊日志、检验登记本和住院病历等临床资料以及处方、抗生素类药品使用量、入村入户调查等方式主动搜索病例。

(四)资料整理与描述性分析

1. 资料整理　搜索并核实病例后,将收集到的病例信息列成一览表,以便进一步计算病例数量和相关的信息。注意调查卡片内容是否完整;诊断是否正确;其他资料是否齐全。

2. 描述分布

(1)时间分布:按发病日期绘制出不同组别的流行曲线(按小时、日、周、月、年来计算)。根据潜伏期的长短确定组距,一般以 1/8 ~ 1/4 潜伏期为时间单元,绘制发病直方图或发病曲线。

(2)人群分布:按年龄、性别、职业、劳动情况等进行分析,计算出不同组别的发病率。注意早期病例曲线。

(3)地区分布:绘制标点地图或地区分布图;注意河流、公路、铁路、食品供应区等特征。

3. 确定流行类型

(1)同源暴发:包括共同传播媒介和共同暴露,可有一次或多次暴露。

1)共同传播一次暴露特点时间分布:流行曲线突起突落,呈单峰型,全部病例均发生在一个潜伏期内。

单位分布:病例集中发生在与共同传播因素有关的单位内。

人群分布:基本无差异,发病人群均有共同暴露于某因素的历史。

2)二次暴露特点:有两个发病高峰,时间与二次暴露时间一致。发病超过一个潜伏期。

3)多次暴露特点:高峰宽,可有多个高峰。

4)连续暴露特点:流行曲线较快上升,但持续时间较长,病例出现时间超过最长潜伏期。病例常集中在一个最短、最长潜伏期。流行曲线呈正偏态分布。

(2)非同源暴发:暴发时流行曲线可单峰(峰宽),也可多峰,病例在单位内分布不均匀,有聚集家庭或班组性,呈辐射状分布等。

(3)混合传播:即同源和非同源均存在。往往在同源暴发后有发生非同源暴发。混合传播时流行曲线上往往出现"拖尾现象"。

4. 暴露日期推算

共同暴露时间→首例病例发病时间→最短潜伏期

共同暴露时间→末例病例发病时间→最长潜伏期

发病高峰→常见潜伏期(或平均潜伏期)

(五)提出假设,并通过专题调查验证假设

通过描述性分析,围绕病人感染时间前后,追查感染和未感染人群的生活、生产及活动情况,找出与感染有关的因素,假设可能致病的暴露因子。换句话说,必须从病人的既往暴露史找出可能的致病因子。通过利用病例–对照等方法设计并进行专题调查,验证假设,找出暴发的危险因素或感染来源。

(六)采取措施和效果评价

根据调查结论提出相应控制措施,并可对早期的应急措施做调整或补充。采取控制措施并评价其效果,可用日发病率下降作为暴发得到逐步控制的指标。采取措施的时间应在疫情高峰之前,如采取的措施在疫情下降之后,则无法判断措施效果,可能为自发终止。在采取措施后经过一个最长潜伏期,不再发生新病例,或经过一个常见潜伏期后疫情下降,则可认为防疫措施正确。否则,还应再深入调查分析,重新制定或进一步落实预防控制措施。

(七)撰写调查报告

根据全部调查材料及防制措施的效果观察,对暴发经过、原因、传播方式、流行特点、流行趋势等调查结果,采取的措施及其效果,应吸取的经验教训,对今后预防类似事件的建议及时总结,写出书面调查报告,并送有关部门和单位。

第五节　传染病信息报告质量评价调查

一、调查目的

评价各级各类医疗卫生机构法定传染病信息报告质量;掌握全国各级卫生计生行政部门、各级各类医疗卫生机构的法定传染病报告管理履职、制度落实等情况;了解法定传染病报告管理工作中存在的问题,认真分析研究,提出具有针对性的解决方法,为传染病防控工

作提供科学依据。

二、评估方法和内容

1. 评价范围　全国各级卫生计生行政部门和各级各类医疗卫生机构。

2. 抽样方法　全国和省级评估采用分层多阶段整群抽样方法。

3. 评估形式　组织现场调查,采用定性和定量相结合的方法,以定量调查为主,定性调查为辅。

(1)定性调查通常采用听取汇报、现场填写调查问卷、现场资料核查、网络直报现场操作等方法,对下级的信息报告管理工作评估并反馈意见和建议。

(2)定量调查通过查阅医疗卫生机构的原始诊疗登记,与报告至网络直报系统的数据进行比较,获得法定传染病报告率、报告及时率、纸质报告卡填写完整率、报告卡填写准确率、报告卡与网络报告信息一致率等指标。

4. 内容和评估方法

(1)法定传染病报告质量评估:查阅门诊日志、出/入院登记簿,抄录初步诊断为法定传染病的病例信息。被查医疗机构使用电子病历时,则通过电子病历管理系统查阅电子病历信息,如电子病历系统不具备病例病历的查询浏览功能,应从数据库中导出所有就诊病例的电子病历信息。遇门诊日志缺失或只有感染科门诊日志时则查阅相关科室医生的诊断处方。

抽查的病例应当包括本年度不同月份的病例,县级以上医疗机构相同病种不能超过50%。应当注意抽查呼吸道、肠道、虫媒及自然疫源性、血源及性传播传染病等不同传播途径的法定传染病。乙型肝炎、肺结核、血吸虫病等慢性传染病仅抽查初诊病例。

(2)各级各类医疗卫生机构管理情况调查

卫生计生行政部门:了解用于传染病信息报告相关工作的经费保障及组织开展传染病报告质量督导检查等情况。

疾控中心:了解在网络直报方面的经费投入、网络建设以及直报能力;调查日常监测情况,包括传染病报告卡核实、查重及审核的频次等;了解开展辖区传染病信息报告质量评估和技术指导情况;了解开展传染病信息报告相关技术培训情况;了解从事传染病信息报告管理工作的专职人员和设备使用情况;核实中国疾病预防控制信息系统用户加强信息安全管理的落实情况。

医疗机构:调查院内传染病报告管理的组织机构建设和制度;传染病报告管理相关工作,包括报告质量自查、评估及相关技术培训;了解医疗机构电子病历系统中传染病报告的管理和应用。定量调查获得包括法定传染病报告率、报告及时率、报告卡填写完整率、报告卡填写准确率、报告卡与网络报告信息一致率等指标;核实中国疾病预防控制信息系统用户加强信息安全管理的落实情况;了解传染病报告管理专职人员和专用设备配备情况。

(3)收集各单位提出的建议和意见。

三、评估指标和计算方法

法定传染病报告率 = 网络报告的法定传染病病例数 / 实查登记病例数 ×100%。

报告及时率 = 报告及时病例数 / 网络报告病例数 ×100%。

纸质(电子)传染病报告卡填写完整率 = 填写完整的纸质(电子)报告卡数 / 实查纸质(电子)报告卡数 ×100%。

纸质报告卡填写的准确率 = 填写准确的纸质报告卡数 / 填写完整的纸质报告卡数 × 100%。(注:医疗机构已建立电子病历系统且具备自动生成传染病报告卡时,可不对报告卡填写的准确性进行评价)

网络报告信息一致率 = 纸质报告卡与系统中报告卡一致的报卡数 / 纸质报告卡中进行网络报告卡数 × 100%。

第四章 标本采集与检测

第一节 实验室生物安全

根据不同疾病的特点和临床表现,需要采集的标本种类、检测目的、采样时间及采样要求不尽一致。要按照《病原微生物实验室生物安全管理条例》的要求,在样本采集、保存、运送和检测过程中,避免污染对于人员和标本都是至关重要的。在思想上应把未知病原的标本视为具有感染性的样本,采样前需要进行风险评估,根据评估结果选择防护装备,注意安全操作,安全地包装标本,还应配备急救包,在采样或检测过程中意外泄漏时应急使用,确保安全。采样过程中尤其要注意:

1. 采样时要戴手套,避免接触不同患者时重复使用手套,以免交叉污染,并留意手套是否有破损。

2. 采样中尽可能穿防护服,根据估计疫情级别的不同,选择不同的防护服。

3. 特殊情况下为避免吸入病原,还需使用口罩、护目镜,呼吸面罩,用于防止有高度感染力的可吸入病原。

4. 配制有效消毒液,以便及时对污染区的表面和溢出物进行消毒。

5. 将用过的针头直接丢在专门的盒子中单独消毒保存并按规定销毁或损毁。

6. 污染的不可废弃的设备或材料应先消毒后清洗,污染的可以废弃的设备和材料应该先消毒后废弃。

第二节 标 本 采 集

一、采样时间

一般在怀疑细菌感染时应尽量在急性发病期和使用抗生素之前采集标本,进行细菌的分离培养。但根据不同疾病的特点和临床表现,需要采集的标本种类、检测目的、采样时间及采样要求也不尽一致(表4-1),例如伤寒病人应在发病早期未用抗生素之前采血培养,在2~3周时停用抗生素2天后采粪便培养。

需要进行病毒分离和病毒抗原检测的标本,应在发病初期和急性期采样,病毒分离标本最好在发病1~5天内采集(根据不同疾病的特点,一般在IgM抗体出现前)。

用于核酸检测的标本采集要符合相应的规范。如采集咽拭子或肛拭子等用于检测核酸时不能使用棉拭子和木质拭子棒,因为这类材料中含有核酸扩增抑制剂,而要使用灭菌人造纤维拭子和塑料棒。

二、采样容器和标识

采集标本应使用无菌容器，一个标本一个容器。对容器基本要求是选耐用材料制成，不宜使用玻璃制品。容器包装好后可防渗漏，能承受空中地面运送过程中可能发生的温度和压力变化。

采集和运送标本的容器必须有明确的能牢固粘贴的标签，标明标本的编号、种类、采样日期等基本信息。还需有提供标本性质、数量、运送人和接收人及其联系方式、包装日期、运输日期、统一的识别编号及病人姓名、检验目的、临床诊断等信息的记录文本，以供检验者参考。每个患者应有唯一的统一编号，它是实验室结果和标本及患者之间的关联，是否准确影响到进一步的调查及对疫情的控制措施。

三、采样种类

(一)用于细菌、病毒分离与检测抗原用的标本

1. **粪便标本**　应在急性腹泻期及用药前采集自然排出的粪便，挑取黏液或脓血部分，液状粪便采取絮状物 1～3ml；成形粪便至少取蚕豆大小粪块(约 5g)，盛于灭菌容器内、保存液或增菌液后送检。任何容器均应用螺旋盖旋紧，容器外面切勿沾染粪便，注意贴好标签。

粪便标本也可用肛拭法采集，即把无菌棉拭用保菌液或生理盐水温湿后，插入肛门内3～5cm，转动取出，插入保存液或无菌。

所采取的粪便标本应尽快在 2 小时内送至检测实验室；运送时间超过 2 小时者，应保持在4～8℃运送。集体腹泻或食源性暴发患者的粪便采集量，应根据患者人数的多少来决定。

2. **咽拭子、洗漱液或痰液**

咽拭子：令患者仰头张口，用压舌板压舌，将无菌拭子伸入口腔涂抹咽部数次后，放入相应保存液或采样管中。拭子接触手的部分应及时用无菌镊子将其折断去掉，然后将管子旋紧。

洗漱液：用生理盐水 15ml。

痰液：先让病人咳嗽，然后以洗漱液反复洗漱咽部 1 分钟，洗漱毕直接吐入试管内。采取标本的时间一般在发病的第一日采集，最迟不得超过 3 日，最好选择体温在 38℃以上时采集。肺部感染应采取痰标本，以清晨第一口痰为最佳。

3. **脑脊液**　腰椎穿刺，用无菌试管收集 1～2ml。用于细菌培养的脑脊液标本采集后应在 4～8℃条件下尽快运送到实验室进行检测，不可冷冻。用于病毒培养的标本若置于4～8℃最多可维持 48 小时，更长时间需在 -70℃保存。

4. **血液**　严格无菌采集静脉血，成人 5～8ml，儿童 2～5ml，婴儿 0.5～2ml。用于细菌分离的标本，床旁采血后直接接种血培养瓶的细菌分离效率最高，一般在常温下 24 小时之内送检均可，如需更长时间则须在 4～8℃环境下运送，不可冷冻。用于病毒分离的标本，尽量在标本采集后 24 小时内送到实验室进行病毒分离，并在 4～8℃条件下运送；24 小时内不能进行病毒分离的标本，需要在 -20℃以下冷冻环境中保存和运送。

5. **尿液**　从尿液中分离细菌的关键是在使用抗生素前无菌采集尿液标本。采用中段尿采集法，先用肥皂水清洗外阴部，再以无菌水洗净，一般取首次晨尿的中段尿 10～20ml 于无菌采样管内。最好在 2～3 小时内送到实验室检测，否则可在 4～8℃保存运送标本。

6. **疱疹液**　一般用于病毒检测，无菌操作下刺破泡囊后用无菌拭子尽量拭抹足够量的

疱疹内液体,可直接放于病毒的运送培养基中。

(二)用于病原抗体检测的标本

1.血清学诊断的标本　用于检测 IgM 的血清一般采于发病 1 个月内;用于检测 IgG 的血液应收集两次,第一次于发病初期(1~3 天),越早越好,第二次血样一般在恢复期(第一次采血后 3~4 周)。双份血清检测抗体滴度 4 倍或以上升高才有意义。如用于微量法试验,可用三棱针刺手指或耳垂部,再用毛细管采集,一般不少于 0.3ml。

静脉采血使用普通不抗凝采血管或专门用于分离血清的不抗凝采血管,采集 3~5ml 静脉血,室温静置 1 小时以上使之凝集,尽快分离血清,避免溶血。血清可在 4~8℃最多保存 10 天;如果需要长期保存,应冰箱冻存。

2.脑脊液　具体方法同前所述,一般于出现神经症状时采集,检测 IgM 只需 1 份脑脊液,而检测 IgG 则需收集两次,时间间隔同前述。

第三节　样品保存、包装和运送

一、样品保存

(一)用于分离培养细菌的标本

应在运送培养基中运送并保存在合适的温度下,能确保目标细菌的存活并抑制其他微生物的过度生长。除了脑脊液、尿液、唾液,其他标本若能在 24 小时内处理,多数可存放在室温。若长期保存,应存放在 4~8℃,但一些低温敏感的细菌如弧菌等除外。所有用于细菌分离的标本均不可冷冻。

(二)用于分离病毒的标本

一般应放在保温容器(4~8℃)里,不可放置超过 2 天,应尽早送到实验室进行病毒分离;如无条件立即运送或不能立即分离病毒时,应将标本冻存;若需长期保存,最好在 −70℃或以下冻存。

(三)用于检测抗原或抗体的标本

可在 4~8℃保存 24~48 小时,在 −20℃保存时间更长。有些标本需要特殊处理(如冷冻),因此在采样前要充分考虑特殊的需要。检测抗体的血清可以在 4~8℃保存约一周,最长 10 天,超过一周必须在 −20℃下冻存。一定要注意避免不必要的反复冻融。

(四)用于检测寄生虫的标本

所取粪便中加入 10% 甲醛和 PVA 防腐剂后充分混合。寄生虫样本的保存,每份粪便中加入 10% 甲醛和 PVA 存于 4℃;新鲜粪便可存于 −15℃。

(五)保证标本运送所需温度的方法

为维持 4~8℃,运送盒中围绕第二层容器至少要填充 4 个冰袋,可维持冷藏 2~3 天。为保证 −20℃条件,在外包装内用 2kg 干冰,需确保二氧化碳能释放以防爆炸,这样可维持样本冷冻 1~2 天。为保证 −70℃条件,可采用液氮用来储存和运送。

二、标本包装

根据国际空运和健康相关条例,菌毒株属于运输中的感染性材料。任何感染性材料的包装盒运输都必须遵循世界卫生组织(WHO)对传染性物质和诊断性标本的安全运送指南(WHO,1997)和《可感染人类的高致病性病原微生物菌(毒)种或标本运输管理规定》。

标准的包装方法和材料应能确保即使在运送中包装意外受损时也能保护人员的安全及标本的完整。因此,运送标本时最安全的方式是用由 3 个包装层对包装物进行三层包装。原始的容器应该是防漏的,可盛容量不大于 500ml。在原始容器与第二层包装之间应放置有吸附作用的材料。备足有吸附作用的材料足以吸附可能的漏液,并辅以第二层防漏包装。如果在一个第二层包装中安放了几个易碎的原始容器,这些容器应该进行独立包装或分开以防互相碰撞。第二层也应该是防漏性包装。

另外,包装必须符合相关标准。如果要空运,一个完整的包装其整个外部最小尺寸不能小于 10cm,每个包装中标本量不超过 4kg 或 4L(每个原始容器最大 500ml)。每个包装标本中所含的感染物不应超过 50g 或 50ml。运输标本的外包装必须有明确的标签,标明寄送人和接收人的详细联系方式、包装日期和运输日期等。附带的文件包含标本的详细资料(材料的种类、性质、数量、采样日期),相应的生物危害标签及所需的保存温度。

三、标本运送

地面运送标本时注意将装有标本的箱子紧紧固定在交通工具上,车上还应备有吸水材料、消毒剂、手套、口罩、护目镜、防护服、密封防水的废弃物容器等防护用品。为避免路途颠簸引起标本溶血,可在运送前分离血清。

分离培养细菌的标本要求冷藏运送,不可冷冻,弧菌等不耐寒冷的细菌应在 35～37℃保温运送。粪便标本因含杂菌较多,常加入甘油缓冲盐水保存液,但甘油缓冲盐水不能用于弯曲菌和弧菌。

血液标本用于细菌、病毒或寄生虫检测时,需低温保存,不能冷冻,用冰块而不是干冰运送。做立克次体类微生物的全血标本要求干冰保存和冷冻运送。

核酸标本的运送要求低温快速。从标本采集到检测的间隔时间要尽可能短,并尽可能将标本处于冷藏状态。检测前保存时间较长时则需冷冻标本防止核酸降解。

运送人员应经过生物安全知识培训,运输高致病性病原微生物菌(毒)种或样本,应当有专人护送,护送人员不得少于两人。

第四节　标　本　检　测

一、病原学诊断

(一)细菌的病原学检测

1.直接涂片镜检形态学观察　适用于形态和染色性上具有特征性的病原菌,直接涂片染色后镜检有助于诊断。例如弧菌、艰难梭菌等。

2.细菌的分离培养与鉴定 对采集的标本应作病原菌分离鉴定,这是许多细菌性传染病实验室诊断的最重要证据,因此尽可能要求通过病原菌分离来获得实验室确诊依据。

(1)生化鉴定:细菌是依据系统生化反应来划分种属的,系统生化代谢特征是鉴定病原菌最主要重要方法。

(2)血清鉴定与分型:在系统生化鉴定确定细菌种属基础上,进行血清型鉴定,利用已知的特异抗体的诊断或分型血清可以确定细菌的种和型。常用方法是玻片凝集实验,可立即得出结果。

(二)病毒的病原学检测

1.病毒分离培养 病毒分离培养是病毒学检测的重要基本手段,可提供病原学依据。由于病毒只能在活细胞中增殖,所以分离病毒常用的是动物、鸡胚和各种细胞。细胞培养是当前分离病毒工作中最常用的技术。

2.病毒抗原的检测 通过抗原抗体反应检测标本中病毒抗原,如登革病毒抗原 NS1 的快速检测,可以作为早期诊断。

二、血清学诊断

(一)适用范围

主要适用于抗原性较强的病原菌和病程较长的传染病的诊断。用已知细菌或病毒抗原检测病人体液中有无相应抗体及抗体效价的动态变化,可作为某些传染病的辅助诊断。

(二)结果判定

由于隐性感染和近期预防接种也会产生相应抗体,因此只有当抗体效价明显高于正常人群的水平或随病程递增才有诊断价值。多数血清学诊断实验需取急性期和恢复期双份血清标本,当恢复期抗体效价比急性期升高 4 倍或 4 倍以上时才有意义。

(三)诊断意义

病原学检查和血清学诊断是相互辅助的。在不能分离到病原时,具有明确诊断的意义,例如直接凝集实验可辅助诊断伤寒、副伤寒(肥达氏实验),如许多病毒病的诊断等。

三、基于核酸的分子诊断技术

分子诊断技术一般主要用于检测难以培养的微生物,或目前培养方法不敏感、花费高或耗时太久的情况。主要包括聚合酶链反应(PCR 技术)、分子杂交技术、核酸杂交、序列分析等。目前最常用的是 PCR 技术(如套式 PCR、荧光定量 PCR 等)和序列分析。可以用于早期诊断。

四、适用于现场的快速检测技术

可以满足在暴发疫情现场尽快明确诊断是开展控制工作的要求。快速检测方法操作过程简单,结果判断不需借助仪器或只需要小型的仪器,如霍乱弧菌快速检测方法。常见传染病标本采集检测见表 4-1。

表 4—1 28 种常见传染病标本采集检测一览表

病名	标本名称	检测项目	采样时间	采样方法	保存条件
艾滋病	血液	HIV 特异性抗体:酶联免疫吸附试验、胶体金法用于初筛;蛋白印迹法用于确认	高危行为暴露后,疑似艾滋病感染者	静脉血 3～5ml	分离血清后 4℃可存 1 周,长期保存应放 −20℃,防止反复冻融
结核病	痰液	涂片抗酸染色显微镜检查结核杆菌	疑似结核病例	深呼吸后咳出痰液,采集即时痰、夜间痰,饮日晨痰	就诊时及时送检
乙型肝炎	血液	ELISA 法或放射免疫法检测 HBV 抗原－抗体系统(乙型肝炎两对半)、肝功能	发病任何时间	静脉血 2～3ml	分离血清后 4℃可存 1 周,长期保存应放 −20℃,防止反复冻融
血吸虫病	末梢血	血清学检查血吸虫抗体、抗原	一般在感染季节后 1 个月或根据病情监测、控制疫情需要	在受检者者指端或耳垂采集末梢血,及时分离血清并确保血清量	根据日常情况保存需要妥善存储
	粪便	血吸虫虫卵或毛蚴	药物治疗前	粪检采用"一送三检"的方法,要求受检者连送 3 次新鲜粪便,每次送检不少于 30g 以上	粪便要保持新鲜,夏季不超过 24 小时,冬季不超过 48 小时
鼠疫	血、痰、淋巴结穿刺物、水疱液	鼠疫菌显微镜检查、分离病原培养鉴定。血清学检测	血清标本:发病 7 日内采取急性期标本,发病后第 15～30 日期采取恢复期标本,间隔不应少于 7 日;其他标本:发病早期,应在服用抗菌药物前	静脉血 3～5ml;另根据各型特点,采集同局部材料	分离血清后 4℃保存送检;其他检材根据不同情况而定

病名	标本名称	检测项目	采样时间	采样方法	保存条件
霍乱	病人粪便或肛拭子	分离培养,血清鉴定	使用抗菌药物前	对水样便以吸管吸取1~3ml,成形便采集成人拇指大小的便量;采水样以直肠拭子用保菌液或生理盐水润湿本,由肛门插入直肠内3~5cm处旋转360°采集	粪便标本应在2小时内尽快送检,否则标本应放入Cary-Blair运送培养基中
	外环境标本(水、食物等)	分离培养,血清鉴定	可能受污染的外环境标本消毒处理前采集	采水体:直接采水法或纱布块集菌法;食品、鱼、肉类等:一般采取50~100g样品,放入灭菌广口瓶或塑料袋内	及时送检
流行性感冒	鼻、咽拭子,含漱液	特异性核酸检测,病毒培养分离	选择发病3天内临床症状典型的病例	鼻拭子:将拭子轻轻插入鼻道内鼻腭处取样。咽拭子:用拭子擦拭咽扁桃体及咽后壁;含漱液:用10ml生理盐水漱喉后收集洗液	4℃条件下,48小时内运至实验室,未能48小时内送至实验室的,应置-70℃或以下保存
	血液	特异性抗体	分别在流感急性期(发病7天内)和恢复期(发病2~4周)采血	静脉血2~3ml	分离血清后,1周内可4℃保存,长期保存应-20℃以下保存
麻疹	血液	特异性IgM抗体	出疹后0~28天。如第一份标本是在出疹后3天内采集的,检测IgM抗体阴性,需要采集出疹后4~28天内的第二份血标本	静脉血2~3ml	分离血清4℃可存1周,长期保存应放-20℃,防止反复冻融
	鼻、咽拭子	病毒分离	采集出疹前5天至出疹后5天	用病毒采样拭子适度用力在鼻咽部和咽喉部擦拭,获得上皮细胞	4℃条件下,48小时内送至实验室,未能48小时内送至实验室的,应置-70℃或以下保存

续表

病名	标本名称	检测项目	采样时间	采样方法	保存条件
风疹	血液	特异性IgM抗体	出疹后28天内采集,用于检测IgM诊断或证实先天性风疹综合征的应尽早采集。若第一份标本的IgM阴性,而对于确实存在临床或流行病学意义的先天性风疹综合征病例,需采集第2份血液标本	静脉血2～3ml	分离血清后4℃可存1周,长期保存应放-20℃,防止反复冻融,血清加胶塞或封口
	鼻、咽拭子	病毒分离	出疹前4～5天至出疹后1～2天	用病毒采样拭子适度用力在鼻咽部和咽喉部擦拭,获得上皮细胞	4℃条件下,48小时内运至实验室,不能48小时内送至实验室的,应置-70℃或以下保存
流行性脑脊髓膜炎	脑脊液、血液、咽拭子	脑膜炎奈瑟菌培养	抗生素治疗前尽早采集	采集脑脊液1～3ml,立即放到无菌试管内离心(2000～3000r/min,20分钟),用灭菌的毛细管吸取沉淀物接种到10%羊血巧克力克琼脂上划线接种。采取全血3ml,立即注入30ml增菌用的葡萄糖肉汤内。密切接触者用无菌棉拭子适度用力在鼻咽部和咽喉部擦拭,获得上皮细胞,立即接种卵黄双抗或巧克力双抗平板	运送样品或培养物时,应保持样品处于25～35℃。切忌不能低温运送
	血液	检测抗原特异性抗体	发热期病人及恢复期静脉血	静脉血3～5ml	血清于-20℃保存,准备检测抗体。血清标本应冷藏运送
细菌性痢疾	粪便	便常规、细菌分离培养、血清鉴定	使用抗菌药物前	采集病人新鲜粪便中的脓血、黏液部分1～5g(水样便1～5ml),立即送检;采集肛拭子标本,以直肠拭子用生理盐水润湿后,由肛门插入直肠内3～5cm处旋转360°采集	常温2小时内送检,2小时内不能送检,应放入转运培养基,冷藏条件下送检
	外环境标本	对水、食物等细菌分离培养	可能受污染的外环境标本消毒处理前采集	采水体:直接采水法或纱布块集菌法;食品、鱼、肉类等:一般采取50～100g样品,放入灭菌广口瓶或塑料袋内	常温及时送检

续表

病名	标本名称	检测项目	采样时间	采样方法	保存条件
甲型肝炎	血液	肝功能、抗-HAV IgM 或 抗-HAV IgG	急性期采血，检测 IgG 还需在恢复期采血	静脉血 3～5ml	分离血清后 4℃可存 1 周，长期保存应放 -20℃，防止反复冻融
	粪便	核酸检测	发病早期采便，愈早越好	取 5g 左右新鲜粪便置于密闭螺旋口管中	尽快送检，短时间可放 4℃，长期保存应放 -20℃
戊型肝炎	血液	肝功能、抗-HEV IgM 或 抗-HEV IgG	急性期采血，检测 IgG 还需在恢复期采血	静脉血 3～5ml	分离血清后 4℃可存 1 周，长期保存应放 -20℃，防止反复冻融
伤寒/副伤寒	血液	肥达氏反应、分离培养鉴定	发病早期和恢复期；血液培养标本：在病程的第 1～2 周采集	静脉血 3～5ml 注入无菌试管内，待其凝固，取出血清备用。静脉血 5～10ml 进行全血培养，已用抗生素者可取血凝块捣碎后做培养	血清 4℃待检
	粪便	分离培养、血清鉴定	病程的第 3～4 周	采集新鲜粪便 3～5g 或肛拭采集	常温 2 小时内送检，2 小时内不能送检，应放入转运培养基，冷藏条件下送检
感染性腹泻	粪便	大便常规检测、涂片镜检、病原体分离培养	急性腹泻期及用药前采集	对水样便以吸管吸取 1～3ml，成形便采集成人拇指大小的便量；无粪便标本可用肛拭子采集	根据检测目的，确定保存
	血液	特异性 IgM、IgG 抗体	用于检测 IgM 的血清于发病初期；用于检测 IgG 的血清应于发病初期和恢复期采集（两次间隔 3～4 周）	静脉血 3～5ml	分离血清后，1 周内可 4℃保存，长期保存应 -20℃以下
	吸吐物和剩余食物	病原体分离培养	消毒处理前	采集 50～100g 吸吐物和剩余食物，放入无菌塑料袋或灭菌广口瓶中	2 小时内检测，运送时间超过 2 小时者，应保存在 2～8℃送检

续表

病名	标本名称	检测项目	采样时间	采样方法	保存条件
手足口病	咽拭子	肠道病毒（CoxA16、EV71等）特异性核酸检测；肠道病毒（CoxA16、EV71等）培养分离	发病3日内	用采样棉签适度用力拭抹咽后壁和两侧扁桃体部位；迅速将棉签放入装有2~3ml保存液的15ml外螺旋盖采样管中，在靠近顶端处折断棉签杆，旋紧管盖并密封	标本4℃暂存立即（12小时内）送达实验室，-20℃以下低温冷冻保藏，需长期保存的标本存于-70℃冰箱
	疱疹液	肠道病毒（CoxA16、EV71等特异性核酸检测；肠道病毒（CoxA16、EV71等）分离	发病3日内	棉签蘸取疱疹液迅速将棉签放入装有2~3ml保存液的15ml外螺旋盖采样管中，在靠近顶端处折断棉签杆，旋紧管盖并密封	
狂犬病	唾液、脑脊液等	狂犬病毒特异性核酸检测	发病早期	1~3ml脑脊液	标本保存在-20℃或-70℃以下低温（-70℃）、液氮，或放在含50%甘油的PBS中
布鲁菌病	血液	血清学实验，病原菌分离	发病早期	血清学实验：采集静脉血3~5ml；病原分离：采集静脉血3~5ml无菌状态下直接注入双相培养基中	密闭送检
炭疽	伤口分泌物或渗出液、皮肤出血点、血液、脑脊液、痰液	涂片镜检查：两端平齐革兰阳性大杆菌	抗生素治疗前	不得用解剖的方式获取标本。所需的血液与组织标本，均应以穿刺方式取得。根据炭疽病例的不同型别酌情采集病灶标本	常温下1小时内送检，超过1小时应2~8℃冷藏送检
登革热	血液	核酸检测、病毒分离、抗原检测、特异性IgM和IgG抗体检测	发病5日内的急性期血清与发病后3~4周后的恢复期血清	采集静脉血5ml，尽快分离血清	血清样本用密封性好的螺口塑料管暂时保存在-20℃以下冰箱，长期应保存-70℃以下
	伊蚊成蚊	病毒分离	流行期	采集吸过血的埃及伊蚊、白纹伊蚊或其他可疑蚊蚊种，10~20只为一组，待蚊胃血消化完毕后，冷冻处死	-20℃以下保存或长期应保存-70℃以下

续表

病名	标本名称	检测项目	采样时间	采样方法	保存条件
乙型脑炎	脑脊液	病毒培养分离、抗体检测和核酸检测	发病1周内	腰穿收集1~2ml	1周内存4℃，长期放-20℃，防止反复冻融
	血液	病毒培养分离、抗体检测和核酸检测	分别在流感急性期（发病1周内）和恢复期（发病2~4周）采血	静脉血2~3ml	分离血清后放4℃，长期保存置-20℃，防止冻融
流行性出血热	血液	核酸检测、病毒分离、特异性IgM和IgG抗体检测	采集急性期和恢复期血液	静脉血3ml，分离血清	暂置-20℃保存；长期应在-70℃或以下保存
	鼠肺	荧光法	流行期	捕捉新鲜死、活鼠，经颈动脉放血处死后，置3%来苏儿中浸泡5分钟左右，无菌解剖取出肺脏	把肺脏放试管内置-40℃或液氮中冻存
疟疾	末梢血	血涂片镜检查疟原虫	发病早期	用一次性采血针在耳垂或指端采血，取血在表面洁净、无刮痕的载玻片上涂制薄血膜和(或)厚血膜	涂制的血膜应让其自然干燥，冷藏保存
	粪便	涂片镜检、培养	发病早期，驱虫药使用前	采集当日新鲜粪便30g以上	常温保存时间一般不宜超过24小时，夏季不超过8小时，必要时可冷藏保存
	透明胶带肛拭标本	显微镜下检查虫卵	夜间	用长约6cm、宽约2cm的透明胶纸粘擦肛门周围的皮肤，取下胶纸，将有胶面平贴玻片上	即时送检
土源线虫病	土壤样品	直接镜检法或美蓝伊红硼砂(MEB)染色法检查蛔虫卵活力 直接镜检法查钩蚴	现场调查	根据情况采集农田、庭院、厕所、厨房等不同环境的土壤，一般采集离地表5cm以内的土壤	及时送检

续表

病名	标本名称	检测项目	采样时间	采样方法	保存条件
包虫病	血液	特异性抗原、抗体检测	发病早期	无菌条件下采集人体静脉血液 3~5ml，分离血清	不马上进行检测，则需冷冻于 -20℃保存待检
	动物粪便	特异性抗原检测	现场调查	用采粪器从犬直肠或地面上直接采取新鲜粪便样本	低温（-86℃）冷冻一周以上进行粪抗原检测
梅毒	皮损处组织渗液	暗视野显微镜下检查梅毒螺旋体	发病早期，抗生素使用前	用棉拭子取组织渗液与载玻片上的盐水混匀，加盖玻片置暗视野显微镜下检查	及时送检
	血液	非梅毒螺旋体抗原血清试验；梅毒螺旋体抗原血清试验	发病早期，高危行为后	抽取 3~5ml 静脉血，分离出血清	血清标本应保存于 4℃以下，如需长期保存，需置低温（-20℃以下）
淋病	分泌物	涂片镜检细胞内革兰阴性双球菌，细菌培养	发病早期，抗生素使用前	男性：拭子插入尿道内 2~3cm，稍用力转动，保留数秒钟再取出；女性：将女用取材拭子插入宫颈管内 1~2cm，稍用力转动，保留 10~30 秒后取出	及时涂片和接种
丙型肝炎	血液	抗-HCV 抗体检测，核酸检测	发病任何时间	采集静脉血 3~5ml，分离血清	血清 4℃可存 1 周，长期保存应放 -20℃，防止反复冻融

第五章 处置措施

第一节 隔 离

隔离是采用各种方法、技术,防止病原体从患者及携带者传播给他人的措施,传染病控制过程中的隔离又叫留验,即在指定场所进行观察,限制活动范围,实施诊察、检验和治疗。

一、医疗机构隔离

1. 医疗机构隔离病房(区)分区设置要求

(1)清洁区:进行传染病诊治的病区中不易受到患者血液、体液和病原微生物等物质污染及传染病患者不应进入的区域。包括医务人员的值班室、卫生间、男女更衣室、浴室以及储物间、配餐间等。

(2)潜在污染区(半污染区):进行传染病诊治的病区中位于清洁区与污染区之间,有可能被患者血液、体液和病原微生物等物质污染的区域,包括医务人员的办公室、治疗室、护士站、患者用后的物品及医疗器械等的处理室、内走廊等。

(3)污染区:进行传染病诊治的病区中传染病患者和疑似传染病患者接受诊疗的区域,包括被其血液、体液、分泌物、排泄物污染物品暂存和处理的场所。包括病室、处置室、污物间以及患者入院、出院处理室等。

2. 医疗机构主要承担甲类和按甲类管理传染病、致病原不明传染性疾病以及其他重症传染病病人的隔离治疗。对疑似病人,确诊前在指定场所单独隔离治疗。

3. 传染病病人、病原携带者、疑似病人的密切接触者,在指定场所进行医学观察和采取其他必要的预防措施。

拒绝隔离治疗或者隔离期未满擅自脱离隔离治疗的甲类传染病或按照甲类管理的乙类传染病病例,可以由公安机关协助医疗机构采取强制隔离治疗措施。

二、居家隔离

对于不按照甲类传染病管理的乙类和丙类传染病轻症病例可以居家隔离。

在进行居家隔离前,负责医学观察的医疗卫生机构要书面或口头告知被隔离的缘由、期限以及法律依据、内容和注意事项等,介绍该疾病科学防控知识,同时告知负责实施居家医学观察措施的医疗卫生机构联系人和联系方式。

居家隔离期间应采取以下措施:

1. 家庭内应配备必要的消毒剂和个人防护用品,家庭成员和实施医学观察的人员要做好个人卫生防护,减少接触。

2. 居家隔离对象尽量单间居住,减少与共同居住者的接触机会,家庭内保持通风。其使用的物品做好必要的清洁和消毒。

3. 居家隔离对象尽量减少不必要的外出,呼吸道疾病的隔离者外出时要戴好口罩,避免到人群聚集的场所。

4. 负责实施居家医学观察的医疗卫生机构应派员定期对居家隔离对象进行医学观察,呼吸道传染病每天早晚各测量 1 次体温,肠道传染病要记录腹泻次数,并做好记录。

5. 居家隔离对象出现症状加重,应立即向负责实施居家医学观察的医疗卫生机构报告。

第二节 密切接触者管理

一、密切接触者

密切接触者是曾与传染源有过密切接触,并有可能成为感染者及新的传染源的人员。这里所说的传染源包括可以排出病原体的,并经呼吸道、肠道、血液或直接接触等途径而导致密切接触者感染的传染病病人、疑似病人及受染动物。如禽流感密切接触者就包括:

1. 禽流感病(死)禽的密切接触者

(1)在病(死)禽所在地直接从事饲养、观察研究、捕捉、装运、贩卖、宰杀、加工病(死)禽的人员及在这些场所内生活、工作过的其他相关人员,在农贸市场内特指那些直接从事贩卖、宰杀活禽或病(死)禽的人员及在贩卖、宰杀场所生活或工作的其他相关人员。

(2)从事捕杀、处理(如处置禽尸体和环境清洁、消毒等)工作,但未按相应规范采取防护措施的人员。

(3)直接接触病(死)禽及其排泄物、分泌物等的相关人员。

2. 人禽流感病例的密切接触者 在没有防护措施的条件下,与出现症状后的人禽流感疑似病例或确诊病例共同生活、居住、为其护理的人员或直接接触过病例呼吸道分泌物、排泄物和体液的人员。

3. 现场流行病学调查人员根据调查情况确定的其他密切接触者。

4. 在没有防护措施的条件下,对可能被禽流感病毒污染的物品进行采样、处理标本、检测等实验室操作或者违反生物安全操作规程的工作人员。

二、密切接触者管理

对于某些传染病,病人的密切接触者,尤其是传染期内的密切接触者,有可能已经被感染而存在发病的可能,因此,要对密切接触者及时进行调查和管理。对不同传染病的密切接触者采取的管理措施及管理期限不同。管理期限一般为该病的最长潜伏期。管理措施包括以下几种:

(一)医学观察

对传染病的密切接触者,每日通过询问、测量体温、检查咽部、饮食情况、大便性状等,注意观察有无早期症状。如出现异常的临床表现,应做进一步检查。接受观察者可照常参加工作、学习及日常活动。要告知相关传染病的临床特点、传播途径及相关防治知识(常见传染病医学观察期限见表5-1)。

(二)留验

留验又称为隔离观察。将接触者收留在指定场所进行观察,限制其行动和活动范围,不准许接触其他人员,同时对其实施诊察和检验等。常用于甲类传染病鼠疫、霍乱及乙类传染病中的人感染高致病性禽流感、传染性非典型肺炎和肺炭疽等。《传染病防治法》第三十九条第三款就规定,医疗机构发现甲类传染病时,对医疗机构内的病人、病原携带者、疑似病人的密切接触者,在指定场所进行医学观察和采取其他必要的预防措施。

在疫情出现严重暴发的情况下,可以以托幼机构、机关团体和居民区等为单位进行留验观察,以免疾病蔓延。如在传染性非典型肺炎流行期间,对追踪不到明确传染源,并连续出现续发病例的几所大学宿舍以及居民大院,实施了封闭管理,目的是防止传染性非典型肺炎的传播和蔓延。

(三)应急接种

对潜伏期较长的传染病的密切接触者可施行预防接种。预防接种是通过接种人工制备的生物制品,使人体获得对某种传染病的特异免疫力,以提高个体和群体的免疫水平,预防和控制相应传染病的发生和流行。例如,接种麻疹活疫苗后产生抗体的时间比潜伏期短,所以,在发生麻疹暴发或流行时,在与感染者接触后3天内接种疫苗即可防止发病。

(四)药物预防

目前,对传染病能够起到有效预防作用的特异性药物极少,有效的药物预防方法也很少。对于某些有特效防治药物的传染病,在发病的危险人群中可以采取药物预防。如诺氟沙星预防霍乱,红霉素预防白喉,青霉素或磺胺药物预防猩红热,乙胺嘧啶或氯喹预防疟疾。但是,要防止滥用药物预防,以免造成病原体耐药性。在传染病流行期间如需用药,一定要在医师指导下正确使用,切忌滥用药物。

表5-1　28种常见传染潜伏期及隔离一览表

病名	潜伏期		传染期	隔离期	密接者处理
	常见	最短至最长			
艾滋病	2～10年	尚未明确	尚不明确,推测可能从感染HIV开始到生命结束	一般不需要隔离	性伴侣应进行HIV检测
结核病	—	—	理论上只要痰中排出结核杆菌就有传染性	隔离至痰涂片转阴	一般不需要医学观察
乙型肝炎	45～160天	2周到6～9个月	所有HBsAg阳性者均有潜在传染性	一般不需要隔离	一般不需要医学观察,可进行预防接种
血吸虫病	30～60天	—	无人-人直接传播	一般不需要隔离	一般不需要医学观察
鼠疫:腺鼠疫肺鼠疫	2～3天3～5天1～3天	1～9天2～8天		鼠疫病人治愈后,达到解除隔离和出院标准	肺鼠疫密切接触者医学观察9天

续表

病名	潜伏期		传染期	隔离期	密接者处理
	常见	最短至最长			
霍乱	1~3天	数小时至5天	粪检阳性期都有传染性,通常维持到恢复后的几天	腹泻停止后2天,隔日送大便培养1次,连续2次阴性即可解除隔离	密切接触者应医学观察5天,必要时可预防性服药
流行性感冒	1~3天	—	从出现临床症状起3~5天,幼儿可达7天	7天,或症状完全消失后24小时	学校等集体单位应加强晨检,发现疑似病例及时就诊。流行前组织预防接种
麻疹	8~12天	6~21天	出疹前4天和出疹后4天	隔离期自发病之日起至退疹时或出疹后5天	密切接触者医学观察21天。对未患过麻疹且无麻疹疫苗免疫史的密切接触者应立即接种麻疹疫苗;有条件者可先注射免疫球蛋白,3个月后接种麻疹疫苗
风疹	14~17天	14~21天	出疹前一周和出疹后4天	出疹后5天解除	密切接触的易感儿童应医学观察21天。如为孕妇密切接触者,尤其是妊娠前3个月的孕妇,应进行血清学检测
流行性脑脊髓膜炎	2~3天	数小时至10天	从急性感染直到鼻咽部排出物里不再有活的脑膜炎球菌	症状消失后3天,但不少于发病后1周	医学观察7天,密切接触者可给予应急接种或预防性服药
细菌性痢疾	1~3天	数小时至7天	从急性感染至粪便不再排菌,通常在发病后4周内	急性期症状消失,粪检阴性后,连续2次粪培养阴性可解除隔离	应注意个人卫生,出现症状及时就诊,从事饮食行业人员和保育人员应送粪便培养2次(间隔24小时)。阴性者方能工作
甲型肝炎	28~30天	15~45天	潜伏期后半段至黄疸后1周	自发病之日起3周	共同暴露者应注意个人卫生,出现症状及时就诊。饮食行业人员和保育人员45天后体验合格后方能工作
戊型肝炎	26~42天	18~62天	—	自发病之日起3周	共同暴露者应注意个人卫生,出现症状及时就诊

续表

病名	潜伏期		传染期	隔离期	密接者处理
	常见	最短至最长			
伤寒副伤寒	8～14 天 1～10 天	3～60 天	通常从第 1 周至恢复期,时间长短不一(副伤寒常为 1～2 周)	临床症状消失 1 周后起间歇送粪培养,2 次阴性解除隔离。无培养条件时临床症状消失后 2 周	共同暴露者应注意个人卫生,出现症状及时就诊。饮食行业人员应连续送粪便培养 2 次(间隔 24 小时),阴性方能工作
感染性腹泻	—	—	不同细菌、病毒、原虫传染期各不相同	一般不需要隔离	一般不需要医学观察
手足口病	3～5 天	2～10 天	—	自患儿被发现起至症状消失后 1 周	托幼机构医学观察 10 天
狂犬病	3～8 周	9 天至 7 年	理论上存在人－人传播,但尚未被确切证实	一般不需要隔离	被狂犬或狼咬伤者应注射免疫血清及狂犬疫苗
布鲁菌病	7～21 天	3 天至 1 年以上	尚无人传人证据	一般不需要隔离	一般不需要医学观察
炭疽	1～5 天	12 小时至 12 天	人传人罕见	皮肤炭疽隔离至创口痊愈,痂皮脱落。其他类型患者症状消失后分泌物或排泄物连续培养 2 次阴性方能解除隔离	肺炭疽密切接触者医学观察 8 天,给予预防性服药
登革热	5～8 天	3～15 天	无人－人直接传播	一般不需要隔离,要防蚊虫叮咬	一般不需要医学观察
乙型脑炎	10～14 天	4～21 天	无人－人直接传播	一般不需要隔离	一般不需要医学观察、防蚊虫叮咬、流行时组织预防(应急)接种
流行性出血热	7～14 天	4～46 天	一般无人－人直接传播	一般不需要隔离	一般不需要医学观察
疟疾: 间日疟 三日疟 恶性疟 卵形疟	12～18 天 18～40 天 9～14 天 13～15 天	几天至 1 年	一般无人－人直接传播,但可造成输血传播	一般不需要隔离,但要防蚊虫叮咬	一般不需要医学观察、防蚊虫叮咬、流行时可预防服药
土源线虫病	—	—	不同线虫传染期不同	一般不需要隔离	一般不需要医学观察,密切接触应注意个人卫生
包虫病	12 个月至数年	—	无人－人直接传播	一般不需要隔离	一般不需要医学观察,避免接触感染的狗
梅毒	2～4 周	10～90 天	当一期和二期梅毒患者的黏膜或皮肤存在潮湿的伤口时有传染性	一般不需要隔离。治愈前应避免性接触	性伴侣应进行检查,阳性者进行治疗

续表

病名	潜伏期		传染期	隔离期	密接者处理
	常见	最短至最长			
淋病	2~5天	1~10天	未经治疗可持续数月,有效治疗数小时结束传染性	一般不需要隔离。治愈前应避免性接触	性伴侣应进行检查,阳性者进行治疗
丙型肝炎	6~9周	2周至6个月	从出现首发症状前1周或数周即有传染性,持续时间不确定	一般不需要隔离,防止经血液和体液传播	一般不需要医学观察

第三节 传染性污染物的处置

本节所称"传染性污染物"是被传染病病原体(细菌、病毒、寄生虫或真菌等)污染的各类物品,污染在传染病病人和疑似病人在日常生活和医疗救治过程中产生,这些污染物如不能安全处置就可能造成传染病的进一步传播。

一、传染性污染物的分类

根据传染性污染物产生的来源可分为传染病病人或疑似病人日常生活过程中产生的污染物、医疗救治过程中产生的污染物、流行病学调查过程中产生的污染物、疫点疫区内产生的污染物,具体的分类见表5-2。

表5-2 传染性污染物的分类表

1. 传染病病人或疑似病人日常生活过程中产生的污染物	(1)呕吐物、排泄物(粪便、尿液)等; (2)分泌物(痰液、鼻涕、脓液)、血液等; (3)被污染的能重复利用的纺织物(如:衣物、被单、被褥、枕头等); (4)被污染的食物、饮用水; (5)被污染的生活用具(包括餐饮具、洗漱用具、痰罐、洁具等); (6)被污染的生活垃圾; (7)被污染的居住环境(墙面、地面、门窗等); (8)被污染的其他物品(玩具、书报纸张、家电等)
2. 传染病病人或疑似病人医疗救治过程中产生的污染物	(1)医疗救治过程中日常生活产生的污染物(同1项); (2)运送传染病病人或疑似病人的交通工具; (3)使用过的注射器、输液器、输血器等一次性医疗卫生用品; (4)使用过的一般诊疗设备(体温表、听诊器、血压计等); (5)手术或尸解后的废弃物(如组织、污染的材料和仪器等); (6)运送尸体产生的污染物(如运输车辆、担架、传染病病人的衣物等); (7)使用过的锋利物(包括针头、皮下注射针、解剖刀、手术刀、输液器、手术锯、碎玻璃及钉子等); (8)样本采集和检测过程中产生的废弃物

3. 流行病学调查过程中产生的污染物	(1) 被污染的个人防护用品(如一次性防护服、手套、眼罩、口罩、头套、胶鞋、隔离衣、防护服等); (2) 流行病学调查用品(调查表、笔、塑料垫板、录音笔、相机等); (3) 采集和检测实验室样本过程中产生的废弃物
4. 患者居家或疫点疫区内产生的污染物	(1) 日常生活产生的污染物(同 1 项); (2) 居家治疗、医疗救治点、临时救治医院中产生的污染物(同 2 项); (3) 流行病学调查过程中产生的污染物(同 3 项); (4) 被污染的自然水体、生活污水; (5) 感染传染病病原体的动物及其被豢养的环境; (6) 离开疫点疫区的交通工具

二、污染物的收集

(一)分类收集

1. 使用不同颜色的污染物袋收集污染物,黑色袋装生活垃圾,黄色袋装传染性污染物。使用的污染物袋应坚韧耐用、不漏水,并首选可降解塑料制成的污染物袋。

2. 应建立严格的污染物分类收集制度,所有废弃物都应放入标有相应颜色的污染物袋(桶)中,应及时清运或在装满 3/4 时安排人员封袋运送。

3. 锐器不应与其他废弃物混放,用后必须要安全地置入锐器容器中。

4. 高危区的污染物建议使用双层污染物袋并及时密封。

5. 分散的污染物袋要定期收集集中。污染物袋应每日清运并运往指定的收集地点。

(二)废物存放地

1. 污染物袋(箱)在就地处理或异地处理之前,要集中存放在指定的废物存放地。

2. 存放地应有遮盖设施,防止污染周围环境;设有冲洗及消毒设施,清洗过程的废水应排入污水处理系统。

三、传染性废弃物的消毒处理

见第四节消毒。

第四节　消　　毒

在非传染病流行时期,对可能受到病原微生物污染的物品和场所进行的消毒,称为预防性消毒。预防性消毒可有效地减少传染病的发生,例如公共场所重点环节的消毒、餐具消毒、饮水消毒、手卫生、粪便污水无害化处理等,都属于预防性消毒。

当发生传染病流行时,对存在或曾经存在传染源的场所进行的消毒称为疫源地消毒,包括随时消毒和终末消毒。随时消毒是指有传染源存在时对其排出的病原体及可能污染的环境和物品及时进行的消毒,及时杀灭或去除传染源排出的病原体;终末消毒是指传染源离开疫源地后进行的一次彻底消毒。传染病可以有多种传播途径,消毒对于不同传染病所发挥的作用是不同的,需要根据传染病的多种传播途径和病原体的特点采取不同的消毒策略。如消化道传播疾病通过消毒措施切断传播途径非常有效,根据流行病学调查结果,对患者分泌物和排泄物及其病原微生物可能污染的环境物体表面、生活饮用水、食品加工工具等进行消毒,加强手卫生等措施,可阻断该类传染病的进一步传播。对于通过接触传播的疾病,消毒对控制其进一步传播也非常有效。

一、消毒原则

(一)消毒范围和对象

可根据传染病预防的需要,有针对性地开展预防性消毒,一般不必对无消毒指征的外环境进行广泛的、反复的喷洒消毒,防止过度消毒现象的发生。有传染病发生时,应以病原体可能污染的范围为依据确定消毒范围和对象。

(二)消毒方法的选择

应根据病原体种类、抵抗力和危害程度,以及消毒剂的性能、消毒对象、现场特点选择消毒方法。并尽量避免破坏消毒对象的使用价值和造成环境污染。

(三)注意与其他传染病控制措施配合

及时清除和处理垃圾、粪便,做好人畜尸体的无害化处理工作及预防性消毒、杀虫和灭鼠等卫生措施。

二、常用消毒方法

常用的消毒方法分为物理消毒法和化学消毒法。

(一)物理消毒法

物理消毒法分为热力消毒法、紫外线消毒法、过滤除菌法等。

(二)化学消毒法

化学消毒法指利用化学药物杀灭病原微生物的方法,包括高、中、低效的消毒剂。

三、使用消毒产品注意事项

消毒产品的种类繁多,应选择符合国家卫生计生委相关法规和标准要求的消毒产品,按说明书中的适用范围和使用方法进行操作。使用前详读说明书,对于分装的消毒剂要配发消毒剂使用说明书。一般消毒剂具有毒性、腐蚀性、刺激性。消毒剂应在有效期内使用,仅用于手、皮肤、物体及外环境的消毒处理,切忌内服。消毒剂应避光保存,放置在儿童不易触及的地方。

四、消毒组织工作

1. 当传染病发生流行时,当地卫生机构应指导建立消毒专业队伍,统一领导,具体分工,科学有序做好消毒组织工作,同时做好消毒工作的指导与培训。

2. 指派专人负责消毒剂的集中供应、配制、分发和登记工作。做好消毒常识宣传,组织群众采取消毒措施时应具体指导其正确使用。执行消毒的工作人员需采取适当的自我防护措施,即穿戴隔离服和防护服、配备预防性用药等。

五、基层常用的消毒装备

(一)消毒器械

喷雾器(背负式喷雾器、气溶胶喷雾器、超低容量喷雾器、电动/燃油喷雾器等)、配药桶、刻度量杯(筒,称量器材)等。

(二)防护用品

医用防护口罩、防护眼镜、手套(一次性乳胶手套、长袖橡胶手套)、鞋套、长筒胶鞋、医用工作服、医用防护服、医用工作帽等,必要时配备动力送风过滤式呼吸器和相应的滤毒盒。

六、疫点(区)内常见污染物消毒

(一)地面、墙壁、门窗

用 0.5% 过氧乙酸溶液,2000mg/L 二溴海因溶液或 10 000mg/L 有效氯含氯消毒剂溶液喷雾。泥土墙吸液量为 150～300ml/m²,水泥墙、木板墙、石灰墙为 50～100ml/m²。对上述各种墙壁喷洒的消毒剂溶液不宜超过其吸液量。地面消毒先由外向内喷雾一次,喷药量为 200～300ml/m²,待室内消毒完毕后,再由内向外重复喷雾一次。以上消毒处理,作用时间应不少于 60 分钟。

(二)衣服、被褥

耐热、耐湿的纺织品可煮沸消毒 30 分钟,或用流通蒸汽消毒 30 分钟,或用 250～500mg/L 有效氯的含氯消毒剂浸泡 30 分钟。不耐热的毛衣、毛毯、被褥、化纤尼龙制品,可采取过氧乙酸熏蒸消毒。消毒时,将欲消毒衣物悬挂室内(勿堆集一处),密闭门窗,糊好缝隙。

(三)病人排泄物和呕吐物

对于严重的肠道传染病患者,在病例家或医院应做到大便先入便器,以便进行消毒处理后再入便池。稀薄的排泄物或呕吐物,每 1000ml 可加漂白粉 250g 或 10 000～20 000mg/L 有效氯含氯消毒剂溶液 2000ml,搅匀放置 2 小时。无粪的尿液每 1000ml 加入干漂白粉 5 g 或次氯酸钙 1.5g 或 10 000mg/L 有效氯含氯消毒剂溶液 100ml 混匀放置 2 小时。成形粪便不能用干漂白粉消毒,可用 20% 漂白粉乳剂(含有效氯 5%),50 000mg/L 有效氯含氯消毒剂溶液 2 份加于 1 份粪便中,混匀后作用 2 小时。

(四)餐(饮)具

首选煮沸消毒 10～30 分钟,或流通蒸汽消毒 30～60 分钟。也可用 0.5% 过氧乙酸溶液,250～500mg/L 二溴海因溶液,250～500mg/L 有效氯含氯消毒剂溶液浸泡 30 分钟后,再用清水洗净。

(五)食物

瓜果、蔬菜类可用 0.2%～0.5% 过氧乙酸溶液浸泡 10 分钟,或者用 12mg/L 臭氧水冲洗 60～90 分钟。病人的剩余饭菜不可再食用,煮沸 30 分钟,或用 20% 漂白粉乳剂、50 000mg/L 有效氯含氯消毒剂溶液浸泡消毒 2 小时后废弃,也可焚烧处理,但液体或半固体食品不可直接焚烧。

(六)盛排泄物或呕吐物的容器

可用 2% 漂白粉澄清液(含有效氯 5000mg/L)或 5000mg/L 有效氯含氯消毒剂溶液或 0.5%

过氧乙酸溶液浸泡 30 分钟,浸泡时,消毒液要漫过容器。

(七)家用物品、家具、玩具

可用 0.5% 过氧乙酸溶液或 2% 漂白粉澄清液(含有效氯 5000mg/L)或 5000mg/L 有效氯含氯消毒剂喷洒和擦洗。布制玩具尽量作焚烧处理。

(八)纸张、书报

可采用过氧乙酸或环氧乙烷气体熏蒸,无应用价值的纸张、书报作焚烧处理。

(九)手与皮肤

用 0.5% 碘伏溶液(含有效碘 5000mg/L)或 0.5% 氯已定醇溶液涂擦,作用 1~3 分钟。也可用 75% 乙醇或 0.1% 苯扎溴铵溶液浸泡 1~3 分钟。必要时,用 0.2% 过氧乙酸溶液浸泡,或用 0.2% 过氧乙酸棉球、纱布块擦拭。

(十)厕所

厕所的四壁和地面应定期进行消毒,方法同(一)。粪坑内的粪便可按粪便量的 1/10 加漂白粉,或加其他含氯消毒剂干粉或溶液(使有效氯作用浓度为 20 000mg/L),搅匀作用 12~24 小时。

(十一)垃圾

可燃物质尽量焚烧,或喷洒 10 000mg/L 有效氯含氯消毒剂溶液,作用 60 分钟以上,消毒后深埋。霍乱疫区的垃圾,特别是人、畜粪便垃圾,需堆积后用漂白粉覆盖,如遇到雨水天气应将污染垃圾用漂白粉搅拌消毒处理。

(十二)污水消毒

疫点内的生活污水,应尽量集中在缸、桶中进行消毒。每 10L 污水加入 10 000mg/L 有效氯含氯消毒溶液 10ml,或加漂白粉 4g。混匀后作用 1.5~2 小时,余氯为 4~6mg/L 时即可排放。

对疫区内污染的生活污水,可使用含氯消毒剂进行消毒。消毒静止的污水水体时,应先测定污水的容积,而后按有效氯 80~100mg/L 的量将消毒剂投入污水中。搅拌均匀,作用 1~1.5 小时。检查余氯在 4~6mg/L 时,即可排放。对流动污水的水体,应作分期截流。在截流后,测污水容量,再按消毒静止污水水体的方法和要求进行消毒与检测。符合要求后,放流,再引入并截流新来的污水,如此分期依次进行消毒处理。

(十三)疫区饮用水的消毒与管理

对疫区集中式给水的自来水厂加强管理,确保供水安全。对分散式供水如浅井水、坑塘水、河渠水,取水后应在缸、桶等容器内进行消毒处理,不能直接饮用。一般使用含氯消毒片或泡腾片(如:漂白粉精片、二氯异氰尿酸钠等)消毒。加入量按每升水 3~5mg 有效氯计算,作用 30 分钟后,余氯应达到 0.3~0.5mg/L。

缸水、桶水消毒一般每 50kg 水加入片剂或泡腾片 1 片。

对于井水可用直接投加漂白粉消毒法,即将所需量漂白粉放入碗中,加少许冷水调成糊状,再加适量的水,静置 10 分钟。将上清夜倒入井水中,用取水桶上下震荡数次,30 分钟后即可使用。一般要求余氯量为 0.5mg/L。井水消毒,一般每天 2~3 次。所需用漂白粉量应根据井水量、规定加氯量与漂白粉含有效氯量进行计算。

圆井水量 = ［水面直径(m)］^{2} × 0.8 × 水深(m)

方井水量 = 边长(m) × 边宽(m) × 水深(m)

例如：某一圆井直径 0.8m，水深 2.5m，消毒时规定加氯量为 2mg/L，所用漂白粉含 25% 有效氯，则其用药量按下式计算：

井水量 = (0.8m)^2 × 2.5m × 0.8 = 1.28m^3

应加有效氯量 = 1.28m^3 × 2g/m^3 = 2.56g

需用漂白粉量 = 2.56g ÷ 25% = 10.24g

持续加漂白粉法：为减少对井水频繁进行加氯消毒，并持续保持一定的余氯，可用持续消毒法。持续消毒法常用的工具有竹筒、无毒塑料袋、陶瓷罐或小口瓶，可因地制宜选用。方法是在容器上面或旁边钻 4~6 个小孔，孔的直径为 0.2~0.5cm。根据水量和水质情况加入漂白粉。一般竹筒装漂白粉 250~300g，塑料袋装 250~500g。将加漂白粉容器口塞住或扎紧，放入井内，用浮筒悬在水中，利用取水时的振荡，使容器中的氯慢慢从小孔放出，以保持井水中含有一定的余氯量。一次加药后可持续消毒 1 周左右。采用本法消毒，应有专人负责定期投加药物，测定水中余氯量。

(十四)空气

房屋经密闭后，每立方米用 15% 过氧乙酸溶液 7ml（即每 m^3 用纯过氧乙酸 1g），使用过氧乙酸熏蒸器进行消毒，也可放置瓷或玻璃器皿中，底部用装有适量乙醇的乙醇灯加热蒸发，熏蒸 2 小时，即可开门窗通风。熏蒸消毒时要注意防火，还要注意过氧乙酸有较强的腐蚀性。对于体积较大的房屋，密闭后应用 2% 过氧乙酸按 8ml/m^3 的量进行气溶胶喷雾消毒，作用 1 小时后即可开门窗通风。

(十五)中央空调系统

在呼吸道传染病流行时应尽量停止使用，如需开启，应该按照最大新风量运行，且新风量不得低于 30m^3/(h·人) 的最小新风量标准。空调系统的关键部位应定期消毒。

(十六)感染传染病病原体的动物及其被豢养环境的消毒处理

因鼠疫、炭疽、狂犬病、禽流感等病死的动物尸体应立即深埋或焚烧，并应向死亡动物周围（鼠为 30~50cm，大动物为 2m）喷撒漂白粉。

对病畜或死畜停留过的地面、墙面，用 0.5% 过氧乙酸或有效氯 10 000mg/L 消毒液，按 100~300ml/m^2 药量连续喷洒三次，间隔 1 小时。若畜圈地面为泥土时应将地面 10~15cm 的表层泥土挖起，然后按土:药为 5:1 的比例拌加漂白粉，深埋于 2m 以下。病畜污染的饲料、杂草和垃圾要焚烧处理。病畜的粪尿按 5:1 加入漂白粉，消毒 2 小时后，深埋 2m 以下，不得用做肥料。病畜污染的饲料、杂草和垃圾要焚烧处理。

(十七)驶出疫点疫区的交通工具的消毒处理

车、船内外表面和空间，可用 0.5% 过氧乙酸溶液或 10 000mg/L 有效氯含氯消毒剂溶液喷洒至表面湿润，作用 60 分钟。密封空间，可用过氧乙酸溶液薰蒸消毒。对细菌繁殖体的污染，每立方米用 15% 过氧乙酸 7ml（1g/m^3），对细菌芽胞的污染用 20ml（3g/m^3）蒸发薰蒸消毒 2 小时。对密闭空间还可用 2% 过氧乙酸进行气溶胶喷雾，用量为 8ml/m^3，作用 60 分钟。

七、医疗救治过程中产生的污染物的消毒处理

(一)运送传染病病人和疑似病人的交通工具的消毒处理

运送车内外表面和空间,可用 0.2% 过氧乙酸溶液或 1000mg/L 有效氯含氯消毒剂溶液喷洒至表面湿润,作用 60 分钟。密闭空间,可用过氧乙酸溶液熏蒸消毒。

(二)传染病病人使用过的一次性医疗卫生用品的消毒处理

1. 使用过的注射器、输液器和输血器等一次性使用物品必须就地进行消毒毁形,并由当地卫生计生行政部门指定的单位定点回收,集中处理,严禁出售给其他非指定单位或随意丢弃。

2. 一次性使用输血器(袋)、采血后的一次性使用注射器可放入专用收集袋直接焚烧;不能采用焚烧方法的,必须先用含有效氯 2000mg/L 的消毒液浸泡 60 分钟(针筒要打开)后,方可毁形处理。

3. 使用后的一次性输液器,先剪下针头部分,用含有效氯或有效溴 1000mg/L 的消毒液浸泡 60 分钟以上,放入专用的收集袋即可。

4. 使用后的一次性注射器,建议使用毁形器进行毁形,然后用含有效氯 1000mg/L 的消毒液浸泡 60 分钟以上,即可回收。

(三)传染病病人和疑似病人使用过的一般诊疗设备的消毒处理

1. 接触未破损皮肤的器具清洁与消毒方法　接触皮肤的一般诊疗用品如血压计袖带、听诊器,保持清洁,若有污染应随时用清洁剂与水清洁。血压计袖带若被血液、体液污染,应在清洁的基础上使用含有效溴或有效氯 250 ~ 500mg/L 的消毒剂浸泡 30 分钟后再清洗干净,晾干备用。听诊器可在清洁的基础上用乙醇擦拭消毒。腋下体温表每次用后应在清洁的基础上,选用 75% 乙醇或含有效溴 500 ~ 1000mg/L 的二溴海因浸泡 30 分钟或 1000mg/L 过氧乙酸浸泡 10 ~ 30 分钟后,清水冲净,擦干,清洁干燥保存备用。

2. 接触未破损黏膜的器具清洁与消毒方法　接触未破损黏膜的器具,如扩阴器、开口器、舌钳子、压舌板、口表、肛表等,用后应先清洗去污,擦干。耐高温的器具如扩阴器、开口器、舌钳、压舌板可选择压力蒸汽灭菌后,清洁干燥保存备用。不耐高温的器具如口表、肛表等可在清洁的基础上,采用 75% 乙醇或二溴海因或含氯 500mg/L 的消毒剂浸泡 30 分钟或 1000mg/L 过氧乙酸浸泡 10 ~ 30 分钟后,清水冲擦净,擦干,清洁干燥保存备用。

3. 通过管道间接与浅表体腔黏膜接触的器具清洁与消毒方法　通过管道间接与浅表体腔黏膜接触的器具,如氧气湿化瓶、呼吸机和麻醉机的螺纹管、氧气面罩、麻醉口罩、胃肠减压器、吸引器、引流瓶等,耐高温的管道与引流瓶可清洁后采用压力蒸汽灭菌,不耐高温的部分可清洁后在含氯或含溴 500mg/L 的消毒剂中浸泡 30 分钟,清水冲净,晾干,清洁干燥封闭保存备用。有条件的医疗卫生机构可采用洗净消毒装置进行洗净,80 ~ 93℃消毒,自动完成烘干,清洁干燥,封闭保存备用。

4. 分枝杆菌、经血传播病原体污染器具的消毒灭菌方法　对感染分枝杆菌、炭疽菌、气性坏疽杆菌、肝炎病毒、人类免疫缺陷病毒等的病人所污染的器具,应先采用含氯或含溴 1000 ~ 2000mg/L 的消毒剂浸泡 30 ~ 45 分钟后,清水冲净,擦干,耐高温的管道与引流瓶、开口器、舌钳、压舌板等可采用压力蒸汽灭菌,不耐高温的部分可在清洁后再次在含二溴海因 1000 ~ 2000mg/L 的消毒剂中浸泡 30 ~ 60 分钟后,清水冲净,晾干,清洁干燥,封闭保存备

用。有条件的医院可直接放置在洗净灭菌装置内依次完成洗净灭菌,可有效减少环境污染及保护医务人员。

(四)传染病病人和疑似病人手术或尸解后废弃物的消毒处理

手术或尸解过程中产生的废弃人体组织、污染的材料,能燃烧的予以焚烧处理,不能燃烧的应先消毒再进行填埋。被污染的手术器械以热力消毒最为理想、效果可靠,可先煮沸30分钟,然后彻底清洗,再用压力蒸汽灭菌。用化学法消毒,被血液污染的器械可浸入含2500~5000mg/L有效氯的含氯消毒液中消毒30~60分钟,然后立即清洗干净;也可用10%过氧化氢溶液浸泡60分钟,怕腐蚀的器械可用2.0%戊二醛浸泡30~60分钟。

(五)运送传染病病人和疑似病人尸体产生的污染物的消毒处理

1. **死者衣物的消毒**　焚烧是首选方法,传染病死者衣服及有明显脓、血、分泌物污染的衣物必须焚烧,为防止操作污染可先以1500~2000mg/L有效氯的消毒剂喷洒后立即装袋送焚烧。有保存价值或家属不同意焚烧的衣物,则依据衣物质地、颜色选择对其无损害的方法消毒处理。

2. **病人尸体**　用0.5%过氧乙酸溶液或相同含量的有效氯溶液浸湿的棉球或纱布堵塞人体孔道后,再用0.5%过氧乙酸溶液浸湿的布单严密包裹后尽快火化。

3. **尸体运载工具的消毒**　搬运尸体的担架、推车等用具尽量专用,用后及时消毒处理,一般采用擦拭、喷雾、熏蒸等消毒方法。用以上方法消毒处理时,金属部位及时用清水擦洗,以防腐蚀。尸体冷藏箱应每周定期消毒。尸体取出后进行终末消毒,可采用化学消毒剂熏蒸、擦拭、喷雾等方法消毒处理。停放尸体的台面是停尸间污染最严重的地方,每取放一具尸体后都应消毒处理,可用化学消毒剂擦拭、喷洒、熏蒸、紫外线灯照射。

(六)能扎伤或割伤传染病病人和疑似病人的物体的消毒处理

能扎伤或割伤传染病病人和疑似病人的物体(包括针头、皮下注射针、解剖刀、手术刀、输液器、手术锯、碎玻璃及钉子等)应尽量焚化,并且可和其他传染性废弃物一起焚化处理。

(七)样本采集和检测过程中产生的废弃物的消毒处理

1. 采集检验标本或接触装有检验标本的容器,特别是装有肝炎和结核病的检验标本者,应戴手套,一次性使用的手套用后放收集袋内,集中烧毁;可反复使用者用后放消毒液内集中消毒;无手套时,可用纸套使皮肤不直接与容器表面接触,用后将纸放入污物袋内烧毁。

2. 夹取标本的工具,如钳、镊、接种环、吸管等,用后均应消毒清洁,进行微生物检验时,应重新灭菌,金属工具可烧灼或消毒液浸泡灭菌;玻璃制品可干热或压力蒸汽灭菌。

3. 废弃标本如尿、胸腔积液、腹水、脑脊液、唾液、胃液、肠液、关节腔液等,每100ml加漂白粉5g或二氯异氰尿酸钠2g,搅匀后作用2~4小时倒入厕所或粪池内;痰、脓、血、粪(包括动物粪便)及其他固形标本,焚烧或加2倍量漂白粉溶液或二氯异氰尿酸钠溶液,拌匀后作用2~4小时;若为肝炎或结核病患者,则作用时间应延长至6小时,然后倒厕所或化粪池。

4. 盛标本的容器,若为一次性使用纸质容器及其外面包被的废纸,应焚毁;对可再次使用的玻璃、塑料或搪瓷容器,可煮沸15分钟,可用1000mg/L有效氯的漂白粉澄清液或二氯异氰尿酸钠溶液浸泡2~6小时,消毒液每日更换,消毒后用水洗净或流水刷洗,沥干;用于微生物培养采样者,用压力蒸汽灭菌后备用。

5. 废弃标本及其容器,应有专门密闭不漏水的污物袋(箱)存放,专人集中、烧毁或消毒,每天至少处理一次。

八、流行病学调查过程中产生的污染物的消毒处理

(一)被污染的个人防护用品的消毒处理

被污染的个人防护用品,如一次性防护服、手套、口罩、头套等,可燃烧的应该先装入黄色医疗废物袋中,按医疗废物处理,集中焚烧或消毒后再予以焚烧;不能燃烧的、可重复利用的眼罩、胶鞋等,可浸入 0.2% 的过氧乙酸溶液中浸泡 30 分钟,再用清水冲洗、晾干使用;

(二)被污染的流行病学调查用品(调查表、笔、塑料垫板、录音笔、相机等)的消毒处理

不耐湿的纸质文件,可使用紫外线消毒器近距离照射消毒 30~60 分钟。笔、塑料垫板、录音笔、相机等器材可采用 0.2%~0.5% 过氧乙酸等消毒液擦拭消毒。

(三)采集和检测实验室样本过程中产生的废弃物的消毒处理

流行病学调查过程中采集传染病疑似病人或病人的样本进行检测的过程中,容易产生一些传染性污染物,处理的方法同本节医疗救治过程中样本采集和检测过程中产生的污染物的处理。

九、疫点(区)内的终末消毒

在传染源离开疫源地(住院隔离、转院或死亡)后,对其居住过的地点进行彻底消毒。

1. 进入疫点(区)时,应先消毒有关通道。

2. 测量污染范围内需消毒的地面面积和体积,以及需消毒的污水量。

3. 消毒前应关闭门窗,将水缸盖好,将未被污染的贵重衣物、饮食类物品、名贵字画及陈列物品收藏好。

4. 在关闭门窗前,应先于室内灭蝇灭蟑,然后再进行其他消毒。

5. 消毒室内地面、墙壁、家具和陈设物品时,应按照先上后下,先左后右,依次进行。

6. 病人用过的餐(饮)具、病人污染的衣物若不能集中在消毒站消毒时,可在疫点进行煮沸或浸泡消毒。作浸泡消毒时,必须使消毒液浸透被消毒物品。作擦拭消毒时,必须反复擦拭 2~3 次。

7. 对污染重、经济价值不大的物品,如废弃物等,征得病例家属同意后进行焚烧。

8. 室内消毒后,必要时对厕所、垃圾、下水道口、自来水龙头或饮用水井等进行消毒。

9. 疫点消毒工作完毕后,消毒人员的衣物、胶靴先喷洒消毒后再脱下。衣服脱下后将污染面向内卷在一起,放在袋中带回消毒。

10. 将所用消毒工具表面以消毒剂进行擦拭消毒。

11. 填写疫点终末消毒工作记录。

12. 离开病例家前,嘱咐病例家属在达到消毒作用时间后开窗通风,擦拭打扫。

十、几种类型传染病疫情的消毒要点

(一)肠道传染病的消毒要点

消化道传染病的防控需采取综合措施,消毒在消化道传染病防控中可发挥重要作用。

对患者分泌物和排泄物及其病原微生物可能污染的环境物体表面、手、生活饮用水、食品加工工具等进行消毒,可阻断该类传染病的进一步传播。在无消化道传染病流行时,特别是在旱灾、洪涝、地震等自然灾害发生后,做好生活饮用水消毒、食品加工工具的清洁消毒、经常接触的物体表面清洁消毒、粪便垃圾的无害化处理,加强手卫生措施,对消化道传染病的预防具有重要意义。

(二)呼吸道传染病的消毒要点

呼吸道传染病主要通过空气飞沫传播,呼吸道传染病的预防控制需采取综合措施,包括患者和密切接触者管理、医疗机构感染控制措施、环境清洁消毒、疫苗接种保护易感人群、良好的个人卫生习惯等。虽然消毒在预防和控制呼吸道传染病方面发挥的作用有限,但通过有针对性地消毒工作,有助于阻断疾病的进一步传播。对空气及有关物品及时进行消毒处理是必要的,特别是必须做好疫点的消毒处理,尤其是终末消毒。消毒的对象包括患者用过的医疗设备、经常接触的环境物体表面、餐饮具、被服衣物和废弃物等。无需对外环境进行大范围的消毒。合理的环境通风对降低呼吸道传染疾病病原体的传播具有更重要的作用,严禁在有人的房间或空闲房间喷消毒剂消毒,密闭空间终末消毒可采用过氧化氢、二氧化氯等消毒剂超雾化喷雾消毒装置,在一定的浓度和时间下,可同时对密闭空间的空气和环境物体表面达到很好的消毒效果,甚至可杀灭芽胞。在呼吸道传播疾病终末消毒中具有很好的应用价值,可降低应急处置人员感染风险。

十一、消毒效果的评价

(一)水

在有条件时,应按中华人民共和国国家标准《生活饮用水卫生标准》(GB 5749-2006)检验。在现场条件不具备时可采用简易方法检验。

(二)其他消毒对象

条件允许时,可以按照《消毒技术规范》(2002 年版)规定的方法对消毒对象进行消毒效果评价,当消毒前后自然菌的杀灭率≥90%、消毒后的细菌菌落数符合相关卫生标准、没有致病性微生物存在时,可以认为消毒合格。

第五节 病媒生物防制

病媒生物常会引起传染病的流行和传播,如蚊虫能够传播疟疾、乙型脑炎、登革热,苍蝇能够机械传播痢疾、霍乱、伤寒、甲型肝炎等肠道传染病,鼠类能够传播鼠疫、流行性出血热等疾病等。当病媒生物密度过高、虫媒传染病流行或肠道传染病传播时,应以环境治理结合化学防治来控制病媒生物密度,辅以个人防护等措施。病媒生物的控制是防止虫媒传染病和自然疫源性疾病传播的有效措施。

一、病媒生物监测

见疾病监测章节中相关部分。

二、蚊蝇控制

(一)蚊蝇孳生地控制

1.蚊类孳生地控制 要及时清除生活区周围的小型积水,将废弃容器倒置,盛水容器要加盖,减少蚊虫孳生地。对有大量蚊虫孳生且暂不能填平的水坑或池塘,通常可采用马拉硫磷、杀螟硫磷、双硫磷、安备等化学杀幼剂,对孳生地水面进行喷洒。

2.蝇类孳生地控制 要加强人畜粪便和动物尸体的管理,及时收集,并进行无害化处理。对粪坑内蝇蛆,可以参考WHO推荐用于控制蝇蛆的常用药物及其剂型、用量、使用方法。如马拉硫磷0.2%乳剂,每平方米500ml,12小时内可杀死全部蝇幼虫。

(二)蚊蝇成虫控制

1.化学药物灭蚊蝇,控制蚊蝇密度 使用常量喷雾器、超低容量喷雾器、热烟雾机等器械,喷洒国家登记注册的含有高效氯氰菊酯、溴氰菊酯等有效成分的卫生杀虫剂,降低蚊蝇密度。

(1)室外空间喷洒室外局部环境蚊虫或苍蝇等密度较高时,采用机动喷雾器械进行超低容量喷雾,室外喷洒应选择在孳生场所进行,从上风处开始喷洒。喷洒时注意药和器械的搭配,超低容量使用高浓度杀虫剂,有机磷可以直接用50%以上的乳油,菊酯类可以用10%以上的乳油。

(2)室外滞留喷洒室外的垃圾桶、垃圾堆和其他蝇类停留的场所,可以用常量喷雾器械进行滞留喷洒。一般吸水性强的表面应用较低浓度和较大用量,相反吸水性差的表面则宜用高浓度和较小用量。

(3)室内化学防制在室内对墙壁进行滞留喷洒,喷一次即可达到控制蚊、蝇目的。室内有大量蚊蝇时,可用喷雾器做空间喷洒,也可以使用市售杀虫气雾剂。

(4)应用毒蝇绳。将棉绳、麻绳等浸泡在有机磷或长效拟除虫菊酯杀虫剂中,待蝇绳吸饱药液后,取出晾干,悬挂在室内或禽舍等处的屋顶或天花板上,利用蝇类喜欢在细绳上停留的习惯杀灭蝇类。

(5)应用毒饵。在苍蝇喜食的饵料中加入具有胃毒作用的有机磷和氨基甲酸酯类,如:1%的灭多威毒饵,1%的甲基吡啶磷毒饵等杀虫剂。

2.物理控制 使用粘蝇纸、粘蝇彩带、诱蝇笼、蚊蝇诱灭器(诱杀蚊蝇灯)、电蚊拍、苍蝇拍等捕杀蚊蝇。

三、蟑螂控制

(一)环境整治

对水源、食物的控制及隐蔽场所的改造是首要防治对策。主要措施为:减少水源、移除蟑螂的食物、消除蟑螂的隐蔽场所如墙面的缝隙和孔洞等、控制蟑螂的孳生和繁殖条件。

(二)物理防制

1.清除卵鞘 把粘在墙体、碗橱、家具各种缝隙中的蟑螂卵鞘人工捕捉干净,并用火烧或烫死。

2.捕捉 在蟑螂活跃时(晚8~11点钟)突然开灯搜寻,捕杀成虫和若虫。

3.开水烫　用开水烫烧躲藏在各种缝隙中的蟑螂及卵、若虫。

4.粘捕　将粘蟑纸（也可以粘鼠板代替）放在蟑螂经常活动的地方,进行粘捕。

(三)化学防制

1.毒饵灭蟑;

2.毒粉和毒笔灭蟑;

3.滞留喷洒、喷雾灭蟑

(1)对于普通家庭、写字楼等蟑螂密度一般的场所,可以使用胶饵进行控制,能够较好的控制蟑螂密度,并减少药物对环境的污染。

(2)对于饭店、食堂的后厨操作间等蟑螂密度可能较高的场所,可以使用药物滞留喷洒的方法进行控制。以手动或机动常量喷雾器,在蟑螂栖息的裂缝、孔洞角落周围先喷洒一圈宽约20cm的屏障条带,然后对这些栖息场所喷射足量且能维持很长时间的药物。如奋斗呐、凯素灵、拜力坦等杀虫剂;并在1个月内再次喷药,以杀灭新孵化的幼虫。对于经常用水冲洗的场所,需要加大用药频率。

(3)联合运用:也可以先常量喷洒建立屏障条带,再用热烟雾熏蒸驱赶出蟑螂,蟑螂从屏障条带上爬过时,接触杀虫剂而致死。

(4)烟雾灭蟑:面积大、内部环境复杂的大型场所可以使用烟雾机。

(5)其他方法:如熏蒸灭蟑等。

四、鼠类控制

(一)灭鼠方法

1.器械灭鼠　如鼠笼、鼠夹、粘鼠板等,还可用水或泥浆灌堵鼠洞,堵洞时可以配合磷化铝片(应急时用,由专业人员负责进行控制)。

2.毒饵灭鼠

(1)灭鼠只能用国家登记注册的鼠药,尽可能使用高效、安全的抗凝血灭鼠剂,如磷化锌、氯敌鼠、溴敌隆、大隆、杀它仗等,维生素 K_1 是特效解毒剂。为防止人畜中毒事故,严禁使用毒鼠强(424)、氟乙酰胺、氟乙酸钠、甘氟等急性剧毒鼠药。

(2)投放毒饵的要求

1)毒饵的投放要全面,不要遗漏任何地带而造成防治上的盲区。

2)投放的毒饵量要充足,让鼠群内各个个体都有机会取食到致死量的毒饵。

3)在布药防治时,要做到投放的毒饵量不见消耗为止。

4)投放毒饵的位置要适当,要投放在有效位置上,让鼠容易遇到毒饵,如投放在鼠洞、鼠路、出入口、转角位等,同时投放位置要尽量选择干净、干爽、隐蔽的地方。

5)15 天后测定鼠密度,进行评价,如达不到预期效果,则要继续处理,特殊场所可以更换毒饵处理。

(二)毒饵灭鼠注意事项

主要的是确保人畜安全。要加强灭鼠毒饵使用安全知识的宣传,不能用熟食配制毒饵,更不能用饼或方便面等大众食品,以免误食。毒饵必须有警告色。投饵点应有醒目标记。投饵工作由受过培训的灭鼠员承担。投毒后及时搜寻死鼠,管好禽畜,保藏好食品,照看好小孩。投饵结束应收集剩饵,焚烧或在适当地点深埋。卫生部门要做好中毒急救的准备。

五、病媒生物化学防制中的安全注意事项

(一)注意事项

1. 使用的卫生杀虫剂要严格按 WHO 推荐的药品用药,而且要确保在保质期内。卫生杀虫灭鼠药剂要做到专库、专人管理。施药前注意做好宣传工作,防止人畜中毒。

2. 室内外喷洒杀虫剂,操作人员要穿防护服,戴帽子和手套,发现喷雾器漏药时要及时处理,污染的地面或家具要及时擦干净。喷药时室内不能有人。如果必须留人,操作人员务必小心,不要将药喷溅到人身上。

3. 室外喷洒杀虫剂,喷药前要选择适宜的时间,避开高温和大风,喷药时使雾流方向与风向一致,避免药物污染。

4. 工作结束后,要进行个人清洗、器械清洗、药剂入库和废弃物的无害化处理。

5. 在食堂或厨房喷药时,要收藏好全部食品和餐具。

6. 使用气雾剂时,不可靠近热源和明火处,也不可置于高温处,防止燃烧和爆炸。

7. 发现有中毒现象,首先清除毒物,立即将患者移离中毒现场,脱去污染衣服,用肥皂水或清水彻底清洗污染的皮肤、头发、指(趾)甲;眼部受污染时,迅速用清水或 2% 碳酸氢钠溶液清洗,并及时送医院治疗。

(二)效果评价

在杀虫、灭鼠工作中,要对蚊、蝇、鼠、蟑等病媒生物控制前后的密度进行监测,并进行防制效果评价。

$$灭效 = [(处理前密度 - 处理后密度) ÷ 处理前密度] × 100\%$$

第六节 个 人 防 护

个人防护是指为了保护突发公共卫生事件处置现场工作人员免受病原微生物污染危害而采取的措施。

一、个人防护原则

1. 参加救援的工作人员应采取有效的个体防护措施,任何个人和组织都不能违反防护规律,擅自或强令他人(或机构)在没有适当个体防护的情况下进入现场工作。

2. 从事现场工作的人员必须经过系统的个体防护培训和定期演练。临时动员来从事现场工作的人员,应先进行个体防护知识培训,经考核后,可在专业人员监督下进行工作。

3. 任何防护都是有限的,也就是说正确选择和使用个体防护装置,能将环境中有害物质的威胁降低到最低的程度,但没有绝对安全的防护。

4. 在没有防护的情况下,任何救援人员都不应暴露在能够或者可能危害健康的环境中。

5. 应当根据不同传染病的传播特点,做好相应的防护,若为蚊媒传染病,则应侧重于防蚊防护,如尽量减少皮肤裸露、喷涂驱蚊剂等。

二、常用防护用品

(一)常用防护用品

口罩(包括外科口罩和医用防护口罩)、防护眼镜或面罩、手套、隔离衣、防护服、鞋套等。

(二)常见防护用品质量要求

1. 防护服　符合《医用一次性防护服技术要求》(GB19082—2003)要求,可为联体或分体式结构,穿脱方便,结合部严密。袖口、脚踝口应为弹性收口,具有良好的防水性、抗静电性、过滤性效率和无皮肤刺激性。

2. 防护口罩　符合《医用防护口罩技术要求》(GB19083—2003)要求,口罩可分长方形和密合形,应当配有鼻夹,具有良好的表面抗湿性,对皮肤无刺激,在空气流量为 85L/min 的情况下,吸气阻力不得超过 $35mmH_2O$,滤料的颗粒过滤效率应当不小于 95%。也可选用符合 N95 或 FFP2 标准的防护口罩。

3. 防护眼镜　使用弹性佩戴法、透亮度好、具有较好的防溅性能。主要是和半面型过滤式呼吸防护器和防护口罩联合使用,也可以单独使用。应用防护眼镜/眼罩应覆盖眼区。

4. 医用外科口罩　符合《医用外科口罩技术要求》(YY0469—2004)要求。

5. 一次手套　符合《一次性使用医用橡胶检查手套》(GB 10213—2006)要求。

6. 鞋套　防水、防污染。

三、防护分级

个人防护分为一般防护、一级防护、二级防护、三级防护。

四、呼吸道传染病防制中的个人防护用品使用

(一)一般防护

1. 适用范围

(1)普通门(急)诊、普通病房的医务人员;

(2)开展人群发热筛查时;

(3)对疑似病例和(或)确诊病例的密切接触者进行体温测量等医学观察及流行病学调查业务时。

2. 基本装备　工作服(白大衣)、医用外科口罩(一次性)。

(二)一级防护

1. 适用范围　适用于发热门(急)诊的医务人员。

2. 基本配置　工作服、隔离衣、工作帽、外科口罩、乳胶手套。

(三)二级防护

1. 适用范围

(1)进入隔离留观室、隔离病房、隔离病区的医务人员;

(2)采集患者标本的医务人员;

(3)处理其分泌物、排泄物、使用过的物品和处理死亡患者尸体的工作人员;

(4)转运患者的医务人员;

（5）在进行疫点或疫区随时消毒和终末消毒时。

2.基本配备 工作帽,医用连体防护服,医用防护口罩或符合医用防护口罩标准的 N95、FFP3 口罩,防护眼罩,工作鞋和鞋套,乳胶手套等。

3.操作程序 根据防护用品的具体情况确定更换顺序,更换防护用品的顺序以方便更换为原则。工作结束后,更换防护用品的顺序原则上是先脱污染较重和体积较大的物品,后脱呼吸道、眼部等最关键防护部位的防护用品。对于常见的防护服,一般可按下列顺序穿脱防护用品。

（1）穿戴防护用品顺序（图 5-1）

穿防护服顺序:

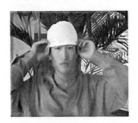
一、戴帽子

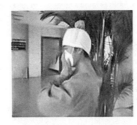
二、戴口罩

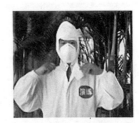
三、穿防护服

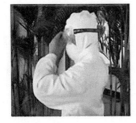
四、戴防护眼镜

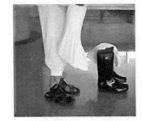
五、穿鞋套或胶鞋

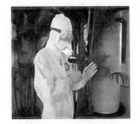
六、戴手套,将手套套在防护服袖口外面

图 5-1 穿防护用品的顺序

步骤 1:穿工作服、戴帽子。

步骤 2:戴口罩（图 5-2）。

第一步:用手端着医用防护口罩,使其鼻夹(鼻梁片)处于手指部,头带自由下垂到手下。

第二步:将医用防护口罩置于下巴处,鼻夹向上。

第三步:将上面的带子拉到头上,置于头后的上部,将下面的带子拉到头上,置于颈部耳下的位置。

第四步:双手指尖置于金属鼻夹之上,向内按压并沿鼻夹两侧下移,使鼻夹与鼻部吻合。一只手捏鼻夹可能使医用防护口罩的作用效果下降。

第五步:在工作区佩戴之前,应检查医用防护口罩在面部的密封性,双手捂住医用防护口罩的正面,注意不要挪动它的位置。

1）正压测试:用力呼气。应感到医用防护口罩内正压。如发现任何泄漏,应调整医用防护口罩位置和(或)带子的松紧。重复以上步骤以重新测试密封性,直至密封良好。

2）负压测试:深吸气。如无泄漏,负压将使口罩紧贴面部;如密封不好,则因空气通过缝隙进入而迅速失去负压。

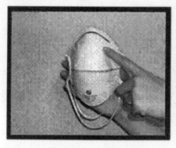
1.取出口罩,找出鼻梁片位置,以双手拉着下方带子

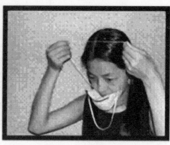
2.双手提起带子,以下巴夹住口罩下缘,直接将带子套挂于脖子上

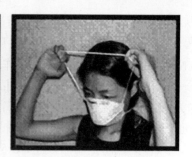
3.再双手提起上方带子,直接将带子拉至于头后,并置放于耳际上缘

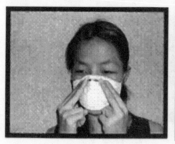
4.用双手调整鼻梁片使其张力适宜服帖于鼻梁上,确保脸部确实密合

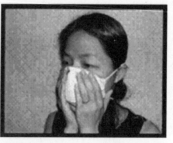
5.密合测试,以两手掌杯形覆盖在口罩上并用力吐气,确保不会有空气沿着边缘泄漏

6.如此便完成正确的口罩佩戴

图 5-2　戴口罩的步骤

步骤 3:穿防护服。

步骤 4:戴上防护眼镜(防护眼镜佩戴在防护服帽子的里面,以防脱防护服时气溶胶进入眼黏膜)。

步骤 5:穿上套鞋或胶鞋。

步骤 6:戴上手套,将手套套在防护服袖口外面。

(2)脱掉防护用品顺序(图 5-3)

步骤 1:摘下防护镜,放入消毒液中(在口罩之前摘)。

步骤 2:解防护服。

步骤 3:摘掉手套,一次性手套应将里面朝外,放入塑料袋中,橡胶手套放入消毒液中。

步骤 4:脱掉防护服,将里面朝外,放入污衣袋中。

步骤 5:脱下套鞋,将鞋脱下,放入塑料袋中。

步骤 6:摘口罩,一手按住口罩,另一只手将口罩带摘下,放入塑料袋中,注意双手不接触面部。

步骤 7:将手指反掏进帽子,将帽子轻轻摘下,里面朝外,放入塑料袋中或污衣袋中。

步骤 8:洗手,消毒。

加强个人防护的同时,应切实做好手部的清洁与手消毒工作,洗手应采用六步洗手法(图 5-4)。

脱防护服顺序：

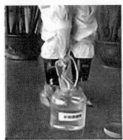 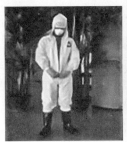 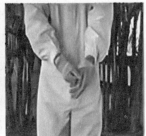 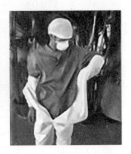

一、摘下防护镜　　　　二、解防护服　　　　三、摘掉手套　　　　四、脱掉防护服放入消毒液中

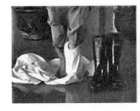 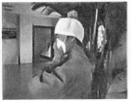 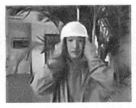 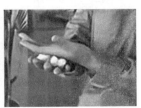

五、脱鞋套或胶鞋　　　　六、摘口罩　　　　七、摘帽子　　　　八、洗手、消毒

图5-3　脱防护用品的顺序

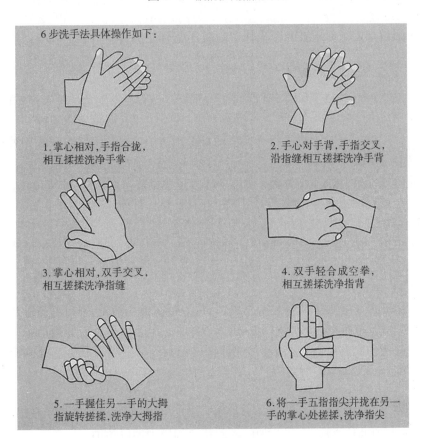

6步洗手法具体操作如下：

1.掌心相对，手指合拢，相互揉搓洗净手掌

2.手心对手背，手指交叉，沿指缝相互搓揉洗净手背

3.掌心相对，双手交叉，相互搓揉洗净指缝

4.双手轻合成空拳，相互搓揉洗净指背

5.一手握住另一手的大拇指旋转搓揉，洗净大拇指

6.将一手五指指尖并拢在另一手的掌心处搓揉，洗净指尖

图5-4　六步洗手法

4. 注意事项

(1)医用防护口罩可以持续应用 6~8 小时,遇污染或潮湿,应及时更换。

(2)离开隔离区前应对佩戴的眼镜进行消毒。

(3)医务人员接触多个同类传染病患者时,隔离衣或防护服可连续使用。

(4)接触疑似患者,隔离衣或防护服应在接触每个患者之间进行更换。

(5)隔离衣或防护服被患者血液、体液、污物污染时,应及时更换。

(6)戴医用防护口罩或全面型呼吸防护器,应进行面部密合性试验。

(7)在隔离区工作的医务人员应每日监测体温两次,体温超过 37.5℃及时就诊。

(四)三级防护

1. **适用范围**　实施可引发气溶胶操作的医务人员(可引发气溶胶的操作包括:气管内插管、雾化治疗、诱发痰液的检查、支气管镜、呼吸道痰液抽吸、气管切口护理、胸腔物理治疗、鼻咽部抽吸、面罩正压通气、高频震荡通气、复苏操作、死后肺组织活检等)。

2. **基本配备**　除二级防护外,应当加戴面罩或全面型呼吸防护器。

3. **全面型呼吸器使用方法**

(1)尽量将 4 条头带放松,将头带戴在头的后部,将面罩盖住脸;

(2)拉紧 4 条头带调整面罩与头部配合严密,先调节颈部的带子,然后调头前部的带子,不要将带子拉得过紧;

(3)每次佩戴都要做使用者的正压和(或)负压密合性试验。

五、社会公众的个人防护

1. 在如下情况时,公众无须使用口罩等个人防护用品:仅发生急性呼吸道传染病输入性病例;或输入性病例造成继发病例,其传播链清晰;没有发生社区暴发或流行。

2. 如发生下述情况,建议相关社会人群佩戴医用防护口罩(一次性)或医用外科口罩(一次性)等个人防护用品。

(1)个人出现发热,或咳嗽、咽痛等急性上呼吸道感染症状时,建议佩戴口罩;

(2)到医疗机构就诊或探视病人,尤其是到门诊、急诊部就诊,或探视有发热或急性上呼吸道感染症状病人时,建议佩戴口罩;

(3)社区出现人传人病例,呈现明显的聚集性,有多起病例发生但传播链清晰时(存在多起传播链清晰的疫情暴发点时),生活或工作在社区内疫情暴发点的人员或需进入疫情暴发点的外来人员应佩戴口罩;

(4)社区出现多起呼吸道传染病暴发疫情,病人传播链不清楚,并且有持续传播现象时,出现病例的社区全体人员均应佩戴口罩,进入该社区的外来人员也应佩戴口罩;

(5)发生呼吸道社区暴发或流行时,在社区内的封闭公共场所和乘搭公共交通工具时,建议佩戴口罩。

六、其他

1. 对不明原因的传染病,个人防护应本着从严的原则加以防护。

2. 根据病原体的传播方式,其他传染病可参照呼吸道传染病进行个人防护。

3. 现场消毒工作人员在开展消毒工作时,要注意呼吸道、口腔、鼻腔黏膜的卫生和保护。喷雾有刺激性或腐蚀性消毒剂时,消毒人员应戴防护口罩眼镜,尤其应注意防止消毒剂气溶胶进入呼吸道。必要时佩戴动力送风过滤式呼吸器及相应滤毒盒。

4. 对于蚊媒传染病,个人应当做好防蚊措施。

第七节　预防服药与应急接种

一、预防服药

对于某些有特效防治药物的传染病,对受到某种传染病感染威胁的人群,为了防止其发病,可对其采取预防服药(用药)措施。如多西环素预防霍乱,乙胺嘧啶或氯喹预防疟疾,利福平预防流行性脑脊髓膜炎等。

因为药物预防作用时间较短,因此,需在可能受到感染时才给予预防服药(用药),或者在整个流行季节按期服药,才能起到预防作用。

在实施预防服药时要防止滥用药物,以免造成病原体耐药性。在传染病流行期间如需用药,一定要在医师的指导下正确使用,切忌滥用药物。

在采取预防服药措施时,应对当前病原体进行药敏实验,选用对病原体敏感的药物进行预防服药(用药)。28 种常见传染病预防性服药(用药)见表 5-3。

表 5-3　28 种常见传染病预防服药(用药)一览表

疾病名称	敏感药物及用法
艾滋病	母婴阻断预防(详见《预防艾滋病、梅毒和乙型肝炎母婴传播工作实施方案》): AZT300mg+3TC150mg+LPV/r400/100mg,每天 2 次;或者 AZT300mg+3TC150mg,每天 2 次,EFV600mg,每天 1 次,从妊娠 14 周或 14 周发现艾滋病感染后尽早开始服用直至分娩结束,若母乳喂养,则服药至停止母乳喂养后 1 周 新生儿出生体重≥2500g,服用 NVP 15mg(即混悬液 1.5ml),每天 1 次;出生体重＜2500g 且≥2000g,服用 NVP 10mg(即混悬液 1.0ml),每天 1 次;出生体重＜2000g,服用 NVP 2mg/kg(即混悬液 0.2ml/kg),每天 1 次;至出生后 4～6 周 艾滋病病毒职业暴露后的药物预防: 基本用药程序:用两种逆转录酶抑制剂,常规治疗剂量,连用 28 天 强化用药程序:用两种逆转录酶抑制剂+1 种蛋白酶抑制剂,常规治疗剂量,连用 28 天。发生一级暴露且暴露源为重度或发生二级暴露且暴露源为轻度时,使用基本用药程序。发生二级暴露且暴露源为重度或发生三级暴露且暴露源为轻度重度时,使用强化用药程序。暴露级别及暴露源级别均不明时,可使用基本用药程序
肺结核	**异烟肼**:儿童每日顿服 5～10mg/kg,成人每日顿服 300mg,为期 6～8 个月。主要适用于受结核分枝杆菌感染后易发病的高危人群。包括 HIV 感染者、涂阳肺结核患者密切接触者、肺部硬结纤维病灶(无活动性)、硅沉着病、糖尿病、长期使用糖皮质激素或免疫抑制剂者、吸毒者、营养不良者、35 岁以下结核菌素试验硬结直径≥15mm 者等
乙型肝炎	**乙型肝炎免疫球蛋白**:用于母婴传播的阻断,意外事故的被动免疫
血吸虫	①吡喹酮,在接触疫水后 1 个月服首剂吡喹酮 40mg/kg 体重(体重以 60kg 为限),若持续接触疫水则每月服 1 次,脱离接触疫水后 2 个月再加服 1 次 ②口服青蒿琥酯和蒿甲醚,服药方法为:接触疫水后 7～15 天服首剂青蒿琥酯或蒿甲醚,剂量为 6mg/kg 体重(体重以 60kg 为限),以后每 7～15 天服 1 次,脱离接触疫水后 7～15 天加服 1 次。短期接触疫水的人群常采用"7 天间隔"服药方案,经常或长期接触疫水的人群以"15 天间隔"服药方案为宜

续表

疾病名称	敏感药物及用法
鼠疫	**四环素**:每日 2g,分 4 次服,连用 6 日 **磺胺嘧啶**:每日 2g,分 4 次服,连用 6 日 **链霉素**:每日 1g,分 1 ~ 2 次肌注,连用 6 日 以上三种药任选一种(另据《传染病控制手册》:每日四环素 15 ~ 30mg/kg 或氯霉素 30mg/kg,分 4 次服,连服 1 周)
霍乱	**四环素**:成人每次 400mg,每日 4 次,连服 3 日,儿童每日 50mg/kg,分 4 次服,连服 3 日;或**强力霉素**:成人 300mg,儿童 6mg/kg,单剂量;若对四环素耐药可选用呋喃唑酮或红霉素,**呋喃唑酮**:成人 100mg,每天 4 次,儿童 1.25mg/kg,每天 4 次,连服 3 日;**红霉素**:成人 250mg,每天 4 次,儿童每日 40mg/kg,分 4 次服用,连服 3 日;**诺氟沙星**:成人每日 3 次,每次 2 粒,连服 3 日
流感	**奥司他韦**:成人:每次 75mg,每日 1 次,儿童:按规定量酌减,至少 7 日,用于预防甲、乙型流感
麻疹	**丙种球蛋白**:0.25ml/kg,接触后 5 天内注射,可达到不发病目的,6 天后注射只能起减轻症状作用。主要适用于年幼、体弱易感儿、有麻疹疫苗禁忌证者
风疹	无预防服药
流脑	**利福平**:每日 2 次,连服 2 日,成人每剂次 600mg,儿童>1 月龄 10mg/kg,儿童<1 月龄 5mg/kg **头孢曲松**:成人每次 250mg,<15 岁者每次 125mg,肌注,1 次 其他药物如**阿奇霉素**、**头孢噻肟**、**氯霉素**、**美罗培南**、**氨苄西林**、**米诺环素**也可选用
痢疾	不适用预防服药
甲型肝炎	**丙种球蛋白**:0.02 ~ 0.05ml/kg,在暴露后两周内使用
戊型肝炎	无预防服药
伤寒	不适用预防服药
感染性腹泻	少数病原体引起的感染性腹泻可依据药敏试验选择预防性药物
手足口病	无预防服药
狂犬病	无预防服药
布鲁菌病	无预防服药
炭疽	无预防服药
登革热	无预防服药
流行性乙型脑炎	无预防服药
流行性出血热	无预防服药
土源性线虫病	无预防服药
包虫病	无预防服药
疟疾	①哌喹片:每月 1 次,每次服 600mg,睡前服 ②氯喹:每 7 ~ 10 天服 1 次,每次服 300mg 适用范围:进入国内、外疟疾高传播地区的人员,应于传播季节定期服用抗疟药,但连续服药的时间不宜超过 3 ~ 4 个月。疟疾流行区经常夜晚室外作业与野外露宿者等高危人群,在传播季节亦应进行预防服药

续表

疾病名称	敏感药物及用法
梅毒	**星青霉素** G,5万单位/公斤体重,分双臀肌内注射 适用范围:孕期未接受梅毒规范性治疗,包括孕期未接受全程、足量的青霉素治疗,接受非青霉素方案治疗或在分娩前1个月内才进行抗梅毒治疗的孕产妇所生儿童;对出生时非梅毒螺旋体抗原血清学试验阳性、滴度不高于母亲分娩前滴度4倍且没有临床表现的儿童
淋病	1%**硝酸银滴眼液**、0.5%**红霉素眼膏**:用于患有淋病孕妇的新生儿
丙型肝炎	无预防服药

二、应急接种

在传染病流行开始或有流行趋势时,为控制疫情蔓延,对易感染人群开展预防接种活动。传染病暴发、流行时,县级以上地方人民政府或者其卫生计生行政部门需要采取应急接种措施的,依照《传染病防治法》《疫苗流通与预防接种管理条例》和《突发公共卫生事件应急条例》的规定执行。

(一)应急接种的原则

应急接种是预防急性传染病的一项紧急干预措施,因此,在采取这项措施前首先必须考虑是否有必要采取应急接种,以及接种什么疫苗。可以根据所要预防传染病的危害后果、传染能力、潜伏期、波及范围等因素确定是否有必要进行应急接种,必要时可以请专家论证(28种常见传染病疫苗应急接种方法见表5-4)。确定有必要采取应急预防接种后,还要根据各种疫苗的性质、产生抗体时间等选择疫苗。凡在一个地区组织大范围应急接种,县级以上地方人民政府卫生主管部门应当报经本级人民政府决定,并向省、自治区、直辖市人民政府卫生主管部门备案,必须经本级人民政府批准后方可组织实施。

(二)应急接种范围及对象

应急接种人群应该明确,主要依据疫区的大小及所要预防传染病的易感人群确定,其目的是保护该地区易感人群免受某种传染病的威胁。应急接种的范围及对象要根据疫情的流行特征(地区分布、人间分布等)及当地人群对该疾病的免疫水平而定。如该疾病疫情波及的地区及人群免疫水平较低或免疫史不详,就应在该地区对相应人群(易感人群)开展应急接种工作。应急接种的范围可以是一个村、一个乡或一个县,一条街道、一个区或一个市;也可以是一个单位、一所学校等一个划定区域。明确了接种区域和总体人群后,对于具体接种对象的确定,可根据常规预防接种所建立的卡、证、簿等预防接种基础资料或计生部门的人口资料,按应急预防接种的要求建立应急接种登记表,明确具体接种对象。

(三)接种时间和地点

一旦决定采取应急预防接种后,就要迅速确定接种时间。处在某种传染病流行期或暴露后,应急预防接种越快越好;对于有明显季节性的传染病,则应安排在流行期前进行,使易感人群恰在流行期产生保护性抗体。应急接种应集中在短时间内完成,以便迅速形成保护屏障。

应急预防接种地点的选择必须方便群众,可选在常年接种单位进行,接种单位室内光线应充足明亮、通风良好、地面清洁、防蝇防尘。应配备必要的桌椅、冷藏设备、消毒设施、急救药品、预防接种卡片和登记表格等。在紧急情况或在交通不便的情况下,也可在现场设临时接种单位,但必须确保光线明亮、通风良好,备有冷藏包和急救药品等。

表 5-4　28 种常见传染病应急接种方法一览表

疾病名称	预防接种方法
艾滋病	无疫苗
肺结核	效果不理想
乙型肝炎	**乙型肝炎疫苗**:建议对患者的配偶及其他家庭成员、特殊职业暴露人群接种乙型肝炎疫苗。乙型肝炎疫苗接种方法见"扩大国家免疫规划疫苗免疫程序"
血吸虫	无疫苗
鼠疫	**鼠疫灭活疫苗**:初次免疫 3 针,第 1 针和第 2 针接种间隔 1~3 个月,5~6 个月后接种第 3 针;如存在持续的高危暴露,应每 6 个月加强接种一次,3 针强化后,可 1~2 年接种 1 次。适用于赴流行区的人、实验室和处理鼠疫杆菌或感染动物的现场工作人员。但不提倡对地方性流行区的居民进行常规免疫
霍乱	我国国家质检总局推荐在检验检疫系统内使用国产**口服重组 B 亚单位/菌体霍乱疫苗**(rBS-WC),用于预防霍乱及产毒性大肠杆菌旅行者腹泻。接种对象为:2 岁及 2 岁以上的儿童,青少年和接触或传播危险的成人,免疫程序:初次免疫者分别于 0(接种当天)、7、28 天各口服一粒;接受过本品免疫的人员,可视疫情于流行季节前加强一次,口服 1 粒
流感	**流感疫苗**:用法见"部分第二类疫苗免疫程序及接种方法一览表"
麻疹	**麻疹疫苗**或含麻疹疫苗成分的联合疫苗(或**麻风疫苗**、**麻腮风疫苗**):接种方法见"扩大国家免疫规划疫苗免疫程序"
风疹	**风疹疫苗**或含风疹疫苗成分的联合疫苗(或**麻风疫苗**、**麻腮风疫苗**)。接种方法见"扩大国家免疫规划疫苗免疫程序"中的风疹疫苗
流脑	**A 群流脑疫苗**、**A+C 群流脑多糖体疫苗**、**A+C+Y+W135 群流脑多糖体疫苗**、**A+C 群流脑结合疫苗**:接种方法见"扩大国家免疫规划疫苗免疫程序"及"部分第二类疫苗免疫程序及接种方法一览表"
痢疾	无有效疫苗
甲型肝炎	**甲型肝炎减毒活疫苗**、**甲型肝炎灭活疫苗**:接种方法见"扩大国家免疫规划疫苗免疫程序"
戊型肝炎	戊型肝炎疫苗:接种方法见"部分第二类疫苗免疫程序及接种方法一览表"
伤寒	**伤寒沙门菌活疫苗**(口服 3 或 4 次,间隔 2 日)或**伤寒多糖体疫苗**(注射 1 次):不推荐常规接种,可用于职业暴露人群(如临床微生物检验人员)和携带者家庭成员的接种,WHO 推荐对赴高危地方性伤寒流行区的人员,以及地方性伤寒流行区学龄儿童进行疫苗接种
感染性腹泻	无相应疫苗或不需要应急接种
手足口病	EV71 疫苗:接种方法见"部分第二类疫苗免疫程序及接种方法一览表"。其他病原引起的手足口病无疫苗
狂犬病	**狂犬病灭活疫苗**:接种方法见"部分第二类疫苗免疫程序及接种方法一览表"。适用于开放性伤口或黏膜暴露于狂犬病人唾液的接触者
布鲁菌病	无人用疫苗

续表

疾病名称	预防接种方法
炭疽	我国使用**炭疽减毒活疫苗**:接种方法见"扩大国家免疫规划疫苗免疫程序"
登革热	无疫苗
流行性 乙型脑炎	**乙脑减毒活疫苗**或**乙脑灭活疫苗**:接种方法见"扩大国家免疫规划疫苗免疫程序"
流行性出血热	**出血热疫苗(双价)**:接种方法见"扩大国家免疫规划疫苗免疫程序"
土源性线虫病	无疫苗
包虫病	无疫苗
疟疾	无疫苗
梅毒	无疫苗
淋病	无疫苗
丙型肝炎	无疫苗

第六章 数据分析与调查报告撰写

第一节 数 据 处 理

一、传染病防控中的常用数据

在开展疾病预防、健康教育、行为干预、流行病学调查、疾病监测、疫情预警、疫情分析、突发公共卫生事件处置等过程中都需要收集各种数据。这些数据除反映疾病本身相关的临床资料、实验室检测结果资料外，还有政治经济、文化风俗、人文宗教、卫生资源、人口学特征、地理气候、自然条件等各类资料。

(一)发病指标

1. **发病率** 发病率是指在一定期间内，一定人群中某病新病例出现的频率。发病率可按不同特征(如年龄、性别、职业、民族、种族、婚姻状况、病因等)分别计算发病专率。由于发病率的准确度可受很多因素的影响，所以在对比不同资料时，应考虑年龄、性别等构成的影响，进行发病率的标化。发病率的准确性取决于疾病报告、登记制度以及诊断的正确。

2. **罹患率** 罹患率通常多指在某一局限范围短时间内的发病率。观察时间可以日、周、旬、月为单位。适用于局部地区疾病的暴发，食物中毒、传染病及职业中毒等暴发流行情况。

3. **患病率** 患病率也称现患率，是指某特定时间内总人口中某病新旧病例所占比例。患病率可按观察时间的不同分为期间患病率和时点患病率两种。时点患病率较常用。通常患病率时点在理论上是无长度的，一般不超过一个月。而期间患病率所指的是特定的一段时间，通常多超过一个月。

4. **感染率** 感染率是指在某个时间内能检查的整个人群样本中，某病现有感染者人数所占的比例。感染率的性质与患病率相似。

5. **续发率** 续发率指在某些传染病最短潜伏期到最长潜伏期之间，易感接触者中发病的人数占所有易感接触者总数的百分比。在一个家庭内、病房、集体宿舍、托儿所、幼儿园班组中第一个病例发生后，在该病最短与最长潜伏期之间出现的病例称续发病例，有时称二代病例。

(二)死亡指标

1. **死亡率** 表示在一定期间内，在一定人群中，死于某病(或死于所有原因)的频率。是测量人群死亡危险最常用的指标。常以年为单位，多用千分率、十万分率表示。

2. **病死率** 表示一定时期内(通常为1年)，患某病的全部病人中，因该病死亡者所占的比例。

(三)暴露因素与疾病关联的测量指标

1. **相对危险度(relative risk, or risk ratio, *RR*)** 是暴露组发病率(死亡率)与非暴露

组发病率(死亡率)之比。

$$RR = \frac{暴露组发病率(死亡率)}{非暴露组发病率(死亡率)}$$

它是反映队列研究中发病和暴露关联强度的指标,其含义是暴露于某因素的发病危险是不暴露于该因素发病危险的多少倍。

2. 比值比(odds ratio, OR) 指病例组与对照组中暴露与非暴露比值的比。

$$OR = \frac{病例组暴露数 / 病例组非暴露数}{对照组暴露数 / 对照组非暴露数}$$

由于在病例–对照研究中无法得到暴露组和非暴露组的发病率,不能计算 RR 值,故以 OR 值替代,在发病率很低的情况下,OR 值与 RR 值相近。

(四)其他指标

1. 构成比

$$构成比 = \frac{某一事物部分观察单位数}{同一事物各组成部分的观察单位总数} \times 100\%$$

2. 漏报率

$$漏报率 = \frac{某时期内某病漏报病例数}{(已报告病例数 + 漏报数 - 重复报告数)} \times 100\%$$

二、现场调查资料的常用分析方法

(一)现场调查资料的收集整理

现场调查获得的原始数据往往是不能直接进行分析的,根据现场调查的设计类型和目的,将资料整理成所需要的形式。整理过程包括:

1. **数据的核对** 现场流行病学调查通常用调查表来收集资料,再输入计算机进行整理、分析。在现场调查完成之后,应该对每张调查表进行审查,并录入计算机。在进行资料整理时,应及时发现和纠正数据错误。

2. **整理成表格** 包括频数分布表和四格表等,这些表已经提供了资料整理的框架,甚至已标明了表目,只是缺少表中数据,这些数据将在资料分析过程中填充。

(二)现场调查资料分析方法的选择原则

进行现场调查资料的分析时,选择恰当的现场调查资料分析方法非常重要。如果分析方法选择不当,将会得到错误的结果。选择现场调查资料的分析方法应当遵循以下原则:

1. 明确现场调查的类型,不同的现场调查类型,其分析方法不同。

2. 是否存在混杂偏倚,如果资料存在混杂偏倚,应进行分层分析。

3. 分析方法由浅入深,对现场调查资料的分析,应首先选择简单的统计分析方法,然后选择恰当的显著性检验方法。先进行单因素分析,然后进行多因素分析等。

4. 确定哪些变量最重要,包括重要的暴露因素和疾病结果的变量、其他已知的危险因素、可能影响分析结果的因素和研究者特别关注的因素等。

三、常用统计表和统计图的制作

统计表和统计图是统计描述的重要方法。医学科学研究资料经过整理和计算各种统计指标后,所得结果除了用适当的文字说明外,常将统计资料及其指标以统计表或统计图列出。统计表与统计图可以代替冗长的文字叙述,表达清晰,对比鲜明。

(一)常用统计表

1. 统计表的结构 统计表由标题、标目、线条和数字构成。如下所示:

表号 标题

横标目名称	纵标目	合计
横标目	数 字	
合 计		

2. 列表的原则 重点突出,简单明了,即一张表一般表达一个中心内容,便于分析比较;主谓分明,层次清楚,符合逻辑,明确被说明部分(主语)与说明部分(谓语)。

(二)常用统计图

医学领域中常用的统计图有条图、百分条图、圆图、线图、半对数图、直方图、散点图、箱式图与统计地图等。

1. 绘制要求

(1)根据资料的性质和分析目的决定适当的图形。

(2)标题应说明资料的内容、时间和地点,一般位于图的下方。

(3)图的纵、横轴应注明标目及对应单位,尺度应等距或具有规律性,一般自左而右、自上而下、由小到大。

(4)为使图形美观并便于比较,统计图的长宽比例一般为 7:5,有时为了说明问题也可加以变动。

(5)比较、说明不同事物时,可用不同颜色或线条表示,并常附图例说明,但不宜过多。

2. 适用条件

(1)条图:条图用等宽长条的高度表示按性质分类资料各类别的数值大小,用于表示他们之间的对比关系,一般有单式与复式之分。

(2)圆图:圆形图适用于百分构成比资料,表示事物各组成部分所占的比重或构成。以圆形的总面积代表 100%,把面积按比例分成若干部分,以角度大小来表示各部分所占的比重。

(3)百分条图:百分条图的意义及适用资料与圆形图相同,不同的是表现形式不一样。百分条图亦称构成条图,是以直条总长度作为 100%,直条中各段表示事物各组成部分构成情况。

(4)线图:线图适用于连续性资料,以不同的线段升降来表示资料的变化,并可表明一事物随另一事物(如时间)的变动情况。

(5)直方图:直方图用于表达连续性资料的频数分布。以不同直方形面积代表数量,各直方形面积与各组的数量成正比关系。流行曲线常用直方图表示。

(三) χ^2 检验

1. χ^2 检验的公式

表 6-1 完全随机设计两样本率比较的四格表

处理	属性		合计
	阳性	阴性	
1	A_{11} (T_{11})	A_{12} (T_{12})	n_1(固定值)
2	A_{21} (T_{21})	A_{22} (T_{22})	n_2(固定值)
合计	m_1	m_2	n

以两样本率比较的 χ^2 检验为例基本公式为：

$$\chi^2 = \sum \frac{(A-T)^2}{T} \quad v = (行数 -1)(列数 -1)$$

理论频数 T 的计算公式为：

$$T_{RC} = \frac{n_R \cdot n_C}{n}$$

式中 T_{RC} 为第 R 行(row)第 C 列(column)的理论频数，n_R 为相应行的合计，n_c 为相应列的合计，n 为总例数。

2. 检验的步骤

(1)建立检验假设

$H_0 : \pi_1 = \pi_2$，两总体率相等

$H_1 : \pi_1 \neq \pi_2$，两总体率不等

$\alpha = 0.05$

(2)计算检验统计量

1)当总例数 $n \geq 40$ 且所有格子的 $T \geq 5$ 时：用 χ^2 检验的基本公式或四格表资料 χ^2 检验的专用公式；当 $P \approx \alpha$ 时，改用四格表资料的 Fisher 确切概率法

基本公式 $\quad \chi^2 = \sum \frac{(A-T)^2}{T}$

专用公式 $\quad \chi^2 = \frac{(ad-bc)^2 n}{(a+b)(c+d)(a+c)(b+d)}$

2)当总例数 $n \geq 40$ 且只有一个格子的 $1 \leq T < 5$ 时：用四格表资料 χ^2 检验的校正公式；或改用四格表资料的 Fisher 确切概率法。

校正公式 $\quad \chi_c^2 = \sum \frac{(|A-T|-0.5)^2}{T}$

校正公式 $\quad \chi_c^2 = \frac{\left(|ad-bc|-\frac{n}{2}\right)^2 n}{(a+b)(c+d)(a+c)(b+d)}$

3)当 $n < 40$，或 $T < 1$ 时，用四格表资料的 Fisher 确切概率法。

(3)作出统计结论以 $v = 1$ 查 χ^2 界值表，若 $P < 0.05$，按 $\alpha = 0.05$ 检验水准拒绝 H_0，接受 H_1，可认为两总体率不同；若 $P > 0.05$，按 $\alpha = 0.05$ 检验水准不拒绝 H_0，不能认为两总体率不同。

注意,最小理论频数 T_{RC} 的判断:R 行与 C 列中,行合计数中的最小值与列合计数中的最小值所对应格子的理论频数最小。

两样本率比较的资料,既可用 u 检验也可用 χ^2 检验来推断两总体率是否有差别,且在不校正的条件下两种检验方法是等价的,对同一份资料有 $u^2=\chi^2$。

配对四格表资料的 χ^2 检验属于配对设计的两组频数分布的 χ^2 检验。这类问题的原始数据可以表示为表 6-2 所示的四格表形式。表 6-1 和表 6-2 的区别仅在设计上,前面是两个独立样本,行合计是事先固定的;而这里的"两份样本"互不独立,样本量都是 n,是固定的,而行合计与列合计却是事先不确定的。

表 6-2 两个变量阳性率比较的一般形式和符号

变量 1	变量 2		合计
	阳性	阴性	
阳性	a	b	n_1
阴性	c	d	n_2
合计	m_1	m_2	n(固定值)

由表 6-2 不难看出:

变量 1 的阳性率 $=\dfrac{n_1}{n}=\dfrac{a+b}{n}$

变量 2 的阳性率 $=\dfrac{m_1}{n}=\dfrac{a+c}{n}$

变量 1 的阳性率－变量 2 的阳性率 $=\dfrac{a+b}{n}-\dfrac{a+c}{n}=\dfrac{b-c}{n}$

可见,两个变量阳性率的比较只和 b、c 有关,而与 a、d 无关。

$H_0:B=C$,即两种方法的总体检测结果相同

$H_1:B\neq C$,即两种方法的总体检测结果不相同

$\alpha=0.05$

若 H_0 成立,变量 1 与变量 2 所示的结果不一致的两个格子理论频数都应该是 $(b+c)/2$。由 χ^2 检验基本思想得

$$\chi^2=\frac{\left[b-\dfrac{b+c}{2}\right]^2}{\dfrac{b+c}{2}}+\frac{\left[c-\dfrac{b+c}{2}\right]^2}{\dfrac{b+c}{2}}$$

化简后不难得到,χ^2 统计量的计算公式为:

$$\chi^2=\frac{(b-c)^2}{b+c}\quad v=1$$

若 $b+c<40$,校正公式为

$$\chi^2=\frac{(|b-c|-1)^2}{b+c}\quad v=1$$

以上检验称为 McNemar 检验。将两变量不一致的总例数 $(b+c)$ 视为固定值,在此条件下进行推断无需考虑两变量一致的总例数 a 和 d 的大小。这类方法在统计学中称为条件推断方法。

第二节　调查报告撰写

传染病疫情调查处理工作结束后,应迅速撰写业务调查报告,调查报告应遵循时效性、真实性、科学性、实用性和创造性的原则。

一、调查报告分类

根据所调查事件的发生发展过程及相关调查报告的撰写时间,将调查报告分为初次报告、进程报告、阶段报告和结案报告。

1. 初次报告　是指在事件发生后或到达现场对事件进行初步核实后,根据事件发生情况及初步调查结果所撰写的调查报告,其目的是及时汇报事件发生及相关情况,并为下一步调查提供依据。初次报告主要针对事件的发生、发现过程及事件的特征进行详细的描述,简要分析性质、波及范围以及危害程度等;要对已经掌握的事件相关资料进行介绍,要对事件可能的发展趋势进行分析,要对事件的原因进行初步分析,介绍已经采取的措施或开展的工作等。

2. 进程报告　主要用于动态反映疫情调查处理过程中的主要进展、预防控制效果及发展趋势,以及对前期工作的评价和对后期工作的建议。初次报告、进程报告均应特别强调时效性,应在获取信息后最短时间内完成。初次报告一般应在开展初步调查后的当天完成,进程报告应在开始调查后每隔 1~2 天完成一份。

3. 阶段报告　是在疫情调查处理持续较长时间时,每隔一段时间对疫情调查所进行的阶段性报告,主要用以对前期调查研究工作进行全面的回顾,对疫情处理情况进行阶段性评价,并对疫情发展趋势及后期工作进行展望。

4. 结案报告　是在疫情调查处理结束后,对整个疫情调查处理工作的全面回顾与总结,包括疫情的发现、病人的救治、调查研究工作的开展及其结果、预防控制措施及其效果、疫情发生及调查处理工作中暴露出的问题、值得总结的经验教训、做好类似工作或防止类似疫情发生的建议等。

二、格式

调查报告应遵循时效性、真实性、科学性、实用性和创造性的原则。大致格式应按照以下要求撰写:

1. 标题　调查报告的标题是对整篇文章的高度概括,应简练、准确。标题应包括事件发生时间、地点及主要内容,有时时间、地点也可省略。一般用"关于＋地点＋某某肠道传染病暴发疫情＋的调查报告"的格式。

2. 前言　该部分简述发现事件的信息来源(包括接到疫情报告与上报情况)、事件发生的经过及开展本次调查的性质(如受基层请求、领导委派或事件本身需要等)、简述现场工作的经过(包括已经做了哪些工作)、地点和日期等。

3. 基本情况　重点应说明与事件性质和原因有关的各种本底情况,如事件发生地的地理位置、环境、气候条件、人口构成、社会经济状况、卫生服务水平、既往疾病流行情况等。

4. **核实诊断情况**　包括临床诊断及各项辅助检查结果。临床诊断的描述应包括病人整个发病过程的临床症状和体征、临床上的分型及特点；各项辅助检查应重点对一些阳性实验室结果加以判断。同时要结合该病诊断标准的内容加以描述。

5. **流行特点描述**　包括流行强度和三间分布特征。流行强度的描述应包括发病数、发病率、死亡数和死亡率等，以及事件的波及范围。三间分布即发病的时间分布、地点分布、人群分布，尽可能用统计图表来描述，既表述直接又便于发现分布的一些特征。

6. **病因或流行因素假设与验证过程的描述**　综合临床信息、流行特点，提出病因或流行因素假设，再运用流行病学方法进行假设的验证。验证假设的过程描述包括使用的分析方法、病例人群和对照人群（目标人群）的界定、分析结果及解释、传染来源与相关危险因素的调查结果分析、采集的各类标本检测结果的描述等。

对该事件排除其他缘由后，做出可能的结论判断。

7. **防制措施与效果评价**

(1)描述各种技术措施的落实过程情况，采取措施的时间、范围和对象等。

(2)选择过程性指标进行描述，如传染源及带菌者的隔离率。

(3)防制措施实施后，应对其效果作出评价，反过来也可以验证调查分析是否正确。

(4)要分开描述已经采取的防制措施和即将采取的防制措施。

8. **建议**　综合各方面的情况，根据调查结果、流行因素分析、措施落实情况、事件的复杂程度，分析预测该事件的可能发展趋势，提出下一步工作建议，包括进一步调查研究的建议和解决问题尚需的对策与方法。根据该起突发事件的病因调查和控制实践经验，提出防止类似事件发生的建议。

9. **小结**　如果整个调查控制过程比较复杂，可将主要情况进行摘要小结。

10. 报告单位和报告日期。

第七章　风险沟通与健康教育

第一节　风险沟通

一、基本概念

(一)风险沟通定义

风险沟通是指在危机发生中,在政府部门、专业机构、媒体、公众之间进行的信息交流过程。在突发公共卫生事件处置过程中,一个很重要的环节就是信息及时、准确的沟通。风险沟通也是政府部门、专业机构、媒体与公众之间建立的理性专业沟通桥梁。通过风险沟通帮助公众克服心理上的恐惧和不安,一方面可以减少和规避风险,平息不良影响,控制和消除突发公共卫生事件的危害;另一方面可以创造必要的信息环境与舆论,维护和塑造良好的政府形象。

(二)风险沟通各阶段

风险沟通贯穿整个危机过程中,即突发公共卫生事件发生前、事件发生时以及事件发生后。事件发生前,要预见不同突发公共卫生事件时期可能出现的各种问题,做好应对沟通分析,制定沟通预案。在事件发生阶段,政府和新闻媒体合作,及时向公众、社会和利益相关者以及相关部门通报、传达公共卫生问题和有关疾病的流行情况、个人风险、预防措施,使公众能及时认识到疾病风险、防治知识并采取适当行动。事件发生后期,通报政府的相应行动信息并回答公众有关的疑问及问题,强调及时传递相关疫情、措施、策略,包括公众的个人防治措施细节。

二、风险沟通的目的和基本原则

(一)目的

1. 增进公众及媒体对突发公共卫生事件发生后主要的公共卫生问题和疫情流行状况、控制与防治措施进展的了解。

2. 保持、增进卫生部门与公众和媒体的信任关系。

3. 要加强公众对突发公共卫生事件中可能出现的危险认知,普及相关知识。告诉公众有关风险的知识,增进他们对风险的认识和接受度,并且使原先不接受风险的人转而接受风险。

4. 行为引导方面,通过加强个别或群体的行为干预降低风险。

5. 降低公众恐慌与焦虑,增进公众对危机状态和应对能力的提高。

(二)基本原则

在风险沟通时,强调及时、公开、透明三原则。及时就是在第一时间主动告知突发公共卫生事件信息和潜在的风险问题,提醒公众做好准备;公开、透明就是坦承布公,信息透明。尊重事实依据采取应对措施,对公众提供足以做出适当行动的信息。不明确的或一些信息不能发布的时候,要告知公众理由,同时要告知公众疫情发生的不确定性及应对是一个渐进的过程,争取他们的理解和支持。

有效开展健康教育将有助于公众了解、认知风险,提高公众对风险的认知水平和接受度,健康教育是风险沟通的手段之一,如健康教育中的信息传播、行为干预和心理干预等。

三、风险沟通的基本类型

风险沟通通常有政府沟通、部门间沟通、组织内沟通、媒体沟通和公众沟通。

(一)政府沟通

1. 目的和意义 政府沟通主要是指以政府为中心的信息传播。内容主要包括应对和解决突发公共卫生事件的资源和能力,处理突发公共卫生事件的指挥能力、应对策略、控制形势的时机、救助计划的开展、义务履行和经济贸易等问题。政府沟通的方式主要包括:面对面沟通、书面沟通、电话沟通。

政府部门应与媒体统一协调、密切合作,向公众及利益相关者提供清晰、准确、有科学依据的信息,这是建立信任与信心的基础。信息混淆则损害公众对政府的信赖,导致公众的担忧与焦虑,阻碍防控措施的落实。政府及时发布权威信息对避免这种情况的产生至关重要。

2. 新闻发言人制度 各级卫生计生行政部门要建立新闻发言制度,确定新闻发言人,新闻发言人代表政府向社会发布突发事件的相关信息并开展风险沟通。在风险沟通中要坚持信息准确、发布及时,同时表达同情和关注。作为卫生部门的新闻发言人,在发言时,要把同情和关注结合到信息发布内容中。这样做能够促使公众了解到,政府部门以人为本,理解大家所处的困境,能够设身处地为大家找到解决问题的方法及可行性方案。同时要能够在采取措施后(如:消毒、监测、隔离、转移或住临时住所)给公众提供一些人性化服务,使公众能够理解、配合政府的工作。

(二)部门间沟通

突发公共卫生事件常涉及农业、工商、质检、药监、航空、铁路等多个政府相关部门,按职责归口处理,如系卫生部门负责,则以卫生部门为主进行信息发布,信息发布前应与相关行政部门沟通,争取配合,更好地处置突发公共卫生事件。如系其他部门负责,卫生部门及时主动提供协助。

其他相关组织还包括工业、贸易、生产领域的公司,以及邻国和国际机构。其中,工业、贸易、生产领域的关注要点包括经济问题、有关的政策;邻国和国际机构的关注要点包括已经采取的解决措施、替代的方案、事态进展。

部门间沟通的主要方法是开部门协调会,建立部门信息互通机制等。

(三)卫生部门内部沟通

突发公共卫生事件发生后,传染病防控相关信息常同时在卫生部门内外进行传播。一方面,大量的传染病防控相关的指令信息和需求信息涌进卫生部门各有关单位;另一方面,其他部门急需了解传染病防控进展相关情况。为避免事件发生后,卫生部门发出的信息相互矛盾、公众无法获得所需信息等混乱状况的产生,必须加强卫生部门内部的风险沟通,保持部门内信息畅通,才能有助于迅速统一思想、共同采取行动,在突发事件处置中占据主动。同时,卫生计生行政部门需做好与卫生系统内各有关单位的风险沟通,协调好各单位的职责任务和关系,各司其职,齐心协力地开展突发事件医疗卫生应急处置。

1. 卫生部门人员组成 卫生部门人员常包括以下几个方面:

(1)当地卫生计生行政部门人员:关注事件的控制措施、影响范围、人力调配、信息发布等。

(2)紧急事件应对的医疗机构和疾控机构的专业人员:关注要点包括个人安危、家庭安危、处理事件的可利用医疗资源及处理方法等。

(3)事件区域内的其他应急人员:关注要点包括个人安危、家庭安危、解决事件的足够应急资源、事态进展。

(4)上级卫生计生行政部门人员:关注事件的定性及控制难度,采取的措施、事件进展、公众反应等即时信息。

2. 卫生部门内部沟通方式 在一个突发公共卫生事件当中,内部的信息传播应被赋予优先权。内部工作人员是重要的受众,他们需要特定而又及时的信息。当前,卫生部门在传染病防控过程中的内部沟通,应充分利用中国疾病预防控制信息系统(网络直报系统),特别是利用该系统中的传染病报告信息管理系统(大疫情网)和突发公共卫生事件信息管理系统(突发网)。卫生部门内部还可以通过以下方式进行沟通:

(1)召开全体会议或远程电视电话会议;

(2)内部网站发布消息;

(3)在电子滚动屏上发布相关消息(内容要简明扼要);

(4)编写、印制简报;

(5)对相关人员开展远程网络视频培训。

有时候一些问题看似跨部门沟通不良,其实是部门内部沟通出了问题。因此,应注重部门内管理人员、专业技术人员间,以及上下级间的沟通,优化信息传递流程。

(四)媒体沟通

媒体沟通是风险沟通最常见的,因为媒体具有覆盖面广、传播速度快、权威性强、公众对大众媒体的信赖度较高等特点。一旦出现突发公共卫生事件,如果与媒体沟通好,能起到好的作用,否则相反。媒体在风险沟通中起着非常重要的作用。随着风险逐步升级,有效的信息传递有助于预防不必要的恐慌。风险沟通的基本思想是当存在不确定的健康风险时,公众需要了解已经明确和尚不明确的信息,以及能帮助他们采取保护自身和他人健康行动的建议。

卫生行政部门要及时向媒体提供最新政策、信息、措施、资源等相关内容;卫生技术部门要及时向媒体通报预防知识、健康教育、风险预防等内容。

公众对不同渠道沟通的信任度不同,在大众媒介渠道(电视、广播、网络、报纸)中,对电视的重要程度评价最高,其次是报纸和网络,尤其信任专业媒体。所以要充分利用电视媒体和卫生专业网络,如卫生部网站和各级卫生计生行政部门官方网站。网络的最大特点是更新快,因此网络信息要抢时间,第一时间上网发布。

在媒体沟通中,公众对报告人的信任程度不同。经验表明,专业知识和可靠性是公众对信息来源信任的两个重要原因,因此,在选择向公众报告风险事件的机构或人员时,应充分考虑报告人或受采访人在其专业中的权威性和专业性。

(五)公众沟通

公众沟通的目的,一是通过目标人群进行风险信息的传播,使得沟通对象对风险有正确的认识,并使其采取有效的预防、治疗和控制行为,将该风险对公众和社会的危害降低到最低;二是对维持社会稳定,避免经济及社会秩序混乱发挥作用。

开展面向公众的风险沟通,获取公众理解与支持,能为政策、行动与措施落实提供强有力的支持,同时动态监测媒体报道及收集公众信息反馈,是及时了解需求以及调整传播策略的重要手段。只有明确重点沟通人群,根据其需求制订相应信息,做到有的放矢,才能达到较好的风险沟通效果。

1. 受众群体应当包括以下几个方面:

(1)突发事件区域内的公众:一般指处于突发公共卫生事件范围内、直接受到影响的人群,如事件受害者、现场目击者等,是需要直接改变行为的人群。他们关注的主要内容包括个人安危、家庭安危、家庭财产、事件描述。

(2)近邻事件区域的公众:一般指处于突发公共卫生事件范围相邻区域的人群。他们关注的主要内容包括个人安危、家庭安危、家庭财产、事件进展、正常生活是否受到影响。

(3)事件波及人员和参与处理人员的家属:关注要点包括个人安危、事件危及人员和工作人员的安危。

(4)没有直接参与处理事件的医务人员:他们关注的主要内容包括参与事件处理的医务人员的技术和训练、医疗建议、可获得的必要的医疗设施和装备、应对病人有用的信息。

(5)关心事件发生发展的一般公众:他们关注的主要内容包括事态进展和各种努力的效果。

2. 确认公众沟通的需求　确认公众沟通的需求,包括信息需求、认知需求、情感需求和信任需求等。

3. 确认公众沟通的方式

(1)通过媒体沟通:现场新闻发布会、新闻通气会、向媒体发放新闻稿、邀请媒体进行联合采访、通过政府网站发布;

(2)直接对公众沟通:手机短信、开通电话咨询热线、发放宣传页。

由于个体的环境风险知识很少来自直接经验,绝大部分靠信息的传播与沟通,因此选择恰当的渠道进行风险沟通是非常重要的。当对某种沟通渠道不信任又不得不依赖它时,公众就容易产生心理困惑,引发信任危机。

4. 建立起公众信任的方式

(1)创立友好的氛围:为沟通双方建立一个人道的、互动的、有益的和容易接近的氛围;

(2)保持谦恭:对沟通对象保持周到、谦恭的态度;

(3)公开与诚实:为沟通对象提供直接、完全的答复,减少术语的使用;

(4)承认自己对于一些事情还并不了解:即使是专家,但也并非无所不知,专家有时候也不知道问题究竟出在哪里;

(5)兑现自己的承诺;

(6)敢于承认错误并道歉;

(7)尊重对方并设身处地考虑问题:关注公众所关心的焦点问题,以及对于风险事件的

看法、价值观等;

(8)强烈的社会和道德责任感:不仅仅局限于本组织的权利与义务,还应强调社会和道德意识,使风险沟通在更宏观的利益框架下进行。

四、风险沟通中的注意点

1.把握与公众沟通的尺度　沟通的内容应真实、明确,主要内容是权威机构或部门证实的;要用简单的语言和语句描述信息,少用行业或专业术语;争取公众对政府应对危机的信任,增强公众面对危机的信心,激发公众参与应对危机的主动性;要诚实、直率、公开,传递真实信息,澄清不实传闻;要学会倾听,富有同情心,坦诚面对公众的不同意见和情绪。

2.把握与媒体沟通的尺度　多数媒体能够根据我们提供给他们的信息,报道事件的真实情况;但是,也有个别媒体报道出的信息与我们提供的信息大相径庭。

3.确保政府、专业机构和媒体向公众发布信息的一致性避免政府、专业机构和媒体之间发布的信息不一致,甚至信息混淆。

第二节　健　康　教　育

一、健康教育概念

健康教育是通过信息传播和行为干预,帮助个人和群体掌握卫生保健知识,树立健康观念,自愿采纳有利于健康的行为和生活方式的教育活动与过程。其目的是消除或减轻影响健康的危险因素,预防疾病,促进健康和提高生活质量。健康教育是针对行为问题采取的一系列传播、教育、干预行动,包括设计和评价技术的运用,目的是要帮助人们改变不健康的行为和建立健康的行为和生活方式,提高保健技能等。

二、健康教育准备

(一)建立工作网络

健全的工作网络是保证有效开展健康教育的基础。在政府层面(至少在卫生计生行政部门层面)建立健康教育工作网络,以保证系统、有效地开展应急健康教育工作。

健康教育工作网络应包括政府部门、健康教育专业机构、各级卫生医疗机构,有条件的还应包括非政府组织以及各种行业协会,要求各部门、单位配备健康教育专兼职人员并建立常规联络机制。

建立专家储备库。除突发事件涉及的各类专业人员外,还应包括专业健康教育人员、摄像摄影人员、美编人员等。

(二)健康教育诊断

健康教育诊断即问题分析与需求评估,诊断是为了找出问题"对症下药",因此,健康教育诊断的目的就是发现问题、对问题进行分析,哪些问题是传染病防控中最严重、最急需,且可以通过健康教育方法能解决的问题。目的是确定健康教育策略、内容和方法。通常包括以下几个方面:

1. 社会学诊断　了解居民的人口构成、心理状况、受教育程度、当地群众习惯的娱乐和交流方式、地方习俗等,以及当地卫生政策、卫生服务水平和资源等,诊断目的是确定居民接受健康教育活动的形式,使其更有针对性和可接受性,确定健康教育可利用的政策和可利用的资源等。

2. 流行病学诊断　主要了解传染病发病状况(三间分布等)、传染病危险因素流行状况、自然和社会影响因素、居民身体状况等,诊断目的是确定健康教育对象、内容等。

3. 行为学诊断

(1)居民相关防病知识技能行为状况:例如饮水及饮水消毒、饮食及剩饭菜处理、外环境及居民态度、厕所及改善的可行性、传染病预防行为、有害生物防护行为、日常卫生习惯等。诊断目的是确定健康教育与行为相关的内容。

(2)行为改善相关资源:包括健康教育资源及工作状况、可动员的社会支持资源、适宜的行为改善策略等。诊断目的是确定健康教育行为干预的资源和策略。

(三)制定健康教育工作计划

1. 确立目标　明确需要解决的问题。如预期健康教育对象的知识、态度、行为和技能的改变。遵循"急则治标、缓则治本"的原则。

2. 明确目标人群　目标人群包括政府官员、公众、卫生专业技术人员。也可将目标人群分为传染病及其突发事件直接波及人群、周边人群。

3. 确定网络成员单位的职责及工作流程　日常状态下,各部门可定期互通信息、选择性地开展疾病预防控制知识的宣传和培训;有传染病疫情发生时,可按照各部门职责同时开展工作,共同应对。

4. 确定评估方法及指标　包括形成评估/需求评估、过程评估和效果评估。针对不同评价时段,结合确立的目标,选择评估指标。

(1)形成评估/需求评估,即根据前述收集到的信息,确定优先需要解决的健康问题和目标人群,确定优先需要进行干预的行为危险因素。指标可选用知晓率、正确行为率、相关技能掌握率、媒体覆盖率、机构健康教育工作开展率等。

(2)过程评估是在健康教育实施过程中开展的评估工作。过程评估的指标包括健康活动的类型、次数、持续的时间,发放健康教育材料的种类、批次、数量,目标人群参与情况等。过程评价的方法有观察法、会议交流法、调查法等。评估指标可选覆盖率、工作按计划实施率等。

(3)效果评估,即在阶段性任务完成后开展的评估工作。评估指标同样可以选择知晓率、正确行为率、相关技能掌握率,与形成评估时得出的数据进行比较。另外可选择健康状况指标,如发病率、患病率、死亡率等。

5. 经费预算　对开展健康教育各环节工作所需经费进行预估,包括宣传材料开发、制作、发放经费,开展健康教育活动所需的费用等。

(四)健康教育材料开发储备

1. 材料开发

(1)健康教育材料需求:选择不同层次人群,特别是一些代表性人物,通过小组讨论(一般4~6个小组,每组6~10人)问卷调查等方式,对其知识、行为、技能开展调查,了解人群存在的问题是什么,已掌握哪些信息,需要什么样的信息,或哪些信息能帮助他们解决面临的问题等,初步确定拟开展健康教育的信息内容。了解既往已有材料储备情况,现在准备做什么种类用于什么范围的材料。

(2)确定核心信息:从目标人群所需信息内容中选择核心的信息,如果核心信息是直接面对公众的,信息内容应在保证科学准确的前提下,根据本地情况通俗化,能够被直接接受、理解和利用。核心信息中必须包括技能指导和行为建议。

(3)制订计划:根据核心信息内容,结合现有制作能力及可实施的传播方式制订材料制作计划。计划中要确定目标人群、材料的种类、使用范围、发放渠道、使用方法、预试验与评价方法和经费预算等。

(4)形成初稿:根据所要传播的核心信息,按照分工,召集健康教育人员、美术编辑、摄影摄像人员等制作图文并茂的宣传材料。如果本单位没有制作条件需外包制作,必须有健康教育人员对文字等内容进行把关。

(5)预试验和修订:制定一个预试验方案,确定预试验的地点、对象和人数,拟定调查内容和调查表/主题。目标人群选择方面要注意选择不同层次,特别是文化层次较低的人,向其展示制作的宣传材料初稿,了解试验对象是否能被吸引、是否能理解和接受所设计的宣传品,是否认同并相信宣传品上展示的信息。根据预试验人群反馈的问题对初稿进行修改,并不断重复征询过程,直至最大程度地使目标人群觉得满意,最后定稿。

2.健康教育材料的基本要求

(1)平面材料的基本要求

1)内容

- 信息准确
- 信息按内容进行分块并配有标题
  - 3条核心信息为佳,不超过5条
  - 每条核心信息的解释不超过5条
- 语句通俗易懂,使用短句
- 至少有一项行为建议
- 尽量使用正面鼓励语句

2)文字

- 字号不能太小
  - 折页使用小四号及以上字号
  - 宣传栏及海报等站在1.5m处能清晰阅读
- 同一面的字体类型不超过2种
- 不使用英文

3)色彩

- 吸引人
- 饱和度高
- 不同色块及与文字间要有对比度

4)图画

- 封面引人注目
- 插图直观,能表现关键信息,不参考文字即可看懂意义
- 使用简单的线条图/素描图

- 不使用外国人形象

5）徽标

- 不放在突出位置
- 面积不要太大

（2）音像资料

- 信息准确,符合辖区群众的接受能力和文化程度
- 视觉效果好,吸引人
- 至少包括一项行为建议
- 图像清晰,画面稳定
- 语音清晰、音量稳定
- 背景音乐与内容相适宜

3. **材料储备**　根据计划的数量和发放范围,将定稿的宣传材料交由具备资质的公司进行制作。针对本地发生频率较高的传染病制作的宣传材料,除平时宣传教育之用外,应有一定储备以保证发生疫情时可以使用。

（五）材料开发使用流程

健康教育材料开发使用流程见图7-1。

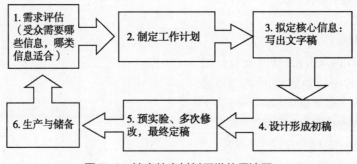

图7-1　健康教育材料开发使用流程

三、健康教育实施

在传染病防制及其应急工作中,健康教育的实施工作具有投入少、见效快、效益好的特点,其意义在于:①把握舆论动向,维护社会稳定;②有效缓解社会群众的紧张心理;③强化群众依法防病的意识;④普及健康知识,形成健康的生活方式;⑤提高专业人员的防范意识和应对能力。

健康教育实施是整个传染病防控及其突发事件应对体系中的重要组成部分,基层工作人员应做好战时和平时的健康教育,实现常规期和危机期健康教育的有效衔接。常规期要做好基础的应对以及各种危机和突发事件基本知识和防护技能的培训和演练。危机期要在时间紧迫、任务紧急的条件下,根据健康教育预案迅速高效的开展健康教育活动。健康教育SCOPE模式(图7-2)概括了活动实施的关键和要点,包括制定时间表、质量控制、建立组织机构、人员与培训、设备物资等5个主要环节,同样适用于卫生应急重点健康教育。

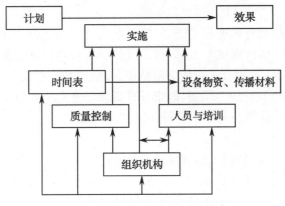

图 7-2　健康教育 SCOPE 模式

传染病类健康教育的实施过程中要遵循以下 4 个要点：

(1)政府要向公众传达重要的信息；

(2)要做好传染病及其突发公共卫生事件的信息发布；

(3)要充分发挥大众媒体在健康教育工作中的作用；

(4)要注重心理干预。

(一)按健康教育的对象开展不同的健康教育

1.面向政府官员的健康教育与健康促进　传染病防控是由政府主导、多部门参与的工作,而健康教育和促进的重要途径就是要运用行政或组织手段,创造支持性环境,二者是相辅相成的。因此,在传染病防控工作中要高度重视对政府官员的健康教育与健康促进。要建立政府信息公开化,尊重公众知情权,获得公众主动配合。

2.面向公众的健康教育与健康促进　传染病健康教育工作中,要紧紧抓住"平战结合"原则,在日常工作中向公众普及有关传染病的基本知识,形成良好的社会基础,如利用电视、报纸、网络等,将有关健康的知识、技术、技能、观念和行为模式等传递给公众,帮助公众建立正确的认识和行为,进行防范危机教育。

3.面向卫生专业人员的健康教育与健康促进　传染病防控及其暴发疫情应对工作中,卫生专业人员是最初的反应者和信息的提供者。因此必须对他们进行应对突发事件的培训,使他们具有较高的警觉、处理能力以及对公众的教育指导能力。

(二)传染病暴发疫情发生时的健康教育

传染病类突发公共卫生事件发生时,健康教育是一类主要的应对措施。根据突发公共卫生事件严重程度和疫情变化情况,将其发展过程简单划分为"事前""事中""事后"3 个阶段。在每个发展阶段所采取的应对处置措施和策略各有不同,开展健康教育的方式和途径亦各有侧重。在基层突发公共卫生事件的健康教育实施中,应以全民普及防治知识为基础,通过需求评估分析,及时调整健康教育策略,通过多元化途径开展有针对性的健康教育活动。

1."事前阶段"—突发公共卫生事件发生前的健康教育应急准备工作　由于此阶段突发公共卫生事件尚未发生,处于"量"的积累酝酿阶段,难以引起公众的重视。这就要求加强健康教育专业机构和网络组织的建设,加强专业人员的培训,提高"危机识别"的意识和能力,及时获取危机事件预警分析信息,及时发现危机事件的端倪,提前收集和制作相关健康教育资料。

"事前阶段"的健康教育内容要广泛,对象要全面,普通大众对事件尚不了解,渴望知道相关信息,公众需求以"资讯渴望"为主。该阶段的健康教育目标是及时让公众了解正确的相关信息,起到预警作用,并提高人民的防范意识,即做到"知、信"。

(1)制定有效的健康教育应急预案:健康教育贯穿于突发公共卫生事件预防、应急控制、后续处理、降低危害、消除影响的整个过程,必须针对突发公共卫生事件的各个环节制定应急预案。

(2)做好日常性的健康教育活动:健康教育活动应面向社会公众,深入城市社区、农村乡镇以及学校等重点单位,针对不同人群采取投放宣传资料、讲座、咨询、网络、广播、电视等多种形式,健康教育知识的传播要有生动活泼、引人入胜的载体。

2. "事中阶段"—突发公共卫生事件发生时健康教育的主要内容与步骤　此阶段突发公共卫生事件已处于"高潮期",已由"量"的积累转为"质"变,公众高度重视,政府全力应对。此阶段健康教育工作的内容和对象要有高度的针对性,要在"知、信"的基础上做到"行"。快速有效的利用各种教育形式宣传有关知识,制作必要的宣传资料,及时分发给群众,有针对性的宣传普及救护常识,传染病预防、饮食、饮水卫生知识和消毒、杀虫方法等。同时运用"个别劝导、讲座、咨询"等方式,做好有关人群的心理危机疏导干预,配合新闻媒体加大宣传教育力度。

(1)主要内容向民众说明突发公共卫生事件发生时可能对人体身心健康产生的危害和如何预防。从以下几方面着手:

1)确定突发公共卫生事件发生的原因;

2)确定高危人群或脆弱人群;

3)进行重点宣传教育的主要方面:止血、包扎、骨折固定、农药和食品中毒等急救知识与技能;传染病的消毒隔离与个人防护知识与方法等。

(2)工作步骤突发公共卫生事件发生时,开展应急健康教育工作应按照步骤进行。

1)首先明确突发公共卫生事件的性质、原因和处理办法基层疾控中心确定开展健康教育的内容和方法,制定健康教育工作方案并开展部署。各社区卫生服务机构要积极利用社区的健康教育资源,及时有效开展本辖区的健康教育工作。

2)加强信息沟通,及时发布信息当发生突发公共卫生事件之后,要依法早、快、准的发布预警信息和疫情动态,并提供科学、可靠的健康教育知识和行为指南。

3)提供多种获得信息的途径政府部门、疾控部门和健康教育专业机构,要充分发挥主流媒体在健康教育工作中的权威性和重要性。既要继承和延续传统健康传播手段,又要利用网络信息化技术发掘新媒体的作用。

向公众提供多元化信息途径,注重指导公众采取简单、可行、有效的防护措施,如医疗救治机构门诊候诊室的健康教育可采用口头宣传、宣传栏、图片、海报、手册、宣传单、标语等进行宣传;医生诊疗室的健康教育可采用交谈、发放健康处方等形式进行。公众健康教育可采用咨询热线、网络、媒体等形式进行宣传。

基层疾控中心要根据需要制定必要的宣传资料,发挥社区健康教育队伍的力量,将宣传资料(包括上级下发资料)快速地发放到灾区和疫区群众的手中,同时组织相应的咨询宣传工作,组织指导社区卫生服务机构和相关单位开展健康教育活动。

4)加强心理健康教育开展心理健康教育,指导公众以积极的心态应对突发事件,避免不必要的恐慌和因心理失衡造成的自我伤害。同时,也使应急处置人员克服恐惧心理,更加科学的去处置事件,这对事件的处置十分重要。

5)开展宣传效果评价首先开展过程性评估,如对健康教育计划实施情况进行分析评估,对宣传材料的发放工作进行评估等。基层疾控中心要根据评估结果有针对性地对健康教育计划以及干预方法进行修订调整。其次要对不同人群突发公共卫生事件防治知识、态度、心理以及行为进行效果评估。

3. "事后阶段"—突发公共卫生事件结束后的健康教育 重点做好普及环境卫生知识,宣传疾病的长期性,针对可能暴发流行的反复的传染病开展健康教育活动,倡导健康行为,树立健康信念,提高群众抗灾防病的意识和能力,并做好相关疾病康复保健的健康教育。

要开展健康教育效果评价,总结成功经验和失败的教训,以进行反思。

四、健康教育评价

评价就是比较,包括把客观实际情况与原定计划进行比较,把实际结果与预期目标进行比较。通过比较找出差距,分析原因,解决问题,改善管理,提高执行效率。评价是项目计划设计科学可行、成功实施、实现预期目标的关键性措施,应当贯穿项目活动的全过程。

(一)健康教育评价的目的

1. 确定健康教育计划的科学性与合理性。
2. 确定计划执行情况,包括干预活动的数量和质量,确定干预活动是否适合目标人群,各项活动是否按计划执行以及资源利用情况。
3. 确定活动是否达到预期目标,其可持续性如何。
4. 干预效果是否有干扰或混杂因素影响,影响程度如何。
5. 向公众说明健康教育工作的结果,扩大项目影响,改善公共关系,以取得目标人群、社区、投资者的更广泛支持与合作。
6. 总结经验和不足,提出进一步改进方向。

(二)健康教育评价的种类与指标

根据内容、指标和研究方法不同,健康教育评价可以分为形成评价、过程评价、效应评价、结局评价和总结评价5种,其内容与卫生应急健康教育评价常用指标可参照表7-1。

五、卫生应急健康教育职责分工

传染病及其突发事件影响着公众生活的方方面面,要针对不同人群的特点,采取多种形式进行健康教育和健康传播,以满足不同时期的需求。

(一)行政部门

各级政府、卫生行政机构的应急管理部门在应急工作中发挥着统一指挥、总体协调的重要作用,健康教育也是其中的一部分内容。

(二)疾控机构

1. 为卫生计生行政部门拟定健康教育法规、规章、指导意见和规范等提供科学依据,为行政决策提供建议和意见。

表 7-1　健康教育评价的适用阶段、内容、方法与指标

类型	适用阶段	基本内容	方法	指标
形成评价	计划设计阶段	1. 目标人群特点; 2. 需求分析; 3. 措施的可行性; 4. 人力、组织、资源分配的合理性; 5. 在执行计划的最初阶段,是否根据出现的新情况、新问题对计划进行了适当调整	1. 查阅现有资料; 2. 专家咨询; 3. 小组访谈; 4. 目标人群调查; 5. 现场观察; 6. 试点研究	
过程评价	起始于项目开始实施之时,贯穿于项目执行的全过程	1. 针对目标人群的评价:哪些人参与了健康教育活动;接触到哪些干预活动;目标人群对干预活动的参与和反应如何;是否满意。 2. 针对项目进程的评价:项目活动的执行率;干预活动的覆盖率;有效指标;资源使用进度指标(项目经费使用率、年度费用使用率、费用进行比等)。 3. 针对组织的评价:项目涉及哪些组织;各组织间沟通协作是否顺畅;各组织有完整度和解决策力;是否有完整反馈机制;活动的资料完整性和准确性如何	1. 查阅资料; 2. 目标人群问卷调查; 3. 现场观察	$项目活动执行率 = \dfrac{某时段已执行项目活动数}{某时段应执行项目活动数} \times 100\%$ $干预活动覆盖率 = \dfrac{参与干预活动的人数}{目标人群总人数} \times 100\%$ $活动费用使用率 = \dfrac{某项干预活动的实际费用}{该项干预活动的预算费用} \times 100\%$

续表

类型	适用阶段	基本内容	方法	指标
效应评价(近中期效果评价)	干预实施结束后	评价较结局评价早发生变化的相关行为及其影响因素。目标人群的健康相关知识、健康素养、信念、健康相关行为、个人保健技能的改变，是否出台新的政策、法规，是否有环境、服务、条件等方面的变化	1.查阅资料；2.目标人群问卷调查；3.现场观察	$卫生知识知晓率(正确率)=\dfrac{知晓(正确回答)某卫生知识的人数}{被调查者总人数}\times100\%$ $卫生知识总知晓率(正确率)=\dfrac{被调查者共知晓(正确回答)某卫生知识题数}{每人回答问题数\times被调查者总人数}\times100\%$ $行为流行率=\dfrac{有特定行为的人数}{被调查者总人数}\times100\%$ $行为改变率=\dfrac{在一定时期内改变某特定行为的人数}{观察期开始时有该行为的人数}\times100\%$
结局评价(远期效果评价)	干预实施结束后	评价通过开展健康教育活动进而改善目标人群的健康水平、生活水平的最终目标。1.健康状况：生理和心理指标，疾病与死亡指标。2.生活质量：生活质量指数、生活满意度指数	1.查阅资料；2.目标人群问卷调查；3.现场观察	$发病率=\dfrac{某时期内某人群中某病新病例人数}{同时期某人群中某病暴露人口数}\times K$ $(K=100\%、1000\permil、10\,000/万或100\,000/10\,万等)。$
总结评价	干预实施结束后	对上述4种评价进行总结性概括，全面反映健康教育工作的成功之处与不足，为今后的计划制定与决策提供依据		

2. 制定健康教育应急预案、工作计划和实施方案。

3. 开展健康教育专业人员培训及技术指导。

4. 设计制作和分发突发事件健康教育传播材料,组织开展大众卫生知识传播活动。向社会提供预防保健相关知识服务,建立和发展健康教育信息网络。

5. 开展应对传染病及其突发事件健康教育与健康促进的评估。

(三)医疗机构

1. 各级各类医疗机构要建立健全健康教育工作制度,配备专兼职人员负责突发事件健康教育工作。

2. 组织开展医院医护人员突发事件的健康教育知识和技能培训。

3. 为基层医疗卫生服务机构提供技术指导和业务培训。

4. 设立突发事件卫生科普宣传和健康教育宣传栏,提供各类宣传材料。

5. 根据应对突发事件需求,开展多种形式的健康教育活动。

(四)社区卫生服务机构

1. 建立社区卫生服务机构为骨干,社区内学校、工矿企业、医院和公共场所等为基础的社区突发事件健康教育工作网络,设置专兼职人员。

2. 负责社区突发事件健康教育的组织协调与实施工作,包括突发事件防范意识、自救互救卫生知识的普及、个体和群体的健康管理、重点人群与重点场所健康教育,宣传健康行为和生活方式等方面的知识。

3. 全科医生和社区护士在医疗、护理、预防保健、突发事件应急等各项工作中开展有针对性的健康咨询和指导。

4. 建立固定的健康教育阵地,设立健康教育活动(中心)室。

5. 配合上级单位和疾控机构开展健康教育相关工作;协助指导社区内学校、机关、企事业单位开展健康教育活动;根据应对突发事件需求,开展多种形式的健康教育活动。

6. 开展医护人员和社会健康教育骨干人员的健康教育培训。

六、传染病健康教育重点内容

(一)肠道传染病

1. 不喝生水(未消毒),不吃直接用生水洗过的食物、不吃生冷变质食物,特别是海产品和水产品,不用生水漱口、刷牙。

2. 饭前便后洗手,碗筷要消毒,生熟炊具要分开,要防蝇灭蝇。

3. 不随地大便,不乱倒垃圾污物,不污染水源。发现吐泻病人及时报告。

4. 不到疫区附近的集镇赶集,不到病家或病村串门,不举办婚丧酒宴和节日聚餐。

5. 市场购买的熟食品和隔夜食品要加热煮透。

6. 饮用水消毒。

(二)呼吸道传染病

1. 在人群聚集场所打喷嚏或咳嗽时应用手绢或纸巾掩盖口鼻,不要随地吐痰,不要随意丢弃吐痰或擤鼻涕使用过的手纸。

2. 尽量勤洗手,不用污浊的毛巾擦手;双手接触呼吸道分泌物后(如打喷嚏后)应立即洗手或擦净。

3. 避免与他人共用水杯、餐具、毛巾、牙刷等物品。

4. 注意环境卫生和室内通风,如周围有呼吸道传染病症状病人时,应增加通风换气的次数,开窗时要避免穿堂风,注意保暖。

5. 多喝水,多吃蔬菜水果,增加机体免疫能力。

6. 儿童、老年人、体弱者和慢性病患者应尽量避免到人多拥挤的公共场所。

7. 有呼吸道病例的家庭:尽量避免到人群拥挤的公共场所中去,注意室内通风、勤洗手、勤晒被;一旦出现发热、咳嗽等症状,要及时就诊并注意休息和营养;如果要出门,注意采取措施如戴口罩、不要与其他人密切接触,避免传染他人。

(三)虫媒及自然疫源性疾病

1. 虫媒及自然疫源性疾病的临床表现,患病原因和防治基本知识。

2. 加强灭鼠、防鼠或灭蚊、防蚊。

3. 提倡家禽和家畜圈养。

4. 不接触相关疫水,如确实需要接触时,要加强个人防护。

5. 严禁私自捕猎旱獭等动物;发现自毙旱獭和死鼠时及时进行报告。

6. 避免接触水禽、候鸟等。如确实需接触时,应戴口罩、穿工作服、戴手套,接触禽类粪便等污染物后要洗手,并保持工作环境中空气流通。

7. 出现发热等相关临床症状时,应及时到正规医疗机构就医。

8. 条件许可时,要接种相关疫苗。

第八章 免　　疫

第一节　免　疫　规　划

一、预防接种的概念

预防接种是指通过接种疫苗,使个体或者群体获得对某种传染病的特异性免疫力。

有组织的预防接种,既往叫做计划免疫,现在叫做免疫规划,是指根据传染病疫情监测和人群免疫水平分析,按照国家规定的预防接种免疫程序,有计划地利用各类疫苗进行预防接种,以提高人群免疫水平,达到控制乃至最终消灭特定传染病的目的。国家或者省级确定的疫苗品种、免疫程序或者接种方案称为国家免疫规划。免疫规划的实施受到经济发展水平、家长接受程度、疫苗生产水平、基层医疗卫生能力的影响。2005 年发布和 2016 年修订的《疫苗流通和预防接种管理条例》,标志着预防接种进入法制化管理轨道。2007 年温家宝总理在十届全国人大五次会议上提出的"扩大国家免疫规划范围,将甲型肝炎、流脑等 15 种可以通过接种疫苗有效预防的传染病纳入国家免疫规划"。2017 年国务院办公厅指出预防接种是预防控制传染病最经济、最有效的措施,对于保障人民群众生命安全和身体健康具有十分重要的意义;要求采取完善疫苗管理工作机制,促进疫苗自主研发和质量提升,加强疫苗流通全过程管理等措施。

二、疫苗和免疫程序

(一)疫苗分类

根据《疫苗流通和预防接种管理条例(2016 年修订)》(以下简称"条例"),疫苗分为两类。第一类疫苗,是指政府免费向公民提供,公民应当依照政府规定受种的疫苗,包括国家免疫规划确定的疫苗、省级人民政府在执行国家免疫规划时增加的疫苗,以及县级以上人民政府或者其卫生计生行政部门组织的应急接种或者群体性预防接种所使用的疫苗。第二类疫苗,是指由公民自费并且自愿受种的其他疫苗。

目前国家免疫规划确定的一类疫苗包括乙型肝炎疫苗(乙型肝炎疫苗,HepB)、卡介苗(卡介苗,BCG)、口服脊髓灰质炎减毒活疫苗(脊灰减毒活疫苗,OPV)、脊髓灰质炎灭活疫苗(脊灰灭活疫苗,IPV)、吸附无细胞百日咳 – 白喉 – 破伤风联合疫苗(百白破疫苗,DTaP)、吸附白喉 – 破伤风联合疫苗(白破疫苗,DT)、麻疹 – 风疹联合减毒活疫苗(麻风疫苗,MR)、麻疹 – 流行性腮腺炎 – 风疹联合减毒活疫苗(麻腮风疫苗,MMR)、甲型肝炎减毒活疫苗(甲型肝炎减毒活疫苗,HepA–L)、甲型肝炎灭活疫苗(甲型肝炎灭活疫苗,HepA–I)、乙型脑炎减毒活疫苗(乙脑减毒活疫苗,JE–L)、乙脑灭活疫苗(乙脑灭活疫苗,JE–I)、A 群脑膜炎球菌多糖疫苗(A 群流脑多糖疫苗,MPSV–A)和 A+C 群脑膜炎球菌多糖疫苗(A+C 群流脑多糖疫苗,MPSV–AC)。

　　二类疫苗品种繁多,而且随着生物技术发展还会进一步增多。二类疫苗经政府采购后,也可作为一类疫苗使用。

(二)免疫程序

　　扩大国家免疫规划疫苗免疫程序见表8-1,部分二类疫苗免疫程序及接种方法见表8-2。

表 8-1　扩大国家免疫规划疫苗免疫程序(2016 年)

疫苗	接种对象	针次	接种部位	接种途径	接种剂量/剂次	备注
乙型肝炎疫苗	0、1、6 月龄	3	上臂外侧三角肌或大腿前外侧中部	肌内注射	酵母:10μg,CHO:10μg 或 20μg	出生后 24 小时内接种第 1 剂,第 1、2 剂间隔≥28 天,第 2、3 剂间隔≥60 天
卡介苗	出生时	1	上臂外侧三角肌中部略下处	皮内注射	0.1ml	
脊灰疫苗	2、3、4 月龄,4 周岁	4	IPV:上臂外侧三角肌或大腿前外侧中部	IPV:肌内注射、OPV:口服	2 月龄接种 1 剂 IPV,3、4 月龄及 4 周岁各接种 1 剂 OPV	3 剂每剂间隔≥28 天
百白破疫苗	3、4、5、18 月龄	4	上臂外侧三角肌或臀部	肌内注射	0.5ml	3 剂每剂间隔≥28 天,第 4 剂与第 3 剂间隔≥6 个月
白破疫苗	6 周岁	1	上臂外侧三角肌	肌内注射	0.5ml	
麻风疫苗	8 月龄	1	上臂外侧三角肌下缘	皮下注射	0.5ml	
麻腮风疫苗(麻腮、麻风、麻疹)	18~24 月龄	1	上臂外侧三角肌下缘	皮下注射	0.5ml	
乙脑减毒活疫苗	8 月龄,2 周岁	2	上臂外侧三角肌下缘	皮下注射	0.5ml	
A 群流脑多糖疫苗	6、9 月龄	2	上臂外侧三角肌下缘	皮下注射	0.5ml	第 1、2 剂间隔≥3 个月
A+C 群流脑多糖疫苗	3、6 周岁	2	上臂外侧三角肌下缘	皮下注射	0.5ml	2 剂间隔≥3 年;第 1 剂与 A 群流脑疫苗第 2 剂间隔≥12 个月

续表

疫苗	接种对象	针次	接种部位	接种途径	接种剂量/剂次	备注
甲型肝炎减毒活疫苗	18月龄	1	上臂外侧三角肌下缘	皮下注射	0.5ml 或 1.0ml,按照疫苗说明书使用	
出血热疫苗（双价）	重点地区16~60岁目标人群	3	上臂外侧三角肌下缘	肌内注射	1ml	接种第1剂次后14天接种第2剂次,第3剂次在第1剂次接种后6个月接种
皮上划痕人用炭疽活疫苗	炭疽病例或病畜的间接接触者及疫点周围高危人群	1	上臂外侧三角肌下缘	皮上划痕	0.05ml（2滴）	病例或病畜的直接接触者不能接种
钩体疫苗	流行地区可能接触疫水的7~60岁高危人群	2	上臂外侧三角肌下缘	皮下注射	成人第1剂0.5ml,第2剂1.0ml,7~13岁剂量减半,必要时7岁以下儿童依据年龄、体重酌量注射,不超过成人剂量1/4	接种第1剂次后7~10天接种第2剂次
乙脑灭活疫苗	8月龄(2剂),2周岁,6周岁	4	上臂外侧三角肌下缘	皮下注射	0.5ml	第1剂与第2剂接种间隔为7~10天,第2剂与第3剂接种间隔为1~12个月,第3剂与第4剂接种间隔≥3年
甲型肝炎灭活疫苗	18、24月龄	2	上臂外侧三角肌下缘	肌内注射	0.5ml	2剂次间隔≥6个月

注:1. CHO疫苗用于新生儿母婴阻断的剂量为20μg/ml;

　　2. 未收入药典的疫苗,其接种部位、途径和剂量参见疫苗使用说明书

表8-2　部分二类疫苗免疫程序及接种方法一览表

疫苗名称	接种对象和用法
水痘减毒活疫苗	接种对象为年龄1岁以上的水痘易感者。上臂外侧三角肌下缘附着处皮下注射0.5ml
b型流感嗜血杆菌结合疫苗	适用于2个月以上的婴幼儿预防b型流感嗜血杆菌引起的侵袭性感染,包括脑膜炎、肺炎、败血症、蜂窝织炎、关节炎、会厌炎等。自2或3月龄开始,每隔1个月或2个月接种1次(0.5ml),共3次,在18个月时加强接种1次;6~12月龄儿童,每隔1个月或2个月注射1次(0.5ml),共2次,在18个月时加强接种1次;1~5周岁儿童,仅需注射1次(0.5ml)

续表

疫苗名称	接种对象和用法
13价肺炎球菌多糖结合疫苗	适用于6周龄–15月龄婴幼儿,预防肺炎球菌引起的侵袭性疾病(包括菌血症性肺炎、脑膜炎、败血症和菌血症等)。首选部位婴儿为大腿前外侧(股外侧肌),幼儿为上臂三角肌。肌肉注射0.5ml。基础免疫在2、4、6月龄各接种1剂,加强免疫在12~15月龄接种1剂。基础免疫首剂最早可以在6周龄接种,之后各剂间隔4~8周
23价肺炎球菌多糖疫苗	用于2岁以上高危人群以预防肺炎球菌性肺炎和由本疫苗包含的各种血清型引起的系统性肺炎球菌感染。按疫苗说明书接种疫苗
流行性感冒病毒裂解疫苗	接种对象为易感者及易发生相关并发症的人群,如儿童、老年人、体弱者、流感流行地区人员等。按疫苗说明书接种疫苗
口服轮状病毒疫苗	主要用于2个月至3岁婴幼儿按疫苗说明书接种疫苗
A群C群脑膜炎球菌多糖结合疫苗	用于预防A群和C群脑膜炎奈瑟球菌引起的流脑。上臂外侧三角肌肌内注射0.5ml。按疫苗说明书接种疫苗。本疫苗可代替扩大国家免疫规划A群脑膜炎球菌多糖疫苗的基础免疫
ACYW135群脑膜炎球菌多糖疫苗	推荐2周岁以上儿童及成人的高危人群使用:旅游到或居住到高危地区者,如非洲撒哈拉地区(A、C、Y及W135群脑膜炎奈瑟球菌传染流行区);从事实验室或疫苗生产工作可从空气中接触到A、C、Y及W135群脑膜炎奈瑟球菌者;根据流行病学调查,由国家卫生计生行政部门和疾控中心预测有Y群及W135群脑膜炎奈瑟球菌暴发地区的高危人群。上臂外侧三角肌下缘附着处皮下注射0.5ml
狂犬病疫苗	暴露前预防性接种:所有持续、频繁暴露于狂犬病病毒危险环境下的个体,如接触狂犬病病毒的实验室工作人员、可能涉及狂犬病人管理的医护人员、狂犬病病人的密切接触者、兽医、动物驯养师以及经常接触动物的农学院学生等。免疫程序:第0天、第7天和第21天(或第28天)分别接种1剂,共接种3剂。2岁及以上儿童和成人于上臂三角肌肌肉注射;2岁以下儿童于大腿前外侧肌肌内注射。 暴露后预防:Ⅱ级和Ⅲ级暴露者5针法程序,第0、3、7、14和28天各接种1剂,共接种5剂;"2–1–1"程序,第0天接种2剂(左右上臂三角肌各接种1剂),第7天和第21天各接种1剂,共接种4剂。2岁及以上儿童和成人在上臂三角肌肌内注射;2岁以下儿童可在大腿前外侧肌肌内注射

(三)使用规定

儿童年(月)龄达到相应疫苗的起始接种年(月)龄时,应尽早接种。国家免疫规划疫苗均可同时接种,两种及以上注射类疫苗应在不同部位接种,严禁将两种或多种疫苗混合吸入同一支注射器内接种。两种及以上国家免疫规划使用的注射类减毒活疫苗,如果未同时接种,应间隔≥28天进行接种。国家免疫规划使用的灭活疫苗和口服脊灰减毒活疫苗,如果未与其他种类国家免疫规划疫苗(包括减毒和灭活)同时接种,对接种间隔不做限制。未完成基础免疫的14岁以内儿童,应尽早按照入学查验补种原则进行补种。

其他疫苗根据传染病流行情况、人群免疫状况及国家疫苗标准等制定具体的使用原则。

(四)使用计划

依据本地区出生率、各年龄组人数和流动儿童数,以及强化免疫、应急接种等特殊需求来制定疫苗使用计划。同时还要考虑到预防接种服务形式、接种周期、疫苗规格大小等因素。

疫苗损耗系数＝疫苗使用剂次数÷疫苗实际接种剂次数

疫苗损耗系数参考标准:单人份疫苗1.05,2人份疫苗1.2,3人份疫苗1.5,4人份疫苗2.0,≥5人份疫苗2.5。

某种疫苗计划量(剂)＝某种疫苗目标人口数×出生率×流动人口调整系数×接种剂数×损耗系数－本年底预计库存量(剂)。

①计算某种疫苗目标人口数时,县级及以上机构采用最新统计局人口资料,并考虑人口流动因素;县级以下机构采用辖区各年度儿童出生资料,并考虑人口流动因素。

②流动人口调整系数以户籍目标儿童为基数1,根据实有服务目标儿童情况进行估算。估算方法:

流动人口调整系数＝实有服务目标儿童数÷户籍目标儿童数。

(五)疫苗接收

疾控机构应当依照国务院卫生主管部门的规定,建立真实、完整的购进、储存、分发、供应记录,做到票、账、货、款一致,并保存至超过疫苗有效期2年备查。疾控机构接收或者购进疫苗时,应当索要疫苗储存、运输全过程的温度监测记录;对不能提供全过程温度监测记录或者温度控制不符合要求的,不得接收或者购进,并应当立即向药品监督管理部门、卫生主管部门报告。

(六)储存和运输

乙型肝炎疫苗、卡介苗、脊灰灭活疫苗、百白破疫苗、白破疫苗、麻疹疫苗、麻腮风疫苗、麻风疫苗、乙脑疫苗、A群流脑多糖疫苗、A群C群流脑多糖疫苗、甲型肝炎疫苗、钩体疫苗、出血热疫苗、炭疽疫苗等应在2~8℃条件下运输和避光储存。脊灰减毒活疫苗在－20℃以下保存。其他疫苗的储存和运输温度要求按照药典和疫苗使用说明书的规定执行。配套的注射稀释液的管理同相应的疫苗。运输疫苗时应使用冷藏车,并在规定的温度下运输。冰箱等冷链设备在使用时应配备温度测量器材,每天进行温度记录。注射器材的管理与疫苗相同。

乙型肝炎冰箱内疫苗要摆放整齐,不同批号放在一起,并放在支架上或者离壁5~10cm。

(七)分发或领取

遵循"先短效期、后长效期",以及先产先出、先进先出、近效期先出的原则,有计划地分发。疾控机构和接种单位要经常核对疫苗进出情况,日清月结,每半年盘查1次,做到账物相符。

三、预防接种的组织

(一)预防接种的形式

1.常规接种　接种单位按照国家免疫规划和当地预防接种工作计划,定期为适龄人群提供的预防接种服务。城镇接种单位应根据辖区的人口密度、服务人群及服务半径等因素设立预防接种门诊,实行按日、周、旬进行预防接种。有条件的农村地区,可以在乡级卫生院设立预防接种门诊,以乡为单位实行按日(周、旬、月)进行预防接种。

2.应急接种　在传染病流行开始或有流行趋势时,为控制疫情蔓延,对易感染人群开展的预防接种活动。传染病暴发流行时,县级以上地方人民政府或者其卫生计生行政部门需要采取应急接种措施的,依照《传染病防治法》《疫苗流通与预防接种管理条例》和相关预案执行。

3. **群体性接种** 是指在特定范围和时间对某种或者某些传染病的特定易感人群,有组织地集中实施预防接种的活动。《疫苗流通和预防接种管理条例》规定,县级以上地方人民政府卫生主管部门根据传染病监测和预警信息,为了预防、控制传染病的暴发、流行,需要在本行政区域内部分地区进行群体性预防接种的,应当报经本级人民政府决定,并向省级人民政府卫生主管部门备案,任何单位或者个人不得擅自进行群体性预防接种。作出批准决定的人民政府或者国务院卫生主管部门应当组织有关部门做好人员培训、宣传教育、物资调用等工作。

(二)预防接种证管理

国家对儿童实行预防接种证制度。接种单位必须按规定为适龄儿童建立预防接种证,作为儿童预防接种的凭证、记录和证明;同时,做好其他适龄人群预防接种的记录工作。预防接种证(包括预防接种卡、簿)按照受种者的居住地实行属地化管理。在儿童出生后 1 个月内,其监护人应当到儿童居住地承担预防接种工作的接种单位为其办理预防接种证。未按时建立预防接种证或预防接种证遗失者应及时到接种单位补办。

设有产科的医疗卫生单位,要告知新生儿监护人及时到居住地接种单位建立预防接种证。户籍在外地的适龄儿童暂住当地时间在 3 个月及以上时,由暂住居地接种单位进行接种,无预防接种证者需同时建立预防接种证。预防接种证由儿童监护人长期保管。预防接种卡、簿由接种单位保管,保管期限应在儿童满 6 周岁后再保存不少于 15 年。充分应用接种信息管理软件,通过计算机网络管理系统,实现儿童接种资料规范化、信息化管理。

四、预防接种的实施

接种单位接种疫苗,应当遵守预防接种工作规范、免疫程序、疫苗使用指导原则和接种方案。

(一)接种前

确定受种对象、通知儿童家长或其监护人、分发和领取疫苗、准备注射器材、准备药品和器械。

(二)接种时

医疗卫生人员在实施接种前,应当告知受种者或者其监护人所接种疫苗的品种、作用、禁忌、不良反应以及注意事项,询问受种者的健康状况以及是否有接种禁忌等情况,并如实记录告知和询问情况。受种者或者其监护人应当了解预防接种的相关知识,并如实提供受种者的健康状况和接种禁忌等情况(表 8-3)。

医疗卫生人员应当对符合接种条件的受种者实施接种,并依照国务院卫生主管部门的规定,记录疫苗的品种、生产企业、最小包装单位的识别信息、有效期、接种时间、实施接种的医疗卫生人员、受种者等内容。接种记录保存时间不得少于 5 年。

对于因有接种禁忌而不能接种的受种者,医疗卫生人员应当对受种者或者其监护人提出医学建议。

(三)接种后

清理器材、处理剩余疫苗。

表 8-3 28 种常见传染病对应疫苗预防接种方法一览表

疾病名称	预防接种方法
艾滋病	无疫苗
肺结核	卡介苗:接种方法见表 8-1
乙型肝炎	乙型肝炎疫苗:接种方法见表 8-1 注意每针次用量:重组(酵母)HepB 每剂次 10μg,不论产妇 HBsAg 阳性或阴性,新生儿均接种 10μg HepB。重组(CHO 细胞)HepB 每剂次 10μg 或 20μg,HBsAg 阴性产妇的新生儿接种 10μg HepB,HBsAg 阳性产妇的新生儿接种 20μg HepB。 HBsAg 阳性或不详母亲所生新生儿应在出生后 24 小时内尽早接种第 1 剂乙型肝炎疫苗;HBsAg 阳性或不详母亲所生早产儿、低体重儿也应在出生后 24 小时内尽早接种第 1 剂乙型肝炎疫苗,但出生时接种的该剂乙型肝炎疫苗不应计入免疫程序,满 1 月龄后,按 0、1、6 月程序完成 3 剂次乙型肝炎疫苗基础免疫。 HBsAg 阴性的母亲所生新生儿也应在出生后 24 小时内接种第 1 剂乙型肝炎疫苗,最迟应在出院前完成。 危重症新生儿,如极低出生体重儿、严重出生缺陷、重度窒息、呼吸窘迫综合征等,应在生命体征平稳后尽早接种第 1 剂乙型肝炎疫苗。 HBsAg 阳性母亲所生新生儿,可按医嘱在出生后接种第 1 剂乙型肝炎疫苗的同时,在不同(肢体)部位肌内注射 100 国际单位乙型肝炎免疫球蛋白(HBIG)。 建议对 HBsAg 阳性母亲所生儿童接种第 3 剂乙型肝炎疫苗 1~2 个月后进行 HBsAg 和抗 -HBs 检测。若发现 HBsAg 阴性、抗 -HBs<10mIU/ml,可按照 0、1、6 月免疫程序再接种 3 剂乙型肝炎疫苗
血吸虫	无疫苗
鼠疫	皮上划痕用鼠疫活疫苗,适用于疫区或通过疫区的人员。在上臂外侧三角肌上部附着处皮上划痕接种。在接种部位上滴加疫苗,每 1 次人用剂量 0.05ml。用消毒针划成"井"字,划痕长度约 1~1.5cm,应以划破表皮稍见血迹为宜。划痕处用针涂压 10 余次,使菌液充分进入划痕内,接种局部应暴露至少 5 分钟。14 周岁以下儿童,疫苗滴于 2 处划 2 个"井"字,14 周岁以上者疫苗滴于 3 处划 3 个"井"字。"井"字间隔 2~3cm。接种人员每年应免疫 1 次
霍乱	国产 B 亚单位 / 菌体霍乱疫苗说明书规定接种对象为:2 岁及 2 岁以上的儿童,青少年和接触或传播危险的成人,主要包括以下人员:卫生条件较差的地区、霍乱流行和受流行感染威胁地区的人群;旅游者、旅游服务人员、水上居民;饮食业与食品加工业、医务防疫人员;遭受自然灾害地区的人员;军队执行野外战勤任务的人员;野外特种作业人员;港口、铁路沿线工作人员;下水道、粪便、垃圾处理人员。免疫程序:初次免疫者分别于 0(接种当天)、7、28 天各口服一粒;接受过本品免疫的人员,可视疫情于流行季节前加强一次,口服 1 粒
流感	接种方法见"部分第二类疫苗免疫程序及接种方法一览表"
麻疹	麻疹疫苗或含麻疹疫苗成分的联合疫苗(或麻风疫苗、麻腮疫苗、麻腮风疫苗),接种方法见"扩大国家免疫规划疫苗免疫程序"
风疹	风疹疫苗或含风疹疫苗成分的联合疫苗(或麻风疫苗、麻腮风疫苗)。接种方法见"扩大国家免疫规划疫苗免疫程序"
流脑	接种方法见"扩大国家免疫规划疫苗免疫程序"和"部分第二类疫苗免疫程序及接种方法一览表"
痢疾	无有效疫苗
甲型肝炎	接种方法见"扩大国家免疫规划疫苗免疫程序"
戊型肝炎	接种方法见"部分第二类疫苗免疫程序及接种方法一览表"

续表

疾病名称	预防接种方法
伤寒	伤寒疫苗主要用于部队、港口、铁路沿线工作人员,下水道、粪便、垃圾处理人员,饮食行业、医务防疫人员及水上居民或本病流行地区的人群。接种方法见相关疫苗说明书
感染性腹泻	轮状病毒疫苗主要用于2月龄至3岁的儿童,开启瓶盖,用吸管取出,直接喂于婴幼儿
手足口病	EV71疫苗,建议接种对象为≥6月龄易感儿童,越早接种越好;鼓励在12月龄前完成接种,5岁以上儿童不推荐接种。基础免疫程序为2剂次,间隔1个月。上臂三角肌肌内注射,剂量0.5ml/次。其他病原引起的手足口病无疫苗
狂犬病	接种方法见"部分第二类疫苗免疫程序及接种方法一览表"
布鲁菌病	适用于与布鲁菌病传染源有密切接触者,每年应免疫一次。布鲁菌素反应阳性者可不予接种。在上臂外侧三角肌上部附着处皮上划痕接种。在接种部位上滴加疫苗,每人每次用剂量0.05ml。用消毒针划成井字,划痕长度约1~1.5cm,应以划破表皮稍见血迹为宜。划痕处用针涂压10余次,使菌液充分进入划痕内,接种后局部应暴露至少5分钟。10岁以下儿童及复种者疫苗滴于1处划1个井字,10岁以上者疫苗滴于2处划2个井字。井字间隔2~3cm
炭疽	接种方法见"扩大国家免疫规划疫苗免疫程序"
登革热	无疫苗
流行性乙型脑炎	接种方法见"扩大国家免疫规划疫苗免疫程序"
流行性出血热	接种方法见"扩大国家免疫规划疫苗免疫程序"
土源性线虫病	无疫苗
包虫病	无疫苗
疟疾	无疫苗
梅毒	无疫苗
淋病	无疫苗
丙型肝炎	无疫苗

五、统计上报接种数据

(一)常规接种率的报告

接种单位每次接种结束后5天内,根据对实际接种人数,按各种疫苗不同剂次分别统计受种人数,计算接种率。接种率统计方法如下:

应种人数:到本次接种时,在接种单位辖区范围内,常住户口和流动人口中达到免疫程序规定应接受某疫苗(某剂次)接种的适龄儿童人数,加上次接种时该疫苗(该剂次)应种儿童中的漏种者。12月龄内儿童和超过12月龄儿童乙型肝炎疫苗、卡介苗、脊灰疫苗、百白破疫苗、麻疹疫苗的基础预防接种人数应分别统计。

受种人数:指本次接种中,某疫苗(某剂次)应种人数中的实际接种人数。12月龄内儿童和超过12月龄儿童完成乙型肝炎疫苗、卡介苗、脊灰疫苗、百白破疫苗、麻疹疫苗的基础免疫受种人数应分别统计。

接种率计算:某疫苗(某剂次)接种率=某疫苗(某剂次)实际接种人数/该疫苗(该剂次)应种人数×100%

(二)常规报告接种率的及时性、完整性和准确性评价

及时率:在规定时限内报告单位数占应报告单位数的比例。

完整率:在规定时限内实际报告且无漏项单位数占应报告单位数的比例。

准确率:报表中无逻辑性、技术性错误的单位数占应报告单位数的比例。

(三)常规报告接种率的可靠性评价

1. 将常规报告接种数据与去年接种数据、本年度儿童出生数和建卡数进行比较;

2. 与计划生育部门统计数据比较;

3. 与本地区调查接种率进行比较;

4. 根据疫苗使用情况估算实际接种率。

(四)资料管理

各级需定期、有计划地收集、整理、保存免疫接种资料,逐步推广或提高信息化管理水平,文字资料要装订成册保存,实行档案化管理;电子数据库等资料需随时备份,异地保存。

第二节　预防接种异常反应

一、基本概念与定义

(一)基本概念

接种疫苗是预防、控制所针对传染病的有效措施,但疫苗相对于人体毕竟是异物,由于人体个体差异的存在,少部分受种者在接种疫苗后,在机体产生有益的免疫反应同时或之后发生的、与预防接种有关的、对机体有损害的反应,称为疫苗接种的不良反应或副反应。随着疫苗接种数量的增加,接种疫苗后的不良反应也相应增加,已经引起了儿童家长、新闻媒体和各级政府的高度关注,如处置不善,则很可能引起较大的社会反响,影响社会稳定以及免疫工作的正常发展。

不良反应分为一般反应和异常反应两种。一般反应是指由疫苗本身特性引起的、由疫苗固有性质所决定的反应。其反应程度多属轻微,反应过程是一过性的,反应不会留下后遗症。

(二)预防接种异常反应的定义

预防接种异常反应是指合格的疫苗在实施规范接种过程中或者实施规范接种后造成受种者机体组织器官、功能损害,相关各方均无过错的药品不良反应。包括3个方面的内容:①使用合格的疫苗;②实施规范性操作并做到安全注射;③造成受种者机体组织器官、功能等损害。

疑似预防接种异常反应,是指受种者在预防接种过程中或接种后发生的,可能造成受种者机体组织器官、功能损害,且怀疑与预防接种异常反应有关的反应或事件。包括3个方面的内容:①病例的发生与预防接种存在合理的时间关联性,即必须是在预防接种过程中或接种后发生;②受种者机体发生一定的组织器官或功能方面的损害;③病例在就诊时,接诊医生怀疑病例的发生与预防接种有关。

反之,具有下列情况之一的病例就不是预防接种异常反应:在预防接种之前发生的;预防接种后并未发生组织器官或功能损害后果的;就诊时接诊医生可以完全排除与预防接种关系的。

疑似预防接种异常反应包含的内容非常广泛,只要是在预防接种后发生的、对受种者健康造成损害的,可统称为疑似预防接种异常反应。它可能属于与预防接种有关的、真正的异常反应;也可能是与预防接种无关的偶合症或其他原因引起的病症。在疑似预防接种异常反应、不良反应、异常反应等概念中,以疑似预防接种异常反应的定义外延最为宽泛,而不良反应和异常反应的定义则相对局限。

二、疑似预防接种异常反应发生的原因

(一)疫苗自身因素

1.疫苗的菌/毒株有其固有的生物学特性。

2.疫苗中含有部分非特异性蛋白抗原成分,注射后可引起过敏反应。

3.在疫苗生产过程中,培养液中某些营养素、动物蛋白等也可引起过敏反应。

4.疫苗在制备过程中常加入苯酚(苯酚)、硫柳汞等防腐剂和氢氧化铝佐剂等。可引起胃肠道痉挛、迟发性变态反应、局部注射后的疼痛等。

5.疫苗污染外源性因子。

6.疫苗制造中的差错,在灭活过程中未将病原微生物杀死等。

(二)疫苗使用方面的因素

1.接种对象不当,容易导致反应的发生。

2.禁忌掌握不严,接种疫苗后可能对机体带来某些损害,甚至引起严重的异常反应。

3.接种部位、途径不正确。随意更改注射部位,往往会引起严重异常反应的发生。

4.接种剂量和接种次数过多,在一定限度内免疫力的产生和注入剂量成正比,但增至一定程度后,抗体达到最高限度则不再增加。还有些疫苗的预防接种与注射次数有密切关系。

5.误用与剂型不符的疫苗或稀释液。

6.疫苗运输或储存不当,使用时未检查或使用中未摇匀。

7.不安全注射,注射技术不当可造成创伤性麻痹、卡介苗淋巴结炎等。

(三)个体方面的因素

1.在健康状况较差的情况下进行预防接种,容易引起反应加重。

2.过敏性体质的人,当机体受同一抗原物质再次或多次刺激后,容易发生过敏反应,造成组织损伤或生理紊乱。

3.免疫功能不全者在接种某些活疫苗后,容易发生异常反应。

4.精神因素。

(四)其他因素

1.接种时间,预防接种时间可能影响接种后的反应,但不是绝对因素。

2.药物影响,如免疫制剂广泛应用引起继发性免疫缺陷增多,常可发生严重的致死性反应。

3.预防接种后进行剧烈运动和重度体力劳动会加重反应。

三、处理方法

(一)处理原则

先临床救治,后调查诊断。

(二)处理方法

预防接种一般反应等的处理方法见表8-4,疑似预防接种异常反应定义及处理方法见表8-5,癔症反应类型及主要临床表现见表8-6。

表8-4　预防接种一般反应等处理方法

种类	病例定义	处理方法	预防
一般反应	在预防接种后发生的,由疫苗本身特性引起,反应局限在一定限度内,多数轻微。临床表现为腋温 ≤ 37.5℃、红肿硬结<15mm 等	一般不需要处理,特殊情况下到正规医院对症处理	接种前详细询问患者情况,正确掌握接种禁忌
事故	在疫苗准备、处理、接种过程中发生的错误和意外所引起的事件。临床表现为局部化脓或脓肿、败血症、中毒性休克、血源性疾病传播、严重的非麻疹减毒活疫苗的药物反应等	正规医院对症处理,详细流行病学调查	严格按照《工作规范要求》接种。接种人员培训上岗;使用疫苗生产厂家提供的稀释液;稀释后超过半小时疫苗丢弃;准确掌握接种禁忌等。
注射部位脓肿	注射部位有波动感或排脓。包括细菌性脓肿;有感染、出现化脓等炎性症状	有菌性脓肿须切块排脓,对症使用抗生素	
中毒性休克	免疫后几个小时内突然发热、呕吐和水样腹泻。通常24~48小时内导致死亡	及早识别和处理至关重要。立即转入医院治疗	存放疫苗的冰箱专用
偶合症	与接种无关,只是时间上巧合的一类反应	正规医院对症处理	详细询问接种对象病史,严格掌握接种禁忌
晕厥	常在接种时或接种后不长时间内突然发病,持续时间短,恢复完全。临床表现多样	保持安静和空气新鲜,平卧给予热开水或温糖水,一般不需要特殊处理。但要和过敏性休克区别	避免受种者在焦虑、饥饿、心情激动等情况下接种

表8-5　疑似预防接种异常反应定义及处理方法一览表

异常反应	病例定义	处理方法
过敏性紫癜	接种后1~7天内在接种部位发生的紫癜,双侧对称分布,有时可表现为腹部症状、关节及肾脏损害	给予大剂量维生素 C、维生素 PP;使用激素和免疫抑制剂
血小板减少性紫癜	接种后15~35天内发生,主要表现为皮肤黏膜广泛出血,血小板较少,在 50×10^9 以下	糖皮质激素,严重者可用丙种球蛋白,输血等
臂丛神经炎	接种后1个月内发生,多见于成年人,以肩和上肢疼痛为主,继而出现肌无力和肌萎缩	对症止痛、理疗、针灸等

表 8-6　癔症反应类型及主要临床表现一览表

反应类型	主要临床表现
自主神经系统紊乱	头痛、头晕、恶心、面色苍白或潮红、出冷汗、肢冷、阵发性腹痛等
运动障碍	阵发性抽搐、下肢活动不便、四肢强直等
感觉障碍	肢麻、肢痛、喉头异物感
视觉障碍	视觉模糊、一过性复视或一过性失明
精神障碍	翻滚、嚎叫、哭闹
其他	嗜睡（阵发性）

四、异常反应的甄别

(一)事故

接种事故是指由于疫苗质量问题，或者接种实施过程中违反了操作规范、免疫程序、疫苗使用指导原则等造成受种者机体组织器官、功能损害。其发生的原因包括疫苗质量不合格和预防接种实施差错两个方面。适用于药品管理法以及医疗事故处理方面的相关规定。

(二)偶合症

偶合症可分为偶合、诱发和加重原有疾病 3 种情况。偶合是指受种者在接种时正处于某种疾病的潜伏期或者前驱期，接种后偶合发病。诱发是指受种者有疫苗说明书规定的接种禁忌，在接种前受种者或者其监护人未如实提供受种者的健康状况和接种禁忌等情况，接种后受种者原有疾病急性复发或影响生理过程；加重是指受种者原患有慢性疾病，在预防接种后立即引起加重或急性复发，经调查证实和预防接种有一定关系者。加重原有疾病实际上也是诱发的一种，不过临床症状和体征更加严重。偶合与接种疫苗无任何关系，即不管是否接种疫苗都会发病；诱发和加重则与预防接种有直接或间接的关系，即不接种疫苗，可能就不会引起原有疾病的复发或加重。所以，调查时要实事求是，加以甄别。

(三)心因性反应

心因性反应是指在预防接种实施过程中或接种后，因受种者心理因素发生的个体或者群体性反应。心因性反应与受种者的精神或心理因素有关，不是疫苗所引起的。

(四)其他

接种反应因人而异、千差万别，有的是有关的，有的是无关的，但也有不能明确区分的，叫做不明原因反应，实际工作中要多方查找资料，尽量减少不明原因的判断(图 8-1)。

五、异常反应的调查诊断

预防接种异常反应的调查诊断工作应当遵循公开、公正的原则，要以科学的态度，做到事实清楚、定性准确。预防接种异常反应调查诊断应由县级及以上疾控机构负责实施，调查诊断专家应由流行病学、临床医学、药学、免疫规划、实验室检验等学科组成，原则上 3～5 人，各地可以根据当地实际情况进行适当调整。

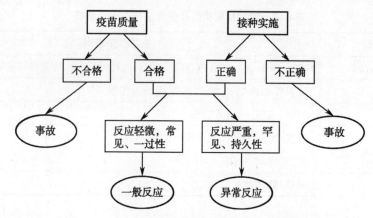

图 8-1　疑似预防接种异常反应的病例分类流程

各级各类医疗机构、疾控机构和接种单位及其执行职务的人员,发现预防接种异常反应、疑似预防接种异常反应或者接到相关报告和申请调查诊断的,应当及时向所在地的县级卫生计生行政部门、药品监督管理部门报告。县级卫生计生行政部门、药品监督管理部门接到疑似预防接种异常反应的报告后,对需要进行调查诊断的,交由县级疾控机构组织专家进行调查诊断。

有下列情形的,由市级及以上调查诊断专家组进行调查诊断:受种者死亡或严重残疾;群体性疑似预防接种异常反应;对社会有重大影响的疑似预防接种异常反应。

疾控机构接到本级卫生计生行政部门、药品监督管理部门调查诊断的指令后,应立即成立调查诊断专家组负责预防接种异常反应调查诊断,按照《预防接种工作规范》的规定进行报告核实、现场调查和收集相关资料等工作。现场调查主要包括访视病人与临床检查等,访视病人要调查病人初次发病时间与预防接种时间的关系,要掌握目前的主要症状和体征以及有关的实验室检查结果、已采取的治疗措施和效果等相关资料。如病例已死亡,应当建议进行尸体解剖。尸体解剖按照国家和省有关规定执行。

调查收集的材料包括:

(一)疫苗相关资料

1. 疫苗进货渠道、供货单位的资质证明、疫苗购销记录;

2. 疫苗批次检验合格或者抽样检验报告,进口疫苗还应当由批发企业提供进口药品通关文件;

3. 疫苗运输、储存状况以及疫苗种类、生产单位、批号、出厂日期、有效期、同批号疫苗感官性状等;

4. 购进记录和储存温度记录等。

(二)预防接种服务相关资料

1. 预防接种组织形式、接种时间和地点、接种单位和接种人员资质等;

2. 接种实施情况,包括接种部位、途径、剂次和剂量,接种前告知和健康状况询问、安全注射情况等;

3. 接种同批次疫苗的其他人员反应情况等。

(三)治疗措施和效果等相关资料

门诊病历、住院病历以及相关医学检查资料、实验室检查和医学影像检查资料、护理记录等。

(四)与预防接种异常反应调查诊断有关的其他材料

调查诊断怀疑引起疑似预防接种异常反应的疫苗有质量问题的,调查诊断组负责与药品监督管理部门联系,由药品监督管理部门负责组织对相关疫苗质量进行检验。怀疑与不规范接种操作有关的,按照医疗事故有关规定进行处置。材料收齐后,调查诊断专家组应当依据法律、行政法规、部门规章和技术规范,结合临床表现、医学检查结果和疫苗质量检验结果等,进行综合分析,作出调查诊断结论,并制作疑似预防接种异常反应调查诊断结论书。调查诊断结论包括:一般反应、异常反应、疫苗质量事故、预防接种事故、偶合症、心因性反应。

六、争议与鉴定

2008 年原卫生部发布了《预防接种异常反应鉴定办法》,自 2008 年 12 月 1 日起施行。

办法规定,受种者或者监护人(以下简称受种方)、接种单位、疫苗生产企业对预防接种异常反应调查诊断结论有争议的,可在收到预防接种异常反应调查诊断结论之日起 60 日内向接种单位所在地设区的市级医学会申请进行预防接种异常反应鉴定,并提交预防接种异常反应鉴定所需的材料。因接种单位违反预防接种工作规范、免疫程序、疫苗使用指导原则等原因给受种者造成损害,需要进行医疗事故技术鉴定的,按照医疗事故技术鉴定办法办理。对疫苗质量原因或者疫苗检验结果有争议的,按照《药品管理法》的规定,向药品监督管理部门申请处理。预防接种异常反应鉴定工作应当遵循公开、公正的原则,坚持实事求是的科学态度。预防接种异常反应鉴定由设区的市级和省、自治区、直辖市医学会负责。

有关预防接种异常反应的鉴定材料应当包括下列内容:

1. 预防接种异常反应调查诊断结论;

2. 受种者健康状况、知情同意告知以及医学建议等预防接种有关记录;

3. 与诊断治疗有关的门诊病历、住院志、体温单、医嘱单、化验单(检验报告)、医学影像检查资料、病理资料、护理记录等病历资料;

4. 疫苗接收、购进记录和储存温度记录等;

5. 相关疫苗该批次检验合格或者抽样检验报告,进口疫苗还应当由批发企业提供进口药品通关文件;

6. 与预防接种异常反应鉴定有关的其他材料。

受种方、接种单位、疫苗生产企业应当根据要求,分别提供由自己保存或者掌握的上述材料。

有下列情形之一的,医学会不予受理预防接种异常反应鉴定:

1. 无预防接种异常反应调查诊断结论的;

2. 已向人民法院提起诉讼的(人民法院、检察院委托的除外),或者已经人民法院调解达成协议或者判决的;

3. 受种方、接种单位、疫苗生产企业未按规定提交有关材料的;

4. 提供的材料不真实的;

5. 不缴纳鉴定费的;

6. 省级卫生计生行政部门规定的其他情形。

不予受理鉴定的,医学会应当书面说明理由。对设区的市级医学会鉴定结论不服的,可以在收到预防接种异常反应鉴定书之日起 15 日内,向接种单位所在地的省、自治区、直辖市医学会申请再鉴定。

鉴定专家组应当认真审阅有关资料,依照有关规定和技术标准,运用科学原理和专业知识,作出鉴定结论,并制作鉴定书。鉴定结论应当按半数以上专家鉴定组成员的一致意见形成。专家鉴定组成员需在鉴定结论上签名。专家鉴定组成员对鉴定结论的不同意见,应当予以注明。

预防接种异常反应鉴定书应当包括下列内容:

1. 申请人申请鉴定的理由;

2. 有关人员、单位提交的材料和医学会的调查材料;

3. 接种、诊治经过;

4. 对鉴定过程的说明;

5. 预防接种异常反应的判定及依据;

6. 预防接种异常反应损害程度分级。

经鉴定不属于预防接种异常反应的,应当在鉴定书中说明理由。

七、监测与报告

为保障预防接种工作的顺利进行,在预防接种实施过程中要开展异常反应(AEFI)监测和报告,应报告的疑似预防接种异常反应见表 8-7。

表 8-7　应报告的疑似预防接种异常反应

(1)无菌性脓肿	(6)癫痫	(12)全身性化脓感染
(2)热性惊厥	(7)脑病	①毒血症
(3)过敏反应	(8)脑炎和脑膜炎	②败血症
①过敏性休克	(9)脊灰疫苗相关病例	③脓毒血症
②过敏性皮疹	(10)卡介苗接种异常反应	(13)晕厥
③过敏性紫癜	①卡介苗淋巴结炎	(14)癔症
④血小板减少性紫癜	②卡介苗骨髓炎	(15)群发性癔症
⑤Arthus 反应	③全身播散性卡介苗感染	(16)任何怀疑与预防接种有关的死亡、群体性反应或引起公众高度关注的事件
⑥血管性水肿	(11)局部化脓性感染	
⑦其他过敏反应	①局部脓肿	
(4)多发性神经炎	②淋巴管炎和淋巴结炎	
(5)臂丛神经炎	③蜂窝织炎	

注:在上表中, (1)~(10)所列的疾病为可能的异常反应;(11)~(12)为接种事故;(13)~(15)为心因性反应

八、常见的异常反应类型

(一)异常反应类型

1. 无菌性脓肿　常见于接种含有吸附剂的疫苗,因注射后局部抗原逐渐释放,所以有提高免疫效果的优点。但由于吸附剂颗粒较大,吸收比较缓慢,注射后通过急性炎症阶段,引起结缔组织增生,形成硬结。重者注入的疫苗可在局部滞留数月之久,导致局部组织发炎而逐渐坏死、液化,最终形成无菌性脓肿。多见于注射部位选择不正确、注射过浅、剂量过大、使用疫苗前未充分摇匀。

2. 过敏反应(变态反应)

(1)过敏性休克:生物制品大多属异性蛋白,注射后少数人可引起过敏反应,但以动物血

清制备的制剂(或含有动物血清的生物制品),如白喉抗毒素、破伤风抗毒素、抗狂犬病血清等引起的机会较多。疫苗引起的过敏性休克较少,一般在接种后数秒至 30 分钟发生。

(2)过敏性皮疹:各种预防接种均可使少数人发生皮疹,一部分皮疹可能与过敏有关,还有一部分皮疹与注射活疫苗(如麻疹疫苗)有关。可表现为:荨麻疹、麻疹/猩红热样皮疹、过敏性紫癜、大疱型多形红斑。

3.局部过敏性反应(Arthus 反应)　皮下多次注射异种血清和类毒素等可溶性抗原后,经过一定时间再注射同样物质,可引起局部的强烈反应。这种反应严重时有组织坏死等表现,因此称为局部过敏性组织坏死反应。

4.血管性水肿　注射可溶性抗原制品(抗毒素、类毒素)可引起。反应可发生在注射疫苗的局部,也可发生在颜面部,突出的临床表现是无痛性肿胀,肿胀部位皮肤有光泽、灼热,出现急,消退快,消退后不留痕迹。

(二)常用疫苗的预防接种异常反应

1.脊灰疫苗相关病例　在服用口服脊髓灰质炎减毒活疫苗的儿童和接触者中,出现的临床症状与自然感染脊髓灰质炎无法区别,但分离出病毒的生物学性状及抗原性均不同于野毒株,而与疫苗病毒相似。

2.麻疹减毒活疫苗常见的异常反应　过敏性反应:由于麻疹疫苗中含有微量的鸡胚细胞、小牛血清和抗生素等,个别儿童接种后可能引起过敏反应。表现为:过敏性休克、过敏性皮疹、过敏性紫癜、局部坏死反应;神经系统并发症。

3.百白破联合疫苗常见过敏性反应　包括过敏性休克、过敏性皮疹、血管性水肿。神经系统并发症:脑病、神经炎、变态反应性脑脊髓炎等。

4.A 群流脑多糖疫苗常见的异常反应　过敏性反应,神经系统反应。

5.乙肝疫苗常见的异常反应　过敏性反应。

技术要点

1.疑似预防接种异常反应　是指在预防接种过程中或接种后发生的可能造成受种者机体组织器官、功能损害,且怀疑与预防接种有关的反应。

2.疑似预防接种异常反应的分类　包括不良反应或称副反应,事故,偶合症(偶合、诱发和加重原有疾病),心因性反应,不明原因。疑似预防接种异常反应可能属于真正的异常反应;也可能是与预防接种无关的偶合症或其他原因引起的病症。

3.疑似预防接种异常反应发生的原因

(1)疫苗自身因素,包括疫苗的毒株、疫苗的纯度与均匀度、疫苗的生产工艺、疫苗中的附加物、疫苗污染外源性因子、疫苗制造中的差错。

(2)疫苗使用方面的因素,包括接种对象不当、禁忌证掌握不严、接种部位途径不正确、接种剂量和接种次数过多、误用与剂型不符的疫苗或稀释液、疫苗运输或储存不当、不安全注射等。

(3)个体方面的因素:健康状况、过敏性体质、免疫功能不全、精神因素。

(4)其他因素:接种时间、药物影响、其他。

4. 预防接种后较为常见的异常反应　无菌性脓肿、过敏反应（变态反应）包括过敏性休克和过敏性皮疹、局部过敏性反应、血管性水肿等。

5. 麻疹减毒活疫苗常见的异常反应

过敏性反应：由于麻疹疫苗中含有微量的鸡胚细胞、小牛血清和抗生素等，个别儿童接种后可能引起过敏反应。

表现为：过敏性休克、过敏性皮疹、过敏性紫癜、局部坏死反应；神经系统并发症。

6. 百白破联合疫苗常见的异常反应

过敏性反应：包括过敏性休克、过敏性皮疹、血管性水肿、低张力低应答，

神经系统并发症：脑病、神经炎、变态反应性脑脊髓炎，类中毒反应，婴儿猝死综合征。

7. A群流脑多糖疫苗常见过敏性反应，神经系统反应。

8. 脊髓灰质炎减毒活疫苗罕见脊灰疫苗相关病例。

【思考题】

1. 疑似预防接种异常反应包括哪些？

2. 疑似预防接种异常反应发生的原因有哪些？

3. 一般反应包括哪些，如何处理？

4. 癔症反应类型？主要临床表现？如何处理？

参考答案

1. 病例的发生与预防接种存在合理的时间关联性，即必须是在预防接种过程中或接种后发生。受种者机体发生一定的组织器官或功能方面的损害。病例在就诊时接诊医生怀疑病例的发生与预防接种有关。

2. 疫苗自身因素，包括疫苗的毒株、疫苗的纯度与均匀度、疫苗的生产工艺以及疫苗中的附加物等；疫苗污染外源性因子，即疫苗生产所用的原料如动物器官、组织、动物血清、酶制剂等，可能带有潜在的致病因子。疫苗制造中的差错，如病原微生物灭活或减毒不全等。疫苗使用方面的因素，包括接种对象不当、禁忌证掌握不严、接种部位途径不正确、接种剂量和接种次数过多、误用与剂型不符的疫苗或稀释液、疫苗运输或储存不当或使用时未检查或使用中未摇匀、不安全注射等。个体方面的因素，包括健康状况、过敏性体质、免疫功能不全、精神因素等。其他因素，包括接种时间、药物影响、剧烈运动和重度体力劳动等。

3. 一般反应是由疫苗本身特性引起，反应局限在一定限度内，多数轻微。临床表现为腋温≤37.5℃、红肿硬结<15mm等。一般不需要处理，特殊情况下到正规医院对症处理。接种前详细询问患者情况，正确掌握接种禁忌即可。

4. 类型：自主神经系统紊乱、运动障碍、感觉障碍、视觉障碍、精神障碍、嗜睡等。临床：

头痛、头晕、恶心、面色苍白或潮红、出冷汗、肢冷、阵发性腹痛等,阵发性抽搐、下肢活动不便、四肢强直等,肢麻、肢痛、喉头异物感,视觉模糊、一过性复视,翻滚、嚎叫、哭闹,嗜睡(阵发性)等。

　　一般不需特殊治疗,如果病人在丧失知觉时可用棉球蘸少许氨水置于鼻前,促其苏醒,苏醒后可酌情给予镇静剂。暗示治疗收效最佳,如注射生理盐水和给维生素的同时结合心理暗示;也可用物理治疗,如针刺人中,印堂,合谷等穴位或应用电针治疗。尽可能在门诊治疗,尽快予以治愈。对发作频繁而家属又不合作者,可考虑请精神神经科医生会诊处理。

第九章　暴发疫情处置

第一节　暴发疫情处置任务

一、工作任务

通过现场调查与处置,确定事件性质与强度,查明病因和相关危险因素,提出有针对性的预防控制措施,及时控制和消除事件的危害和不良影响。疫情处置中,要根据传染病的传染源或危害源、传播或危害途径以及疾病特征,确定应采取的相应预防控制措施,包括消除传染源或危害源、减少与暴露因素的接触、防止进一步暴露、保护易感或高危人群,最终达到控制、终止暴发或流行的目的。

传染病疫情现场处理主要要完成如下工作(图 9-1):

1. 确定事件性质与强度,查明病因和相关危险因素。

2. 对现场工作人员的保护性预防。

3. 隔离治疗患者。重症病人立即就地治疗,症状好转后转送隔离医院。

4. 实施医学观察。对暴露者和密切接触者进行医学观察。

5. 据情提出和实施封锁。发生在学校、工厂等人群密集区域的,如有必要应建议停课、停工、停业。

6. 严格实施消毒,同时要防止过度消毒。

7. 圈养疫区家禽家畜。如有必要,报经当地政府同意后,对可能染疫的野生动物、家禽家畜进行控制或捕杀。

8. 开展健康教育和爱国卫生运动,提高居民自我保护意识,做到群防群治。

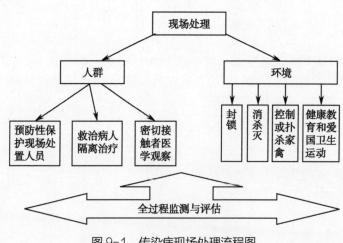

图 9-1　传染病现场处理流程图

二、暴发疫情现场工作内容

传染病暴发疫情现场通常分为现场工作启动、准备、实施、结束和资料归档等几个阶段，具体见图9-2。

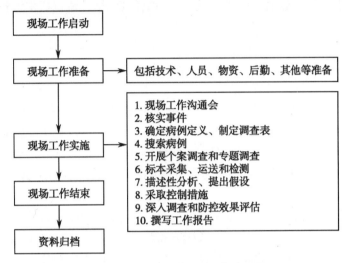

图9-2　调查处置现场工作流程图

(一)现场工作启动

县级及县级以上疾控机构接到事件相关信息后，应当立即核实，初步证实后应当立即报告同级卫生计生行政部门和上级疾控机构，并迅速组织进行现场调查和实施控制措施。事件达到相应级别时，应当向卫生计生行政部门提出定级和启动应急响应的建议。

(二)现场工作准备

现场工作组赴现场前，应当根据已掌握的事件信息，进行初步判断，形成初步工作方案，并开展人员、技术、物资和后勤保障等准备。

1. 确定现场工作组专业构成、参加人员，现场工作组应当明确组长负责制，并确定组员的职责和分工。

2. 查询资料，检索文献，咨询相关专家，并确定现场采样和检测等技术准备。

3. 根据现场特点开展物资准备。通常需考虑个人防护，标本采集、保存和运送，现场快速检测，预防和救治药物或生物制品，消杀或洗消器械，调查取证器材，调查表、参考资料、宣传资料、通信设备、电脑、现场联系资料等。

4. 开展车辆、交通、食宿、保险等后勤保障。

5. 确定现场工作组与本单位、当地有关部门的沟通联络机制，与事件发生地沟通现场工作计划和实施方案等。

(三)现场工作实施

现场工作应当坚持边调查、边控制的原则。现场工作步骤和重点可根据现场性质、特点进行必要调整。现场工作组应当根据需要，与当地相关机构或人员等组成联合工作组，在当地政府的统一领导下开展工作。

1. 召开工作沟通会　工作组到达现场后应当立即与当地有关部门召开会议,了解事件最新进展和相关背景信息,商定现场工作计划(含流行病学调查)和实施方案,制定和实施初步控制措施。

2. 核实事件信息　通过访谈临床医生,访视病例,收集和分析临床资料,收集和分析可疑样品或环境标本的检测数据;综合临床信息、检测信息,结合流行病学资料,对事件性质做出初步判断。

3. 确定病例定义,制定调查方案　在初步调查的基础上建立病例定义。在调查早期或搜索病例阶段可采用疑似病例定义或临床诊断病例定义,在病因确证阶段可采用确诊病例定义。调查方案应当根据现场特点设计。

4. 搜索病例　按照确定的病例定义开展病例搜索,列出病例信息清单。搜索时通常还应当了解事发地周边有无类似病例。必要时可开展应急监测,收集新发病例相关信息。

5. 开展流行病学调查　对发现并核实后的病例,应及时进行详尽的流行病学调查,同时还应当根据现场需要开展专题调查,如污染范围调查、暴露程度调查、宿主调查、基线调查、实施效果评价等。

6. 标本采集和实验室检测　根据调查情况,尽早采集患者标本、可疑样品、环境标本等,并组织开展现场快速检测或转运后方开展相关实验室检测。采集、保存、运输和检测标本应当严格遵循安全、及时、有效的原则,并符合有关实验室检测的管理要求。

7. 描述性分析,提出病因假设　在全面调查的基础上,对调查资料进行整理归纳分析,选用恰当的统计图表,以形象、直观、明了的方式展示疾病三间分布特征。必要时,建立和提出病因假设。病因假设应具有合理性,可解释各种分布的特征,可被调查事实所验证,能够解释大多数的病例情况。

8. 开展应急监测　根据调查处置工作需要,及时提出应急监测计划,对新发病例或疑似病例、高危人群健康状态、传播媒介、污染载体、防控措施落实等开展监测,系统收集、汇总和分析监测数据,为事件发展趋势研判和防控效果评估等提供依据。应急监测计划应明确监测范围、信息收集内容、启动和终止条件等。

9. 采取防控措施　对病因比较明确的,应当及时向卫生计生行政部门提出防控措施建议,并在职责范围内组织落实对现场采取强制性控制或消除致病、中毒、污染因素的措施;对病因仍不明的,应当根据调查研究进展,依据边调查、边控制的原则,随时调整防控策略和措施。

10. 深入调查研究和防控效果评估　针对可能的危险因素、暴露途径和暴露人群,可考虑应用病例 – 对照研究、队列研究等流行病学研究方法,对病因假设、暴露途径等进行深入调查和研究。

11. 撰写现场工作报告　在调查与处置过程中,应当对及时总结工作进展,完成现场报告,现场报告包括初次报告、进程报告、结案报告等。

(四)现场工作结束

当现场调查资料的收集和初步分析工作基本完成,事件得到有效控制,在得到派遣单位同意后,现场工作组可结束现场工作。现场工作组在撤离现场前应当与当地有关部门召开会议,对现场调查和处置工作进行总结,反馈调查结果和提出后期工作建议。后期工作建议应当包括防控措施调整、应急监测与常规监测衔接等。

传染病类突发事件的现场调查和处置流程见图 9-3。

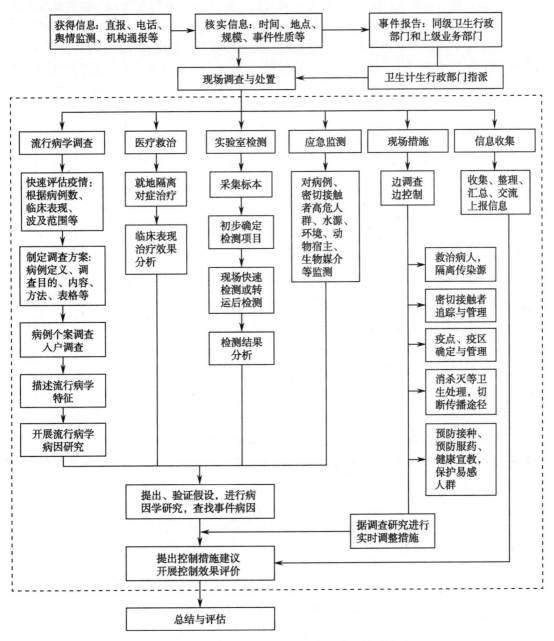

图 9-3 传染病类突发事件的现场调查和处置流程

三、传染病疫情现场处理的技术要求

(一)动态调整和实施现场控制措施

遵循边控制、边调查、边完善的原则,力求最大限度地降低传染病疫情的危害。根据对控制效果的评价和对疾病原因的进一步调查结果,及时改进、补充和完善各项控制措施。一旦明确病因,即按照相关疾病的处置规范开展工作,暂时无规范的,应尽快组织人员制定。

(二)及时制定和实施适度的防护原则

在传染病疫情的处置早期,需要根据疾病的临床特点、流行病学特征以及实验室检测结果,鉴别有无传染性、确定危害程度和范围等,对可能的原因进行判断,以便采取相应的防护措施。对于原因尚难判断的情况,应该由现场的疾控专业人员根据其可能的危害水平,决定防护等级。一般来说,在传染病疫情的处置初期,如危害因素不明或其浓度、存在方式不详,应按照类似事件最严重性质的要求进行防护。一旦明确病原学,应按相应的防护级别进行防护。

(三)积极而慎重地启动和终止分级响应

分级响应处置是政府相关部门对传染病疫情事件处置的重要手段,近年已被多次经验证明是行之有效的公共卫生策略。政府决策的出台建立在专业机构的技术分析和评估之上。因此,包括基层疾控机构在内的各级卫生部门要积极而稳妥地、全面而细致地提出专业意见,供政府决策参考。

(四)发挥属地基层医疗和公共卫生网络功能

事件发生地的基层公共卫生机构、医疗卫生机构和人员与当地人群有着天然的联系,在传染病疫情处置中有着不可替代的作用。大量具体工作的落实要靠基层医疗卫生部门和工作人员,他们会遇到很多困难,承受较大的工作压力。基层工作人员要积极参与事件的处置,各级政府和上级专家人员也要注意尊重和保护他们的工作积极性。

(五)认真评估事件的进程和撰写评估报告

在处置传染病疫情时,撰写事件报告是基层疾控工作人员非常重要的工作。有些人员常常忽视这一点,不愿撰写、拖延时间或报告质量较差。应当高度重视报告的撰写。

(六)专家会商的专业性要求(作为确诊报告依据)

群体性传染病疫情事发专家会商是现场工作的重要活动和内容。要根据现场工作的实际需要,组织公共卫生专家、临床专家、病原学检验和媒介生物学专家、行政管理学专家进行专业会商。

专家会商的主要内容是核实前期流行病学调查资料等内容;报告病例是否属传染病疫情(病例的临床表现与报告情况是否相符、诊断是否正确、治疗方法是否适当);病例之间是否有关联性;事件的危险性。

会商要有积极的互动。会商专家要重视基层机构和工作人员的意见。基层的工作机构和工作人员要大胆和积极地反映现场情况,提供全面而翔实的现场资料,提出需要解决的问题和质疑,提出基层解决问题的思路和方法,做好会商记录。根据专家会商意见,调整防控措施。

第二节　肠道和呼吸道传染病暴发疫情的防控措施

暴发疫情防控始终是围绕着隔离治疗传染源、切断传播途径、保护易感人群来进行,同时要充分考虑到影响传染病发生和发展的社会因素和自然因素。

传染病暴发疫情防控的一般措施中,针对传染源的措施有隔离、密切接触者管理等;针对传播途径的措施有消毒、病媒生物防制、污染物处置等;针对易感者的措施有个人防护、预防服药、应急接种、健康教育等。根据各类传染病自身暴发和流行的特点,其暴发疫情防控重点也有所不同。

一、肠道传染病暴发疫情

对于肠道传染病暴发疫情,采取以切断传播途径为主的综合性防控措施。

(一)隔离治疗病人和带菌者

当肠道病原体感染者(包括病人和带菌者)出现腹泻症状时,病原体在感染者体内大量增殖并排出体外,极易污染环境而造成新的感染与传播。隔离治疗病人和带菌者是控制传染源的有效措施。饮食行业从业人员、自来水制水及管理人员和保教人员应根据疫情情况进行检查,发现病人或带菌者,应立即暂时调离原岗位。

(二)划分和处理疫点和疫区

1.疫点、疫区的划分

(1)疫点:指发生病人、带菌者的地方。要根据流行病学指征来划定疫点。一般以同一门户出入的住户,或与病人、带菌者生活上密切相关的若干户为划定范围。根据传染源的污染情况,一个传染源可有一个以上的疫点。

(2)疫区:为了防止疫点外污染造成续发感染和向外传播,根据疫点的地理位置、水系分布、交通情况、自然村落等特点来划定疫区。一般在农村以一个或几个村、一个乡或毗邻乡,在城市以一个或几个居委会或一个街道为范围划为疫区。为了便于基层医务人员操作,一般来说,疫点以病家为单位。疫区在农村以病人所在的自然庄(村)为单位,在城市以一个居委会为单位。

2.疫点、疫区的处理 疫点、疫区处理应坚持"早、小、严、实"的原则。即"时间要早、范围要小、措施要严、落在实处"。在疫点和疫区要采取发现传染源、切断传播途径和保护易感者的多项措施,各项措施应做到迅速、彻底、全面。尤其是传染源隔离治疗、疫源检索、食品和饮用水监管、密切接触者管理等必须做到"同步进行,一次到位",切忌零打碎敲。

(1)疫点处理

1)传染源转运和隔离治疗疫点内的病人、带菌者应在就近定点医院隔离治疗。若急需转送病人,要随带盛放吐泻物的容器。对途中污染的物品、地面和运送病人的工具要随时消毒处理。要加强转运人员的个人防护,转运完成后要对交通工具进行终末消毒。

2)消毒传染源存在时,对其排出的病原体可能污染的环境和物品及时进行随时消毒。疫点内传染源一旦被隔离后,疫点内有可能被污染的物品未经消毒不得带出,应立即进行终末消毒。消毒范围包括传染源用过的食具、衣服,与传染源有过直接接触的其他物品、器具等,以及传染源居室、环境、水源等。

病家消毒应遵守由外到里,由上到下的原则,即依次对门把手、地面、墙壁、家具等进行喷雾消毒或擦拭消毒,最后消毒人员再边退边消毒地面。在消毒前应先盖好水缸,或井水、食物、橱具等,将未污染物品贮藏好,如发现苍蝇,应先做好灭蝇工作。

3)密切接触者管理疫点内所有人员均应视为密切接触者,一律进行登记和医学观察;必要时,对密切接触者进行采样检测和预防服药、预防接种等。

4)健康教育对疫点内的所有人员进行健康教育,告诉其传染病相关防治知识,配合疾控部门进行采样和医学观察,一旦出现异常临床表现要立即报告,并到正规医疗机构进行就诊。

(2)疫区处理一旦划定疫区,就应在疫区内立即实施发现传染源、切断传播途径和保护易感者为主的综合性防控措施,目的在于及时发现病例、切断传播途径,防止再感染。

1)及时发现病人、疑似病人和带菌者当地医疗机构要加强发热门诊、腹泻病门诊和巡回医疗工作,同时要按流行病学指征对疫区人群进行检索,及时发现传染源,特别要及时发现首发病例同期内的所有病人,并及时处理。

2)加强饮用水卫生管理饮用河水地区,禁止在河内洗涤便桶、病人衣物、食具、食物及下河游泳;饮用塘水地区,提倡分塘用水,用密闭取水方法;饮用井水地区,水井要有井栏、井台、井盖、公用水桶,要有专人负责饮用水消毒;饮用自来水地区,管网水和末梢水余氯含量要符合要求。

3)加强饮食卫生监管认真执行《中华人民共和国食品安全法》,不准出售不符合卫生要求的食物。凡不符合卫生要求的饮食店、摊要限期达到卫生要求,在未达到卫生要求前可暂时停止营业。饮食从业人员要接受带菌检查,发现阳性者要及时隔离治疗。对集市贸易要加强卫生管理,市场管理人员应严格执行各项卫生规章制度,卫生部门要加强督促检查。

4)开展爱国卫生运动

改善环境卫生,做好粪便管理,进行粪便无害化处理。使用水粪的地区,粪池、粪缸要加盖。粪便管理以不污染环境,并达到杀蛆灭蝇为原则。要拆迁污染饮用水源的厕所、粪缸,要处理苍蝇孳生地,采取各种方法杀蛆灭蝇,改善环境卫生。

5)健康教育在疫区利用宣传单、广播、电视、网络等多种形式,大力开展健康教育,宣传卫生防病知识,提高公众的自我防病意识和防病能力,养成良好的个人卫生习惯,注意手的卫生,把住"病从口入"关;远离病人或可能染疫动物;出现发热、腹泻等症状时应及时就诊、自觉隔离;鼓励公众积极配合疫情调查以及消杀工作。

(3)疫点和疫区的解除

1)疫点解除:疫点内各项措施均已落实,所有人员经过连续两次采样检测结果均为阴性,或经过一个最长潜伏期无新发病例出现,可以解除该疫点。若有新病人或带菌者出现,则继续做好疫点内各项工作,达到上述要求后再行解除。

2)疫区解除:疫区内所有的疫点解除后,经过一个最长潜伏期,无新发病例出现,可以解除疫区。

(三)切断传播途径

1. 水源管理　一旦重大疫情发生,要立即加强饮用水消毒。饮用自来水、自备水、二次供水的地区,末梢水余氯量要求达到 0.3mg/L。饮用河水地区,禁止在河内洗涤便桶、病人衣服、食具、食物及下河游泳。饮用塘水地区,提倡分塘用水。饮用井水地区,水井要有井栏、井台、井盖、公用水桶,要有专人负责消毒。在肠道传染病流行区内,特别是在霍乱疫区,除饮用自来水、自备水的居民外,其他饮用河水、塘水、井水的居民一律使用漂白粉精片进行缸水消毒。

2. 食品管理　重大疫情发生后应加强对食品的监督监测工作,疫情流行性期间严禁生产与销售易造成疫情流行的卤菜、凉菜等食品,取缔无证经营的个体街头食品摊点,保证食品安全。加强餐具的消毒处理。

3. **加强人畜粪便管理与消毒**　对厕所粪便进行消毒或利用其他方式进行无害化处理，防止污染饮水水源和其他与生活密切相关的水体。严格管理疫区家禽、家畜，实行圈养。

4. **严格消毒环境和灭蝇**　肠道传染病可通过感染的人或动物污染环境并造成扩散；蝇类对于污染的扩散起到了重要作用。为了尽快控制疫情，应结合对可能污染来源、污染范围的流行病学判断和对环境标本的实验室检测结果，指导开展有目的的灭蝇工作，并对疫区水井、自来水、池塘等进行严格消毒。

5. **控制院内感染**　加强医院内消毒隔离工作，尽可能减少病人的陪护和管理，对医疗器械严格消毒，对病人的排泄物进行彻底消毒，健全医院的消毒设备及措施，防止医院内交叉感染和病原的播散。

6. **开展动物检疫和管理**　对于通过动物传播的肠道传染病，卫生计生行政部门要及时向政府部门汇报，由政府协调有关部门采取相应的动物检疫与管理措施。

(四)保护易感人群

1. **开展健康教育**　在疫区和周边地区开展预防肠道传染病的宣传，防止"病从口入"；教导消杀药品的正确使用方法；告知群众出现腹泻症状时应及时就诊、自觉隔离；鼓励群众积极配合疫情调查以及消杀工作。

2. **预防服药**　对疫点内人员和密切接触者可有针对性地给予敏感药物，但是不可在大范围内进行预防服药。

3. **应急接种**　科学地、有计划地接种疫苗和丙型肝炎球蛋白。甲型肝炎疫苗接种对象主要为中小学生和低年龄组儿童，与甲型肝炎病人在 7 天内有密切接触史者可注射丙型肝炎球蛋白。

(五)开展应急监测

在疫情暴发地区和流行期间，建立应急监测系统，确定监测内容、报告程序和方法，开展应急监测，实行日报制度，每天分析疫情的动态，为疫情的控制和评价提供科学依据。

(六)控制效果评价

疫情控制期间，在流行病学调查和病原学检测的基础上，动态分析疫情的发展趋势和防治措施的实施效果。

1. **控制效果评价**　疫点和疫区在实施控制暴发流行应急处理后，所有人员验便连续两次阴性，无续发病人或带菌者出现时，如无粪检条件，自疫点处理后一个最长潜伏期内再无新病例出现时，可视为暴发流行已得到初步控制，可转为常规防治和监测。

监测内容主要为：

(1)加强腹泻病门诊，建立腹泻病及其他肠道传染病日报制度。

(2)饮用水监测

1)集中式供水，当地疾控中心应对水源水每 5 日作 1 次肠道致病菌培养，对自来水厂出厂水，近、中、远者选一个末梢水每 2 日进行 1 次余氯测定。

2)对自备水、二次供水加强管理，在重大疫情发生期间，疫区内的二次供水箱应进行全面清洗。疫区内的河、湖、塘水每 5 日定点检测，如发现霍乱弧菌应每日检测一次，直至两次阴性为止。对饮用阳性水点的人群要进行腹泻病检索。

(3)食品等监测：有针对性地对食品、餐具、公共场所茶具等开展检测，特别是在霍乱疫区内,加强对卤菜等熟食品的检测,必要时可暂时取缔凉拌菜、卤菜等,对从事食品加工、销售和餐饮服务人员做粪便检查肠道致病菌。

2.**环境安全性评价** 暴发流行期间和暴发流行后,应开展环境安全性评价,目的在于监测环境和食品相关危险因素是否已消除,受污染的环境是否经过处理并达到卫生安全要求。

具体措施:针对病原体可能污染的环境因素,采集疫点(餐馆、病家、聚餐点等)食品、生活用水、生活污水样本,疫点疫区的市售食品样本(尤其是与本次暴发相关的同类食品),疫区及周边地区的环境水体样本(包括河流、沿岸海水、湖泊、池塘、水产品养殖场等,尤其是疫情处理过程中发现受到污染的环境水体),开展病原学检测,综合分析和评价环境污染状况。对于一些人畜共患肠道传染病的病原体,如 O157:H7 大肠杆菌,还需要调查疫区家禽、家畜等动物带菌情况。

二、呼吸道传染病暴发疫情

呼吸道传染病暴发疫情,采取以控制传染源为主的综合性预防控制措施。

(一)隔离治疗病人

呼吸道传染病病人是呼吸道传染病的最主要传染源,隔离治疗病人是控制流行的有效措施。

(二)密切接触者管理

根据监测信息,确定暴发流行的影响范围和人群,对密切接触者进行有效的观察,及时发现新病例。

(三)保护易感人群

结合实际情况,在暴发时对重点人群特别是少年儿童和老人开展预防性服药或预防接种。

(四)做好环境的清洁与消毒

结合可能污染来源和污染范围的流行病学调查结果,对环境进行必要的消毒。

(五)健康教育

开展和加强预防呼吸道传染病的宣传,养成良好的个人卫生习惯,注意手的卫生,咳嗽或打喷嚏时用纸巾遮挡口鼻;保持室内空气的流通;远离病人或可能染疫动物。

(六)预防接种

1.**免疫规划工作** 做好纳入免疫规划管理的麻疹、肺结核、百日咳、白喉等呼吸道传染病的疫苗接种、接种率调查和相关监测工作,保证高水平的接种率,巩固免疫屏障。

2.**其他疫苗针对性呼吸道传染病的免疫接种工作** 本着群众自愿的原则,结合疾病预防控制工作的实际需要,做好流感等尚未纳入免疫规划管理的疫苗针对性疾病的疫苗接种工作。

3.**应急接种** 在发生疫苗针对性呼吸道传染病暴发或流行时,应按照以下原则开展应急接种工作:根据《传染病防治法》《疫苗流通和预防接种管理条例》的规定,确定开展应急接种时,要按照《预防接种工作规范》等有关要求组织实施;应急接种时,疾控机构应根据辖区人群免疫状况和疫情流行病学特征,提出目标人群和接种范围的建议,并提供技术指导。

(七) 控制效果评价

在疫情控制工作开展的过程中,要同时评价采取措施的有效性以及防治措施的效果,可从社会与经济效益、具体措施的实施效果等方面进行疾病控制评价,以总结工作的效果、提出改进措施。

以下一些考核评价方法可作为参考:

1. 分析对比在采取疫情控制措施前后新发病例的情况。

2. 密切接触者中是否有新的病例出现。

3. 续发病例是否在已经隔离进行医学观察的密切接触者中,分析密接观察效率。

4. 从疫情报告率、病人从起病到住院的时间、疫情报告的实际时间、远距离传播等评价传染源管理效果。

5. 分析二代或继发发病率、病例间联系和传播关系,评价处理效果。

第十章　救灾防病

第一节　我国主要自然灾害类型和特点

我国幅员辽阔，人口众多，地跨寒带、温带、亚热带和热带，几乎每年均在不同地带发生自然灾害，且灾害种类多、发生频率高、季节性强、分布地域广、经济损失大，严重危及人民群众健康及生命安全。我国常见自然灾害种类主要有洪涝灾害、旱灾、地震及地质灾害、台风、雨雪冰冻灾害和泥石流等。

一、洪涝灾害

形成洪涝灾害的原因很多，降雨过度，地势低洼，堤坝等水利设施溃决等，都可以造成洪涝灾害。洪涝灾害形成一般需要一个降雨积累过程，可以在一天或数周内形成，为预警和应对留下空间，但是堤坝溃决造成的洪涝灾害可以突然发生，往往难以做到预警。我国洪涝灾害主要集中在东部地区，容易发生的地区主要在七大江河及其支流的中下游，除了黄河凌汛发生在冬春季外，其他主要发生在降雨集中的梅雨季节和夏季。洪涝灾害造成的基础设施破坏、生态环境改变、人口大量迁移及灾民抵抗力下降等因素，均可能增加传染病暴发、流行的危险，引起相应的公共卫生问题。

二、地震

破坏性地震是一种严重危害人类生命安全和经济、社会发展的自然灾害，往往是瞬间突发性的严重人类灾难。地震灾害事件具有突发性及难预见性、灾难性，而且容易引发次生灾害，如有毒化学品或放射源泄漏、火灾等。泥石流、滑坡等地质灾害也是威胁人类生命安全和生产、生活的严重自然灾害，地质灾害在山区发生频率较高，发生原因主要由暴雨、地震，及过度采矿等不当生产行为等造成。

三、旱灾

旱灾主要是由降雨不足造成。旱灾一般是渐进式形成，持续时间长，受害面积大，影响广泛。长期、大面积的严重干旱，会引起粮食大面积减产甚至绝收，饮用水源枯竭，饮用水质量下降，继而对群众生活和生产造成严重影响，甚至发生次生灾害，如容易引发森林火灾、蝗虫灾等。

四、台风

台风是我国沿海地区发生频率最多的一种自然灾害，每年我国沿海地区都遭受台风袭击，我国是受台风影响最严重的国家之一。台风由于速度快、能量强、冲击力猛、破坏性大，是造成沿海地区人民生命安全和生活、生产损失的主要自然灾害。台风袭击可以造成洪涝灾害，还可以造成公共设施破坏导致停电、停水、电讯中断、交通中断、建筑物损坏、水源污染、食品浸泡、霉变等次生灾害。

五、雨雪冰冻灾害

低温雨雪冰冻灾害可以严重影响群众正常的生产和生活,可以造成交通中断、电力设施破坏、商业供应链中断、公共设施破坏、摔伤等急剧增加,学校、银行等公共服务行业被迫停课停工等,严重影响人民群众正常生活和生产,造成严重经济损失和人员伤亡。

六、泥石流

泥石流发生往往不易被提前发觉,而且在形成过程中集聚了大量的破坏性能量,不仅可以摧毁建筑物,大量的人员由于躲避不及而造成伤亡。泥石流灾害后,供水设施、供水、供电、交通、通信、医疗机构等公共服务系统破坏严重。

泥石流夹杂大量泥沙、石块等固体物质,倾覆在居民点,冲毁厕所、垃圾堆等,造成环境卫生急剧恶化。泥石流使供水设施和污水排放条件遭到不同程度的破坏,井水和自来水水源污染后果尤为严重。一些城乡工业发达地区的工业废水、废渣、农药及其他化学品在遭受泥石流破坏后也易因化学品外泄造成较大范围的水体化学污染。

第二节 自然灾害公共卫生危害

一、洪涝灾害

(一)安全饮用水与卫生设施的中断和破坏

洪涝灾害造成饮用水供应系统以及卫生设施的大范围破坏,从而导致灾民的饮用水卫生和食品卫生短期内得不到保障,造成灾区水源性和食源性疾病暴发的风险增加,如感染性腹泻、痢疾、伤寒、甲型肝炎等。

(二)食物安全难以保障

当规模较大、涉及地域广阔的洪涝灾害发生时,局部的食物安全问题难以避免。水灾常伴随阴雨天气,加之基本生活条件的破坏,
很容易造成食品的霉变和腐败,从而造成食物中毒以及食源性肠道传染病流行。

(三)灾区群众居住条件恶化

洪灾发生后,大量群众会被临时安置在各安置点,假如居住环境拥挤,人群密切接触的机会就会增加,从而造成直接接触传播与经呼吸道传播传染病发生风险加大,如麻疹、流感、肺结核及急性出血性结膜炎等。灾民临时居住于简陋的帐篷之中,白天烈日曝晒易致中暑,夜晚着凉易感冒,年老体弱、儿童和慢性病患者更易患病。

(四)人群与病媒生物的接触机会增多

洪灾可能造成动物和病媒生物栖息环境的变化,抢险救灾以及人群的转移安置会导致暴露于携带病原体的宿主动物、媒介生物的机会增加。当缺乏有效控制措施时,会导致蚊蝇大量孳生,使得经蚊、蜱传播的传染病发病风险上升,如疟疾、乙脑、钩体病等。

(五)人群抵抗力降低

洪涝灾害后,由于食品供应的困难以及生活习惯的改变,人群尤其是婴幼儿、孕妇和老人容易出现营养不良,加上身体和精神的创伤,造成人群免疫力降低,容易感染各种疾病,特别是可造成条件致病菌感染或慢性感染者急性发作,这些人群患病后一般症状较重,增加了治疗难度。

(六)人口流动加大

灾区群众的流动性增大,会导致人群中免疫状态的改变,甚至于免疫屏障的受损,使传染病暴发和流行的风险增大。另外,大量救援人员进入灾区,一方面可能将灾区没有或较少见的新病原体带入灾区,增加这些疾病流行的风险;另一方面,外来人员对灾区某些地方性流行的疾病缺乏有效免疫,也可能导致相关疾病的流行。

(七)卫生服务可及性降低

洪涝灾害可能造成灾区的常规医疗和卫生服务系统严重受损和破坏,短期内部分灾民难以获取及时的卫生服务,特别是老人、儿童或患有基础疾病的脆弱人群;同时免疫规划、肺结核和艾滋病治疗服务等传染病控制项目的实施受到影响甚至中断。

二、地震

地震灾害事件具有突发性及难预见性、灾难性,而且容易引发次生灾害,如有毒化学品或放射源泄漏、火灾、泥石流、滑坡等。地震导致生态环境破坏、人员伤亡严重、人的心理创伤、水源和食品污染、媒介生物孳生和传染病流行。

(一)生态环境破坏

城市供电供水系统中断,道路阻塞,群众有可能使用不洁饮用水,并生活于露天之中。粪便、垃圾运输和污水排放系统及城市各项卫生设施普遍被破坏,造成粪便、垃圾堆积,苍蝇大量孳生。

人员伤亡严重,由于受条件限制,许多尸体只能临时就地处置,在气温高、雨量多的情况下,尸体迅速腐败,产生恶臭,严重污染空气和环境。人员密集,居住拥挤,感染机会多,对传染病病人又缺乏隔离条件。当地各级医疗卫生设施遭到严重破坏,医疗救治和公共卫生资源匮乏。

(二)水源污染

供水条件变化:地震后,城市集中式供水设施遭受破坏严重,供电与供水中断。农村山区因地震造成塌方堵塞而形成的堰塞湖水质也存在污染问题。

供水水质恶化:地震后厕所倒塌、粪便垃圾污物大量堆积、下水道堵塞、尸体腐败等,都能污染水源,导致饮用水水质恶化。

(三)食品污染

灾民居住生活环境污染严重,缺乏洁净水、炊具和餐具;缺乏食品运输专用车;灾民家庭缺乏防止食品变质的条件;鼠害严重,容易造成食品污染;剩余食品再加热条件差,饮用开水困难,都容易引起食源性疾患和经接触传播疾病的发生和流行。

灾后初期,由于食品供应暂时紧张,可能会出现食物中毒问题,一些不法分子乘机将超期、变质和伪劣食品在灾区销售;灾区抛洒、丢弃的食品较多,这些食品有被有毒有害物质污染的可能性;灾区食品缺乏,人们采食野菜、野菇时,也可能发生中毒。

(四)媒介生物孳生

1. 蝇类孳生 震灾发生后,死亡的人和动物的尸体被掩埋在废墟下,还有大量的食物及其他有机物质。在温暖的气候条件下,这些有机成分会很快腐败,提供了易于蝇类孳生的条件。

2. 蚊类孳生 地震造成建筑物(包括贮水建筑与输水管道)大量破坏,自来水浸溢,特别是生活污水在地面上的滞留,会成为蚊类大量孳生的环境。

3. 鼠类增殖 由于地震造成大量的房屋破坏,一些原来鼠类不易侵入的房屋被损坏,废墟中遗留下的大量食物使得家栖的鼠类获得了大量增殖的条件。

(五)传染病流行

地震后,由于饮用水供应系统破坏、食物短缺、居住环境被破坏等原因,极易导致肠道传染病和食物中毒的发生和流行。同时,由于人口迁移、流动,干扰了一些正常免疫工作的开展,造成无免疫人群中某些传染病的发生和流行。

三、旱灾

长期、大面积的严重干旱,会引起粮食大面积减产甚至绝收,饮用水源枯竭,饮用水质量下降,营养物质补充不平衡,健康状况急剧下降,加之灾期灾后生活环境恶化,容易引发各种疾病如营养不良性疾病、中暑及传染病暴发流行等,甚至发生次生灾害,如容易引发森林火灾、蝗虫灾等。

救援工作除一般的救灾、济民、安抚工作外,重点是解决饮用水和食品卫生问题,加强人畜粪便、垃圾管理,防止发生食源性疾病和各类传染病。同时,加强健康教育,增强群众自我保健能力,做好救灾药品、器械、物资的供给工作。

四、台风

台风来势凶猛,范围广,破坏力强,可以造成公共设施破坏导致停电、停水、电讯中断、交通中断、建筑物损坏、水源污染、食品浸泡、霉变等次生灾害。可致人伤害严重,伤害种类繁多复杂,如砸伤、压伤、摔伤、淹溺等,医疗救援要求紧迫,具体情况类似水灾、地震。同时需要排险、救困、洗消、防爆等综合救援。

五、雨雪冰冻灾害

低温雨雪冰冻灾害可以严重影响群众正常的生产和生活,主要公共卫生问题有冻伤、摔伤、心脑血管病等慢性疾病的急性发作,食物中毒、非职业性一氧化碳中毒、急性呼吸道和肠道传染病和旅途精神疾患等。

六、泥石流

灾害后期由于泥石流形成的积水坑洼增多,使蚊类孳生场所增加;由于人群与家禽、家畜混居,粪便、垃圾不能及时清运,为蝇类提供了良好的繁殖场所,导致蚊虫密度迅速增加,造成蚊媒和蝇媒传染病发生几率增大。泥石流使鼠群发生迁移,导致家鼠、野鼠混杂接触,与人接触机会也多,有可能造成鼠源性疾病暴发和流行。

泥石流毁坏住房,灾民临时居住于简陋的帐篷之中,加上营养状况较差,使机体免疫力降低,对疾病的抵抗力下降,易于传染病的发生,特别是年老体弱、儿童和慢性病患者更易患病。泥石流灾害导致人群迁移,极易导致流感、结膜炎、麻疹和疟病等疾病的流行。另外,灾民由于失去亲人后容易出现心情焦虑、精神紧张和心理压抑,也会影响机体的调节功能,易导致一些非传染性疾病和慢性传染病发作机会增加,如肺结核、高血压、冠心病及贫血等都可因此而复发或加重。

第三节　自然灾害卫生应急工作

一、灾前准备和保障

(一)风险评估和预案制定

各地卫生计生行政部门要结合当地气候、水文、地质等实际情况,及时组织对本行政区域内可能出现的自然灾害所引发的伤病风险和传染病疫情等公共卫生危害进行评估,按照《全国自然灾害卫生应急预案(试行)》的要求,制定本地区自然灾害卫生应急预案和应急工作方案。

(二)建立部门间通报、协调机制

各级卫生计生行政部门及专业的医疗卫生机构,要充分利用现有的疫情监测和症状监测系统进行监测,同时要建立健全与农林、气象、水利、地震等多部门信息通报交流、工作会商等协调机制;共同构建信息交流平台,收集各类监测信息和数据,组织专家对收集到的相关信息进行监测预警分析。明确监测信息的收集、报告实行归口管理,由卫生计生行政部门核实确认后统一口径进行通报。

(三)应急队伍管理

各级卫生计生行政部门要建立自然灾害卫生应急专家库和现场卫生应急专业队伍的资料库,以现场应急处置为主要任务,人员组成应确保专业结构合理、来源广泛。选择年富力强、具有实践经验的骨科、外科、内科、妇产科、皮肤科、心理卫生等医疗救治人员和流行病学、消杀、检验、健康教育、信息网络、后勤保障等疾控人员,各级卫生计生行政部门可依托所属的医疗卫生机构建立卫生应急队伍,由上一级部门调配。

要定期组织对承担自然灾害卫生应急处置职责的队伍和工作人员举办培训和演练,不断提高卫生应急处置能力。有条件的可选择综合力量较强、专业特点符合应急救援需要的医疗机构或疾控机构,作为卫生应急队伍的培训基地来承担相应的培训、演练任务。

(四)卫生应急物资储备和管理

卫生计生行政部门整合卫生资源,一旦发生自然灾害,能迅速扩大灾害救治能力。各卫生部门落实各项防范措施,做好人员、技术、物资和设备的应急储备工作。

各级医疗卫生机构根据本地区易发和常发的自然灾害情况,评估本单位应对自然灾害的能力,储备适量的卫生应急物资,定期检测、维护卫生应急救援设备和设施,并对可能出现的因自然灾害导致水、电、气等能源供应中断而严重影响医疗卫生服务的情况提前采取防范措施。

(五)健康教育

各级卫生计生行政部门要根据本地区自然灾害特点和工作实际,加强健康教育,利用各种广播、电视、网络、手机报和手机短信、宣传材料、面对面交流等方式,向公众宣传防病救灾的卫生常识,增加公众对突发自然灾害的认知,提高公众自我防病和自我保护的能力。

二、灾害期间卫生应急

(一)信息管理

按照《全国自然灾害卫生应急预案(试行)》和《国家救灾防病信息报告管理规范(试行)》要求,做好灾害卫生应急信息报告、部门间通报和信息发布工作。所有救灾防病信息均应通过"国家救灾防病报告管理信息系统"进行网络报告,不具备条件的地方要使用传真、电话等方式及时报告。现场救灾卫生队伍要及时向卫生计生行政部门、救灾指挥部及时报告信息。

信息报告的内容主要包括灾情、伤情、病情、疫情、灾害相关突发公共卫生事件、卫生应急工作开展情况和卫生系统因灾损失情况等信息。报告病种根据灾害发生地区的疾病风险评估结果确定。重点关注霍乱、痢疾、伤寒与副伤寒、其他感染性腹泻病等传染病,还要关注鼠疫、病毒性肝炎(甲型肝炎、戊型肝炎)、登革热、出血热、钩端螺旋体病、乙型脑炎、疟疾、血吸虫病、结核病、流感、麻疹、炭疽、流行性出血性结膜炎(俗称红眼病)、皮炎等疾病和食物中毒等突发公共卫生事件。

旱灾如果发生在夏秋季,还需报告高温中暑病例。雨雪冰冻灾害重点关注的病种还包括冻伤、骨折、心脑血管疾病、非职业性一氧化碳中毒等。

(二)灾后快速评估

灾害发生后,卫生部门在当地政府(救灾指挥部)的组织下,在最短的时间内在灾区开展快速卫生评估,尽快了解灾情、人员伤亡及医疗卫生部门损失情况,搜集灾区与公共卫生相关的居住、食品、饮用水、环境卫生、媒介生物、医疗和公共卫生服务、灾民健康需求等方面的信息,识别最主要的公共卫生威胁和隐患,使采取的卫生应急措施与灾区的实际需求尽量相一致。见表10-1、表10-2、表10-3。

(三)监测

1. 疫情监测 灾区各医疗卫生机构要加强法定传染病疫情监测,安排专人负责疫情报告信息的收集、整理和分析,并及时将分析结果报告上级卫生计生行政部门和现场指挥部。如灾区原疫情报告系统遭受破坏,应尽快建立手机疫情报告系统等疫情报告替代方式。

2. 症状监测 灾区疾控机构可结合本地的实际情况,开展发热、腹泻、皮疹、黄疸等症状监测。开展症状监测的医疗机构每日汇总信息后以电话或传真方式向当地疾控机构报告。发现聚集性发病的信息后,当地疾控机构要立即组织人员进行调查核实,并及时进行处置。

3. 食品和水质监测 加强灾区的食品监测,确保食品安全,避免霉变食品引发的食物中毒;强化水源水和饮用水的水质监测,增加监测频次,确保生活饮用水安全。

4. 病媒生物监测 针对灾民集中的地区,开展室内、外鼠密度监测,开展室内外蚊、蝇、白玲等虫媒密度监测。

(四)医疗服务和救援

1. 灾区卫生计生行政部门立即调集医疗救援力量,第一时间到达现场开展医疗救治、伤病人员转送、救治工作,同时上报上级卫生计生行政部门。上级卫生计生行政部门在接到报告后,立即做好各项应急救援准备,当辖区内的医疗卫生救援力量不足时,迅速派遣救援力量给予支援。

2. 医疗卫生救援现场指挥部由应急管理、医疗、卫生防疫和卫生监督等专业人员组成。负责谢天后续卫生救援力量的调集;确定收治伤员的医疗机构,安排重症伤员的转送;协调相关部门做好医疗卫生救援保障;同时做好现场信息收集和报告工作。

3. 各级各类医疗机构负责灾区和群众临时安置点的紧急医疗救援、基本医疗服务、妇幼保健服务等工作,并负责伤病员伤情、疫情信息报告工作。组织做好医院原住院病人的紧急转移安置,同时做好紧急医疗救援准备,迅速落实床位和救治力量。

4. **现场抢救** 对被倒塌房屋、物体压住或卡住而又暂时无法救出的人员,有条件应给予一定的食物、饮用水或输液等方式维持生命、等待救援。

检伤分类:各级医疗救援队要开展伤病人员的检伤分类,对伤员实施现场急救;参与病人的转送及途中监护;向现场指挥所报告有关情况。

现场急救:按照"先救命、后救伤,现救重、后救轻"的原则进行现场急救。应随时对已检伤分类的伤员进行复检,发现有危急重症现象应及时进行抢救和治疗。

伤员的转运及途中监护:要按照指定的地点及时转送伤员,做到合理分流,病人与病情一并转送。途中要安排医护人员观察病情,维持救治措施,避免二次损伤。

5. **临时医疗点的安置** 在灾民临时安置点、交通站(点)、抢险工地等人群较为聚中的地点,应设立临时医疗点。临时医疗点人员由主治医师以上职称的专业人员临时组成,包括骨科、普外、神外、呼吸、SICU、麻醉、急诊、护理等专业以及后勤保障人员。特大地震时,应为救援队员配备保障一周左右的工作生活装备和物资消耗。

根据需要,组建巡回医疗队,协调船只、车辆等方便的交通工具,确保及时开展医疗卫生服务工作。临时医疗点和巡回医疗队由同级卫生计生行政部门统一设置,一般在2000人以上临时安置点设置临时医疗点,医务人员按照1:1000配备;巡回医疗实行全覆盖和划区包干,巡回医疗队配备2~3人,负责5~10个2000人以下的临时安置点。

6. 在卫生应急救援中,外来救援力量应按照指挥部的统一安排,当地卫生计生行政机构应安排人员接洽,到达指定地点。若受灾区是少数民族地方,有条件应配备能讲当地民族语言和熟悉民族习惯的人员。

7. 采供血机构负责临床用血的相关准备和供应。

8. 灾区医疗机构要全力保证和恢复诊疗服务工作正常开展。加强重点人群的医疗卫生服务,做好孕产妇、老人、婴幼儿、残疾人等特殊人群的医疗卫生保障工作。灾区各级医疗机构、临时医疗点、巡回医疗队要做好伤病员的登记报告工作。做好伤病员伤情、病情、疫情和突发公共卫生事件信息报告。

(五)环境卫生与消杀灭

环境卫生工作的重点区域是灾民临时集中安置点、医疗点、救灾人员临时居住地等人群集中区域。要做好水源保护;设置临时厕所、垃圾堆集点;做好粪便、垃圾的消毒、清运等卫生管理;按灾害发生地的实际情况妥善处理人和动物尸体。

灾民安置点工作原则:将灾民和救援人员的安置点分开设置;灾民使用的安置场所之间必须保留充分的空间,预防因人口过密造成有关传染病的流行;提供人人可及的供水点、饮食点和医疗卫生服务点;设置污水、雨水等排水沟,室内保持自然通风;建立制度,落实管理人员,加强安置点的卫生管理。

(六)饮水卫生

加强饮用水源的防护,防止和减少污染的发生。主要措施包括:查找、清理和评估各种水源,确定可用水源的数量及可供水量;加强水源水和使用点饮水的消毒和检测;提供足够和适宜的供水管道、盛水容器,确保储水安全,必要时运送安全饮水;提供临时性供水;加强清理自来水厂与修复供水管网;进行水质消毒并加强水质检验等。

鉴于干旱灾害对于水源影响的延迟性,灾区卫生监督机构应在旱灾应急响应解除后继续保持对当地各水源状况的跟踪监测,重点关注以水库为水源地的集中式供水单位。

(七)食品安全

对救援食品的监督和管理;对灾区在简易条件下生产经营的集体食堂和饮食业单位进行严格卫生监督和临时控制措施;加强食品卫生知识宣传,以居民家庭预防食物中毒为主;特别要保证婴幼儿、老人、孕妇的食品供给,同时注意饮食卫生。

旱灾期间,由于缺乏生活饮用水,细菌性食物中毒发生几率增大,是灾区需要重点预防的食物安全事件。

(八)健康教育

地震后与宣传部门密切配合,有针对性地开展自救、互救及卫生防病科普知识宣传。对灾民和救援人员进行灾后卫生防病知识宣传和健康教育,普及关键的卫生防病信息。健康教育的主要内容应针对饮水卫生、食品卫生和传染病预防等。

(九)应急接种和预防服药

灾区卫生部门要根据当地传染病的发病情况、流行特征和发展趋势,在必要时对高危人群有针对性地开展群体性免疫接种、应急接种和预防性服药等工作。

(十)心理干预

根据实际需要,组织专业人员开展心理疏导和心理危机干预工作,消除民众心理焦虑、恐慌等负面情绪。在经过培训的精神卫生专业人员指导下实施心理干预。以促进社会稳定为前提,根据整体救灾工作部署综合应用基本干预技术,并与宣传教育相结合,提供心理救援服务。了解受灾人群的社会心理状况,发现可能出现的紧急群体心理事件苗头,及时向上级报告并提供解决方法。通过实施干预,促进形成灾后社区心理社会互助网络。

三、灾后恢复重建

(一)总结与评估

灾区卫生计生行政部门要及时组织专家对卫生应急准备和处置阶段各项卫生应急工作进行总结和评估,不断改进和完善各项灾害应对措施,认真总结和分析工作中的好做法、遇到的问题和经验教训,并向当地政府和上一级卫生计生行政部门报告总结评估情况。灾区各级医疗卫生机构要根据卫生应急处理过程中出现的问题及薄弱环节,结合当地的实际情况及时修改、完善相关的技术方案,不断提高灾害期间卫生应急处置能力。

(二)恢复重建

灾区卫生计生行政部门按照政府的统一安排和部署,负责辖区卫生系统医疗卫生机构的善后处置和恢复重建工作。科学制定医疗卫生机构灾后恢复重建工作方案,将灾区医疗卫生机构的恢复重建项目纳入当地政府灾后恢复重建整体规划,积极争取政策支持,力争优先安排,确保灾区医疗卫生机构尽快恢复医疗卫生服务能力,保障灾区尽快恢复正常的医疗卫生服务秩序。

表 10-1　灾区乡镇行政区划内公共卫生状况与需求快速评估表

说明:本评估表用于卫生防病人员在灾后第一时间对灾区以乡(镇、街道)行政区划为单位,进行灾害总体情况及公共卫生状况与需求的快速评估。可通过电话询问、知情人访谈、现场查看等方法快速完成调查。(在相应"□"内划"√",在"＿＿＿"内填写文字)

评估地点名称:＿＿＿省＿＿＿市＿＿＿县(区)＿＿＿乡(镇、街道)

1　基本灾情

1.1　总面积:＿＿＿＿＿＿＿＿＿km²;受灾总面积:＿＿＿＿＿＿＿　km²

1.2　总人口数:＿＿＿＿＿＿＿人,受灾人口数:＿＿＿＿＿＿＿人

1.3　死亡人口数:＿＿＿＿＿人,受伤人口数:＿＿＿＿＿＿＿人

1.4　转移人数:＿＿＿＿人;转移户数:＿＿＿＿＿

1.5　安置点数:＿＿＿个;安置人口数:＿＿＿＿＿＿＿人

1.6　受灾村数:＿＿＿＿＿

2　公共基础设施受损状况

2.1　道路状况:　　　　□可以通车　　□不能通车　　□人员不能通行　　□不清楚

2.2　原主要饮水类型:□江河水　　□池塘水　　□泉水　　□井水　　□自来水

　　　受损情况:　　　□没有破坏　　□部分破坏　　□全部破坏　　□不清楚

2.3　供电系统状况:　□完好　　　　□部分中断　　□完全中断　　□不清楚

2.4　有线通信状况:　□完好　　　　□部分中断　　□完全中断　　□不清楚

2.5　移动通信状况:　□完好　　　　□部分中断　　□完全中断　　□不清楚

3　医疗卫生机构受损情况

3.1　原有医院:＿＿＿家,受损数:＿＿＿家;原有卫生室数:＿＿＿家,受损数:＿＿＿家

3.2　卫生人员死亡人数:＿＿＿＿人,受伤人数:＿＿＿＿人

3.3　是否有业务用房受损? □否　□轻度受损,＿＿间;□重度受损,＿＿＿间;□完全不能用,＿＿＿间

3.4　是否有药品受损? □否　　□部分　　□全部

3.5　是否有医疗器械与设备受损? □否　　□部分　　□全部

3.6　网络直报系统是否运行正常? □是　　□否

3.7　冷链设备是否受损? □部分受损,尚能运转　　□严重受损,不能运转　　□未受损

3.8　儿童接种资料是否完好? □少部分损毁　　□大部分损毁　　□未受损

3.9　医疗服务状况

3.10　不能开展正常医疗服务的医疗点数:＿＿＿家;

3.11　是否有临时医疗点或巡回医疗队? □是　　□否,支数:＿＿＿,大概人数:＿＿＿人

3.12　不能开展的医疗服务有(可多选):

　　　常规门诊:　□完全正常　　□部分正常　　□完全破坏

住院服务： □完全正常　　□部分正常　　□完全破坏

临床实验室　□完全正常　　□部分正常　　□完全破坏

手术： □能正常开展　□不能开展

3.13 救治药品是否足够？　□足够　　□差一点　　□差很多

3.14 救治医疗器械是否足够？□足够　　□差一点　　□差很多

4 公共卫生服务状况

4.1 不能开展的公共卫生服务有(可多选):□传染病监测　　□儿童计划免疫　　□妇幼保健

□食品卫生　　□环境卫生　　□健康教育　　□艾滋病免费治疗服务　　□肺结核免费治疗服务

4.2 是否需要消杀药品？□不需要　　□需要

4.3 是否需要消杀器械？□不需要　　□需要

4.4 是否开展了灾后消杀灭工作？□是　　□否

4.5 是否启动了症状监测报告？□是　　□否

4.6 是否启动了传染病疫情零报告制度？□是　　□否

4.7 近1个月是否有传染病疫情暴发？□是　　□否,数量:_____起

4.8 近1个月是否听说有聚集性疫情出现？□是　　□否,数量:_____起

5 评估印象和重要问题：_____

_____

_____

填写人:_____单位:_____联系方式:_____日期:____月___日___时

表 10-2　灾区县级及以上行政区划内公共卫生状况与需求快速评估表

说明:本评估表用于卫生防病人员在灾后第一时间对灾区以县(区)及以上行政区划为单位,进行灾害总体情况及公共卫生状况与需求的快速整体评估。可利用现有信息、现场观察和个人访谈等方法获取相关数据。

(在相应"□"内划"√",在"___"内填写文字)

评估地点名称:_____省_____市_____县(区)

1 灾区基本情况和受灾程度

1.1 总面积:_____km²;受灾总面积:_____km²

1.2 总人口数:_____人,受灾人口数:_____人

1.3 死亡人口数:_____人,受伤人口数:_____人

1.4 转移人数:_____人;转移户数:_____

1.5 安置点数:____个;安置人口数:_____人;集中供餐点:____个

1.6 总乡镇数:_____受灾乡镇数:_____总村数:_____受灾村数:_____

1.7 受灾乡镇可以通车数:_____不能通车乡镇为:_____

1.8 受灾乡镇人员可以通行数:_____不能通行乡镇为:_____

1.9 原主要饮水类型:□江河水　　□池塘水　　□泉水　　□井水　　□自来水

受损情况:□没有破坏　　□部分破坏　　□全部破坏　　□不清楚

1.10 供电系统中断的乡镇数:_____个,为:_____

1.11 有线通信中断的乡镇数:_____个,为:_____

1.12 移动通信中断的乡镇数:_____个,为:_____

1.13　救援队伍大致数量_____人,分布情况:_____

1.14　救灾指挥部所在地:_____联络人:_____联系方式:_____

2　卫生资源和疾病监测信息

2.1　医疗卫生单位:____家;其中医院:____家,受损数:____家,能正常开展工作的____家;卫生室数:____家,受损数:____家,能正常开展工作的____家;疾控机构:____家,受损数:____家,能正常开展工作的____家。

2.2　医疗卫生工作人员死亡人数:____人,受伤人数:____人;现有当地医疗卫生工作人员____人,其中临床医师:____人,护理人员:____人;疾控人员:____人;卫生监督人员:____人;目前急需人员为:____

2.3　是否有临时医疗点或巡回医疗队? □是(支数:_____,大概人数:_____人) □否

2.4　前来支援的医疗卫生队伍_____支,人员_____人;主要专业:_____

2.5　现有医疗救援药品是否满足基本需求? □足够　□差一点　□差很多(主要缺少的药物种类和数量:_____);

2.6　现有消杀药品是否满足基本需求? □足够　□差一点　□差很多(主要缺少的种类和数量:_____);

2.7　现有疫苗等生物制品是否满足基本需求? □足够　□差一点　□差很多(主要缺少的种类和数量:_____);

2.8　救治医疗器械是否足够? □足够　□差一点　□差很多(急需补充的器械与设备:_____)

2.9　防疫物资(消杀灭器械等)是否足够? □足够　□差一点　□差很多(急需补充的物资:_____)

2.10　不能开展的医疗服务有:

常规门诊:　　□完全正常　　□部分正常　　□完全破坏

住院服务:　　□完全正常　　□部分正常　　□完全破坏

临床实验室:　□完全正常　　□部分正常　　□完全破坏

手术:____　　□能正常开展　　□不能开展

2.11　不能开展的公共卫生服务有(可多选):□传染病监测　　□儿童计划免疫　　□妇幼保健 □食品卫生　　□环境卫生　　□艾滋病免费治疗服务　　□肺结核免费治疗服务　　□实验室检测

2.12　灾后疾病监测系统是否正常运转? □正常,百分比____% 　　□否

2.13　免疫规划能否正常开展?　　□能,百分比____% 　　□不能

2.14　是否开展了灾后消杀灭工作?　　□是　　□否

2.15　是否启动了症状监测报告?　　□是　　□否

2.16　是否启动了传染病疫情零报告制度? □是　□否

3　灾区健康危害背景信息

3.1　灾前当地主要有什么疾病流行:_____

3.2　有哪些自然疫源地,动物宿主和病媒生物及其分布大致情况:_____

3.3　近1个月是否有传染病疫情暴发? □是　　□否,数量:_____起,何种传染病:_____

3.4　病原微生物保藏是否安全?　　□是　□否,原因:_____

3.5　有毒有害物品生产、储存以及分布情况:_____

3.6　放射性物质和核设施及其分布情况:_____

4　评估印象和重要问题:_____

_____

_____

填写人:_____单位:_____联系方式:_____日期:____月___日___时

表 10-3 安置点或居住点公共卫生状况与需求快速评估表

说明:本评估表用于救灾防病人员在灾后第一时间对灾区安置点或小范围居住点(社区)的卫生状况及需求进行观察、询问后填写。(在相应"□"内划"√",在"____"内填写文字)

临时安置点位置或名称:_____县(区)_____乡(街道)_____村(号)_____

1 基本信息

1.1 启用时间:_____,安置或居住人口数:_____人

1.2 小于 5 岁儿童数____人,大于 60 岁人数____人,孕(产)妇人数____人

1.3 主要居住与安置方式:□建筑物内 □帐篷内 □临时搭建房屋 □其他_____

1.4 居住是否拥挤? □是 □否

1.5 是否有电力供应? □发电机 □电网供电 □无

2 饮用水

2.1 主要供水方式:□集中式供水 □分散式供水 □两种都有

2.2 主要饮用水种类(可多选):□江河水 □池塘水 □泉水 □井水 □自来水 □瓶装水

2.3 饮水是否足够? □是 □否

2.4 是否有条件烧开水? □是 □否

2.5 是否有足够消毒剂对饮水进行消毒? □是 □否

3 食品卫生

3.1 是否有足够的食品供应? □是 □否

3.2 婴幼儿是否有足够的奶粉供应? □是 □否

3.3 主要食品种类:□包装食品 □临时烹饪 □未烹饪

3.4 是否有加热烹饪食品的条件? □是 □否

3.5 食物加工的主要方式:□分散加工 □集中加工

3.6 集中加工场所是否整洁卫生? □是 □否

3.7 是否有卫生的水洗手? □是 □否

4 环境卫生

4.1 随地大小便情况是否常见? □是 □否

4.2 是否有污水横流现象? □是 □否

4.3 公用厕所数量:_____男厕所蹲位数:_____女厕所蹲位数:_____

4.4 垃圾是否集中堆放? □是 □否

4.5 垃圾是否及时清运? □是 □否

4.6 是否看见苍蝇? □没有 □很少 □很多

4.7 是否有蚊虫叮咬? □没有 □很少 □经常

4.8 是否有老鼠出没? □没有 □很少 □很多

4.9 是否养有动物? □有 □无

4.10 是否进行了环境消毒? □是 □否

5 医疗卫生服务

5.1 是否有临时医疗点? □有,医疗点医务人员数:_____人;□无

5.2 医疗点开展的医疗服务有哪些? □常见病处理 □输液 □外伤处理 □手术

5.3 医疗点是否开展了传染病登记和报告? □是 □否

5.4 医疗点是否开展了症状监测登记? □是 □否

5.5 是否知道症状 / 传染病监测登记向谁报告? □是　　□否

5.6 医疗点是否每日报告症状 / 传染病监测资料? □是　　□否

5.7 是否每日报告传染病监测资料? □是　　□否

5.8 若是,报告方式:□固定电话　　□手机　　□网络　　□传真　　□纸质　　□其他_____

5.9 医疗点近 3 日腹泻病人是否增多? □是　　□否

5.10 医疗点近 3 日发热病人是否增多? □是　　□否

6 评估印象和重要问题:_____

_____

_____

填写人:_____ 单位:_____ 联系方式:_____ 日期:_____月___日

第十一章 其 他

第一节 大型活动期间传染病的预防和控制

大型活动所涉及的人员多、范围广,可能持续时间较长,这种高密度的人群聚集以及各种自然因素和社会因素的影响,对疾病的暴发流行起到了某种程度的促进作用。因此,在大型活动期间对传染病的预防与控制是十分必要的。

一、大型活动的概述

大型活动是一项有目的、有计划、有步骤地组织众多人参与的社会协调活动。大型活动的种类有很多,其中包括奥运会、亚运会、大学生运动会等大型体育赛事,世博会、广交会等交易展示会,演唱会、节日晚会等大型文艺活动,APEC 会议、达沃斯及博鳌经济论坛等大型会议论坛。

大型活动不同于一般的活动,它所涉及的部门、人员、资源众多。大型活动涉及的部门首先包括与大型活动内容有直接关系的部门,如体育局,文化局等,还包括交管局、公安局、安全局、卫生局、旅游局、财政局、海关等政府管理部门,分别负责大型活动的交通、安保、卫生、医疗、接待、财务、物资人员出入境等任务。

大型活动的成功举办除了需要政府部门的组织管理,还需要社会各方面的参与,如酒店、饮料食品商、公交公司、汽车公司、物流公司、保险公司、银行、建筑公司等,分别负责住宿、餐饮、交通、货运、保险、金融、场馆建设等任务。参与大型活动的人员除了各相关部门的工作人员,还包括出席大型活动的官员和贵宾,参与大型活动的观众和游客,还有大量的志愿者。

二、大型活动影响传染病发生与流行的因素

传染病在人群中发生与流行必须具备 3 个基本条件,即流行过程的 3 个环节:传染源、传播途径和易感人群。这 3 个环节相互依赖、相互联系,缺少其中任何一个环节,传染病的流行就不会发生。大型活动传染病流行的主要因素如下:

1.**食品与水源** 大型活动期间食品种类多,来源广,从采购到入口间的环节较多,并且活动期间人员大量流动,就餐暴露机会较多,因此食源性和水源性疾病具有很高的公共卫生风险。

2.**空气** 由于人群聚集,特别是在室内场馆或船只等相对密闭的空间内,呼吸道传染病传播风险增大。

3.**气候** 气候因素包括季节、温度、湿度、降雨量等。如活动在春冬季举办,呼吸道传染病感染风险较高,而在夏秋季举办容易发生肠道传染病。适宜的温度、湿度会增加蚊虫的繁殖力和叮咬率,虫媒传染病传播风险高。

4. **基础实施**　大型活动使用的场馆和驻地建筑多安装中央空调系统,导致室内外空气的交换不能有效地进行。一旦室内空气中存在病菌,就很容易在相对密闭和空气交流不畅的中央空调系统内造成空气污染,使病菌在室内聚集、繁殖,导致传染病的流行。同样,一旦集中供水设施发生病原菌污染,也可能造成介水传染病暴发。

5. **垃圾**　大型活动期间,人员居住、饮食、娱乐、比赛等活动导致废弃物出现空间上的集中。如果废弃物处理系统不健全,可导致微生物的孳生和繁殖而传播传染病。

6. **持续时间**　如上海世博会持续 6 个月的时间,累计参观人数超过七千万,这对公共卫生体系和医疗保健能力都是一个重大的挑战。

三、大型活动期间可能发生的传染病

大型活动具有有利于传染病发生和传播的特点,大型活动可能发生的传染病如下:

1. 以霍乱、伤寒、痢疾、甲型肝炎等为主的肠道传染病。

2. 以流行性感冒为主的呼吸道传染病。

3. 以登革热、乙脑等为主的虫媒传染病。

4. 输入性传染病。如埃博拉出血热、寨卡病毒病、黄热病、拉沙热、裂谷热、西尼罗热等。

5. 性传播疾病。包括淋病、梅毒、生殖器疱疹、衣原体感染等。

6. 其他传染病,如军团菌病、急性出血性结膜炎(红眼病)等。

四、大型活动传染病疫情的预防控制措施

在大型活动时应本着尽量减少参与者、观众、活动工作人员及居民的受伤或生病和安全风险的原则,主要措施如下:

(一)评估传染性疾病的风险

不同地区、不同时间举办的大型活动,不同种类传染病传播风险也不相同,需要开展风险评估,并根据风险等级、影响因素采取有针对性的防控措施。

(二)加强疾病监测

在活动期间一般开展传染病病例监测和症状监测。病例监测以法定报告传染病为主,根据风险评估结果,可增加非法定报告传染病监测病种。症状监测一般以发热伴有呼吸道、消化道、皮疹、脑(脑膜)炎症状之一作为主要监测类型,其他还可以开展疑似食物中毒症状,或不明原因发病、死亡病例监测。

(三)加强部门间的合作

大型活动举办期间,要建立部门协作和联防联控机制,加强和完善部门间、系统内的沟通协调,加强公共卫生机构与医疗服务机构的互动支持,切实提高传染病防治和突发公共卫生事件的应对能力与水平。

第二节　学校传染病防控

根据《传染病防治法》《学校卫生工作条例》的规定和要求,学校传染病管理包括:加强经常性卫生管理,重视预防性消毒、做好防控知识健康教育;认真执行计划免疫政策,做好各

项预防接种及查漏补种；加强晨午检，及时做好因病缺勤病因追查工作；建立健全学校疫情报告制度，各班任课老师、班主任、年级组长均为疫情报告员，校医为学校疫情报告责任人。每学年初调整疫情报告人员名单，并认真做好疫情报告员培训，严格执行报告制度，认真履行报告职责。

一、中小学开展学校晨午检

每天早自习或第一节课、下午第一节课前各班班主任应对学生的精神状态和健康状况进行晨午检。

晨午检内容包括观察学生的精神状态、了解学生健康状况、登记因病缺勤情况。教师应通过观察、询问等手段，重点做好发热、咳嗽、腹泻、皮疹、结膜充血、皮肤黄疸等重点症状的监测；调查了解学生缺勤原因。

教师进行晨午检后，认真填写"中小学校晨午检情况登记表"（表11-1），并按照校医的要求及时上报校医。校医根据辖区卫生、教育部门的要求将晨午检情况进行汇总统计上报。

对于晨午检中发现的可疑病症，教师要及时带学生到学校医务室或隔离室，由校医和保健教师作进一步检查处理。对于发热38℃以上或可疑患病的学生，要及时通知家长带孩子到医院进行诊治，家长要了解医院诊断结果。

对于已确诊传染病的学生，校医要按传染病管理制度要求立即进行上报；及时采取消毒、隔离措施；认真做好传染病登记。在学校发生传染病疫情时，要建立学生体温家庭自测制度，每日由家长填报"中小学生身体健康状况家庭日报表"（表11-2），由学生带到学校交班主任查验，住宿学生由生活老师负责组织体温测试。发现可疑患病学生，要及时通知家长，同时通报120，一同带孩子到医院诊治。

二、学校和托幼机构传染病疫情监测与报告

依据《传染病防治法》《学校和托幼机构传染病疫情报告工作规范》要求，各类中小学校和托幼机构应当结合实际情况，建立由学生到教师、到学校疫情报告人、到学校（托幼机构）领导的传染病疫情发现、信息登记与报告制度。

（一）学校和托幼机构传染病疫情监测

学校和托幼机构应当建立学生晨检、因病缺勤的病因追查与登记制度。学校和托幼机构的老师发现学生有传染病早期症状、疑似传染病病人以及因病缺勤等情况时，应及时报告给学校疫情报告人。学校疫情报告人应及时进行排查，并将排查情况记录在学生因病缺勤、传染病早期症状、疑似传染病病人患病及病因排查结果登记日志上。

1. 晨检　晨检应在学校疫情报告人的指导下进行，由班主任或班级卫生员对早晨到校的每个学生进行观察、询问，了解学生出勤、健康状况。发现学生有传染病早期症状（如发热、皮疹、腹泻、呕吐、黄疸等）以及疑似传染病病人时，应当及时告知学校疫情报告人，学校疫情报告人要进行进一步排查，以确保做到对传染病病人的早发现、早报告。

2. 因病缺勤　班主任应当密切关注本班学生的出勤情况，对于因病缺勤的学生，应当了解学生的患病情况和可能的病因，如有怀疑，要及时报告给学校疫情报告人。学校疫情报告人接到报告后应及时追查学生的患病情况和可能的病因，以做到对传染病病人的早

发现。

(二)学校传染病疫情报告

1. 报告内容及时限

(1)在同一宿舍或者同一班级,1 天内有 3 例或者连续 3 天内有多个学生(5 例以上)患病,并有相似症状(如发热、皮疹、腹泻、呕吐、黄疸等)或者共同用餐、饮水史时,学校疫情报告人应当在 24 小时内报出相关信息。

(2)当学校和托幼机构发现传染病或疑似传染病病人时,学校疫情报告人应当立即报出相关信息。

(3)个别学生出现不明原因的高热、呼吸急促或剧烈呕吐、腹泻等症状时,学校疫情报告人应当在 24 小时内报出相关信息。

(4)学校发生群体性不明原因疾病或者其他突发公共卫生事件时,学校疫情报告人应当在 24 小时内报出相关信息。

2. 报告方式　学校疫情报告人应当以最方便的通信方式(电话、传真等)向属地疾控机构(农村学校向乡镇卫生院防保组)报告,同时,向属地教育行政部门报告。学校的传染病报告流程见图 11-1。

(三)疫情报告员职责

学校疫情报告人负责全校传染病疫情、疑似传染病疫情及突发公共卫生事件的上报工作,并做好发病情况记录。报告应逐级进行,不得瞒报、缓报、漏报、谎报。学校发生疫情时,学校疫情报告人负责配合疾控部门进行流行病学调查。学校疫情报告人负责指导发生传染病班级的消毒处理工作。班级疫情报告人负责向学校报告本班晨午检、因病缺勤排查、传染病发病情况。班级疫情报告人负责督促本班课间通风,发生疫情时协助做好消毒工作。

三、学校传染病疫情处理

参照各论中各单病种的具体疫情处理措施。

四、复课检诊要求

凡在校学生患有传染病一经确诊,需按《传染病防治法》中相关要求即刻回家进行隔离,不得再到校上课。在校学生一经确诊传染病后,学生家长应立即通知班主任,并将诊断证明复印件及时交给学校校医室留档。学生病愈且隔离期满时,必须由学校所属乡镇以上医院(含乡镇医院)保健科开具复课证明,学生持此复课证明到学校医务室,由校医或卫生老师复检后,开具回班复课证明,方可进班复课。有传染病患者的班级应按照传《传染病防治法》相关规定,对传染病接触者进行相应的医学观察,并做好检疫期相关记录。

表 11-1　中小学校晨午检记录表

班级：_____　填报日期：_____　填报人：_____

填写日期：_____

姓名	性别	年龄	主要症状							就诊情况			初步诊断	缺勤（天）	是否新发	联系方式
			发热	咳嗽	皮疹	腹泻	黄疸	结膜充血	其他	就诊时间	就诊单位					

填表说明
1. 按照校医要求，根据疾病流行情况进行填写，并上报学校卫生室。
2. 每行为一条记录，填写时不要有空项，若无填写内容用"/"表示。
3. 年龄　按实际年龄填写。
4. 主要症状　在相应症状下方的方格内划"√"，每名学生填写典型症状，表中未体现的症状如实填写在"其他"栏中。
5. 就诊情况　根据实际填写"就诊医院名称"或"未就诊"。
6. 初步诊断　按照医疗机构的诊断意见填写。
7. 缺勤情况　根据实际缺勤天数填写，最小单位为 0.5 天。
8. 填写过程要认真，字迹清楚工整，易于辨认，表头要填全

表 11-2　中小学生身体健康状况家庭日报表

班级：_____　　姓名：_____

日期	是否有下列症状						就诊情况		家长签字	班主任签字
	发热	咳嗽	皮疹	腹泻	黄疸	结膜充血	就诊时间	就诊单位		
月　日										
月　日										
月　日										
月　日										
月　日										
月　日										
月　日										
月　日										
月　日										
月　日										
月　日										
月　日										
月　日										
月　日										
月　日										
月　日										
月　日										
月　日										
月　日										
月　日										
月　日										
月　日										
月　日										
月　日										

注：此表月末收回，由学校统一保存

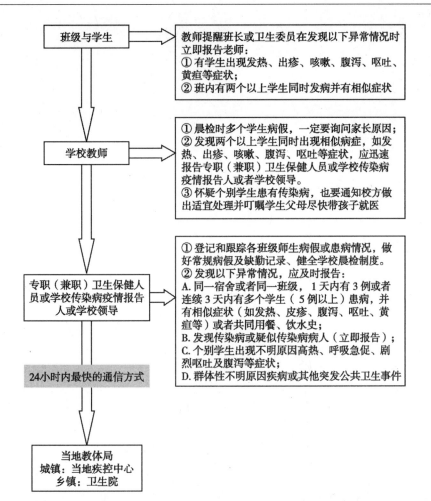

图 11-1 学校传染病、疑似传染病、聚集性集中发热、突发公共卫生事件等相关信息报告流程图

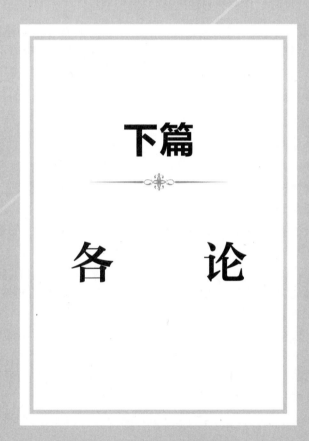

下篇

各　　论

第十二章　重大传染病

第一节　艾　滋　病

一、概述

艾滋病全称为"获得性免疫缺陷综合征"（AIDS），是一种由于机体感染了人类免疫缺陷病毒（HIV）而发生的传染病。自 1981 年首次在美国男同性恋中被发现以来，很快席卷全球。艾滋病目前没有特效药物可以治愈，也无有效的生物疫苗可以预防，病死率极高，因此被称为"史后世纪的瘟疫"，也被称为"超级癌症"和"世纪杀手"。我国已将艾滋病列为重点控制的三大疾病之一。

（一）病原学

HIV 是一种能攻击人体免疫系统的病毒。现在已经发现有 2 个型，即 HIV-1 和 HIV-2 型，两者均能引起艾滋病，均为单链 RNA 病毒，我国以 HIV-1 型流行为主。

HIV 将人体免疫系统中重要的 CD4$^+$T 淋巴细胞作为主要攻击目标，大量破坏 T 淋巴组织，破坏人的免疫平衡，使人体成为各种疾病的载体。HIV 在人体内的平均潜伏期为 7 ~ 8 年，在发展成艾滋病病人以前，可以没有任何症状地生活和工作很多年。

HIV 具有包膜，对热敏感，56℃ 30 分钟灭活，100℃立即死亡；但在室温保存 7 天，仍保持活性。不加稳定剂病毒 -70℃冰冻失去活性，而在 35% 山梨醇或 50% 胎牛血清中 -70℃冰冻 3 个月仍保持活性。能有效杀灭乙型肝炎病毒的化学制剂对 HIV 也有效：70% 乙醇、40mmol/L NaOH、2% 次氯酸钠、10% 漂白粉、2% 戊二醛、4% 甲醛等消毒剂处理 10 分钟，即可灭活 HIV。但 HIV 对紫外线、γ 射线不敏感。

HIV 侵入人体后虽能刺激机体产生抗体，但中和抗体很少且作用极弱。该抗体作为实验室诊断指标意义极大。

（二）临床表现

HIV 本身并不会引发疾病，而是当免疫系统被 HIV 破坏后，人体由于抵抗能力过低，丧失复制免疫细胞的能力，从而感染其他疾病。在发展成艾滋病病人以前，可以没有任何症状。发展为病人后，由于机会性感染的病原体不同，患者临床表现多种多样。

（三）流行病学

1. **传染源**　艾滋病病人和 HIV 感染者是艾滋病的传染源。由于大多数 HIV 感染者无明显临床症状，因未被发现，或因不肯就医，或因密而不告性伴而未被人所察觉，成为最危险的传染源。

2. **传播途径**　HIV 通过体液交换而发生传播。主要传播途径为：性接触传播、血液传播和母婴传播。HIV 主要存在于精液、血液、阴道分泌物、乳汁、脑脊液和有神经症状者的脑组织等。其他体液,如眼泪、唾液和汗液,HIV 含量很少,目前尚未发现这些体液能导致 HIV 传播。

(1)性接触传播:HIV 可通过性接触传播。患有性病(如梅毒、淋病、尖锐湿疣)或生殖器溃疡时,会增加感染 HIV 的危险。一般来说,在无保护性行为中,男男性行为传播 HIV 的风险高于异性性行为中男性传播给女性的风险,异性性行为中男性传播给女性的风险高于女性传播给男性的风险。

(2)血液传播:人们输入含有 HIV 的血液,或使用含有 HIV 血液制成的血制品时,以及共用针具吸毒和使用被血液污染而又未经严格消毒的注射器、拔牙工具、针灸针等都有可能造成 HIV 通过血液传播。

(3)母婴传播:如果母亲是 HIV 感染者或艾滋病病人,那么她很有可能会在怀孕期间、分娩过程或是通过哺乳使她的孩子感染 HIV。

(4)一般接触不传播 HIV:HIV 的传播力并不是很强,它不会通过我们日常的活动来传播,日常生活中的接触:如握手、拥抱、礼节性接吻、共餐、共用办公用品、共用厕所、游泳池、共用电话、打喷嚏等并不传播,蚊虫叮咬也不传播 HIV。

3. **易感人群**　理论上所有的人均为 HIV 的易感人群,HIV 的传播与人们是否暴露于高危行为、高危行为方式、暴露于高危行为次数及性伴数多少等相关。艾滋病的高危人群主要是指男男同性性行为(MSM)人群、静脉吸毒人群、商业性性行为人群、接受不安全血液及血制品者,以及与以上高危人群有无保护的性关系者等。

4. **流行现状**　自 1981 年美国发现首例艾滋病病人以来,目前艾滋病已经广泛分布于全球 5 大洲 210 多个国家和地区。全球疫情 70% 分布在发展中国家,以撒哈拉以南的非洲国家为主。截至 2015 年 12 月 31 日,全国报告现存活 HIV 感染者/AIDS 病人 577 423 例,报告死亡 182 882 例。现存活 HIV 感染者 336 382 例,AIDS 病人 241 041 例。

5. **我国现阶段艾滋病流行特征**　①疫情呈上升趋势,但上升速度有所减缓;②性传播持续成为主要传播途径,男男同性间传播上升速度明显;③全国艾滋病总体呈低流行态势,部分地区疫情严重;④全国艾滋病受影响人群增多,流行模式多样化。

(四)诊断标准

根据《艾滋病诊断标准》(WS293—2008),依据流行病学史、临床表现和实验室检查结果可分为急性期、无症状期、艾滋病期。HIV/AIDS 的诊断需结合流行病学史(包括不安全性生活史、静脉注射毒品史、输入未经抗 HIV 抗体检测的血液或血液制品史、HIV 抗体阳性者所生子女或职业暴露史等)、临床表现和实验室检查等进行综合分析,慎重作出诊断。诊断 HIV/AIDS 必须是 HIV 抗体阳性(经确认试验证实),而 HIV 抗原的检测有助于 HIV/AIDS 的诊断,尤其是能缩短 HIV 抗体形成的"窗口期"对诊断时间的影响和帮助早期诊断新生儿的 HIV 感染。

1. **急性期**　近期内有流行病学史和临床表现,结合实验室 HIV 抗体由阴性转为阳性即可诊断,或仅实验室检查 HIV 抗体由阴性转为阳性也可诊断。

2. **无症状期**　有流行病学史,结合 HIV 抗体阳性即可诊断,或仅实验室检查 HIV 抗体阳性即可诊断。

3. **艾滋病期**　①原因不明的持续不规则发热 38℃以上,>1 个月;②慢性腹泻次数多于 3 次/日,>1 个月;③6 个月之内体重下降 10% 以上;④反复发作的口腔白念珠菌感染;

⑤反复发作的单纯疱疹病毒感染或带状疱疹病毒感染;⑥肺孢子虫肺炎(PCP);⑦反复发生的细菌性肺炎;⑧活动性结核或非结核分枝杆菌病;⑨深部真菌感染;⑩中枢神经系统占位性病变;⑪ 中青年人出现痴呆;⑫ 活动性巨细胞病毒感染;⑬ 弓形虫脑病;⑭ 青霉菌感染;⑮ 反复发生的败血症;⑯ 皮肤黏膜或内脏的卡波西肉瘤、淋巴瘤。

有流行病学史、HIV 抗体阳性,加上述各项中的任何一项,即可诊断为艾滋病。或者 HIV 抗体阳性,而 CD4$^+$ T 淋巴细胞数<200/mm^3,也可诊断为艾滋病。

(五)治疗原则

目前,艾滋病的治疗尚无特效的病因疗法,总的治疗原则为抗感染、抗肿瘤、杀灭或抑制 HIV 病毒、增强机体免疫功能。包括:

1. 抗 HIV 治疗;

2. 恢复机体免疫功能;

3. 防治机会性感染;

4. 治疗恶性肿瘤;

5. 对症支持治疗。

二、发现与报告

(一)发现

大多数 HIV 感染者隐匿在正常人群中继续传播 HIV。早发现、早干预可以防止或减少二代传播,早期治疗可控制并维持 HIV 的低复制,延缓或防止其破坏免疫系统,大大延缓艾滋病病人的发病和死亡。

除了法定传染病报告途径外,我国目前还通过以下途径发现 HIV 感染者和艾滋病病人:

1. 哨点监测　我国目前已在全国范围内针对不同人群设立了监测点开展监测。

2. 日常检测　包括:①血站常规检测;②术前常规检测;③诊断性检测;④自愿咨询检测(VCT);⑤羁押场所筛查。

3. 专题调查和科学研究。

4. 出入境检测等。

(二)报告

1. 疫情报告单位在收到病人 HIV 抗体阳性的确认结果后 24 小时之内,填写"中华人民共和国传染病报告卡"和"传染病报告卡艾滋病性病附卡"。采供血机构发现 HIV 筛查检测阳性结果,若符合替代策略Ⅰ,也应填写上述两卡。

2. 实行网络直报的报告单位应于 24 小时内进行网络直报;未实行网络直报的报告单位应于 24 小时内将两卡寄送到辖区县(区)疾控机构,并登记备案;县(区)疾控机构收到无网络直报条件单位报送的两卡后,应于 2 小时内进行网络直报。

三、流行病学调查

对发现的 HIV 感染者和艾滋病病人重点开展感染途径和感染来源调查。应调查其基本情况,重点调查其有无吸毒史、使用血液或血液制品史、既往有偿供血史、不安全性行为史(包括异性和同性性行为)等。如有使用血液及其制品史,应调查血液来源;如有不安全性行为史,应调查其性伴,对其性伴进行 HIV 抗体检测。

四、样品采集与检测

HIV 的检测应注意窗口期的问题,从 HIV 进入人体到血液中产生足够量的、能用检测方法查出 HIV 抗体之间的这段时期,称为窗口期。在窗口期虽测不到 HIV 抗体,但体内已有 HIV,因此处于窗口期的感染者同样具有传染性。

(一)样品采集

HIV 检测最常用的样本是血液,有时唾液或尿液也可作检测标本。常用标本的采集方法如下:

1. 血清样品　抽 3～5ml 静脉血,室温下自然放置 1～2 小时,待血清和血块收缩后再用 3000rpm 离心 15 分钟,吸出血清备用。

2. 标本采集时应注意个人防护,防止职业暴露的发生。

(二)样本保存及运输

1. 保存和运送　血清标本应保存于 4℃以下,如需长期保存,需置低温(-80℃～-30℃)环境下。其运送过程也应保持低温状态。

2. 样本的保存和运送应符合生物安全相关规范的要求。

(三)样本检测

在基层 HIV 检测主要是血清抗体检测。

1. 初筛实验的常用检测方法　①酶联免疫吸附试验;②明胶颗粒凝集试验(PA)。

2. 确认实验的常用检测方法　免疫印迹试验(WB)。

3. 其他检测方法　PCR 等。

五、防控措施

艾滋病是一种病死率极高的严重传染病。目前还没有治愈的药物和预防用的疫苗,所以必须采取以切断传播途径为主的综合防治措施来控制艾滋病流行,把艾滋病的社会危害性降低到最低程度。

(一)艾滋病防治的工作原则

我国艾滋病防治的工作原则是预防为主,防治结合,综合治理。

(二)防控措施

1. 针对传染源的综合防治措施

(1)发现感染者:进一步扩大监测和检测的覆盖面,尽最大可能发现 HIV 感染者和艾滋病病人并加以管理。

(2)加强 HIV 感染者和艾滋病病人管理:①加强健康教育,普及艾滋病防治知识,宣传国家政策及相关法律法规,提高患者依从性。帮助患者树立正确面对疾病和人生的态度。②对患者进行行为干预,培养社会及家庭责任感,免费提供安全套,避免将 HIV 传播给他人。③定期对艾滋病病人和 HIV 感染者进行随访和监测。④认真落实国家"四免一关怀"政策。⑤积极落实"民生工程",对艾滋病病人和 HIV 感染者开展医疗和生活救助。

2. 针对传播途径的综合防治措施

(1)预防经血液途径传播:①确保采供血安全,普及无偿献血,严厉打击非法地下采血

(浆)站;②减少共用注射器吸毒:在静脉吸毒人群中,利用美沙酮替代维持治疗和清洁针具交换方式以降低共用注射器静脉吸毒比例。

(2)预防经性途径传播 –ABC 策略:A 是禁欲:指在未结婚之前,最好不要有性行为;B 是对自己的伴侣忠诚:指性伴侣双方要互相忠诚,不得与第三方发生性行为;C 是使用安全套:指在发生非婚性性行为时,全程正确使用安全套。A、B 为治本的方法,C 为治标的方法。

(3)预防经母婴途径传播:①对育龄期妇女加强健康教育以预防感染。②对 HIV 感染妇女,首先要防止非意愿妊娠,否则在终止妊娠时会增加传播 HIV 的风险;其次,对自愿怀孕的妇女进行母婴阻断,预防母婴传播。③对 HIV 感染妇女及其子女与家庭,根据患者病程进展提供免费抗病毒治疗与支持。

3. 针对易感者的综合防治措施

(1)广泛深入开展预防艾滋病和反歧视的宣传教育活动,营造和谐社会氛围,各有关单位和部门充分发挥各自的优势和特点,采取多种形式,做好系统的、针对性强的、经常性的宣传教育工作。普及预防艾滋病知识,同时开展反歧视的宣传教育活动,最大限度降低 HIV 传播风险。

(2)开展当地高危人群估计并进行针对性干预

1)收集当地高危人群相关资料,利用普查法、乘数法、捕获 – 再捕获等相关调查方法对当地高危人群规模进行估计,以确保干预的覆盖率。

2)针对不同的高危人群,制定切实可行的干预方案,推广和实施有效干预措施,利用专业工作队伍、同伴教育员、非政府组织人员、志愿者等开展形式多样的干预活动,以确保干预措施得以落实。

3)对经性传播的高危人群,实施 100% 安全套推广项目,利用社会营销模式,以保证 100% 安全套推广项目可持续发展。

4)建立适宜的服务模式,开展自愿咨询检测服务。要充分利用现有服务网络开展自愿咨询检测工作,强调自愿和保密原则,提高自愿咨询检测的可及性。要建立和完善县级以上疾控机构、综合医院和妇幼保健机构的免费自愿咨询检测点,承担国家免费自愿咨询检测任务。

5)合理规划和建设艾滋病检测实验室网络,提高检测技术水平。县级以上疾控中心和二级以上医疗卫生机构要建立艾滋病筛查实验室,不具备建立筛查实验室的要设立检测点,开展快速检测。

4. 其他综合防治措施

(1)鼓励和引导社会各方面力量参与艾滋病预防、救助工作:政府有关部门要积极发挥社会团体、基金会、民办非企业单位和个人的作用,帮助 HIV 感染者开展生产自救,参加艾滋病关怀护理和救助工作,并对参加艾滋病预防控制工作的单位和人员提供培训和支持。

(2)建立部门间信息合作与共享机制,加强信息的整合和利用:要建立多部门间的艾滋病监测检测信息合作与共享机制,定期汇总分析艾滋病疫情监测信息,并建立监测结果信息发布制度,定期向公众公布艾滋病疫情。

(3)规范性病诊疗服务:要加大性病诊疗市场整顿力度,规范性病诊疗和咨询服务。开展性病诊疗服务的医疗卫生机构要开展预防艾滋病性病知识健康教育,将推广安全套作为性病门诊规范化服务内容,配合开展高危行为干预工作。

(4)加强艾滋病防治的应用性研究:要加强艾滋病流行病学研究,提高监测、预警和干预能力;加强艾滋病检测试剂临床评价,提高艾滋病检测技术水平。要开展艾滋病临床救治研究,总结中医诊治规律,完善艾滋病中西医结合综合治疗方案。要建设艾滋病研究的技术平台和示范区,加快艾滋病防治技术研究和成果的推广应用。要注重艾滋病预防控制战略和策略的研究,提高宣传教育和行为干预效果。

六、保障措施

(一)加强政府领导,健全管理机制

各级人民政府要成立防治艾滋病工作委员会或相应的协调机构,组织领导当地艾滋病防治工作。

(二)健全政策和法规,完善相关管理规定和工作规范

各有关部门要认真贯彻落实《艾滋病防治条例》,制定或完善相应的地方性法规和政策措施,依法按政策开展艾滋病防治工作。

(三)加强机构和能力建设

各级政府要建立艾滋病防治专业队伍和跨部门、多学科的艾滋病专家咨询组织,居委会、村委会要确定预防艾滋病专职或兼职人员,开展预防艾滋病知识宣传,参与防治干预工作。

(四)增加财政投入,多渠道筹集资金,统筹管理和使用

建立和完善以政府投入为主、分级负担、多渠道筹资的经费投入机制。县、区各级人民政府要将艾滋病防治经费列入同级财政预算,要建立科学、规范的经费管理制度,加强对经费使用情况的监督、检查,确保资金专款专用,统筹使用,发挥最大效用。鼓励社会各方面力量支持艾滋病防治工作。

技术要点

1. 乙类传染病

2. 临床特点　潜伏期无临床表现,发病期以机会性感染疾病症状为主

3. 治疗　抗病毒治疗,支持,对症,抗机会性感染

4. 流行病学特点　人群普遍易感,HIV 感染者和艾滋病病人为传染源,经血液、性接触、母婴传播

5. 个案报告　24 小时内上报个案

6. 突发事件报告及分级　暂无分级标准,如医疗机构、采供血机构发生 3 例及以上输血 HIV 感染,作为相关信息报告

7. 现场调查　调查感染来源

8. 标本的采集和运送　血液标本(3～5ml),血清标本冷藏保存,A 类包装运送

9. 实验室检测　抗体检测,CD4$^+$T 淋巴细胞检测,病毒载量检测

10. 防控措施　病人随访与管理,抗病毒治疗,配偶(性伴)子女检测,以减少高危行为为主的综合干预措施,"四免一关怀"政策,职业暴露的预防与处理

11. 特异性预防控制措施　无

12. 健康教育　倡导健康性行为,反歧视

【思考题】

一、不定项选择题

1. 艾滋病的传播途径包括（　　　）
   A. 母婴传播　　　　　B. 血液传播　　　　　C. 生活接触　　　　　D. 性接触

2. 下列哪种行为可能造成 HIV 的传播（　　　）
   A. 蚊虫叮咬
   B. 与艾滋病病人或 HIV 感染者共同进餐
   C. 与艾滋病病人或 HIV 感染者共用针具或注射器
   D. 以上均有可能

3. 艾滋病的高危人群主要是指（　　　）
   A. 男男同性性行为（MSM）人群
   B. 静脉吸毒人群
   C. 乙型肝炎暗娼人群
   D. 接受不安全血液及血制品者
   E. 与以上高危人群有性关系者

4. 艾滋病的治疗尚无特效的病因疗法，现有的治疗主要包括（　　　）
   A. 抗 HIV 治疗　　　　　　　　　B. 恢复机体免疫功能
   C. 防治机会性感染　　　　　　　 D. 治疗恶性肿瘤
   E. 对症支持治疗

5. HIV 检测中最常采集的标本是（　　　）
   A. 唾液　　　　　　B. 尿液　　　　　　C. 血液　　　　　　D. 组织液

二、简答题

1. 如何采集、保存、运送标本开展 HIV 检测？
2. 发现 HIV 感染者和艾滋病病人的重要意义是什么？
3. 我国现阶段艾滋病的流行特征是什么？

参考答案

一、不定项选择题

1. ABD；2. C；3. ABCDE；4. ABCDE；5. C

二、简答题

1. HIV 检测最常用的样本是血液，采集：用注射器抽出 3 ~ 5ml 静脉血，室温下自然放置 1 ~ 2 小时，待血清和血块收缩后再用 3000rpm 离心 15 分钟，吸出血清备用。标本采集时应注意个人防护，防止职业暴露的发生。保存和运送：血清标本应保存于 4℃ 以下，如需长期保存，需置低温（−80℃ ~ −30℃）。其运送过程也应保持低温状态。样本的保存和运送应符合生物安全的要求。

2. 已发现的 HIV 感染者和艾滋病病人占总数的比例很低，大多数 HIV 感染者隐匿在正常人群中继续传播 HIV。早发现、早干预可以防止或减少二代传播，早期治疗可控制并维持

HIV 的低复制,延缓或防止其破坏免疫系统,大大延缓艾滋病的发病和死亡。

3. 我国现阶段艾滋病流行特征:

(1)疫情呈上升趋势,但上升速度有所减缓;

(2)性传播持续成为主要传播途径,同性间传播上升速度明显;

(3)全国艾滋病总体呈低流行态势,部分地区疫情严重;

(4)全国艾滋病受影响人群增多,流行模式多样化。

第二节 肺 结 核 病

肺结核病是由结核分枝杆菌引起的慢性呼吸道传染病,临床上以低热、咳嗽、咳痰或咯血为特点,结核病是我国重点控制的传染病之一。目前,全球大多数结核病高负担国家和地区已采用了直接面视下的短程化学疗法(DOTS)。

一、概述

(一)病原学

结核病的病原体为结核杆菌,属分枝杆菌,分为人型、牛型及鼠型,前两型为人类结核病的主要病原。结核分枝杆菌对外界有较强的抵抗力,在阴暗潮湿的环境中能存活几个月,100℃ 1~5 分钟即可被杀灭,阳光及常用消毒剂如乙醇、甲酚皂溶液等均有较强的杀灭作用。

结核杆菌的致病性取决于该菌的毒力以及侵入机体的菌量,在各类结核病人中,最多见的是肺结核病,而且只有肺结核病才具有传染性。婴幼儿、HIV 感染者等各种免疫功能低下者容易发生活动性结核病。

(二)临床表现

肺结核病在发病早期,由于病变小而没有明显症状,临床表现不明显。肺结核病呼吸道表现以咳嗽为最常见,开始时多为干咳,以后出现白色黏痰或黏液脓痰,胸痛、咯血亦常见,咯血可为肺结核的首发症状;全身表现为逐渐起病,持续低热,尤以午后低热为常见,同时有盗汗、疲乏、食欲缺乏、消瘦等症状,少数可表现为持续高热,全身衰竭。因此,咳嗽、咳痰超过 3 周或咯血、发热或胸痛超过 3 周,就是肺结核病的疑似症状。

(三)流行病学

1. 传染源 传染性肺结核病人,即痰涂片阳性的肺结核病人是主要传染源,儿童肺结核以原发为主,大部分为涂片阴性,传染性小。传染性大小主要取决于病人的排菌数量,可通过痰涂片检查来定量判断。据估计,一个未经治疗的涂阳肺结核病人,平均每年可能传播感染 10~15 人。观察证明,病人的排菌量可受肺结核病化学疗法的遏制,短程化疗 1~2 周,痰中菌量即开始呈对数级持续下降,所以,在有效化疗下,肺结核病人即使尚未阴转,但传染性已很小。化疗不仅可以治愈病人即减少传染源数,而且能缩短其传染期。

2. 传播途径 肺结核病的传播途径主要是通过带菌的飞沫核传播。飞沫核的量与传染源呼出气体速度有关,病人正常呼吸时呼出的飞沫核量较少,但 1 次咳嗽可使具有传染性的飞沫核增加到 3500 个,而 1 次喷嚏可排放高达 100 万个飞沫核。带菌飞沫核飘在空气中可以游散,所以距离病人越近,传染性越大,距离远则传染性小;室内通气良好或阳光充足,带菌飞沫核易被稀释或被紫外线消毒,传染性也就随之减少。

3. **易感人群**　人群对结核杆菌普遍易感,接触时间越长、传染源传染性越强、与传染源接触越密切,则感染的可能性越大。拥挤、通风不良的居住环境可以增加易感者与传染源接触的密切程度和暴露危险性,易感者发生感染的危险性随年龄而增长。在非 HIV 高感染地区,成年男性感染结核杆菌的危险性高于女性,可能与男性有更多的机会接触传染源有关。免疫功能紊乱或缺陷(如 HIV 感染)、营养不良、接触矽尘、糖尿病、重度吸烟和过度劳累等,均能增加对结核杆菌的易感性。易感人群感染结核杆菌后,结核反应转为阳性,但不一定发病,发病者约占 4% ~ 5%,不发病者约 90% 以上。感染结核杆菌后是否发病取决于两个因素,一是感染的菌量和毒力,二是人体抵抗力的高低。

4. **流行特征**　结核病在贫困落后的国家和地区流行尤其严重。在高收入的发达国家,社会经济水平较低的移民人群结核病患病率较高。HIV 感染者是结核病的另一个高发人群,HIV 感染合并结核病的病人中约有 1/3 会死于结核病。

目前,我国结核病疫情仍然十分严重,是全球 22 个结核病高负担国家之一,也是世界上仅次于印度和印尼的结核病高负担国家。我国耐多药结核病疫情也非常严重,是 27 个耐药结核病高负担国家之一,耐多药结核病人数量位居全球第二位,结核病已成为当前我国重要的公共卫生问题。我国疫情主要表现为“六多”,即感染人数多、患病人数多、新发患者多、死亡人数多、农村患者多、耐药患者多。结核病流行特点为:高感染率、高患病率、高死亡率、高耐药率和低递降率。

(四)诊断标准

1. **诊断原则**　肺结核的诊断是以细菌学实验室检查为主,根据《肺结核诊断标准》(WS288—2008),结合胸部影像学、流行病学史和临床表现、必要的辅助检查及鉴别诊断,通过综合分析可将病例分为疑似病例、临床诊断病例和确诊病例,咳嗽、咳痰≥2 周或咯血是发现和诊断肺结核的重要线索,痰涂片显微镜检查是发现传染性肺结核病人最可靠的方法。

2. **肺结核病原诊断分类**　依据结核病人痰中有无结核杆菌以及胸部 X 线检查情况可分以下类别:

(1)涂阳肺结核:初诊肺结核病人,直接痰涂片镜检 2 次痰菌阳性或 1 次涂片阳性加 1 次培养阳性,或虽 1 次涂片阳性但胸片显示有活动性肺结核病变阴影。

(2)仅培阳肺结核:痰涂片阴性,肺部影像学检查符合活动性肺结核影像学表现,加 1 份痰标本结核分枝杆菌培养阳性。

(3)涂阴肺结核:①初诊肺结核病人,直接痰涂片镜检 3 次痰菌阴性或 1 次涂片阴性加 1 次培养阴性;②胸部 X 线摄片显示与活动性肺结核相符的病变;③具有咳嗽、咳痰、血痰或胸闷气短、低烧等症状。

(4)未痰检肺结核:①初诊肺结核病人,未进行直接痰涂片检查;②胸部 X 线摄片显示与活动性肺结核相符的病变;③具有咳嗽、咳痰、血痰或胸闷气短、低烧等症状。

3. **肺结核临床分类**　依据肺结核病人胸部 X 线检查情况,临床上将结核病分为 5 型:

(1)原发性肺结核(代号Ⅰ):为原发结核杆菌感染所致的临床病症,胸部 X 线多表现为原发综合征或胸内淋巴结肿大。

(2)血行播散型肺结核(代号Ⅱ):包括急性、亚急性和慢性血行播散型肺结核,胸部 X 线表现为双侧广泛散在病变。

(3)继发性肺结核(代号Ⅲ):是肺结核的一个主要类型,包括浸润型、纤维空洞型及干酪型肺结核,胸部 X 线表现为肺上部浸润或纤维空洞形成,干酪、钙化等混合病灶。

(4)结核性胸膜炎(代号Ⅳ)。

(5)其他肺外结核(代号Ⅴ)。

(五)治疗原则

1. 凡被确诊为活动性肺结核的患者都是化疗的对象,其中痰涂片阳性的肺结核病人是化疗的主要对象,尤以新涂阳肺结核病人为重点。

肺结核病的治疗原则:早期、规律、全程、适量、联用。

2. **目前常用的化疗方案**　县级结核病防治机构负责肺结核病人的诊断和治疗工作。目前常用标准短程治疗方案分每日和间歇两种。

(1)新涂阳和新涂阴肺结核病人化疗方案:① 2HRZE/4HR,即异烟肼、利福平、吡嗪酰胺和乙胺丁醇四种药联用,每日顿服 1 次,连服 2 个月,用药 60 次;异烟肼、利福平每日 1 次,再服 4 个月,用药 120 次。② $2H_3R_3Z_3E_3/4H_3R_3$,即异烟肼、利福平、吡嗪酰胺和乙胺丁醇 4 种药联用,隔日 1 次,服 2 个月,用药 30 次;异烟肼、利福平隔日 1 次,再服 4 个月,用药 60 次。如病人治疗到 2 个月末痰菌检查仍为阳性,则应延长 1 个月的强化期治疗,继续期化疗方案不变。

(2)复治涂阳肺结核病人化疗方案:① 2HRZES/6HRE;② $2H_3R_3Z_3E_3S_3/6H_3R_3E_3$。S 为链霉素,因故不能使用链霉素的病人,应延长 1 个月的强化期治疗;如病人治疗到 2 个月末痰菌检查仍为阳性,则还应延长 1 个月的强化期治疗,继续期化疗方案不变。

(3)结核性胸膜炎推荐化疗方案:① 2HRZE/10HRE;② $2H_3R_3Z_3E_3/10H_3R_3E_3$。

(4)中断治疗或返回患者的治疗:见表 12-1 和表 12-2。

表 12-1　中断治疗<2 个月的初治活动性肺结核病人(包括结核性胸膜炎)的治疗

治疗长度	中断治疗长度	是否需做涂片检查	涂片结果	方案选择
<1 个月	<2 周	否	无	继续原始初治方案[*]
	2~8 周	否	无	重新开始初治方案[**]
1~2 个月	<2 周	否	无	继续原始初治方案
	2~8 周	是	涂(+)	原初治方案增加一个月强化期
			涂(−)	继续原始初治方案
>2 个月	<2 周	否	无	继续原始初治方案
	2~8 周	是	涂(+)	开始复治涂阳方案
			涂(−)	继续原始初治方案

注:[*]所有患者必须完成 2 个月的强化期治疗。如果患者中断治疗前已完成 1 个月的强化期治疗,将再给他不少于 1 个月的强化期治疗,而后才开始继续期治疗。

[**]从头开始初治方案,已完成的治疗不计在内

表 12-2　中断治疗＜2 个月的复治涂阳肺结核病人的治疗

治疗长度	中断治疗长度	是否需做涂片检查	涂片结果	方案选择
＜1 个月	＜2 周	否	无	继续复治涂阳方案 *
	2~8 周	否	无	重新开始复治涂阳方案
1~2 个月	＜2 周	否	无	继续复治涂阳方案
	2~8 周	是	涂(+)	原复治涂阳方案增加 1 个月强化期
			涂(-)	继续复治涂阳方案
＞2 个月	＜2 周	否	无	继续复治涂阳方案
	2~8 周	是	涂(+)	重新开始复治涂阳方案
			涂(-)	继续复治涂阳方案

注: * 保证患者完成 2 个月的强化期治疗

二、发现与报告

(一)发现

肺结核病人的发现方式包括:因症就诊、转诊、追踪、因症推荐、接触者检查、健康检查等,主要发现痰涂片阳性的肺结核病人,通常可采取痰菌和胸部 X 线检查的方法。

(二)报告

1. 个案报告　各级各类医疗卫生机构诊断的肺结核病人(包括确诊病例、临床诊断病例)和疑似肺结核病人均为病例报告对象,分为涂阳、仅培阳、菌阴和未痰检 4 类。责任报告单位应于 24 小时内进行网络报告;未实行网络直报的责任报告单位应于 24 小时内寄/送出传染病报告卡给属地疾控机构,疾控机构收到后应于 2 小时内进行网络报告。

2. 聚集性疫情　结核病聚集性疫情是指学校、工地等集体单位,同一学期或半年内发生 3~9 例具有流行病学关联的肺结核病人。达到 10 例及以上有流行病学关联的结核病病例或出现死亡病例符合突发公共卫生事件相关信息报告范围,经当地卫生计生行政部门同意后由疾控机构在 2 小时内进行网络直报(初次报告),并根据事态变化情况进行进展报告和结案报告。报告的内容包括事件名称、事件类别、发生时间、地点、涉及的地域范围、人数、主要症状与体征、可能的原因、已经采取的措施、事件的发展趋势、下步工作计划等。如达到突发公共卫生事件标准,卫生计生行政部门应在 2 小时内向本级人民政府报告,同时向上一级人民政府卫生计生行政部门报告。

三、流行病学调查

(一)个案调查

肺结核病的散发病例由发现病例的医疗卫生机构转诊到疾控机构进行登记治疗管理,对治疗中的病人必须采取必要的管理措施,完成规定疗程,确保治疗效果。

(二)暴发疫情调查

1. 组织准备　疫情发生地的疾控机构接到学校、工地等人群聚集性场所报告的结核病暴发疫情信息后,首先对报告的基本信息进行核实,然后组成由领导、流行病学、呼吸内科、实验室、消毒等有关专家组成的调查小组,在2小时内迅速奔赴事发地现场开展现场流行病学调查,制定流行病学调查计划,确定成员的任务及职责。如果需要,可请求上级部门给予技术支持和指导。

根据疫情的规模和实际需要,在奔赴现场前应准备必需的资料和物品,携带包括相关书籍、记录本、肺结核病流行病学个案调查表、PPD皮试用品、密切接触者的调查整理表格、宣传材料、消杀器械等现场预防控制器材、痰盒等采样设备、现场联系资料(联系人及联系电话)、笔记本电脑、照相机和口罩等个人防护用品及车辆等交通工具等。

2. 调查内容与方法

(1) 相关资料收集

通过召开疫情发生地的领导、医务人员、相关人员代表参加的座谈会,听取情况介绍,了解疫情发生、发展的过程,已采取的控制措施等;在疫情发生地医疗卫生部门的协助下,调查访问接诊医生和病人,收集病人的基本情况,如年龄、性别、地址、职业以及发病日期,对流行情况作出简单描述。

查看收集病人的临床病案资料、X线检查结果、痰菌实验室检查结果,重点核实病例的诊断是否正确,病例之间是否有关联性等,对所掌握的资料进行综合判断,确定结核病暴发疫情是否存在。若确认存在,应开展调查和处理。

(2) 流行病学调查

疾控机构要对暴发疫情所有确诊的肺结核病人开展详细的个案流行病学调查,调查内容包括患者的基本信息、既往结核病史和接触史、发病和诊治经过、发病后的活动情况等。通过传染性肺结核病人出现可疑症状后的工作、学习、生活经历,确定与其发生接触的人员名单,并详细记录接触者的姓名、性别、年龄、与肺结核病例的关系、接触时间、接触场所、现详细住址、联系电话等,从而确定密切接触者的人数及分布,并进行密切接触者筛查。

密切接触者是指与其痰涂片阳性的肺结核病人直接接触的家庭成员、同事、同学和老师等,在学校主要包括同班师生、同宿舍同学,如果在同班、同宿舍师生筛查中新发现了1例及以上结核病病人,需将密切接触者筛查范围扩大至与病例同一教学楼和宿舍楼楼层的师生。发现并核实病例后,可以将收集到的病例信息列成一览表,以便进一步计算病例数量和相关的信息,包括病例发病时间情况、年龄、班级及教室宿舍的位置等。

(3) 流行因素调查

通过对肺结核病人的生活水平、居住条件、学习工作环境、通风情况、洗手设施情况等进行调查,找出主要的危险因素。

(4) 现场控制措施

1) 对患者采取的措施:对确诊的肺结核病人要及时转诊至所在地疾控机构或指定的结核病定点医院接受治疗,并建立病人的病案记录,按照规定的化疗方案对病人进行正规治疗与全程督导管理。对传染性肺结核病人必须待其传染性消失后,凭疾控机构或定点医院出具的出院证明方可复学或参加工作;非传染性肺结核病人在接受正规督导治疗管理的前提下,可以参加工作或学习。

2) 对接触者采取的措施:对具有咳嗽、咳痰≥2周,咯血或血痰等肺结核可疑症状的密切接触者进行筛查:①对0~14岁儿童有肺结核病可疑症状者进行PPD检查;②对0~14岁儿童PPD硬结平均直径≥15mm或有水泡等强烈反应者、≥15岁有肺结核可疑症状者需拍摄胸部X线片;③对0~14岁儿童胸片有异常阴影者及≥15岁拍摄胸片者进行3次痰涂片检查。

3)对病人所处环境的处理措施:对病人的痰液严格消毒(按1体积痰液加1/5体积漂白粉搅拌均匀,消毒2小时);对居住的学习生活场所及其设施进行必要的消毒处理(用0.5%~1.0%过氧乙酸溶液或过氧化氢复方空气消毒剂熏蒸或喷雾);对居住房间的空调进行必要的清洗;并加强房间的自然通风。

四、实验室检测

(一)痰标本的采集

1.痰盒　统一使用螺旋盖、可密封、广口的塑料痰盒收集痰标本。参考规格:直径4cm,高度2cm。医务人员在容器上应注明病人姓名、编号(门诊序号或登记号)、检查项目、痰标本序号1、2、3(1为即时痰,2为夜间痰,3为次日晨痰),然后交给患者。

2.痰标本采集　根据痰标本采集的时间,可将标本分为即时痰(就诊时深呼吸后咳出的痰液)、晨痰(患者晨起立即用清水漱口后,咳出的第2口、第3口痰液)和夜间痰(送痰前一日,患者晚间咳出的痰液)3类,标本量一般在3~5ml。

(二)标本的检测

结核病实验室检查包括:涂片抗酸染色显微镜检查、分枝杆菌分离培养、分枝杆菌药物敏感性试验、分枝杆菌菌种鉴定、分枝杆菌基因分型、分枝杆菌血清学及核酸扩增检测等。其中涂片抗酸染色显微镜检查是作为确定诊断、发现传染源、确定化疗方案和资料效果评价的指标。

1.涂片镜检

(1)抗酸杆菌阴性(-):连续观察300个不同视野,未发现抗酸杆菌。

(2)抗酸杆菌阳性:

1)报告抗酸杆菌菌数:1~8条/300视野。

2)抗酸杆菌阳性(1+):3~9条/100视野。

3)抗酸杆菌阳性(2+):1~9条/10视野。

4)抗酸杆菌阳性(3+):1~9条/每视野。

5)抗酸杆菌阳性(4+):≥10条/每视野。

2.培养结果

(1)分枝杆菌培养阴性:培养8周未见菌落生长者。

(2)分枝杆菌培养阳性

1)分枝杆菌培养阳性(1+):培养基斜面菌落分散生长,占据斜面面积的1/4以下者。

2)分枝杆菌培养阳性(2+):培养基斜面菌落分散生长,占据斜面面积的1/2以下者。

3)分枝杆菌培养阳性(3+):培养基斜面菌落密集生长或部分融合,占据斜面面积的3/4以下者。

4)分枝杆菌培养阳性(4+):培养基斜面菌落密集生长呈苔样分布,占据全斜面者。

3.结核菌素试验　主要采用结核菌纯蛋白衍生物(PPD),结核菌素试验72小时(48~96小时)检查反应。以局部皮下硬结为准。

(1)阴性:硬结平均直径<5mm或无反应者为阴性。

(2)硬结平均直径5~9mm为一般阳性。

(3)硬结平均直径 10～19mm 为中度阳性。

(4)硬结平均直径≥20mm(儿童≥15mm)或局部出现水疱、坏死及淋巴管炎者为强阳性。

五、防控策略和预防措施

现代结核病控制策略的重点是加强传染性肺结核病人的发现,全程督导治疗,加强结核病归口管理。

(一)现代结核病控制策略——DOTS 策略

DOTS 策略是控制结核病以及保证病人正确诊断和治疗直至痊愈的唯一有效策略,现阶段我国的结核病控制策略如下:

1.**加强政府承诺**　加强政府领导,制定当地结核病防治规划,保障结核病防治经费,健全结核病防治服务体系。

2.**提高发现和治疗肺结核病人工作质量**

(1)加强实验室能力建设:加强各级结核病实验室的建设,提高实验室质量控制、技术指导和研究能力。加强结核病实验室生物安全管理和感染控制,改善各级结核病实验室工作条件,开展痰结核杆菌分离培养和药物敏感性实验。

(2)积极发现肺结核病人:采取因症就诊、因症推荐、转诊追踪等有效方法,积极发现肺结核病人;对肺结核可疑症状者实行免费痰涂片与 X 线检查;对发现肺结核病人的乡村医生实行报病补助;开展涂阳肺结核病人密切接触者的追踪和检查;因地制宜地开展乡镇卫生院查痰点工作。

(3)做好肺结核病人的治疗与管理工作:对肺结核病人以不住院化学治疗为主,采用国家制定的统一标准化治疗方案;为肺结核病人提供免费的高质量抗结核药物。以医务人员为主,对肺结核病人开展直接面视下服药(DOT),提高患者治疗的依从性,确保患者做到全程规律服药;对实施 DOT 的人员提供治疗管理补助。

(4)健全抗结核病药物供应和管理系统:做好抗结核病药品的招标采购,保证药品质量、药品供应、调剂,确保不间断供药,并逐步推广固定剂量复合制剂药品的使用。

3.**应对耐多药、结核杆菌/HIV 双重感染,以及流动人口等特殊人群的挑战**　坚持预防为主,开展耐多药防治工作;开展结核病和艾滋病防治联合行动;将流动人口纳入当地结核病防治规划,重点关注高危和易感人群以及监狱、矿场等特殊场所的结核病防治工作。

4.**完善社会动员和健康促进工作**　制定开发领导、健康教育和社会动员策略,与多部门合作,开展结核病健康促进工作。充分利用《结核病防治健康教育材料资源库》有计划、有针对性地开展多种形式的健康促进活动,并进行效果评价。

5.**全面开展医防合作工作**　将有关的结核病防治工作列入医疗系统的职责,开展肺结核病人的转诊和追踪工作,加强结核病专科医院和结核病防治机构的合作,充分利用社区开展结核病防治工作。

6.**强化监控与评价**　充分利用结核病管理信息系统,做好结核病常规资料的收集与整理,并做到及时报告;积极开展督导工作,规范督导方法,提高督导质量;采用现代流行病学方法,开展专题调查,获得科学资料,通过整理分析,对结核病防治规划进行监控及评价,以深入了解结核病规划实施情况。

7.**积极开展研究工作**　开展为结核病防治规划服务的研究工作,包括应用性和基础性研究。确定应用性研究优先领域,积极推广应用性研究成果;研发新型诊断方法、药物和疫苗。

(二)防控措施

1. **控制传染源**　就结核病流行控制而言,治愈传染性肺结核病人是最好的预防措施,所以目前最主要的工作就是提高传染性肺结核病人的发现率和治愈率。

2. **切断传播途径**　对传染性肺结核病人应该加强结核病防治知识宣传教育,教育病人咳嗽、喷嚏或大笑时用手帕掩捂口鼻,与健康人谈话时应戴口罩。要加强室内通风,室内每小时与户外通风 6 次。紫外线照射具有高效杀灭空气微滴核中细菌的作用。太阳光是最便宜的紫外线来源,所以病人居室应有较大的窗户。要防止院内感染,医务人员或家属等在与病人面对面接触时可戴口罩。

3. **保护易感人群**　卡介苗接种是用人工方法使未受结核杆菌感染的人体产生一次没有临床发病危险的原发感染,从而产生一定的特异性免疫力,是结核病预防和免疫规划工作内容之一。卡介苗的接种对象为新生儿和婴儿,应尽早对新生儿进行接种,最迟在 1 岁以内。

4. **健康教育**　大力开展健康教育,核心知识包括:①肺结核病是一种慢性呼吸道传染病;②咳嗽、咳痰 2 周以上,或痰中带血丝,应当怀疑得了肺结核病;③得了肺结核病,应当到县(区)级结核病防治机构接受检查和治疗;④在县(区)结核病防治机构检查和治疗肺结核,可享受国家免费政策;⑤只要坚持正规治疗,绝大多数肺结核病患者是可以治愈的。

5. **药物预防**　广泛采用药物预防是不适宜的,但是筛查发现的单纯 PPD 强阳性、胸部 X 线片正常的涂阳肺结核病人密切接触者,在其知情、自愿的基础上可进行预防性服药。方法:单用异烟肼药物预防,成人顿服 300mg/d,儿童 8～10mg/(kg·d),每日总量不超过 300mg,服用 6 个月。联合预防性服药,使用异烟肼 + 利福喷汀 3 个月。

(三)日常管理

负责结核病人确诊、登记、报告、治疗、转诊和管理等工作。对结核病进行监测、统计、分析和预测,掌握疫情动态,开展有关结核病防治的技术指导、人员培训、健康教育以及预防性肺结核病体检。对未愈出院的肺结核病人,实施全程督导化疗或全程管理化疗,实行肺结核病归口治疗和归口管理,城镇街道、乡村卫生组织发现可疑肺结核病人,应进行登记、报告、转诊。受结核病防治机构的委托,实施对肺结核病人的化疗管理。按照卫生计生行政部门制定的本地区卡介苗免疫规划,组织实施接种。

1. **病人治疗管理**　实施有效的肺结核病人治疗管理是化疗成败的关键,肺结核病人的治疗管理包括全程督导化疗、强化期督导化疗、全程管理和自服药。

(1)全程督导化疗:在治疗全过程中,病人每次用药均在督导人员直接面视下进行,如未能按时用药,要采取措施 24 小时内补上。督导员可由村医生、家属、邻居和朋友等经过短期训练后担任。涂阳患者和含有粟粒、空洞的新涂阴患者应采用全程督导化疗的治疗管理方式。

(2)强化期督导:在治疗强化期内,病人每次用药均在督导人员直接面视下进行,继续期采用全程管理。非粟粒、空洞的新涂阴肺结核病以及结核性胸膜炎患者应采用强化期督导的治疗管理方式。

(3)全程管理:在治疗全过程中,通过对病人加强健康教育,定期门诊取药,家庭访视,复核病人服药情况(核查剩余药品量、尿液抽检等),误期(未复诊或未取药)追回等综合性管理方法,以保证病人规律用药。具体做法为:

1)做好对肺结核病人初诊的健康教育,内容包括解释病情,介绍治疗方案、药物剂量、用法和不良反应以及坚持规则用药的重要性。

2)定期门诊取药,建立统一的取药记录,强化期每2周或1个月取药1次,继续期每月取药1次。凡误期取药者,应及时通过电话、家庭访视等方式追回患者,并加强教育,说服患者坚持按时治疗。对误期者,城镇要求在3天内追回,农村在5天内追回。

3)培训病人和家庭成员,使其能识别抗结核药物,了解常用剂量和用药方法,以及可能发生的不良反应,并督促病人规则用药。

4)全程管理应使用"肺结核病人治疗记录卡",由病人及家庭成员填写。

5)家庭访视:建立统一的访视记录,村卫生室(社区卫生服务站)医生接到新的治疗患者报告后应尽早做家庭访视,市区1周内、郊区10天内进行初访,化疗开始后至少每月家庭访视1次。内容包括健康教育,核实服药情况,核查剩余药品量,抽查尿液,督促患者按期门诊取药和复查等。

6)做好痰结核杆菌的定期检查工作,治疗期间按规定时间送痰标本进行复查。

(4)自行服药:指虽然已对肺结核病人进行了规范化疗的健康教育,但因缺少有效管理而自服药的患者。

2. 随访查痰　痰菌检查结果是判断治疗效果的主要标准,国家对治疗期间随访的肺结核病人进行免费痰涂片检查。

(1)初治涂阳、涂阴肺结核病人在治疗至第2个月末、5个月末和6个月末;复治涂阳肺结核病人在治疗至第2个月末、5个月末和8个月末要分别收集晨痰和夜间痰各1份进行涂片检查。

(2)初、复治涂阳肺结核病人在治疗第2个月末,痰菌仍为阳性者,应在治疗第3个月末增加痰涂片检查一次。

(3)确诊并登记的涂阴肺结核病人,即使病人因故未接受治疗,也应在登记后满2个月和满6个月时进行痰菌检查。

3. 化疗效果考核

(1)痰菌为主要考核指标:痰菌情况反映病变中结核菌情况,痰菌减少转为阴性,并一直保持阴性,证明化疗杀菌灭菌作用是成功的,否则为化疗失败。

(2)远期疗效以复发率为考核指标:结核病治疗中许多顽固菌能否被消灭决定着病变在停药后2年的细菌学复发率,是评价化疗方案灭菌作用是否彻底的指标。

(3)影响治疗效果的因素:①病人发现、治疗过迟;②治疗不规则;③化疗方案制定不当;④病人不合作;⑤病人本身体质问题;⑥由耐药菌感染而发生的肺结核病。

六、保障措施

(一)加强领导组织,制定实施方案

疾控机构要高度重视结核病突发公共卫生事件的应急保障工作,成立应急处理专家组,做好准备,随时待命。要结合当地的实际情况制定切实可行的结核病防控实施方案,细化各项防控措施的操作规程。

(二)加强技术培训,提高应对能力

加强对结核病预防控制人员的技术培训,提高流行病学现场调查、监测、消毒处理和实验室检验的能力;加强对各级医务人员结核病防治知识的培训,提高早期发现结核病患者的

意识、能力和诊疗水平。卫生计生行政部门可根据实际情况,组织开展结核病突发公共卫生事件应急处置的演练,提高结核病应急处置能力。

(三)提供经费保障,做好物资储备

卫生计生行政部门和疾控机构应当合理安排结核病突发公共卫生事件应急工作经费。做好各类结核病应急物资的储备,对于较为稀缺的卫生应急物资采用实物储备形式,经常使用的卫生应急物资可适量进行实物储备,对于市场供应充足的卫生应急物资可采用资金储备形式。需要储备的物资包括各类抗结核药品、PPD 试剂、X 线胶片、防护用品、N95 口罩、消毒药械、有效的消毒剂(氯制剂和过氧乙酸)、检测试剂等。

七、附表

肺结核个案调查表见表 12-3;学生肺结核患者个案调查表见表 12-4;肺结核病人密切接触者登记表见表 12-5。

表 12-3　肺结核个案调查表

国标码□□□□□　　　　　　　　　　　　　　病例编码□□□□

1. 一般情况

1.1 姓名:_____,如为 14 岁以下儿童,其家长姓名是:_____

1.2 性别　(1)男　(2)女　　　　　　　　　　　　　　　　　　　　　□

1.3 年龄(周岁):_____　　　　　　　　　　　　　　　　□□

1.4 职业　(1)幼托儿童　(2)散居儿童　(3)学生　(4)教师　(5)保育保姆　(6)餐饮食品　(7)商业服务
　　　　(8)医务人员　(9)工人　(10)民工　(11)农民　(12)牧民　(13)渔(船)民　(14)干部职员
　　　　(15)离休人员　(16)家务待业　(17)其他____(注明)(18)不详　　　□□

1.5 文化程度　(1)学龄前儿童　(2)文盲　(3)小学　(4)初中　(5)高中　(6)大学及以上　(7)不详　□

1.6 现在住址:_____

　　户口地:_____

1.7 工作(学习)单位:_____

1.8 联系人:_____　　　联系电话:_____

2. 发病及诊疗情况

2.1 肺结核症状　(1)有　(2)无　　　　　　　　　　　　　　　　　□

　　如有,症状为　(1)咳嗽　(2)咳痰　(3)胸闷及气短　(4)血痰　(5)低热　(6)盗汗　(7)乏力
　　　　　　　　(8)食欲减退　(9)其他　　　　　　　　　　　　　　□

2.2 就诊情况

　2.2.1 有症状后是否就诊　(1)是　(2)否　　　　　　　　　　　　□

　2.2.2 如曾就诊

　　2.2.2.1 有症状至初次就诊的时间共_____周

　　2.2.2.2 初次就诊单位　(1)综合医院　(2)结核病防治所　(3)中医院　(4)结核病院　(5)乡镇卫生院
　　　　　　　　　　　　(6)私人诊所　(7)其他　　　　　　　　　　□

　2.2.3 包括初次就诊在内的已就诊次数_____次

2.3 未就诊者

　2.3.1 未就诊原因　(1)自己不在乎　(2)工作忙,没时间　(3)经济困难　(4)交通不便　(5)就诊点太远

(6)就诊点服务态度不好　(7)其他　□

2.3.2　有症状至本次就诊期间共____周

2.4　诊断情况

2.4.1　已就诊者在本次就诊前的诊断　(1)感冒　(2)肺炎　(3)气管炎　(4)肺结核　(5)其他　□

2.4.2　肺结核诊断结果是在哪个医疗单位做出的　(1)综合医院　(2)结核病防治所　(3)中医院　(4)结核病院　(5)乡镇医院　(6)私人诊所　(7)其他　□

2.4.3　初次就诊至确诊共____周

确诊日期:_____年___月___日

2.4.4　曾接受的检查(治疗前的检查)　(1)临床体检　(2)查痰____次　(3)X检查　(4)以上三项都检查过　(5)其他　□

2.5　治疗情况

2.5.1　已确诊的肺结核病人是否已接受抗结核治疗　(1)已治疗　(2)未治疗　□

2.5.2　未接受抗结核治疗的主要原因　(1)医务人员未明确告知病人　(2)病人自己不在乎　(3)经济困难　(4)工作忙,没时间　(5)治疗点太远　(6)治疗点服务不佳　(7)其他　□

2.5.3　已接受抗结核治疗病人

2.5.3.1　开始治疗日期:_____年___月___日

2.5.3.2　确诊至开始治疗间隔____天

2.5.3.3　抗结核药处方是下列哪个单位开出的　(1)综合医院　(2)结核病防治所　(3)中医院　(4)结核病院　(5)乡镇医院　(6)私人诊所　(7)其他　□

2.5.3.4　已化疗病人用药情况:H____天,R____天,E____天,Z____天,其他抗结核药(药名)____天

2.5.3.5　最近治疗日期:_____年___月___日

2.5.3.6　服药有无管理　(1)全程督导　(2)全程管理　(3)强化期督导　(4)住院　(5)自服药(无管理)□

2.5.3.7　目前治疗状况　(1)规则治疗　(2)间断治疗　(3)中断治疗　□

2.5.3.8　如为"间断"或"中断"治疗,其原因　(1)症状改善,自行停药　(2)药物反应　(3)经济困难　(4)其他

2.6　本次就诊情况

2.6.1　此次就诊时症状　(1)咳嗽　(2)咳痰　(3)胸闷及气短　(4)血痰　(5)低热　(6)盗汗　(7)乏力　(8)食欲减退　(9)其他(注明)　□

2.6.2　痰液检查

2.6.2.1　痰涂片检查　(1)阳性　(2)阴性　□

2.6.2.2　痰培养　(1)阳性　(2)阴性　□

2.7　X线片检查

2.7.1　结核病灶

2.7.1.1　左　(1)有(若有,请表明上、中、下)　(2)无　□

2.7.1.2　右　(1)有(若有,请表明上、中、下)　(2)无　□

3.流行病学资料

3.1　病人来源　(1)因症状就诊　(2)转诊　(3)集中推荐　(4)日常推荐　(5)体检　(6)其他　□

3.2　你周围人中有患肺结核病的人吗?　(1)有　(2)无　(3)不知道　□

3.3　如有,肺结核病人与你关系是　(1)祖父母、父母、兄弟姐妹　(2)其他亲属　(3)邻居、同事　□

3.4　接触程度　(1)同吃　(2)同一工作场所　(3)同住　(4)其他　□

3.5 卡介苗接种史 　(1)有 　(2)无 　　　　　　　　　　　　　　　　　　　□

3.6 有无并发症 　(1)糖尿病 　(2)矽肺 　(3)精神病 　(4)长期服用激素药物 　(5)其他 　□

3.7 是否接受过防痨宣教 　(1)有(注明哪种形式_____) (2)无 　　　　　　　□

3.8 经济状况 　(1)差 　(2)一般 　(3)好 　　　　　　　　　　　　　　　　　　□

调查者单位:_____ 　　　　　　调查者:_____

审查者:_____ 　　　　　　　　调查时间:_____年___月___日

表 12-4 　学生肺结核患者个案调查表

病例分类:1.实验室诊断病例 　2.临床诊断病例

1.一般情况

1.1 姓名:_____

1.2 性别: 　(1)男 　(2)女

1.3 出生日期: 　　　年 　　月 　　日(年龄_____岁)

1.4 职业: 　(1)学生 　(2)教师 　(3)其他(_____)

1.5 年级和班级:_____年级_____班 班级人数_____人

1.6 宿舍:_____幢_____室 　同室居住人数_____人

宿舍面积(平方米):_____ 　宿舍的窗户面积(平方米)_____

宿舍通风: 　(1)不开窗通风 　(2)不定时开窗通风 　(3)每日开窗通风

宿舍环境卫生: 　(1)好 　(2)一般 　(3)差

1.7 走读生及学生家庭内患者填写:

住址:_____ 　居住人数:_____

居室面积(平方米):_____

居室通风: 　(1)不开窗通风 　(2)不定时开窗通风 　　(3)每日开窗通风

居室环境卫生: 　(1)好 　(2)一般 　(3)差

2.既往病史和接触史

2.1 既往结核病史: 　(1)有(时间_____年) (2)无

2.2 慢性肺病史: 　(1)有 　(2)无

2.3 慢性肾病史: 　(1)有 　(2)无

2.4 慢性糖尿病史: 　(1)有 　(2)无

2.5 吸烟史: 　(1)现在吸 　(2)以前吸 　(3)不吸

2.6 发病前,家庭成员有无结核病患者? 　(1)有 　(2)无

若有,是否与患者密切接触? 　(1)是 　(2)否

2.7 发病前,同班级有无结核病患者? 　(1)有 　(2)无

若有,是否与患者密切接触? 　(1)是 　(2)否

2.8 发病前,同宿舍有无结核病患者? 　(1)有 　(2)无

若有,是否与患者密切接触? 　(1)是 　(2)否

3.营养和其他健康状况

3.1 营养状况: 　(1)好 　(2)一般 　(3)差

3.2 睡眠状况: 　(1)好 　(2)一般 　(3)差

3.3 学习、工作和生活压力: 　(1)大 　(2)一般 　(3)小

4.发病和就诊情况

4.1 是否有症状：（1）有 （2）无

首次症状出现日期：_____年____月____日

4.2 首次发病出现症状(打√)

(1)咳嗽 (2)咳痰 (3)咯血或血痰 (4)胸痛 (5)胸闷及气短 (6)低热 (7)盗汗 (8)乏力

(9)食欲减退 (10)消瘦 (11)其他(_____)

4.3 首发症状自我感觉的严重程度： （1）轻(2)中(3)重

4.4 就医过程

就诊序次	就诊日期(年月日)	就诊主要原因	就诊单位	诊断结果	治疗情况
1(初诊)					
2					
3					
……					

5.确诊和治疗情况

5.1 确诊日期：_____年____月____日

5.2 网络直报时间：_____年____月____日

5.3 确诊医疗机构：_____

5.4 诊断结果：_____

5.5 确诊后是否休学治疗： （1）是 （2）否

如是,休学开始日期_____年____月____日

5.6 是否休学住院治疗： （1）是 （2）否

若是,入院时间_____年____月____日

出院时间_____年____月____日

5.7 是否休学居家治疗： （1）是 （2）否

5.8 是否向学校办理病休手续： （1）是 （2）否

6.患者的临床诊治资料(从结核病防治机构或定点医院的病案资料直接获取)

6.1 患者发现方式：

(1)因症就诊 (2)转诊 (3)追踪 (4)因症推荐 (5)接触者检查 (6)健康检查(集中筛查) (7)其他

6.2 结核菌素试验(PPD)结果:(mm) ×

试验日期：_____年____月____日

6.3 X线胸片检查异常情况：

左(1)有(若有,请表明,上、中、下) (2)无

右(1)有(若有,请表明,上、中、下) (2)无

空洞(1)有 (2)无

粟粒(1)有 (2)无

6.4 痰菌实验室检查结果

痰涂片结果 (1)阴性 (2)阳性_____ (3)未查

培养结果 (1)阴性 (2)阳性_____ (3)污染 (4)未查

药敏结果　　H 耐药　敏感　污染　未做

R 耐药　敏感　污染　未做

S 耐药　敏感　污染　未做

E 耐药　敏感　污染　未做

初步菌种鉴定结果:结核分枝杆菌　非结核分枝杆菌　其他

6.5 诊断结果:

6.6 诊断分型: (1)Ⅰ型　(2)Ⅱ型　(3)Ⅲ型　(4)Ⅳ型　(5)Ⅴ型

6.7 登记日期:　　年　　月　　日

6.8 登记分类: (1)新患者　(2)复发　(3)返回　(4)初治失败　(5)其他

6.9 开始治疗日期:　　年　　月　　日

6.10 治疗方案:

6.11 治疗管理方式: (1)休学住院治疗　(2)休学本地居家治疗　(3)未休学在校治疗　(4)回外地原籍治疗

7. 发病后的学习和生活情况

7.1 患者发病确诊前的上课地点

教室	起始时间	终止时间	上课频率	同教室学生范围	同楼层教室及学生范围	备注
地点 1						
地点 2						
地点 3						
……						

绘出教室及班级分布图。

7.2 患者发病确诊前的居住地点(宿舍)

宿舍	起始时间	终止时间	居住频率	同宿舍学生范围	同楼层宿舍及学生范围	备注
宿舍 1						
宿舍 2						
……						

绘出宿舍分布图。

7.3 患者发病确诊前的居住地点(家庭)

家庭	起始时间	终止时间	上课频率	同家庭成员范围	备注
家庭 1					
家庭 2					
……					

调查单位:

调查者:

调查时间:　　年　　月　　日

表 12-5　肺结核病人密切接触者登记表

_____年____月____日

肺结核病人			接触者			接触者类型		筛查			检查日期及结果			诊断	备注
姓名	登记号	联系电话	姓名	性别	年龄	家属	非家属	日期	症状		PPD试验(mm)	X线片	痰涂片		
									有	无					

填写说明:

(1)接触者类型:在相应栏内打"√"。

(2)症状:是指咳嗽、咳痰≥2周或有咯血者,在相应栏内打"√"。

(3)检查日期及结果:上栏填写结果,下栏填写日期。

(4)"PPD试验、X线片、痰涂片"等项目,是有肺结核可疑症状的密切接触者做相关检查后,根据实际情况填写,填写要求见前述相关说明。

(5)诊断:按照"初诊患者登记本"中的"胸片结果"相应内容进行记录

| 技术要点 |

1. 乙类传染病

2. 临床特点　咳嗽、咳痰两周或伴有低热

3. 治疗　抗结核,对症

4. 流行病学特点　人群普遍易感,痰涂片阳性肺结核病人是主要传染源,呼吸道传播

5. 个案报告　24 小时内上报个案

6. 突发事件报告及分级　学校、工地等集体单位,短期内(1 个月内)发现 3 例及以上有关联的肺结核病人,即进行突发公共卫生事件相关信息报告

7. 现场调查①病例搜索:病人;②对确诊的肺结核病人要及时转诊至指定的结核病定点机构接受治疗

8. 标本的采集和运送　即时痰、晨痰、夜间痰,标本常温保存,A 类包装运送

9. 实验室检测　涂片抗酸染色,痰培养

10. 防控措施　DOTS 策略,治愈传染性肺结核病

11. 特异性预防控制措施　疫苗

12. 健康教育　享受国家免费正规治疗,不随地吐痰,开窗通风

13. 废弃物处理　太阳光、乙醇、甲酚皂溶液

【思考题】

一、单选题

1. 人类结核病的主要病原菌是(　　　)

    A. 牛型结核菌　　　　B. 鼠型结核菌　　　　C. 人型和鼠型结核菌

    D. 牛型和鼠型结核菌　　　　　　　　　　　E. 人型和牛型结核菌

2. 结核病的主要社会传染源是(　　　)

    A. 排菌的病人　　　　B. 所有活动性肺结核病人

    C. 肺内有空洞性病变的患者　　　　　　D. 血行播散型肺结核患者

    E. 对抗结核化疗效果不明显的患者

3. 发现早期肺结核的主要方法是(　　　)

    A. 查痰抗酸杆菌　　　　B. 胸 X 线检查　　　　C. 胸 CT

    D. 血沉　　　　　　　E. 血清特异性抗体的检查

4. 关于结核杆菌,下列哪项是错误的(　　　)

    A. 生长缓慢,4~6 周繁殖成明显菌落

    B. 抗酸染色镜检为蓝色细长的杆菌

    C. 在阴湿处能生存 5 个月以上

    D. 煮沸 1 分钟能被杀灭

E. 烈日曝晒 2 小时可被杀灭

5. 男 30 岁,咳嗽 3 个月,偶有咳痰带血,乏力,体重下降,无发热,查体双侧颈淋巴结蚕豆大,稍硬,无触痛,右上肺少许湿啰音,最可能的诊断是(　)

A. 肺癌　　　　　B. 肺结核　　　　　C. 肺炎

D. 肺脓肿　　　　E. 支气管扩张

二、简答题

1. 新涂阳和新涂阴肺结核病人化疗方案是什么?

2. 什么叫全程督导化疗?

3. 如何做好现代结核病控制策略 –DOTS 策略?

参考答案

一、单选题

1. E;2. A;3. B;4. B;5. B

二、简答题

1. 一是 2HRZE/4HR,即异烟肼、利福平、吡嗪酰胺和乙胺丁醇四种药联用,每日顿服 1 次,连服 2 个月,用药 60 次;异烟肼、利福平每日 1 次,再服 4 个月,用药 120 次。二是 2H3R3Z3E3/4H3R3,即异烟肼、利福平、吡嗪酰胺和乙胺丁醇四种药联用,隔日 1 次,服 2 个月,用药 30 次;异烟肼、利福平隔日 1 次,再服 4 个月,用药 60 次。如病人治疗到 2 个月末痰菌检查仍为阳性,则应延长 1 个月的强化期治疗,继续期化疗方案不变。

2. 在治疗全过程中,病人每次用药均在督导人员直接面视下进行,如未能按时用药,要采取措施 24 小时内补上。督导员可由村医生、家属、邻居和朋友等经过短期训练后担任。涂阳患者和含有粟粒、空洞的新涂阴患者应采用全程督导化疗的治疗管理方式。

3. DOTS 策略是控制结核病以及保证病人正确诊断和治疗直至痊愈唯一的有效策略,现阶段我国的结核病控制策略如下。

(1)加强政府承诺:加强政府领导,制定当地结核病防治规划,保障结核病防治经费,健全结核病防治服务体系。

(2)提高发现和治疗肺结核病人的工作质量。

(3)应对耐多药、结核杆菌 /HIV 双重感染,以及流动人口等特殊人群的挑战。

(4)完善社会动员和健康促进工作。

(5)全面开展医防合作工作。

(6)强化监控与评价。

第三节　乙型肝炎

乙型肝炎是由乙型肝炎病毒(HBV)引起的、以肝脏病变为主,并引起多种器官损害的急慢性传染性疾病,包括慢性携带者、肝硬化和原发性肝细胞癌(HCC),在所有的病毒性肝炎型别中乙型肝炎危害最为严重。我国是 HBV 感染大国,现有 HBV 感染者近 1 亿人,乙型肝炎已成为我国当前最严重的公共卫生问题,已被列入重点防控的传染病之一。

接种乙型肝炎疫苗是预防乙型肝炎最经济、最有效的措施。自 2002 年以来,我国乙型肝炎防治工作进入新的阶段:制定全国乙型肝炎防治规划,实施新生儿乙型肝炎疫苗 24 小时内接种,推广成人接种等策略,乙型肝炎防治取得了较大进展。但乙型肝炎发病机制复杂、HBV 易变异、有隐性感染、乙型肝炎疫苗免疫不应答等,增加了乙型肝炎防治的难度。所以,乙型肝炎防治必须采取全人群免疫接种、规范治疗乙型肝炎病人、切断传播途径等综合防治措施。

一、概述

(一)病原学

HBV 属嗜肝 DNA 病毒科,HBV 外表是一层高密度脂蛋白膜,有许多蛋白棘状突起,这些脂蛋白膜和蛋白棘状突起就是 HBV 表面抗原(HBsAg)。里面是核心蛋白,即核心抗原(HBcAg)和 e 抗原(HBeAg)。中间包裹着双链 DNA 分子、DNA 聚合酶(P 蛋白),75% 的乙醇能使其失活。

感染 HBV 的病人血清中有 3 种不同形态的颗粒,分别为大球形颗粒、小球形颗粒和管形颗粒。HBV 可分为 9 个血清型:ayw1、ayw2、ayw3、ayw4、ayr、adw2、adw4、adrq+ 及 adrq-。我国流行的 HBV 血清型主要是 adrq+ 和 adw2,对应于基因型 B 和 C 型。

HBV 实验室检测指标有 3 大抗原 - 抗体系统:HBsAg-HBsAb 系统、HBcAg-HBcAb 系统和 HBeAg-HBeAb 系统,HBcAg 在外周血中检测不出来,实际检测只有五项,即“乙型肝炎两对半”。

HBV 的抵抗力较强,但 65℃ 10 小时、煮沸 10 分钟或高压蒸气可灭活 HBV。含氯制剂、环氧乙烷、戊二醛、过氧乙酸和碘伏等也有较好的灭活效果。

(二)临床表现

乙型肝炎对人类危害巨大,人体感染 HBV 后,除发生急、慢性乙型肝炎外,很容易变成慢性携带者,还可引发肝硬化或肝细胞肝癌。据报道,乙型肝炎占急性肝炎的 25%,占慢性肝炎的 80% ~ 90%。

乙型肝炎的临床表现形式多样,临床分为:急性乙型肝炎、慢性乙型肝炎、HBV 携带者、乙型肝炎肝硬化或肝癌等。乙型肝炎潜伏期较长,约 45 ~ 160 日,平均 60 ~ 90 日。

1. **急性乙型肝炎**　感染乙型肝炎病毒 6 个月之内,出现肝区不适、隐痛、全身倦怠或乏力、食欲减退、恶心、厌油、腹泻,有时低热,严重者可能出现黄疸。如果延误治疗,少数患者会发展成为重症肝炎,表现为肝功能损害急剧加重,直到衰竭,同时伴有肾功能衰竭等多脏器功能损害,患者会出现持续加重的黄疸、少尿、无尿、腹水、意识模糊、昏迷。

2. **慢性乙型肝炎**　急性 HBV 感染超过 6 个月者,或者发现 HBsAg 阳性超过 6 个月,或者慢性肝病患者的体征如肝病面容、肝掌、蜘蛛痣和肝、脾大等。

3.HBV 携带者、乙型肝炎肝硬化、HBV 相关的原发性肝细胞癌临床表现不明显,需结合实验室检查才能判断。

(三)流行病学

乙型肝炎呈世界性流行,人群普遍易感。自 1981 年乙型肝炎疫苗在美国投入使用以来,乙型肝炎流行特征已有根本改变。

1. **传染源**　HBV 存在于病人或携带者的血液和体液中,所以各型急性、慢性乙型肝炎患者和 HBsAg 携带者均可作为传染源。急性患者从发病前数周至整个急性期内均有传染性,是乙型肝炎的传染源。慢性乙型肝炎病人常携带 HBV,且反复发作,也是乙型肝炎的传染源。

在我国自然人群中,HBsAg 携带者的比例达到全人群的 7.18%,人数近 1 亿,因此他们是更重要的传染源。

2. **传播途径**　乙型肝炎主要经医源性传播、母婴传播和接触传播,凡含有 HBV 的血液或体液,可通过破损的皮肤和黏膜进入人体而引起感染。

(1)医源性传播(或经血传播):包括输入血液和血制品、注射、手术、采血、拔牙、内镜检查和医务人员意外刺伤等。近年来,献血员在献血前进行 HBsAg 的筛查,使输血后乙型肝炎的发病率明显减少,但尚未完全杜绝,少数 HBV-DNA 阳性而 HBsAg 阴性的血液仍可引起感染,经输血引起的 HBV 感染尚未能完全避免。此外,针刺、文身、扎耳环孔等具有高度的危险性。

(2)母婴传播:可分为 3 个阶段:①宫内传播;②产程传播;③分娩后婴儿与母亲的生活密切接触传播等。据统计,人群中 40%~50% 的 HBsAg 携带者是由母婴传播所致。宫内传播,即怀孕时母体血液中的乙型肝炎病毒经胎盘传给婴儿,这种方式引起的传播仅占 5%~10%,乙型肝炎疫苗无法预防。产程传播,即在分娩时,婴儿娩出过程中的皮肤擦伤,胎盘剥落时母体血液中的病毒通过破裂的胎盘血管渗入脐带血,进入新生儿体内;母婴传播中产程感染的可能性最大,新生儿出生后 24 小时内接种乙型肝炎疫苗第一针可以预防产程传播;分娩后婴儿与母亲的生活密切接触、哺乳也可以传播 HBV。

(3)接触传播:日常生活中的密切接触,如共用牙刷、剃须刀等也可导致 HBV 感染,家庭人员间的密切接触可造成 HBV 感染的聚集现象。在日常学习工作中,一般性的接触不传播。约 30%~50% 左右的 HBV 慢性感染者唾液中可测到 HBsAg,动物实验表明,含 HBV 的唾液具有传染性。性接触也是造成 HBV 流行的重要传播方式,在家庭内,HBsAg 阳性者的配偶较其他家庭成员更易感染 HBV。

(4)其他传播途径:臭虫、蚊子等吸血昆虫可机械携带 HBV,但需要进一步证实。

3. **易感人群**　人群对 HBV 普遍易感。不同国家或地区的表现有所不同,在乙型肝炎高发国家或地区,人群 HBV 携带率高,各种传播形式均易实现,因此,新生儿和婴幼儿是主要易感人群,其次是学龄儿童和青少年,我国即属于这种传播模式,随着乙型肝炎疫苗免疫接种的实施,人群 HBV 易感性普遍下降。

4. **流行特征**

(1)地区分布:HBV 感染呈世界性流行。据 WHO 统计,全球约 20 亿人曾感染过 HBV,其中 3.5 亿人成为慢性携带者,每年约有 100 万人死于 HBV 感染所致的肝衰竭、肝硬化和 HCC。不同地区 HBV 感染的流行强度差异很大,按照 HBsAg 携带率的不同,全世界大致可分为高、中、低 3 种流行区。

低流行区:HBsAg 携带率低于 1%,抗 -HBs 阳性率低于 10%,新生儿和儿童感染不常见,如北欧、英国、中欧、北美和澳大利亚等;

中流行区:HBsAg 携带率在 1%~5%,抗 -HBs 阳性率低于 20%~50%,如南欧、东欧、地中海地区、日本、西南亚、前苏联等,新生儿和儿童感染较常见;

高流行区:HBsAg 携带率在 10%~20%,抗 -HBs 阳性率可达 70% 以上,新生儿和儿童感染相当普遍,如东南亚地区、非洲和中国等。

中国是 HBV 感染大国,人群中约有 60% 的人感染过 HBV,2006 年第三次全国人群乙型肝炎血清流行病学调查结果表明:全国 1~59 岁人群 HBsAg 携带率为 7.18%。由此估计我国的 HBV 感染者近 1 亿,慢性乙型肝炎约 2000 万例,每年因肝病死亡超过 30 万人,其中 50% 为原发性肝癌,80% 归因于 HBV 感染者。乙型肝炎已成为我国最严重的公共卫生问题之一,给国家、社会、家庭和个人带来沉重的经济负担。

调查结果表明,我国乙型肝炎免疫预防工作取得显著成绩,HBsAg 携带率大幅下降,与 1992 年调查发现的 9.75% 相比,下降 26.36%,而且年龄越小,下降幅度越大。根据 1992 年和 2006 年两次血清流行病学调查结果估计,1992 年以来儿童感染 HBV 的人数减少了近 8000 万人,儿童 HBsAg 携带者减少了 1900 万人。但是由于我国人口众多,HBsAg 大都终身携带,随着人均寿命的增加,我国乙型肝炎防治工作仍然面临严峻形势。

(2)人群分布:一般男性高于女性,其主要原因可能是男女暴露机会不同所致。不同种族、民族间 HBsAg 阳性率也有差别,可能与遗传和环境因素有关。

近 20 年来,随着乙型肝炎疫苗的接种实施,我国的乙型肝炎流行病学特征已经发生明显改变,主要是城市、农村人群 HBsAg 携带率差异不显著,西部地区人群 HBsAg 携带率高于东部地区。2014 年全国 1~29 岁人群乙型肝炎血清流行病学调查结果显示,1~4 岁、5~14 岁和 15~29 岁人群 HBsAg 流行率分别为 0.32%、0.94% 和 4.38%。有乙型肝炎疫苗接种史人群 HBsAg 携带率明显低于无乙型肝炎疫苗接种史人群,接种与未接种乙型肝炎疫苗人群的阳性率分别为 4.51% 和 9.51%,单用乙型肝炎疫苗阻断母婴传播的保护率为 87.8%。在有预防接种史的儿童中,首针乙型肝炎疫苗及时接种者 HBsAg 携带率低于未及时接种人群。

(3)时间分布:乙型肝炎发病无明显季节性,一般为散发。

(4)家庭聚集性:HBsAg 阳性或携带有明显的家庭聚集性,在乙型肝炎高发地区尤为明显。这种聚集性与母婴垂直传播、长期密切接触传播有关,与遗传的关系有待于证实。

5. 乙型肝炎自然史　近年来,关于 HBV 感染的自然史日益受到重视。人感染 HBV 后病毒持续 6 个月仍未被清除者称为慢性 HBV 感染,感染时的年龄是影响慢性化的最主要因素。围生期和婴幼儿时期 HBV 感染者中,分别有 90% 和 25%~30% 将发展成慢性感染。青少年和成人期 HBV 感染者中仅 5%~10% 发展成慢性。HBV 感染的自然史一般可分为 3 个期,即免疫耐受期、免疫清除期和非活动或低(非)复制期。

免疫耐受期的特点是 HBV 复制活跃,血清 HBsAg 和 HBeAg 阳性,HBV DNA 滴度较高(≥105 拷贝 /ml),血清丙氨酸氨基转移酶(ALT)水平正常,肝组织学无明显异常。

免疫清除期则表现为血清 HBV DNA 滴度≥105 拷贝 /ml,但一般低于免疫耐受期,ALT/天门冬氨酸氨基转移酶(AST)持续或间歇升高,肝组织学有炎症坏死等表现。

非活动或低(非)复制期表现为 HBeAg 阴性 / 抗 –HBe 阳性,HBV DNA 测不到或呈低滴度,ALT 水平正常,肝组织学无炎症或仅有轻度炎症。在我国和亚太地区对非活动或低(非)复制期慢性乙型肝炎患者自然史的研究尚不充分,但有资料表明,这些患者可有肝炎反复发作。

(四)诊断标准

根据《乙肝诊断标准》(WS299—2008),依据流行病学、临床表现、实验室检查、病理学及影像学检查等进行初步诊断,确诊须依据血清 HBV 标志和 HBV–DNA 检测结果。

1. **急性乙型肝炎**　近期出现无其他原因可解释的乏力和消化道症状,可有尿黄、眼黄和皮肤黄疸。肝脏生化检查异常,主要是血清 ALT 和 AST 升高,可有血清胆红素升高。

HBsAg 阳性。有明确的证据表明 6 个月内曾检测血清 HBsAg 阴性。抗 –HBcIgM≥1:1000。肝脏组织学符合急性病毒性肝炎改变。恢复期血清 HBsAg 阴转,抗 –HBs 阳转。

2.**慢性乙型肝炎** 急性 HBV 感染超过 6 个月,现在 HBsAg 仍为阳性者,或者发现 HBsAg 阳性超过 6 个月者。HBsAg 阳性持续时间不详,抗 –HBcIgM 阴性。慢性肝病患者的体征如肝病面容、肝掌、蜘蛛痣和肝、脾大等。血清 ALT 反复或持续升高,可有血浆白蛋白降低和(或)球蛋白升高,或胆红素升高等。肝脏病理学有慢性病毒性肝炎的特点。血清 HBsAg 阳性或可检出 HBV DNA,并排除其他导致 ALT 升高的原因。

3.**乙型肝炎肝硬化** 血清 HBsAg 阳性,或有明确的慢性乙型肝炎病史。血清白蛋白降低<35g/L,或血清 ALT 或 AST 升高,或血清胆红素升高,伴有脾功能亢进[血小板和(或)白细胞减少],或明确食管、胃底静脉曲张,或肝性脑病或腹水。腹部 B 型超声、CT 或 MRI 等影像学检查有肝硬化的典型表现。肝组织学表现为弥漫性纤维化及假小叶形成。

发生肝硬化的高危因素包括血清 HBV–DNA 高滴度、HBeAg 持续阳性、ALT 水平高或反复波动、嗜酒,合并 HCV、HDV 或 HIV 感染。HBeAg 阳性者的肝硬化发生率高于 HBeAg 阴性者。HBV 感染且持续复制是 HCC 的重要相关因素,HBsAg 和 HBeAg 均阳性者的 HCC 发生率显著高于单纯 HBsAg 阳性者。

4.**乙型肝炎原发性肝细胞癌** 血清 HBsAg 阳性,或有慢性乙型肝炎病史。一种影像学技术(B 超、CT 或 MRI、血管造影)发现>2cm 的动脉性多血管性结节病灶,同时 AFP≥400μg/L,并能排除妊娠、生殖系胚胎源性肿瘤及转移性肝癌。两种影像学技术均发现>2cm 的动脉性多血管性结节病灶。肝脏占位性病变的组织学检查证实为肝细胞癌。

(五)实验室检查

1.**生化学检查**

(1)ALT 和 AST:血清 ALT 和 AST 水平一般可反映肝细胞损伤程度,最为常用。

(2)胆红素:通常血清胆红素水平与肝细胞坏死程度有关,但需与肝内和肝外胆汁淤积所引起的胆红素升高鉴别。

(3)凝血酶原时间(PT)及 PTA:PT 是反映肝脏凝血因子合成功能的重要指标,PTA 是 PT 测定值的常用表示方法,对判断疾病进展及预后有较大价值,近期内 PTA 进行性降至 40% 以下为肝衰竭的重要诊断标准之一,<20% 者提示预后不良。

(4)胆碱酯酶:可反映肝脏合成功能,对了解病情轻重和监测肝病发展有参考价值。

(5)血清白蛋白:反映肝脏合成功能,慢性乙型肝炎、肝硬化和肝衰竭患者的血清白蛋白下降或球蛋白升高,表现为血清白蛋白 / 球蛋白比值降低。

(6)甲胎蛋白(AFP):AFP 明显升高往往提示 HCC,可用于监测 HCC 的发生;AFP 升高也可提示大量肝细胞坏死后的肝细胞再生,可能有助于判断预后。但应注意 AFP 升高的幅度、持续时间、动态变化及其与 ALT、AST 的关系,并结合患者的临床表现和 B 超等影像学检查结果进行综合分析。

2.**HBV 血清学检测** HBV 血清学标志包括 HBsAg、抗 –HBs、HBeAg、抗 –HBe、抗 –HBc 和抗 –HBc IgM,目前常采用酶联免疫法(ELISA)、PCR 等检测(表 12–6)。为了解有无 HBV 与丁型肝炎病毒(HDV)同时或重叠感染,可测定 HDAg、抗 –HDV、抗 –HDV–IgM。

表 12-6　HBV 感染实验室检测常用血清学指标及其临床意义

序号	检验名称					临床意义
	HBsAg	抗 HBs	HBeAg	抗 HBe	抗 HBc	
1	+	−	+	−	+	病毒在强复制(大三阳)
2	+	−	−	+	+	病毒低水平复制(小三阳)
3	+	−	−	−	+	病毒复制弱或基本停止
4	−	−	−	+	−	感染恢复期
5	−	+	−	−/+	+	感染后恢复,已产生免疫力
6	−	+	−	−	−	乙型肝炎疫苗注射后已产生免疫力
7	−	−	−	−	+	旧感染　新感染　变异

3. HBV-DNA、基因型和变异检测

(1)HBV-DNA 定性和定量检测:反映病毒复制情况或水平,主要用于慢性 HBV 感染的诊断、血清 HBV DNA 及其水平的监测,以及抗病毒疗效。是 HBV 存在、复制及有传染性的直接指标,也可作为抗病毒治疗效果的重要指标。

(2)HBV 基因分型:常用的方法有:①基因型特异性引物 PCR 法;②限制性片段长度多态性分析法(RFLP);③线性探针反向杂交法(INNO-LiPA);④ PCR 微量板核酸杂交酶联免疫法;⑤基因序列测定法等。

(3)HBV 耐药突变株检测:常用的方法有:① HBV 聚合酶区基因序列分析法;②限制性片段长度多态性分析法(RFLP);③荧光实时 PCR 法;④线性探针反向杂交法等。

4. 影像学检查　B 超、电子计算机断层扫描(CT)、磁共振成像(MRI)、血管造影、病理学检查等。

5. HBV 血清学检测"大三阳"及"小三阳"

(1)"大三阳"是指 HBsAg、HBeAg 及抗 -HBc 阳性。血清学检测结果呈"大三阳",说明 HBV 在人体内复制活跃。这类患者的血液、唾液、精液、乳汁和阴道分泌液都有传染性,如果同时有转氨酶增高者,首先应注意隔离,在家庭内,患者的日常用具可与家人分开,定期消毒,并到医院定期检查。

(2)"小三阳"是指 HBsAg、抗 -HBe 及抗 -HBc 阳性。"小三阳"表明 HBV 繁殖减低,传染性弱。如果随访半年肝功能均为正常,又没有什么症状,我们称为 HBsAg 携带者。

(六)治疗原则

1. 急性乙型肝炎的治疗　急性乙型肝炎初期的治疗非常重要,要早发现、早治疗,尽量减少和避免病情发展或迁延不愈。医学界一般认为,急性乙型肝炎在经过治疗半年之后,如果还不能痊愈,那么患者便会转为慢性乙型肝炎,需接受抗病毒治疗。急性乙型肝炎在治愈之后,不再具有传染性,而且被治愈的乙型肝炎患者还可以终生得到免疫。

急性乙型肝炎治疗原则:强调隔离、充分休息、合理饮食、适当增加营养,临床以对症治疗为主,用药以退黄、降酶、保肝、提高机体免疫力为总则。先进行保肝治疗,大约半个月,一般采用甘利欣静注,口服联苯双酯,最多半个月转氨酶可转为正常,然后再进行抗病毒治疗。抗病毒治疗的药物有拉米夫定、阿德福韦酯、替比夫定、恩替、普通干扰素和聚乙二醇化干扰素等。病初消化道症状严重,注意尿量减少。兼有黄疸者,可适当注射葡萄糖液。黄疸加重迅速者,加用茵陈桅黄注射液和胰岛素,慎防重型肝炎发生。

2. 慢性乙型肝炎的治疗 对于病情活动、HBV 复制活跃的慢性乙型肝炎患者应该进行长期规范的抗病毒治疗,如果不进行抗病毒治疗,将有 15%～25% 的患者最终将进展为肝硬化和 HCC。通过长期抗病毒治疗,可使 HBV-DNA 下降、HBeAg 转换、ALT 复常和组织学改善等,其中极少数患者还有可能获得 HBsAg 血清转换和 cccDNA 消失。缺点包括治疗的效果不太理想、成本效益太差、持续时间长、可有反复等。

3. 无症状携带者无需治疗 HBV 慢性感染者属于"无症状慢性携带者",特点是肝细胞内乙型肝炎病毒复制活跃,"大三阳"血清病毒水平很高,肝脏无明显损害,肝功能正常,不影响正常的生活、学习和工作。由于这类患者常处于免疫耐受状态,很难激发对病毒的免疫清除,所以不宜对这种人进行各种"抗病毒治疗"及所谓的"保肝治疗"。

二、发现与报告

(一)发现

通过常规法定传染病疫情(网络直报)监测等渠道发现病例。

(二)疫情报告

1. 个案报告 责任疫情报告人发现乙型肝炎病人或疑似病人,应按照《传染病防治法》有关规定填写传染病报告卡,由网络直报单位于 24 小时内进行网络直报。

2. 突发公共卫生事件相关信息报告 医疗机构、采供血机构发生 3 例及以上输血性乙型肝炎感染,则可由当地卫生计生行政部门确认为"突发公共卫生事件相关信息"而进行相应的电话报告,并经卫生计生行政部门同意于 2 小时内报告并启动相关预案。

报告内容包括事件名称、事件类别、发生时间、地点、涉及的地域范围、人数、主要症状与体征、已经采取的措施、事件的发展趋势、下步工作计划等,并有初次报告、进程报告、结案报告。

三、流行病学调查

(一)个案调查

乡级卫生院或防保组织、县级疾控机构在接到疫情报告后,应及时对新发乙型肝炎病例,特别是 15 岁以下儿童病例开展个案调查,并进行实验室核实诊断。现场调查应包括以下工作内容:了解免疫史、接触史、家族史以及治疗状况等。

乙型肝炎的密切接触者定义为家庭成员或长期一起生活的人,需要进行调查和干预,检测乙型肝炎感染指标,阴性者及时接种乙型肝炎疫苗。

(二)暴发疫情调查

乙型肝炎传播途径与发病机制复杂,影响因素较多,一般无暴发疫情可能。但此病社会影响较大,如一个集体单位或区域内相对较短的时间内发生数例乙型肝炎病人、疑似病人,或有聚集性倾向,则可由当地卫生计生行政部门确认为"突发公共卫生事件相关信息"而进行相应的电话报告,开展相关处置工作。

医疗机构、采供血机构发生 3 例及以上输血性乙型肝炎疑似病例,除开展正常的调查处置外,还要按照医院感染管理的有关规范进行调查处理。

四、样品采集与检测

(一)样品采集与运输

采集空腹静脉血 3～5ml,离心后吸取血清,用 ELISA 法或 PCR 法进行检测。一般医疗卫生机构均能检测,不需要运送,特殊情况下可低温条件下保存,B 类包装运送。

(二)实验室检测

1. 肝功能检测　包括丙氨酸氨基转移酶(ALT)、天门冬氨酸氨基转移酶(AST)、清蛋白、球蛋白、白蛋白/球蛋白比值、总胆红素等;

2. 血常规检测包括白细胞、血小板;

3. 对疑似肝癌患者检测 AFP 和进行 B 超检查;

4. HBV 相关指标检测　乙型肝炎"两对半"、HBV 病毒载量、基因型检测。

五、预防控制措施

乙型肝炎预防控制须采取隔离治疗传染源、切断传播途径、保护易感人群的综合性措施才可奏效。

(一)管理传染源

1. 乙型肝炎病人管理　对急性或慢性乙型肝炎患者,可根据其病情确定住院或在家隔离治疗。住院治疗者,经对症、抗病毒治疗,病情稳定后即可出院,对其污染的物品要进行消毒处理。非住院治疗者,可居家治疗休养,但要注意生活接触传播或家庭成员的防护。建议对患者的家庭成员及其他密切接触者进行血清 HBsAg、抗-HBc 和抗-HBs 检测,并对其中的易感者(该 3 种标志物均阴性者)接种乙型肝炎疫苗。

2. 无症状 HBsAg 携带者管理　血清 HBsAg 阳性,血清 ALT 和 AST 均在正常范围,且无慢性肝炎的体征,这种状况即按无症状 HBsAg 携带者管理。这类人群数量庞大,如进行鉴别诊断困难较大、成本很高,所以,在没有进一步的症状、体征以及血清学、病毒基因检测证据之前,无症状 HBsAg 携带者作为社会一员,可以正常工作、学习,但要定期检测随访,注意个人卫生,防止自身的血液、分泌物和所用物品污染他人。另有特殊规定除外。

3. 献血管理　献血前要检测血清转氨酶和 HBsAg,任何一项阳性均不得献血,并做好血制品管理工作。鉴于 HBsAg 逃逸现象的存在,有条件时最好进行 DNA 筛查。

(二)切断传播途径

1. 阻断母婴传播　所有产妇应在产前进行 HBsAg 筛查。HBsAg 阳性者要设立专门病房,所用器械严格消毒,分娩过程中注意胎儿损伤,防止母血感染。对母亲所生的新生儿需要进行主动和被动免疫,以预防 HBV 传播或者降低血清 HBV-DNA 水平。

2. 防止医源性感染　医务人员应按照医院感染管理中标准预防的原则,严格防止医源性传播。严格实行一人一针一管,大力推广安全注射(包括针刺的针具),对牙科器械、内镜等医疗器具应严格消毒。在意外接触 HBV 感染者的血液和体液后,可立即检测 HBsAg、抗-HBs、ALT 等,视乙型肝炎疫苗接种与否和抗-HBs 水平状况(如<10mIU/ml),注射 HBIG200～400IU。

3. 避免接触传播　对乙型肝炎病人使用的日常用品,在使用后必须进行严格消毒处理。在家庭或集体生活的成员中不共用牙刷、剃须刀、水杯等,提倡分餐制。大力开展婚前检查,如在婚检中发现乙型肝炎病人及 HBsAg 携带者,应对其配偶的 HBV 血清学指标进行检测,如其抗 –HBs 为阴性,应尽快接种乙型肝炎疫苗。加强对饮食等服务行业中的理发、刮脸、修脚、穿刺和文身等用具的消毒管理。

(三)保护易感人群

目前,乙型肝炎防治最有效、最经济的措施是开展乙型肝炎疫苗主动免疫,使用乙型肝炎免疫球蛋白进行被动免疫。

1.乙型肝炎疫苗　自 1981 年乙型肝炎疫苗在美国被批准使用以来,其安全性、有效性已经得到了充分肯定,接种乙型肝炎疫苗是预防控制 HBV 传播、蔓延的最有效、最经济的手段。1991 年,WHO 建议全世界所有国家均应将乙型肝炎疫苗纳入免疫接种程序。我国原卫生部于 1992 年将乙型肝炎疫苗纳入计划免疫管理,开展儿童乙型肝炎疫苗接种工作;2002 年起正式纳入计划免疫,对所有新生儿接种乙型肝炎疫苗,要求在出生后 24 小时内接种。

(1)重点人群:新生儿、学龄前儿童,尤其是母亲在妊娠期间为病毒携带者的新生儿;免疫程序一般注射 3 次,分别是 0、1、6 个月。一般认为接种剂量为酵母疫苗 5μg 或者 CHO 疫苗 10μg×3 支即可起到满意的免疫效果,根据检测,10~15 年后抗体水平下降,建议每隔 10 年左右加强接种 1 次。

(2)高危人群:接触乙型肝炎患者的医护人员,直接接触血液、分泌物的医护人员,乙型肝炎患者和 HBV 携带者的配偶、家庭成员或密切接触者。对于高危人群,在 0、1、2、12 个月接种 4 次,可确保尽早的血清阳转和持久的保护作用,但仍要定期进行抗 –HBs 监测,如抗 –HBs<10mIU/ml 则可给予加强免疫。

(3)妇女婚前接种乙型肝炎疫苗能更有效地阻断"母 – 婴"或"父 – 婴"传播途径,注射疫苗后的未来母亲可将通过接种所产生对 HBV 的免疫力直接传递给胎儿。

(4)成人建议接种 20μg 或者 60μg 乙型肝炎疫苗。对免疫功能低下或无应答者,应增加疫苗的接种剂量和针次;对 3 针免疫程序无应答者可更换品种后再接种 3 针,并于第 2 次接种 3 针乙肝疫苗后 1~2 个月检测血清中抗 –HBs。

(5)有 10% 左右的健康人群对乙型肝炎疫苗应答情况不佳,可能原因为 HBV 变异株的出现,将逃过现有乙型肝炎疫苗的特异性免疫保护作用。因此,人们正在致力发展新的性能更好的乙型肝炎疫苗,目的是为改善疫苗的抗原性。

(6)注射乙型肝炎疫苗基本无不良反应,但要注意和其他疫苗接种时的合并症或者偶合症。

2.乙型肝炎免疫球蛋白(HBIG)　对 HBsAg 阳性母亲的新生儿,应在出生后 24 小时内尽早注射 HBIG,同时在不同部位接种乙肝疫苗,可显著提高阻断母婴传播的效果。新生儿在出生 12 小时内注射 HBIG 和乙肝疫苗后,可接受 HBsAg 阳性母亲的哺乳。

对 HBsAg 阳性的孕妇,于孕前 7、8、9 三个月各接种 1 针 HBIG 来阻断母婴传播,其效果还没有获得肯定,一般不做正式推荐。但作为被动免疫制剂,分娩前使用 HBIG,可有效降低孕妇血液中的 HBV 及其各种代谢物的浓度,从而减少传播机会。

(四)健康教育宣传

开展健康教育,向群众宣传乙型肝炎知识,认清 HBV 传播途径的复杂性和乙型肝炎在我国人群中的普遍性,树立预防为主、自我保护意识。

六、效果评价

(一)免疫成功率监测

每年应制订开展免疫成功率监测的计划,监测对象为完成 3 针全程免疫后 1 个月儿童,监测人数应≥30 人。检测抗 –HBs,其判定标准见试剂说明书。评价指标为抗体阳转率。

(二)人群免疫水平监测

根据乙型肝炎防制规划,应有计划地开展人群免疫水平监测。各地可根据实际情况,确定监测对象以及评价指标,监测人数每年龄组 30 ~ 50 人。检测方法及判断标准同上。

(三)人群 HBsAg 携带率监测

根据乙型肝炎防制规划,应有计划地开展不同年龄组儿童的 HBsAg 携带率监测,各地可根据防病需要定期或不定期开展对其他人群 HBsAg 携带率的监测,特别是开展孕妇 HBsAg 筛查。检测方法及判断标准同上。

七、保障措施

加强政府领导,加大经费投入。建立协调机制,加强部门合作。加强专业队伍建设,提高防治水平和能力。制定预防控制规划,有计划地组织实施。开展科学研究,提高其应用性。

八、乙型肝炎防治难点

(一)慢性 HBV 感染

人感染 HBV 后,病毒持续 6 个月仍未被清除者称为慢性 HBV 感染。HBV 感染后的慢性化与感染的年龄有关:对于婴儿和年龄<1 岁的儿童,其感染 HBV 后发生慢性化的危险性是 90%;对于年龄在 1 ~ 5 岁的儿童,其感染慢性化的危险性为 30%;对于年龄在 5 岁以上的儿童和成人,其感染慢性化的危险性则降低为 2%。儿童和成年人 HBeAg 阳性的慢性乙型肝炎患者中,于 5 年和 10 年后发展为非活动或低(非)复制期的比例分别为 50% 和 70%,但这些患者可有肝炎反复发作。研究表明,慢性乙肝患者发展为肝硬化的估计年发生率为 2.1%。

近年来的研究表明,HBeAg 阴性慢性乙型肝炎比例有增多趋势,我国 1979—1980 年的 1080 例慢性乙肝病例中,HBeAg 阴性者占 18.7%,但 2004 年在 119 例慢性乙型肝炎病例中,HBeAg 阴性者的比例升至 53.7%。欧洲、中东及东南亚各国 HBeAg 阴性慢性乙型肝炎的比例也呈上升趋势,约为 50% ~ 90%。HBeAg 阴性慢性乙型肝炎比例增加的主要原因是:① HBV 长期持续感染导致 HBeAg 血清自动转化(即 HBeAg 阴转,抗 –HBe 阳转);②持续免疫压力导致 HBV 变异株的选择(主要为前 C 区和 C 启动子变异);③由于普遍接种乙型肝炎疫苗,急性 HBV 感染比例下降(因急性 HBV 感染者多为 HBeAg 阳性);④检测试剂盒的质量提高。

HBeAg 阴性慢性乙型肝炎表现为:血清 HBsAg 和 HBV–DNA 阳性,HBeAg 持续阴性,抗 –HBe 阳性或阴性,血清 ALT 持续或反复异常,或肝组织学检查有肝炎病变。与 HBeAg 阳性慢性乙型肝炎比较,HBeAg 阴性慢性乙型肝炎一般病程较长;年龄相对较大;男性较为多见;常有持续或间歇性病毒复制及 HBV 基因组前 C 区或 C 启动子变异;血清 ALT 和 HBV–DNA 水平常波动;病情自发减轻较为少见;常有严重肝组织炎症坏死和进行性肝纤维化,约 40% 伴肝硬化;抗病毒药物治疗的效果相对较差。因此,将慢性乙型肝炎分为 HBeAg 阳性和 HBeAg 阴性,不仅仅是病原学分型,而且是临床分型,这对制订治疗策略及判断预后均具有重要意义。

(二)隐匿性慢性乙型肝炎

由于 HBV 基因型的变异,抗原表达的逃逸,其血清 HBsAg 阴性,但血清和(或)肝组织中 HBV-DNA 阳性,并有慢性乙肝的临床表现。患者可伴有血清抗-HBs、抗-HBe 和(或)抗-HBc 阳性,称为隐匿性慢性乙型肝炎,另约 20% 隐匿性慢性乙型肝炎患者除 HBV-DNA 阳性外,其余 HBV 血清学标志均为阴性,诊断时需排除其他病毒及非病毒因素引起的肝损伤。隐匿性慢性乙型肝炎是乙型肝炎防治工作中的难点。

(三)免疫无或低应答

随着分子生物学研究技术的发展,乙型肝炎病原学研究已经深入到基因型/血清型、基因亚型分布与发病的关系,乙型肝炎疫苗的预防已经从血源疫苗提高到基因疫苗(CHO 或酵母)、治疗性疫苗等,乙型肝炎疫苗预防接种取得了巨大的防治效果。但由于 HBV 抗原漂移和基因突变的存在,导致部分人群对乙型肝炎疫苗接种存在无应答或弱应答(免疫失败),疫苗对这部分人可能不会产生保护作用,无(弱)应答者再暴露于 HBV 时仍为易感者。

在正规接种乙型肝炎疫苗后不产生抗-HBs($\leq$ 2.1S/N),或仅产生低滴度的抗-HBs($\leq$ 10S/N),这些人群称为对乙型肝炎疫苗接种的无应答或弱应答者,不仅包括免疫功能抑制者,也包括一些免疫功能正常者。据统计,新生儿无应答占 1% ~ 2%,低应答占 15%;成人、壮年的低、无应答占 4.6% ~ 7.4%,60 岁以上老人血清阳转率仅 45% 左右;某些免疫功能受损的人,抗-HBs 反应比正常人低,至少有 40% 无应答或低应答。

抗体产生的强弱受很多因素影响,如年龄、性别、体重、吸烟、免疫抑制及疫苗的类型、接种的部位、剂量、时间间隔等,基因变异影响最强,变异的 HBV 将逃过现有疫苗的保护作用。例如乙型肝炎病毒 S 基因 a 抗原决定簇的变异就可导致乙型肝炎疫苗接种失败。

免疫无应答的机制有:

1. 接种疫苗前已感染低水平的 HBV 是免疫失败的重要原因之一,这些低水平感染用一般血清学检测手段不能检出,只有用比较敏感的方法才能检出。姜玮丽用 PER 技术检出 40 名接种乙型肝炎疫苗免疫应答低下者 HBV-DNA 的阳性率为 35%,由此可见低水平的 HBV 感染是导致乙型肝炎疫苗无应答的重要原因之一。正常接种乙型肝炎疫苗后产生抗-HBs,当抗-HBs 水平下降或消失后,其 B 淋巴细胞免疫记忆能力仍保持完整,再次暴露于 HBV 时,会发生自然加强免疫或迟发性免疫回忆反应,而有低水平 HBV 感染存在时,可能干扰机体正常的免疫应答。

2. 同种白细胞抗原(HLA)- 免疫反应相关基因区(DR)参与控制 HBsAg 的抗体反应。有研究表明,对 HBV 抗原物质的免疫应答水平存在的个体差异主要是由免疫应答基因 Ir 所决定的。钱毅等对乙型肝炎疫苗无(弱)应答与 HLA-DR2、7、9 基因的相关性做了研究,发现 DR2 与乙型肝炎疫苗强应答有关,DR7 与乙型肝炎疫苗无(弱)应答有关。

3. 受某些个体受遗传因素影响,该基因区变异或缺损,就可对乙型肝炎疫苗呈无应答状态。孔令斌等对无应答组一级亲属和强应答组一级亲属自然感染 HBV 的状况进行了研究,结果显示:无(弱)应答组 HBV 的感染率为 33.8%,明显高于强应答组的 15.2%。接种乙型肝炎疫苗后,无弱应答组一级亲属的抗体滴度显著低于强应答组,以上数据说明无(弱)应答者有遗传因素(即个体差异)存在。

无(弱)应答的可能原因为:与免疫缺陷、免疫抑制剂使用、人体 T 淋巴细胞(Th2)缺陷、白细胞抗原(HLA)类型有关,与接种部位有关(臀部接种应答率低),与剂量与接种针次有关

（3 针接种后抗体水平高且稳定）。吸烟 5 支 / 天以上，尼古丁引起慢性血管收缩，并有损机体免疫系统。免疫无（弱）应答的相关因素有：注射方法、宫内感染、免疫逃逸突变株出现、潜在的 HBV 感染、自身免疫状况、母亲血中病毒含量等。改进措施：对无（弱）应答者继续给予加大剂量注射乙型肝炎疫苗可以提高应答率和应答水平，增加次数。有研究认为对无应答者可给予小剂量 IL-2 以促进抗 -HBs 反应，同时加大疫苗剂量提高反应率。改变途径：皮内多次接种法，用含前 -S 抗原的疫苗，与免疫增强剂合用等。

乙型肝炎是一个复杂的、难治的急慢性传染性疾病，所以，降低或减少乙型肝炎危害除继续开展科学研究、加强监测以外，当前的重点是全面开展新生儿乙型肝炎疫苗免疫接种率，提高 24 小时及时接种率，继续推广成人免疫接种，研究出更有效的乙型肝炎疫苗。

九、附件

乙型肝炎病例个案调查表见表 12-7。

表 12-7　乙型肝炎病例个案调查表

调查单位＿＿＿＿＿＿＿　　　　　　编号＿＿＿＿＿＿＿

□□□□□□□□□□□

一、患者情况

1. 患者姓名：＿＿＿＿＿＿＿　户主姓名：＿＿＿＿＿＿＿　家庭住址：＿＿＿＿＿＿＿

2. 患者性别　(1)男　(2)女　　　　　　　　　　　　　　　　　　□

3. 患者年龄＿＿＿＿＿岁　　　　　　　　　　　　　　　　　　　□□

4. 与户主关系：(1)户主　(2)父子(女)　(3)母子(女)　(4)兄弟姐妹　(5)其他　□

5. 乙型肝炎疫苗接种史：(0)无　(1)有　(2)不详　　　　　　　　□

6. 乙型肝炎疫苗接种时间：第 1 针＿＿＿＿年＿＿月　　　　□□□□□

　　　　　　　　　　　第 2 针＿＿＿＿年＿＿月　　　　□□□□□

　　　　　　　　　　　第 3 针＿＿＿＿年＿＿月　　　　□□□□□

7. 初次发病时间：＿＿＿＿年＿＿月＿＿日　　　　　　　□□□□□□

8. 首次就诊时间：＿＿＿＿年＿＿月＿＿日　　　　　　　□□□□□□

9. 本次就诊单位：(1)省级　(2)地(区)级　(3)县级　(4)乡级　(5)村级　□

10. 诊断依据：症状体征：(0)无　(1)有　　　　　　　　　　　　□

　　　　　　肝功能：(0)正常　(1)异常　(2)IU/L　(3)未做　　□

　　　　　　乙型肝炎病毒感染标志：(1)HBsAg 阳性　(2)HBeAg 阳性　(3)抗 -HBc 阳性

　　　　　　　　　　　　　　　(4)未检测　　　　　　　　□□□

11. 本次发病前是否是乙型肝炎病毒携带者　(0)是　(1)不是　(2)不详　□

　　以下项目仅调查既往无乙型肝炎病史、初次发病的乙型肝炎病人。

二、有关因素调查

(一)接受医疗服务情况(发病前 1 个月至半年内)

1. 发病前半年是否患过其他疾病　(0)无　(1)有　　　　　　　□

　　如患过其他疾病，记录病名

2. 住院：(0)无　(1)有　　　　　　　　　　　　　　　　　　□

　　住院时间：＿＿＿＿年＿＿月＿＿日　　　　　　　　　□□□□□□

　　　出院时间：＿＿＿＿＿年＿＿＿月＿＿＿日　　　　　　　　　□□□□□□

　　　医疗单位：(1)省级　(2)地(区)级　(3)县级　(4)乡级　　　　　□

　　　住院科室：(1)内科　(2)外科　(3)妇产科　(4)小儿科　(5)传染科　(6)其他　　　□

3. 手术　(0)无　(1)有　　　　　　　　　　　　　　　　　　　□

　　　何种手术：＿＿＿＿＿＿＿＿＿＿＿

　　　手术时间：＿＿＿＿＿年＿＿＿月＿＿＿日　　　　　　　　　□□□□□□

　　　手术单位：(1)省级　(2)地(区)级　(3)县级　(4)乡级　　　　　□

4. 受血史　(0)无　(1)有　　　　　　　　　　　　　　　　　　□

　　　受血次数＿＿＿＿＿＿＿次　　　　　　　　　　　　　　　　　□□

　　　累计受血量：＿＿＿＿＿＿＿ml

　　　受血起止时间：＿＿＿＿＿年＿＿＿月＿＿＿日至＿＿＿＿＿年＿＿＿月＿＿＿日

　　　医疗单位：(1)省级　(2)地(区)级　(3)县级　(4)乡级　　　　　□

5. 献血史：(0)无　(1)有　　　　　　　　　　　　　　　　　　□

　　　献血次数：＿＿＿＿＿＿＿次　　　　　　　　　　　　　　　　□

　　　献血单位：＿＿＿＿＿＿＿＿＿＿＿

　　　献血类型：(1)献全血　(2)献血浆　(3)两者均献　　　　　　　□

6. 静脉输液：(0)无　(1)有　　　　　　　　　　　　　　　　　□

　　　医疗单位：(1)省级　(2)地(区)级　(3)县级　(4)乡级　(5)村(个体)　　　□

7. 针灸治疗：(0)无　(1)有　　　　　　　　　　　　　　　　　□

　　　医疗单位：(1)省级　(2)地(区)级　(3)县级　(4)乡级　(5)村(个体)　　　□

8. 肌肉、静脉注射：(0)无　(1)有　　　　　　　　　　　　　　□

　　　一次性注射器：(1)是　(2)否　(3)不详　　　　　　　　　　　□

　　　一人一针一管：(1)是　(2)否　(3)不详　　　　　　　　　　　□

　　　医疗单位：(1)省级　(2)地(区)级　(3)县级　(4)乡级　(5)村(个体)　　　□

9. 预防接种：(0)无　(1)有　　　　　　　　　　　　　　　　　□

　　　一次性注射器：(1)是　(2)否　(3)不详　　　　　　　　　　　□

　　　一人一针一管：(1)是　(2)否　(3)不详　　　　　　　　　　　□

　　　接种单位：(1)省级　(2)地(区)级　(3)县级　(4)乡级　(5)村(个体)　　　□

10. 拔牙：(0)无　(1)有　　　　　　　　　　　　　　　　　　　□

　　　拔牙次数：＿＿＿＿＿＿＿次　　　　　　　　　　　　　　　□□

　　　拔牙时间：＿＿＿＿＿＿＿年＿＿＿月＿＿＿日　　　　　　　□□□□□□

　　　拔牙单位：(1)省级　(2)地(区)级　(3)县级　(4)乡级　(5)村(个体)　　　□

(二)家庭接触情况

1. 家庭内乙型肝炎病人或乙型肝炎病毒携带者：(0)无　(1)有　(2)不详　　　□

　　　与患者关系：(1)父子(女)　(2)母子(女)　(3)兄弟姐妹　(4)其他　　　□

2. 共用牙刷：(0)无　(1)有　　　　　　　　　　　　　　　　　□

3. 共用刷牙杯：(0)无　(1)有　　　　　　　　　　　　　　　　□

4. 家庭成员中痔疮患者：(0)无　(1)有　　　　　　　　　　　　□

5. 月经血污染物品：(0)无　(1)有　　　　　　　　　　　　　　□

调查者＿＿＿＿＿＿＿＿＿　　　　　　调查日期　＿＿＿＿＿＿＿年＿＿＿月＿＿＿日

技术要点

1. 乙类传染病

2. 病原学　HBV 基因组为部分双链环状 DNA,易发生变异,有 3 大抗原－抗体系统。感染机制复杂,代谢产物半衰期长,很难从体内彻底清除

3. 流行病学　呈世界性流行,人群普遍易感。传染源是乙型肝炎患者,特别是 HBsAg 携带者。主要经医源性、母婴和接触传播,有家庭聚集性。我国人群中约 60% 感染过 HBV,HBsAg 携带者近 1 亿人。

4. 临床表现　急性乙型肝炎呈表现为肝区不适或隐痛、全身倦怠、食欲减退、恶心、厌油,可现黄疸。慢性乙型肝炎为 HBsAg 阳性 6 个月、肝病面容、肝掌、蜘蛛痣

5. 诊断标准　乙型肝炎症状,HBsAg 等指标阳性、ALT 升高和流行病学史,结合实验室检测结果确认

6. 治疗原则　对症,退黄、降酶、保肝、提高机体免疫力以及抗病毒治疗等

7. 发现与报告　24 小时内填写报告卡和网络直报

8. 突发公共卫生事件分级　无

9. 现场调查　新发乙型肝炎病例,特别是 15 岁以下儿童病例

10 样品采集　空腹静脉血 3～5ml,血清低温保存,ELISA 或 PCR 法检测

11. 实验室检查　肝功能包括 ALT 和 AST、清蛋白、球蛋白、白蛋白 / 球蛋白比值、总胆红素等,AFP,B 超以及乙型肝炎"两对半"、HBV-DNA

12. 防控措施　传染源管理包括乙型肝炎病人、HBsAg 携带者、献血员管理,切断传播途径包括阻断母婴传播、防止医源性感染、避免接触传播,保护易感人群即注射乙型肝炎疫苗

13. 特异性措施　乙型肝炎疫苗注射重点人群是新生儿,免疫程序是 0、1、6 个月。HBsAg 母亲阳性者尽早注射 HBIG;高危人群在 0、1、2、12 个月接种 4 次,再定期监测和加强免疫;成人建议接种 20μg 或 60μg 乙＝肝＝疫苗;对免疫功能低下或无应答者,应增加疫苗的接种剂量和针次

14. 健康教育　HBV 传播途径、转归的复杂性,树立预防为主意识

15. 污染物品处理　病人日常用品使用后必须严格消毒处理

16. 效果评价　定期开展免疫成功率、人群免疫水平和人群 HBsAg 携带率监测

【思考题】

一、不定项选择题

1. 按照 0、1、6 个月的接种程序完成 3 针接种的时间间隔为(　　　)

A. 第 1 针起始时间不限

B. 第 2 针与第 1 针接种的间隔不少于 1 个月

C. 第 3 针与第 2 针接种间隔不少于 2 个月

D. 3 针接种必须在 12 月龄内完成

E. 随时接种

2. 新生儿出生后_____小时内注射第 1 针乙型肝炎疫苗

A. 12　　　　　　B. 24　　　　　　C. 48

D. 72　　　　　　E. 7 天

3. 在完成乙型肝炎疫苗基础免疫后仍未检测出表面抗体可能有以下几种原因：

A. 疫苗贮存不当或注射入脂肪层内　　　B. 儿童有免疫缺陷

C. 检测灵敏度较低

4. 对新生儿普种乙型肝炎疫苗主要是因为（　　　）

A. 母婴传播是乙型肝炎最主要的传播途径之一

B. 婴儿感染 HBV 后更容易发展成慢性病毒携带者

C. 仅对 HBsAg 阳性的母亲所生新生儿接种乙型肝炎疫苗不能预防婴幼儿时期 HBV 其他方式的传播

5. 提高乙型肝炎疫苗第一针及时接种率和全程接种率的方法和措施（　　　）

A. 开展健康教育和社会宣传活动。充分利用广播、电视、报刊、杂志等媒介，开展多种形式的乙型肝炎防治知识的宣传，使广大群众能清楚地认识到乙型肝炎对人体健康的危害，了解乙型肝炎科学防治知识，主动、积极地参与预防乙型肝炎的活动

B. 加强专业人员的业务培训，提高专业技术水平，特别要加强对农村接生员与乡村医生的培训，提高其对及时接种乙型肝炎疫苗重要性的认识，增强工作责任感，做到对新生儿早发现、早登记、早接种

C. 明确首针乙型肝炎疫苗接种责任，使新生儿乙型肝炎疫苗首针及时接种制度化、程序化。做好与医院产科、妇幼、计生等接种单位的协调工作，保证住院分娩儿童乙型肝炎疫苗第 1 针的及时接种，做好接种登记、建卡、建证和第 2、3 针接种的衔接

D. 缩短接种门诊的运转周期，提供更多的接种机会

E. 加强对流动人口的管理。制定相应的制度，定期主动搜索，发现流动儿童，及时建卡、建证和接种

二、简答题

1. 儿童接种乙型肝炎疫苗后未检测出抗 –HBs，是否说明其对 HBV 无免疫力？

2. HBsAg 和 HBeAg 双阳性的母亲所生的新生儿如何接种？

3. 为什么提高乙型肝炎疫苗首剂及时接种率非常重要？

参考答案

一、不定项选择题

1. ABCD；2. B；3. ABC；4. ABC；5. ABCDE

二、简答题

1. 儿童接种乙型肝炎疫苗后未检测出抗 –HBs 不能说明其对 HBV 无免疫力。主要有

以下两方面的原因：①目前抗 –HBs 的检测方法敏感性比较低。②乙型肝炎疫苗注入肌体后通过两种免疫途径使机体产生免疫力。一是通过体液免疫产生保护性抗体，即抗 –HBs，二是通过细胞免疫，即巨噬细胞、K 细胞等的作用清除 HBV。

2. 如果母亲为双阳性，则首先应保证新生儿出生后 24 小时内接种第 1 针乙型肝炎疫苗，并按照免疫程序为其接种第 2、3 针乙型肝炎疫苗。如果其家长要求接种 HBIG，则可在接种第 1 针乙型肝炎疫苗的同时注射 HBIG。

3. 在我国，母婴传播是乙型肝炎最主要的传播途径之一。被感染的新生儿 70% ~ 90% 变成慢性无症状 HBV 携带者，至成年期最容易发展成肝硬化和肝癌。而新生儿必须在 24 小时内打完第一针，否则就很难阻断母婴传播。所以，提高乙型肝炎疫苗首剂及时接种率是非常重要的。

第四节　血 吸 虫 病

血吸虫是一种寄生虫，寄生于人体的血吸虫主要有 5 种，即日本血吸虫、埃及血吸虫、曼氏血吸虫、间插血吸虫和湄公血吸虫。我国流行的是日本血吸虫病。

一、概述

(一)病原学

1. 日本血吸虫生活史　日本血吸虫的生活史包括成虫、虫卵、毛蚴、胞蚴、尾蚴、童虫 6 个阶段，雌雄异体，成虫(有性生殖)寄生于人或哺乳动物的肠系膜静脉血管中，雌雄虫交配产卵，每条雌虫每天可产卵 2000 ~ 3000 个，一部分卵随血流沉积于肝脏；另一部分沉积于肠壁血管内和周围组织，并随破溃组织进入肠腔而随粪便排出体外。虫卵入水后在 20 ~ 30℃经 12 ~ 24 小时孵化出毛蚴，遇到中间宿主钉螺能主动钻入螺体内经无性繁殖发育成大量的尾蚴，尾蚴离开钉螺在水体的表层自由游动。人等终宿主接触含有尾蚴的水体后，尾蚴便很快钻进皮肤，进入皮肤后即转变成童虫，最终在肝、肠附近的血管内定居寄生，并发育成熟为成虫。

2. 中间宿主——钉螺　钉螺是日本血吸虫唯一的中间宿主。钉螺为雌雄异体、水陆两栖的淡水螺类，外形很像螺丝钉，所以叫钉螺。钉螺长度一般为 1cm 左右，宽度不超过 4mm。钉螺有两种：一种螺壳为褐色或灰褐色，表面有凸起的纵向条纹(叫做肋)，这种有肋的钉螺叫肋壳钉螺，一般分布在湖沼地区；另一种比肋壳钉螺略小，螺壳为暗褐色或黄褐色，其表面比较光滑，这种没有肋的钉螺叫做光壳钉螺，一般分布在山丘地区。

钉螺多孳生于冬陆夏水、土质肥沃、杂草丛生、水流缓慢的自然环境中。钉螺的寿命一般约 1 年。钉螺需适当的水分才能存活。最适宜于钉螺生活和繁殖的温度为 20 ~ 25℃，钉螺孳生地区 1 月份平均气温都在 0℃以上，全年降雨量都在 750mm 以上。

(二)临床表现

血吸虫病临床上可分为急性、慢性和晚期 3 种类型以及异位损害。

1. 急性血吸虫病　病人均有明确的疫水接触史，发病多在夏秋季，以 6 ~ 10 月为高峰，潜伏期大多为 30 ~ 60 天，平均约 40 天。初次感染者在接触疫水后 1 ~ 2 天内，在接触部位可出现尾蚴性皮炎，即皮肤出现点状红色丘疹、瘙痒等。突出症状是午后发热，傍晚时达到高峰，至午夜大汗热退，热退后病人症状明显减轻，发热期限可持续数周至数月不等。

2. **慢性血吸虫病**　由轻度感染,或急性血吸虫病经过治疗未愈或未治自行退热演变而成。轻者无症状,或每天腹泻2～3次。重者可有腹痛、里急后重,同时病人有不同程度的乏力、贫血、消瘦、营养不良和劳动力减弱。在流行区,90%以上的血吸虫病人为慢性血吸虫病。

3. **晚期血吸虫病**　反复或重度感染者,未经及时、彻底的治疗,经过较长时期(5～15年)的病理发展过程,在长期、广泛的肝纤维化病理基础上,演变为肝硬化并出现相应的临床表现及并发症,即为晚期血吸虫病。根据其主要临床表现,晚期血吸虫病可分为巨脾型、腹水型、结肠增殖型和侏儒型。

4. **异位血吸虫病**　日本血吸虫成虫通常寄生在门静脉系统。若血吸虫寄居或虫卵肉芽肿病变发生于门静脉系统之外,称为异位血吸虫病。血吸虫异位损害常见于急性和重度感染的患者。比较常见的异位损害发生在肺与脑,其次为皮肤、肾、胃和阑尾等。

(三)流行病学

1. **传染源**　日本血吸虫病为人兽共患病,凡是粪便中排卵的感染者或感染动物均为传染源。血吸虫终宿主除人之外还有几十种动物,在家畜中有牛、羊、马、猪、犬等;在野生动物中有鼠、兔、獐、猴、狐、豹等。

2. **传播途径**　血吸虫病通过接触传播,即人、畜等接触含有血吸虫尾蚴的水体而感染。在易感环境从事收种农作物、割运湖草、捕鱼捉虾、洗衣、淘米洗菜、游泳、嬉水等生产生活活动均可引起感染;此外,抗洪抢险时由于人体接触疫水的面积大、次数多、时间长,也易引起感染,甚至群体急性感染。有时因饮用疫水或漱口时被尾蚴侵入口腔黏膜受染。

3. **易感人群**　不同种族和性别的人对日本血吸虫均易感。

4. **流行特征**　一年中的每个月都可能感染血吸虫病。但其易感季节主要集中在4～10月份,尤以5～8月份为最高,8～9月份是发病的高峰期。随着汛期的变化和地区的不同,感染季节也发生相应的变化。

(四)诊断标准

根据《血吸虫诊断行业标准》(WS261-2006),结合流行病学史、临床表现及实验室检测结果等予以诊断。血吸虫诊断原则:

1. **急性血吸虫病**

(1)疑似病例:应同时符合:①发病前2周至3个月有疫水接触史;②发热、肝脏肿大及周围血液嗜酸性粒细胞增多为主要特征,伴有肝区压痛、脾脏肿大、咳嗽、腹胀及腹泻等。

(2)临床诊断病例:应同时符合:①疑似病例;②血清学检查阳性或吡喹酮试验性治疗有效。

(3)确诊病例:应同时符合:①疑似病例;②病原学检查找到血吸虫虫卵或毛蚴。

2. **慢性血吸虫病**

(1)临床诊断病例:应同时符合:①居住在流行区或曾到过流行区有多次疫水接触史;②无症状,或间有腹痛、腹泻或脓血便,多数伴有以左叶为主的肝脏肿大,少数伴脾脏肿大;③血清学检查阳性。

(2)确诊病例:应同时符合:①居住在流行区或曾到过流行区有多次疫水接触史;②无症状,或间有腹痛、腹泻或脓血便,多数伴有以左叶为主的肝脏肿大,少数伴脾脏肿大;③病原学检查找到血吸虫虫卵或毛蚴,或直肠活检发现血吸虫虫卵。

3. **晚期血吸虫病**

(1)临床诊断病例:应同时符合:①居住在流行区或曾到过流行区有多次疫水接触史;

②临床有门脉高压症状、体征，或有结肠肉芽肿或侏儒表现；③血清学检查阳性（既往确诊血吸虫病者可血清学检查阴性）。

（2）确诊病例：应同时符合：①居住在流行区或曾到过流行区有多次疫水接触史；②临床有门脉高压症状、体征，或有结肠肉芽肿或侏儒表现；③病原学检查找到血吸虫虫卵或毛蚴，或直肠活检发现血吸虫虫卵。

（五）治疗原则

吡喹酮为血吸虫病病原治疗药物，治疗时必须说明相关注意事项及禁忌证。

1. 急性血吸虫病　吡喹酮成人（儿童）120（140）mg/kg 体重，6 日疗法，每日总剂量分 3 次服。其中 1/2 剂量在第 1、2 天分服完，另 1/2 在第 3～6 天分服完。

2. 慢性血吸虫病　2 日疗法，吡喹酮总剂量成人 60mg/kg 体重，儿童体重不足 30kg 者总剂量 70mg/kg 体重，每日 2～3 次餐后服，成人总剂量最多 3600mg；

1 日疗法，吡喹酮总剂量 40mg/kg 体重，1 次顿服。

血清学检查和询检阳性者参照上述慢性血吸虫病的治疗方法给予化疗 1 次。

3. 晚期血吸虫病　对大多数肝脏代偿功能良好的晚期血吸虫病人，可用吡喹酮总剂量 60mg/kg 体重，2 日疗法。对年老、体弱、肝功能差的病人，可用总剂量 60mg/kg 体重 3 日疗法，或 90mg/kg 体重 6 日疗法。具体各型晚期血吸虫病人的治疗还需要及早配合进行外科手术治疗、内科中西医结合治疗、激素治疗。

二、发现与报告

（一）发现

各地根据疫情的轻重和实际情况，分别在不同的季节通过不同的方式，选择具体一种或几种联合调查方法开展人群病情调查工作。

1. 发现方式

（1）在血吸虫病流行区开展人群普查工作。

（2）加强对渔船民、返乡民工等流动人口和流行区大型建设工程施工人员的检查。

（3）开展血吸虫病流行季节期间急性血吸虫病例同期接触疫水人员、抗洪抢险官兵、抢收抢种群众等重点高危人群的检查。

（4）血吸虫病流行区不明原因发热或存在腹痛、腹泻、乏力、肝脾肿大等临床体征病人的血吸虫病初筛检查。

2. 调查方法

（1）询检法

主要是询问受检人员在末次治疗后，近 1～2 年有无疫水接触史及有无发热、腹泻等主要血吸虫病症状。

（2）血清学方法根据抗原和特异性抗体结合原理，用已知抗原（抗体）和采集的人体血清进行体外检测抗体（抗原）的方法，是血吸虫病的辅助诊断方法。目前具体人群查病常用的血清学方法有间接红细胞凝集试验、环卵沉淀试验、酶联免疫吸附试验、胶体染料试纸条法等。

（3）病原学方法　血吸虫病的病原学检查是确诊血吸虫病的主要方法。目前在人群查病中常用的病原学检查方法有改良加藤法、尼龙袋集卵孵化法、塑料杯顶管孵化法等。

(二)报告

1. 个案报告　各级各类医疗卫生机构、疾控(血防)机构、卫生检疫机构及其执行职务的医务人员发现血吸虫病病例,应在明确诊断后 24 小时内填写传染病报告卡进行网络直报或向相应单位送(寄)出传染病报告卡。

2. 事件报告　报告标准

(1)在血吸虫病未控制地区,以行政村为单位,2 周内发生急性血吸虫病病例(包括确诊病例和临床诊断病例,下同)10 例以上(含 10 例,下同);或同一感染地点 1 周内连续发生急性血吸虫病病例 5 例以上(含 5 例)。

(2)在血吸虫病传播控制地区,以行政村为单位,2 周内发生急性血吸虫病病例 5 例以上(含 5 例);或同一感染地点 1 周内连续发生急性血吸虫病病例 3 例以上(含 3 例)。

(3)在血吸虫病传播阻断地区,发现在当地感染的血吸虫病病人或有感染性钉螺分布。

(4)在非血吸虫病流行县(市、区),发现有钉螺分布或在当地感染的血吸虫病病人。

3. 报告时限　获得突发公共卫生事件相关信息的责任报告单位和责任报告人,应当在 2 小时内以电话或传真等方式向属地疾控机构报告,具备网络直报条件的同时进行网络直报。不具备网络直报条件的责任报告单位和责任报告人,应采用最快的通信方式将《突发公共卫生事件相关信息报告卡》报送属地疾控机构,疾控机构接到《突发公共卫生事件相关信息报告卡》后,应对信息进行审核,确定真实性后 2 小时内进行网络直报,同时以电话或传真等方式报告同级卫生计生行政部门。

4. 报告内容　包括事件名称、事件类别、发生时间、地点、涉及的地域范围、人数、主要症状与体征、可能的原因、已经采取的措施、事件的发展趋势、下一步工作计划等。整个事件发生、发展、控制过程中的信息还应形成初次报告、进程报告、结案报告。

三、急性血吸虫病疫情处理

血吸虫病的流行病学调查开始于防治工作之前,贯穿于防治工作全过程。急性血吸虫病是短期内一次或多次感染大量血吸虫尾蚴引起的,发生急性血吸虫病往往预示着疫水尾蚴浓度高,风险大,所以我们需要对急性血吸虫病疫情的流行病学调查重点关注。

(一)个案调查

专业机构应在接到疫情报告 24 小时内到达现场开展个案调查,内容主要包括病人、人口统计学特征、感染情况、临床表现、检查、治疗情况及外出活动情况等,核实诊断,填写个案调查表。

(二)暴发疫情调查

1. 组织与准备

(1)组织及实施

疫情发生地的疾控机构应在接到疫情报告后 2 小时内开展现场流行病学调查,及时采取相应预防、控制措施,并将调查结果及时向同级卫生计生行政部门和上级疾控机构报告。

(2)调查准备

调查单位应成立现场调查组,制定流行病学调查计划,明确调查目的、调查组人员组成、确定成员的任务及职责。根据疫情的规模和实际需要,携带必要的调查、照相(摄像)机、采样设备、消杀器械、防护用品、预防性药品和相关书籍、调查表格等。

2. 调查内容和方法

(1)背景资料收集

通过查阅资料、咨询当地相关部门等方法了解当地的地理状况(如地理位置、流域、地形地貌、湖泊、河流、交通状况等)、气象资料(如气温、降雨量、湿度等)、人口资料(包括人口、劳动力,以及耕地面积、农作物种类、居民粪便管理、施肥习惯、耕牛放牧等生产生活方式),以及与血吸虫病防治有关的农田水利等综合治理工程建设情况。

(2)疫点调查

根据个案调查提供的感染地点、方式等结果,制定具体疫情控制或应急处理方案,确定螺情和野生动物调查地点、面积,有条件的可进行水体感染性测定。并根据急性血吸虫病的感染地点、螺情调查结果,确定易感地带并对相应环境和波及的水体开展药物灭螺灭蚴。

(3)接触疫水调查

根据个案调查结果和疫点所涉及的居民区,进行人畜接触疫水情况调查,开展人畜查治病工作。

1)发热病人筛查:对不明原因的发热病人,应进一步进行询检并采用血清学或病原学方法进行检查。

2)居民疫水接触史调查:对与患者同期接触疫水人员和在患者感染时间前后各2周内在同一感染地点接触过疫水的人员进行追踪调查,并登记造册、开展人群查治病,记录接触疫水的时间、地点、方式、次数等情况。另外,外来流动人群,特别是沿江沿湖企业单位职工、重大水利工程项目或交通航运建设等施工人员、渔船民等,应列入高危人群登记调查范围。

(4)流行因素调查

1)分析资料:描述疾病的"三间分布":①时间分布:通过对报告和搜索病例发病时间的统计学描述,基本确定暴发的类型、首发病例时间以及根据一般潜伏期推算出暴露时间等。②地区分布:通过描述发病的地区分布,绘制标点地图,看其是否有地区聚集性或波及多个地区,从而为疫点(疫区)的划分提供依据。③人群分布:分析不同特征人群中该病的分布,寻找病例与健康者的差异,有助于提出病因假设及其他潜在的危险因素。分析病例的特征,如年龄、性别、职业或其他相关信息,可为寻找高危人群、特异的暴露因素提供线索。

2)建立病因假设,进行专题调查以验证假设:根据三间分布特点,建立有关事件的初步假设。假设应包括以下几方面:危险因素来源、传播方式和载体(如钉螺分布和接触疫水等)。根据病因假设,采用病例-对照研究等方法,验证假设。

(5)预防服药:对已接触疫水的人群进行早期预防服药,进一步控制疫情。

(6)家畜传染源查治:根据流行病学调查结果对在易感环境中敞放的牛、羊等家畜进行查治,以控制传染源。

3. 调查报告　现场调查结束后,要立即汇总、整理好上述调查信息,准确向应急处理领导小组和上级疾控(血防)机构报告,并提出应采取的处理措施和建议。

四、样品采集与检测

(一)样品采集与保存

1. 血清学检查　采集受检者指端或耳垂末梢血,置于毛细管中,并注意毛细管两头的封口、血样编号与受检者编号一致,及时分离血清待检,并确保血清量(60μl以上)足够供检测和质控复核。受检者的血清样本在完成检测后,必须将剩余血清在低温下妥善保存,以备抽查和复核。

2. 病原学检查　在粪检前,除做好检查人员的培训、组织工作和必要的器材准备外,应以村民小组等为单位,按户开列应检对象名单和粪检标签,详细记录受检者个人信息。粪检采用"一送三检"的方法,要求受检者连送 3 次新鲜粪便,每次送检不少于 30g(鸭蛋大小),用无污染的油纸、一次性茶杯或塑料袋纸包好,附以标签(姓名、性别、年龄、地址)。改良加滕法涂片需放入质控复核的应置塑料袋中放冰箱(4℃)保存。

(二)样本检测

具体血清学、病原学检查方法、操作步骤和结果判定按照《血吸虫病诊断标准》(WS261—2006)执行。

五、防控措施

(一)隔离治疗传染源

传染源治疗是控制血吸虫病的基本措施。

1. 发现的阳性者均需进行病原学治疗。

2. 加强家畜管理　感染血吸虫的家畜随地排出含有血吸虫卵的粪便,孵出毛蚴再感染钉螺,发育成尾蚴,转而危害于人,进一步加剧了血吸虫病的危害性。因此,要加强家畜管理,搞好人畜同步化疗,推行以机代牛、圈养舍饲和养殖业结构调整等措施,避免家畜接触疫水引起感染和避免病畜粪便污染有螺环境。

家畜病情调查以粪便孵化法为主,在待查牛较多的村,也可采取免疫学方法过筛,筛出阳性者后再以粪检确诊。人畜查治工作需要同步进行。

(二)切断传播途径

1. 避免接触疫水　血吸虫感染在很大程度上是由人的行为引起的,不到疫水中游泳、嬉水、洗手、洗脚、洗衣物、打湖草、捕鱼捞虾等,可以防止感染血吸虫病。

2. 搞好人、畜粪便管理,加强饮用水安全

粪便管理包括防止粪便污染水源和杀灭粪中血吸虫卵两个方面。管理水源、饮用安全水的主要措施有:在疫区人口密集的村镇,建设集中式供水设施;在人口居住分散的地方,可使用压把井抽取地下水;在有螺洲滩、水域作业时,应喝开水。

3. 消灭钉螺　钉螺是血吸虫唯一中间宿主,消灭钉螺可以切断血吸虫病的传播途径,阻断血吸虫病的流行。药物灭螺与环境改造灭螺相比,具有人工省、费用小、见效快、适用范围大、可反复使用的特点。因此,药物灭螺是控制和消灭钉螺的重要措施之一,而且要在螺情调查的基础上进行。

(1)灭螺药物目前国内现场普遍使用的灭螺药物有 50% 氯硝柳胺乙醇胺盐可湿性粉剂、4% 氯硝柳胺乙醇胺盐粉剂等。

(2)不同环境选择正确的灭螺方法

1)喷洒法适合江洲湖滩滩地和没有积水的沟、渠、塘、田的埂边等有螺环境;

2)浸杀法适宜于有少量积水且水位能控制的沟、渠、塘、田等环境;

3)山丘地区可采用药物泥敷有螺田埂、沟渠等环境;

4)在缺乏水源的环境,采用机械喷粉、人工撒粉、拌沙撒粉的灭螺方法;

5)在积水较多、难以堵截流水和保持水位的沟、渠、河等地区,采用土埋缓释法和铲草皮沿边药浸法灭螺。

(三)保护易感人群

1. **健康教育** 通过多种形式对流行区的居民、中小学生宣传血防知识,告知人们不要接触疫水,增强血防意识,懂得自我防护,以便改变不健康的卫生行为、不正确的用水及粪便处理方式,及时接受检查,服从治疗,自觉参与血防工作。

2. **做好个体、集体防护** 感染季节从事抗洪抢险、水中作业、捕鱼、放牧等接触疫水的工作,必须使用防护用具、涂擦防护药物做好个体防护。当有大批人群需要下水作业时,可在作业水域投放灭尾蚴缓释药剂,让其持续不断地释放药物,杀灭水中尾蚴;紧急情况时可在水面上喷洒灭尾蚴药物。

3. **预防性服药**

(1)吡喹酮早期治疗主要用于抗洪抢险人群,在接触疫水后1个月服首剂吡喹酮40mg/kg体重(体重以60kg为限),若持续接触疫水则每月服1次,脱离接触疫水后2个月再加服1次。

(2)口服青蒿琥酯和蒿甲醚,能够有效杀灭体内血吸虫童虫,阻断血吸虫卵对人体的损害,达到预防的目的。服药方法为:接触疫水后7~15天服首剂青蒿琥酯或蒿甲醚,剂量为6mg/kg体重(体重以60kg为限),以后每7~15天服1次,脱离接触疫水7~15天后加服1次。短期接触疫水的人群常采用"7天间隔"服药方案,经常或长期接触疫水的人群以"15天间隔"服药方案为宜。

六、调查报告撰写

(一)资料分析

1. **分析指标**

(1)病情指标

1)血清免疫学检查阳性率,抗体滴度。

2)粪便病原学检查阳性率,感染度(EPG)。

3)急性、慢性、晚期病人数,构成比。

4)症状、体征等临床表现及实验室检查指标等。

(2)螺情指标

1)钉螺、感染性钉螺分布面积。

2)活螺、感染性钉螺密度。

3)活螺框出现率。

4)钉螺感染率。

5)钉螺死亡率,校正钉螺死亡率等。

2. **分析方法**

(1)描述疫情的分布特征:如病情包括性别、年龄、职业、流行区类型,时间季节分布等;螺情包括各种螺情指标、钉螺的分布环境等。

(2)比较疫情的变化:分别将各种病情指标与开展工作前(纵向)或与对照区(横向)进行比较,比较时应特别注意资料的可比性,调查方法及其他条件是否相同。

3. **进行统计学处理** 有些资料在进行分析时,还应进行统计学处理,以了解其变化有无意义。一般计数资料的比较(各种率)使用 χ^2 检验,计量资料(如粪检 EPG)的比较用 t 检验、U 检验。

(二)调查报告撰写

参见总论相关章节。

七、日常工作

(一)监测

1. 疫情监测　建立健全县、乡、村和城市社区疫情监测体系,密切注视疫情态势,一旦发现当地钉螺面积大幅度增加,或感染螺密度明显升高,或发现首例急感病人,或有突发社会、自然因素出现,应高度警戒,加强调查研究,并将调查结果上报,作出疫情预警报告。

2. 监测点监测

(1)人群病情监测:对监测点 6 岁以上的全部常住居民采用血清方法(间接血凝试验 IHA)进行筛查,阳性者以改良加藤法(一粪三检)进行病原学检查,血清免疫学检查、病原学检查受检率均应达到 90% 以上。监测点查病时须对该村的全体居民逐一登记。人群查病应在 10~11 月份进行。

1)有外来人群的监测点,随机检查 30 人,不足 30 人者全部调查,方法同上。

2)对当年发生的急性血吸虫病人进行个案调查。

3)第一年在监测点进行晚期血吸虫病普查,对新发现的和现存的晚期血吸虫病病人进行个案调查;从第二年开始,对疑似晚期血吸虫病病人等重点对象进行检查,对新发现的晚期血吸虫病人进行个案调查。

(2)家畜病情监测:以在有螺地带敞放的大型家畜为监测对象,每个监测点随机抽查牛、羊、猪、马等家畜各 60 头(不足者全部检查),采用粪便孵化法进行检查,一粪一检。查病应在 10~11 月份进行。

(3)螺情监测:结合春季螺情调查工作,采用系统抽样和环境抽样方法每年对现有钉螺环境(含易感环境和其他有螺环境)、可疑环境进行 1 次查螺。

(4)相关因素调查

1)自然与社会因素:包括水位、雨量、气温、自然灾害、人口流动、居民生产生活方式等;

2)防治措施实施情况:包括查灭螺和环境改造、查治病、健康教育、个人防护、改水改厕等。

(二)查螺灭螺

查螺时应按村为单位,于上半年 3、4、5 月和下半年 9、10、11 月期间,根据应查环境地图、循水系逐条逐块检查。对于毗邻地区应该互相延伸扩大调查范围。查螺时每框均要编号,框内钉螺全部捕捉,并以框为单位装入螺袋,螺袋外标注调查钉螺地点、框号、环境类型和调查日期。所有查出钉螺的环境应采用 GPS 进行定位。钉螺经死活鉴别、感染性检查后,登记和计算钉螺和感染性钉螺面积、活螺密度、钉螺感染率等,绘制年度钉螺分布示意图。

1. 调查方法

(1)现有钉螺环境　易感环境采用系统抽样方法查螺(江湖洲滩环境框线距 20~50m,其他环境框线距 5~10m)。其他有螺环境采用环境抽样方法(根据植被、低洼地等环境特点及钉螺栖息习性,设框调查)查螺。

(2)可疑环境采用环境抽样方法查螺,若检获活钉螺,再以系统抽样进行调查。

(3)对与历史螺区毗邻的乡(镇)、村,特别是与原有钉螺水系相通等适宜钉螺孳生的地区,采用上述可疑环境查螺方法开展螺情调查。

(4)钉螺和其他相似螺类的鉴别　在自然环境中孳生的某些种类螺蛳,其外形同钉螺较相似,易与钉螺混淆(图12-1)。

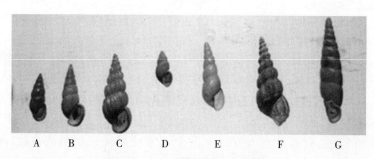

图 12-1　钉螺和其他相似螺类

注:A. 山区型钉螺;B. 水网型钉螺;C. 湖沼型钉螺;D. 小黑螺;E. 菜螺;F. 海蛳;G. 烟管螺

2.药物灭螺效果考核　目前使用的灭螺药具有一定的毒性,尤其是对水生动物具有较强的毒性。因此,要做好灭螺前的公告、灭螺中的防护和灭螺后的清洗等防范工作。

近期药物灭螺效果考核应在灭螺后7~15天完成,考核指标主要有钉螺死亡率(%)、钉螺校正死亡率(%)等。远期药物灭螺效果可通过有螺面积下降率、活螺密度或活螺框出现率等来考核。考核灭螺效果还应注意施药前后钉螺调查考核方法的一致性和调查框数等。

(三)控制和消除标准

血吸虫病分布在我国长江中下游一带及其流域以南的湖南、湖北、江苏、浙江、安徽、江西、四川、云南、广东、广西、福建和上海,共12个省(自治区、直辖市)的部分地区。我国血吸虫病流行区,按钉螺的地理分布及流行病学特点,分为平原水网型、山区丘陵型和湖沼型。当前我国血吸虫病疫情降至历史最低水平,全国处于疫情控制状态,其中上海、浙江、福建、广东、广西5省(自治区、直辖市)达到传播阻断标准。

1.疫情控制　居民血吸虫感染率降至5%以下;家畜血吸虫感染率降至5%以下;不出现急性血吸虫病暴发;以行政村为单位,2周内发生急性血吸虫病病例(包括确诊病例和临床诊断病例,下同)少于10例;同一感染地点1周内连续发生急性血吸虫病病例少于5例。

2.传播控制　居民血吸虫感染率降至1%以下;家畜血吸虫感染率降至1%以下;不出现在当地感染的急性血吸虫病病例;连续2年以上查不到感染性钉螺。

3.传播阻断　连续5年未发现在当地感染的血吸虫病病例;连续5年未发现在当地感染的血吸虫病病畜;连续5年以上查不到感染性钉螺;以县为单位,建立和健全敏感、有效的血吸虫病监测体系。

4.消除　达到传播阻断要求后,连续5年未发现在当地感染的血吸虫病病例、病畜和感染性钉螺。

八、保障措施

1.各地县级以上人民政府应当加强领导,根据血防规划和专业队伍、专业机构建设,安排血吸虫病防治经费和基本建设投资,纳入同级财政预算。

2.各地要积极实施民生工程,对符合救助条件的血吸虫病病人进行救助,积极开展联防联控、技术培训工作,落实有螺地带禁牧等各项防治措施,做好药品、物资储备,保证血防工作可持续发展。

3.各地编制或者审批血吸虫防治区的农业、水利、林业等工程项目,应当将有关血吸虫病防治的工程措施纳入项目统筹安排。

4.国家对农民免费提供抗血吸虫基本预防药物,对经济困难农民的血吸虫病治疗费用予以减免;对家畜免费实施血吸虫病检查和治疗,免费提供抗血吸虫基本预防药物。

5.血吸虫病防治经费应当专款专用,严禁截留或者挪作他用。严禁倒买倒卖、挪用国家免费供应的防治血吸虫病药品和其他物品。

九、附件

急性血吸虫病个案调查表见表12-8。

表12-8 急性血吸虫病个案调查表

个案号:

一、一般情况

户籍地址:_____省_____县_____乡_____村_____组

现住地址:_____省_____县_____乡_____村_____组

姓名_____ 性别:□ 男=1;女=2 出生日期:_____年___月

文化程度:□ 文盲=1;小学=2;初中=3;高中=4;大专以上=5

职业:□ 农民=1;渔民=2;船民=3;牧民=4;商业服务=5;民工=6;家务=7;

幼托儿童=8;学生=9;教师、干部=10;其他=11

曾否患过血吸虫病: □ 慢性=1;急性=2;晚期=3;否=4

血吸虫病治疗史: □ 有=1;无=2

治疗次数: □ 1次=1;2次=2;3-5次=3;6-8次=4;8次以上=5

末次治疗时间:_____年___月:治疗依据:□ 粪阳=1 血阳=2 其他=3

二、感染情况

1.发病前接触疫水日期:_____月___日,接触疫水时数:_____小时

感染地点:_____省_____县_____乡_____村_____组;环境名称:_____

环境类型:□ 河=1;沟=2;渠=3;塘=4;水田=5;江滩=6;湖滩=7;其他=8

环境植被:□ 杂草=1;芦苇=2;树林=3;水稻=4;其他=5(列名:_____)

感染地点距附近居民点距离:_____m

2.感染地点近1~2年内是否曾进行过灭螺:□是=1;否=2

灭螺方法:□药物=1;环境改造=2;药物+环境改造=3

感染地点是否有警示标志:□ 有=1;无=2

该处曾否发生过急性感染:□ 否=1;散发=2;成批=3;发生的最近年份:_____

3.本次感染接触疫水的方式:□ 抢种抢收=1;抗洪救灾=2;农业生产=3;捕鱼捞虾=4;

放牧与割草=5;洗涮生活用品=6;玩水游泳=7;洗手、脚=8;其他=9

4.同期接触疫水_____人,已有_____人发病

三、发病和诊断情况

1. 发病时间：＿＿＿＿年＿＿＿月＿＿＿日

2. 主要临床表现（可多选）：□　□　□　□　□　□

　　发热 =1；咳嗽 =2；头痛头昏 =3；腹痛腹泻 =4；恶心呕吐 =5；其他 =6

3. 是否误诊：□　是 =1，否 =2，误诊疾病名称：＿＿＿＿＿＿＿

4. 初次诊断为急性血吸虫病：□　疑似 =1；临床 =2；确诊 =3；诊断时间：＿＿＿＿年＿＿＿月＿＿＿日

5. 最终诊断为急性血吸虫病：□　疑似 =1；临床 =2；确诊 =3；诊断时间：＿＿＿＿年＿＿＿月＿＿＿日

6. 确诊机构：□　县（市、区）血防站 =1；县（市、区）综合医院 =2；

　　乡镇血防站（组）=3；乡镇卫生院 =4；村卫生室 =5；个体医生 =6；其他 =7

四、实验室检查及治疗情况：

1. 免疫检测：血检方法：＿＿＿＿＿；结果：＿＿＿＿＿；滴度：＿＿＿＿＿；日期：＿＿＿＿＿；

　　　　　　血检方法：＿＿＿＿＿；结果：＿＿＿＿＿；滴度：＿＿＿＿＿；日期：＿＿＿＿＿；

2. 病原检查：粪检方法：＿＿＿＿＿；结果：＿＿＿＿＿；感染度：＿＿＿＿＿；日期：＿＿＿＿＿；

　　　　　　粪检方法：＿＿＿＿＿；结果：＿＿＿＿＿；感染度：＿＿＿＿＿；日期：＿＿＿＿＿；

3. 血象检查：红细胞数：＿＿＿×10^9/L（mm³）；白细胞总数：＿＿＿×10^9/L（mm³）；中性粒细胞：＿＿＿%；淋巴细胞：＿＿＿%；嗜酸性粒细胞：＿＿＿%

4. 病原治疗药物剂量、疗程＿＿＿＿＿＿＿＿＿＿＿＿＿＿＿＿＿＿＿＿＿＿＿＿＿

5. 住院治疗：□　县（市、区）血防站 =1；县（市、区）综合医院 =2；

　　乡镇血防站（组）=3；乡镇卫生院 =4；村卫生室 =5；个体医生 =6；其他 =7

　　调查者＿＿＿＿＿＿＿＿＿　　　　调查日期＿＿＿＿＿＿＿＿＿

技术要点

1. 乙类传染病

2. 潜伏期　急性血吸虫病潜伏期大多为 30～60 天，平均约 40 天。其他类型潜伏期较长。

3. 临床特点　血吸虫病临床上可分为急性、慢性和晚期 3 种类型以及异位损害。

（1）急性：明确的疫水接触史，夏秋季发病，午后发热。

（2）慢性：流行区 90% 以上的感染者。

（3）晚期：分为巨脾型、腹水型、结肠增殖型和侏儒型。

（4）异位：血吸虫寄居或虫卵肉芽肿病变发生于门静脉系统之外。

4. 治疗　吡喹酮成人 120mg/kg 体重、60mg/kg 体重，6 日、2 日疗法

5. 流行病学特点　通过接触传播，人群普遍易感，病人、畜为传染源

6. 个案报告　24 小时

7. 突发事件报告及分级　2 小时，在血吸虫病未控制、传播控制地区，以行政村为单位，2 周内发生 10 例、5 例急性病例，或同一感染地点 1 周内连续发生 5 例、3 例急性病例；在血吸虫病传播阻断地区，发现当地感染的病人或有感染性钉螺；非流行区发现有钉螺分布或当地感染的病人

8. 现场调查 确定感染地点,同期接触疫水人员查治病,感染地点螺情调查、灭螺灭蚴

9. 标本的采集与运送 指端或耳垂采血,鸭蛋大小粪便"一送三检"

10. 实验室检测 病例筛选首选血清学方法,病例确诊主要为病原学方法

11. 防控措施 人畜查治病、家畜管理,药物灭螺

12. 特异性预防控制措施 口服吡喹酮、青蒿琥酯、蒿甲醚

13. 健康教育 不接触疫水

【思考题】

一、单选题

1. 急性血吸虫病典型临床表现( )

    A. 呕吐   B. 发热   C. 咳痰   D. 皮疹

2. 血吸虫的唯一中间宿主( )

    A. 钉螺   B. 菜螺   C. 海蛳   D. 烟管螺

3. 最好的预防血吸虫病的方法是( )

    A. 打预防针   B. 吃碘盐   C. 不接触疫水   D. 早睡早起

4. 血吸虫病的主要传染源是( )

    A. 经常在有钉螺孳生的地带排泄粪便的人

    B. 牛、羊等哺乳动物

    C. 前两项都不是

    D. A+B

5. 发现急性血吸虫病病例,应在明确诊断后_____小时内填写传染病报告卡进行网络直报,应在接到疫情报告_____小时内到达现场开展个案调查( )

    A. 12,24   B. 24,24   C. 24,12   D. 12,12

二、简答题

1. 血吸虫病的传播途径与方式有哪些?

2. 简述血吸虫病突发疫情的判定标准。

3. 简述预防血吸虫病的措施有哪些方面?

参考答案

一、单选题

1. B;2. A;3. C;4. D;5. B

二、简答题

1. 血吸虫病通过接触传播,即当人、畜接触含有血吸虫尾蚴的水体而感染。在易感环境

从事收种农作物、割运湖草、捕鱼捉虾、洗衣、淘米洗菜、游泳、嬉水等生产生活活动均可引起感染;此外,抗洪抢险时由于人体接触疫水的面积大、次数多、时间长,也易引起感染,甚至群体急性感染。有时因饮用疫水或漱口时被尾蚴侵入口腔黏膜受染。

2. 判定标准

(1)在血吸虫病未控制地区,以行政村为单位,2 周内发生急性血吸虫病病例(包括确诊病例和临床诊断病例)10 例以上(含 10 例);或同一感染地点 1 周内连续发生急性血吸虫病病例 5 例以上(含 5 例)。

(2)在血吸虫病传播控制地区,以行政村为单位,2 周内发生急性血吸虫病病例 5 例以上(含 5 例);或同一感染地点 1 周内连续发生急性血吸虫病病例 3 例以上(含 3 例)。

(3)在血吸虫病传播阻断地区,发现当地感染的血吸虫病病人或有感染性钉螺分布。

(4)在非血吸虫病流行县(市、区),发现有钉螺分布或当地感染的血吸虫病病人。

3. 防控措施

(1)隔离治疗传染源:加强人畜同步查治和家畜管理等传染源管理是控制血吸虫病的基本措施。

(2)切断传播途径

1)不接触疫水。

2)搞好人、畜粪便管理,加强饮用水安全。

3)通过药物灭螺、环境改造压缩钉螺面积、消灭钉螺。

(3)保护易感人群,落实健康教育,做好个体、集体防护和开展接触疫水人群的早期预防服药等措施。

第十三章 甲类传染病

第一节 鼠 疫

鼠疫是由鼠疫耶尔森氏菌引起的一种人兽共患的急性传染病,原发于鼠疫疫源地内啮齿动物之间,并能引起人间流行。鼠疫具有发病急、病程短、传播快、传染性强、病死率高等特点。传染源主要是啮齿动物,传播媒介主要是蚤类,肺鼠疫等病人也可成为传染源,造成人类鼠疫流行。鼠疫是《传染病防治法》规定的甲类传染病之一,也是《国际卫生条例》规定的国际检疫传染病。

一、概述

(一)病原学

鼠疫菌分类属于肠杆菌科耶尔森氏菌属,为革兰染色阴性的短小杆菌,革兰染色后在显微镜下观察,可以看到鼠疫菌两端钝圆,呈现出两极浓染的特点。无鞭毛,不能活动,不形成芽胞。分离鼠疫菌通常使用赫氏溶血消化液培养基,培养物经28℃,24~48小时培养后可形成圆形、中央隆起、淡灰色的菌落。鼠疫菌含有18种抗原成分,其中FI抗原、鼠毒素、内毒素、鼠疫杆菌素是特异性抗原。目前公认的鼠疫菌毒力因子有4种,即Fra1、Vwa、Pgm、Pst1。鼠疫杆菌在低温及有机体生存时间较长,在脓痰中存活10天或一个月,尸体内可存活数周至数月,蚤粪中能存活1个月以上;对光、热、干燥及一般消毒剂都十分敏感,日照4~5小时、55℃15分钟或100℃1分钟可以杀死,5%苯酚、5%来苏(甲酚皂),0.1%升汞及含氯消毒剂等均可将病菌杀死。

(二)临床表现

1. **潜伏期** 鼠疫的潜伏期较短,一般在1~6天之间,多为2~3天,个别病例可达8~9天。腺型和皮肤型鼠疫的潜伏期较长,约为2~8天,通常3~5天。原发性肺鼠疫和败血型鼠疫的潜伏期较短,约为1~3天。当机体抵抗力弱、鼠疫菌毒力强、感染严重者潜伏期可短至数小时。

2. **临床分型** 临床上将鼠疫分为腺鼠疫、肺鼠疫、败血型鼠疫、皮肤型鼠疫、肠鼠疫、眼鼠疫、脑膜炎型鼠疫、扁桃体鼠疫,最常见的是腺鼠疫,其次是肺鼠疫。

3. **全身症状** 各型鼠疫初期的全身中毒症状大致相同,一般症状表现为危重的全身中毒症状。主要表现为发病急剧,高热、寒战、体温突然上升至39~41℃,呈稽留热。剧烈头痛,有时出现中枢神经性呕吐、呼吸促迫,心动过速,心律不齐,血压下降。重症病人早期即可出现血压下降(10.7~12.0kPa/6.00~6.67kPa,即80~90/45~50mmHg)、意识不清、狂躁不安、谵语等,颜面潮红或苍白,有时甚至发青,有重病感或恐怖不安,眼睑结膜及球结膜充血,出现所谓的鼠疫颜貌。怀孕期患鼠疫对孕妇和胎儿的危害性比较严重,孕妇容易导致流产或死胎。有时会通过胎盘感染胎儿,有的新生儿出生后出现鼠疫症状,数日即死亡。

4.各型鼠疫的症状

(1)腺鼠疫:除具有鼠疫的全身症状以外,受侵部位所属淋巴结肿大为其主要症状,一般在发病的同时或1~2天内出现淋巴结肿大。腹股沟淋巴结炎最多见,约占70%;其次为腋下,颈及颌下。也可几个部位淋巴结同时受累。

其主要特征表现为淋巴结迅速肿大,比其他疾病所致的淋巴肿速度快,每日甚至每时都有所不同。淋巴结呈弥漫性肿胀、坚硬、无活动性、疼痛剧烈。患侧肢体常呈强迫体位,活动受限。腺鼠疫治疗不及时可发展成败血症、严重毒血症及心力衰竭或继发肺鼠疫而死。

(2)肺鼠疫:肺鼠疫可分为原发性和继发性两种类型。原发性肺鼠疫是临床上最重的病型之一,不仅病死率高,而且在流行病学方面危害也最大。病人除具备鼠疫的全身症状外,由于呼吸困难、缺氧,导致口唇、颜面及四肢皮肤发绀、甚至全身发绀,故有"黑死病"之称。病初期干咳,继之咳嗽,咳出稀薄泡沫样血痰,胸部X线表现与病情严重程度极不一致。若不及时给予有效治疗,病人多于发病2~3日后死于中毒性休克、呼吸衰竭和心力衰竭,危重病人甚至在数小时之内即死亡。

继发性肺鼠疫,在发病之前,往往有原发腺鼠疫或败血型鼠疫症状。当继发肺鼠疫时,常表现为病势突然增剧,出现咳嗽、胸痛、呼吸困难,鲜红色泡沫样血痰,痰中含有大量的鼠疫菌,可成为引起原发性肺鼠疫传播的传染源。

(3)败血型鼠疫:可分为原发性败血型鼠疫和继发性败血型鼠疫两种类型。原发性败血型鼠疫病情发展极速,尚未出现局部症状即发展为全身性感染。常突然高热或体温不升,神志不清,昏迷。无淋巴结肿,皮肤黏膜出血、鼻出血、呕吐、便血或血尿、DIC和心力衰竭,多在发病后24小时内死亡,很少超过3天。病死率高达100%。因皮肤广泛出血、瘀斑、发绀、坏死,故死后尸体呈紫黑色。

继发性败血型鼠疫,可由肺鼠疫、腺鼠疫或其他型鼠疫未经治疗或治疗不当时,病情恶化发展而来,表现出上述原发性败血型鼠疫的症状。

(4)肠鼠疫:多因食用未煮熟或被污染的鼠疫病死动物(如旱獭、兔、藏系绵羊等)而感染。除鼠疫的全身症状外,还具有消化道感染的特殊症状。频繁呕吐和腹泻,一昼夜可达数十次,吐泻物中常混有血液和黏液混合物,排便时腹痛,常伴有大网膜淋巴结肿,从肿胀的淋巴结和吐泻物中有时可检出鼠疫菌。

(5)脑膜炎型鼠疫:脑膜炎型鼠疫多为继发性,具有严重的中枢神经系统症状。剧烈头痛、昏睡、颈强直、谵语、妄动、狂躁不安、呕吐频繁,巴氏征和凯尔尼格征阳性,颅内压增高(脑水肿)。脑脊液稍浑浊,可检出鼠疫菌。

(6)眼鼠疫:具有鼠疫的全身感染症状之外,出现重症结膜炎并有严重的上下眼睑水肿,患者流泪,结膜充血、肿胀、疼痛剧烈,数小时内转变为化脓性结膜炎,分泌大量脓状液,从眼分泌物中可检出鼠疫菌。

(7)皮肤鼠疫:除具有鼠疫的全身感染症状之外,皮肤出现剧痛性红色丘疹,其后逐渐隆起,形成血性水疱,周边呈灰黑色,基底坚硬。水疱破溃后形成溃疡,创面也呈灰黑色,疼痛剧烈。溃疡不易愈合,有时能从水疱渗出液中检出鼠疫菌。

(8)扁桃体鼠疫:一般无全身症状,仅扁桃体局部发炎、疼痛、充血、水肿,有时并发颈淋巴结肿大。可从咽部检出鼠疫菌。

(三)流行病学

1. **传染源** 鼠疫为典型的自然疫源性疾病,在人间鼠疫流行前,一般先在动物间流行。动物鼠疫传染源(储存宿主)有野鼠、家鼠、野兔、狐、猫、鼬、绵羊等,是人间鼠疫重要传染源。各型鼠疫患者均可成为传染源,以肺型鼠疫最为重要,败血型鼠疫早期的血有传染性,腺鼠疫仅在脓肿破溃后或被蚤吸血时才起传染源作用。

2. **传播途径**

(1)从动物到人的传播

动物和人间鼠疫的传播主要以鼠体蚤为媒介。人类被携带鼠疫菌的蚤类叮咬,引起鼠疫流行。蚤粪也含有鼠疫杆菌,可因瘙痒进入皮内。此种"鼠→蚤→人"的传播方式是鼠疫的主要传播方式。在剥食病死动物过程中,鼠疫菌可以从伤口直接进入,或食用未熟动物产品时通过口腔等直接感染,或剥食过程中吸入有菌的皮毛尘埃而感染。

(2)人与人之间的直接传播

肺鼠疫患者可通过呼吸、谈话、咳嗽、喷嚏时含有鼠疫菌的飞沫经口鼻喷出传播,造成人间肺鼠疫流行。少数可因直接接触病人的痰液、脓液、血液等经破损皮肤或黏膜受染。极特殊情况为鼠疫实验室感染。

3. **易感人群** 人群对鼠疫菌普遍易感,无种族、性别、年龄差异。病后可获持久免疫力,预防接种可获一定免疫力。

4. **流行特征** 鼠疫具有地区性特点,人间鼠疫病例大多发生在鼠疫自然疫源地内或毗邻地区,某些情况下,人间鼠疫发生在没有鼠疫记载的地区,但经过调查后,仍可发现该地区曾有动物鼠疫流行。人间鼠疫流行具有明显的季节性,在北方的疫源地内,人类鼠疫发生于宿主动物出蛰之后,到入蛰而终息。而在南方家鼠鼠疫疫源地一年四季都可能发生人类鼠疫。一般情况下,人类鼠疫流行略错后于动物鼠疫流行高峰。鼠疫还可以由疫区籍交通工具向外传播,形成外源性鼠疫,引起鼠疫流行、大流行。由于动物鼠疫流行具有周期性特点,因此人间鼠疫流行也具周期性。

(四)鼠疫诊断原则

根据《鼠疫诊断标准》(WS279—2008),依据接触史、临床表现和实验室检验结果可将可疑病人分为急热待查、疑似鼠疫、确诊鼠疫3种诊断情况和排除鼠疫。

1. **急热待查**

(1)患者发病前10天内到过动物鼠疫流行区,同时出现下列临床表现之一即可做出急热待查诊断:①急性淋巴结炎,淋巴结肿胀,剧烈疼痛并出现强迫体位;②出现重度毒血症、休克综合征而无明显淋巴结肿胀;③咳嗽、胸痛、咳痰带血或咯血;④重症结膜炎并有严重的上下眼睑水肿;⑤血性腹泻并有重症腹痛、高热及休克综合征;⑥皮肤出现剧痛性红色丘疹,其后逐渐隆起,形成血性水疱,周边呈灰黑色,基底坚硬。水疱破溃后创面也呈灰黑色;⑦剧烈头痛、昏睡、颈部强直、谵语妄动、脑压高、脑脊液浑浊。

(2)突然发病,高热,白细胞剧增,在未用抗菌药物或仅使用青霉素族抗菌药物情况下,病情迅速恶化,在48小时内进入休克或更严重状态的病人,同时出现上述临床表现之一时,也应作为急热待查处理。

2. **疑似鼠疫**

(1)发现急热待查的病人具有下列4种情况之一,可做出疑似鼠疫诊断:①在10天内,接触过突然发病,高热,白细胞剧增,在未用抗菌药物或仅使用青霉素族抗菌药物情况下,病情迅速恶化,在48小时内进入休克或更严重状态的病人,并表现出同样症状;②在10天内,接触过急性淋巴结炎,淋巴结肿胀,剧烈疼痛并出现强迫体位的病人,并表现出同样症状;③在10天内,接触过出现重度毒血症、休克综合征而无明显淋巴结肿胀的病人,并表现出同样症状;④在10天内,接触过咳嗽、胸痛、咳痰带血或咯血的病人,并表现出同样症状。

(2)发现急热待查病人在10天内接触过来自鼠疫疫区的疫源动物、动物制品,可以做出疑似鼠疫诊断。

(3)急热待查病人的淋巴结穿刺液、血液、痰液、咽部或眼分泌物、尸体脏器、管状骨骺端骨髓标本,使用胶体金抗原检测、酶联免疫吸附试验或反相血凝试验中任何一种方法,检出鼠疫菌F1抗原,可以做出疑似鼠疫诊断。

(4)急热待查病人在10天内进入过鼠疫实验室或接触过鼠疫实验用品,可以做出疑似鼠疫诊断。

3. 确诊鼠疫

(1)急热待查或疑似鼠疫病人,其淋巴结穿刺液、血液、痰液,咽部或眼分泌物,或尸体脏器、管状骨骺端骨髓标本中分离到鼠疫菌,即为确诊鼠疫。

(2)急热待查或疑似鼠疫病人的上述标本,针对鼠疫菌 *caf*1 及 *pla* 基因的PCR扩增阳性,同时各项对照成立;同时标本使用胶体金抗原检测、酶联免疫吸附试验或反相血凝试验中任何一种方法,检出鼠疫菌F1抗原,可以做出确诊鼠疫。

(3)急热待查或疑似鼠疫患者,其急性期与恢复期血清使用酶联免疫吸附试验或被动血凝试验检测,针对鼠疫F1抗原的抗体滴度呈4倍以上增长时,可以做出确诊鼠疫诊断。

4. 排除鼠疫

(1)在疾病过程中,确诊为其他疾病,可以解释所有的临床表现,且针对鼠疫进行的所有实验室检测结果均为阴性。

(2)在疾病过程中未确诊鼠疫,发病30天后,针对鼠疫F1抗原的抗体检验结果仍为阴性,或达不到滴度升高4倍的标准。

(五)治疗原则

1. 采取就地隔离治疗的措施,确诊病人、疑似病人、密切接触者应分开隔离。

2. 首选链霉素治疗,以早期、足量、总量控制为原则。也可联合其他广谱抗生素。

3. 用特效抗生素的同时,加用强心和利尿剂,积极进行抗休克治疗等。

4. 对疑似患者根据病情选用抗生素治疗,同时加强诊断。对密切接触者应密切观察,并用磺胺及喹诺酮类进行预防性投药。

二、发现与报告

(一)发现

通过主动监测、医疗机构发热门诊、乡村医生巡诊、监测点覆盖范围、群众报告等多渠道发现病例、疑似病例及动物疫情。

(二)报告

1. 责任报告人　各级各类卫生机构均为人间鼠疫疫情责任报告单位,上述单位所有执行职务的人员都是人间鼠疫疫情责任报告人。

各级疾控机构(或鼠疫防治机构)为动物鼠疫责任报告单位,鼠疫防治专业人员为动物疫情责任报告人。

2.报告内容

(1)人间鼠疫报告内容包括鼠疫患者、疑似患者及密切接触者姓名、性别、年龄和职业等相关信息,发病时间、地点、涉及的地域范围、人数,主要症状与体征,可能的原因,已经采取的措施,事件的发展趋势,下一步工作计划等。

(2)动物鼠疫报告内容包括发生地点、时间,染疫动物种类、数量,相关媒介情况,可能污染范围、传播路径,鼠疫细菌学及血清学检验情况,发展趋势,已采取的措施及下一步工作计划等。

(3)县级疾控机构(或鼠疫防治机构)对下列情况应及时进行网络直报:人间鼠疫病例的发现、隔离、诊断、治疗、转归,流行病学调查及疫区处理等情况;动物疫情的发现、性质、范围、流行病学调查及疫区处理等情况。并就整个事件发生、发展、控制过程中的信息形成初次报告、进程报告、结案报告,最后形成完整报告进行网络直报。

3.报告时限

(1)人间鼠疫报告

1)有条件进行网络直报的责任报告单位,在做出人间鼠疫或疑似人间鼠疫诊断后,在2小时内向同级或上级疾控机构(或鼠疫防治机构)报告,同时发出"中华人民共和国传染病报告卡",并在2小时内通过"鼠疫防治信息系统"进行网络直报。

2)暂无网络直报条件的责任报告单位,在做出人间鼠疫或疑似人间鼠疫诊断后,按规定在2小时内以最快的方式向同级或上级疾控机构(或鼠疫防治机构)报告,同时发出"中华人民共和国传染病报告卡"。由接到报告卡的鼠疫防治机构立即进行网络直报。

3)接到报告的县级疾控机构(或鼠疫防治机构)除按规定进行网络直报外,应将疫情以最快的通信方式报告给同级卫生行政主管部门和上级疾控机构(鼠疫防治机构)。

(2)动物鼠疫报告:判定动物鼠疫疫情后,责任报告人在城镇须6小时内将动物疫情通过"鼠疫防治信息管理系统"进行网络直报;在乡村须12小时内通过"鼠疫防治信息管理系统"进行网络直报。

4.报告程序

(1)人间鼠疫报告程序

1)责任报告人发现鼠疫患者或疑似鼠疫患者时,应立即用最快的通信方式向所在地的县级疾控机构(或鼠疫防治机构)报告并报告同级卫生计生行政部门;同时按照"中华人民共和国传染病报告卡"的要求填写报告卡所属单位并按规定转报上级。

2)县级及以上医疗机构对人间鼠疫实行网络直报。暂无条件实行网络直报的,应按照规定时限以最快的方式将"中华人民共和国传染病报告卡"报告给本辖区内县级或县级以上鼠疫防治机构,由其进行网络直报。

3)县级及以上疾控机构(或鼠疫防治机构)接到报告后须在2小时内审核报告卡并将患者及疑似患者相关信息输入"鼠疫防治信息管理系统",同时以电话或传真等方式报告同级卫生计生行政部门。

(2)动物鼠疫疫情及监测报告程序:由县级疾控机构(鼠疫防治机构)对本辖区内的动物鼠疫疫情及动物鼠疫监测情况进行网络直报。

(三)疫情分级及预警

1. 分级　人间鼠疫疫情划分为特别重大(Ⅰ级)、重大(Ⅱ级)、较大(Ⅲ级)和一般(Ⅳ级)4级。

(1)特别重大鼠疫疫情(Ⅰ级):有下列情形之一的为特别重大鼠疫疫情(Ⅰ级):肺鼠疫在大、中城市发生,并有扩散趋势;相关联的肺鼠疫疫情波及2个以上的省份,并有进一步扩散趋势;发生鼠疫菌强毒株丢失事件。

(2)重大鼠疫疫情(Ⅱ级):有下列情形之一的为重大鼠疫疫情(Ⅱ级):在1个县(市)行政区域内,1个平均潜伏期内(6天,下同)发生5例以上肺鼠疫或败血症鼠疫病例;相关联的肺鼠疫疫情波及2个以上县(市),并有进一步扩散趋势;在1个县(市)行政区域内发生腺鼠疫流行,1个平均潜伏期内多点连续发生20例以上,或流行范围波及2个以上市(地)。

(3)较大鼠疫疫情(Ⅲ级):有下列情形之一的为较大鼠疫疫情(Ⅲ级):在1个县(市)行政区域内,1个平均潜伏期内发生肺鼠疫或败血症鼠疫病例数1~4例;在1个县(市)行政区域内发生腺鼠疫流行,1个平均潜伏期内连续发病10~19例,或流行范围波及2个以上县(市)。

(4)一般鼠疫疫情(Ⅳ级):腺鼠疫在1个县(市)行政区域内发生,1个平均潜伏期内病例数1~9例。

2. 预警　各级卫生计生行政部门应根据报告的鼠疫疫情危害性和紧急程度,及时发布、调整和解除预警信息。预警信息包括鼠疫型别、预警级别、起始时间、警示事项、应采取的措施和发布机关等。预警信息的发布单位:Ⅰ级为国家卫生计生委,Ⅱ级为省级卫生计生行政部门,Ⅲ级为市(地)级卫生计生行政部门,Ⅳ级为县级卫生计生行政部门。

根据鼠疫疫情分级,预警级别对应如下:特别重大鼠疫疫情(Ⅰ级)、重大鼠疫疫情(Ⅱ级)为Ⅰ级预警;较大鼠疫疫情(Ⅲ级)为Ⅱ级预警;一般鼠疫疫情(Ⅳ级)为Ⅲ级预警;动物间鼠疫疫情达到下列强度时为Ⅳ级预警:在某一类型鼠疫疫源地发生动物鼠疫大流行(黄鼠疫源地流行范围≥200km²,黄胸鼠、齐氏姬鼠疫源地流行范围≥500km²,沙鼠、田鼠、旱獭疫源地流行范围≥1000km²);或局部地区出现动物鼠疫暴发流行,且波及到县级以上城市;或动物鼠疫发生在交通便利、人口稠密地区,对人群构成严重威胁。

三、流行病学调查

(一)调查启动条件

县级疾控机构(或鼠疫防治机构)在接到"急热待查病例"或者"疑似鼠疫病例"报告后要在2小时内出发,赶到现场开展流行病学调查及控制工作。同时,《国家鼠疫控制应急预案》将发生动物间鼠疫疫情规定为"Ⅳ级预警",在发现动物间疫情后,有关单位必须尽快赶往现场开展调查和疫情处理。

(二)目的

1. 明确疫情性质　核实疫情,调查疫情发生的可能范围以及可能受威胁的人群。

2. 调查感染来源　调查可能的感染来源,包括染病的动物或人。

3. 调查并控制密切接触者　调查可疑动物及患者的所有接触者,以便对其采取隔离、医学观察、预防服药等措施。

（三）调查内容

1.发生动物鼠疫时对人群的现场流行病学调查

（1）医学巡诊要在发生动物鼠疫的区域及临近区域内开展医学巡诊工作,逐户进行主动排查。一旦发现急热待查病例,不能排除为鼠疫感染的,要立即进行隔离。

（2）应急监测在发生动物鼠疫地区的医疗机构建立应急监测系统。对发热伴淋巴结肿大病例、高热伴上呼吸道症状病例进行监测,如发现上述两类病例异常增多情况,或发现可疑鼠疫病例的情况,要立即组织医疗卫生人员进行调查。

（3）可疑病例的调查在医学巡诊或应急监测过程中,发现可疑病例要将其就地隔离,并立即报告当地疾控机构。当地疾控机构接到报告后要立即赴现场开展调查。

2.发生人间鼠疫时人间的现场流行病学调查

（1）病人或可疑病人调查

1）核实诊断依据流行病学线索、临床症状、实验室诊断3个方面做出鼠疫患者的诊断。如细菌学不能得出结果时,亦可根据临床症状、流行病学和血清学结果予以判定。

2）流行病学调查详细询问病例发病前1周左右时间内的活动情况,追查其可能的感染来源。调查病例发病后的活动情况,列出与其有过接触的人员名单,以备开展接触者调查。

3）采样检测对可疑病例要根据其病型采集相应的标本进行实验室检测。

（2）接触者调查

1）宿主及媒介的接触者发现可疑病例后,要追查其感染来源,即宿主、媒介、其他病例。若感染来源是某种宿主动物,要调查与该动物有过接触的其他人员,并对这些人员采取隔离观察措施。

2）病人的接触者

可疑腺鼠疫病例:对其接触者无需进行详细调查,只需进行医学观察。

可疑肺鼠疫病例:对其接触者都要进行详细调查和隔离观察。

（3）医学巡诊及应急监测发生人间鼠疫疫情后,要在疫情发生临近地区人群中开展医学巡诊,并在当地医疗机构建立应急监测。如发现异常情况,要及时进行报告。

四、实验室检测

（一）标本取材

1.疑似鼠疫病人的取材

（1）疑似鼠疫病人应在服用抗菌药物前,依其症状和体征,在以下规定部位采取检材。

（2）所有急热待查或疑似鼠疫病人,除采取相应部位材料外,均应采取静脉血3~5ml,供检菌和血清学诊断用。发病后7天内采取的为急性期标本,由于就诊等原因最迟不应超过发病后14天。发病后第15~30天期间还应采取第二份恢复期静脉血标本,专供血清学诊断用。两份血液标本采取的间隔不应少于7天。

（3）疑似腺鼠疫病人取材

1）选取肿大淋巴结,抽取组织液适量,保存于灭菌试管内或直接接种于血琼脂平板。

2）淋巴结肿大不明显者,可先向淋巴结内注射0.3~0.5ml灭菌生理盐水,稍停后再行抽取。

3）感染后期,可在肿大的淋巴结周围穿刺抽取组织液。

(4)疑似肺鼠疫病人取材

1)让病人对溶血(0.1%)赫氏琼脂平板咳嗽,或将带血痰液标本收集于灭菌容器内备检。

2)用灭菌棉拭子涂擦咽部分泌物,将拭子保存于灭菌容器内备检。

(5)疑似败血症鼠疫可只采取静脉血液 2ml 以上。

(6)疑似眼鼠疫应用棉拭子或无菌毛细吸管,采取眼分泌物。

(7)疑似肠鼠疫应取病人粪便备检,应特别注意大便中带血的部分。

(8)疑似皮肤型鼠疫取材

1)水疱、脓包期,可将脓包表面用乙醇消毒,以灭菌注射器由包的侧面刺入包内,抽取内容物备检。

2)溃疡、结痂期以灭菌镊子持灭菌棉球涂擦溃疡面和痂皮下的创面,将棉球保存于灭菌容器内备检。

(9)疑似脑膜炎型鼠疫的病人用腰椎穿刺法抽取脑脊液备检。

2.密切接触者的取材　对与鼠疫病人的密切接触者、鼠疫污染材料的接触者以及早期未出现典型症状的疑似鼠疫病人,均应根据情况采取静脉血、痰标本及咽拭子备检。

3.疑似鼠疫尸体的取材　首例疑似鼠疫尸体应做解剖取材。

(1)取材前应做好解剖器材、场所选择和尸体处理的准备。

(2)以无菌操作采取肝、脾、肺、心血管及有可疑病理改变的淋巴结等,分别置于灭菌容器内保存。尸体有腐败迹象时,必须取管状骨骺端骨髓。

如不能解剖,可行局部取材。用腰椎穿刺器按淋巴结、心、肺、肝、脾的顺序穿刺采取组织,分别保存于灭菌容器内,尸体腐败时可穿刺取骨髓。

4.动物标本的取材　将获得的全部应检动物分类编号登记,单只装入小布袋内,活动物麻醉后,拣净体外寄生虫,进行动物分类鉴定,然后按下述方法剖验。

(1)自毙、染病萎靡动物:按常规方法解剖后,分别观察腺、肝、脾、肺、心有无病变,并取相应材料作细菌学检查,器械每一次使用后必须进行消毒。

(2)捕获动物:原则上只采取肝、脾或有病变的组织进行检查。

(3)腐败材料:采取骨髓或脑组织作检查。

5.昆虫材料的采集　昆虫材料包括:蚤类、蜱类、螨类、虱类等,以蚤类为重点。

对动物体蚤、洞干蚤、巢蚤及游离蚤的采集,收集材料一定要单独装袋(一只鼠、一个鼠巢或者一个房间内的粘蚤纸),注明寄主、采集地点、采集日期、采集生境等,然后进行分类鉴定,并登记种类,将蚤拣入装有 1/20 万甲紫 2% 盐水的小瓶内,送到试验室进行细菌学检验。

6.其他材料的采集　凡皮毛、衣服之类,将可疑污染处浸于灭菌生理盐水中,然后取此浸液备检。供检查的皮毛,须仔细观察,对鼠蹊部及腋窝部应特别注意,在这些部位可看到枯干的皮肤血管,用解剖刀刮取皮毛可疑部分,刮取物须带有干透的血液。将刮取物用生理盐水作成悬液备检。

(二)检验标本的保存

1.凡所取材料均应保存于灭菌容器内,容器用石蜡密封。组织块可保存于灭菌生理盐水中。

2.所取血液标本应分离血清;血块及所取其他材料均应保存于灭菌器皿内。

(三)包装与运输

1. 准确详细填写送检单。应包括：标本种类、标本数量、采集地点、采集时间、采取标本名称、送检者等。

2. 所取标本按照原卫生部《人间传染的病原微生物名录》的规定进行包装。检材应包装严密，保存场所适宜，保存温度不高于4℃。

3. 运输按照原卫生部《可感染人类的高致病性病原微生物菌(毒)种或样本运输管理规定》执行。指派2名人员(其中1名专业人员)，乘快速交通工具送检，直接送达负责该地区检验工作的专业实验室。

4. 接交材料时首先检查包装，绝对不能有破损、污染，如有破损应立即进行消毒处理。按送检单点清材料的种类、数量，并准确记录签字。

(四)细菌学检验

1. 基本要求

(1)鼠疫菌检验必须在原卫生部《人间传染的病原微生物名录》规定的相应等级生物安全实验室内进行。

(2)检验人员必须熟悉并遵守实验室工作制度、自身防护规则、有关技术操作规程。

(3)凡进入毒菌室操作，必须2人以上同时工作。及时准确做好检验的各项实验记录。

2. 鼠疫菌检验和鉴定程序

(1)鼠疫菌检验鼠疫细菌学检验包括显微镜检查、分离培养、鼠疫噬菌体裂解试验和动物试验四步，通称"四步检验"。

(2)鼠疫菌鉴定程序

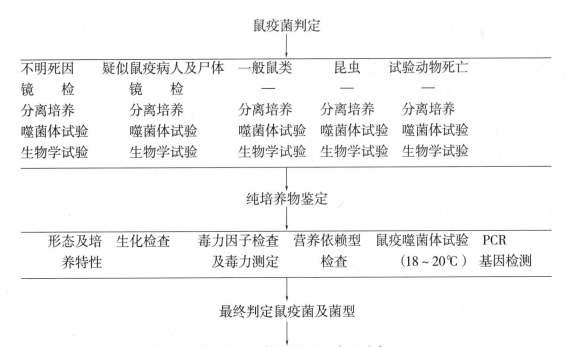

(3)鼠疫菌的判定：判定鼠疫的时间要求：最终判定不得超过96～108小时，对主要材料

在 24 小时内提出预报。

一般根据鼠疫菌 4 步检验结果即可作出判定,其判定依据是:

1)形态学特征及菌体染色特征与鼠疫菌相符合。

2)培养特征与鼠疫菌相一致,尤其是粗糙型菌落具有重要意义,但亦应注意个别情况下出现光滑型和中间型的菌落。

3)能被鼠疫噬菌体裂解,在排除假噬菌现象后,该项检查可作为判定鼠疫菌的主要依据。

4)死于实验感染的豚鼠或小白鼠,具有鼠疫特有的病理改变,并从实验动物体内分离出鼠疫菌。

(4)鼠疫菌复判:怀疑分离菌株为鼠疫菌时,县级疾控部门应将足量的备检材料送省级专业机构,由省级专业机构指定专人负责作出最终复判。

(5)鼠疫菌种的保存:各地分离的鼠疫菌株应及时送交具备条件的本省(自治区、直辖市)专业机构(本省不具备条件的可送交邻近有关省)做进一步鉴定。由省级专业机构向国家菌库送交代表性菌株的备份材料及鉴定报告。省级以下机构无权保存菌种,新分离的菌株在接到省级复判通知后,必须就地销毁。

运输鼠疫菌株或疑似鼠疫菌株必须按照原卫生部《可感染人类的高致病性病原微生物菌(毒)种或样本运输管理规定》执行。

3.**鼠疫血清学检验**　主要用于疫源地的流行病学调查、疫源地监测、鼠疫病人的诊断和追溯诊断,在未分离到鼠疫菌的情况下,具有重要诊断意义。

(1)鼠疫抗体检查

1)间接血细胞凝集试验(IHA):用已知的鼠疫 FI 抗原,检查样品中的 FI 抗体。

2)酶联免疫吸附试验(ELISA):是利用抗原抗体反应特异性和标记酶的敏感性而建立的一种诊断方法。

(2)鼠疫抗原检查

1)反向间接血细胞凝集试验(RIHA):用已知的鼠疫 F1 抗体,检查材料中的 F1 抗原。主要用于特殊和腐败材料的检查。

2)免疫荧光试验:用带有荧光色素标记的 F1 抗体与相应的抗原反应,在荧光显微镜下观察抗原抗体反应。

(3)胶体金检测试验。

(4)聚合酶链式反应(PCR)。

五、防控措施

(一)鼠疫监测

1.**人间鼠疫监测**　以人间鼠疫的早发现、早报告、早隔离、早治疗和及时控制为主要工作目标。包括:建立国家、省、地、县四级人间鼠疫监测网络;实行"首诊医生责任制";严格执行疫情报告制度;开展鼠疫防治知识宣传教育;定期进行人员培训;强化对疫源动物的管理。

2.**动物鼠疫监测**　采取固定、流动等多种形式相结合的措施,通过主动监测,系统收集动物间鼠疫的相关信息,尽早发现疫情,及时采取控制措施,防止疫情的蔓延与流行,掌握疫情的动态和趋势,为鼠疫的预测预警和制定防治对策提供科学依据。包括:监测区域景观学调查,主要宿主动物、媒介种群分布及数量水平,开展细菌学及血清学监测。

(二)人间鼠疫处理

1. **疫情报告及初期反应**　发现疑似鼠疫病例,应立即向所在地的疾控机构(或鼠疫防治机构)报告;疾控机构接到疫情报告后,必须在 2 小时内出发,乘快速交通工具迅速赶赴疫区,检诊现患病人。

在判定人间鼠疫或疑似人间鼠疫疫情后,责任报告单位在 2 小时内,进行网络直报。

疾控机构(或鼠疫防治机构)接到鼠疫疫情报告后,应立即组织专家调查确认,并对疫情进行综合评估,必要时,向政府提出成立鼠疫应急指挥部的建议。

疾控机构(或鼠疫防治机构)人员到达疫区后立即对患者取材送检,并尽快抢救治疗病人。有鼠疫流行病指征和较典型的鼠疫临床症状,不能排除鼠疫时,可确定为疑似鼠疫病人。疑似鼠疫病人所在地,应视为鼠疫疫区,采取综合控制措施。

2. **划定隔离圈,实施隔离**　疫区和隔离区域的大小、范围,应根据鼠疫病人病型、发病人数、传播范围、直接接触者多少,以及鼠疫患者及直接接触者对周围人群可能造成威胁的范围、流行趋势而定。

一般以鼠疫患者住处为中心,将其周围可能被污染的邻舍(帐篷)划为小隔离圈(一般一个或相邻的几个建筑物)。小隔离圈内设隔离病房。根据具体情况对小隔离圈内的原居住人员实行隔离观察,进行预防性治疗,非有关人员禁止出入。

如果需要,以发生病人的住宅为中心,将所在村屯或街道的部分或全部划为大隔离圈。牧区则以病人的住宅(相邻帐篷)及其附近常有人来往的住地(一般 1～2km)划为大隔离圈。大隔离圈内的人员可进行有组织的生产活动(禁止集会等集体活动),但不准去外地。

3. **鼠疫病人的诊断和治疗**　鼠疫病人在治疗前要根据不同类型采取相应的标本,送到指定鼠疫实验室进行检测。鼠疫病人的诊断必须严格按照《鼠疫诊断标准》。

对鼠疫病人和疑似病人,必须隔离治疗。按照鼠疫治疗原则,及时开展治疗工作。原则上要就地隔离治疗,防止在转运病人过程中增加污染。如没有治疗条件,需要转运病人,必须有专用交通工具(负压隔离车),进行严格的防护,防止传染他人和污染环境。鼠疫病人治愈后,达到解除隔离和出院标准,方可出院。

4. **直接接触者的留观**　直接接触者是指与鼠疫病人、疑似病人、鼠疫尸体或被鼠疫菌污染的物品近 9 日内有过直接接触的人员,如一块生活、交谈、学习、工作、乘坐交通工具等的人员。对于肺鼠疫接触者必须隔离观察;其他型鼠疫的接触者应根据与病人接触的程度,确定直接接触者。

在大、小隔离圈内的直接接触者可就地隔离观察;如已去外地,应通报追索,就地隔离留验,跟踪观察。

所有直接接触者在隔离期间均应进行 5～7 天预防性治疗。隔离期间如发现高热者或疑似鼠疫病人,应立即单独隔离观察。

直接接触者隔离期限为 9 天,如在隔离期间再接触鼠疫病人、疑似病人,则重新隔离 9 天。

5. **现场流行病学调查**　人间鼠疫流行病学调查,要以明确疫情性质和调查感染来源为重点。要迅速查明疫情发生的时间、地点、传染源和感染过程、传播关系、病人数量、病死情况、直接接触者情况、疫情发生的可能范围以及可能受威胁的人群、影响流行的因素等,对疫情进行全面评估,为疫情控制提供依据。

动物鼠疫流行病学调查,是根据流行病学线索,对患者被感染或可能被感染地区的啮齿类动物和媒介昆虫种群、数量、分布进行调查,特别是自毙动物情况等进行调查,采集样本进行细菌学、血清学检验,发现动物鼠疫流行依据。动物鼠疫流行病学调查可在人间疫情处理的同时或处理完毕后进行。

6. 疫区封锁和交通检疫 发生鼠疫疫情时,县级以上地方人民政府报经上一级人民政府决定,可以宣布疫区范围;经省、自治区、直辖市人民政府核准,可以对本行政区域内疫区实施封锁;封锁大、中城市的疫区或者封锁跨省、自治区、直辖市的疫区,以及封锁疫区导致中断干线交通或者封锁国境的,由国务院决定。

发生鼠疫疫情时,根据上级或本级人民政府的指令和当地疫情形势,设置临时交通卫生检疫站,对进出疫区和运行中的交通工具及其乘运人员和物资、疫源动物进行检疫查验,对鼠疫病人、疑似病人及其直接接触者实施临时隔离留验并向卫生计生行政部门指定的医疗机构移交。

7. 疫区消毒、杀虫、灭鼠 消毒是切断传播途径、防止鼠疫疫情扩散的重要措施,特别是肺鼠疫尤为重要。主要是对病人所在的房间及周围环境进行彻底消毒,还要对病人的衣物、被褥、日常用品,特别是病人的排泄物、分泌物等彻底消毒。

杀虫灭蚤是杜绝鼠疫流行的重要措施。判定鼠疫疫区后,在抢救病人的同时,把病人的衣服、被褥全部进行消毒、灭蚤处理。在灭鼠前或同时对大小隔离圈内彻底进行环境灭蚤(包括鼠洞灭蚤)。对猫、狗等家养动物要严加管理并进行灭蚤,必要时可采取捕杀等措施。

灭鼠是消灭传染源的重要措施。大小隔离圈内的所有村屯、街道,除防疫人员为调查目的外,一般禁用器械捕鼠,以防疫鼠污染和疫蚤游离。应选用高效灭鼠药物灭鼠,必要时可扩大范围,也可与野外灭鼠同时进行。达到无鼠无洞的标准。

8. 疫区隔离和封锁的解除 疫区处理工作全部完成,完全符合鼠疫病人解除隔离标准和环境卫生标准。经调查,封锁隔离区内达到灭鼠灭蚤和卫生要求标准;室内外进行了终末消毒;最后一例患者经疫区处理后9天,再无新发病人和可疑者。达到上述标准,疫区处理临时指挥部可以提出解除疫区封锁书面报告上报,经原批准的人民政府批准,方可宣布解除封锁,并上报国家卫生计生委备案。

9. 舆情监测和信息发布 疫情处理指挥部应在处理疫情的同时,关注各种舆情信息。应第一时间向社会公布鼠疫疫情,包括疫情发生的时间、范围、感染人数、已采取的综合处置措施等信息。同时向社会和公众提出相关预警,正确引导舆论导向,避免引起社会恐慌。

10. 总结评估 为了分析鼠疫流行动态,总结疫区处理经验,积累业务技术资料,在疫区处理结束后,需对疫区处理工作进行全面的总结评估。主要内容包括:疫区自然地理概况,发生疫情的原因,传染源、传播途径和流行因素,疫情发生、发展和控制过程,患者构成,治疗效果,染疫动物种类、密度及分布,媒介种类、分布及指数,所采取措施的效果评价,应急处理过程中存在的问题和取得的经验及改进建议等。

(三)动物鼠疫处理

动物鼠疫是人间鼠疫发生和流行的主要来源,及时发现动物鼠疫流行,并且对动物鼠疫疫区进行彻底处理,是防止人间鼠疫发生的重要措施。我国鼠疫疫源地类型多,结构复杂,因此对动物鼠疫疫区的处理,也应采取分类指导、因地制宜的原则,以保护人群免受鼠疫感染为目的,对动物鼠疫疫区采取适当处理措施。

1. 处理对象 动物鼠疫疫区处理对象主要是宿主动物及其寄生蚤。

2. 处理范围 原则上根据发生动物疫情的疫源地类型,流行强度,与城镇、居民点、交通要道、重要地区、旅游景点等的距离,以及宿主动物的生态特点等,因地制宜地确定处理范围。如人口密集地区发生动物鼠疫流行时,处理范围要大一些;偏僻的农村牧区对野外疫点可进行小范围处理。

3.处理措施

(1)在居民点内发现染疫鼠、蚤时,应与发生人间鼠疫一样划定大、小隔离圈,所不同的是没有鼠疫患者,可不进行消毒,但仍需彻底灭鼠、灭蚤,首先进行环境与鼠洞灭蚤,然后灭鼠,野外灭鼠最好采用鼠蚤并灭的方法,也可用急性灭鼠剂,灭鼠后堵洞。搞好环境卫生,大、小隔离圈内人员在9天内不得外出。疫区处理后,大、小隔离圈内达到灭鼠灭蚤标准后,方可解除隔离,但还要加强动物鼠疫的监测工作。

(2)当在接近人口稠密区、交通要道等附近的田野、草原、山地等处发现疫鼠、疫蚤,对人们的生活、生产构成威胁时,可根据实际情况,适当地划定疫区处理范围,在疫区未处理前适当限制人员进入疫区,对疫区进行彻底灭蚤灭鼠。

(3)在牧区发现疫鼠、疫蚤疫点时,处理范围应以疫点为中心,半径1km之内进行彻底灭鼠灭蚤。

(4)在处理范围内,禁止群众用器械捕鼠,以防止疫蚤游离感染人。在疫区设立醒目的警示标志,提醒人们不要捕捉野生动物,不要在鼠(獭)洞附近坐卧,防止跳蚤叮咬。

(5)在发生动物鼠疫的区域及邻近区域内开展医学巡诊工作,并在医疗机构建立应急监测系统。一旦发现急热待查病例,发热伴淋巴结肿大病例等,不能排除为鼠疫感染的,要立即进行隔离,并立即报告当地疾控机构(或鼠疫防治机构)。

(四)宣传教育

通过广播、电视、互联网、宣传画、发放传单等多种途径向群众宣传鼠疫防治的要点,宣传内容要通俗易懂,表达准确。宣传重点包括:对疫源地及其毗邻地区的群众、进入疫源地的人员,除宣传鼠疫防治科普知识外;应以"三报""三不"为重点,三报即"报告病死鼠(獭及其他病死动物)、报告疑似鼠疫病人(发热及淋巴结肿大,发热及胸痛、咳嗽)、报告不明原因的高热病人和急死病人"。"三不"即"不私自捕猎疫源动物、不剥食疫源动物、不私自携带疫源动物及其产品出疫区"。鼠疫流行期间不举行大型聚会活动,一旦出现不明原因高热等症状应及早去正规医疗机构就诊等。

六、保障措施

(一)制定预案和方案

1.编制预案 根据《传染病防治法》《突发公共事件应对法》及《突发公共卫生事件应急条例》规定,县级以上地方各级人民政府卫生计生行政部门制定本地区的鼠疫应急预案,由相应级别人民政府印发执行。

卫生计生行政部门必须根据有关法律、法规、规章、上级人民政府及其卫生计生行政部门的应急预案,结合本地区的实际情况,制定鼠疫应急预案。预案的主要内容包括疫情分级、应急组织体系及职责、监测与预警、信息管理与报告、疫情应急反应等级的确认、疫情应急的分级反应、处置程序、应急反应的终止及评估、保障措施等内容。

2.制定应急方案 鼠疫疫情发生后,疫情发生地卫生计生行政部门应根据疫情特点、波及范围、对人群危害程度等因素,启动相应级别的鼠疫防控应急响应预案,并制定具体的鼠疫疫区处理应急方案。主要内容包括:

(1)成立疫区处理指挥部,明确人员组成和工作职责。

(2)组建疫区处理工作组,包括医疗救治、检验、检诊、流行病学调查、消杀、安保、后勤保障、信息宣传等。

(3)疫区处理措施:①患者及疑似患者的隔离救治;②直接接触者的调查和隔离观察;③现场流行病学调查;④疫区消毒、灭鼠、杀虫、环境卫生整治;⑤鼠疫实验室检测;⑥尸体处理措施;⑦疫区巡诊、交通检疫;⑧健康教育措施。

(4)疫情信息报告与发布,提出疫情信息上报和通报事件、范围,以及向社会发布的形式。

(5)应急反应终止条件和程序。

(二)培训和演练

1. 培训　对各级医疗和基层卫生防保人员,应定期进行培训,使他们了解鼠疫诊断和治疗知识,熟悉疫情报告、疫区处理和交通卫生检疫等鼠疫相关知识。

对疾控人员和卫生监督人员要定期进行鼠疫防治知识、现场流行病学、监测检测技术和疫区处置技术的培训,提升鼠疫防治队伍的业务水平。

对铁路、交通、民航、公安、工商管理、动物检疫等部门的工作人员,应使他们熟悉国家关于鼠疫传染病管理、疫源动物(例如旱獭等)管理的法律法规和交通卫生检疫知识。

2. 演练　为了检验卫生行政部人员的组织协调和指挥能力,疾控人员的应急反应能力,疫区处理物质准备情况,专业人员疫区处理和现场操作能力,医疗机构的鼠疫诊断、治疗水平,可根据防制工作需要,开展专项应急处置演练,注意兼顾各项疫情控制措施,考评相结合。

(三)物质准备

鼠疫防控应急物资准备应包括:

1. 治疗和预防药械。

2. 消毒、灭鼠、杀虫药械。

3. 实验室检测和现场流行病学调查装备。

4. 防护装备。

5. 资料记录、分析用具。

6. 其他生活、保障物资。

(四)设立发热门诊

鼠疫疫源地内各级医疗卫生机构在鼠疫好发季节要开设发热门诊,做到分诊就医。疾控机构要加强对发热门诊的规范化指导,重点是发热门诊要相对独立、设置合理,与其他门诊之间有缓冲区,避免交叉感染,发热门诊应经常消毒,发热门诊医护人员应熟知鼠疫防控基础知识,做好个人防护。

七、防控要点

及时有效诊断和治疗患者、实施严格的感染控制措施等是控制鼠疫疫情最具关键意义的环节。

(一)人间鼠疫防控

1. 隔离救治鼠疫患者或疑似鼠疫患者。

2. 隔离观察直接接触者。

3. 按规定取材检验,确定诊断。

4. 对患者或疑似患者居住房间进行彻底消毒,每天 1 次,肺鼠疫患者每天 2 次。

5. 对患者住所的物品,患者的排泄物、分泌物、生活垃圾等进行严格消毒。

6. 对运送患者或尸体的车辆进行彻底消毒。

7. 要迅速查明疫情发生的时间、地点、传染源和感染过程、传播关系、病人数量、病死情况、直接接触者情况、疫情发生的可能范围以及可能受威胁的人群、影响流行的因素等,对疫情进行全面评估,为疫情控制提供依据。

8. 对划定的隔离圈进行灭鼠、灭蚤,整治环境卫生,对猫、犬等家养动物实行管制,捕杀、焚烧、深埋其中的感染者,防止疫情扩散。

9. 根据流行病学线索,对患者被感染或可能被感染地区的啮齿类动物和媒介昆虫种群、数量、分布进行调查,特别是对自毙动物情况等进行调查,采集样本进行细菌学、血清学检验,发现动物鼠疫流行依据。

10. 必要时实行封锁和交通检疫。

11. 开展多种形式的健康教育。

12. 总结评估。

(二)动物鼠疫防控

1. 发现动物鼠疫后,应确定染疫范围,划定须隔离处理的地域。

2. 进行环境与鼠洞灭蚤,然后灭鼠,搞好环境卫生。

3. 处理期间应限制隔离区域人员内外流动。

4. 在发生动物鼠疫的区域及邻近区域内开展医学巡诊工作,并在医疗机构建立应急监测系统。一旦发现急热待查病例,发热伴淋巴结肿大病例等,不能排除为鼠疫感染的,要立即进行隔离,并立即报告当地疾控机构。

5. 禁止群众用器械捕鼠,通过宣传提醒人们不要捕捉野生动物,防止跳蚤叮咬。

6. 疫区处理效果评估。

八、附件

鼠疫病例个案调查表见表 13-1,鼠疫接触者调查表见表 13-2,鼠疫患者(尸体)检验报告卡见表 13-3,鼠疫疫鼠(獭)、疫蚤检验报卡见表 13-4。

表 13-1　鼠疫病例个案调查表

国标码□□□□□　　　　　　　　　　病例编码□□□□

1. 一般情况:

1.1 姓名:_____

1.2 身份证号码:　　　　　　　　□□□□□□□□□□□□□□□□□□

1.3 性别: (1)男　(2)女　　　　　　　　　　　　　　　　　　　□

1.4 年龄(岁):_____　　　　　　　　　　　　　　　　　　□□

1.5 职业:　　　　　　　　　　　　　　　　　　　　　　　　□

(1)幼托儿童　(2)散居儿童　(3)学生　(4)医疗卫生人员　(5)教师　(6)保育保姆　(7)餐饮业

(8)商业服务　(9)工人　(10)民工　(11)农民　(12)牧民　(13)渔(船)民　(14)干部职员　(15)离退休人员

(16)家务待业　(17)其他

1.6　现居住地(详填):_____省_____市_____县(区)_____乡(街道)_____村

1.6.1　联系电话_____

1.7　工作单位:_____

1.8　户口所在地(详填):_____省_____市_____县(区)_____乡(街道)_____村

1.9　发病时间:_____年___月___日　□□□□□□□□

1.10　发病地点:_____省___市___县(区)

1.11　初诊时间:_____年___月___日　□□□□□□□□

1.12　初诊单位:

1.13　初次诊断:(1)疑似鼠疫　(2)确诊鼠疫　(3)其他　□

1.14　入院时间:_____年___月___日　□□□□□□□□

1.15　所住医院名称:_____

1.16　住院号:　□□□□□□□□

1.17　入院诊断:(1)疑似鼠疫　(2)确诊鼠疫　(3)其他_____　□

　　1.17.1　临床类型:(1)腺鼠疫　(2)肺鼠疫　(3)败血症型鼠疫　(4)脑膜炎型鼠疫　(5)皮肤鼠疫
　　　　　　　　(6)其他　□

1.18　鼠疫菌苗接种　(1)有　(2)无　□

　　1.18.1　菌苗接种次数　□

　　1.18.2　第一次接种时间_____年___月___日　□□□□/□□/□□

　　1.18.3　第二次接种时间_____年___月___日　□□□□/□□/□□

2. 临床表现:

2.1　突然发病、高热、白细胞剧增　(1)有　(2)无　□

　　2.1.1　体温(入院时)_____℃

2.2　淋巴结肿大,且剧烈疼痛、强迫体位　(1)有　(2)无　□

2.3　高度毒血症、休克综合征、皮下及黏膜出血而无明显的淋巴结肿大　(1)有　(2)无　□

2.4　咳嗽、胸痛、呼吸困难、有鲜红色血痰或泡沫血痰　(1)有　(2)无　□

2.5　血性腹泻并重症腹痛,高热及休克综合征　(1)有　(2)无　□

2.6　皮肤剧烈疼痛性丘疹,血性水疱,基底坚硬,周边灰黑色　(1)有　(2)无　□

2.7　呕吐、剧烈头痛、狂躁谵语、妄动或昏睡、颈部强直、脑压高、脑脊液混浊　(1)有　(2)无　□

3. 临床及实验室检查:

3.1　入院时白细胞计数:_____/mm^3

　　3.1.1　中性粒细胞计数:_____/mm^3

　　3.1.2　淋巴细胞计数:_____/mm^3

3.2　胸部X线检查(最近一次检查结果)是否有阴影改变:(1)是　(2)否　□

3.3　血清学鼠疫间接血凝(IHA)检测结果:

　　3.3.1　第一份血清　(1)阴性　(2)阳性　□

　　3.3.2　第二份血清　(1)阴性　(2)阳性　□

　　3.3.3　第三份血清　(1)阴性　(2)阳性　□

3.4　鼠疫菌分离培养结果　(1)阴性　(2)阳性　□

4. 流行病学史调查:

4.1　发病前10有无外地旅行史　(1)有　(2)无　□

如果有,请填写下表,(如果无,跳转至 4.2)

所到地点	到达时间	离开时间	交通工具	常去地方	备注

4.2 发病前 10 天是否发现死鼠或接触动物 (1)是 (2)否 □

　4.2.1 住宅附近发现死鼠或接触死鼠 (1)是 (2)否 □

　4.2.2 接触过死哺乳类动物 (1)是 (2)否 □

　4.2.3 接触过野生动物,如旱獭、黄鼠等 (1)是 (2)否 □

4.3 发病前被跳蚤叮 (1)有 (2)无 □

4.4 发病前进入过鼠疫实验室 (1)有 (2)无 □

　4.4.1 接触过鼠疫实验室用品 (1)有 (2)无 □

4.5 发病前 10 天是否与确诊鼠疫病例或疑似鼠疫病例接触: (1)是 (2)否 □

"是"请填写下表

患者姓名	与患者关系	最后接触时间	接触方式	接触频率	接触地点

注:1. 与患者关系:(1)家庭成员 (2)同事 (3)社会交往 (4)共用交通工具 (5)其他

　2. 接触方式:(1)与病人同进餐 (2)与病人同处一室 (3)与病人同一病区

　　　　　　(4)与病人共用食具、茶具、毛巾、玩具等 (5)接触病人分泌物、排泄物等

　　　　　　(6)诊治、护理 (7)探视病人 (8)其他接触

　3. 接触频率描述:(1)经常 (2)有时 (3)偶尔

　4. 可能的接触地点:(1)家 (2)工作单位 (3)学校 (4)集体宿舍 (5)医院

　　　　　　　　　(6)室内公共场所 (7)其他

4.6 发病后至住院前接触者:

4.6.1 家庭、亲友主要联系人员:

姓名	性别	年龄	与患者关系	住址	电话号码

4.6.2 工作单位或主要活动场所联系人：

单位名称	地址	主要联系人	电话号码

4.7 发病后有无外出旅行史： (1)有 (2)无 □

地点	时间	交通工具	班(车)次	座号	备注

5. 转归与最终诊断情况(随访或根据医疗报告完成)：

5.1 转归：(1)痊愈 (2)死亡 □

若病例死亡,则填写 5.1.1

　5.1.1 病例死亡时间_____年____月____日 □□□□□□□□

5.2 最后诊断：

(1)腺鼠疫 (2)肺鼠疫 (3)败血症型鼠疫 (4)脑膜炎型鼠疫 (5)皮肤鼠疫 (6)其他 □

调查单位：_____

调查时间：_____年____月____日 □□□□□□□□

调查者签名：_____

附:鼠疫病例个案调查表填表说明

1. 请您用圆珠笔或钢笔填写,字迹要工整。

2. 凡是数字,都填写阿拉伯数字如:0、1、2、3、……。

3. 请将所选择答案的序号写在题后的"□"内。

4. 使用 6 位国标码,如广州市为440100。

5. 所有涉及日期的填写到日,如入院时间为 2003 年 4 月 5 日,则在相应的栏目中填写20030405。

6. 第 1.12 项中初诊单位如果是正规医院,应详细填写医院名称,如果是个体诊所,应注明详细地址。

7. 第 4.1 及 4.5 项中外地旅行史中所到地方具体填写到某省份的某城市或某县。

表 13-2 鼠疫接触者调查表

国标码□□□□□□　　病例姓名：　　　　　病例编码□□□□

病例身份证号码：　　　　　□□□□□□□□□□□□□□□□□□

病例所住医院：　　　　　　　住院号：

接触者序号 □□□

1. 一般情况:

1.1 姓名:_____

1.2 身份证号码: □□□□□□□□□□□□□□□□□□

1.3 性别: (1)男 (2)女 □

1.4 年龄(岁):_____ □□

1.5 职业: □

(1)幼托儿童 (2)散居儿童 (3)学生 (4)教师 (5)保育保姆 (6)餐饮业 (7)商业服务

(8)工人 (9)民工 (10)农民 (11)牧民 (12)渔(船)民 (13)干部职员 (14)离退休人员

(15)家务待业 (16)医疗卫生 (17)其他_____

1.6 现居住地(详填):_____省_____市_____县(区)_____乡(街道)_____村

  1.6.1 联系电话_____

1.7 工作单位:_____

1.8 户口所在地(详填):_____省_____市_____县(区)_____乡(街道)_____村

1.9 鼠疫菌苗接种(1)有 (2)无 □

  1.9.1 菌苗接种次数

  1.9.2 第一次接种时间_____年___月___日 □□□□/□□/□□

  1.9.3 第二次接种时间_____年___月___日 □□□□/□□/□□

1.10 管理方式:

(1)家中隔离观察 (2)医疗机构隔离观察 (3)留验站等地点隔离观察 (4)无隔离观察 □

1.10.1 开始隔离或医学观察的时间 □□□□/□□/□□

1.11 预防性治疗方法 □

(1)注射链霉素 (2)口服抗生素 (3)口服磺胺类药 (4)口服抗生素+磺胺类药

1.12 转归: □

(1)解除隔离 (2)转为疑似病例 (3)转为确诊病例 (4)脱离隔离 (5)失 访 (6)其他

  1.12.1 若解除隔离,则解除时间: □□□□/□□/□□

  1.12.2 若转为疑似或确诊病例,则是否隔离治疗 (1)是 (2)否 □

(若否,跳转至2)

  1.12.3 如是,则治疗医院名称_____

  1.12.4 开始隔离治疗时间 □□□□/□□/□□

2. 可能的接触地点:

2.1 家 (1)是 (2)否 □

2.2 工作单位 (1)是 (2)否 □

2.3 学校 (1)是 (2)否 □

2.4 集体宿舍 (1)是 (2)否 □

2.5 医院 (1)是 (2)否 □

2.5.1 若是,则医院名称_____

2.6 室内公共场所 (1)是 (2)否 □

2.7 飞机、火车、轮船或公交车 (1)是 (2)否 □

  2.7.1 若是,则具体班次或公交车车号_____

3. 医务人员与鼠疫病人接触方式调查:

3.1　诊查病人　　　　　　　　　　　　　　(1)是　　　(2)否　　　☐

3.2　护理病人　　　　　　　　　　　　　　(1)是　　　(2)否　　　☐

3.3　检验标本　　　　　　　　　　　　　　(1)是　　　(2)否　　　☐

3.4　辅助检查　　　　　　　　　　　　　　(1)是　　　(2)否　　　☐

3.5　接触病人分泌物、排泄物等　　　　　　(1)是　　　(2)否　　　☐

3.6　病房保洁和污染物处理　　　　　　　　(1)是　　　(2)否　　　☐

3.7　其他方式　　　　　　　　　　　　　　(1)是　　　(2)否　　　☐

3.8　探视病人　　　　　　　　　　　　　　(1)是　　　(2)否　　　☐

4. 其他人员与鼠疫接触方式调查:

4.1　与病人同处一室　　　　　　　　　　　(1)是　　　(2)否　　　☐

4.2　与病人同一病区　　　　　　　　　　　(1)是　　　(2)否　　　☐

4.3　与病人共用卧具、食具、茶具、毛巾、玩具等　(1)是　　　(2)否　　　☐

4.4　接触病人分泌物、排泄物等　　　　　　(1)是　　　(2)否　　　☐

4.5　探视病人　　　　　　　　　　　　　　(1)是　　　(2)否　　　☐

4.6　接触老鼠　　　　　　　　　　　　　　(1)是　　　(2)否　　　☐

4.7　接触病死动物或其排泄物　　　　　　　(1)是　　　(2)否　　　☐

　　4.7.1　接触方式　　　　　　　　　　　　　　　　　　　　　　☐

(1)捕捉　(2)剥食　(3)饲养　(4)玩耍　(5)媒介叮咬　(6)其他

4.8　其他方式　　　　　　　　　　　　　　　　　　　　　　　　☐

5. 最后接触时间:　　　　　　　　　　　　　☐☐☐☐/☐☐/☐☐

调查单位:_____

调查时间:_____年____月____日　　　　　☐☐☐☐/☐☐/☐☐

调查者签名:_____

表 13-3　鼠疫患者(尸体)检验报告卡

年　　　　字第　　　号

患者死者	姓名		性别		年龄		职业		民族	
住址				染疫地区						
发病经过及主要症状体征										
解剖所见										
检验日期		月　日　时		判定日期		月　日　时		判定结果		

检验结果		血液	喀痰	淋巴液	皮肤病灶	心脏	肺脏	肝脏	脾脏	骨髓
	细菌培养									
	血清学试验									

表 13-4 鼠疫疫鼠(獭)、疫蚤检验报卡

材料名称	自毙( )/捕捉( ) 只/组		
发现地点	省 县(市) 乡 村	采集人	
发现日期	年 月 日	送检日期	年 月 日
送检单位			
收到日期	年 月 日	判定日期	年 月 日
检验结果	镜检 ( ) 培养 ( ) 噬菌体试验 ( ) 动物试验 ( ) 其他		
疫区处理情况			
备考			

技术要点

1. 甲类传染病

2. 潜伏期　潜伏期一般在 1~6 天之间,多为 2~3 天,个别病例可达 8~9 天。腺型和皮肤型鼠疫的潜伏期约为 2~8 天,通常 3~5 天。原发性肺鼠疫和败血型鼠疫的潜伏期约为 1~3 天。当机体抵抗力弱、鼠疫菌毒力强或感染严重者潜伏期可短至数小时

3. 临床特点　发病急剧,病情进展迅速,高热达 39~41℃,呈稽留热,不同病型可表现出特有的症状,常见的有呼吸困难、咳泡沫样血痰、淋巴结迅速肿大等

4. 治疗　应用链霉素等特效药物,强心,抗休克,对症。

5. 流行病学特点　人群普遍易感,染菌动物和病人为传染源,"鼠-蚤-人""人-人"为主要传播途径,北方 4~11 月份高发,南方全年均可发生

6. 个案报告　2 小时内

7. 突发事件报告及分级　发生 1 例及以上鼠疫病例即应作为一起突发公共卫生事件相关信息进行报告。腺鼠疫在 1 个县(市)行政区域内发生,1 个平均潜伏期内病例数 1~9 例即应作为一般突发公共卫生事件进行报告

8. 现场调查　查清病人及直接接触者,查明感染来源和主要传播途径

9. 标本的采集和运送　用药前血液 3~5ml,痰,咽拭子,淋巴穿刺液,水疱液,眼分泌物,吐泻物,尸体的心、肝、脾、肺、淋巴结、骨髓,动物昆虫,标本无菌条件下保存,A 类包装运送

10. 实验室检测　鼠疫菌分离培养鉴定,血清学检测

11. 防控措施　对病人采取"早发现,早隔离,早治疗"原则,彻底处理环

境,必要时封锁交通

12. 特异性预防控制措施　疫苗和预防性服药须在专家建议下使用

13. 健康教育　"三报""三不"

14. 废弃物处理　所有废弃物均用含氯消毒剂处理后,焚烧或深埋

【思考题】

一、不定项选择题

1. 根据《鼠疫诊断标准》(WS279—2008),下面哪项是鼠疫的接触史内容(　　)

　　A. 患者发病前接触过发热、咳嗽,咳铁锈色痰的病人

　　B. 患者发病前一个月曾捕猎过旱獭

　　C. 患者是鼠疫防治人员

　　D. 患者发病前 10 天内到过动物鼠疫流行区

2. 下面哪几项内容,可以作为鼠疫诊断依据(　　)

　　A. 患者的职业

　　B. 患者发病前的接触史

　　C. 患者的临床表现

　　D. 患者的实验室检验结果

3. 县级鼠防机构在工作中分离到鼠疫菌,送交省级鼠防机构复判确定后,可进行下列工作(　　)

　　A. 保留该鼠疫菌株,进行进一步鉴定

　　B. 保管该菌株,以备日后科研使用

　　C. 接到省级复判通知后,必须就地销毁

　　D. 与其他单位交换

4. 进行鼠疫细菌学方面检验工作应在什么场所进行(　　)

　　A. 可以在租住的民房里进行

　　B. 借用医院普通化验室进行

　　C. 在原卫生部《人间传染的病原微生物名录》规定的相应等级的生物安全实验室内进行

　　D. 在本单位普通实验室内进行

5. 急热待查或疑似鼠疫患者,其急性期与恢复期血清使用酶联免疫吸附试验或被动血凝试验检测,出现什么结果,可以做出确诊鼠疫诊断(　　)

　　A. 针对鼠疫 F1 抗原的抗体滴度呈 2 倍增长时

　　B. 针对鼠疫 F1 抗原的抗体滴度呈 4 倍以上增长时

　　C. 针对鼠疫 F1 抗原的抗体滴度略有增长时

　　D. 针对鼠疫 F1 抗原的抗体滴度两次检测结果一样

二、简答题

1. 对急热待查或疑似鼠疫患者,进行血清学检验时,如何取材?

2. 鼠疫防治宣传工作中,"三报""三不"的具体内容是什么?

3. 如何对鼠疫直接接触者进行处理?

参考答案

一、不定项选择题

1. D;2. BCD;3. C;4. C;5. B

二、简答题

1. 应采取静脉血 3~5ml,供血清学诊断用。发病后 7 日内采取的为急性期标本,由于就诊等原因最迟不应超过发病后 14 天;发病后第 15~30 天期间还应采取第二份恢复期静脉血标本,专供血清学诊断用;两份血液标本采取的间隔不应少于 7 天。

2. "三报"即报告病死鼠(獭及其他病死动物)、报告疑似鼠疫病人(发热及淋巴结肿大,发热及胸痛、咳嗽)、报告不明原因的高热病人和急死病人。"三不"即不私自捕猎疫源动物、不剥食疫源动物、不私自携带疫源动物及其产品出疫区。

3. 对鼠疫的直接接触者应就地隔离观察;如已去外地,应通报追索,就地隔离留验,跟踪观察。

所有直接接触者在隔离期间均应进行预防性治疗 5~7 天。隔离期间如发现高热者或疑似鼠疫病人,应立即单独隔离观察。

直接接触者隔离期限为 9 天,如在隔离期间再接触鼠疫病人、疑似病人,则重新隔离 9 天。

第二节　霍　乱

霍乱是由 O1 血清群和 O139 血清群霍乱弧菌引起的一种急性肠道传染病,具有发病急、传播快、波及范围广、危害严重等特点,是《传染病防治法》规定的甲类传染病之一,也是《国际卫生条例》规定的国际检疫传染病之一。

一、概述

(一)病原学

O1 群和 O139 群霍乱弧菌的形态、染色、培养和生化特性大致相同,自病人新分离的霍乱弧菌为革兰阴性短小稍弯曲的杆菌,无芽胞,菌体两端钝圆或稍平。菌体单端有一根鞭毛,长可达菌体长度的 4~5 倍,运动极为活泼。O1 群霍乱弧菌无荚膜,O139 群霍乱弧菌有一层薄的荚膜。霍乱弧菌的营养要求简单,在普通培养基上生长良好,属兼性厌氧菌。生长温度为 16~42℃,培养温度以 37℃最为适宜。可繁殖的酸碱度(pH)为 6.0~9.2,适宜的 pH 为 7.2~7.4。O1 群霍乱弧菌依菌体抗原的不同分成小川、稻叶和彦岛 3 个血清型。O139 群霍乱弧菌不再分血清型。埃尔托霍乱弧菌可分为流行株和非流行株,流行株可引起霍乱的流行和暴发,非流行株一般不致病或仅引起散发腹泻病例。

(二)临床表现

平均潜伏期 1~3 天,短者数小时,长者 5 天,大多急起,少数在发病前 1~2 天有头昏、疲劳、腹胀、轻度腹泻等前驱症状。

1. **典型病例** 病程分为 3 期。

(1)泻吐期：绝大多数病人以急剧腹泻、呕吐开始。腹泻为无痛性，少数病人可因腹直肌痉挛而引起腹痛不伴里急后重。大便开始为稀便或水样便，尚有粪质；迅速成为米泔水样或无色透明水样，无粪臭，微有鱼腥味，含大量片状黏液，少数重症病人偶有出血，则大便呈洗肉水样，出血多可呈柏油样，以埃尔托型所致者为多。大便量多，每次可超过 1000ml，每日十余次，甚至难以计数。呕吐多在腹泻后出现，常为喷射性和连续性，呕吐物先为胃内容物，以后为清水样。严重者可为"米泔水"样，轻者可无呕吐。本期持续数小时至 1~2 天。

(2)脱水期：由于频繁的腹泻和呕吐，大量水和电解质丧失，病人迅速出现脱水和微循环衰竭。病人神志淡漠、表情呆滞或烦躁不安(儿童可有昏迷)、口渴、声音嘶哑、呼吸增快、耳鸣、眼球下陷、面颊深凹、口唇干燥、皮肤凉、弹性消失、手指皱瘪等。肌肉痉挛多见于腓肠肌和腹直肌。腹舟状，有柔韧感。脉细速或不能触及，血压低。体表体温下降，成人肛温正常，儿童肛温多升高。此期一般为数小时至 2~3 天。

(3)恢复期：病人脱水得到及时纠正后，多数症状消失而恢复正常，腹泻次数减少，甚至停止。声音恢复、皮肤湿润，尿量增加。约 1/3 病人有反应性发热，极少数病人，尤其是儿童可有高热。

2. **临床分型** 根据临床表现，霍乱病人分为轻型、中型和重型。具体见表 13-5。

表 13-5　霍乱病人临床分型

	轻型	中型	重型
大便次数	少于 10 次	10~20 次	20 次以上
精神状态	正常	淡漠不安	极度烦躁,甚至昏迷
音哑	无	有	有,甚至失声
皮肤	正常或干、弹性略差	干、乏弹性	弹性全失
口唇	正常或稍干	干	明显干燥
眼窝、囟门	不陷或稍陷	明显下陷	深凹、眼闭不紧
指纹	不皱	皱瘪	干瘪
肌痉挛	无	有	严重
脉搏	正常	细速	微弱而速、甚或无脉
收缩压	儿童正常 成人正常	<70mmHg 90~70mmHg	<50mmHg <70mmHg
尿量/日	正常或略少	<400ml	50ml 或无尿
脱水程度	无或相当于体重儿童 5%以下,成人 2%~3%	相当于体重儿童 5%~10%,成人 4%~8%	相当于体重儿童 10%以上,成人 8%以上

(三)流行病学

1. **传染源** 病人与带菌者是霍乱的传染源。典型病人的吐泻物含菌量甚多，每毫升粪便可含 10^7~10^9 个弧菌。轻型病人易被忽略，健康带菌者不易检出，两者皆为危险传染源。

潜伏期带菌者尚无吐泻,恢复期带菌者排菌时间一般不长,两者作为传染源的意义居次要地位。

2. **传播途径**　本病的传播途径为粪-口传播,主要经水、食品、日常接触以及苍蝇等生物媒介传播。经水和食品传播会造成暴发和流行疫情,经日常接触以及苍蝇等生物媒介传播造成散发病例。

3. **易感人群**　人群普遍易感,隐形感染较多。在疫情新发生地区,成人比儿童易受感染,在流行区,儿童发病率较成人为高。霍乱康复者可获得一定的免疫力,有研究表明免疫力至少可保持3年以上,免疫力主要依靠人体感染后产生的保护性抗体,以具有杀弧菌活性的菌体O抗原和阻断毒素作用的抗毒素抗体最为重要。但亦有再感染的报告。O1群和O139群感染无交叉保护作用。

4. **流行特征**　霍乱具有地方性特点。一般多以沿海为主,特别是江河入海口附近的江河两岸及水网地带。但也可传入内陆、高原和山地,甚至沙漠地区。

各地的流行季节与当地的自然地理条件(如纬度、气温、雨量等)密切相关。北方地区主要发生在夏秋季,南方地区一年四季皆可发生。

各年龄普遍易感;男女发病率无差异;职业发病率有一定差异,如:渔民、船民、农民等发病较多。

(四)诊断标准

根据《霍乱诊断标准》(WS289—2008),结合患者的流行病学、临床表现及实验室检查结果进行综合判断。

1. 患者生活在霍乱流行区,或5天内到过霍乱流行区,或发病前5天内有饮用生水或进食海(水)产品或其他不洁食物和饮料等饮食史;与霍乱患者或带菌者有密切接触史或共同暴露史。

2. 有腹泻的临床表现

轻型病例:无腹痛腹泻,可伴有呕吐,常无发热和里急后重表现。少数病例可出现低热(多见于儿童)、腹部隐痛或饱胀感,个别病例有阵发性绞痛。

中、重型病例:腹泻次数频繁或剧烈,粪便性状为水样便,伴有呕吐,迅速出现脱水或严重脱水、循环衰竭及肌肉(特别是腓肠肌)痉挛等休克表现。

中毒型病例:为一较罕见类型(干性霍乱),在霍乱流行期出现无泻吐或泻吐较轻,无脱水或仅轻度脱水,但有严重中毒性循环衰竭。

3. **实验室检测结果**　粪便、呕吐物或肛拭子细菌培养分离到O1群和(或)O139群霍乱弧菌;在腹泻病患者日常生活用品或家居环境中检出O1群和(或)O139群霍乱弧菌;粪便、呕吐物或肛拭子标本霍乱毒素基因PCR检测阳性;粪便、呕吐物或肛拭子标本霍乱弧菌快速辅助检测试验阳性。

(五)治疗原则

1. 按甲类传染病隔离治疗。危重病人应先就地抢救,待病情稳定后在医护人员陪同下送往指定的隔离病房。确诊与疑似病例应分开隔离。

2. 轻度脱水病人,以口服补液为主。中、重型脱水病人,须立即进行静脉输液抢救,待病情稳定、脱水程度减轻、呕吐停止后改为口服补液。

3. 在液体治疗的同时,给予抗菌药物治疗以减少腹泻量和缩短排菌期。可根据药品来源及引起流行的霍乱弧菌对抗菌药物的敏感性,选定一种常用抗菌药物,至粪便培养检查转阴。

二、发现与报告

(一)发现

通过常规疫情监测(网络直报)、腹泻病门诊、疾病监测点、应急监测和社会信息等渠道发现病例和疫情。

(二)报告

1. 个案报告　各级各类医疗机构或责任报告人发现霍乱疑似病例、临床病例、确诊病例以及带菌者,应于2小时内通过传染病疫情监测信息系统进行报告。

2. 事件报告

(1)报告标准根据《国家突发公共卫生事件相关信息报告管理工作规范(试行)》规定内容进行报告。

1)相关信息报告发生1例及以上霍乱病例即应作为一起突发公共卫生事件相关信息进行报告。

2)事件报告

重大霍乱疫情(Ⅱ级):霍乱在一个市(地)范围内流行,1周内发病30例及以上;或疫情波及2个及以上市(地),有扩散趋势。

较大霍乱疫情(Ⅲ级):霍乱在一个县(市)域内发生,1周内发病10~30例;或疫情波及2个及以上县(市);或市(地)级以上城市的市区首次发生。

一般霍乱疫情(Ⅳ级):霍乱在一个县(市)域内发生,1周内发病10例以下。

(2)报告时限和程序获得突发公共卫生事件相关信息的责任报告单位和责任报告人,应当在2小时内以电话或传真等方式向属地疾控机构报告,具备网络直报条件的应同时进行网络直报。不具备网络直报条件的责任报告单位和责任报告人,应采用最快的通信方式将"突发公共卫生事件相关信息报告卡"报送属地疾控机构,疾控机构接到"突发公共卫生事件相关信息报告卡"后,应对信息进行审核,确定真实性,2小时内进行网络直报,同时以电话或传真等方式报告同级卫生计生行政部门。

(3)报告内容包括事件名称、事件类别、发生时间、地点、涉及的地域范围、人数、主要症状与体征、可能的原因、已经采取的措施、事件的发展趋势、下一步工作计划等。整个事件发生、发展、控制过程中信息还应形成初次报告、进程报告、结案报告。

三、流行病学调查

霍乱暴发疫情发生后,疾控机构应在最快时间组织好人员、物资、采样用品和器材,赶赴现场,做好流行病学调查工作,调查可能的传染源、传播途径及影响因素,发现和追踪密切接触者,为疫情控制提供科学依据。

(一)个案调查

为了查明患者发病原因,对病人、疑似病人应调查了解其基本情况、发病情况,重点是发病前的饮食史、活动史、同类病人接触史。调查同时填写"霍乱个案流行病学调查表和霍乱个案基本信息表"(表13-6和表13-7)。

(二)暴发疫情调查

1.组织与准备

(1)组织及实施疫情发生地的疾控机构应在接到疫情报告后2小时内开展现场流行病学调查,及时采取相应预防、控制措施,并将调查结果及时向同级卫生计生行政部门和上级疾控机构报告。根据需要,可请求上级部门给予技术支持和指导。

(2)调查准备调查单位应迅速成立现场调查组,制定流行病学调查计划,明确调查目的、调查组人员组成,确定成员的任务及职责。调查组成员一般包括有关领导、流行病学工作者、临床医生、消毒人员、实验室工作人员、其他相关人员等。根据疫情的规模和实际需要,携带必要的调查、取证、采样设备,消杀器械,防护用品,预防性药品和相关书籍、调查表格等。

2.调查内容和方法

(1)背景资料收集:当地地理、气象、人口等资料的收集通过查阅资料、咨询当地相关部门等方法了解当地的地理状况(如地理位置、流域、地形地貌、湖泊、河流、交通状况等)、气象资料(如气温、降雨量、湿度等)、人口资料(人口总数、年龄别构成、流动人口数)、生产生活方式和卫生习惯(喝生水、吃生冷食品等)、特殊风俗(如““吃大席”)、社会状况(如人均收入、医院数量及床位数、学校数量等)以及其他相关资料等。

(2)历史及监测相关资料调查通过查阅疾控机构、医院和私人诊所相关资料,了解当地主要的肠道传染病种类、既往发病情况、霍乱暴发疫情发生情况;腹泻病门诊开设、就诊和病原分离情况。

(3)病例搜索和流行病学调查在当地主要医疗机构和私人诊所采用查看门诊日志、检验登记本和住院病历等临床资料,处方、抗生素类药品使用量,入村入户调查等方式主动搜索腹泻病人。对搜索出的病例进行登记、随访、采样、检验以鉴别诊断。

对于搜索和报告的霍乱病例(包括疑似、临床和实验室诊断病例)应及时开展流行病学调查和标本的采集。调查内容包括:病例基本情况、发病经过和就诊情况、临床表现、实验室检查、诊断和转归情况、居住地及家庭背景、个人暴露史、密切接触者情况等。

1)临床资料通过查阅病历及化验记录、询问诊治医生等方法,详细了解病例的临床表现、实验室检查结果、临床进程和治疗进展等情况。

2)病例家庭及家居环境情况通过询问及现场调查了解病例家庭人员情况、家庭居住位置、家居环境、苍蝇等生物媒介种类和数量、厕所类型、粪便处理情况。

3)病例及家庭的饮水、饮食习惯病家饮用水源:水井、水塘、自来水等;厨房位置、卫生状况、食品储存、加工方式情况;饮水、饮食习惯;水源、厨房和厕所的地理位置。

4)病例活动史、接触史及暴露史发病前5天内活动时间、地点和范围,有无参加聚餐等活动;与霍乱病例和带菌者接触情况:接触时间、接触方式(同吃、同住和护理等)、接触频率、接触地点等。确定病例发病后的详细活动时间、地点和范围,追踪密切接触者。

(4)流行因素调查

1)分析资料:描述疾病的“三间分布”。①时间分布:通过对报告和搜索病例发病时间的统计学描述,基本确定暴发的类型、首发病例时间以及根据霍乱的一般潜伏期推算出暴露时间等。②地区分布:通过描述发病的地区分布,绘制标点地图,看其是否有地区聚集性或波及多个地区,从而为疫点(疫区)的划分提供依据。③人群分布:分析不同特征人群中该病的分布,寻找病例与健康者的差异,有助于提出病因假设及其他潜在的危险因素。分析病例的特征,如年龄、性别、种族、职业或其他相关信息,可为寻找高危人群、特异的暴露因素提供线索。

2) 建立病因假设，进行专题调查以验证假设根据三间分布特点，建立有关事件的初步假设。假设应包括以下几方面：危险因素来源（如食品、水等）、传播方式和载体（如苍蝇等）、与疾病有关的特殊暴露因素等。根据病因假设，采用病例 – 对照研究等方法，编制调查表，调查病例和对照可疑饮食史，通过比较可疑食品或饮水等在两组中差异，验证假设。

3) 流行因素调查根据调查结果，判断暴发类型是水源、食源或混合型暴发，进行相应调查。

①食源性暴发调查：选择最了解事件情况的有关人员，详细了解有关食物及其常用原料的来源、运输、储存、加工方法和过程、成品和半成品存放等一系列环节，并采集相应的样品进行检测，确定被污染的环节和污染源。

②水源性暴发调查：当地居民饮用水基本情况：饮用水类型（集中式、分散式、二次供水）、供水范围和覆盖人口，重点区分发病人群和未发病人群饮水情况。

饮水质量：制备工艺、水质监测结果（出厂水、末梢水）、二次供水水箱消毒效果。

受污染状况：取水点卫生状况、管网破损及其受污染情况。

特殊事件：如供水消毒设备检修、损坏、管网改建等。

采样检测：采集相应的样品进行检测，确定被污染的环节和污染源。

③其他因素调查：调查病例可能存在的其他感染因素，如密切接触传播、日常生活接触传播、媒介生物传播。

四、实验室检测

（一）标本的采集

标本的采集应该与流行病学调查工作紧密结合，包括对病人、疑似病人、密切接触者进行采样。采集的标本可以是粪便、呕吐物、肛拭子和血清等，其中应以粪便为主，同时由于要进行病原分离，因此尽可能在未使用抗生素之前采集。

1. **粪便标本**　对水样便以吸管吸取 1～3ml，成形便采集成人拇指大小的便量，置于灭菌管内或经增菌后送检。任何容器均应加橡皮塞或将螺旋盖旋紧，容器外壁不可沾染粪便。采集肛拭子标本，以直肠拭子用保菌液或生理盐水润湿后，由肛门插入直肠内 3～5cm 处采集，转动取出，插入保存液或无菌试管内送检。粪便标本应在 2 小时内尽快送检，否则标本应放入 Cary-Blair 运送培养基中。

沾染粪便的衣物、物品、地面，以及尸体肠内容物等也可作为检材。

所有采集的拭子标本（肛拭子、食品及操作台等的涂抹拭子），当直接用于 PCR 检测时，不能使用棉拭子和木质拭子棒，因为这类材料中含有核酸扩增抑制剂，要使用灭菌人造纤维拭子和塑料棒。

2. **呕吐物标本**　以吸管吸取 1～3ml，置可密闭样品管内送检。

3. **食品标本**　采集 50～100g 标本置于可密闭灭菌广口瓶或自封塑料袋内，常温下快速送检。

4. **水体标本**　用灭菌的 500ml 玻璃瓶采集相对静止的表层水（深度 30cm 以内）500ml，加盖密封后再用自封塑料袋包裹密封，常温下送检。每个采样点应相距数米；同一采样点采集标本不少于 2 瓶，用做平行样检测。

同时样品检验单应填写完整，与样品一起送实验室。分离菌株登记内容（采样登记表详见表 13-7)必须与相对应的患者临床资料和流行病学资料吻合。

(二)标本的运送

采集的标本应立即处理和接种培养基进行增菌和(或)培养。不能立即检测的标本,需置于保存培养基(碱性蛋白胨水、文-腊氏保存液、Cary-Blair 半固体保存培养基等)中保存。所有标本应按照可能有霍乱弧菌对待,注意相应的生物安全要求,置于坚固、防水、密闭、耐压的转运箱中,专人送往实验室。

(三)标本的检测

实验室收到标本应立即进行检测。所有标本首先进行增菌,对食品和环境标本等,应考虑二次增菌的需要,典型病人水样腹泻标本可同时接种选择性培养基。标本最好同时接种强选择培养基(如对霍乱弧菌具强选择性的庆大霉素琼脂、对主要致病性弧菌选择性强的 TCBS 琼脂、4 号琼脂等)和弱选择培养基(碱性琼脂、碱性胆盐琼脂等)。

现场使用的快速检测方法,需要注意其检出灵敏度和应用范围。原则上要求高灵敏度。可以使用检出限与病人标本中菌浓度相符合的简易方法,但应注意对结果的解释和对整个腹泻人群的参考价值。

对于分离到的霍乱弧菌菌株、尤其是分离自首例和前几例病人的菌株,应送上一级疾控中心的实验室进行复核。对菌株主要进行以下实验分析:

1. 通过标准诊断血清的凝集试验(玻片凝集)进行鉴定和血清分群分型、O1 群菌株的生物分型;

2. 利用必要的生化实验进行鉴定和鉴别;

3. 药物敏感性实验;

4. 噬菌体生物分型;

5. 霍乱毒素和毒素基因的检测(如 GM1-ELISA 和 PCR 检测)。

外环境和食品中分离的病原菌,必要时提供给具有菌株染色体脉冲场凝胶电泳分析(PFGE)的实验室,与来自病人的分离株作比较分析,确定相似性,以便从病原学角度获得感染来源证据。流行病学调查的整个过程中,可安排相应的标本采集和检测,开展实验室监测,与流行病学监测资料结合分析以确定感染来源和暴发流行的扩散范围。

五、防控措施

采取以切断传播途径为主的综合性防治措施。

(一)隔离治疗病人和带菌者

隔离治疗霍乱病人和带菌者是控制传染源的有效措施,对病人、疑似病人和带菌者要分别隔离治疗。停服抗菌药物后,连续两次粪便培养未检出霍乱弧菌者解除隔离。

(二)做好疫点、疫区管理

1. 划定疫点、疫区

(1)疫点:指发生病人、疑似病人或发现带菌者的地方。一般以同门户出入的地方或与病人、疑似病人、带菌者生活上密切有关的若干户为范围。根据传染源的污染情况,一个传染源可有一个以上的疫点。

(2)疫区:为了防止疫点外污染造成续发感染和向外传播,要根据疫点的地理位置、水系分布、交通情况、自然村落等特点来划定疫区。一般在农村以一个村或几个村、一个乡或毗邻乡,在城市以一个或几个居委会或一个街道为范围划为疫区。

2.疫点、疫区的消毒工作　认真做好疫点、疫区内的消毒工作,特别是对病人、疑似病人和带菌者的吐泻物和污染过的环境、物品、饮用水等进行消毒处理。疫点、疫区内的消毒包括随时消毒和终末消毒。

(1)随时消毒:排泄物、呕吐物,按1体积吐泻物加1/5体积漂白粉搅拌均匀,消毒120分钟;盛排泄物、呕吐物的容器用有效氯500mg/L浸泡120分钟;

餐具用有效氯250mg/L浸泡30分钟、200mg/L过氧乙酸浸泡15分钟或煮沸20分钟;

残余的需要消毒的食物,按1份食物加1/5体积的漂白粉搅拌均匀后消毒120分钟,或有效氯500mg/L澄清液浸泡2小时,或煮沸20分钟;

对需要消毒的衣物、被单,用有效氯125mg/L溶液浸泡30分钟、甲醛25ml/m³熏蒸12小时、250mg/L碘伏浸泡30或煮沸20分钟;

地面、家具、墙壁以及运送病人的交通工具等,以0.2%的过氧乙酸喷雾作用30分钟或以3%甲酚皂溶液喷雾、擦拭或洗刷;

对垃圾、厕所,用3%~5%甲酚皂溶液或有效氯500mg/L澄清液喷雾或洗刷;

疫点内井水消毒,使用含高氯25%~35%的漂白粉,所加的克数按加氯量3g/m³标准计算[公式:井口直径(m)²×水深(m)×0.8×3];缸水消毒,按25kg水加漂白粉精片2片计算,将漂白粉精片研碎后加少量水调成糊状,倒入缸内搅拌,30分钟后使用。

(2)终末消毒:首先向病人家属解释消毒目的、过程和注意事项,请病人家属配合开展工作;然后了解患者发病时居住和活动的房间区域、触及物品以及吐泻物污染区域,将未受污染并且不能进行消毒的物品进行遮掩或转移。

消毒前需要穿戴好个人防护服和手套。消毒时先灭苍蝇、蟑螂,然后按由外向内的顺序,喷雾或擦拭消毒门把手、地面、墙壁、家具、厕所等处;从不同房间以及最后退出时,边退边消毒经过的地面。

病人穿过的衣物、吃过的剩余食品、使用过的餐具及其他生活用品、吐泻物等,按照随时消毒的方法进行消毒。

对于室外环境,根据流行病学调查和室外环境采集标本的实验检测结果,对污染区域及可能污染区域,尤其水井和污水排放处等区域进行消毒。

3.疫点的解除　当疫点内上述措施均已落实,所有人员验便连续两次阴性,无续发病人或带菌者出现时可予以解除。若有新病人和带菌者出现,则继续做好疫点内各项工作,达到上述要求时再行解除。如无粪检条件,自疫点处理后5日内再无新病例出现时亦可解除。

4.疫区处理

(1)加强卫生宣传教育,要点如下:

1)不喝生水(未消毒),不吃直接用生水洗过的食物、不吃生冷变质食物,特别是海产品和水产品,不用生水漱口、刷牙。

2)饭前便后洗手,碗筷要消毒,生熟炊具要分开,要防蝇灭蝇。

3)不随地大便,不乱倒垃圾污物,不污染水源。发现吐泻病人及时报告。

4)不到疫区外集镇赶集,不到病家或病村串门,不举办婚丧酒宴和节日聚餐。

5)市场购买的熟食品和隔夜食品要加热煮透。

6)饮用水消毒。

（2）及时发现病人、疑似病人和带菌者：当地各级医疗机构要加强腹泻病门诊和巡回医疗，对腹泻病人要做好登记报告、采便送检和及时治疗，发现疑似病人时要隔离留验。对疫区人群，要按流行病学指征进行检索，及时发现传染源，特别要及时发现首发病例同期内的所有腹泻病人并及时处理。

（3）加强饮用水卫生管理：饮用河水地区，禁止在河内洗涤便桶、病人衣物、食具、食物及下河游泳；饮用塘水地区，提倡分塘用水，提倡用密闭取水方法；饮用井水地区，水井要有栏、有台、有盖、有公用水桶，要有专人负责饮用水消毒；饮用自来水地区，管网水和末梢水余氯含量要符合要求。

（4）加强饮食卫生和集市贸易管理：认真执行《中华人民共和国食品安全法》，不准出售不符合卫生要求的食物。凡不符合卫生要求的饮食店、摊要限期达到卫生要求，在未达到卫生要求前可暂时停止营业。饮食从业人员要接受带菌检查，发现阳性者要及时隔离治疗。对集市贸易要加强卫生管理，市场管理人员应严格执行各项卫生规章制度，卫生部门要加强督促检查。

（5）做好粪便管理，改善环境卫生，进行粪便无害化处理。使用水粪的地区，粪池、粪缸要加盖。粪便管理以不污染环境并达到杀蛆灭蝇为原则。要拆迁污染饮用水源的厕所、粪缸，要处理苍蝇孳生地，采取各种方法杀蛆灭蝇，改善环境卫生。

（三）疫情解除后的观察

疫情解除后，为了防止再次发生疫情，必须继续做好以下几项工作，即：卫生宣传教育、"三管一灭"（管水、管食品、管粪便和消灭苍蝇）、对腹泻病人和疑似病人妥善处理，有重点地人群检索、水体定点采样观察等。疫情解除后观察时间的长短，可根据流行病学指征而定。

（四）阳性水体的管理

对检出流行株的阳性水体，必须加强管理。应树立警示牌，告诫群众暂勿使用。在阳性水体周围检出病人和带菌者时，要引起警惕，防止水型暴发。与阳性水体有关的地区，要加强联防。对周围人群或重点人群进行监测；对水体周边进一步做好饮用水消毒和粪便管理，教育群众避免接触。在水体阳性期间，禁止在该水域从事捕捞等作业。

（五）阳性食品的管理

对被霍乱弧菌污染的食品，必须管理，停止生产及销售，严防发生食源性传播、流行。要尽量查清可能的污染来源以及销售的去向，以便采取相应的防制措施。同时加强对同类品种和周围有关食品的监测。

（六）做好三管一灭，切断传播途径

管理水源、管理粪便、管理饮食和消灭苍蝇是我国多年提倡的综合性预防控制措施。

1. 集中式供水应加氯消毒，开放性水源、大口井以及其他不能加氯消毒的应对取用的桶水或缸水进行消毒。

2. 了解当地生活习惯和家庭生活污水排放、粪便排放方式，避免未经处理的污水、粪便污染环境水体。

3. 加强食品卫生和农贸市场的卫生管理　发生霍乱的暴发或流行时，协同卫生监督部门管好疫点（疫区）饮食摊点和农贸市场的日常经营活动；疫点（疫区）禁止加工出售生冷食品；对饮食从业人员进行病例检索和带菌调查；严格饮食从业人员的卫生操作；对检出霍乱

弧菌的农贸市场要进行环境消毒和污染食品的销毁处理。

4.灭蝇 在疫点(疫区)根据控制疫情的需要可用消毒剂进行喷洒。

(七)密切接触者的管理

对密切接触者进行医学观察,调查与传染源发病前7天内及病后有过饮食、生活上密切接触的人,了解健康状况,特别要注意监测每日大便的性状及次数。自开始接触之日起观察一周。

原则上不提倡使用药物预防,根据实际情况需要,如在流行特别严重的地区或人群中,为控制流行趋势,可考虑对疫点(疫区)的健康人群以及病例的密切接触者进行预防服药。一般应根据药敏试验结果选取一种抗菌药物,连服3天。

(八)开展应急监测工作

建立针对霍乱暴发流行的专项监测,建立监测病例定义和报告制度(报告单位、频次、内容),对当地的饮食和水源进行定期或不定期检测,对于特殊人员,如饮食服务人群加强监测。

(九)健康教育

通过多种途径向群众宣传霍乱等肠道传染病防治的要点,宣传内容要通俗易懂,表达准确。宣传重点包括:不食生冷食品,饭前便后要养成勤洗手的习惯,如何正确使用消毒药品对自家缸水(桶水)进行消毒,流行期间不举行大型聚餐活动以及一旦出现发热、腹泻症状应及早去正规医疗机构就诊等。

六、措施效果评价

疫情控制期间,在流行病学调查和病原学检测的基础上,动态分析疫情的发展趋势和防治措施的实施效果。

(一)控制效果评价

在实施疫情处理措施后,所有病人和带菌者验便连续两次阴性,无续发病人或带菌者出现;或如无粪检条件,自最后一例病人或带菌者被隔离治疗后一个最长潜伏期内再无新病例出现时,可视为疫情已得到初步控制,可转为常规防治和监测。

(二)环境安全性评价

暴发流行期间和暴发流行后,应开展环境安全性评价,目的在于监测环境和食品相关危险因素是否已消除,受污染的环境是否经过处理并达到卫生安全要求。

具体措施:针对病原体可能污染的环境因素,采集疫点(餐馆、病家、聚餐点等)食品、生活用水、生活污水样本,疫点疫区的市售食品样本(尤其是与本次暴发相关的同类食品),疫区及周边地区的环境水体样本(包括河流、沿岸海水、湖泊、池塘、水产品养殖场等,尤其是疫情处理过程中发现受到污染的环境水体),开展病原学检测,综合分析和评价环境污染状况。

(三)控制措施评价

在疫情结束后还需要及时开展卫生经济学评价,必要时根据评价结果提出改进措施。效果评价应设计严格,使用可对比、量化的指标。可包括:

1.分析比较不同地区治本措施如水改、粪管、污水排放等对发病率的影响并对社会效益与经济效益进行核算；

2. 通过腹泻病人在腹泻病门诊的就诊率和腹泻病人的粪检率进行腹泻病门诊的效益、效果评价；

3. 通过病死率、临床型比例等指标评价病例诊治效果；

4. 通过疫情报告率、疫情报告时限、病人隔离率、远距离传播等指标评价传染源管理效果；

5. 通过二代发病率、疫点处理(或封锁)天数、疫点间联系、消毒前后比较等指标评价疫点处理效果；

6. 通过培养基制备、不同检验方法、标本采集量与时间等环节评价检出率、阳性率；

7. 通过消毒药配制、使用量及方法评价消毒效果；

8. 通过水型暴发、食物型暴发疫情所占起数和病例数构成，评价控制传播途径的效果；

9. 通过监测点资料与流行病学调查资料综合评价防制效果；

10. 其他在当地认为有必要进行评价的措施。

七、调查报告撰写

调查报告撰写格式与要求见总论相关部分。

八、保障措施

(一)组织领导

根据疫情应急处理工作的实际需要和事件的级别，疾控机构应根据人民政府或卫生计生行政部门应急指挥机构的要求，组建现场疫情处理小组。根据疫情需要调查小组一般应由流行病学、实验室、食品卫生、环境卫生、消杀、健康教育等专业人员组成，要设立负责人，组织协调整个调查组在现场的调查工作，各成员明确任务和职责。

(二)培训和演练

在霍乱高发季节前，组织开展对卫生计生行政部门领导、疾控人员、临床医护人员等进行相关培训，培训重点是强化霍乱病人的早发现、早报告、早隔离的意识以及涉及到流行病学、实验室检测技术、病原学、临床诊断等方面的新技术和新方法。同时根据防制工作需要，开展专项应急处置演练，注意兼顾各项疫情控制措施，考评相结合。

(三)应急处理物品和器械准备

现场调查组奔赴现场前应准备必需的资料和物品，一般可以包括：

1. 调查和资料分析用品　霍乱个案调查表以及其他相关表格、记录本；

2. 标本采集和现场检测用品　标本采集记录表、标本采集用拭子、吸管、带盖可密闭的塑料管、自封式塑料袋、标签纸、油墨耐水的记录笔、装有运送培养基的密闭试管、空培养皿和装好选择性(包括强性和弱性)培养基的培养皿、增菌培养基和装有增菌液的培养瓶；

3. 现场消杀用药品与器械　常用消毒剂：包括漂白粉、漂精片、次氯酸钠、过氧乙酸、碘伏、戊二醛、环氧乙烷等；配备的器械：包括喷雾器、刻度量杯、装药品的消毒箱等。

4. 现场防护用品　现场工作(包括流行病学调查、样品采集和消毒杀虫)防护用品：包括一次性手套、长筒橡皮手套、长筒靴、工作服等；

5. 预防性服用药物　环丙沙星、诺氟沙星等。

(四)腹泻病门诊的开设

各级医疗卫生机构在肠道传染病高发季节要开设腹泻病门诊,做到逢疑必检。疾控机构要加强对腹泻病门诊的规范化指导,重点是门诊与诊疗室要相对独立、设置合理,避免交叉感染。

九、附　件

霍乱个案调查表见表 13-6,霍乱个案基本信息表见表 13-7,霍乱病例采样登记表见表 13-8,疫点流调、采样、消毒登记表见表 13-9,霍乱病例接触者调查登记表见表 13-10。

表 13-6　霍乱个案调查表

国标码□□□□□□　　　　　　　　　　病例编码□□□□

1. 一般情况

1.1 姓名_____,若为 14 岁以下儿童,家长姓名_____

1.2 性别　(1)男(2)女　　　　　　　　　　　　　　　　　　　　　　□

1.3 年龄_____(岁、月)　　　　　　　　　　　　　　　　　　　□□

1.4 职业　(1)幼托儿童　(2)散居儿童　(3)学生　(4)教师　(5)保育员及保姆　□□
　　　　(6)饮炊食品业　(7)商业服务　(8)医务人员　(9)工人　(10)民工
　　　　(11)农民　(12)牧民　(13)渔(船)民　(14)干部职员　(15)离退休人员
　　　　(16)家务及待业　(17)其他_____(注明)　(18)不详

1.5 文化程度　(1)学龄前儿童　(2)文盲　(3)小学　(4)初中　(5)高中　(6)大学及以上　(7)不详　□

1.6 现住址_____

1.7 户口地_____

1.8 工作(学习)单位_____

1.9 联系人_____联系电话(或手机)_____

2. 发病情况

2.1 发病日期_____年____月____日____时　　　　　　□□□□□□□□

2.2 发病地点_____

2.3 首诊时间_____年____月____日____时　　　　　　□□□□□□□□

2.4 首诊单位_____

2.5 诊断医院_____

2.6 报告时间_____年____月____日____时　　　　　　□□□□□□□□

2.7 住院时间_____年____月____日____时　　　　　　□□□□□□□□

2.8 出院时间_____年____月____日____时　　　　　　□□□□□□□□

2.9 出院依据　①临床症状消失　②2 次粪检阴性　③自动出院　④其他　　　□

3. 临床资料

3.1 临床症状

　3.1.1 感染类型　(1)病人　(2)带菌者　　　　　　　　　　　　　　□

　3.1.2 腹泻　(1)有　(2)无　　　　　　　　　　　　　　　　　　□

　3.1.3 每天最多腹泻次数_____　　　　　　　　　　　　　　□□

3.1.4 粪便性状 (1)水样 (2)米泔样 (3)洗肉水样 (4)大块黏膜 ☐

3.1.5 方式 (1)里急后重 (2)通畅 (3)失禁 (4)绞痛 ☐

3.1.6 呕吐 (1)有 (2)无 ☐

3.1.7 呕吐方式 (1)喷射状 (2)先泻后吐 (3)先吐后泻 (4)其他 ☐

3.1.8 发热 (1)有 (2)无 最高体温_____℃ ☐

3.1.9 腓肠肌疼痛 (1)有 (2)无 ☐

3.1.10 失水情况 (1)重度 (2)中度 (3)轻度 ☐

3.1.11 临床类型 (1)重 (2)中 (3)轻 ☐

3.2 诊断依据

3.2.1 感染者发现方式 (1)疫源检索 (2)腹泻病门诊 (3)乡镇级医院 (4)个体诊所

(5)其他(注明)_____ ☐

3.2.2 确诊依据 (1)临床(2)病原学 ☐

3.2.3 采样时间_____年____月____日____时 ☐☐☐☐☐☐☐☐

3.2.4 送检时间_____年____月____日____时 ☐☐☐☐☐☐☐☐

3.2.5 送样单位：(1)县以上医院 (2)县(区)医院 (3)乡镇卫生院

(4)村卫生室 (5)个体开业 ☐

3.2.6 检验结果报告时间_____年____月____日____时 ☐☐☐☐☐☐☐☐

3.2.7 检验结果 (1)小川 (2)稻叶 (3)O139 ☐

3.3 病人转归 (1)痊愈 (2)带菌 (3)死亡 ☐

4.流行病学调查

4.1 传染源和传播途径的追溯(病前5天内)：

4.1.1 外出史 (1)有 (2)无 ☐

4.1.1.1 去过何地_____

在该地有无下列活动

4.1.1.2 住宿 (1)有 (2)无 ☐

4.1.1.3 用餐 (1)有 (2)无 ☐

4.1.1.4 带回食品 (1)有 (2)无 食品名称_____ ☐

该地同样疾病 (1)有 (2)无 ☐

4.1.2 外人来家 (1)有 (2)无 ☐

4.1.2.1 来自何地_____

4.1.2.2 该地同样疾病 (1)有 (2)无 ☐

来后有无下列活动

4.1.2.3 在家住宿 (1)有 (2)无 ☐

4.1.2.4 在家用餐 (1)有 (2)无 ☐

4.1.2.5 带来食品 (1)有 (2)无 食品名称_____

4.1.3 接触过同样病人 (1)有 (2)无 ☐

4.1.3.1 接触时间_____年____月____日____时 ☐☐☐☐☐☐☐☐

4.1.3.2 接触地点_____

接触方式

4.1.3.3 同吃 (1)有 (2)无 ☐

4.1.3.4 同住　(1)有　(2)无　□

4.1.3.5 护理　(1)有　(2)无　□

4.1.3.6 其他　(1)有　(2)无　□

4.2 饮食情况(病前5天内)

4.2.1 饮生水　(1)有　(2)无　□

4.2.2 水源类型　(1)井水　(2)河水　(3)塘水　(4)自来水　(5)其他　□

4.2.3 吃生冷食品　(1)有　(2)无　□

4.2.4 生冷食品名称＿＿＿＿＿＿＿＿　购买地点＿＿＿＿＿＿＿＿

4.2.5 熟食冷吃　(1)有　(2)无　□

4.2.6 熟食品名称＿＿＿＿＿＿＿＿　购买地点＿＿＿＿＿＿＿＿

4.2.7 其他可疑食品名称＿＿＿＿＿＿＿＿　购买地点＿＿＿＿＿＿＿＿

4.2.8 在外就餐史　(1)有　(2)无　□

4.2.9 就餐地点　(1)排档　(2)个体餐馆　(3)宾馆餐厅　(4)其他　□

就餐地点名称＿＿＿＿＿＿＿＿＿＿＿＿＿＿＿

4.2.10 同餐人数＿＿＿＿＿＿　□□□

4.2.11 同餐日期＿＿＿＿年＿＿月＿＿日＿＿时　□□□□□□

5. 疫点疫区处理

5.1 疾控中心接到报告时间＿＿＿＿＿年＿＿月＿＿日＿＿时　□□□□□□

5.2 疾控中心到达现场时间＿＿＿＿＿年＿＿月＿＿日＿＿时　□□□□□□

5.3 疫点＿＿＿＿＿个　□□

5.4 范围＿＿＿户＿＿＿个　□□□□

5.5 解除时间＿＿＿＿＿年＿＿月＿＿日＿＿时　□□□□□□

5.6 终末消毒时间＿＿＿＿＿年＿＿月＿＿日＿＿时　□□□□□□

5.7 病人隔离：(1)是　(2)否　□

5.8 隔离地点：(1)住院　(2)在家　□

5.9 解除隔离时间＿＿＿＿＿年＿＿月＿＿日　时　□□□□□□

5.10 病人粪检情况

	第一次	第二次	第三次	第四次	第五次
时间					
结果					

6. 小结＿＿＿＿＿＿＿＿＿＿＿＿＿＿＿＿＿＿＿＿＿＿＿＿＿＿＿＿＿＿＿＿＿

＿＿＿＿＿＿＿＿＿＿＿＿＿＿＿＿＿＿＿＿＿＿＿＿＿＿＿＿＿＿＿＿＿＿＿＿＿＿＿

＿＿＿＿＿＿＿＿＿＿＿＿＿＿＿＿＿＿＿＿＿＿＿＿＿＿＿＿＿＿＿＿＿＿＿＿＿＿＿

调查者单位：＿＿＿＿＿＿＿＿＿　　调查者：＿＿＿＿＿＿＿＿

审查者：＿＿＿＿＿＿＿＿＿　　　　调查日期：＿＿＿＿＿＿＿＿

表 13-7 霍乱个案基本信息表

1. 基本信息　　　　(1)发病　(2)订正　(3)出院　(4)死亡　　　　　　　　　　□

地区编码：　　　　　　户籍：常住(01)暂住　(02)　　　　　　　　　　□□

流动：地市内(92)　省内(94)　省际(96)　境外(98)　　　　　　　　□□

门诊号：_____　病案号：_____　卡片号：_____

患者姓名：_____　性别；(1)男　(2)女　出生日期：_____年___月___日

发病地点：(1)本地　(2)(家庭、单位)外地　(3)港澳　(4)境外　(5)不详　　□

户口地址：(详填)：_____省_____县(市)_____

现住址：(详填)：_____省_____县(市)_____区(乡镇)

患者单位：_____　　联系电话：_____

患者职业：(1)托幼儿童　(2)散居儿童　(3)学生　(4)教师　(5)保育员及保姆　(6)炊饮食品人员

　　　　　(7)公共场所服务员　(8)其他商业人员　(9)医务人员　(10)工人　(11)民工　(12)农民

　　　　　(13)牧民　(14)渔(船)民　(15)购销员　(16)驾驶员　(17)干部职员　(18)离退休人员

　　　　　(19)家务及待业　(20)其他　(21)不详　　　　　　　　　　□□

发病日期：_____年___月___日　　初诊日期：_____年___月___日

确诊日期：_____年___月___日　　入院日期：_____年___月___日

出院日期：_____年___月___日　　死亡日期：_____年___月___日

2. 主要临床表现及诊断：

腹泻_____天，每天_____次，(1)有呕吐　(2)无呕吐　　　　　　□

发热：(1)有　(2)无　　　　　　　　　　　　　　　　　　　　□

失水情况：(1)重度　(2)中度　(3)轻度　　　　　　　　　　　　　□

临床分型：(1)重　(2)中　(3)轻　　　　　　　　　　　　　　　　□

传染源和传播途径的追溯：

病前5天内外出史：(1)有　(2)无　　　　　　　　　　　　　　　□

病前5天内外出就餐史：(1)有　(2)无　　　　　　　　　　　　　□

参加聚餐：(1)有　(2)无　　　　　　　　　　　　　　　　　　□

　　　　　聚餐人数_____人，共同聚餐者中：发病_____人，带菌者_____人

诊断依据：(1)可疑流行病学史　(2)临床表现典型　(3)霍乱弧菌检验阳性　　□

诊断结论：(1)霍乱确诊病人　(2)临床诊断病例　(3)带菌者　　　　　　□

病原分型：(1)小川型　(2)稻叶型　(3)O139群　(4)颜岛型　(5)未分型　　□

报告单位：_____　　　　　　报告科室：_____

报告人：_____　　　　　　　报告日期_____年___月___日

填表说明

1. 本调查表分为基本信息和主要临床表现及诊断两部分,第一部分与传染病报告卡相同,可以共享,即只需填写一次传染病报告卡,其相同栏目的信息可以自动导入霍乱个案调查表中。

2. 填写第二部分内容的方法与霍乱个案表的方法相同

表 13-8　霍乱病例采样登记表

标本编号	姓名	性别	年龄	家庭住址	联系电话	发病日期	就诊日期	采样日期	标本名称(血、尿、便等)	实验室检测结果		
										病原学	血清学	其他

采样单位：　　　　　　　　　　　　　　　　　　　　　采样日期：

表13-9 疫点流调、采样、消毒登记表

日期：

疫点	日期	流调			采样（件）									消杀													服药	
					人群			环境						消毒							杀虫			用药量（kg）			服药	
		户数	人数	新发病	阳性	阴性	合计	阴性	阳性	合计	阳性	阴性	合计	总面积（m²）	内环境（m²）	外环境（m²）	衣物（件）	餐具	水体	备注	总面积（m²）	内环境（m²）	外环境（m²）	漂白粉	优氯净	蚊蝇灭	人数	服药量

调查人：　　　　　　　　　　调查时间：

表 13-10 霍乱病例接触者调查登记表

病人姓名：

确诊时间：

姓名	性别	年龄	职业	单位	家庭住址	与病人关系	接触地点	接触时间	接触方式	腹泻	临床表现	服药情况	采样情况	备注

调查人： 调查时间：

技术要点

1. 甲类传染病

2. 潜伏期　1~3天,短者数小时,长者5天

3. 临床特点　无痛性腹泻,米泔水样便,不发热或低热

4. 治疗　补液(纠正水和电解质平衡),抗菌,对症

5. 流行病学特点　人群普遍易感,带菌者和病人为传染源,粪口途径,夏秋季节高发

6. 个案报告　2小时内上报个案

7. 突发事件报告及分级　一个县区发生1例及以上霍乱病例即应作为一起突发公共卫生事件相关信息进行报告。1周内发病2~9例即应作为一般突发公共卫生事件进行报告

8. 现场调查　①病例搜索:病人和带菌者;②查明感染来源和主要传播途径

9. 标本的采集和运送　用药前粪便:水样便1~3ml,成形便5~8g或肛拭子,可疑水体(500ml)和食物(50g),标本常温保存,A类包装运送

10. 实验室检测　病原分离培养和型别鉴定

11. 防控措施　"早小严实""三管一灭"

12. 异性预防控制措施　疫苗和预防性服药须在专家建议下使用

13. 健康教育　洗净手,喝开水,吃熟食

14. 废弃物处理　粪便和呕吐物等用含氯消毒剂消毒

【思考题】

一、单选题

1. 按传染病防治法,霍乱为(　　　　)
   A. 甲类传染病　　　　B. 乙类传染病　　　　C. 丙类传染病　　　　D. 未被列入分类

2. 哪项不是霍乱的传染源(　　　　)
   A. 轻型患者　　　　B. 隐性感染者　　　　C. 带菌者　　　　D. 来自流行区的人

3. 霍乱流行特征不包括(　　　)
   A. 突然暴发　　　　　　　　　　B. 传播快
   C. 可引起全球性大流行　　　　　D. 呈明显季节性

4. 有关霍乱的临床分期,哪项不正确(　　　　)
   A. 吐泻期　　　　B. 脱水期　　　　C. 恢复期　　　　D. 循环衰竭期

5. 霍乱的预防措施中,哪项不正确(　　　　)
   A. 普遍预防服用抗菌药物　　　　　B. 建立腹泻肠道门诊
   C. 加强引水消毒和食品管理　　　　D. 疫苗接种

二、简答题

1. 简述霍乱的诊断依据。

2. 简述霍乱的主要传播途径及预防措施。

3. 试述霍乱中型病例的主要临床表现。

参考答案

一、单选题

1. A；2. D；3. C；4. D；5. D

二、简答题

1. 有下列三项之一者可诊断为霍乱：

(1) 有泻吐症状，大便培养有霍乱弧菌生长者。

(2) 流行区人群，有典型症状，但大便培养无霍乱弧菌生长者，经血清凝集抗体检测效价呈 4 倍或 4 倍以上增长。

(3) 虽无症状但大便培养阳性，且在大便检测前后 5 日内曾有腹泻表现，并有密切接触史者。

2. 病人及带菌者的大便或排泄物污染水源或食物后传播，其中水的作用最为突出。其次，日常生活接触和苍蝇也起着传播作用。

预防措施：控制传染源，切断传播途径，提高人群免疫力。

3. 呕吐频繁，日大便次数 10～20 次，脱水，体重下降 5%～10%，神志不安或呆滞，皮肤弹性差、干燥，口唇干燥、发绀，有肌肉痉挛，脉搏稍细、快，血压轻度下降，尿量减少，血浆比重 1.03～1.04。

第十四章　呼吸道传染病

第一节　流行性感冒

流行性感冒(简称流感)是由流感病毒引起的急性呼吸道传染病,以发热为主要症状,是最常见的呼吸道感染疾患之一。

一、概述

(一)病原学

流感病毒在病毒分类学上属正粘病毒科。根据病毒粒核蛋白(NP)和膜蛋白(MP)抗原特性及其基因特性不同,把流感病毒分为甲、乙、丙、丁4型。甲型流感病毒根据其表面血凝素(H)和神经氨酸酶(N)蛋白结构及其基因特性又可分成许多亚型,至今甲型流感病毒已发现的血凝素有18个亚型(H1-18),神经氨酸酶有11个亚型(N1-11)。流感病毒,尤其甲型流感病毒HA基因能经常不断地发生点突变,导致其编码的HA蛋白分子上氨基酸序列发生替换,造成其抗原性经常不断地发生漂移,每次抗原性漂移常带来不同程度的流感流行。

(二)临床表现

流感病毒感染的临床表现随病毒株、人群年龄、生理状态、既往史不同而异,通常表现为急起高热(腋下体温≥38℃)、畏寒、头痛、头晕、浑身酸痛、乏力等中毒症状及咽痛、干咳等呼吸道症状,但卡他性症状常不明显。

重症病例的临床表现主要有以下几个方面:

1. 流感病毒性肺炎　季节性流感所致肺炎主要发生于婴幼儿、老年人、慢性心肺疾病及免疫功能低下者。

2. 肺外表现

(1)心脏损害:心脏损伤不常见,主要有心肌炎、心包炎。可见肌酸激酶(CK)升高、心电图异常,而肌钙蛋白异常少见,多可恢复。重症病例可出现心力衰竭。

(2)神经系统损伤:包括脑脊髓炎、横断性脊髓炎、无菌性脑膜炎、局灶性神经功能紊乱、急性感染性脱髓鞘性多发性神经根神经病(格林-巴利综合征)。

(3)肌炎和横纹肌溶解综合征:在流感中罕见。主要症状有肌无力、肾功能衰竭,CK升高。

危重症患者可发展为多器官功能衰竭(MODF)和弥漫性血管内凝血(DIC)等,甚至死亡。

(三)流行病学

1. 传染源　流感患者和隐性感染者是流感的主要传染源。从潜伏期末到发病的急性期都有传染性。成人和年龄较大的儿童患季节性流感(无并发症)期间,病毒在呼吸道分泌物中一般持续排毒3~6天。住院的成人患者可以在发病后持续一周或更长的时间散播有感染性的病毒。在婴幼儿流感中,长期排毒较常见(1~3周)。包括艾滋病在内的免疫缺陷患者也会出现病毒排毒周期延长。

2. **传播途径** 流感主要通过空气飞沫传播,也可通过口腔、鼻腔、眼睛等处黏膜直接或间接接触传播,接触患者的呼吸道分泌物、体液和污染病毒的物品也可能引起感染。通过气溶胶经呼吸道传播有待进一步确认。

3. **易感人群** 人群普遍易感。流感病毒常常发生变异,例如甲型流感病毒在人群免疫压力下,每隔 2~3 年就会有流行病学上重要的抗原变异株出现,感染率最高的通常是青少年。

4. **重症病例的高危人群** 人群出现流感样症状后,特定人群较易发展为重症病例,应给予高度重视,尽早进行流感病毒相关检测及其他必要检查。

(1)妊娠期妇女。

(2)伴有以下疾病或状况者:慢性呼吸系统疾病、心血管系统疾病(高血压除外)、肾病、肝病、血液系统疾病、神经系统及神经肌肉疾病、代谢及内分泌系统疾病、免疫功能抑制(包括应用免疫抑制剂或 HIV 感染等致免疫功能低下)及集体生活于养老院或其他慢性病疗养机构的被看护人员、19 岁以下长期服用阿司匹林者。

(3)肥胖者[体重指数(BMI)>30,BMI= 体重(kg)/ 身高(m)^2]。

(4)年龄<5 岁的儿童(年龄<2 岁更易发生严重并发症)。

(5)年龄≥65 岁的老年人。

5. **流行特征** 甲型流感病毒常以流行形式出现,能引起世界性流感大流行,自 20 世纪以来,有明确记载并且有病原学依据的世界流感大流行一共有 5 次。乙型流感病毒常常引起局部暴发。丙型流感病毒主要以散发形式出现,主要侵袭婴幼儿,一般不引起流行。流感在流行病学上最显著特点为:突然暴发,迅速蔓延,波及面广,具有一定的季节性(我国北方流行一般均发生在冬季,而南方多发生在夏季和冬季)。一般流行 3~4 周后会自然停止(世界性大流行常有 2~3 个流行波),发病率高但死亡率低。

(四)诊断标准

根据《流行性感冒诊断行业标准》(WS285—2008),流感诊断原则:在当地流行季节,如我国北方的冬春季,南方的冬春季和夏季,一个单位或地区集中出现大量上呼吸道感染病人,或医院门诊、急诊上呼吸道感染病人明显增加。

1. **临床诊断** 在流感流行时期,出现下列情况之一,需要考虑是否为流感:①发热伴咳嗽和(或)咽痛等急性呼吸道症状。②发热伴原有慢性肺部疾病急性加重。③婴幼儿和儿童发热,未伴其他症状和体征。④老年人(年龄≥65 岁)新发生呼吸道症状,或出现原有呼吸道症状加重,伴或未伴发热。⑤重病患者出现发热或低体温。⑥在任何时期,出现发热伴咳嗽和(或)咽痛等急性呼吸道症状,并且可以追踪到与流感相关的流行病学史,如患者发病前 7 天内曾到有流感暴发的单位或社区;与流感可疑病例共同生活或有密切接触;从有流感流行的国家或地区旅行归来等。

2. **确诊标准** 具有临床表现,以下 1 种或 1 种以上的病原学检测结果呈阳性者,可以确诊为流感:①流感病毒核酸检测阳性(可采用 real-time RT-PCR 和 RT-PCR 方法)。②流感病毒快速抗原检测阳性(可采用免疫荧光法和胶体金法),需结合流行病学史作综合判断。③流感病毒分离培养阳性。④急性期和恢复期双份血清的流感病毒特异性 IgG 抗体水平呈 4 倍或 4 倍以上升高。

3. **重症流感判断标准**　流感病例出现下列 1 项或 1 项以上情况者为重症流感病例：

(1) 神志改变：反应迟钝、嗜睡、躁动、惊厥等。

(2) 呼吸困难和(或)呼吸频率加快：成人及 5 岁以上儿童>30 次/分钟；1~5 岁>40 次/分钟；2~12 月龄>50 次/分钟；新生儿至 2 月龄>60 次/分钟。

(3) 严重呕吐、腹泻，出现脱水表现。

(4) 少尿：成人 24 小时内尿量<400ml；小儿尿量<0.8ml/(kg·h)，或每日尿量婴幼儿<200ml/m^2，学龄前儿<300ml/m^2，学龄儿<400ml/m^2，14 岁以上儿童<17ml/h；或出现急性肾功能衰竭。

(5) 动脉血压<90/60mmHg。

(6) 动脉血氧分压(PaO_2)<60mmHg(1mmHg=0.133kPa)或氧合指数(PaO_2/FiO_2)<300。

(7) 胸片显示双侧或多肺叶浸润影，或入院 48 小时内肺部浸润影扩大≥50%。

(8) 肌酸激酶(CK)、肌酸激酶同工酶(CK-MB)等酶水平迅速增高。

(9) 原有基础疾病明显加重，出现脏器功能不全或衰竭。

(五)治疗原则

1. **住院治疗标准(满足下列标准 1 条或 1 条以上)**　①妊娠中晚期妇女；②基础疾病明显加重，如：慢性阻塞性肺疾病、糖尿病、慢性心功能不全、慢性肾功能不全、肝硬化等；③符合重症流感诊断标准；④伴有器官功能障碍。

2. 非住院患者居家隔离，保持房间通风。充分休息，多饮水，饮食应当易于消化和富有营养。密切观察病情变化，尤其是老年和儿童患者。

在发病 36 小时或 48 小时内尽早开始抗流感病毒药物治疗。目前我国和全球的监测资料均表明几乎 100% 的季节性甲型流感病毒(H1N1、H3N2)对烷胺类药物耐药；曾有报道超过 80% 的季节性甲型流感病毒(H1N1)对奥司他韦耐药，但对扎那米韦仍然敏感；季节性甲型流感病毒(H3N2)、2009 年甲型 H1N1 流感病毒对奥司他韦和扎那米韦仍然敏感；H5N1 禽流感病毒对这两类药物的耐药比例较低。

二、发现与报告

(一)发现

通过常规疫情(网络直报)监测、流感监测网主动监测、应急监测和社会信息等渠道发现病例和疫情。

(二)报告

1. **个案报告**　各级各类医疗机构或责任报告人发现流感疑似病例、临床病例、确诊病例以及隐性感染者，应于 24 小时内通过传染病疫情监测信息系统进行报告。

2. **流感监测系统监测报告**　在"流感/人禽流感监测信息系统"中，承担检测工作的流感网络实验室录入疫情标本的实验室检测结果，当地负责网络直报该起疫情的疾控机构进行实验室标本的关联。

流感监测单位发现流感样病例明显超过历史同期水平(20%)时，应立即报告上一级监测机构。

3. **事件报告**

(1) 报告标准

1) 流感样病例：发热(腋下体温≥38℃)，伴咳嗽或咽痛之一。临床可以排除其他疾病。

2)流感样病例暴发:指一个地区或单位短时间出现异常增多的有流行病学关联的流感样病例。

3)暴发疫情预警指标:一周内,在同一学校、幼儿园或其他集体单位发生 30 例及以上流感样病例;或发生 5 例及以上因流感样症状住院病例;或发生 1 例及以上流感样病例死亡。

(2)报告时限和程序

1)疫情发生单位应在 2 小时内以电话或传真等方式向所在地县级疾控中心报告。县(区)疾控机构接到流感及流感样病例暴发疫情报告后,要及时进行调查处理,采取相应预防控制措施。

2)获得突发公共卫生事件信息的责任报告单位和责任报告人,应当在 2 小时内以电话或传真等方式向属地疾控机构报告,具备网络直报条件的同时进行网络直报,直报的信息由指定的专业机构审核后进入国家数据库。不具备网络直报条件的责任报告单位和责任报告人,应采用最快的通信方式报出"突发公共卫生事件信息报告卡",接到"突发公共卫生事件信息报告卡"的专业机构,应对信息进行审核,确定真实性,2 小时内进行网络直报,同时填写"流感及流感样病例暴发疫情监测报告表"(表 14-1)以电话或传真等方式报告同级卫生计生行政部门或上级疾控机构。流感样病例暴发通过"突发公共卫生事件报告管理信息系统"进行报告,可通过"流感/人禽流感监测信息系统"进行查询和标本检测结果的归并。

3)在暴发疫情调查处理的进程中,可以随时对"流感及流感样病例暴发疫情监测报告表"首次报告进行相应的更正。在暴发疫情控制后一周内,要进行总结报告。

(3)报告内容包括事件名称、事件类别、发生时间、地点、涉及的地域范围、人数、主要症状与体征、已经采取的措施、事件的发展趋势、下一步工作计划等。整个事件发生、发展、控制过程中的信息还应形成初次报告、进程报告、结案报告。

三、流行病学调查

(一)收集背景资料

1.一般情况　内容包括学校或其他集体单位基本信息,包括发生疫情的学校教职工和各班级学生分布情况、单位名称、地址、报告人、联系方式;涉及人口数、教学/生产活动形式(如学校全日制、夜校和寄宿等);全校或部分单位的名册及单位的平面图、示意图(注明工作住宿分班级、部门、楼层、区域);地理地貌、居住条件等。

2.历史发病情况　通过查阅资料、咨询当地相关部门等方法了解当地的人口资料(最新的人口总数、年龄别构成、流动人口数),学校分布,既往流感的发病资料,免疫预防相关资料。

(二)个案调查

应调查了解病人、疑似病人基本情况、发病情况,认真填写"流感样病例个案调查表"(表 14-2),主要内容包括近期外出史、可疑病人接触史、流感疫苗接种史、主要临床和体征等。

(三)暴发疫情调查

1.组织与准备

(1)组织及实施:疫情发生地的疾控机构应在接到疫情报告后 2 小时内开展现场流行病学调查,及时采取相应预防、控制措施,并将调查结果及时向同级卫生计生行政部门和上级疾控机构报告。

(2)调查准备:调查单位应成立现场调查组,制定流行病学调查计划,明确调查目的、调查组人员组成,确定成员的任务及职责。根据疫情的规模和实际需要,携带必要的调查、照相(摄像)机、采样设备、消杀器械、防护用品、预防性药品和相关书籍、调查表格等。

2. 调查内容和方法

(1)核实诊断:接到疫情报告后,各医疗机构及疾控机构根据流感样病例的诊断标准,对报告的病例进行核实诊断,确定流行或暴发的存在。

(2)确定暴发或流行的存在:当发现疫情符合流感样暴发定义时,还应注意分析导致病例数增加的可能原因,如报病方式是否发生改变、监测系统是否调整、诊断方法及标准是否改变等,以最终确定是否存在暴发或流行。

(3)病例主动搜索:在当地主要医疗机构和个体诊所采用查看门诊日志、住院病历等临床资料,入村入户调查等方式主动搜索发热病人。

对于搜索和报告的病例(包括流感样、临床和确诊病例)。疾控机构应组织相关人员对报告的病例及时进行个案流行病学调查,进一步调查分析:患者资料:根据"流感样病例调查一览表"(表14-3),填写病人基本信息、主要症状、体征,病情、病程,检验结果(X线、血象);医生诊断或印象;病人隔离、治疗情况和效果、转归;

(4)资料描述分析:资料分析主要包括:分析病例三间分布,分析病例之间的流行病学联系;该单位近2周考勤记录、因病缺勤情况,接触者健康状况;事件发生前一周及发生后单位内外集体活动情况;环境状况(通风、一般清洁状况、宿舍情况);必要时收集其他影响传播的流行病学因素。

(5)疫情追踪调查:疫情处理期间通过每天调查填报"医院/门诊/学校医务室流感样病例统计表(周报)"(附表14-4)、"流感样病例调查一览表"(表14-3)和"学校或集体单位流感暴发点每日新增流感样病例统计表(周报)"(表14-5),及时汇总分析疫情动态。必要时,疾控机构对于新发病例进行调查核实,及时掌握和评估疫情趋势,为检讨、调整控制处理措施提供依据。疫情的追踪应至少持续到最后一个病例出现后一周。

在暴发疫情控制后一周内,补充完成"流感及流感样病例暴发疫情监测报告表",内容包括末例病例发病时间、发病数和死亡数、样本采集、送检和实验室检测结果等,并传真至上级疾控机构。

四、实验室检测

(一)样本采集

1. 采样种类　采集流感样病例的咽、鼻拭子或含漱液,以及血清样本。

2. 采样对象

(1)咽、鼻拭子/咽漱液:发病3天内,未服用抗病毒药物(金刚烷胺、金刚乙胺、达菲等)的流感样病例。

(2)急性期血清:发病后7天内的流感样病例。

(3)恢复期血清:发病后2~4周的流感样病例。

3. 采样方法

(1)咽拭子采集:对婴幼儿患者采集样本时,先将棉拭子用Hank氏液(pH=7.4)蘸湿,在试管壁挤干后,在被检者鼻咽部涂抹数次,然后将棉拭子置于含有3ml Hank氏液的试管内送检。对大于 5 岁患者采样样本时,棉拭子可不必用 Hank 氏液蘸湿。为了提高采样效率,可以对同一患者,采集咽拭子 2～3 次,分别放入采样管内。

(2)鼻拭子:将棉签轻轻插入鼻道内鼻腭处,停留片刻后缓慢转动退出。以同一拭子拭两侧鼻孔。将棉签头部浸入 3～4ml 采样液中,尾部弃去。

(3)含漱液采集:先让患者咳嗽数次,然后用 Hank 氏液 5～10ml 昂头含漱几次后,吐入无菌广口瓶中。

(4)鼻咽抽取物:采集方法同耳鼻喉科的常规操作方法:电动吸引器 + 三通管 + 导管,三通管与导管接通后,再与电动吸引器连接,将导管插入人咽部,长度从入口处算起约 10～15cm(儿童)或 15～20cm(成人),打开电动吸引器,将导管在咽部反复吸动 4 次,取出导管。将导管插入含 1ml 采样液的小试管中,待导管内液体全部吸入到三通管后关闭电动吸引器,将三通管内的所有液体转移到 1.5ml Eppendorf 管中,整个操作过程中注意无菌操作。

(5)血清采集:采集静脉血 5ml,离心后取上清液装至血清管中。

4. **样本数量** 每一起暴发疫情一般采集 10 份以上咽拭子样本(如果现症病例在 10 例以下的,则全部采样)及 10 份急性期血清与恢复期血清。

原则上一起暴发疫情采集一批次标本即可明确实验室诊断的,不必采集第二批次标本。但对不能明确诊断的可酌情增加采样批次和采样数量。新发生的地点(学校)必须要采集,老地区出现临床症状明显不同时也必须采集。

(二)包装、保存和运送

1. **标本的包装** 标本必须放在密封带帽,且帽内有橡胶圈的螺口塑料试管内,并做好标记;标本密闭后放入适当的塑料袋内;填好填全采样登记表,放入塑料袋密封。

标本放入专用运输箱内,放入冰排,然后充填柔软物质,同一份标本可以放在同一个塑料袋内再次密封。病毒分离用标本,远距离运输,可将标本用液氮罐运送。

2. **样本的保存和运送** 采集人员填写"流感样病例暴发疫情病例样本原始登记送检表"(表 14-6),按照原卫生部《可感染人类的高致病性病原微生物菌(毒)种或样本运输管理规定》将样本送至能开展相应检测的实验室。

快速检测的标本,可在现场进行检测,或送至具有流感快速诊断试剂盒的疾控机构实验室进行检测。

用于病毒分离和 RT-PCR 检测的样本,采集后应在 4℃条件下,48 小时内运送至流感病毒分离实验室,未能 48 小时内送至实验室的,应置-70℃或以下保存。如果无-70℃条件的,可在 -20℃冰箱中短暂保存,尽快递送。血清样本可暂冻存在 -20℃以下冰箱。标本应专人专车运送。

(三)样本检测

流感及流感样病例暴发疫情中常用的检测方法有流感快速诊断试剂盒检测、RT-PCR 检测、病毒分离培养和血清学检测。其中流感快速检测和 RT-PCR 检测可用于早期、快速的实验室检测。具备流感快速检测和 RT-PCR 检测条件的地区,可选择这两种快速检测方法,尽快明确疫情性质。不具备流感快速检测和 RT-PCR 检测条件的地区,应尽量采集标本,送国家级流感监测网络实验室开展常规的流感病毒分离鉴定。

五、防控措施

(一)隔离病人

1. 发热(体温≥38℃),或≥37.5℃伴畏寒、咳嗽头痛、肌肉酸痛者,劝其及时就医并回家休息或安排在单独宿舍区居住,休息期间不参加集体活动,不进入公共场所。患者所在单位指派人员负责追踪记录转归情况并报告当地疾控机构。

2. 热退48小时后,患者可恢复正常上课或上班。

(二)加强室内通风、换气,保持个人卫生

1. 注意保持教室、宿舍、食堂等场所的空气流通,经常开窗通风,保持空气新鲜。每天通风不少于2小时。学生上课时,宿舍要开窗通风;课间和课后教室通风。并注意将窗户全部打开,形成对流。

2. 自然通风不良的,机械加强通风。如确要使用中央空调和分体空调,先请专业消毒公司清洗消毒空气滤网、管道再使用,并保证足够的新风量。

3. 使用分体式空调的场所,上一节课后或一节活动后开启门窗,启动换气风扇换气,换气完毕再继续使用,换气时间取决于风扇流量、室内空间大小,保证室内空气交换1次以上。

4. 勤晾晒被褥、勤洗手、勤换衣、不合用手帕等,养成饭前便后洗手的卫生习惯(勤洗手,咳嗽和打喷嚏时用手捂住嘴巴,使用一次性纸巾擦鼻涕),发病后或接触病人时要佩戴好口罩等。

(三)做好疫情监测分析工作

1. 晨检制度 学校及托幼机构应实行每天晨检制度,测量体温,发现体温≥38℃的流感样病人应劝其及时就医并回家休息。县级教育部门组织学校开展流感样病例暴发的监测控制工作:

(1)晨检程序:学生在教室静坐15分钟后,由班主任用手指(把手搓暖)触摸学生额头,感觉异常者统一到校医室或其他指定地点测量体温;

(2)防保人员配合校医对体温异常者测量腋下温度,询问、查看相关症状、体征,并用"登记表"翔实记录。

测体温要求:将消毒后的体温计水银柱甩至35℃以下,放入被测试者腋下5分钟;察看体温表读数,做好记录;将用后的体温表放入盛有消毒液的塑料饭盒中消毒。

防保人员每天参与学校晨检,与校医配合测量学生体温,做好详细记录。并督查学校防控措施的落实情况,追踪学生缺课原因。测量体温时要注意安全。一般情况下,不提倡全员测量体温。

(3)对未达到晨检诊断标准的学生,不应让其回班上课,应留在校医室或其他指定地点,督促学校通知家长将其领回家观察。

(4)完善统计当日的晨检结果,并向校方领导报告,学校指定专人或兼职人员将结果报告疾控机构。

2. 缺勤/缺课监测 学校短期内因病缺勤/缺课异常增加时,应在向教育行政部门报告的同时向当地卫生部门报告。

3. 医疗机构门诊监测 医疗机构的门诊、急诊短期内发现就诊的流感样病例(尤其是中小学生)明显增多时,应做好登记,及时向当地防保所或疾控机构报告。

4. 疾控机构的信息监测　疾控机构根据学校、辖区内医疗机构以及其他信息来源的报告情况,进行综合分析,评估疫情趋势,发现流感暴发苗头时及时预警。

(四)在流感样病例暴发期间,高危险人群要减少或避免集体活动

根据实际情况,建议暂停或禁止学校等单位在疫情期间进行集体活动,尽可能减少与发病班级学生(员工)的接触,避免全校(单位)或较多人员集会。提倡学生多进行户外活动,但应减少剧烈运动。必要时可依法采取停工、停业、停课等紧急措施,控制疫情的进一步扩散蔓延。

1. 停课期间学生的管理　停课期间学校要积极配合家长做好学生的管理工作。学校负责每日随访,告知家长做好学生的防寒保暖工作,鼓励孩子多吃水果蔬菜。要求各个班级的任课老师每天进行停课学生的家访和医学观察,教育孩子少到人群集中的场所,督促学生居家,不能互相串门,不探视生病的学生。必要时疾控机构与教育机构可联合下发告家长书,加强学生停课期间的管理。利用学生放假期间对学生宿舍、教室及其他场所进行一次终末消毒,对学生被褥、毛巾等物品进行晾晒。

村卫生室医务人员每天做好停课在家学生的医学观察,记录学生的体温,发现新发病例,及时做好登记和报告,把好学生停课后的复课检查关。

2. 学生复课标准　病人症状、体征消失,体温正常后 2 天,或住院病人凭医院的出院病历证明可复课。

由校医或疾控人员检查签字,班主任审核后,方可允许学生进入教室上课。书面资料留存备查。

(五)消毒处理

必要时对部分重点场所、公用物品进行消毒处理,以物体表面消毒为主(含氯消毒液抹洗),空气消毒为辅(必要时过氧乙酸、乳酸、醋酸喷雾、熏蒸)。

(六)宣传教育

加强宣传教育,重点是保持个人卫生,用纸巾掩着口鼻打喷嚏,用过的纸巾妥善处理勿乱扔;在打喷嚏、咳嗽和擦鼻子后要洗手;保持家居教室空气流通;接触病人及处理呼吸道分泌物要立即洗手,看护患者要戴口罩;通过良好的饮食、规则的锻炼和充足的休息提高机体防病能力;鼓励有病及时就医并居家休息。

(七)预防服药

明确疫情性质为流感暴发后,必要时,可由卫生计生行政部门组织专家论证,在疫情发生单位开展预防性服药,有条件的可选用达菲,用法参考 WHO 推荐量,也可选中药(方剂或合剂)进行预防,服药前要告知药物疗效、副作用等。预防性服药采取自愿原则。

(八)提高人群免疫水平

接种流感疫苗是预防和控制流感的主要措施之一。

1. 优先接种人群

(1)患流感后发生并发症风险较高的人群:①6~59 月龄婴幼儿;②≥60 岁老人;③患慢性呼吸道病、心血管病、肾病、肝病、血液病、代谢性疾病等的成人和儿童;④患有免疫抑制疾病或免疫功能低下的成人和儿童;⑤生活不能自理者和因神经系统疾患等自主排痰困难、有

上呼吸道分泌物等误吸风险者；⑥长期居住疗养院等慢性疾病护理机构者；⑦妊娠期妇女及计划在流感季节怀孕的妇女；⑧18岁以下青少年长期接受阿司匹林治疗者。

(2)有较大机会将流感病毒传播给高危人群的人员：①医疗卫生保健工作人员；②敬老院、疗养院等慢性疾病护理机构工作人员；③患流感后并发症风险较高人群的家庭成员和看护人员。

2.禁忌者

(1)对卵蛋白或任何疫苗过敏者；

(2)中、重度急性发热者，曾患吉兰－巴雷综合征者；

(3)医师认为其他不能接种流感疫苗者。

3.接种方法和时机

(1)从未接种过流感疫苗、或前一年仅接种1剂的6月龄至9岁儿童应接种2剂，间隔4周；以后每年在流感高发季节前接种1剂。其他人群每年1剂。

(2)接种途径为肌肉或深度皮下注射，建议婴幼儿选择大腿外侧肌内注射。

(3)我国大多数地区应在每年10月前开始接种。

六、疫情性质判断原则和控制效果评价

(一)疫情性质判断原则

1.暴发疫情的性质应结合病例的临床表现、病例间的流行病学联系和实验室检测结果进行综合分析、判断。

2.单个病例的诊断按照国家诊断标准进行。

3.在仅有单个或少数病例的实验室检测结果为阳性的情况下，对于暴发疫情的性质判定应慎重。

4.多数或较大比例病例的实验室检测结果均为阳性，且病毒型和亚型的结果均一致，可明确暴发疫情的性质。

(二)控制效果评价

在疫情控制工作开展的过程中，要同时评价采取措施的有效性以及防治措施的效果，可从社会与经济效益、具体措施的实施效果等方面进行疾病控制评价，以总结工作的效果、提出改进措施。

以下一些考核评价方法可作为参考：

1.分析对比在采取疫情控制措施前后新发病例的情况。

2.密切接触者中是否有新的病例出现。

3.续发病例是否在已经隔离医学观察的密切接触者中，分析密接观察效率。

4.从疫情报告率、病人从起病到住院的时间、疫情报告的实际时间、远距离传播等评价传染源管理效果。

5.分析二代三代发病率、病例处理天数、病例间联系和传播关系，评价处理效果。

七、调查报告的撰写

调查报告撰写格式与要求见总论相关部分。

八、应急保障措施

(一)加强技术培训,提高应对能力

加强对疾病预防控制人员的技术培训,提高流行病学调查、监测、消毒处理和实验室检验的能力;加强对医务人员呼吸道传染病防治知识的培训,提高基层医务人员早期发现病人的意识、能力和诊疗水平。

(二)完善检测网络,提高检测能力

进一步加强完善呼吸道传染病检测网络,流感/人禽流感检测实验室应符合实验室生物安全有关规定和要求,配备专人负责,并选择技术水平高、责任心强的技术人员承担检测工作。

(三)加强生物安全管理,确保实验室生物安全

1. 要完善有关生物安全规章制度,配备必要的人员,健全实验室安全管理制度,使生物安全管理做到科学化、规范化、制度化。

2. 各医疗卫生机构要对专业人员进行有关生物安全知识的培训,提高专业人员生物安全防护意识和能力。

(四)加强监督检查,确保措施落实

各级卫生计生行政部门要对防控措施的落实情况认真开展督导检查和指导,特别加强对重点地区的督导和检查,督查应急预案制定、业务培训、技术演练、疾病监测、疫情报告、传染病预检分诊及疫情现场控制等措施落实情况,发现问题,及时解决,对玩忽职守的人员要严肃处理。

(五)做好物质储备,保障经费支持

各级卫生计生行政部门合理安排疾病预防控制和卫生应急工作经费,做好各类应急物资储备,包括防护用品、应急预防性药物、抗病毒治疗和对症治疗药品、消杀药械、检测试剂等物资。

九、附 件

流感及流感样病例暴发疫情监测报告表见表 14-1,流行性感冒个案调查表见表 14-2,流感样病例调查一览表见表 14-3,医院/门诊/学校医务室流感样病例统计表(周报)见表14-4,学校或集体单位流感暴发点每日新增流感样病例统计表(周报)见表 14-5,流感样病例暴发疫情病例样本原始登记送检表见表 14-6。

表 14-1 流感及流感样病例暴发疫情监测报告表

报告单位:_____疾控中心 首次报告时间:_____年____月____日

首次调查时间:_____年____月____日

一、疫情概况

事件发生详细地点:_____省_____市_____县(区)_____乡(镇、街道)_____村(社区、居委会)

1. 单位名称:_____ 单位人数:_____

若在学校学生:_____人 老师:_____人

2. 首例发病时间:_____年____月____日,末例发病时间:_____年____月____日

3. 年龄分布:

年龄分组(岁)	发病数	其中死亡病例数
0 ~		
5 ~		
15 ~		
25 ~		
60 ~		
合计		

4. 病例发病时间分布:

按天发病时间表

5. 病例发病单位(班级 / 车间 / 宿舍 / 部门)分布:

二、采样

咽拭子_____份   咽漱液_____份

急性期血清_____份   恢复期血清_____份

三、环境状况调查(通风和一般清洁状况)

四、疫情性质

流感暴发的病毒型别:A(H1N1)、A(H3N2)、B、其他:_____

其他:_____

填表人:_____   单位:_____

表 14-2 流行性感冒个案调查表

国标码□□□□□□   病例编码□□□□

1. 一般情况

1.1 姓名＿＿＿＿＿＿＿＿若为 14 岁以下儿童,家长姓名＿＿＿＿＿＿＿＿

1.2 性别 (1)男 (2)女 □

1.3 年龄:＿＿＿＿(岁) □□

1.4 职业 (1)幼托儿童 (2)散居儿童 (3)学生 (4)教师 (5)保育员及保姆 (6)饮炊食品业 □
　　　(7)商业服务 (8)医务人员 (9)工人 (10)民工 (11)农民 (12)牧民 (13)渔(船)民
　　　(14)干部职员 (15)离退休人员 (16)家务及待业 (17)其他＿＿＿＿(注明) (18)不详

1.5 文化程度 (1)学龄前儿童 (2)文盲 (3)小学 (4)初中 (5)高中 (6)大学及以上 (7)不详 □

1.6 现住址＿＿＿＿＿＿＿＿＿＿＿＿＿＿＿＿＿＿＿

1.7 户口地＿＿＿＿＿＿＿＿＿＿＿＿＿＿＿＿＿＿＿

1.8 工作(学习)单位＿＿＿＿＿＿＿＿＿＿＿＿＿＿＿

1.9 联系人＿＿＿＿＿＿ 联系电话＿＿＿＿＿＿＿

2. 发病情况

2.1 发病日期＿＿＿＿年＿＿月＿＿日 □□□□□□

2.2 发病地点＿＿＿＿＿＿＿＿＿＿＿＿＿＿

2.3 初诊时间＿＿＿＿年＿＿月＿＿日 □□□□□□

2.4 确诊时间＿＿＿＿年＿＿月＿＿日 □□□□□□

2.5 诊断医院＿＿＿＿＿＿＿＿＿＿＿＿＿＿

2.6 住院时间＿＿＿＿年＿＿月＿＿日 □□□□□□

2.7 出院时间＿＿＿＿年＿＿月＿＿日 □□□□□□

2.8 转归情况 (1)死亡 (2)痊愈 (3)其他 □

3. 临床资料

3.1 发热持续＿＿＿＿天 □□

3.2 最高体温＿＿＿＿℃ □□.□

3.3 有无如下症状? (1 有,2 无)

　3.3.1 发热 (1)有 (2)无 □

　3.3.2 畏寒 (1)有 (2)无 □

　3.3.3 乏力 (1)有 (2)无 □

　3.3.4 咳嗽 (1)有 (2)无 □

　3.3.5 头痛 (1)有 (2)无 □

　3.3.6 腰背酸痛 (1)有 (2)无 □

　3.3.7 四肢酸痛 (1)有 (2)无 □

　3.3.8 咽痛 (1)有 (2)无 □

　3.3.9 鼻塞 (1)有 (2)无 □

　3.3.10 流鼻涕 (1)有 (2)无 □

　3.3.11 打喷嚏 (1)有 (2)无 □

　3.3.12 恶心 (1)有 (2)无 □

　3.3.13 呕吐 (1)有 (2)无 □

3.3.14 腹泻 (1)有 (2)无 □

   3.3.14.1 如有腹泻,每日大便____次 □□

3.4 有无下列并发症?

  3.4.1 肺炎 □

  3.4.2 哮喘 □

  3.4.3 血小板减少性紫癜 □

  3.4.4 流产 □

  3.4.5 死胎 □

4. 疫苗接种情况

4.1 有无接种 (1)有 (2)无 □

4.2 最后一次接种日期:_____年___月___日 □□□□□□

5. 流行病学调查

5.1 病前 7 日内接触流感样病人 (1)有 (2)无 □

  5.1.1 接触程度 (1)家庭内 (2)同事 (3)公共场所 (4)同教室 (5)其他_____ □

5.2 病前 7 日内禽、畜接触史 (1)有 (2)无 □

  5.2.1 接触地点_____

  5.2.2 接触动物名称_____

  5.2.3 接触方式 (1)屠宰 (2)饲养 (3)玩耍 (4)经营销售 (5)其他_____ □

  5.2.4 动物健康状况 (1)健康 (2)患病 (3)病死 □

5.3 住宅情况 (1)居民楼 (2)独立房屋 (3)集体宿舍 □

  5.3.1 人均居住面积_____平方米 □□.□

  5.3.2 开窗情况 (1)经常 (2)偶尔 (3)不开 □

6. 小结_____

_____

_____

_____

_____

_____

_____

_____

_____

_____

_____

_____

_____

_____

调查者单位:_____ 调查者:_____

审查者:_____ 调查日期:_____

表 14-3 流感样病例调查一览表

调查单位 / 地址：_____ 联系人：_____ 联系电话：_____

编号	姓名	性别	年龄	部门 / 班级 / 车间	住址联系电话	发病日期	临床症状及检查											是否接种流感疫苗	是否接触病死禽畜	是否接触类似病例	采样日期	备注
							最高体温（℃）	咳嗽	咽痛	全身酸痛	头痛	眼结膜充血	流鼻涕	打喷嚏	腹泻	并发症	WBC计数					

注：接触类似病例：指病前 7 日内接触流感样病人；接触病、死禽：是指病前 7 日内病、死禽、死畜，畜及其分泌物、排泄物接触史。

并发症包括：1. 肺炎；2. 哮喘；3. 血小板减少性紫癜；4. Reye's 综合征；5. 流产；6. 死胎

调查员：_____ 调查日期：_____ 年 ___ 月

表 14-4 ____ 市 ____ 区 ____ 医院/门诊部/学校医务室流感样病例统计表（周报）

流感样病例：体温≥38℃，伴有咳嗽和（或）咽痛等症状的急性呼吸道感染患者

日期（年/月/日）	星期	各年龄组（岁）流感样病例数							监测门诊病例总数
		0～	5～	15～	25～	≥60	不详	合计	
	一								
	二								
	三								
	四								
	五								
	六								
	日								
总计									

填表说明：(1)由医务人员接诊每一位符合条件的流感样病人的同时，在相应的年龄段中及时用画"正"字的方式进行登记。

(2)合计及报表工作另由专人负责，周一将上周资料审核统计后上报

报告人：____ 报告日期：____ 单位盖章

表 14-5　学校或集体单位流感暴发点每日新增流感样病例统计表（周报）

日　期 （年/月/日）	各班级或科室新增流感样病例数								合计	当日新增总数
截至首次调查时										
处理后第一天										
第二天										
第三天										
第四天										
第五天										
第六天										
第七天										
至填报日累计病例数										

填表说明：(1) 此表由发生疫情的学校或集体单位填写，每日上报至当地疾控机构；

　　　　　(2) 流感样病例是指体温≥38℃，伴有咳嗽或咽痛等症状的急性呼吸道病例

报告人：_____　　报告日期：_____　　单位盖章

表 14-6 流感样病例暴发疫情病例样本原始登记送检表

样本编号	采集地县(区)	姓名	性别	年龄	发病日期	采集日期	送检日期	样本种类	样本来源	采集单位

注:1.样本种类包括:A:咽拭子、咽漱液;B:急性期血清样本;C:恢复期血清

　　2.样本来源:为暴发疫情单位

　　3.采集单位:为采集样本的机构

填表人:_____　　单位:_____

技术要点

1. 流感属法定丙类传染病

2. 临床特点　发热、咽痛、咳嗽,少数病例有腹泻

3. 治疗原则　抗病毒,对症

4. 流行病学特点　人群普遍易感,病人或动物为传染源,空气飞沫和直接接触传播,秋冬季节高发

5. 个案报告　24 小时内上报个案

6. 突发事件报告及分级　一周内,在同一学校等集体单位发生 30 例及以上、5 例及以上住院病例;或发生 1 例及以上死亡即应作为一起突发公共卫生事件相关信息进行报告

7. 现场调查　病例搜索,查明病例的传播链

8. 标本的采集和运送　咽、鼻拭子含漱液,血清,标本 4℃保存,A 类包装运送,暴发疫情采集 10 份

9. 实验室检测　PCR,病毒分离培养

10. 防控措施　晨检,隔离,通风

11. 特异性预防控制措施　接种,疫苗

12. 健康教育　戴口罩,勤通风,洗净手

13. 废弃物处理　物体表面消毒为主,空气消毒为辅,用含氯消毒液

【思考题】

一、填空题

1. 未来流感大流行毒株的来源：_____。

2. 流感病毒根据核糖核蛋白和基质蛋白分为_____三型，甲型流感病毒广泛分布于自然界，感染多种动物（如马、鸟、猪等）及人类，是流行时造成老人超额死亡的主要原因。

3. 流感病毒的变异分为_____。其中_____只在甲型病毒中间发生，可以导致血凝素或神经氨酸酶发生根本性的变化，大多数人群甚至整个人群对其都无抗体防护，可能造成大流行。

4. 流感流行的季节性分布：_____。

5. 流感的临床分型：_____、_____除流感症状外，伴胃肠症状、_____、_____高热不退，出现神经系统症状，病死率高。

二、简答题

1. 简述流行性感冒的主要并发症。
2. 简述流行性感冒的预防控制措施。
3. 简述流感样病例咽、鼻拭子采样方法。

参考答案

一、填空题

1. 禽流感病毒直接感染人、H5N1 病毒感染猪等中间宿主、现有流感病毒发生重大变异

2. 甲、乙、丙

3. 抗原性漂移、抗原性转换　抗原性转换

4. 温带地区：冬、初春季高发，夏季发病下降；南半球：暴发多发生在 5～9 月（冬季）；热带地区：无明显季节性，可以在任何时间发生，但大多发生在气候变化之后，如雨季

5. 单纯性流感、胃肠型流感、肺炎型流感、中毒型流感

二、简答题

1.（1）支气管炎：流感最常见的并发症，好发于糖尿病、缺血性心脏病患者和 60 岁以上老年人。

（2）肺炎：原发病毒性肺炎：好发于心血管疾病患者、老人和孕妇，是流感的主要死因；继发细菌性肺炎：好发于老年人及慢性心肺疾病患者。

（3）其他并发症：急性肌炎、心肌炎、心包炎、中枢神经系统并发症、Reye 综合征。

2. ①加强监测；②疫苗接种；③预防性服药；④建立良好的个人卫生习惯；⑤健康教育。

3.（1）咽拭子采集：对婴幼儿患者采集样本时，先将棉拭子用 Hank 氏液（pH=7.4）蘸湿，在试管壁挤干后，在被检者鼻咽部涂抹数次，然后将棉拭子置于含有 3ml Hank 氏液的试管内送检。对大于 5 岁患者采样样本时，棉拭子可不必用 Hank 氏液蘸湿。为了提高采样效率，

可以对同一患者,采集咽拭子 2~3 次,分别放入采样管内。

(2)鼻拭子:将棉签轻轻插入鼻道内鼻腭处,停留片刻后缓慢转动退出。以同一拭子拭两侧鼻孔。将棉签头部浸入 3~4ml 采样液中,尾部弃去。

(3)含漱液采集:先让患者咳嗽数次,然后用 Hank 氏液 5~10ml 昂头含漱几次后,吐入无菌广口瓶中。

(4)鼻咽抽取物:采集方法同耳鼻喉科的常规操作方法:电动吸引器 + 三通管 + 导管,三通管与导管接通后,再与电动吸引器连接,将导管插入人咽部,长度从入口处算起约 10~15cm(儿童)或 15~20cm(成人),打开电动吸引器,将导管在咽部反复吸动 4 次,取出导管。将导管插入含 1ml 采样液的小试管中,待导管内液体全部吸入到三通管后关闭电动吸引器,将三通管内的所有液体转移到 1.5ml Eppendorf 管中,整个操作过程中注意无菌操作。

第二节 人感染新型流感

动物流感病毒突破种属屏障,导致人类感染发病称为人感染动物源性流感。

一、概述

(一)病原学

甲型流感病毒包含两种重要的包膜糖蛋白:血细胞激素(HA)和神经氨酸酶(NA)。甲型流感病毒根据其表面的血凝素(HA)和神经氨酸酶(NA)进行分型,截至目前共发现 HA 有 18 种,NA 有 11 种。禽是所有型别甲型流感病毒的天然宿主,此外还可以感染猪、马、犬等哺乳动物。不同 HA 和 NA 的组合可以形成不同亚型的病毒,并可能产生新的重配病毒。在甲型流感病毒的各亚型中,已发现可感染人类并在人与人之间直接传播、引起季节性流行性感冒的病毒亚型称为人流感病毒,其余亚型则统称为动物流感病毒。动物流感病毒主要识别和结合唾液酸半乳糖 α2,3 受体,人流感病毒的主要结合唾液酸半乳糖 α2,6 受体。由于存在受体特异性,动物流感病毒一般不感染人。一旦动物流感病毒发生突变,使其 HA 和(或)NA 结构发生改变,获得与人流感病毒受体结合的能力,流感病毒将跨越种属屏障,造成人类的感染发病,甚至引发流感大流行。

(二)临床表现

人感染禽流感病毒后可出现轻症、重症,甚至死亡病例,也存在无症状感染者。除 H7N7、H7N3 和 H7N2 亚型主要引起人结膜炎和结膜角膜炎外,其他亚型主要引起人呼吸系统的疾病。发病初期临床表现与季节性流感患者相似,通常表现为发热、咳嗽,可伴有头痛、肌肉酸痛和全身不适等,部分患者初期即出现胸闷、气短、呼吸困难等症状,胸部影像学表现为不同程度的肺部病变,轻症病例随后好转并痊愈,重症患者病情发展迅速,多在 5~7 天内出现重症肺炎,且多并发其他合并症,包括急性呼吸窘迫综合征、脓毒症、感染性休克,甚至多器官功能障碍,部分患者可出现胸腔积液等表现。目前人感染 H5N1、H7N9 和 H5N6 禽流感病例中仍以重症居多,病死率分别为 67%、38% 和 71%,而人感染 H9N2 禽流感病例中轻症居多,约占 77%。

人感染猪流感病毒 H3N2 变异株(H3N2v)后,主要的临床症状与季节性流感相似,包括发热、咳嗽、咽痛、流涕、肌肉酸痛和头痛。部分病例有恶心呕吐和腹泻症状。症状较轻时无发热。大部分患者的病程与一般季节性流感相似，大约 3 ~ 5 天。多数病例为轻症，少有重症，偶有死亡发生。

(三)流行病学

1. 传染源　主要为携带病毒的水禽，也可以为携带病毒的猪等哺乳类动物。

2. 传播途径　人主要通过接触携带病毒的动物或暴露于被病毒污染的环境而受到感染。

3. 易感人群　人群对动物流感病毒普遍缺乏免疫力，但由于流感病毒有比较严格的种属特异性，人群对动物流感病毒普遍不易感；在某些情况下，动物流感病毒可跨越种属屏障感染人类。人类感染动物流感病毒后，一般多为散发病例，偶见"有限、非持续人际传播"病例。不同亚型病毒引起的疾病其人群分布特点略有差异，各年龄组均可发病；但有些亚型有较明显的年龄和性别差异，慢性基础性疾病病例和孕妇等人群是重症和死亡的高危人群。如 H5N1 亚型病例以青年为主，H7N9、H5N6 以中老年人为主，H9N2 以儿童为主；目前除 H7N9 男性较多发外，其余型别未发现明显的性别差异。

4. 流行特征　全年均可发生，但往往冬春季多发。我国人感染新型流感一般多发生在南方和东部沿海省份。

1997 年，我国香港全球首次报告 18 例病例感染了 H5N1 禽流感病毒，死亡 6 例，7 例有明确家禽暴露史。据 WHO 数据，2003 ~ 2016 年期间全球共报告 854 例，死亡 450 例；病例主要发生在埃及(354 例)、印度尼西亚(199 例)、越南(127 例)和柬埔寨(56 例)等 13 个国家。期间，我国共报告了 53 例，31 例死亡。

1998 年，我国全球首次报告在广东韶关、汕头两市发生了 9 例 H9N2 流感感染病例。我国内地自 2013 年起陆续有病例报道，截至 2016 年 7 月，我国内地共报告 H9N2 病例 13 例，病例多表现为轻症，但也发生 1 例死亡。

2003 年，荷兰多个养鸡场发生了 H7N7 亚型流感暴发，89 人确诊，病例主要表现为结膜炎。多数病例具有病禽接触史，但有 3 例仅接触了病例而未接触禽类。

2011 年，美国印第安纳州等 5 个州共报告了 12 例人感染猪流感病毒 H3N2 变异株(H3N2v)病例，与猪的长期密切接触是发病的主要原因；期间也发现该病毒能够发生"有限的人传人"。2012 年美国 12 个州又报告了 309 例病例。据美国疾控中心数据，2011 年 8 月至 2015 年，全美共报告了 348 例病例，分布在美国的 14 个州，病例主要发生在俄亥俄州(154 例)和印第安纳州(110 例)；348 例病例中，20 例住院，1 例死亡，死亡病例发生在 2012 年。

2013 年，我国全球首次报告在上海市发生人感染 H7N9 禽流感病例。接触禽类或暴露于被病毒污染的环境(如活禽市场等)是发病的主要原因。截至 2016 年 7 月，我国内地有 19 个省份报告了病例，主要分布在南方和华东地区；累计共报告 H7N9 病例 773 例，死亡 316 例。

2013 年，我国全球首次报告在江西南昌发生了人感染 H10N8 病例，后死亡，明确有活禽市场暴露史。截至 2016 年 7 月，我国内地未再有病例报告。

2014 年 5 月，我国从四川一例重症肺炎病例中分离到 H5N6 病毒，为全球首次从人病例中分离到 H5N6 病毒。后我国广东、云南等省陆续报告发现病例，截至 2016 年 7 月，我国内地共报告了 14 例 H5N6 病例，死亡 10 例；报告省份为四川、广东、云南、江西、湖北和安徽省等。

(四)诊断标准

根据流行病学接触史、临床表现及实验室检查结果,可作出人感染新型流感的诊断。人感染不同亚型的流感时,临床表现存在一定的差异,难以从病例的临床表现来判断不同亚型流感感染,应主要依据病原学证据进行诊断。针对现有人感染 H5N1/H7N9 禽流感病例的诊断,仍应以相应的诊疗方案为准。

1. **疑似病例** 若满足以下 3 个条件之一,即可判定为人感染新型流感疑似病例。

(1)患者表现为流感样症状,如发热、咳嗽、少痰,可伴有头痛、肌肉酸痛、腹泻等全身症状;如流感病毒检测发现不能分型的流感病毒,应视为人感染新型流感疑似病例。

(2)在确诊病例的密切接触者或共同暴露者中,出现流感样症状或与确诊病例类似的临床表现时,应视为人感染新型流感疑似病例。

(3)发病早期表现为流感样症状,但病情发展迅速,在发病 3 ~ 7 天出现重症肺炎等下呼吸道症状,持续发热,出现呼吸困难,或伴有咳血痰;甚至快速进展为急性呼吸窘迫综合征、感染性休克、多器官功能障碍等表现。在开展病因排查时,对有可疑动物如禽、猪等的接触或暴露史的,应同时考虑视为人感染新型流感疑似病例对待。

2. **确诊病例** 符合疑似病例临床表现,且呼吸道分泌物、眼结膜分泌物等临床标本中分离出新型流感病毒或新型流感病毒核酸检测阳性;或动态检测双份血清新型流感病毒特异性抗体水平呈 4 倍或 4 倍以上升高。

3. **无症状感染者** 无临床表现,但从呼吸道分泌物等临床标本中检测出新型流感病毒核酸阳性,或从中分离出新型流感病毒,或动态检测双份血清新型流感病毒特异性抗体水平呈 4 倍或 4 倍以上升高。

4. **聚集性病例** 根据现有的认识,通常指 7 天内在有流行病学关联的人群中(如同一个家庭、单位等场所中的人员),发现 1 例确诊病例,并同时发现 1 例及以上确诊/疑似病例。

5. **诊断权限** 全国首例新型流感病例由国家卫生计生委组织专家组,结合病例的流行病学史、临床表现、省级疾控中心检测结果及中国疾病预防控制中心实验室复核检测结果等,按照诊疗方案进行诊断。

各省首例人感染新型流感病毒病例由发生地省级卫生计生行政部门组织省级临床专家组,按照诊疗方案进行诊断并由省级卫生计生行政部门报告国家卫生计生委。

各省后续病例的诊断仍按上述程序进行,但实验室诊断依据可不需要中国疾病预防控制中心实验室的复核检测结果。

(五)治疗原则

尚无特异性治疗方法,主要采取对症治疗。主要治疗原则有两点:一是尽早应用抗流感病毒药物,二是采取隔离治疗。

1. **抗病毒药物治疗** 根据目前的监测结果,流感病毒普遍对金刚烷胺类耐药,而对奥司他韦和扎那米韦仍较为敏感,其使用原则为:

(1)在使用抗病毒药物之前应留取临床标本。

(2)抗病毒药物应尽量在发病 48 小时内使用。

(3)对于临床认为需要使用抗病毒药物的病例,即使发病超过 48 小时也应使用。

2. **隔离治疗** 对疑似病例和确诊病例应尽早隔离治疗。对于轻症病例,若确诊时临床症状已消失,需采集临床标本进行检测,若检测结果为阳性或确诊时仍有临床症状者,则需按规定进行隔离治疗。

（1）病例隔离原则和方法：根据目前人感染动物流感的传播途径，要求在实施标准预防的基础上，采取飞沫隔离和接触隔离等措施。患者进入隔离病房须按照指定路线由专人引导，病人一人一间，负压病房最佳。病房设卫生间，限制病人不能离开隔离病房；病情允许时，患者应当戴外科口罩；患者咳嗽或者打喷嚏时用卫生纸遮掩口鼻，在接触呼吸道分泌物后应当使用清洁剂洗手或者使用手消毒剂消毒双手。原则上禁止探视、不设陪护，若必须探视时，探视者必须严格按照规定做好个人防护，与病人相关的诊疗活动尽量在病区内进行。重症病例应当收治在重症监护病房或者具备监护和抢救条件的病房隔离治疗。

对于疑似病例，应当与确诊病例分开安置；疑似病例之间进行单间隔离。经病原学确诊的同类型感染病例可以同室安置。

对通过核酸检测或病毒分离发现的无症状感染者，也需采取隔离治疗和随访。

（2）解除隔离条件：连续两次排毒部位标本核酸检测阴性，时间间隔超过 24 小时以上。疑似病例经过一个最长潜伏期未确诊者可解除隔离。临床诊断病例解除隔离条件同确诊病例。

二、发现与报告

（一）病例发现

基于流感样病例和不明原因肺炎病例监测等的监测体系，不仅是及时发现人类流感病毒变异和评估人类流感发病规模的基础，同时也是发现人感染新型流感的重要手段。我国在经历 2009 年流感大流行后，通过建立和完善全国流感监测、SARI 监测、不明原因肺炎监测以及职业暴露人群血清学和环境高致病性禽流感监测等系统，先后发现多种类型的人感染新型流感病例，但由于人感染新型流感病例的临床表现多种多样，因此，有必要在完善现有监测体系的基础上，继续建立健全如肺炎监测、呼吸道综合征监测等监测系统，提高临床识别和实验室检测能力是及时发现人感染新型流感的保障。通常的发现途径主要有：从流感样病例监测发现、从肺炎监测或排查中发现、从科研活动中发现以及从应急监测中发现等。

各级各类医疗机构医生接诊流感样病例后，要有意识地询问患者是否有动物、活禽或农贸市场等的暴露史，尤其是在曾经发生人感染动物流感疫情的地区，应尽可能及时采集相关标本开展流感病毒检测并进行相关分型，不能分型的标本，应参考《全国流感监测技术指南》在 48 小时内将标本逐级上送至国家流感中心。

高等院校、科研院所、独立医学实验室、检验检疫等机构在开展人类相关标本检测时，检测到人感染新型流感病毒或其核酸，应在 48 小时内将标本逐级上送至国家流感中心。

（二）病例报告

中国疾病预防控制中心在传染病报告系统中设立"人感染新型流感"个案报告条目，以便于区别"其他传染病"报告。各地在发现人感染新型流感病例（含疑似病例）或无症状感染者时，均应实行个案信息报告，并根据要求进行突发事件信息报告。

1. 个案报告　个案信息报告：各级各类医疗机构在发现本省首例人感染新型流感病例（含疑似病例）时，应当于 2 小时内填写传染病报告卡并进行网络直报。报告在疫情网中"人感染新型流感"条目下，并在备注中注明病毒亚型。尚不具备网络直报条件的医疗机构，应当于诊断后 2 小时内填写并寄出传染病报告卡,县级疾控中心在接到报告后立即进行网络直报。后续相同病例应在 24 小时内进行网络直报。

无症状感染者报告同病例报告,并在"备注"中注明为"无症状感染者"。

其他机构或单位发现了核酸检测阳性或分离到病毒,应主动向辖区内疾控中心进行报告,由辖区内卫生计生行政部门组织诊断,明确诊断后由辖区内疾控中心进行代报。

2. 事件报告 原则上各地发现的每一例人感染新型流感病例或无症状感染者,均应组织开展流行病学调查,并在 24 小时内进行突发公共卫生事件信息报告。除已有突发事件分级规定的人感染新型流感外,其他人感染新型流感疫情均作"未分级"处置,不纳入政府年度突发事件分级统计。

(1)散发病例报告:以县区为单位,年度内同一类型病毒感染的散发病例,可在同一年度首起事件的进程报告中以"进程报告"的方式追加病例报告。如某县区在发生 2016 年度首例人感染 HxNy 病例后,应建立"某县 2016 年人感染 HxNy 病例"的突发事件条目,以"病例 1(姓名×××)初次报告""病例 1(姓名×××)进程报告""病例 1(姓名×××)转归报告"的方式提交首例病例调查资料,但不作结案处理;在再次发现第二例(非关联病例)时,则以"病例 2(姓名×××)初次报告""病例 2(姓名×××)进程报告""病例 2(姓名×××)转归报告"的方式提交第二例病例调查资料;直至年终再行事件结案程序。

(2)聚集性疫情报告:聚集性病例一经确认后,县级疾控中心应当于 2 小时内通过突发公共卫生事件报告管理信息系统进行网络直报,并根据事件进展及时进行进程报告和结案报告。

三、流行病学调查

(一)病例相关调查

1. 调查目的
(1)核实诊断;
(2)调查可能的传染源、传播途径及其影响因素。

2. 调查原则 属地负责,调查主要由病例发生地的县级卫生计生行政部门负责;县级疾控机构负责在接到疫情报告后 2 小时内开展具体的流行病学调查工作,及时采取相应预防、控制措施,并将调查结果及时向同级卫生计生行政部门和上级疾控机构报告。根据病例的特性(全国首例、全省首例、全市首例、输入病例等)不同,国家、省、市级机构可主动或应要求参与、指导、组织开展调查。

3. 调查人员 调查单位应当迅速成立现场调查组,制订流行病学调查计划,明确调查目的、调查组人员组成,确定成员的任务及职责。调查组成员一般包括流行病学、临床、实验室及相关工作人员。调查应由经过培训的疾控机构工作人员进行。

4. 调查对象 病例和密切接触者的调查,应尽可能直接对病例或密切接触者进行访视和询问。如因病例病情较重、死亡或其他原因无法直接调查,或当病例提供的资料不详或有疑问时,可通过其亲友、医生、同事或其他知情者进行调查或核实。此外,应对诊治病例的各级医务人员进行调查;查阅病例的诊疗记录(病历、化验单、用药等);实地查看病例的居住环境、可能暴露(感染)的场所如活禽市场、养猪场等。

流行病学调查应在疫情报告后迅速开展,并根据病例个案调查表填写内容完整性、病人转归情况等,及时进行补充调查,完善调查表中的相关信息。调查表供调查时参考,根据具体的病例,调查表的内容可以适当增减。一次调查往往达不到完整调查的目的,可能需要多层次、多方位的立体调查方可完成。

5.调查内容　除了对病例及其居住环境、暴露场所进行调查,根据病例的特性不同(全国首例、各省首例、疫情早期发生的病例等),可同时收集当地动物养殖、交易、发病和死亡情况;职业暴露人群及其发病、死亡情况;了解当地的人口、地理、环境、交通、河流、气候等资料。

(1)散发病例调查:开展病例诊疗和调查的医疗机构、疾控机构可参考"人感染新型流感病例调查表——临床部分"和"人感染新型流感病例调查表——流行病学部分"进行病例的临床诊疗、流行病学和实验室检测信息的调查、整理和报告。

调查内容主要包括:病例基本情况、发病就诊经过、临床表现、实验室检查、诊断和转归情况、病例家庭及家居环境情况、暴露史、密切接触者情况等,并按照相关要求,采集环境标本开展实验室检测,以对病例的感染来源进行溯源分析。

重点了解病例的基本情况、临床表现、发病前7天内可疑动物(如禽类、猪等)和动物相关环境(如农贸市场)的接触和暴露情况,以及发病后至隔离治疗期间接触人员、可疑环境的共同暴露人员的健康状况等,必要时根据个案流行病学调查情况组织开展病例主动搜索。

(2)聚集性病例调查:通过核实病例诊断,开展流行病学、血清学和病原学调查,重点调查聚集性病例的可能感染来源和可能暴露情况,以帮助判断是否存在可能的人间传播(如院内感染)或共同暴露。同时按照相关要求,采集环境标本开展实验室检测,以进一步对病例的感染来源进行溯源分析。

重点调查病例发病前7天各自和(或)共同的动物相关暴露史以及相互之间的接触史,按照时间序列,记录和分析暴露(接触)的时间、方式、频次和强度,判断其可能的感染来源。

调查时限一般为发病前7天,如果在此时间段内未能发现明确的暴露,可以适当延长调查时限。

(二)密切接触者和可疑暴露者的判定与管理

1.判定

(1)可疑暴露者是指暴露于新型流感病毒检测阳性的动物、环境,且暴露时未采取有效防护措施的养殖、屠宰、贩卖、运输等人员。

(2)密切接触者是指诊治疑似、临床诊断或确诊病例过程中未采取有效防护措施的医护人员或曾照料患者的人员;在疑似、临床诊断或确诊病例发病前1天至隔离治疗或死亡前,与病人有过共同生活或其他近距离接触情形的人员;或经现场调查人员判断需作为密切接触者管理的其他人员。

2.管理

(1)对可疑暴露者,由县级卫生计生行政部门会同农业、工商、交通等相关部门,组织进行健康告知,嘱其出现发热(腋下体温≥37.5℃)等异常临床表现时要及时就医,并主动告知医务人员动物接触情况。

(2)对密切接触者,由区县级卫生计生行政部门组织进行追踪、医学观察,医学观察期限为自最后一次暴露或与病例发生无有效防护的接触后至少7天(根据对该病的认识,可调整至最长潜伏期)。

当密切接触者出现发热(腋下体温≥37.5℃)等异常临床表现时,则立即转送至医疗机构就诊,并采集其咽拭子等相关标本,先送当地全国流感监测网络实验室进行检测,并同时送省级疾控中心检测,阳性标本需继续送国家流感中心进行检测。

(三)专项调查

根据疫情进展和发展态势,可以开展专项调查,如为确定感染危险因素而开展的病例-对照调查、生态学调查,为了解人群隐性感染而开展的职业暴露人群血清学调查等。

(四)调查资料的分析和利用

在疫情调查处理进程中,应及时对流行病学资料进行整理、分析,撰写流行病学调查报告,并及时向上级疾控机构和同级卫生计生行政部门报告。

调查资料的分析利用方式不局限,当病例数较少时,可根据有限的数据及时分析病例可能的传染来源、传播途径,为开展风险评估提供新病原传播能力的依据,及时采取防控措施。当病例数达到一定规模,可通过横断面描述、分析流行病学研究方法等获得疾病三间分布,分析易感人群特征,感染/发病/死亡的危险因素,为制定针对性疾病预防和控制措施提供科学依据。

在疫情调查结束后,各级疾控机构将人动物流感病例流行病学调查信息上报上一级疾控机构或按照要求录入相关数据库/专病网。

四、实验室检测

(一)标本采集

1. 病例标本　为进行病例诊断,医疗机构应尽早采集病人的相关临床样本。采集的临床标本包括病人的上呼吸道标本(如咽拭子、鼻拭子、鼻咽抽取物、咽漱液和鼻洗液)、下呼吸道标本(如气管吸取物、肺洗液、肺组织标本)和血清标本等。应当尽量采集病例发病早期的呼吸道标本(尤其是下呼吸道标本)和发病7天内急性期血清以及间隔2~4周的恢复期血清。如病人死亡,应当尽可能说服家属同意尸检,及时进行尸体解剖,采集组织(如肺组织、气管、支气管组织)标本。医疗机构采集的呼吸道标本每份不少于3ml。血清标本每份分为2管,每管不少于0.5ml。并填写人感染新型流感病例标本送检表。

2. 环境标本　非季节性流感病毒感染病例确诊后,辖区内疾控中心应在病例发病前可能暴露的动物饲养或交易等场所,采集动物粪便、笼具、食槽涂拭标本等环境标本,环境标本的采集需在开展清洁消杀工作前进行。

(二)标本运送

1. 医疗机构病例的临床标本采集后,有条件的医疗卫生机构要立即开展流感病毒病原学检测。检测呈非季节性流感病毒阳性的临床标本按照B类感染性物质进行包装运输,在低温条件下,48小时内送到辖区疾控中心或当地流感监测网络实验室,由当地流感监测网络实验室上送到省级疾控中心网络实验室。

2. 没有条件开展检测工作的医疗卫生机构发现疑似病例后,要立即采集相关标本,按照B类感染性物质进行包装运输,在低温条件下,24小时内送到辖区疾控中心,再由辖区疾控中心送至当地流感监测网络实验室。

(三)标本检测策略

1. 病例标本　流感网络实验室收检的呼吸道标本每份分为3管,每管应不少于1ml。

1 管用于检测,另外 2 管用于复核和病毒分离。标本储存应在 −70℃或以下温度,避免反复冻融。

对于甲型流感病毒阳性的疑似病例,在 24 小时内进行 H5、H7、H9 亚型的检测,如上述亚型检测阴性,可继续进行其他亚型的检测。对于有明确流行病学接触史的疑似病例,检测阴性时,可再次采样,重复检测。

若当地流感监测网络实验室检测结果为非季节性流感病毒核酸阳性时,应当于 48 小时内将其中 2 管呼吸道相关原始标本送省级疾控中心网络实验室。

省级疾控中心网络实验室在接到医疗机构和本省网络实验室送检的非季节性流感病毒阳性呼吸道标本时,具备相应生物安全条件的网络实验室在 2 周内完成病毒分离工作,并将分离的毒株按要求 48 小时内送国家流感中心。未能开展病毒分离的省级疾控中心网络实验室将阳性病例的原始标本 48 小时内送国家流感中心开展病毒分离。

各医疗机构采集的双份血清标本 48 小时内送当地流感监测网络实验室,由当地网络实验室 48 小时内将血清标本分别送省级疾控中心和国家流感中心开展相关抗体检测,进行病例诊断。

2. 环境标本 采集的环境标本应于 2 周内开展流感病毒检测。有条件开展病毒分离的实验室对阳性标本开展病毒分离工作,阳性病毒在 2 周内送国家流感中心。没有条件开展病毒分离的实验室在 2 周内将阳性标本送国家流感中心。具体技术要求可参考《职业暴露人群血清学和环境高致病性禽流感监测方案(2011 年版)》

对于甲型通用引物阳性而不能区分型别或亚型的毒株和阳性标本要求在 48 小时内送至国家流感中心。国家流感中心在接到阳性标本后 2 周内完成病毒分离工作。

(四)生物安全要求

1. 人感染动物流感病毒实验室活动和样本运输按照《人间传染的病原微生物名录》进行管理和审批。建立相关流感病毒及样本保存管理制度,并采取可靠的安保措施。

2. 未经培养的临床样本的分装、灭活和核酸提取应当在生物安全二级实验室生物安全柜内开展。工作人员应着防护服,佩戴眼罩、N95 及以上水平的口罩等个人防护装备。

3. 对人高致病性禽流感病毒的分离培养须在生物安全三级实验室进行。

4. 样本采集及实验活动过程中产生的医疗废物要分类收集,经压力蒸气灭菌或其他可靠方法灭菌后,按医疗废物收集处置。

(五)标本检测结果反馈和报告

开展实验室检测的各级流感监测网络实验室和国家流感中心要在检测工作完成后 24 小时内将标本信息和检测结果录入到"中国流感监测信息系统"中。病例检测结果在 24 小时内由监测网络实验室所在疾控中心反馈到病例所在医院,由医院进行病例的报告。

五、防控措施

(一)个人防护

1. 医务人员在诊治隔离病例时,根据传播途径和导致感染的风险评估,应当按照标准预防的原则,采取飞沫隔离和接触隔离等措施。医务人员应做好手卫生,戴手套,正确适时使用帽子、医用外科口罩、医用防护口罩、护目镜、防护面罩、隔离衣、手套、鞋套等个人防护用品,并参照《医院隔离技术规范》(WS/T 311—2009),遵循各类防护用品使用方法和穿脱程序。

（1）接触病例的血液、体液、分泌物、排泄物、呕吐物及污染物品时，应戴清洁手套，脱手套后洗手。

（2）可能受到病例血液、体液、分泌物等物质喷溅时，应戴帽子、外科口罩或者医用防护口罩、护目镜，穿隔离衣或防护服。

（3）进行气管插管操作时，应戴医用防护口罩和护目镜（或选用防护面罩），穿隔离衣或防护服。

2. 疾病预防控制专业人员在现场对疑似人感染新型流感患者进行调查过程中，采取基于标准预防原则的个人防护措施，穿戴防护口罩、工作衣。需近距离或直接接触患者时（如面访、采样等），应增加飞沫隔离和接触隔离等措施，穿戴防护服、手套、鞋套。对确诊病例进行调查应在医疗机构隔离环境下进行，个人防护措施和用品参照医护人员要求。

针对无症状密切接触者的调查和管理活动中，应佩戴手套、工作服、外科口罩。对出现疑似症状的密切接触者的调查和管理，按调查疑似人感染新型流感患者的要求采取个人防护措施。

3. 在涉疫场所的现场采样和消毒活动中，工作人员应当穿戴帽子、防护口罩、手套、工作服、工作鞋。

4. 疾控部门做好对工商、农林等联防联控机制相关部门现场工作人员的个人防护指导工作。

5. 对于其他特殊情况，应根据风险评估的结果，采取相应级别的防护措施。

（二）院内感染防控

医疗机构应当参照《人感染新型流感医院感染预防与控制技术指引》，落实院内感染防控措施。工作内容主要包括：病例管理、收治诊室和病区的建筑布局与工作流程、手卫生、医务人员个人防护、医疗物品与病区消毒、尸体处理等。

（三）涉疫场所消毒

发生人感染新型流感疫情时，疾控机构要对发生人动物流感疫情的疫点（如病家）进行消毒，配合农林等其他部门做好动物和动物相关环境的消毒，并按《消毒技术规范》（2008版）进行消毒效果评价，以确保消毒处理有效。收治动物流感病人的医院，应对病人产生的排泄分泌物、病人污染或可能污染的物品、区域进行消毒处理。现场消毒工作包括以下几个方面：

1. 对发生人动物流感的疫点、疫区进行现场消毒，消毒重点应包括病人的分泌物、排泄物、病人发病时生活和工作过的场所、病人使用和接触过的物品等。

2. 在有流行病学指向的暴露场所，如果涉及动物及其环境，建议联合农林、工商、市场等管理部门共同协商决定消毒工作负责单位，必要时对相关动物开展捕杀、焚烧或深埋，对污染环境进行彻底消毒。

3. 医疗机构应同时按肠道传染病和呼吸道传染病的要求，对动物流感病人排泄分泌物、生活物品、诊疗过程中可能污染的物品器械进行消毒处理。患者出院、转院后按《医疗机构消毒技术规范》进行终末消毒。

4. 患者死亡后，应当及时对尸体进行处理。处理方法为：用双层布单包裹尸体，装入双层尸体袋中，由专用车辆直接送至指定地点火化；因民族习惯和宗教信仰不能进行火化的，应当经上述处理后，按照规定深埋。

(四)落实活禽市场卫生学管理

根据疫情形势建议当地政府采取有针对性的防控措施:在未发生疫情的地市,建议采取活禽市场"一日一清洗,一周一消毒,一月一休市"的"三个一"措施;在发生疫情地市,建议采取休市和彻底消毒措施;在有条件的地市,鼓励采取季节性休市措施。尽快推行和强化活禽零售市场的硬件升级,推行禽类交易空间独立分离,买、卖人禽分离,以及售卖人禽不过夜措施。

(五)健康教育

通过各种宣传方式和载体做好疫情防控知识宣传,指导并促进公众养成良好的卫生习惯,倡导群众减少在活禽市场购买活禽后家庭饲养、宰杀等活禽接触行为。尤其要加强对从事活禽、猪等动物养殖、屠宰、贩卖、运输等行业人群的健康教育和风险沟通工作,强化个人防护意识和落实从业防护措施。

(六)大力开展爱国卫生运动

各级爱卫会要切实发挥议事协调作用,强化组织管理和督促检查,结合卫生城镇创建活动,广泛发动群众,动员基层单位,在城乡范围内深入开展环境卫生集中整治行动。要重点加强农贸市场的卫生管理,着力解决活禽销售、宰杀方面存在的突出卫生问题。

(七)公众预防措施

1. 勤洗手　接触禽鸟类或其粪便后要及时用肥皂和流动水洗手,不要用不干净的手触摸眼睛、口鼻。

2. 勤通风　注意保持室内空气流通,每天开窗通风 3～4 次,一次 30 分钟为宜。

3. 少接触禽鸟　应避免直接接触病死和活禽类、鸟类及其粪便;不要购买活禽自行宰杀;流感流行期间,少去禽鸟市场。

4. 咳嗽喷嚏遮口鼻　在咳嗽或打喷嚏时,用口罩、纸巾、袖子、肘部遮盖口鼻。

5. 煮熟煮透　禽肉、禽蛋须煮熟煮透后再食用;病死禽类应作深埋或焚烧处理,禁止加工或食用。

6. 生熟分开　处理生肉和熟肉的砧板、刀具及器皿要分开使用,避免混用。

7. 增强体质　加强体育锻炼,保持充足睡眠,避免过度劳累,饮食多样化,均衡营养。

8. 如出现发热、咳嗽、头痛、肌肉酸痛和全身不适等症状,要及时正规就医,并告诉医生是否在 7 天内接触过禽类及其分泌物、排泄物,或去过活禽交易场所等地,不要自行购买和服用药品,不滥用抗生素。

六、疫情性质判断与风险评估

各级卫生计生行政部门应当根据人感染 H7N9 禽流感的疫情形势、病原学监测和研究进展,及时组织专家进行疫情形势研判,达到突发事件标准时,应当按照相关预案及时启动相应应急响应机制,并按照相关规定及时终止响应。

根据人感染新型流感疫情形式的需要,市级及以上疾控机构适时组织专家对病毒感染人类的风险、本地传播的风险、聚集性 / 暴发疫情中感染来源等风险问题开展专题风险评估。需要开展评估的具体情形包括:

1. 通过流感、不明原因肺炎、SARI 等监测系统发现人感染新型流感病例;

2. 外环境监测中检测出人感染新型流感病毒或病毒核酸;

3. 发生人感染新型流感聚集性或暴发疫情;

4. 科研院所在科研活动中,在人类相关标本中检出人感染新型流感病毒核酸或分离出病毒;

5. 实验室发生人感染新型流感病毒感染病例;

6. WHO 或出入境检验检疫等部门通报发现人感染新型流感输入性病例。

七、调查报告的撰写

调查报告撰写格式与要求见总论相关部分。

八、应急保障措施

(一)加强技术培训,提高应对能力

加强对疾病预防控制人员的技术培训,提高流行病学调查、监测、消毒处理和实验室检验的能力;加强对医务人员禽流感防治知识的培训,要求每一位接诊医务人员都要掌握人禽流感诊疗、预防控制和流行病学调查的相关知识,提高基层医务人员早期发现病人的意识、能力和诊疗水平。

(二)完善检测网络,提高检测能力

国家和省级疾控中心要充分发挥流感监测省级参比中心作用,进一步加强市级流感监测网络实验室能力建设;人禽流感检测实验室应符合实验室生物安全有关规定和要求,配备专人负责,并选择技术水平高、责任心强的技术人员承担检测工作。

(三)加强生物安全管理,确保实验室生物安全

各级疾控机构及科研机构要进一步完善有关生物安全规章制度,配备必要的人员,使生物安全管理做到科学化、规范化、制度化。开展人禽流感病毒检测工作的实验室,必须符合我国实验室生物安全的有关规定和要求,依照相关规定开展工作。各医疗卫生机构要对专业人员进行有关生物安全知识的培训,提高专业人员生物安全防护意识和能力。

(四)加强监督检查,确保措施落实

各级卫生计生行政部门要认真开展对防控措施落实情况的督导检查和指导,特别加强对重点地区的督导和检查,督查应急预案制定、业务培训、技术演练、疾病监测、疫情报告、传染病预检分诊及疫情现场控制等措施落实情况,发现问题及时解决,对玩忽职守的人员要严肃处理。

(五)做好物质储备,保障经费支持

各级卫生计生行政部门合理安排疾病预防控制和卫生应急工作经费,做好各类应急物资储备,包括防护用品、应急预防性药物、抗病毒治疗和对症治疗药品、消杀药械、检测试剂等物资。

九、附件

人感染新亚型流感病例调查表——临床部分见表 14-7,人感染新亚型流感病例调查表——流行病学部分见表 14-8。

表 14-7 人感染新亚型流感病例调查表——临床部分

一、基本信息

1. 姓名_____   2. 性别 □男 □女

3. 出生日期□□□□年□□月□□日   □阴历 □阳历 □不清楚

如果不知道其生日,请填写年龄   □□□岁或□□月(婴幼儿)、

4. 国籍 □中国 □其他,请详述_____

5. 民族 □汉族 □其他,请详述_____

6. 身高 □□ cm   7. 体重 □□□ kg

8. 身份证号码:□□□□□□□□□□□□□□□□□□

二、发病诊疗经过

1. 发病日期:□□□□年□□月□□日

2. 发病时的主要症状(可多选):□发热_____℃ □咳嗽 □咽痛 □乏力
   □肌肉酸痛 □其他_____

3. 首次就诊日期:□□□□年□□月□□日

4. 首次入院日期:□□□□年□□月□□日

5. 入住本医院的诊断:_____

6. 诊断为人感染新亚型流感疑似病例的日期   □□□□年□□月□□日

7. 诊断为人感染新亚型流感确诊病例的日期   □□□□年□□月□□日

8. 呼吸困难是否出现过:□是,首次出现的日期 □□□□年□□月□□日
   □否

三、既往健康信息

1. 是否有以下慢性基础疾病?

1.1 慢性肺部疾病 □是 □否 □不清楚
    如果是,□哮喘 □支气管扩张 □慢性支气管炎 □肺气肿
    □慢性阻塞性肺疾病 □阻塞性睡眠呼吸暂停综合征
    □肺间质病 □慢性呼吸衰竭 □其他_____

1.2 心脑血管疾病 □是 □否 □不清楚
    如果是,□高血压 □冠心病 □心肌病 □心脏瓣膜病
    □慢性心力衰竭 □脑出血 □脑梗死 □其他_____

1.3 代谢性疾病 □是 □否 □不清楚
    如果是,□糖尿病 □高脂血症 □其他_____

1.4 慢性肾脏疾病 □是 □否 □不清楚
    如果是,□肾小球疾病 □肾小管间质病 □肾血管性疾病 □肾盂肾炎
    □其他_____
    (如有上述任一选项,必须同时填写是否有肾功能不全)
    肾功能不全 □是 □否 □不清楚

1.5 慢性肝脏疾病 □是 □否 □不清楚
    如果是,□慢性肝炎 □脂肪肝 □肝硬化 □其他_____

1.6 风湿免疫性疾病 □是 □否 □不清楚
    如果是,□类风湿性关节炎 □系统性红斑狼疮 □干燥综合征

　　　　　□皮肌炎　　　其他_____

1.7　血液系统疾病　　□是　　□否　　□不清楚

　　如果是,□骨髓增生异常综合征　　□贫血　　□其他_____

1.8　血液和(或)器官的癌症 / 肿瘤

　　□是,_____　　　□否　　□不清楚

1.9　发病时处于免疫抑制状态(HIV/AIDS、糖皮质激素或免疫抑制药物治疗、器官移植后、造血干细胞移植后)

　　□是,_____　　　□否　　□不清楚

1.10　神经系统或神经肌肉功能障碍　　□是　　□否　　□不清楚

　　如果是,□脑炎　　□脑膜炎　　□中枢性瘫痪　　□癫痫发作　　□其他_____

1.11　其他疾病 1_____

1.12　其他疾病 2_____

1.13　其他疾病 3_____

2.　是否怀孕?　　□是　　□否　　□不清楚

　　如果是,孕期_____周,第_____次

3.　疫苗接种史

　　发病前 1 年是否接种过季节性流感疫苗?　　□是　　□否　　□不清楚

4.　生活习惯

4.1　现在是否吸烟:□是　　□否(跳转至 4.1.2)　　□不详(跳转至 4.2)

　　4.1.1　如"是":吸烟量:_____支 / 天,吸烟_____年。

　　　　　(吸烟指数 = 每日吸烟支数 × 吸烟年数,自动生成)

　　4.1.2　如"否":

　　　4.1.2.1　是否一直不吸烟　　□是　　　　　　□否　　□不详

　　　4.1.2.2　是否戒烟　　□是,已戒烟_____年　□否　　□不详

4.2　平时是否喝酒:□是　　□否(跳转至 4.2.2)　　□不详(跳转至第四部分)

　　4.2.1　如"是":酒量:_____两 / 天,一般喝的乙醇度数_____,喝酒_____年

　　4.2.2　如"否":

　　　4.2.2.1　是否一直不喝酒　　□是　　　　　　□否　　□不详

　　　4.2.2.2　是否戒酒　　□是,已戒酒_____年　□否　　□不详

四、治疗

1.　发病后是否使用神经氨酸酶抑制剂类抗病毒药物治疗?

　　□是　　　　　□否(跳至第 2 题)　　　□不清楚(跳至第 2 题)

　　如果"是",请填写以下内容

1.1　奥司他韦(达菲、奥尔菲、欧瑞斯等)□是　　□否　　□不清楚

　　如是,开始使用日期:□□□□年□□月□□日,服用天数:□□天

　　使用剂次:□次 / 天,　　　使用剂量:□□□ . □(mg/ 次)

1.2　军科奥韦　　□是　　□否　　□不清楚

　　如是,开始使用日期:□□□□年□□月□□日,服用天数:□□天

　　使用剂次:□次 / 天,　　　使用剂量:□□□ . □(mg/ 次)

1.3　扎那米韦　　□是　　□否　　□不清楚

　　　如是,开始使用日期:□□□□年□□月□□日,服用天数:□□天

　　　使用剂次:□次/天,　　　使用剂量:□□□.□(mg/次)

1.4 帕拉米韦　　□是　　□否　　□不清楚

　　　如是,开始使用日期:□□□□年□□月□□日,服用天数:□□天

　　　使用剂次:□次/天,　　　使用剂量:□□□.□(mg/次)

2. 是否使用糖皮质激素治疗?

　　　□是　　　　　　　□否(跳至第3题)　　　□不清楚(跳至第3题)

　　　如果"是",请填写以下内容

2.1 药物名称:＿＿＿＿＿＿＿

剂量:□□□.□(mg/d)

用药途径:□静脉滴注　□静脉注射　□小壶　□肌注　□口服

开始使用日期:□□□□年□□月□□日

结束使用日期:□□□□年□□月□□日

2.2 药物名称:＿＿＿＿＿＿＿

剂量:□□□.□(mg/d)

用药途径:□静脉滴注　□静脉注射　□小壶　□肌注　□口服

开始使用日期:□□□□年□□月□□日

结束使用日期:□□□□年□□月□□日

2.3 药物名称:＿＿＿＿＿＿＿

剂量:□□□.□(mg/d)

用药途径:□静脉滴注　□静脉注射　□小壶　□肌注　□口服

开始使用日期:□□□□年□□月□□日

结束使用日期:□□□□年□□月□□日

3. 是否使用抗生素治疗?　　　□是□□□天　　□否　　□不清楚

4. 是否进行氧气治疗?　　□是　　□否(跳至第5题)　　□不清楚(跳至第5题)

如果"是",请填写氧气治疗类型:

(1)鼻导管吸氧　　　　　□是　□否　□不清楚

(2)面罩吸氧　　　　　　□是　□否　□不清楚

(3)无创正压通气　　　　□是　□否　□不清楚

　　如果是,开始时间:□□□□年□□月□□日□□时□□分

　　　　　结束时间:□□□□年□□月□□日□□时□□分

(4)气管插管呼吸机支持　□是　□否　□不清楚

　　如果是,开始时间:□□□□年□□月□□日□□时□□分

　　　　　结束时间:□□□□年□□月□□日□□时□□分

(5)气管切开呼吸机支持　□是　□否　□不清楚

　　如果是,开始时间:□□□□年□□月□□日□□时□□分

　　　　　结束时间:□□□□年□□月□□日□□时□□分

(6)体外膜肺氧合(ECMO)支持　□是　□否　□不清楚

　　如果是,开始时间:□□□□年□□月□□日□□时□□分

　　　　　结束时间:□□□□年□□月□□日□□时□□分

5. 是否因病情需要收治 ICU ? □是　　□否　　　□不清楚

如果是,开始时间:□□□□年□□月□□日□□时□□分

　　　　　结束时间:□□□□年□□月□□日□□时□□分

五、并发症

1. 肺炎　　　　　　　　　□是　　□否　　□不清楚

　如果是,□病毒性肺炎　　□细菌性肺炎　　□真菌性肺炎　　□其他

2. 急性呼吸窘迫综合征　□是,首次诊断日期＿＿＿＿＿＿＿＿

　　　　　　　　　　　□否　　□不清楚

3. 呼吸衰竭　　　　　　□是,首次诊断日期＿＿＿＿＿＿＿＿

　　　　　　　　　　　□否　　□不清楚

4. 肝功能不全　　　　　□是　　□否　　□不清楚

5. 肾功能不全　　　　　□是　　□否　　□不清楚

6. 心力衰竭　　　　　　□是　　□否　　□不清楚

7. 弥散性血管内凝血　　□是　　□否　　□不清楚

8. 神经系统并发症　　　□是　　□否　　□不清楚

　如果是,请详述＿＿＿＿＿＿＿＿

9. 感染中毒性休克　　　□是　　□否　　□不清楚

10. 肌溶解综合征　　　　□是　　□否　　□不清楚

11. 其他 1＿＿＿＿＿＿＿＿

12. 其他 2＿＿＿＿＿＿＿＿

六、结局

1. 疾病转归:　　□治愈　　□好转　　□死亡

2. 如果治愈,治愈日期:□□□□年□□月□□日

3. 出院日期:□□□□年□□月□□日

主要出院诊断:＿＿＿＿＿＿＿＿

次要出院诊断:＿＿＿＿＿＿＿＿

4. 如果死亡,死亡日期:□□□□年□□月□□日

直接死因[(a)直接导致死亡的疾病或情况]:＿＿＿＿＿＿＿＿

　　　　ICD-10 编码＿＿＿＿＿＿＿＿　或 ICD-9 编码＿＿＿＿＿＿＿＿

间接死因[(b)引起(a)的疾病或情况]:＿＿＿＿＿＿＿＿

　　　　ICD-10 编码＿＿＿＿＿＿＿＿　或 ICD-9 编码＿＿＿＿＿＿＿＿

根本死因[引起(b)的疾病或情况]:＿＿＿＿＿＿＿＿

　　　　ICD-10 编码＿＿＿＿＿＿＿＿　或 ICD-9 编码＿＿＿＿＿＿＿＿

七、其他需补充说明的信息(调查过程中发现的、上述调查表格不能完全包括的信息,可直接填报在此部分中。如临床进展过程,主要的临床检查结果等。)

填报单位:＿＿＿＿＿＿＿＿　　　　填报时间:□□□□年□□月□□日

填报人:＿＿＿＿＿＿＿＿

表14-8　人感染新亚型流感病例调查表——流行病学部分

(注:本表中如未注明"可多选",均为单选)

一、基本信息

1. 姓名＿＿＿＿＿＿＿＿　　　　　　2. 性别　□男　□女

3. 身份证号码:□□□□□□□□□□□□□□□□□□

4. 出生日期□□□□年□□月□□日　　　□阴历　□阳历　□不清楚

如果不清楚其生日,请填写年龄　　　　□□□岁或□□月(婴幼儿)

5. 国籍　□中国　□其他,请详述＿＿＿＿＿＿＿＿

6. 民族　□汉族　□其他,请详述＿＿＿＿＿＿＿＿

7. 身高　□□□cm　　　　　　　8. 体重　□□□kg

9. 户籍地址:＿＿＿＿＿省＿＿＿＿市＿＿＿＿县(区)＿＿＿＿乡(街道)＿＿＿＿村(栋)＿＿＿＿组(单元)＿＿＿＿号

10. 现住地区类型:　□城市　　□农村　　□其他＿＿＿＿

11. 联系方式:＿＿＿＿＿＿＿＿＿＿＿＿＿＿＿＿＿＿＿＿＿＿

12. 是否属于某起聚集性病例?　　□是　　□否

如果是,该起聚集性病例疫情在该县区内的流水号是:□□□

　　　　此病例在该起聚集性病例中的流水号是:□□

自动生成聚集性病例编码的规则为:县区的六位国标编码＋聚集性病例起数在该县区内的流水号(001~999)＋该起聚集性病例中的流水号(01~99)

二、流行病学调查信息

第一部分　发病就诊经过

1. 发病日期:□□□□年□□月□□日

2. 就诊情况(请填写发病后所有的就诊信息)

序号	就诊日期	就诊单位	当时诊断	是否入院	入院日期	入院诊断
首次就诊						
第二次就诊						
第三次就诊						
第四次就诊						
第五次就诊						
第六次就诊						

第二部分　职业情况

1. 是否是职业涉畜禽人员?

　□是　　□否(跳转至第三部分)　　□不清楚(跳转至第三部分)

　1.1 如果"是",经常接触的畜禽类动物种类为(可多选):

　　　　□猪　□牛　□羊　□兔　□骆驼　□鸡　□鸭　□鹅□　鸽子　□其他＿＿＿＿

　1.2 具体接触的环节是(可多选):

　　　　□养殖　□分拣　□屠宰　□运输　□销售　□新鲜畜禽肉加工　□诊治　　□其他＿＿＿＿

第三部分 暴露史

(一)畜禽类暴露情况

1. 发病前 7 天内是否接触过畜禽类？

　　□是　　□否(跳转至第(二)部分)　　□不清楚(跳转至第(二)部分)

2. 发病前 7 天内是否接触过健康畜禽？

　　□是　　□否(跳转至第 3 题)　　□不清楚(跳转至第 3 题)

　　2.1 如果"是",此期间接触频率是：

　　　　□每天接触　　□6~9 次接触　　□2~5 次接触　　□仅接触 1 次

　　　　2.1.1 如果每天接触,是否每次的接触和防护等方式都基本类似？

　　　　　　□是(仅填写"发病前第 7 天"一行的内容即可)

　　　　　　□否(需要收集每次接触的信息)

健康畜禽类接触情况

日期	是否接触(1=是,2=否)	接触畜禽的种类(可多选)	接触方式(可多选)	接触时手部伤口情况	接触畜禽类时有无防护措施	具体防护措施(可多选)
发病前第 7 天						
发病前第 6 天						
发病前第 5 天						
发病前第 4 天						
发病前第 3 天						
发病前第 2 天						
发病前第 1 天						

第二列：如填写 1,后续列内容需要填写。填写 2,则进入下一行填写。(后续表同)

接触畜禽的种类： (1)猪 (2)牛 (3)羊 (4)兔 (5)骆驼 (6)鸡 (7)鸭 (8)鹅 (9)鸽子
　　　　　　　　(10)野禽 (11)其他

接触方式： (1)饲养 (2)触摸、投食 (3)清洁圈舍 (4)运输 (5)销售活畜禽 (6)购买活畜禽 (7)宰杀
　　　　　(8)捕杀 (9)清理活畜禽摊档 (10)销售生鲜畜禽肉 (11)洗切生鲜畜禽肉 (12)未熟透食用
　　　　　(13)其他_____

接触时手部伤口情况： (1)无伤口 (2)未愈合旧伤口 (3)接触过程造成新伤口

防护措施： (1)一直有防护措施 (2)部分时间有防护措施 (3)无防护措施

防护措施选项： (1)戴口罩 (2)戴手套 (3)戴面罩 (4)穿防护服 (5)护目镜
　　　　　　　(6)接触后立即洗手 (7)其他_____

3. 发病前 7 天内是否接触过病死畜禽？

　　□是　　□否(跳转至第(二)题)　　□不清楚(跳转至第(二)题)

　　3.1 如果"是",此期间接触频率是：

　　　　□每天接触　　　　□6~9 次接触　　　　□2~5 次接触　　　　□仅接触 1 次

　　　　3.1.1 如果每天接触,是否每次的接触和防护等方式都基本类似？

　　　　　　□是(仅填写"发病前第 7 天"一行的内容即可)　　□否(需要收集每次接触的信息)

病死畜禽类接触情况

日期	是否接触(1=是,2=否)	接触畜禽的种类(可多选)	接触方式(可多选)	接触时手部伤口情况	接触畜禽类时有无防护措施	具体防护措施(可多选)
发病前第7天						
发病前第6天						
发病前第5天						
发病前第4天						
发病前第3天						
发病前第2天						
发病前第1天						

接触畜禽的种类:(1)猪　(2)牛　(3)羊　(4)兔　(5)骆驼　(6)鸡　(7)鸭　(8)鹅　(9)鸽子　(10)野禽　(11)其他_____

接触方式:(1)饲养　(2)触摸、投食　(3)清洁圈舍　(4)运输　(5)销售活畜禽　(6)购买活畜禽　(7)宰杀　(8)捕杀　(9)清理活畜禽摊档　(10)销售生鲜畜禽肉　(11)洗切生鲜畜禽肉　(12)未熟透食用　(13)其他_____

接触时手部伤口情况:(1)无伤口　(2)未愈合旧伤口　(3)接触过程造成新伤口

防护措施:(1)一直有防护措施　(2)部分时间有防护措施　(3)无防护措施

防护措施选项:(1)戴口罩　(2)戴手套　(3)戴面罩　(4)穿防护服　(5)护目镜　(6)接触后立即洗手　(7)其他_____

(二)环境暴露情况

1. 发病前7天内是否到过畜禽类养殖场所?

□是　　　□否(跳转到第2题)　　　□不清楚(跳转到第2题)

1.1　如果"是",此期间访问的频率是:

□每天都去　　　□去过6~9次　　　□去过2~5次　　　□仅去过1次

1.1.1　如果每天都去,是否每次的情况都基本类似?

□是(仅填写"发病前第7天"一行的内容即可)　　　□否(需要收集每次接触的信息)

畜禽类养殖场所暴露情况

日期	是否到过畜禽类养殖场(1=是,2=否)	此养殖场所养殖的畜禽种类(可多选,选项见表下说明)	访问时此场所有无畜禽类病死现象(1=是,2=否,3=不清楚)	是否到过养殖场所中饲养畜禽类的房间或车间?(1=是,2=否,3=不清楚)	是否直接接触过养殖场所内的畜禽类?(1=是,2=否,3=不清楚)
发病前第7天					
发病前第6天					
发病前第5天					
发病前第4天					
发病前第3天					
发病前第2天					
发病前第1天					

养殖畜禽的种类:(1)猪　(2)牛　(3)羊　(4)兔　(5)骆驼　(6)鸡　(7)鸭　(8)鹅　(9)鸽子　(10)野禽　(11)其他＿＿＿＿＿

2.发病前 7 天内是否到过有活畜禽摊位的菜市场?

　　□是　　　　□否(跳转到第(三)部分)　　　　□不清楚(跳转到第(三)部分)

　2.1　如果"是",此期间访问的频率是:

　　　□每天都去　　　□去过 6~9 次　　　□去过 2~5 次　　　□仅去过 1 次

　　2.1.1　如果每天都去,是否每次的情况都基本类似?

　　　　　□是(仅填写"发病前第 7 天"一行的内容即可)　　　　□否(需要收集每次接触的信息)

活畜禽市场暴露情况

日期	是否到过活畜禽市场(1=是,2=否)	是否经过有活畜禽摊位的通道(1=是,2=否,3=不清楚)	是否到过活畜禽摊位 1 米之内的范围(1=是,2=否,3=不清楚)	是否直接接触活畜禽摊位的活畜禽(1=是,2=否,3=不清楚)
发病前第 7 天				
发病前第 6 天				
发病前第 5 天				
发病前第 4 天				
发病前第 3 天				
发病前第 2 天				
发病前第 1 天				

是否到过活畜禽市场:填写 1,后续列内容需要填写。填写 2,则进入下一行填写。

2.2　如果"是",发病前 7 天内共访问次数:＿＿＿＿＿＿次

(三)病例/发热病人接触史

1.病例发病前 7 天内,是否与流感样症状的病人接触过?

　　□是　　　　□否(跳转到第 2 题)　　　　□不清楚(跳转至第 2 题)

　1.1　如果"是",此期间接触频率是:

　　　□每天接触　　　□6~9 次接触　　　□2~5 次接触　　　□仅接触 1 次

　　1.1.1　如果每天接触,是否每次的接触和防护等方式都基本类似?

　　　　　□是(仅填写"发病前第 7 天"一行的内容即可)　　　　□否(需要收集每次接触的信息)

流感样症状病人的接触情况

接触时间	是否接触(1=是,2=否,3=不清楚)	接触方式(可多选)	"诊治病人"的具体操作	有无防护措施(1=有,2=无)	请根据填表说明中所列出的具体防护措施进行填写	接触时长(小时)
发病前第 7 天						
发病前第 6 天						
发病前第 5 天						
发病前第 4 天						
发病前第 3 天						
发病前第 2 天						
发病前第 1 天						
合计						

接触方式:(1)共同生活　(2)共同学习和工作　(3)同病房病友　(4)探视病人　(5)诊治病人　(6)陪护病人　(7)其他_____

诊治病人的具体操作:(1)查体　(2)输液　(3)气管插管　(4)抽吸分泌物　(5)抽血　(6)拍片 (7)其他_____

有无防护措施:填写2,则跳过具体防护措施栏

防护措施:(1)戴口罩(若有,则口罩类型为:N95口罩、一次性外科口罩、棉纱口罩、其他类型口罩) (2)戴面罩　(3)穿防护服(规范、不规范)　(4)护目镜　(5)手套(布、纱手套,橡胶手套)　(6)帽子　(7)白大褂　(8)其他_____

2.病例发病前7天内,是否接触过除上述病例外的其他发热呼吸道病人?

　　□是　　　　□否(跳转到第四部分)　　　　□不清楚(跳转到第四部分)

2.1 如果"是",此期间接触频率是:

　　　　□每天接触　　　□6～9次接触　　　□2～5次接触　　　□仅接触1次

2.1.1 如果每天接触,是否每次的接触和防护等方式都基本类似?

　　　　□是(仅填写"发病前第7天"一行的内容即可)　　□否(需要收集每次接触的信息)

除上述病例外的其他发热呼吸道病例接触情况

接触时间	是否接触(1=是,2=否,3=不清楚)	接触方式(可多选)	"诊治病人"的具体操作	有无防护措施(1=有,2=无)	请根据填表说明中所列出的具体防护措施进行填写	接触时长(小时)
发病前第7天						
发病前第6天						
发病前第5天						
发病前第4天						
发病前第3天						
发病前第2天						
发病前第1天						
合计						

接触方式:(1)共同生活　(2)共同学习和工作　(3)同病房病友　(4)探视病人　(5)诊治病人　(6)陪护病人　(7)其他_____

诊治病人的具体操作:(1)查体　(2)输液　(3)气管插管　(4)抽吸分泌物　(5)抽血　(6)拍片 (7)其他_____

有无防护措施:填写2,则跳过具体防护措施栏

防护措施:(1)戴口罩(若有,则口罩类型为:N95口罩、一次性外科口罩、棉纱口罩、其他类型口罩) (2)戴面罩　(3)穿防护服(规范、不规范)　(4)护目镜　(5)手套(布、纱手套,橡胶手套)　(6)帽子 (7)白大褂　(8)其他_____

第四部分　旅行史

1.病例发病前 7 天内是否去过外省或本省其他地市(区)旅行?

　　□是　　　　　□否(跳转到第三部分)　　　　　□不清楚(跳转到第三部分)

　　1.1　如果是,旅行地点 1:_____省_____市_____县(区)_____乡(街道)

　　　　　　　　旅行地点 2:_____省_____市_____县(区)_____乡(街道)

　　　　　　　　旅行地点 3:_____省_____市_____县(区)_____乡(街道)

三、密切接触者情况

密切接触者医学观察一览表

医学观察日期(自开始至所有密切接触者结束医学观察)	密切接触者总数(人)				出现发热呼吸道症状者数(人)				备注
	医护人员	共同居住的家庭成员	其他密切接触者	小计	医护人员	共同居住的家庭成员	其他密切接触者	小计	

注:"出现发热呼吸道症状者数"指的是从医学观察期开始,出现的所有有发热呼吸道症状的密切接触者总数

密切接触者标本采集情况

日期	密切接触者总数	已采集第一份血清人数	已配对采集第二份血清人数	仅采集第一份血清人数	已采集呼吸道标本数

注:在有标本采集的当日,填报、更新相关数据(覆盖之前数据)

如果出现发热呼吸道症状者，则填写下表。

人感染新亚型流感病例的有症状密切接触者信息一栏表

姓名	性别	年龄	与病例关系	与病例接触方式	接触频度	开始接触时间	最后接触时间	出现症状日期	主要症状体征	是否采样	咽拭子采集日期	检测结果	急性期血清采集日期	检测结果	恢复期血清采集日期	检测结果

与病例现在的关系:(1)医患　(2)同室病友　(3)亲友　(4)同学　(5)同事　(6)其他

与病例接触方式:(1)共同生活　(2)共同学习和工作　(3)同病房病友　(4)查体　(5)输液　(6)抽血　(7)气管插管　(8)抽吸分泌物　(9)拍片　(10)探视 (11)陪护　(12)其他

接触频度:(1)每天接触　(2)数次接触(非每天接触)　(3)仅接触1次

开始接触时间和最后接触时间:必须处于病例发病前一天至隔离治疗或死亡前

主要症状体征:(1)发热　(2)咽痛　(3)咳嗽　(4)肺炎　(5)其他(请注明)

四、其他需补充说明的信息(调查过程中发现的、上述调查表格不能完全包括的信息,可直接填报在此部分中,如病例家庭人员情况、病例居家环境、家禽家畜饲养和病死情况、特殊生活习惯、对特殊暴露的补充描述、此次流调的初步结论等。可另附页。)

填报地区:_____　　　填报单位:_____

填报人:_____　　　填报日期:_____

技术要点

1. 新型动物流感病毒种类繁多,新发感染人类的亚型近年来不断出现

2. 临床特点　发病初期临床表现与季节性流感患者相似,重症患者病情发展迅速,病死率高

3. 治疗原则　抗病毒,对症,隔离治疗

4. 流行病学特点　传染源为携带或感染病毒的动物,通过接触传播,多为散发,秋冬季节高发,有慢性基础性疾病和孕妇等人群是重症和死亡的高危人群

5. 个案及突发事件报告　2小时内上报个案,聚集性疫情已经确认也须于2小时内进行报告

6. 原则上各地发现的每一例人感染新型流感病例或无症状感染者,均应进行突发公共卫生事件信息报告

7. 现场调查　感染来源调查,密接追踪管理

8. 标本的采集和运送　病人标本(上呼吸道标本、下呼吸道标本和血清标本),环境标本;按B类感染性物质进行包装运输

9. 实验室检测　PCR,病毒分离培养

10. 防控措施　市场卫生学管理,健康教育,个人防护

【思考题】

一、填空题

1. 动物流感病毒主要识别和结合唾液酸半乳糖_____,人流感病毒的主要结合唾液酸半乳糖_____。

2. 对H5N1和H7N9感染病例的感染来源调查、密接接触者管理的时限为_____。

3. 各级各类医疗机构在发现本省首例人感染新型流感病例(含疑似病例)时,应当于_____内填写传染病报告卡并进行网络直报。

4. 活禽市场卫生学管理"三个一"措施是指:_____、_____、_____。

5. 人感染新型流感病例采集的临床标本包括:_____、_____和_____等。

二、简答题

1. 简述人感染新型流感的诊断权限。

2. 简述人感染新型流感疑似病例的判断条件。

3. 简述人感染新型流感可疑暴露者和密切接触者的判定标准。

参考答案

一、填空题

1. α-2,3受体,α-2,6受体
2. 7天
3. 2小时
4. 一日一清洗、一周一消毒、一月一休市
5. 上呼吸道标本、下呼吸道标本和血清标本

二、简答题

1. 全国首例新型流感病例由国家卫生计生委组织专家组,结合病例的流行病学史、临床表现、省级疾控中心检测结果及中国疾控中心实验室复核检测结果等,按照诊疗方案进行诊断。

各省首例人感染新型流感病毒病例由发生地省级卫生行政部门组织省级临床专家组,按照诊疗方案进行诊断并由省级卫生行政部门报告国家卫生和计划生育委员会。

各省后续病例的诊断仍按上述程序进行,但实验室诊断依据可不需要中国疾控中心实验室的复核检测结果。

2. 若满足以下3个条件之一,即可判定为人感染新型流感疑似病例。

(1)患者表现为流感样症状,如发热、咳嗽、少痰,可伴有头痛、肌肉酸痛、腹泻等全身症状;如流感病毒检测发现不能分型的流感病毒,应视为人感染新型流感疑似病例。

(2)在确诊病例的密切接触者或共同暴露者中,出现流感样症状或与确诊病例类似的临床表现时,应视为人感染新型流感疑似病例。

(3)发病早期表现为流感样症状,但病情发展迅速,在发病3~7天出现重症肺炎等下呼吸道症状,持续发热,出现呼吸困难,或伴有咯血痰;甚至快速进展为急性呼吸窘迫综合征、感染性休克,多器官功能障碍等表现。在开展病因排查时,尤其是有可疑动物如禽、猪等的接触或暴露史,应同时考虑视为人感染新型流感疑似病例对待。

3.(1)可疑暴露者是指暴露于新型流感病毒检测阳性的动物、环境,且暴露时未采取有效防护的养殖、屠宰、贩卖、运输等人员。

(2)密切接触者是指诊治疑似、临床诊断或确诊病例过程中未采取有效防护措施的医护人员或曾照料患者的人员;在疑似、临床诊断或确诊病例发病前1天至隔离治疗或死亡前,与病人有过共同生活或其他近距离接触情形的人员;或经现场调查人员判断需作为密切接触者管理的其他人员。

第三节　麻　疹

麻疹是由麻疹病毒引起的急性呼吸道传染病。临床特征为发热、咳嗽、流涕、眼结膜充血、麻疹黏膜斑(又名柯氏斑,Koplik斑)及皮肤出现红色斑丘疹。自开始麻疹减毒活疫苗接种后,麻疹发病率已大幅度下降。

麻疹和风疹行动于2001年发起,致力于:①确保没有任何儿童死于麻疹或出生时罹患

先天性风疹综合征;②到2015年,使麻疹死亡人数减少95%;③到2020年,至少在WHO的5个区域消除麻疹和风疹。

一、概述

(一)病原学

麻疹病毒属副黏病毒科,病毒呈粗糙球状,形态多样。外层为一含脂类的双层包膜,表面有细小的糖蛋白突起,带有血凝素。内部为螺旋对称的核衣壳体,核衣壳体内含单股负链RNA。麻疹病毒颗粒主要含有6种结构蛋白,只有一个血清型,抗原性稳定。

麻疹病毒抵抗力不强,对日光及一般消毒剂均敏感,随飞沫排出的病毒在室内空气中保持其传染性约2小时,但在流通的空气中或阳光下半小时即失去活力。对干燥、寒冷、低温有强耐受力。

(二)临床表现

1.**典型麻疹**　典型麻疹包括潜伏期、前驱期、出疹期、恢复期,自开展麻疹减毒活疫苗接种以来,典型麻疹已少见。

(1)潜伏期:潜伏期为6~21天,平均为8~12天。

(2)前驱期:发热3~4天,体温可达39~40℃。上呼吸道卡他症状:流涕、喷嚏、咳嗽、流泪、畏光、结膜炎等。发热2~3天后,口腔颊黏膜粗糙,上有数量不等周围可见红晕的0.5~1.0mm灰白色小点,称柯氏斑,上下唇黏膜也可见到,是早期诊断麻疹的标志,黏膜斑2~3天内消失。

(3)出疹期:多在发热3~4天后出现皮疹,自耳后、发际、前额、面、颈部开始自上而下波及躯干和四肢手掌足底,疹间皮肤正常,皮疹初为淡红色斑丘疹,以后部分融合成暗红色。出疹时体温达到高峰,全身症状加重,出疹持续3~5天。

(4)恢复期:若无并发症,皮疹出齐后体温开始下降,进入恢复期。皮疹会依出疹顺序逐渐隐退,色变暗,有色素沉着及糠皮样脱屑,1~2周消退,皮疹消退的同时体温也下降到正常,病情自愈。

2.**重症麻疹**　持续高热在40℃以上,皮疹融合成片,深红色,或见出血性皮疹,病程重且病程长,常伴肺炎、喉炎或有惊厥、昏迷等脑炎表现。

3.**轻症麻疹**　临床表现为发热相对轻,多低于39℃,发热不超过7天,会出现轻度上呼吸道卡他症状及少量皮疹,不留色素沉着或脱屑,口腔麻疹黏膜斑仅见1~2个或无,全身状况良好,无并发症,病程约1周。多见于6个月前婴儿和4周内接受过丙种球蛋白的患儿,偶见于接种麻疹疫苗后。发病机制为机体内的抗体不能完全抵御麻疹病毒的侵袭,但有一定的抗病能力,因此病毒在体内只能有限繁殖。

4.**异型麻疹**　为接种灭活疫苗后引起。典型症状为急起高热,伴头痛和全身肌肉疼痛;无麻疹黏膜斑。发热2~3天后出疹,出疹顺序为渐次由自下向上发展,逐渐波及全身,皮疹为多形性,有斑疹、丘疹、紫癜和荨麻疹。常伴手、足背水肿及肺炎。国内不用麻疹灭活疫苗,故此类型少见。

5.**并发症**　麻疹常并发肺炎、喉炎、中耳炎、脑炎、亚急性硬化性全脑炎等症状。

(三)流行病学

1.**传染源**　麻疹患者是唯一的传染源,从潜伏期末1天至出疹后5天均有传染性。

2.**传播途径**　主要经空气飞沫传播,麻疹病毒存在于眼结膜、鼻、口、咽和气管等分泌物中,随飞沫经鼻咽部或眼结膜侵入。由衣物、玩具等间接传播少见。

3.**易感人员**　人群普遍易感,未接种过麻疹疫苗或未成功免疫的人、未患过麻疹的人均为易感者。该病传染性极强,易感者接触后90%以上均发病,病后有持久免疫力。幼时接种麻疹疫苗,以后未再复种,也未接触过麻疹病人,免疫力可逐年下降,也可成为易感者。成人多因儿童时患过麻疹或接种过麻疹疫苗获得免疫力。

婴儿可从胎盘得到母亲抗体,生后4~6月内有被动免疫力,以后逐渐消失。易感母亲的婴儿对麻疹无免疫力,生后即为麻疹易感者。

4.**流行现状与特征**　在广泛接种麻疹疫苗前,麻疹的流行非常严重,流行年份发病率可高达5000/10万以上,非流行年份发病率为150/10万左右。城市中每2~3年流行一次,以1~5岁小儿发病率最高。广泛接种麻疹疫苗后,麻疹表现出以下流行特征:

(1)发病率和死亡率大幅度下降;

(2)流行季节高峰推迟;

(3)发病年龄双向偏移,婴儿和成人麻疹病例比例增大;

(4)发病地区分布变迁:城市的发病率明显下降,而边远、少数民族地区及经济相对不发达地区发病率下降幅度较小,个别地区甚至出现发病率上升的情况。

(四)诊断标准

根据《麻疹诊断标准》(WS296—2008),依据流行病学史、临床表现和实验室检验结果可将麻疹病例分为疑似病例、临床诊断病例、流行病学诊断病例、确诊病例和排除病例。

1.**疑似病例**　具有发热、出疹,并伴有咳嗽、卡他性鼻炎或结膜炎症状之一者;或传染病责任疫情报告人怀疑为麻疹的病例。

2.**临床诊断病例**

(1)麻疹疑似病例无标本,或出疹后3天内采集的血标本检测麻疹/风疹IgM抗体均为阴性,且无其他原因可以明确解释者。

(2)麻疹疑似病例出疹后4~28天采集的血标本检测麻疹/风疹IgM抗体均为阴性,但与实验室诊断麻疹病例有明确流行病学联系,且无其他明确诊断者。

3.**流行病学诊断病例**　疑似病例无标本或检测结果阴性,但在出诊前6~21天与麻疹确诊病例有接触史者可诊断为流行病学诊断病例。根据2014年《全国麻疹监测方案》要求,所有麻疹病例必须进行实验室诊断。

4.**确诊病例**

(1)麻疹疑似病例血标本检测麻疹IgM抗体阳性者。

(2)从麻疹疑似病例的标本中分离到麻疹病毒或检测到麻疹病毒基因者。

5.**排除病例**

(1)麻疹疑似病例血标本检测麻疹IgM抗体阴性、风疹IgM抗体阳性,或经实验室确诊为其他发热出疹性疾病者。

(2)麻疹疑似病例无标本,或出疹后3天内采集的血标本检测麻疹IgM抗体阴性,但有其他原因可以明确解释者,如与风疹实验室确诊病例有流行病学联系。

(3)麻疹疑似病例出疹后4~28天采集的血标本麻疹IgM抗体阴性,且与实验室诊断麻疹病例无明确流行病学联系或有其他明确诊断者。

6. **麻疹的鉴别诊断** 麻疹与风疹临床表现与流行特征类似,要注意与风疹的鉴别诊断,其鉴别诊断要点详见表 14-9。

表 14-9 麻疹与风疹鉴别诊断要点

鉴别指标	麻疹	风疹
潜伏期	6~21 天	14~21 天
前驱期及常见症状	通常 3 天 卡他症状严重,高热、上呼吸道症状明显,咳嗽较重,眼畏光及流泪	1 天以内,或无前驱期 卡他症状轻微,发热甚轻或不发热
麻疹黏膜斑	有	无
皮疹	初为淡红色斑丘疹,后为暗红色斑丘疹,形态不整齐,先于面部,自上而下逐步出现,于第 3 天或第 5 天出透,通常于第 4 天开始消退	为淡红色斑丘疹,较麻疹小,分散或融合,先见于面部,发展迅速,24 小时内遍布全身,第 3 天到第 4 天或更早消退
淋巴结	全身浅表淋巴结可有轻度肿胀	全身浅表淋巴结肿胀,尤以耳后部、颈部、枕部淋巴结肿胀明显
色素沉着	有	无
脱屑	糠屑	少数有细糠脱屑或无
血象	白细胞减少,出疹期内淋巴细胞相对增多	白细胞大多减少,出疹期内淋巴细胞较多,可出现异型淋巴细胞

(五)治疗原则

麻疹治疗原则为对症治疗、支持性疗法和并发症治疗。

1. **对症治疗** 如对发热、咳嗽、烦躁不安者,必要时可采取退热、止咳、镇静处理。

2. **支持性治疗** 卧床休息。居室内空气要流通,要温暖湿润,注意勿使患者着凉。在发热出疹期间多喝水,给以易消化而富有营养的饮食,在恢复期除少吃油腻的食品外,不需忌口。在发疹期间,用温开水将毛巾浸湿擦净鼻子和眼睛,以保持清洁。或供给适量维生素 A,WHO 认为应用维生素 A 可减少并发症和病死率,病情恢复也较快,一次 10 万~20 万 IU 口服,连用 2 天。

3. **并发症治疗** 应及时对出现的肺炎、喉炎、中耳炎、脑炎、亚急性硬化性全脑炎等麻疹并发症进行治疗。

二、发现与报告

(一)发现

通过常规疫情报告(网络直报)、麻疹监测系统、主动监测、应急监测和社会信息等渠道发现麻疹病例和疫情,关键在于早期发现、及时处置。

医疗机构应每旬开展主动监测,并做好记录。承担主动监测任务的疾控中心或乡级防保组织应按照《预防接种工作规范》要求,每旬对辖区内医疗机构主动监测工作进行检查指导、督导评估。

县级及以上疾控机构,应每周对辖区内报告的麻疹疑似病例进行聚集性分析,以判断是否存在可能的麻疹暴发疫情。在对麻疹疑似病例调查过程中,应根据病例及其接触者的追踪情况,判断是否构成疑似麻疹暴发疫情。疾控机构发现麻疹暴发疫情后,应立即在麻疹监测信息报告管理系统中将同属一起暴发疫情的病例赋予相同的"暴发编码"进行病例关联,并报告同级卫生计生行政部门和上级疾控机构。在发现或接到暴发疫情报告后,县级疾控机构应成立麻疹暴发疫情调查组,并于24小时内启动现场调查工作。对暴发疫情涉及的每一例疑似病例均应进行流行病学个案调查、血标本采集、实验室检测,并开展风险评估以采取控制措施。

(二)报告

1. 个案报告　按照《全国麻疹监测方案》,传染病法定责任报告单位和责任疫情报告人在发现麻疹疑似病例或接到报告后,应按照网络直报要求尽快报告,如不具备网络直报条件,应采取最快的方式进行报告。

县级疾控机构应利用传染病自动预警信息系统,将辖区内报告的每一例麻疹疑似病例信息发送至麻疹监测相关人员。

2. 事件报告

(1)报告标准:根据《全国突发公共卫生事件应急预案》和《突发公共卫生事件相关信息报告管理工作规范(试行)》规定内容进行报告。

1)相关信息:一周内,在同一学校、幼儿园、自然村寨、社区、建筑工地等集体单位发生10例及以上病例,或出现2例及以上死亡病例时即应作为一起突发公共卫生事件进行报告。

2)事件报告:重大突发公共卫生事件(Ⅱ级):疫情波及2个以上县(市),且1周内发病水平超过前5年同期平均发病水平2倍以上。

较大突发公共卫生事件(Ⅲ级):一周内在一个县(市)行政区域内,发病水平超过前5年同期平均发病水平1倍以上。

一般突发公共卫生事件:由县区级卫生计生行政部门确认。

(2)报告时限和程序:获得突发公共卫生事件相关信息的责任报告单位和责任报告人,应当在2小时内以电话或传真等方式向属地疾控机构报告,具备网络直报条件的同时进行网络直报。不具备网络直报条件的责任报告单位和责任报告人,应采用最快的通信方式将"突发公共卫生事件相关信息报告卡"报送属地疾控机构,疾控机构接到"突发公共卫生事件相关信息报告卡"后,应对信息进行审核,确定真实性,2小时内进行网络直报,同时以电话或传真等方式报告同级卫生计生行政部门。

(3)报告内容:包括事件名称、事件类别、发生时间、地点、涉及的地域范围、人数、主要症状与体征、可能的原因、已经采取的措施、事件的发展趋势、下步工作计划等。整个事件发生、发展、控制过程中信息还应形成初次报告、进程报告、结案报告。

三、流行病学调查

(一)个案调查

每例麻疹病例、麻疹疑似病例都应进行流行病学个案调查。报告单位所在地的县级疾控机构负责组织开展麻疹疑似病例的流行病学个案调查、标本采集和送检工作。对于跨县(区)就诊的病例因返回其现住址等原因无法完成调查、采样的,报告单位所在地疾控中心应及时将信息反馈至病例现住址所在地县级疾控机构,由病例现住址所在地县级疾控机构负责最终完成调查、标本采集和送检工作。在开展流行病学个案调查的同时,报告单位所在地和病例现住址所在地的疾控机构应对病例居住地或活动场所进行调查,了解麻疹传播情况。

负责调查的专业人员应在接到报告后 48 小时内完成流行病学调查,填写"麻疹监测病例个案调查表"(表 14-11)。县级疾控机构要及时收集麻疹疑似病例个案调查表,并在完成调查后的 48 小时内录入麻疹专病监测信息报告管理系统。

(二)暴发疫情调查

1. **暴发定义**　根据我国实际情况,现阶段麻疹暴发疫情定义为以下任一种情况:①以村、居委会、学校或其他集体机构为单位在 10 天内发生 2 例及以上麻疹病例;②以乡(镇、社区、街道)为单位 10 天内发生 5 例及以上麻疹病例;③以县为单位,一周内麻疹发病水平超过前 5 年同期平均发病水平 1 倍以上。

2. **组织与准备**　麻疹暴发疫情的调查由县级卫生计生行政部门组织,县级疾控机构具体实施。县级疾控机构在发现或接到疫情报告后,应在 24 小时内到达现场开展调查。组织调查组,调查组成员一般包括流行病学、临床、实验室及其他相关人员等。根据疫情的规模和实际需要,携带必要的调查、取证、采样设备、防护用品、预防性药品和调查表格等。麻疹暴发疫情达到突发公共卫生事件规模或出现死亡病例的市级疾控制机构应参与调查;疫情规模达到较大及以上级别突发公共卫生事件,或出现 2 例及以上死亡病例的,省级疾控中心应参与调查。

3. **核实诊断**　对每起麻疹暴发疫情的疑似病例均应进行流行病学个案调查,至少采集 5 例暴发早期病例血清学标本(5 例以下应全部采集)。采集的标本应立即送到承担血清学检测任务的麻疹实验室进行检测,以核实诊断。同时,在每起暴发中根据表 14-12 的要求,采集 5 例左右新发病例的病原学标本,送省级麻疹实验室进行病毒分离。

在消除麻疹期,所有疑似病例均应采样进行实验室检测,明确传播范围,追踪隔离每一粒麻疹患者。

4. **主动搜索**　县级疾控机构要对当地各级医疗单位,特别是基层医疗单位开展病例主动搜索,必要时开展社区病例主动搜索;对出现暴发疫情的托幼机构、学校要核查晨检记录和因病缺课记录;对发生疫情的用工单位,应核查其务工人员进出登记和健康状况记录。

5. **流行因素调查**　参与现场调查的疾控机构应评估疫情发生地及周边地区 15 岁以下儿童麻疹疫苗接种情况、病例免疫史、学校查验接种证工作开展情况、病例居住环境、当地人口流动情况、医院感染情况,综合分析暴发原因。

6. **资料描述分析**

时间分布:通过对发病时间的统计学描述,根据首发病例时间和潜伏期推算暴露时间。

地区分布:通过描述发病的地区分布,看其是否有地区聚集性或波及多个地区,从而对疫点(疫区)的划分提供依据。

人群分布:分析不同特征人群中该病的分布,寻找病例与健康者的差异。分析病例的特征,如年龄、性别、种族、职业或其他相关信息。

7. **预防控制措施评价**　参与现场调查的疾控机构应对采取的应急接种、医院感染预防控制、传染源管理等措施进行分析,评价控制效果,预测疫情发展趋势,及时调整控制策略和措施。县级疾控机构在疫情处理完毕后 7 天内完成调查报告,逐级上报至省级疾控机构,同时填写"麻疹暴发疫情汇总信息表"(表 14-12),并录入麻疹监测信息报告管理系统。

四、样品采集与检测

(一)样品采集

1. 血标本

(1)采集出疹后 28 天内病例静脉血 2~3ml,加入到无菌试管中,标明采集日期和病例姓名、编号。

(2)填写完整的标本送检表,送检表上要注明病例编号。

(3)对出疹 3 天内麻疹 IgM 抗体阴性者,出疹后 4~28 天再采集第 2 份血标本。

2. 鼻咽拭子标本

(1)采集出疹前 5 天至出疹后 5 天的鼻咽拭子标本。

(2)使用的棉拭子和试管等应灭菌。

(3)用无菌棉拭子适度用力在鼻咽部和咽喉部擦拭,获得上皮细胞。

(4)把拭子放入有外螺旋盖并装有 2ml 病毒运输液的冻存管中。

(5)病毒运输液有商业成品可用。常用的病毒运输液为 pH 7.4~7.6 的 Hank's 液及组织培养液。

3. 采样要求

采集病原学标本的要求是在暴发疫情早期,应采集疫情早期至少 5 例病例的血标本和病原学标本,病例数小于 5 例者应全部采集。医疗单位负责对就诊的麻疹疑似病例采集血标本,完整填写标本送检表,并立即通知县级疾控机构。在流行病学调查、疫情处理等过程中发现的未就诊麻疹疑似病例,由县级疾控机构负责组织采集血标本。采集的血标本应在 24 小时内送至县级疾控机构。县级疾控机构收到标本后,将血清和标本送检表在 48 小时内送达本地区麻疹血清学实验室。发现暴发疫情时,要快速送检。

合格血标本的基本要求是:出疹后 28 天内采集,血清量不少于 0.5ml,无溶血,无污染;2~8℃条件下保存、运送。

(二)样品运送

1. 血标本

(1)标本采集后应在48小时内送到实验室,严防标本污染或容器渗漏。标本标签应清晰、防水。

(2)标本运送时附带标本送检表,送检表上要注明病例编号。安排运送日期并通知实验室,说明标本送达时间。

(3)血清标本运送前应在 2~8℃保存,如果 7 天内不能运送的,应置 -20℃以下保存,避免反复冻融。全血标本不能冻结。

2. 鼻咽拭子标本

(1)鼻咽拭子等病原学标本采集后应立即置 2~8℃保存。

(2)标本应尽快送达省级麻疹实验室。48 小时内能送达的,可在 2~8℃保存,否则 -70℃保存。无 -70℃保存条件者,可在 -20℃保存,但要在 1 周内送达。在 -70℃条件下保存的标本,1 个月内送达省级麻疹实验室。用于麻疹病毒核酸检测的标本要避免反复冻融,以免核酸降解。

(3)标本应在 2~8℃运输,严防标本污染或容器渗漏。

(4)标本保存和运送过程应避免日光照射。

(5)其他送检要求与血清标本相同。

3. 实验室生物安全

按照原卫生部发布的《人间传染的病原微生物名录》,麻疹病毒的危害程度分类为第三类,病毒培养和未经培养的感染性材料的操作应在 BSL-2 级实验室进行,灭活材料和无感染性材料的操作可在 BSL-1 级实验室进行,麻疹病毒相关标本的运输属于 B 类包装,航空运输 UN 编号为 UN3373。

(三)样本检测

1. 血清抗体检测　对血清标本作抗体捕捉 ELISA 法检测麻疹 IgM 抗体;对血清标本作间接定量 ELISA 法检测麻疹 IgM 抗体;对血清标本作间接 ELISA 法检测麻疹 IgG 抗体,血凝抑制试验检测血清标本中麻疹血凝抑制抗体。

2. 病毒分离　对鼻咽拭子、尿液作麻疹病毒分离。

3. 麻疹病毒核酸检测　对鼻咽拭子、尿液作麻疹病毒核酸检测。

五、防控措施

(一)隔离传染源

1. 隔离治疗病人　早期发现患者,早期隔离。一般麻疹患者可在家内由基层医务人员指导隔离治疗。一般病人隔离至出疹后 5 天,并发肺炎者延长至 10 天。对病人进行对症治疗和防治并发症。

2. 密切接触者管理　密切接触者包括患者的看护人员、家庭成员,以及托儿所、幼儿园、学校里的同班者或处在同一工作、生活、学习环境中的人群。对密切接触者自接触患者之日起 21 天内,进行医学观察,尽量减少其与他人接触,一旦出现发热、出疹等症状和体征,要立即报告。对未患过麻疹且无麻疹疫苗免疫史的密切接触者应立即接种麻疹疫苗;有条件者可先注射免疫球蛋白,3 个月后接种麻疹疫苗。

病人密切接触者中年幼、体弱或具有麻疹减毒活疫苗接种禁忌证者的易感人群,可采取免疫球蛋白被动免疫。常用人血丙种球蛋白或胎盘血丙种球蛋白,在接触后 5 日内注射,可达到不发病目的,6 日后注射只能起减轻症状作用。

(二)切断传播途径

麻疹流行期间避免易感儿到公共场所探亲访友,一般无并发症的患者在家中隔离以减少传播和继发医院内感染,患者住过的地方应开窗通风半小时以上,对病家提倡加强家庭和个人卫生,不主张过度消毒。

预防医院内感染。各类医疗机构要按照《医疗机构传染病预检分诊管理办法》的有关要求,对具有发热、出疹等症状的患者进行预检分诊。严格执行《医院感染管理规范》和《消毒管理办法》,收治麻疹患者的医院必须具备隔离条件,独立设区,病房内通风良好。认真落实消毒措施,加强医务人员的个人防护,避免发生麻疹的医院感染。

负责现场流行病学调查、采样和医疗救治的工作人员要加强个人防护,避免发生感染。

(三)保护易感人群

1. 健康教育　要把麻疹预防控制知识的宣传和普及作为科普知识宣传的重要内容,纳入当地健康教育规划。利用预防接种日和其他公众聚会活动,组织开展多种形式的健康教育,向公众宣传控制、消除麻疹策略和措施,使公众了解麻疹的危害、传播途径与预防方法,鼓励其自觉接种疫苗。

2. 预防接种

(1)常规接种:对易感儿童接种麻疹减毒活疫苗(或含麻疹疫苗成分的联合疫苗),是预防本病的首要措施。目前的免疫程序为:儿童满 8 月龄接种一针次,18~24 月龄复种一针次。部分地区采取入学时普种一针麻腮风联合疫苗,可有效预防学校内疫情的发生。

(2)强化免疫:是短期内迅速提高人群免疫力,阻断麻疹病毒传播的有效手段,包括初始强化免疫和后续强化免疫。

初始强化免疫是指根据麻疹流行病学特征,在一定范围、短时间内对高发人群开展的群体性接种。

后续强化免疫是指初始强化免疫结束后,每隔 3~5 年,在一定范围、短时间内对高发人群开展的群体性接种。

开展强化免疫应合理确定目标人群,制定具体实施方案,统一组织实施。确保强化免疫接种率达到 95% 以上。组织开展强化免疫要求如下:

1)由地方政府组织领导,各部门参与实施。

2)做好全社会宣传动员和摸底登记工作。

3)做好逐级培训,尤其是接种人员培训。

4)做好疫苗采购和接种计划。

5)保障后勤和冷链,保证有效接种。

6)接种点合理设置,安全实施接种。

7)加强接种异常反应监测和处理。

8)加强督导,保证接种率在 95% 以上。

9)对活动开展后续评估和总结。

(3)应急接种与群体性接种:麻疹暴发、流行时,县级以上地方人民政府或卫生计生行政部门需要采取应急接种措施的,依照《传染病防治法》和《突发公共卫生事件应急条例》的相关规定执行。

当发生麻疹暴发疫情后,根据疫情控制需要,按照《传染病防治法》和《疫苗流通和预防接种管理条例》的规定,可对患者居住地周围的易感人群开展麻疹疫苗应急接种。应急接种应根据麻疹疫情的流行特征和当地免疫状况等,确定应急接种范围和接种对象,并在短时间内完成,接种率应达到 95% 以上。应急接种工作的审批、组织和实施要严格执行《疫苗流通和预防接种管理条例》《预防接种工作规范》等有关要求执行。

县级以上地方人民政府卫生计生行政部门根据传染病监测和预警信息,为了预防、控制传染病的暴发、流行,需要在本行政区域内部分地区进行群体性预防接种的,应当报经本级人民政府决定,并向省、自治区、直辖市人民政府卫生主管部门备案。需要在省、自治区、直辖市行政区域全部范围内进行群体性预防接种的,应当由省、自治区、直辖市人民政府决定,并由省级卫生计生行政部门报向国务院卫生计生行政备案。需要在全国范围或者跨省、自治区、直辖市范围内进行群体性预防接种的,应当由国务院卫生计生行政部门决定。作出批准决定的人民政府或者国务院卫生计生行政部门应当组织有关部门做好人员培训、宣传教育、物资调用等工作。任何单位或者个人不得擅自进行群体性预防接种。

(四)监测

1.实验室监测

(1)血清学检测:承担血清学检测任务的麻疹实验室在收到疑似病例血清标本后,应于 3 天内完成麻疹 IgM 抗体检测,麻疹 IgM 抗体阴性的标本应在一周内完成风疹 IgM 抗体检测,以进行鉴别诊断。血清 IgM 抗体检测应用统一标准的 ELISA 方法,严格按操作规程进行。

(2)病原学检测:省级麻疹实验室在接到标本后 28 天内完成病毒分离工作,分离到的毒株在 14 天内送中国疾控中心病毒病预防控制所麻疹实验室(以下简称国家麻疹实验室)进行病毒基因定型。国家麻疹实验室在收到毒株标本 14 天内完成基因定型,并将结果反馈给送检单位。

2. 预测预警　各级疾控机构应定期组织有关专家,结合历年麻疹疫情、接种率及人群免疫状况等信息进行综合分析,对本地区麻疹疫情发生发展趋势进行预测,并及时向同级卫生计生行政部门提出预防控制工作建议。各级疾控机构应协助卫生计生行政部门开展风险评估,分析利用历年麻疹疫情、疫苗接种率及人群麻疹抗体水平调查等信息,对本地区麻疹疫情发生发展趋势进行预测、预警。

3. 免疫水平、疫苗效价和免疫成功率监测

(1)健康人群免疫水平监测:各省、自治区、直辖市可根据消除麻疹工作的需要,开展健康人群免疫水平调查,在兼顾监测具有连续性、代表性的同时,重点考虑常规免疫规划工作薄弱和流动人口聚集的地区。监测对象可分为 8 个年龄组:小于 1 岁、1 ~ 2 岁、3 ~ 4 岁、5 ~ 6 岁、7 ~ 10 岁、10 ~ 14 岁、15 ~ 19 岁、20 岁及以上的健康人群,或者根据当地麻疹发病的年龄特点、人口流动情况,适当调整分组。每个年龄组 30 ~ 50 人。

省级疾控机构负责制定监测工作方案、组织标本检测并进行质量控制,对监测结果进行分析、评价和上报;市级疾控机构负责监测工作的组织实施和技术指导;县级疾控机构负责标本的采集和运送工作。

(2)麻疹疫苗效价监测:省级疾控机构可根据实际工作需要,不定期选择省→市→县→乡→接种单位的疫苗运输路线,开展麻疹疫苗效价监测。

(3)免疫成功率监测:省级疾控机构可根据实际工作需要,组织开展含麻疹成分疫苗免疫成功率监测。选择一定数量监测点,各采集 30 ~ 50 名适龄儿童疫苗免疫前后的血标本进行检测,评价免疫效果。

(五)开展风疹控制工作

《2006—2012 年全国消除麻疹行动计划》中明确消除麻疹目标,但由于风疹与麻疹流行病学特征相似,临床不易鉴别。风疹的发病增加麻疹监测和控制工作的难度。因此,有条件的地区,在开展消除麻疹活动的同时,应有计划地开展风疹控制工作。

六、调查报告撰写

调查报告撰写格式与要求见技术要点相关部分。

七、保障措施

1. 加强政府领导,加大经费投入。
2. 建立协调机制,加强部门合作。
3. 加强专业队伍建设,提高防治水平和能力。
4. 加强国际合作与交流,积极争取支持。
5. 开展控制与消除麻疹的应用性研究。
6. 应急处理物品和器械准备,市、县级疾控机构重点要加强现场标本采集、冷藏运输器

械及调查表格的准备,确保开展麻疹应急接种所需疫苗和丙种球蛋白供应。各级麻疹实验室要根据需要及时更新实验器械,准备充足的采样耗材及试剂。

八、附件

麻疹监测病例个案调查表见表14-10,免疫预防相关疾病实验室检测申请表见表14-11,监测病例血标本送检及实验室检测结果登记表见表14-12,麻疹监测病例病原学标本送检及实验室检测结果登记表(参考)见表14-13,麻疹暴发疫情信息汇总表见表14-14。

表14-10 麻疹监测病例个案调查表

第一部分 流行病学个案调查(现场调查用)

一、传染病报告卡信息

1.1 传染病报告卡卡片编号:＿＿＿＿＿＿＿

1.2 患者姓名 *:＿＿＿＿(患儿家长姓名:＿＿＿＿)

1.3 身份证号:＿＿＿＿＿＿＿

1.4 性别 *:□男 □女

1.5 出生日期 *:＿＿＿年＿＿月＿＿日(公历)

    a. 年龄 *:＿＿＿＿(单位:□岁□月□日,如出生日期不详,可填写实足年龄)

1.6 患者工作单位:＿＿＿＿＿＿＿＿＿＿ 联系电话:＿＿＿＿＿＿＿

1.7 病人现住址属于 *:□本县区 □本市其他县区 □本省其他地市 □外省 □港澳台 外籍

1.8 病人现住址 *:＿＿＿省＿＿＿地(市)＿＿＿县(区)＿＿＿乡(镇、街道)＿＿＿村(居委)

1.9 患者职业 *:□幼托儿童 □散居儿童 □学生(大中小学) □教师 □保育员及保姆 □餐饮食品 □商业服务 □医务人员 □工人 □民工 □农民 □牧民 □渔(船)民 □干部职员 □离退休人员 □家务及待业 □其他 □不详

1.10 病例分类 *:□疑似病例 □实验室诊断病例 □临床诊断病例

1.11 发病日期 *:20＿＿年＿＿月＿＿日

1.12 诊断日期 *:20＿＿年＿＿月＿＿日＿＿时

1.13 死亡日期:20＿＿年＿＿月＿＿日

1.14 疾病名称:法定传染病:＿＿＿＿＿＿＿

1.15 填卡医生:＿＿＿＿＿＿＿

1.16 报告单位:＿＿＿＿＿＿＿

1.17 接触者有无相同症状:□无 □有

1.18 备注:＿＿＿＿＿＿＿＿＿＿＿＿＿＿＿＿＿＿＿

二、流行病学调查信息

2.1 报告日期 *:20＿＿年＿＿月＿＿日

2.2 调查日期 *:20＿＿年＿＿月＿＿日

2.3 病例户籍 *:□中国大陆 □中国香港 □中国澳门 □中国台湾 □其他国家＿＿＿＿

  户籍地址(大陆户籍填写)*:＿＿＿省(区、市)＿＿＿地(州、市)＿＿＿县(区)＿＿＿乡(镇、街道)

    户籍地相对现住址类型:□本县区 □本市其他县(区) □本省其他地(州、市)外省 □港澳台 □外国

如非本县区,发病时在现住址居住时间 *:□<7 日 □7-21 日 □22-3月(不含) □≥3 月

（注：如为外籍或港澳台病例，则选择在中国大陆居住时间）

2.4 是否在集体单位（学校、幼儿园、工厂等）*：□是 □否 □不详

　　如是，所在集体单位具体名称：_____

2.5 是否发热 *：□是 □否 □不详 如是，则发热日期为 *：20____年____月____日

2.6 是否出疹 *：□是 □否 □不详 如是，则出疹日期为 *：20____年____月____日

2.7 其他临床症状 *：

咳嗽	□是 □否 □不详	卡他性鼻炎	□是 □否 □不详
结膜炎	□是 □否 □不详	口腔黏膜斑	□是 □否 □不详
淋巴节肿	□是 □否 □不详	关节炎 / 关节疼痛	□是 □否 □不详

2.8 是否有其他并发症 *：□是 □否 □不详

　　具体为 □肺炎 □腹泻 □肠炎 □脑炎 □脑膜炎 □耳炎 □其他_____

2.9 含麻疹 / 风疹成分疫苗接种史（须详细填写）

疫苗种类：
1= 麻疹 / 风疹单苗
2= 麻 - 风联合
3= 麻 - 腮 - 风联合
4= 麻 - 腮联合
5= 麻腮风水痘联合
6= 不详

　　a. 含麻疹成分疫苗剂次数 *：□ 0 剂 □ 1 剂 □ 2 剂 □≥3 剂 □不详

　　　i 如接种过，第 1 剂接种日期：_____年____月____日 疫苗种类：□

　　　　　　　　　　第 2 剂接种日期：_____年____月____日 疫苗种类：□

　　　　　　　　　　最后一剂接种日期：_____年____月____日 疫苗种类：□

　　　Ii 免疫史信息来源：□预防接种证 □接种卡 □接种信息系统 □家长回忆

　　　iii 如为<15 岁儿童且未按照免疫程序完成应接种剂次数（注：8 ~ 17 月龄应已接种 1 剂，18 月龄

　　　　应已接种 2 剂），其主要原因是_____

　　b. 含风疹成分疫苗剂次数 *：□ 0 剂 □ 1 剂 □ 2 剂 □≥3 剂 □不详

　　　i 如接种过，第 1 剂接种日期：_____年____月____日 疫苗种类：□

　　　　　　　　　　第 2 剂接种日期：_____年____月____日 疫苗种类：□

　　　ii 免疫史信息来源：□预防接种证 □接种卡 □接种信息系统 □家长回忆

2.10 出疹前 7 ~ 21 日是否去过医院 *：□是 □否 □不详

医院名称				
日期				

2.11 是否与实验室确诊麻疹病例有流行病学关联 *：□是 □否 □不详

是否与实验室确诊风疹病例有流行病学关联 *：□是 □否 □不详

2.12 是否为已怀孕妇女：□是 □否 □不详；

若是，发病时怀孕周数：_____

2.13 是否为一起麻疹或风疹暴发疫情的病例 *：　　　　□是 □否

如是，是否为一起新的暴发 *：　　　　　　　　□是 □否

暴发编码：□□□□□□ – □□□□ – □□□

2.14 可能的感染地 *：□中国大陆 □中国香港 □中国澳门 □中国台湾 □其他_____
□不详

　　如为中国大陆，具体为：_____省（区、市）_____地（州、市）_____县（区）

　　详细感染地来源（尽可能具体到地区及单位）：_____

详述判断依据(尤其阐明出疹前 7～21 日详细活动情况): _____

_____

2.15 个案调查备注: _____

三、标本采集情况

3.1 是否采集第一份血标本 *： □是 □否 采集日期:20___年___月___日

3.2 是否采集第二份血标本 *： □是 □否 采集日期:20___年___月___日

3.3 是否采集病原学检测标本 *:□是 □否

    如是,标本类型:a. 咽拭子: □是 □否 采集日期:20___年___月___日

             b. 尿标本: □是 □否 采集日期:20___年___月___日

3.4 采集其他标本: _____ 采集日期:20___年___月___日

个案流行病学调查单位: _____ 调查人员: _____

第二部分 实验室检测结果与监测病例分类

四、血清学检测结果

4.1 第一份血标本收到日期 *:20___年___月___日

    麻疹 IgM *:□阳性 □阴性 □未检测

    风疹 IgM *:□阳性 □阴性 □未检测

    检测单位: _____检测结果报告日期 *:20___年___月___日

4.2 第二份血标本收到日期 *:20___年___月___日

    麻疹 IgM *:□阳性 □阴性 □未检测

    风疹 IgM *:□阳性 □阴性 □未检测

    检测单位: _____检测结果报告日期 *:20___年___月___日

4.3 是否采集急性期和恢复期血进行麻疹 IgG 抗体检测:□是 □否

    如是,第二份血麻疹 IgG 抗体是否≥4 倍升高或阳转:□是 □否 □未检测

        第二份血风疹 IgG 抗体是否≥4 倍升高或阳转:□是 □否 □未检测

    检测单位: _____检测结果报告日期 *:20___年___月___日

五、核酸检测结果

5.1 是否开展核酸检测 *:□是 □否

5.2 病原学标本收到日期 *:20___年___月___日

5.3 标本类型(可多选)*:□咽拭子 □尿 □其他: _____

5.4 检测方法(可多选)*:□荧光定量 RT-PCR □RT-PCR □RT-RFLP □其他_____

5.5 麻疹核酸检测结果为 *:□阳性 □阴性 □未检测

    人 RNaseP 基因检测结果为:□阳性 □阴性 □未检测

5.6 风疹核酸检测结果为 *:□阳性 □阴性 □未检测

    人 RNaseP 基因检测结果为:□阳性 □阴性 □未检测

    检测单位: _____检测结果报告日期 *:20___年___月___日

六、病毒分离结果

6.1 病原学标本收到日期 *:20___年___月___日

6.2 标本类型(可多选)*:□咽拭子 □尿 □其他: _____

6.3 病毒分离所用细胞 *:□ Vero-Slam 细胞 □其他: _____

6.4 分离鉴定结果 *:□麻疹病毒阳性 □风疹病毒阳性 □阴性 □其他: _____

检测单位 *:_____检测结果报告日期 *:20____年____月____日

七、基因型鉴定

7.1 基因型鉴定标本收到日期 *:20____年____月____日

7.2 标本类型 *(可多选):□病毒分离物　□PCR 阳性产物　□其他_____

7.3 麻疹病毒基因型鉴定结果 *□阳性　□阴性　□未检测

　　如为阳性,基因型:_____　　毒株命名:_____

7.4 风疹病毒基因型鉴定结果 *□阳性　□阴性　□未检测

　　如为阳性,基因型:_____　　毒株命名:_____

　　检测单位 *:_____　　检测结果报告日期 *:20____年____月____日

第三部分　病例分类

8.1 监测病例分类 *:

　　□实验室确诊麻疹病例　　　　　□实验室确诊风疹病例

　　□流行病学联系麻疹病例　　　　□流行病学联系风疹病例

　　□临床符合麻疹病例　　　　　　□临床符合风疹病例

　　□排除麻疹风疹病例　　　　　　□待分类

8.2 是否为与接种疫苗相关的发热出疹　□是　□否

8.3 麻疹病例感染来源 *:□本土病例　□输入病例　□输入相关病例　□感染来源不详病例

　判定依据 *:_____

表 14-11　免疫预防相关疾病实验室检测申请表

ID No □□□□□□□□□□病种:1、脊灰　2、麻疹　3、乙脑　4、流脑　5、其他_____
姓名_____　性别_____　　出生日期_____年____月____日
地址_____市_____县(区)_____乡(街道)_____村(居委会)
发病(1、麻痹　2、出疹　3、发热　4、其他_____)日期　20_____年____月____日
已免疫次数_____　　最后一次免疫日期_____年____月____日
标本类型　1、粪便　2、血清　3、鼻咽分泌液　4、脑脊液　5、其他_____
标本采集日期:第 1 份 20____年____月____日　第 2 份 20____年____月____日
收集标本单位　1、乡级　2、县级　3、市级　4、省级　　　收集标本者姓名_____
送检单位_____　标本送出日期 20____年____月____日　送标本者姓名_____
标本送检前保存状态　1、冰冻保存　2、4℃保存　3、未冷藏　4、其他_____
(以上各项由送检单位填写)
以下各项由接收标本实验室填写
实验室收到标本日期　20____年____月____日　收到标本者姓名_____
标本运送情况及质量1、冰未融化　2、冰已融化或未加冰　3、粪便标本污染　4、血清溶血　5、其他_____
标本量:粪便　F1____g　第 1 份____ml　　第 1 份____ml　　第 1 份____ml 　　　　血　　　　　　　　脑脊液　　　　　　其他 　　　　F2____g　第 2 份____ml　　第 2 份____ml　　第 2 份____ml

表 14-12 监测病例血标本送检及实验室检测结果登记表（参考）

送样单位：_____ 市_____ 县（市、区）_____ 送样人：_____ 送样日期：_____ 年___ 月___ 日

收样单位：_____ 市_____ 县（市、区）_____ 收样人：_____ 收样日期：_____ 年___ 月___ 日

送样单位填写									标本检测单位填写					备注
标本编号	姓名	性别	出生日期	现住址	出疹日期	最近 MCV 接种日期	采样日期	第几份血	标本状况	麻疹 IgM		风疹 IgM		
										检测结果	报告日期	检测结果	报告日期	

说明：1. 向麻疹风疹网络实验室送检血清标本使用本表。标本编号由送样单位编写。传染病报卡编号可在卡片编码生成后补填。送样单位填写部分内容应与个案调查表一致，方便标本检测单位在麻疹监测信息系统中查找病例

2. 采集份数 注明是第一份还是第二份血标本

3. 标本状况 由收样单位判断并填写，①合格 ②不合格

表14-13　麻疹监测病例病原学标本送检及实验室检测结果登记表（参考）

送样单位：_____　　收样人：_____　　联系电话：_____　　送样日期：____年____月____日

收样单位：_____　　收样人：_____　　联系电话：_____　　收样日期：____年____月____日

标本送样单位填写															标本检测单位填写					
标本编号	报告卡编号	姓名	性别	出生日期	最近MCV接种日期	出疹日期	标本采样日期			血清学结果		暴发/散发	暴发编码	现住址	送检样本类型	核酸检测		病毒分离		基因型鉴定	
							咽拭子	尿液	血液	MIgM	RIgM					结果	报告日期	结果	报告日期	结果	报告日期

说明：向麻疹风疹网络实验室送检病原学标本，省级向国家级麻疹风疹实验室送检病原学标本或病毒分离物可通用此表。标本编号由送样单位编写。送样单位填写部分内容应与个案调查表一致，方便标本检测单位在麻疹监测信息系统中查找病例

表 14-14 麻疹暴发疫情信息汇总表

_____省_____市_____县(市、区)

暴发编码□□□□□ - □□□□ - □□□

一、暴发疫情汇总数据

1.1 该起暴发病例总数:_____死亡病例数:_____

1.2 首例发病时间:20____年____月____日 末例发病时间:20____年____月____日

1.3 采集血标本的病例数:_____采集咽拭子的病例数:_____采集尿液标本的病例数:_____

1.4 麻疹 IgM 阳性例数:_____核酸阳性例数:_____病毒分离阳性例数:_____

1.5 报告麻疹基因型鉴定结果病例数:_____

1.6 暴发病例年龄特征:最小年龄_____最大年龄_____年龄中位数_____

二、暴发疫情概况

2.1 发现方式 *: □网络直报监测发现 □医疗卫生机构报告 □集体单位报告
□居民报告 □其他

2.2 暴发地点类别 *: □托幼机构 □小学 □中学 □大学 □军营 □工厂
□工地 □社区 □医院 □其他_____

2.3 接到报告时间 *:20____年____月____日

2.4 开展调查时间 *:20____年____月____日

2.5 疫情波及人数 *:_____

三、采取措施

3.1 是否开展医院病例主动搜索 *: □是 □否

如是,搜索到漏报麻疹病例数:_____

3.2 是否开展麻疹病例入户主动搜索 *: □是 □否

如是,主动搜索覆盖总人口数:_____ 搜索到未就诊病例数:_____

3.3 是否对暴发地含麻疹成分疫苗接种率进行调查 *: □是 □否

如是,调查年龄范围:____岁(或不足 1 岁填月龄____月龄)-____岁

调查人数:_____ 有明确含麻疹成分疫苗免疫史人数:_____

3.4 是否开展含麻疹成分疫苗应急接种 *: □是 □否

开始接种日期:20____年____月____日 完成接种日期:20____年____月____日

应急接种地区范围:□全村(集体机构) □全乡镇(社区) □全县

应急接种年龄范围:____岁(或不足 1 岁填月龄____月龄)-____岁

应急接种目标人数:_____ 实际应急接种人数:_____

3.5 采取的其他措施:_____

_____

_____

_____

填表说明:该表要求县级疾控中心在麻疹暴发疫情调查处理完毕 10 日内填写,并通过麻疹监测信息报告管理系统进行报告。标注 * 的为规定必须录入内容。其中,暴发疫情汇总数据通过麻疹监测信息报告管理系统的个案信息生成,需与现场调查掌握的暴发疫情数据进行核对。疫情波及人数是指该起暴发波及范围的总人口数。

技术要点

1. 乙类传染病

2. 潜伏期　7～21 天,平均为 14 天

3. 病原学　只有一个血清型,抗原性稳定

4. 流行病学　患者是唯一传染源、空气飞沫传播、人群普遍易感。该病传染性极强,病后有持久免疫力

5. 临床表现　发热、卡他症状、柯氏斑,皮疹自上而下,手掌、足底和疹间皮肤正常,初为淡红色,后部分融合成暗红色,有色素沉着及糠皮样脱屑,1～2 周消退。易与风疹混淆

6. 诊断标准　具备临床症状,或麻疹 IgM 抗体阳性

7. 治疗原则　加强护理,对症治疗,支持疗法和防治并发症

8. 发现与报告　按照消除麻疹要求尽快报告,散发 24 小时内,暴发 2 小时内

9. 突发事件相关信息　在同一学校、幼儿园、自然村寨、社区、建筑工地等集体单位 10 天内发生 2 例及以上麻疹疑似病例

10. 现场调查　每例麻疹病例、疑似病例都应 48 小时内调查,48 小时内录入麻疹专病监测信息报告管理系统

11. 样品采集和运输　采集出疹后 28 天内静脉血 3ml,病原学标本包括鼻咽拭子和尿标本,48 小时内常温或低温送到实验室,严防标本污染或容器渗漏。B 类包装运送,ELISA 或 PCR 法检测

12. 实验室检查　IgM(3 天内完成)、IgG、病毒分离

13. 防控措施　病人隔离至出疹后 5 天,并发肺炎者延长至 10 天。密切接触者医学观察 21 天,隔离。接种疫苗

14. 特异性措施　5 日内免疫球蛋白被动免疫

15. 健康教育　宣传麻疹防控知识,鼓励自觉接种疫苗

16. 效果评价　按照计划定期开展免疫成功率、人群免疫水平和疫苗效价监测

17. 前景展望　2020 年,至少在 WHO 的 5 个区域消除麻疹

【思考题】

一、不定项选择题

1. 麻疹病毒有_____个血清型,抗原性_____。

A.1　　　　　　B.2　　　　　　C.3　　　　　　D. 稳定　　　　　　E. 不稳定

2. 麻疹病例报告单位所在地及病例现住址所在地的县级疾控机构负责组织开展麻疹疑似病例的_____在开展流行病学个案调查的同时,应对病例居住地或活动场所进行调查,了解麻疹传播情况。

A. 流行病学个案调查　　　　　B. 标本采集　　　　C. 送检　　　　　D. 检测方法

3. 消除麻疹目标是:2012 年麻疹发病小于(　　　)

A. 1%　　　　　B. 5%　　　　　C. 1/10 万　　　　　D. 1/100 万　　　　　E. 5/100 万

4. 一般病人可居家隔离,隔离至出疹后_____天,并发肺炎者延长至_____天。对病人进行对症治疗和防治并发症。

A. 5　　　　　B. 6　　　　　C. 8　　　　　D. 9　　　　　E. 10

5. 麻疹实验室检测方法有(　　　)

A. 风疹病毒培养

B. 风疹病毒核酸检测(PCR)

C. 血清抗体检测

二、简答题

1. 简述麻疹较大突发公共卫生事件(Ⅲ级)的标准。

2. 麻疹预防的主要控制措施有哪些?

参考答案

一、不定项选择题

1. AD;2. ABC;3. D;4. AE;5. ABC

二、简答题

1. 一周内在一个县(市)行政区域内,麻疹发病水平超过前 5 年同期平均发病水平 1 倍以上。在缺乏前 5 年周平均发病水平资料的情况下,则按如下标准:在一个县(市)行政区域内,同一事件中麻疹累计发病 100 例以上;或者累计发病 10 例以上并出现死亡病例。

2. 按国家免疫规划疫苗免疫程序常规接种。当发生麻疹暴发疫情后,对患者居住地周围的易感人群开展麻疹疫苗应急接种。强化免疫是短期内迅速提高人群免疫力,阻断麻疹病毒传播的有效手段,包括初始强化免疫和后续强化免疫。

第四节　风　　疹

风疹是由风疹病毒引起的一种常见的急性呼吸道传染病,临床特征为低热、轻度上呼吸道炎症,耳后、枕后淋巴结肿大及全身性皮肤斑丘疹。怀孕妇女在孕期感染风疹会造成婴儿的先天性风疹综合征(CRS)。

一、概述

(一)病原学

风疹病毒属于披膜病毒科风疹病毒属,是限于人类的病毒。直径 50~70nm,呈不规则球形,中心病毒核酸为单股正链 RNA,有感染性。外有核壳体呈对称的二十面体,表面有脂质包膜,包膜表面有短刺突,能凝集多种动物红细胞。

风疹病毒的抗原结构相当稳定,现已知只有一个血清型。风疹病毒对紫外线和脂溶剂敏感。风疹病毒不耐热,56℃ 30 分钟,37℃ 1.5 小时均可将其杀死,对寒冷和干燥环境有一定的耐受力。

(二)临床表现

风疹的潜伏期一般为 14～21 天,平均 18 天。一般呈现症状轻或无明显症状。有低热或中度发热,一般为 1～2 天。全身皮肤在起病 1～2 天内出现淡红色充血性斑丘疹。有耳后、枕后、颈部淋巴结肿大或结膜炎或伴有关节痛(关节炎)。

先天性风疹综合征:低出生体重,先天性心脏病,白内障/青光眼,视网膜病,神经性耳聋;血小板减少性紫癜,溶血性贫血,再生障碍性贫血,脾肿大、黄疸、精神发育迟缓,小头畸形,脑膜脑炎,X 线骨质异常。

(三)流行病学

1. 传染源　风疹患者为传染源。

2. 传播途径　主要通过呼吸道飞沫传播,母亲在孕期患风疹,可以通过胎盘传染给胎儿。

3. 易感者　人群普遍易感,感染后可以获得持久的免疫力,但免疫力低下者可以发生再感染。

4. 流行特征　风疹呈世界性流行一年四季均可发生,冬春季是发病高峰期,好发于儿童,托幼机构或中小学校等人口集中场所易引起暴发流行。由于风疹临床症状轻微,多数呈现隐性感染、无皮疹及临床症状,但流行病学调查显示人群感染率高。由于风疹主要的危害是感染孕妇后累及胎儿的严重后果,因而必须加强对风疹流行的控制。同时,风疹和麻疹在症状上很相似,做好风疹的控制工作,也有利于进一步控制麻疹。

(四)诊断标准

基于临床表现结合流行病学做出临床诊断,根据血清风疹抗体的检测或风疹病原学检测结果予以确诊。依据《风疹诊断标准》(WS297—2008),可将风疹病例分为疑似病例、临床诊断病例、确诊病例以及先天性风疹综合征。

1. 风疹确诊病例

(1)流行病学史:既往未患过风疹,在发病前 14～21 天内与确诊的风疹患者有明确的接触史。

(2)临床表现:低热或中度发热 1～2 天,全身皮肤出现淡红色出血性斑丘疹。耳后、枕后、颈部淋巴结肿大或结膜炎或伴有关节痛(或关节炎)。

(3)实验室检查:咽拭子或尿液标本分离到风疹病毒或检测到风疹病毒核酸、血清风疹 IgM 抗体阳性(1 个月内未接种过风疹减毒活疫苗)、恢复期病人血清风疹 IgG 抗体或风疹血凝抑制抗体滴度较急性期升高≥4 倍、或急性期抗体阴性而恢复期抗体阳转。

2. 先天性风疹综合征

(1)患儿母亲在妊娠早期有风疹病毒感染史。

(2)临床表现:低出生体重,先天性心脏病,白内障/青光眼,视网膜病,神经性耳聋。血小板减少性紫癜,溶血性贫血,再生障碍性贫血,脾肿大、黄疸、精神发育迟缓,小头畸形,脑膜脑炎,X 线骨质异常。

(3)实验室检查:婴儿咽拭子、鼻咽吸出物、血/淋巴细胞、尿液、脑脊液或脏器活检标本分离到风疹病毒或检测到风疹病毒 RNA。婴儿血清风疹 IgM 抗体阳性。婴儿风疹 IgG 抗体水平持续与母体抗体水平持平或更高。

(五)治疗原则

无特殊治疗药物,主要为对症处理和支持性治疗。急性期卧床休息,保持室内空气流通,进食富含营养、易消化的流质、半流质饮食。发热、头痛可服用退烧镇痛药物。

先天性风疹综合征患儿根据病症专科治疗。确诊有风疹病毒感染的早期孕妇,为防止可能产生胎儿先天性畸形,建议及时终止妊娠。

二、发现与报告

(一)发现

通过常规疫情监测网络直报、麻疹监测系统等渠道发现病例和疫情。

(二)报告

因为风疹是一种发热出疹性疾病,其临床表现符合麻疹疑似病例,故应当作麻疹疑似病例进行报告与管理。

1. 个案报告　责任报告人发现疑似病例、临床诊断病例和确诊病例以及 CRS,填写传染病报告卡,网络直报单位应于 24 小时内通过传染病疫情监测信息系统进行报告。

2. 监测系统报告　同麻疹监测系统(略)。

3. 事件报告　同麻疹(略)。

三、流行病学调查

(一)个案调查

按照麻疹疑似病例的个案调查要求进行个案调查,麻疹疑似病例流行病学个案调查表适用于风疹。

(二)暴发调查

1. 风疹暴发定义　一周内同一学校、幼儿园、自然村寨、社区等集体单位发生 10 例及以上风疹病例。

2. 组织与准备、核实诊断、主动搜索、流行因素调查、预防控制措施评价等同麻疹的要求一样。

四、样品采集与检测

(一)样品采集

1. 血液　用于检测 IgM 诊断风疹的血液标本要在出疹后 28 天内病例静脉血 2~3ml,用于检测 IgM 诊断先天性风疹综合征或证实先天性风疹综合征的血液标本应尽早采集。若第一份标本的风疹 IgM 检测阴性,而对于确实存在临床或流行病学意义的先天性风疹综合征的可疑病例,需采集第 2 份血液标本。

用于检测 IgG 诊断风疹的第一份血液标本宜在急性期尽早采集,并间隔 2~4 周以上采集恢复期血液标本。用于检测 IgG 诊断先天性风疹综合征或证实先天性风疹综合征的血液标本宜在婴儿出生 6 个月以后风疹疫苗接种以前采集,同时须采集婴儿母亲血液标本。

用于检测血凝抑制抗体诊断风疹的第一份血液标本宜在急性期尽早采集,并间隔2~4周以上采集恢复期血液标本。用于检测IgG诊断先天性风疹综合征或证实先天性风疹综合征的血液标本宜在婴儿出生6个月以后风疹疫苗接种以前采集,同时须采集婴儿母亲血液标本。

2. **鼻咽拭子** 用于风疹病毒分离的鼻咽拭子标本宜在出疹前4~5天至疹后1~2天采集。至少采集2例(<10例病例的暴发)或5例(≥10例病例的暴发)新发病例的病原学标本。

(二)样本运送

1. **血标本** 血液标本采集后常规离心,血清标本若能于7天内检测,宜在2~8℃条件下保存,否则宜在≤-20℃条件下冷冻保存,于2~8℃冷藏运输。

2. **鼻咽拭子标本** 不能及时上样的标本液于-70℃条件冻存。用于风疹病毒核酸检测的标本要避免反复冻融,以免核酸降解。标本应在2~8℃冷藏运输。

(三)样本检测

1. **分离培养** 对咽拭子作风疹病毒培养。

2. **风疹病毒核酸检测** 对咽拭子作风疹病毒核酸检测。

3. **血清抗体检测** 用ELISA捕捉法检测风疹IgM抗体,用ELISA间接法检测风疹IgM抗体,用ELISA间接法检测风疹IgG抗体,用血凝抑制试验作风疹血凝抑制抗体检测。

五、防控措施

(一)控制传染源

1. **隔离治疗患者** 早期发现患者,早期隔离。一般风疹患者可在家内隔离治疗。需隔离至出疹后5天。在医院,对12个月以下患先天性风疹综合征的婴儿采取"接触隔离"措施,婴儿病后3个月尿液和咽部的风疹病毒培养为阴性,方可取消隔离。

针对风疹患者,主要以对症处理和支持治疗为主。对先天性风疹综合征患儿则需根据病情进行专科治疗。确诊有风疹病毒感染的早期孕妇,为防止可能产生胎儿先天性畸形,建议及时终止妊娠。

2. **密切接触者管理** 与患者密切接触的易感儿童应医学观察21天。如为孕妇密切接触者,尤其是妊娠前3个月的孕妇,应进行血清学检测,包括易感性或早期感染指标(IgM抗体)和相应指标的检查。

(二)切断传播途径

风疹流行期间避免易感儿到公共场所探亲访友,一般无并发症的患者在家中隔离以减少传播和继发医院内感染。患者住过的地方应开窗通风,保持空气新鲜。

妇女最好避免在风疹流行期妊娠,或在妊娠前进行全程风疹疫苗接种,可有效预防此病。未进行风疹疫苗接种已妊娠的妇女,尤其妊娠前3个月内,要尽可能避免与风疹病人接触,同时,少去车站、码头、剧场、舞厅等人口稠密的场所,以减少感染风疹的机会。

(三)保护易感人群

1. **健康教育** 要把风疹预防控制知识的宣传和普及作为科普知识宣传的重要内容,纳入当地健康教育规划。利用预防接种日和其他公众聚会活动,组织开展多种形式的健康教育,向公众宣传控制风疹策略和措施,使公众了解风疹的危害、传播途径与预防方法,鼓励其自觉接种疫苗。

2. 预防接种

(1)常规接种:对易感儿童接种风疹减毒活疫苗(或含风疹疫苗成分的联合疫苗),是预防本病的首要措施。目前的预防接种程序为:儿童满8月龄接种一针次,18～24月龄复种一针次。

(2)应急接种与群体性接种:同麻疹(略)。

六、调查报告撰写

同麻疹,略

七、保障措施

同麻疹,略

八、附表

同麻疹,略

技术要点

1. 丙类传染病

2. 潜伏期　14～21天,平均为18天

3. 流行病学　患者是唯一传染源、空气飞沫传播、人群普遍易感

4. 病原学　只有一个血清型,抗原性稳定

5. 临床表现　低热、轻度上呼吸道炎症,耳后、枕后淋巴结肿大及全身性皮肤斑丘疹。怀孕妇女在孕期感染风疹造成婴儿的先天性风疹综合征(CRS)

6. 诊断标准　具备临床症状,流行病学,或风疹IgM抗体阳性

7. 治疗原则　对症治疗,支持疗法和防止先天性风疹综合征

8. 发现与报告　24小时

9. 突发事件相关信息　参照麻疹

10. 现场调查　参照麻疹

11. 样品采集和运输　参照麻疹

12. 实验室检查　IgM、IgG、病毒分离

13. 防控措施　参照麻疹。确诊有风疹病毒感染的早期孕妇,为防止可能产生胎儿先天性畸形,建议及时终止妊娠

14. 健康教育　参照麻疹

【思考题】

简答题

1. 如孕妇为密切接触者,尤其是妊娠前 3 个月的孕妇,应采取如何措施?
2. 妇女如何预防先天性风疹综合征?

参考答案

简答题

1. 先进行血清学检测,包括易感性或早期感染指标(IgM 抗体)和相应指标的检查。如确诊有风疹病毒感染的早期孕妇,为防止可能产生胎儿先天性畸形,建议及时终止妊娠。

2. 最好避免在风疹流行期妊娠,或在妊娠前进行全程风疹疫苗接种,可有效预防此病。未进行风疹疫苗接种已妊娠的妇女,尤其妊娠前 3 个月内,要尽可能避免与风疹病人接触,同时少去车站等人口稠密的场所,以减少感染风疹的机会。

第五节 流行性脑脊髓膜炎

流行性脑脊髓膜炎(简称流脑)是由脑膜炎奈瑟菌引起并经呼吸道传播的一种化脓性脑膜炎。其主要临床表现为突发高热、剧烈头痛、频繁呕吐、皮肤黏膜瘀点、瘀斑及颈项强直等脑膜刺激征,严重者可有败血症休克及脑实质损害。以往我国此病发病率及病死率高,近 20 年来发病率明显下降,2004 年以来 C 群流脑发病增多,并时有暴发,引起多人死亡。

一、概述

(一)病原学

流脑的病原菌为脑膜炎奈瑟菌,俗称脑膜炎双球菌,为肾形或豆形革兰染色阴性双球菌。脑膜炎奈瑟菌的主要致病成分为内毒素,内毒素作用于小血管和毛细血管,引起坏死、出血,出现皮肤瘀点或瘀斑和微循环障碍,严重败血症时大量内毒素释放可造成 DIC 及中毒性休克。

荚膜多糖为脑膜炎奈瑟菌特异性抗原,分为 A、B、C、X、Y、Z、29E、W135、H、I、K、L12 个血清群。

本菌含自溶酶,如不及时接种,在数小时内易溶解死亡。本菌对环境的抵抗力低,对寒冷、干燥、高温、日光及紫外线都很敏感。经化学药剂如 1% 酚、0.1% 升汞、0.1% 苯扎溴铵、0.01% 度米芬、75% 乙醇等处理后很快死亡。

(二)临床表现

潜伏期为数小时至 10 天,一般为 2~3 天。主要临床表现为:发热、头痛、呕吐、脑膜刺激征,重症患者可有不同程度的意识障碍和(或)感染中毒性休克,约 70% 患者皮肤、黏膜出现瘀点或瘀斑。

(三)流行病学

1.传染源　传染源是带菌者和病例。带菌者对易感人群的危险性大于病例。

2.传播途径　病原菌主要借咳嗽、喷嚏、说话等由飞沫直接从空气传播,进入呼吸道引起感染。同睡、怀抱、喂乳、接吻等密切接触对2岁以下婴幼儿的传播有重要意义。

3.人群易感性　人群普遍易感。发病年龄从2~3个月开始,6个月至2岁时发病率最高,以后随着年龄增长而逐渐降低。易感人群被脑膜炎奈瑟菌感染后,60%~70%成为无症状带菌者,25%表现为皮肤出现瘀点,7%表现为上呼吸道感染,仅1%表现为化脓性脑膜炎。C群流脑重症病例高发年龄为18岁以下青少年。

4.流行特征

(1)全球的流行情况:世界大部分地区流脑疫情比较罕见,流脑主要表现为散发或小范围暴发。WHO估计每年除疫情外,脑膜炎奈瑟菌造成50万脑膜炎病例,其中5万例死亡。不同人群和国家中脑膜炎奈瑟菌感染风险不同。

(2)中国的流脑流行特征:中国是流脑高发的国家,历史上曾经有5次流脑大流行,分别为1938年,1949年,1959年,1967年和1977年,流行周期为8~11年,其中以1967年春季最为严重,发病率高达403/10万,发病超过304万,病死率为5.49%,流行范围波及全国城乡。流脑疫苗使用前,我国流脑的发病率较高,非流行年是3/10万~10/10万,小流行年是30/10万~50/10万,大流行年是100/10万~500/10万,但自1985年开展大规模流脑A群疫苗接种之后,流脑的发病率持续下降,自1990年起<1/10万;从1996年起,全国的流脑发病率在0.5/10万以下,2000年以来发病率一直稳定在0.2/10万左右,未再出现全国性大流行。

流脑周期性流行,在流脑疫苗广泛应用以前曾大约3~5年出现一次小流行,8~10年出现一次较大流行。广泛使用疫苗后,流行周期不明显。但流行季节高峰依然存在,大约在2~4月份。

流脑发病年龄以中小学生为主。疫苗使用前6月至2岁婴儿发病率较高。疫苗使用后,<1岁儿童发病率最高,13~18岁人群发病率较高,<15岁病例占65%~75%,部分地区民工等职业人群发病率较高,即流脑发病年龄后移。

流脑菌群出现变迁,我国以往以A群为流行菌群,B、C、Y、W135群有散发病例报告。近20年来,有B群、C群等脑膜炎奈瑟菌检出增多的现象,并出现C群流脑的暴发流行。

由于滥用抗生素,耐药的菌株不断增加,我国近年来A群、C群抗生素耐药性极为严重。国家级实验室检测表明,对复方新诺明完全耐药;对环丙沙星、左氧氟沙星等药物不同程度耐药;尚未发现对氨苄西林、美洛培南、头孢曲松、头孢噻肟、氯霉素、阿奇霉素、利福平耐药的流脑菌株。

(四)诊断标准

根据《流行性脑脊髓膜炎诊断标准》(WS295—2008),依据流行病学史、临床表现和实验室检验结果可将病人分为疑似病例、临床诊断病例和确诊病例。

1.疑似病例　流脑流行季节,出现发热、头痛、呕吐、脑膜刺激征等症状者,实验室检查末梢血象白细胞总数、中性粒细胞计数明显增加;或脑脊液外观呈浑浊米汤样或脓样,白细胞数明显增高,并以多核细胞增高为主,糖及氯化物明显减少,蛋白含量升高;颅内压力增高。以上病例作为流脑疑似病例报告。

2.临床诊断病例　疑似病例皮肤、黏膜出现瘀点或瘀斑者为临床诊断病例。

3. 确诊病例 疑似或临床诊断基础上,具有下述任一项者作为确诊病例:

(1)病原学:瘀点(斑)组织液、脑脊液涂片,可见革兰阴性肾形双球菌;或脑脊液、血液培养脑膜炎奈瑟菌阳性;或检测到脑膜炎奈瑟菌特异性核酸片断。

(2)免疫学:急性期脑脊液、血液检测到 Nm 群特异性多糖抗原;或恢复期血清流脑特异性抗体效价较急性期呈 4 倍或 4 倍以上升高。

(五)治疗原则

本病治疗以青霉素为首选抗生素抗菌治疗为主,辅以一般疗法、对症治疗。

二、发现与报告

(一)发现

通过常规疫情监测网络直报、流脑监测系统、主动监测、应急监测和社会信息等渠道发现病例和疫情。C 群重症病例死亡率较高,流脑防控的关键在于早期发现。

(二)报告

1. **个案报告** 按照《传染病防治法》《突发公共卫生事件与传染病疫情监测信息报告管理办法》等规定填写传染病报告卡,24 小时内进行网络直报。医疗机构还应负责流脑病例出院、转诊或死亡等转归情况的报告,县级疾控机构负责流脑病例转归情况的核实。

2. **流脑监测系统报告** 按照《全国流行性脑脊髓膜炎监测方案》开展流脑常规监测,发现流脑病例、流脑疑似病例应及时进行调查,并通过"流脑专病监测信息报告管理系统"进行上报。

3. **事件报告**

(1)报告标准:根据《全国突发公共卫生事件应急预案》和《突发公共卫生事件相关信息报告管理工作规范(试行)》规定内容进行报告。

1)相关信息:3 天内,同一学校、幼儿园、自然村寨、社区、建筑工地等集体单位发生 3 例及以上流脑病例,或者有 2 例及以上死亡。

2)事件报告

重大突发公共卫生事件(Ⅱ级):疫情波及 2 个以上县(市),且 1 周内发病水平超过前 5 年同期平均发病水平 2 倍以上。

较大突发公共卫生事件(Ⅲ级):一周内在一个县(市)行政区域内,发病水平超过前 5 年同期平均发病水平 1 倍以上。

一般突发公共卫生事件:由县区级卫生计生行政部门确认。

(2)报告时限和程序:获得突发公共卫生事件相关信息的责任报告单位和责任报告人,应当在 2 小时内以电话或传真等方式向属地疾控机构报告,具备网络直报条件的同时进行网络直报。不具备网络直报条件的责任报告单位和责任报告人,应采用最快的通信方式将"突发公共卫生事件相关信息报告卡"报送属地疾控机构,疾控机构接到"突发公共卫生事件相关信息报告卡"后,应对信息进行审核,确定真实性,2 小时内进行网络直报,同时以电话或传真等方式报告同级卫生计生行政部门。

(3)报告内容:包括事件名称、事件类别、发生时间、地点、涉及的地域范围、人数、主要症状与体征、可能的原因、已经采取的措施、事件的发展趋势、下一步工作计划等。整个事件发生、发展、控制过程中信息还应形成初次报告、进程报告、结案报告。

三、流行病学调查

(一)个案调查

县级疾控机构应在接到报告后 24 小时内,对报告病例开展流行病学调查,内容包括基本情况、临床表现、实验室检测情况、流脑疫苗接种史等,并详细填写"流行性脑脊髓膜炎个案调查表"(表 14-15),通过网络实施直报。

出现流脑死亡病例时,省级疾控机构要派人对死亡病例开展流行病学调查。

(二)密切接触者调查

密切接触者指同吃同住人员,包括家庭成员,托儿所、幼儿园、学校里的同班者及处在同一小环境中的人群。

辖区出现首例流脑病例时,县级疾控机构要对密切接触者在其预防性服药前采集咽拭子标本,以分离脑膜炎奈瑟菌。国家级监测点所在县级疾控机构对所有流脑病例的密切接触者采集咽拭子标本检测,分离脑膜炎奈瑟菌。

对密切接触者进行密切观察,一旦出现发病迹象(发热),立即送诊,以免延误。同时对密切接触者选择敏感抗生素进行预防性服药。

(三)暴发疫情调查

1. 流脑暴发定义 以村、居委会、学校或其他集体为单位,7 天内发现 2 例或 2 例以上流脑病例;或在 1 个乡镇 14 天内发现 3 例或 3 例以上的流脑病例;或在 1 个县 1 个月内发现 5 例或 5 例以上流脑病例疫情时,视为聚集性病例(暴发)。

2. 组织与准备 发生聚集性病例(暴发)疫情后,省或市级疾控机构要派人赴现场指导参与流行病学调查,调查单位应迅速成立现场调查组,调查组成员一般包括有关领导、流行病学工作者、临床医生、实验室工作人员、其他相关人员等。根据疫情的规模和实际需要,携带必要的调查、取证、采样设备,防护用品,预防性药品和相关书籍、调查表格等。

3. 核实诊断 查看已发现病例并进行流行病学调查,询问能够提供较详细的病人发病与发病前生活信息的人。查阅病历及化验记录、询问诊治医生,详细了解病例的临床表现、实验室检查结果、临床进程和治疗情况。收集病人的基本情况、症状体征、实验室检测及发病危险因素等资料。同时还需要分析临床采样的准确性,必要时重复采样进行检测。最后根据病例的临床表现、实验室检查与流行病学资料相互结合进行综合分析做出判断。

4. 主动监测与主动搜索 县级疾控机构根据规定开展流脑病例的主动监测和主动搜索。

5. 流行因素的调查 发生暴发疫情后,除对每例流脑病例作个案调查外,还应对患者居住环境、疫苗接种以及人口流动等影响因素情况,掌握流行特征。

6. 资料描述分析

时间分布:通过对发病时间的统计学描述,根据首发病例时间和潜伏期推算暴露时间。

地区分布:通过描述发病的地区分布,看其是否有地区聚集性或波及多个地区,从而为疫点(疫区)的划分提供依据。

人群分布:分析不同特征人群中该病的分布,寻找病例与健康者的差异,提出病因假设及其他潜在的危险因素。分析病例的特征,如年龄、性别、种族、职业或其他相关信息。

7. 预防控制措施评价 参与现场调查的疾控中心应对采取的预防控制措施进行分析,

评价控制效果,预测疫情发展趋势,及时调整控制策略和措施。

四、样品采集与检测

(一)样品采集

医疗机构发现疑似流脑病例时,无论是否使用抗生素治疗,都要尽快采集病人脑脊液、血液、瘀点(斑)组织液标本,标本要尽可能在使用抗生素治疗前采集。采集标本后,立即报告辖区县级疾控机构。有条件的医疗机构要分别采集 2 份脑脊液和血液标本,其中 1 份供自行检测用,应开展涂片检测、病原培养分离、抗原检测、抗体检测和核酸检测,另 1 份由疾控机构检测。不能进行上述检测的医疗机构只需采集 1 份标本。

县级疾控机构接到医疗机构报告后,当天应到医疗机构收集标本,并尽快将标本送市级疾控机构进行检测。

对首例流脑病例的密切接触者,县级疾控机构应在其预防性服药前采集咽拭子标本,监测点所在县对所有流脑病例的密切接触者采集咽拭子标本检测。对于病原和抗原检测阴性的病例,县级疾控机构要采集恢复期血清以进行血清抗体测定。

1. 脑脊液　采集 1ml 脑脊液,进行涂片检测、培养分离、抗原检测和核酸检测。

2. 血液　抽取病人全血 4ml,其中一部分用于分离血清,-20℃保存准备检测抗体,其余全血进行病原培养分离、抗原检测、核酸检测。

3. 瘀点(斑)组织液标本　选病人皮肤上的新鲜瘀点(斑),消毒后用针头挑破,挤出组织液,涂片镜检革兰阴性肾形双球菌。

4. 咽拭子　用长柄棉拭子采咽后壁两侧分泌物,立即接种于卵黄双抗培养基(EPV)或巧克力羊血平板,也可将咽拭子放入液体双抗增菌管内,增菌 8 ~ 12 小时以后分离培养。

(二)样本运送

医疗机构门诊及病房采集的标本应转送本院检验科或化验室妥善保存,并立即报告辖区县级疾控机构,联系转运标本。脑膜炎奈瑟菌比较脆弱,采集标本后,在运送样品或培养物时,应保持样品处于 20 ~ 36℃。切忌不能低温运送(检测抗体的血清标本除外)。流脑病例分离血清于 -20℃保存,准备检测抗体。检测抗体的血清标本应冷藏运送。

医疗机构检测的阳性分离物及其原始标本也应按上述要求妥善保存,并及时与辖区县级疾控机构联系转运标本。

(三)样本检测

血液、脑脊液、咽拭子分离培养脑膜炎奈瑟菌,再用玻片凝集试验做分群鉴定。脑脊液、血液、血清标本检测流脑特异性核酸。急性期和恢复期血清进行血清流脑特异性抗体测定,检测方法主要为酶联免疫吸附试验(ELISA)。急性期脑脊液、血液检测流脑特异性多糖抗原,检测方法主要为乳胶凝集试验。脑脊液、瘀点(斑)组织液镜检革兰阴性肾形双球菌。

部分具备上述检测能力的县级疾控机构,如能达到省或市疾控机构质量控制标准,可从事相应的病原学和血清学检测工作。已经检测过的标本,报告市级疾控机构后,直接送省级疾控机构。

市级疾控机构收到病例标本后,进行流脑病原检测;收集到急性期和恢复期血清后,进行血清抗体测定。收到标本 7 天内完成标本检测,并将检测结果、分离的菌株于 48 小时内送省级疾控机构;培养阴性的标本每月汇总送省级疾控机构。

各级疾控机构要及时将检测结果填入个案调查表,并录入数据库,通过网络直报。同时及时逐级反馈检测结果,县级疾控机构收到上级疾控机构检测结果后,应及时将结果反馈送检的医疗机构。

五、防控措施

(一)隔离治疗传染源

1. **加强医疗机构内流脑防控工作**　各级医疗机构要严格执行《医疗机构传染病预检分诊管理办法》中的各项规定,切实做好医院流脑预检、分诊工作;在发现疑似患者时,应立即进行诊治,并及时对其密切接触者进行检查、登记,采取适当的预防措施;要加强医院内消毒隔离和防护措施,防止流脑在医院内的交叉感染。

医务人员要加强培训,掌握流脑的临床特征、诊断标准、治疗原则,及时发现病人;同时要掌握消毒、隔离和个人防护知识和措施。

各级疾控机构要做好技术指导,卫生监督部门要加强对各项措施落实情况的督导检查。

2. **病人治疗与管理**　流脑病例应当按照属地化原则就地隔离治疗,至少隔离至症状消失后3天,但不得短于病后7天,收治医院要向当地疾控机构报告病例的转归情况。要尽早采取规范治疗,避免或减少严重并发症。如因病情严重需要转院治疗,必须采取严密的隔离措施。

医疗机构要按照监测要求,在对病人进行抗生素治疗前采集脑脊液、血液、咽拭子等标本,及时送实验室检测。对病人进行规范治疗。

3. **密切接触者管理**　密切接触者是指家庭成员、病人看护人员以及任何可能暴露于病人口腔、鼻咽分泌物的人员。对密切接触者必须采取下列措施:

(1)医学观察:对密切接触者进行医学观察随访,时间至少为7天(自最后接触之日算起),在此期间可不限制其活动,但要告知其尽量减少与他人接触,一旦其出现突然寒战、高热、恶心、呕吐、流涕、鼻塞、咽痛、全身疼痛、头痛等症状,要主动申报,并及时就诊。所在地乡村医生、校医、社区卫生服务中心(站)医务人员等负责医学观察工作。

(2)预防服药:发生流脑流行时,可对密切接触者采取应急预防性服药。对密切接触者,在预防性服药后,仍应作医学观察,以及时发现病人。必要时可同时接种流脑疫苗。

各地可以根据当地往年流脑细菌耐药性的相关情况,选择相应预防服药的种类,也可以参考国家卫生计生委网站上公布推荐使用的预防药物目录。

不建议大规模药物预防,因为药物可能引起不良反应,增加耐药可能性,无症状携带者大量存在,服药效果不佳;成本较高,资源有限,不能发挥最佳作用。

(二)切断传播途径

当地疾控机构专业人员开展和指导社区、学校等疫源地和周围环境开展湿式清洁,必要时用1%漂白粉澄清液或其他含氯制剂喷雾消毒,定期开窗通风。对物体表面可用适当浓度含氯制剂擦拭。

负责现场流行病学调查、采样和医疗救治的工作人员要加强个人防护,及时做好药物预防和免疫预防工作。同时注意避免医院内的交叉感染与传播。

(三)保护易感人群

1. **加强部门合作和健康教育,动员全社会参与**　可通过各种媒体宣传防治流脑的科普知识,增强广大群众预防流脑的意识。引导群众建立良好的卫生习惯,勤扫地、勤洗手、淡盐水漱口;托幼机构、中小学校、厂矿、工地、商场和影剧院等公共场所要搞好环境卫生,保证空气流通。

在流脑流行时,告知群众尽量避免探视病人或到流行地区探亲访友。发生暴发流行的地区应按《传染病防治法》的有关规定,暂停举行群众性聚会。

2. 预防接种

(1)常规接种:目前,纳入国家免疫规划的流脑疫苗有 A 群与 A+C 群流脑疫苗。免疫程序为在 6~18 月龄接种 2 剂次 A 群流脑疫苗或 A+C 群流脑结合疫苗(基础免疫),两剂次时间间隔不得少于 3 个月,3 周岁及 6 周岁各加强免疫 1 剂次 A+C 群流脑疫苗,第 1 剂次 A+C 群流脑疫苗与 A 群流脑疫苗第 2 剂次间隔不得少于 12 个月。

(2)应急接种:当发生流脑流行时,县级以上卫生计生行政部门根据《传染病防治法》《疫苗流通和预防接种管理条例》的规定,确定开展应急接种时,要按照《预防接种工作规范》的要求组织实施。

应急接种时,疾控机构应根据辖区人群免疫状况和疫情流行病学特征,提出目标人群和接种范围的建议,并提供技术指导。

合理选择应急接种的疫苗。如果病人病原检测结果为 C 群,使用 A+C 群流脑疫苗;如果无菌群检测结果,可首选 A+C 群流脑疫苗;如果病人病原检测结果仅为 A 群,可使用 A 群流脑疫苗,也可使用 A+C 群流脑疫苗。

A 群流脑多糖疫苗接种对象为 6 月至 15 岁儿童,或根据当地发病情况扩大接种年龄范围;A+C 群流脑多糖疫苗接种对象为 2 周岁以上儿童、中小学生及其他高危人群,在流行区可对 2 岁以下儿童接种。A+C 群流脑结合疫苗可用于 6 月至 2 岁儿童,也可用于 2 岁以上人群,对 2 岁以上人群推荐使用 A+C 群流脑多糖疫苗。

(四)监测

1. **暴发疫情的监测、报告及相关工作** 发生流脑暴发疫情后,在开展常规疫情监测的基础上,要进行下列监测工作:

(1)日报告和零报告:县级疾控机构要指导各级医疗机构开展日报告和零报告,即医院每天向辖区县级疾控机构汇总报告所发现的不明原因的突然发热、头痛或(和)出现瘀点/瘀斑等症状的病例,如果未发现流脑病例,则报告"零"病例。最后一例病例发病 10 天后,如没有出现续发疑似流脑病例可停止日报告和零报告。

(2)主动监测与主动搜索:县级疾控机构要根据疫情发展情况确定监测范围和时限,开展主动监测工作,定期到医疗机构核查门诊日志、入院记录,搜索疑似流脑病例,定期到发生疫情的学校、集中用工场所开展病例主动搜索,必要时到社区开展病例主动搜索。发现漏报病例,及时补报,并追踪调查。

(3)学校、托幼机构、工地等集体单位监测:发生疫情的学校和托幼机构要在疾控机构指导下开展晨检工作,每日对学生因病缺课或医疗机构学生集中就诊情况进行记录。各级疾控机构要定期到辖区托幼机构、学校检查晨检措施落实情况,并进行相关流行病学分析,提出防控措施建议。

发生疫情的工地和其他集体单位,要在疾控机构协助下设立务工人员进出登记制度,掌握本工地人员流动情况,对务工人员健康状况开展监测。

(4)应急接种监测:开展应急接种时,应将接种疫苗种类、接种对象和范围、接种人数和接种率等情况,逐级上报。

2. 人群流脑抗体水平和带菌率监测　每个流脑监测点分 7 个年龄组(<1 岁、1~2 岁、3~4 岁、5~6 岁、7~14 岁、15~19 岁、≥20 岁),每个年龄组采集至少 30 人的血清检测抗体水平。每年 9 月采血 1 次,每次采血 2ml,编号登记,进行流脑抗体水平的检测,同时注明采样对象接种流脑疫苗时间。

在开展人群抗体水平调查采集血液时,同时采集咽拭子标本,进行流脑菌株分离培养,了解健康人群 Nm 的带菌率、带菌群型。

(五)区域联防

疫情调查处理时要加强不同部门或机构间的协作,如疫情发生在两县或多县交界地区,由该市卫生计生行政部门负责协调处理该区域疫情;如属不同市,由省卫生厅负责协调处理该区域的疫情。

各级疾控机构要及时将有关疫情信息向相邻省市县疾控中心通报。省级卫生计生行政部门要适时向社会通报疫情。

六、调查报告撰写

调查报告撰写格式与要求见技术要点相关部分。

七、保障措施

(一)提高认识,加强领导

流脑是国家免疫规划疫苗所预防控制的一种传染病。各级政府要认真贯彻落实《传染病防治法》和《疫苗流通和预防接种管理条例》,将其纳入本地区国民经济和社会发展规划,确保国家免疫规划工作的实施。各级卫生计生行政部门要加强对流脑防治工作的领导,制定完善本地区流脑疫情控制应急预案,组织协调卫生技术力量,防止和控制疫情扩散。

(二)加强专业队伍建设与培训

充分重视免疫规划专业人员队伍建设,制订培训计划,结合岗前培训和继续再教育等方式,对疾控机构、医疗机构、社区保健单位和乡村卫生院(室)从事免疫规划及其相关工作的人员,逐级分期、分批进行专业培训和技能考核,提高免疫规划工作队伍的业务水平和综合防治能力,特别针对我国近年来部分省流脑流行菌群出现由 A 群向 C 群转移的趋势,各相关工作业务人员应及时更新知识,适应流脑防治形势的变化。开展流脑暴发疫情的应急演练,提高流脑暴发疫情的应急处理能力。

(三)组建暴发疫情应急处理小组

根据疫情应急处理工作的实际需要和事件的级别,疾控机构应根据当地政府或卫生计生行政部门应急指挥机构的要求,组建现场疫情处理小组。调查小组一般应由流行病学、临床、实验室、健康教育等专业人员组成,要设立负责人,组织协调整个调查组在现场的调查工作,各成员明确任务和职责。

(四)确保疫苗等应急物资的储备与供应

根据疫情严重程度、波及范围,及时向当地卫生计生行政部门报告,以及时做出应急接种相关控制措施决定,划定接种人群范围,积极组织疫苗、注射器等物资储备,确保冷链系统正常运作,保证储备充足,供应顺畅。确保开展流脑应急接种所需疫苗、应急预防服药所需相关药品的供应。

八、附件

流行性脑脊髓膜炎个案调查表见表 14-15,人群流脑免疫水平和带菌状况检测结果登记表见表 14-16,流脑疑似病例实验室标本送检表见表 14-17。

表 14-15　流行性脑脊髓膜炎个案调查表

病例编号:＿＿＿＿＿＿＿＿＿　　　　　　　　　　□□□□□□□□

调查单位:＿＿＿＿＿＿＿＿＿＿＿＿

病例调查者:＿＿＿＿＿＿　调查日期:＿＿＿年＿＿月＿＿日　　□□□□□□□□

一、基本情况

1. 传染病报告卡卡片编号:＿＿＿＿＿＿＿＿＿

2. 患者姓名:＿＿＿＿＿＿＿＿(患儿家长姓名:＿＿＿＿＿＿＿＿)

3. 身份证号:□□□□□□□□□□□□□□□□□□

4. 性别:(1)男　　(2)女　　　　　　　　　　　　　　　　　　□

5. 出生日期:＿＿＿＿年＿＿月＿＿日　　　　　　　　□□□□□□□□

6.(如出生日期不详,实足年龄*:＿＿＿＿年龄单位:□岁□月□天)　　□□□

7. 工作单位:＿＿＿＿＿＿＿＿＿　联系电话*:＿＿＿＿＿＿＿＿＿

8. 病人属于:

(1)本县区　(2)本市其他县区　(3)本省其他地市　(4)外省　(5)港澳台　(6)外籍　□

9. 家庭现住址:＿＿＿省＿＿＿地(市)＿＿＿县(区)＿＿＿乡(镇、街道)＿＿＿村(居委会)＿＿＿(门牌号)

10. 患者职业:

(1)幼托儿童　(2)散居儿童　(3)学生(大中小学)　(4)教师　(5)保育员及保姆　(6)餐饮食品业

(7)商业服务　(8)医务人员　(9)工人　(10)民工　(11)农民　(12)牧民　(13)渔(船)民

(14)离退休人员　(15)家务及待业　(16)其他　(17)不详

二、发病情况

1. 发病日期:＿＿＿＿年＿＿月＿＿日　　　　　□□□□/□□/□□

2. 初诊医疗机构:＿＿＿＿＿＿＿　初诊日期:＿＿＿年＿＿月＿＿日　　□□□□/□□/□□

3. 诊断医疗机构:＿＿＿＿＿＿＿　诊断日期:＿＿＿年＿＿月＿＿日　　□□□□/□□/□□

4. 报告单位:＿＿＿＿＿＿＿＿＿　报告日期:＿＿＿年＿＿月＿＿日　　□□□□/□□/□□

5. 病例转归:(1)痊愈　(2)好转　(3)未好转　(4)恶化　(5)死亡　　□

6. 如果死亡,死亡日期*:＿＿＿年＿＿月＿＿日　　　　　□□□□/□□/□□

三、既往疫苗接种情况

流脑疫苗免疫史:(1)无　(2)有　(3)不详　　　　　　　　　　□

1. 如有,接种次数:＿＿＿＿次　　　　　　　　　　　　　　□□

2. 接种依据(1)接种卡　(2)接种证　(3)回忆　　　　　　　　　□

3. 发病前最后一次接种时间

A 群疫苗接种时间：_____年___月___日　　　□□□□/□□/□□

A+C 群疫苗接种时间:最近接种：_____年___月___日　□□□□/□□/□□

四、流行病学史

1. 发病地点近期是否有同类(流脑)病人：(1)有　(2)无　(3)不详　　□

2 发病前一周与同类(流脑)病人接触史：(1)有　(2)无　(3)不详　□

3. 如有接触,接触方式：(1)同住　(2)陪护　(3)同校　(4)同单位　(5)其他　□

4. 家庭内同类(流脑)病人：(1)有　(2)无　(3)不详　　□

5. 如周边(同宿舍、同班、同校)有同类(流脑)病人,根据情况填写下表:

患者姓名	性别	年龄	与患者关系	发病情况

五、临床表现与治疗

1. 起病：　　　　　(1)急　(2)缓　(3)不详　　□

2. 头痛：　　　　　(1)剧烈　(2)轻微　(3)无　(4)不详　□

3. 恶心：　　　　　(1)有　(2)否　(3)不详　　□

4. 呕吐：　　　　　(1)有　(2)否　(3)不详　　□

5. 惊厥：　　　　　(1)有　(2)否　(3)不详　　□

6. 体温：_____.℃　　　　　□□.□

7. 皮肤瘀点、瘀斑　(1)较多　(2)较少　(3)无　(4)不详　□

8. 颈项强直：　　　(1)有　(2)否　(3)不详　　□

9. 意识障碍：　　　(1)有　(2)无　(3)不详　　□

10. 角弓反张：　　　(1)有　(2)无　(3)不详　　□

11. 若为婴儿,前囟隆起：(1)有　(2)无　(3)不详　□

12. 凯尔尼格征：　　(1)有　(2)无　(3)不详　　□

13. 布鲁津斯基征：　(1)有　(2)无　(3)不详　　□

14. 病人隔离　　　　(1)有　(2)无　(3)不详　　□

15. 如有隔离,隔离地点：(1)医疗机构　(2)在家　(3)其他:_____　□

16. 使用抗生素类药物：(1)有　(2)无　(3)不详　　□

17. 使用药物名称:_____

18. 使用效果：　　　(1)有效　(2)效果不明显　(3)无效　□

六、实验室检验结果

1. 血常规：(1)有　(2)无　　□

1.1 采集日期：　　　　　□□□□/□□/□□

1.2 血液白细胞总数_____×10^9 个 /L;　　　□□□□

1.3 中性粒细胞_____．_____%

2. 脑脊液常规：(1)有 (2)无 □

2.1 脑脊液标本采集日期：_____年___月___日 □□□□/□□/□□

2.2 外观 (1)清晰 (2)微混 (3)混浊 □

2.3 脑脊液蛋白质_____g/L(正常值<0.45 g/L) □

2.4 白细胞_____个/μL(正常值 0~15/μL) □

2.5 葡萄糖_____mmol/L □

2.6 氯化物_____mmol/L □

3. 实验室诊断：(1)有 (2)无 □

3.1 脑脊液培养 (1)A 群 (2)B 群 (3)C 群 (4)Y 群 (5)W-135 群 (6)未分群或其他群 (7)阴性
(8)未培养 □

3.2 脑脊液特异抗原检查 (1)A 群 (2)B 群 (3)C 群 (4)肺炎链球菌 (5)b 型流感嗜血杆菌
(6)阴性 (7)未作此项检测 □

3.3 脑脊液 Nm 特异 DNA PCR (1)A 群 (2)B 群 (3)C 群 (4)Y 群 (5)W-135 群
(6)未分群或其他群 (7)阴性 (8)未作此项检测 □

3.4 瘀点瘀斑图片检查是否见到革兰阴性双球菌 (1)是 (2)否 □

3.5 血液培养 (1)A 群 (2)B 群 (3)C 群 (4)Y 群 (5)W-135 群 (6)阴性 (7)未作此项检测

□

3.6 血液 Nm 特异 DNA PCR (1)A 群 (2)B 群 (3)C 群 (4)Y 群 (5)W-135 群
(6)未分群或其他群 (7)阴性 (8)未作此项检测 □

3.7 血清学抗体诊断结果(恢复期抗体滴度较急性期呈 4 倍以上增高)
(1)A 群 (2)C 群 (3)阴性 (4)未作此项检测 □

4. 药敏结果：(1)有 (2)无 □
若有,敏感药品:(1)_____(2)_____(3)_____(4)_____(5)_____

七、病例分类 *

1. 最终病例诊断结果 (1)疑似 (2)临床诊断 (3)实验室确诊 □

2. 病例临床诊断 (1)普通型 (2)暴发型 (3)不详 □

八、与该病例密切接触者的调查登记表

姓名	性别	年龄	职业	住址	与该病例接触情况			疫苗接种史	备注
					同住	同单位	邻居		

表14-16　人群流脑免疫水平和带菌状况检测结果登记表

编号(9位,前6位为国标码,后三位为对象编号)	姓名	性别(1.男;2.女)	年龄(岁)	职业(编码见填表说明)	接种疫苗种类(1.A;2.A+C;3.A与A+C;4.未种;5.不详)	接种次数	最后一次接种日期(月/日/年)	抗体检测				咽拭子培养结果(1.A;2.B;3.C;4.Y;5.W-135;6.其他;7.未分)	备注
								定性(1:X)		定量(μg/ml)			
								A群	C群	A群	C群		

填表人:

填表说明:各省监测点所在县在开展健康人群流脑抗体水平监测、带菌监测时,填写此表,并录入数据库,传送中国疾控中心

编号:为9位,前6位为国标码,后三位为对象编号

性别:1.男;2.女

职业编码:1.幼托儿童;2.散居儿童;3.学生(大中小学);4.教师;5.保育员及保姆;6.餐饮食品业;7.商业服务;8.医务人员;9.工人;10.民工;11.农民;12.牧民;13.渔(船)民;
14.干部职员;15.离退休人员;16.家务及待业;17.其他及不详

表 14-17 流脑疑似病例实验室标本送检表

ID No □□□□□□□□□□□ 病例:1.疑似 2.临床诊断 3.其他_____

姓名_____性别_____出生日期 _____年___月___日

地址_____市_____县(区)_____乡(街道)_____村(居委会)

发病(1.发热 2.脑膜刺激症状 3.其他_____)日期 20___年___月___日

已免疫次数_____ 最后一次免疫日期 _____年___月___日

标本类型 1.血液 2.血清 3.鼻咽分泌液 4.脑脊液 5.瘀点/斑组织液 6.其他_____

标本采集日期:第1份_____年___月___日 第2份_____年___月___日

收集标本单位 1.乡级 2.县级 3.市级 4.省级 5.家属 收集标本者姓名_____

标本送出日期 20___年___月___日 送标本者姓名_____

标本送检前保存状态 1.冰冻保存 2.4℃保存 3.保温 4.室温

送检单位_____

(以上各项由送检单位填写)

以下各项由检测标本实验室填写

实验室收到标本日期 20___年___月___日收到标本者姓名_____

标本运送情况及质量

1.标本运送条件合格 2.标本运送条件不合格 3.标本污染 4.其他_____

第1份___ml

标本量: 血清 脑脊液___ml 血液___ml 其他

第2份___ml

技术要点

1. 乙类传染病

2. 潜伏期 为数小时至10天,一般为2~3天

3. 病原学 脑膜炎奈瑟菌,内毒素作用于小血管和毛细血管引起坏死、出血

4. 流行病学 带菌者传播的危险性大于病人,空气飞沫传播,6月至2岁时发病率最高,人群普遍易感,散发或小范围暴发。C群流脑病死率高,耐药菌株不断增加

5. 临床表现 突发高热、剧烈头痛、频繁呕吐、皮肤黏膜瘀点、瘀斑及颈项强直等脑膜刺激征

6. 诊断标准 临床症状,脑脊液,瘀点或瘀斑,病原学

7. 治疗原则 抗菌治疗为主,辅以对症治疗

8. 发现与报告 散发24小时,重症病例、暴发疫情2小时

9. 突发事件相关信息 在同一学校、幼儿园、自然村寨、社区、建筑工地等集体单位3天内发生3例及以上流脑病例,或者有2例及以上死亡

10. 现场调查 24小时内

11. 样品采集和运输使用抗生素前采样,培养20~36℃之间运送

12. 实验室检查 血液、脑脊液、咽拭子分离培养脑膜炎奈瑟菌

13. 防控措施 接种疫苗。不建议大规模药物预防,无症状携带者大量存在,服药效果不佳。应急接种

14. 健康教育 科普

15. 效果评价 按照计划定期开展免疫成功率、人群免疫水平和疫苗效价监测

【思考题】

一、不定项选择题

1. 流脑疫情需要采集_____样本?

    A. 脑脊液   B. 血液   C. 瘀点(斑)组织液标本

    D. 咽拭子   E. 尿液

2. 流脑实验室检测指标有( )。

    A. 抗体   B. 病原培养   C. 抗原检测   D. 核酸检测   E. 毒力检测

3. 采集标本后,在运送样品或培养物时,应保持样品处于_____℃之间。

    A. 10~20   B. 20~36   C. 36~50   D. 50以上   E. 10以下

4. 流脑病例应当按照属地化的原则就地隔离治疗,至少隔离至症状消失后_____日,但不得短于病后_____日,收治医院要向当地疾控机构报告病例的转归情况。

    A. 1   B. 2   C. 3   D. 5   E. 7

5. 对密切接触者选用敏感的_____药进行预防服药。

    A. 抗菌   B. 抗病毒   C. 维生素

二、简答题

1. 流脑疫情现场如何进行流行病学调查?

2. 流脑疫情如何采样?

3. 如何进行流脑监测系?

参考答案

一、不定项选择题

1. ABCDE;2. ABCDE;3. B;4. CE;5. A

二、简答题

1.(1)临床资料;

(2)居民居住环境、自然环境等;

(3)疫区猪及蚊虫等动物的种类、分布、密度及感染情况等;

(4)人群免疫状况及人群感染状况调查等;

(5)流行因素调查:①分析资料:描述疾病的"三间分布";②建立病因假设,进行专题调查以验证假设。

2. 辖区出现首例流脑病例时,在其预防性服药前采集咽拭子标本,以分离脑膜炎奈瑟菌。如是国家级监测点,则对所有流脑病例的密切接触者采集咽拭子标本检测,分离脑膜炎奈瑟菌。

3. 按照《全国流行性脑脊髓膜炎监测方案》开展流脑常规监测工作。

第十五章 消化道传染病

第一节 痢 疾

痢疾分为细菌性痢疾(简称菌痢)和阿米巴痢疾,分别是由志贺菌属细菌和致病性溶组织阿米巴原虫引起的肠道传染病。

一、概述

(一)菌痢

菌痢是由志贺菌属引起的、以腹泻为主要症状的肠道传染病,是发展中国家的常见病、多发病,严重危害着人们的健康,尤其是儿童的身体健康。

1.病原学 志贺菌血清型众多。根据生化反应和 O 抗原的不同,将志贺菌属分为 4 个血清群(即痢疾志贺菌、福氏志贺菌、鲍氏志贺菌、宋内志贺菌,又依次称为 A、B、C、D 群),共有 47 个血清型(包括亚型和变种),其中 A 群 12 个、B 群 16 个、C 群 18 个、D 群 1 个。我国的优势血清型为福氏 2a、宋内 I 型。在发达国家和地区,宋内志贺菌的分离率较高。

2.临床表现

(1)潜伏期:数小时至 7 天,一般为 1～3 天。

(2)临床症状和体征:起病急骤,畏寒、寒战伴高热,继以腹痛、腹泻和里急后重,每天排便 10～20 次,但量不多,呈脓血便,并有中度全身中毒症状。重症患者伴有惊厥、头痛、全身肌肉酸痛,也可引起脱水和电解质紊乱,可有左下腹压痛伴肠鸣音亢进。

(3)临床分型

1)急性普通型(典型)菌痢:起病急,畏寒、发热,可伴乏力、头痛、纳差等毒血症症状,腹泻、腹痛、里急后重,脓血便或黏液便,左下腹部压痛。

2)急性轻型(非典型)菌痢:症状轻,可仅有腹泻、稀便。

3)急性中毒型菌痢:①休克型(周围循环衰竭型):感染性休克表现,如面色苍白、皮肤花斑、四肢厥冷、发绀、脉细速、血压下降等,可伴有急性呼吸窘迫症。常伴有腹痛、腹泻。②脑型(呼吸衰竭型):脑水肿甚至脑疝表现,如烦躁不安、惊厥、嗜睡或昏迷、瞳孔改变,呼吸衰竭,可伴有急性呼吸窘迫症,可伴有不同程度的腹痛、腹泻。③混合型:具有以上两型的临床表现。

4)慢性菌痢:急性菌痢反复发作或迁延不愈,病程超过 2 个月以上。

3.流行病学

(1)传染源:传染源为菌痢患者及带菌者,其中轻型(非典型)患者、慢性患者及带菌者由于症状轻或无症状而易被忽略,故在流行病学上的意义更大。

(2)传播途径:菌痢的传播途径主要为粪-口传播,常通过被污染的食物、水引起暴发或流行,通过日常生活接触及苍蝇等生物媒介引起散发病例。

(3)易感人群:人群普遍易感,病后可获得一定的免疫力,但持续时间短。不同菌群及血清型之间无交叉免疫,但有交叉抗药性,故容易复发和重复感染。

(4)流行特征:本病全年均可发生,有明显季节性,夏秋季多发。以儿童发病最高,其次为中青年。

4.诊断标准　根据《细菌性和阿米巴痢疾诊断标准》(WS287—2008),结合流行病学史、临床表现和实验室检验结果可将病例分为疑似病例、临床诊断病例和确诊病例。

(1)疑似病例:腹泻,有脓血便、黏液便、水样便或稀便,伴有里急后重症状,尚未确定其他原因引起的腹泻者。

(2)临床诊断病例

流行病学史:病人有不洁饮食和(或)与菌痢病人接触史。

临床表现:详见临床分型的内容。

实验室检查:粪便常规检查,白细胞或脓细胞≥15/HPF(400倍),可见红细胞、吞噬细胞。排除其他原因引起的腹泻。

(3)确诊病例:临床诊断病例 + 粪便培养志贺菌阳性。

5.治疗原则

(1)对症治疗:进易消化饮食,注意水电解质平衡,可给口服补液盐,必要时补液盐和静脉输液同时应用。出现休克症状时应进行抗感染、抗休克治疗。

(2)病原治疗:菌痢可以是自限性的,轻型菌痢患者可以不使用抗生素。对症状比较严重的患者,抗生素治疗可缩短病程、减轻病情和缩短排菌期。但是,治疗痢疾Ⅰ型志贺菌感染时,由于许多抗生素可以刺激痢疾Ⅰ型志贺菌释放志贺毒素,诱发溶血性尿毒综合征,故应慎用抗生素。由于临床分离菌株常为多重耐药性,使用抗生素时应根据当地流行菌株药敏试验或患者粪便培养结果而定。

(二)阿米巴痢疾

阿米巴痢疾,又称肠阿米巴病,是由致病性溶组织阿米巴原虫侵入结肠壁后所致的、以痢疾症状为主的消化道传染病。病变多在回盲部结肠,易复发变为慢性。原虫亦可由肠壁经血流 - 淋巴或直接迁徙至肝、肺、脑等脏器成为肠外阿米巴病,尤以阿米巴肝脓肿最为多见。

1.病原学　痢疾阿米巴为人体唯一致病性阿米巴,在人体组织及粪便中有大滋养体、小滋养体和包囊三种形态。滋养体在体外抵抗力薄弱,易死亡。包囊对外界抵抗力强。

(1)滋养体:大滋养体 20～40 μm 大小,依靠伪足作一定方向移动,见于急性期患者的粪便或肠壁组织中,吞噬组织和红细胞,故又称组织型滋养体。小滋养体 6～20 μm 大小,伪足少,以宿主肠液、细菌、真菌为食,不吞噬红细胞,亦称肠腔型滋养体。当宿主健康状况下降,则分泌溶组织酶,加之自身运动而侵入肠黏膜下层,变成大滋养体;当肠腔条件改变不利于其活动时变为包囊前期,再变成包囊。滋养体在传播上无重要意义。

(2)包囊:多见于隐性感染者及慢性患者粪便中,呈无色透明的类圆形,直径为 10～16 μm 大小,成熟包囊具有 4 个核,是溶组织阿米巴的感染型,具有传染性。包囊对外界抵抗力较强,在粪便中可存活至少 2 周,水中可存活 5 周,冰箱中可存活 2 个月,对化学消毒剂抵抗力较强,能耐受 0.2% 过锰酸钾数日,普通饮水消毒的氯浓度对其无杀灭作用,但对热(50℃)和干燥很敏感。

2. 临床表现

(1)潜伏期:1周至数月不等,甚至可长达1年以上,多数为1~2周。

(2)临床症状和体征:发热、腹痛、腹泻、果酱样黏液血便,右下腹压痛,全身症状不重,但易迁延为慢性或多次复发。

(3)临床分型

1)急性阿米巴痢疾(普通型):起病缓慢,间歇性腹痛,右下腹部可有压痛,腹泻,黏液血便,典型呈果酱样。

2)急性阿米巴痢疾(重型):起病急,高热伴明显中毒症状,剧烈腹痛、腹泻,大便每日数10次,大便为水样或血水样便,奇臭,可有脱水、电解质紊乱、休克等临床表现。

3)慢性阿米巴痢疾:常为急性型持续,病程超过数月,症状持续存在或反复发作。

4)轻型:间歇性腹痛腹泻,症状轻微,大便可检出阿米巴包囊。

3. 流行病学

(1)传染源:慢性患者、恢复期患者及包囊携带者是主要传染源。

(2)传播途径:消化道传播为主要传播途径,通过摄入被包囊污染的水源、蔬菜、瓜果食物等而感染;亦可通过污染的手、用品、苍蝇、蟑螂等间接经口传播。

(3)易感人群:人群普遍易感,但婴儿与儿童发病机会相对较少。人群感染后特异性抗体滴度虽高,但不具有保护作用,故易再感染。

(4)流行特征:本病遍及全球,多见于热带与亚热带地区。我国多见于北方;发病率农村高于城市;男性高于女性;成人多于儿童,大多为散发,偶因水源污染等因素而暴发流行。

4. 诊断标准　根据《细菌性和阿米巴痢疾诊断标准》(WS287—2008),结合流行病学史、临床表现和实验室检验结果,可将病例分为疑似病例、临床诊断病例和确诊病例。

(1)疑似病例:起病较缓,腹泻,大便带血或黏液便有腥臭,难以确定其他原因引起的腹泻者。

(2)临床诊断病例

1)流行病学史,进食不洁食物史;

2)临床表现:分型临床表现(见上);

3)实验室检查:粪便涂片检查可见大量红细胞、少量白细胞、夏科-雷登结晶。

应同时具备以上条件或抗阿米巴治疗有效。

(3)确诊病例:临床诊断病例+粪便涂片检查可见溶组织内阿米巴滋养体和(或)包囊。

5. 治疗原则　一般预后良好,暴发型病例,心包、肺、脑迁徙性脓肿以并发肠出血、肠穿孔等预后不良。急性期应卧床休息,肠道隔离至症状消失、大便连续3次查不到滋养体和包囊,加强营养,重症患者给予输液、输血等支持治疗。使用甲硝唑、替硝唑、奥硝唑、塞克硝唑和二氯尼特以及抗生素等进行病原治疗。

二、发现与报告

阿米巴痢疾少见,偶有水源性暴发疫情,现已极为罕见,本处以菌痢为例进行介绍(下同)。

(一)发现

通过常规疫情监测网络报告、腹泻病门诊、疾病监测点、应急监测和社会信息等渠道发现病例和疫情。

(二)个案报告

责任报告人发现菌痢疑似病例、临床诊断病例、确诊病例以及病原携带者,填写传染病报告卡,网络直报单位应于24小时内通过传染病疫情监测信息系统进行报告。

(三)事件报告

1. 报告标准 根据《国家突发公共卫生事件相关信息报告管理工作规范(试行)》规定内容进行报告。

(1)相关信息报告:3天内,在同一学校、幼儿园、自然村寨、社区、建筑工地等集体单位发生10例及以上菌痢病例,或出现2例及以上死亡时。

(2)突发公共卫生事件报告

重大突发公共卫生事件(Ⅱ级):疫情波及2个以上县(市),且1周内发病水平超过前5年同期平均发病水平2倍以上。

较大突发公共卫生事件(Ⅲ级):一周内在一个县(市)行政区域内,菌痢发病水平超过前5年同期平均发病水平1倍以上。

一般突发公共卫生事件:由县区级卫生计生行政部门确认。

2. 报告时限和程序 获得突发公共卫生事件相关信息的责任报告单位和责任报告人,应当在2小时内以电话或传真等方式向属地疾控机构报告,具备网络直报条件的同时进行网络直报。不具备网络直报条件的责任报告单位和责任报告人,应采用最快的通信方式将《突发公共卫生事件相关信息报告卡》报送属地疾控机构,疾控机构接到《突发公共卫生事件相关信息报告卡》后,应对信息进行审核,确定真实性,2小时内进行网络直报,同时以电话或传真等方式报告同级卫生计生行政部门。

3. 报告内容 包括事件名称、事件类别、发生时间、地点、涉及的地域范围、人数、主要症状与体征、可能的原因、已经采取的措施、事件的发展趋势、下一步工作计划等。整个事件发生、发展、控制过程中信息还应形成初次报告、进程报告、结案报告。

三、流行病学调查

菌痢暴发疫情发生后,疾控机构应在最短的时间内组织好相应的人员、物资和采样用品和器材,赶赴现场,做好流行病学调查工作,调查可能的传染源、传播途径及影响因素,发现和追踪密切接触者,为疫情的预防控制提供科学依据。

(一)个案调查

为了查明患者发病原因,对病人、疑似病人应调查了解其基本情况、发病情况,重点是发病前的饮食史、活动史、同类病人接触史。调查同时填写"细菌性痢疾个案调查表"(表15-1)。

(二)暴发调查

1. 组织与准备

(1)组织及实施:疫情发生地的疾控机构应在接到疫情报告后2小时内开展现场流行病学调查,及时采取相应预防、控制措施,并将调查结果及时向同级卫生计生行政部门和上级疾控机构报告。

(2)调查准备:调查单位应迅速成立现场调查组,制定流行病学调查计划,明确调查目的、调查组人员组成,确定成员的任务及职责。调查组成员一般包括有关领导、流行病学工作者、临床医生、消毒人员、实验室工作人员、其他相关人员等。根据疫情的规模和实际需要,携带必要的调查、取证、采样设备,消杀器械,防护用品,预防性药品和相关书籍、调查表格等。

2. 调查内容和方法

(1)背景资料收集:当地地理、气象、人口等资料的收集。通过查阅资料、咨询当地相关部门等方法了解当地的地理状况(如地理位置、流域、地形地貌、湖泊、河流、交通状况等)、气象资料(如气温、降雨量、湿度等)、人口资料(人口总数、年龄别构成、流动人口数)、生产生活方式和卫生习惯(喝生水、吃生冷食品等)、特殊风俗(如"吃大席")、社会状况以及其他相关资料等。

(2)历史及监测相关资料调查:通过查阅疾控机构、医院和个体诊所相关资料,了解当地主要的肠道传染病种类、既往发病情况,菌痢暴发疫情发生情况,腹泻病门诊开设、就诊和病原分离情况。

(3)病例搜索和流行病学调查:在当地主要医疗机构和个体诊所采用查看门诊日志、检验登记本和住院病历等临床资料以及处方、抗生素类药品使用量、入村入户调查等方式主动搜索腹泻病人。对搜索出的病例进行登记、随访、采样、检验以鉴别诊断。

对于搜索和报告的菌痢病例(包括疑似、临床和实验室诊断病例)应及时开展流行病学调查和标本的采集。调查内容包括:病例基本情况、发病经过和就诊情况、临床表现、实验室检查、诊断和转归情况、居住地及家庭背景、个人暴露史、密切接触者情况等。

1)临床资料:通过查阅病历及化验记录、询问诊治医生等方法,详细了解病例的临床表现、实验室检查结果、临床进程和治疗进展等情况。

2)病例家庭及家居环境情况:通过询问及现场调查了解病例家庭人员情况、家庭居住位置、家居环境、苍蝇等生物媒介种类和数量、厕所类型、粪便处理情况。

3)病例及家庭的饮水、饮食习惯:病家饮用水源:水井、水塘、自来水等;厨房位置、卫生状况、食品储存、加工方式情况;饮水、饮食习惯;水源、厨房和厕所的地理位置。

4)病例活动史、接触史及暴露史:发病前7天内活动时间、地点和范围,有无参加聚餐等活动;与菌痢病例和带菌者接触情况:接触时间、接触方式(同吃、同住和护理等)、接触频率、接触地点等。确定病例发病后的详细活动时间、地点和范围,追踪密切接触者。

(4)流行因素调查

1)描述疾病的"三间分布"

时间分布:通过对报告和搜索病例发病时间的统计学描述,基本确定暴发的类型、首发病例时间以及根据菌痢的一般潜伏期推算出暴露时间等。

地区分布:通过描述发病的地区分布,绘制标点地图,看其是否有地区聚集性或波及多个地区,从而为疫点(疫区)的划分提供依据。

人群分布:分析不同特征人群中该病的分布,寻找病例与健康者的差异,有助于提出病因假设及其他潜在的危险因素。分析病例的特征,如年龄、性别、种族、职业或其他相关信息,可为寻找高危人群、特异的暴露因素提供线索。

2)建立病因假设,进行专题调查以验证假设:根据三间分布特点,建立有关事件的初步假设。假设应包括以下几方面:危险因素来源(如食品、水等)、传播方式和载体(如苍蝇等)、与疾病有关的特殊暴露因素等。

根据病因假设,采用病例-对照研究等方法,编制调查表,调查病例和对照可疑饮食史,通过比较可疑食品或饮水等在两组中的差异,验证假设。

3)流行因素调查:根据调查结果,判断暴发类型是水源、食源或混合型暴发,进行相应调查。

食源性暴发调查:选择最了解事件情况的有关人员,详细了解有关食物及其常用原料的来源、运输、储存、加工方法和过程、成品和半成品存放等一系列环节,并采集相应的样品进行检测,确定被污染的环节和污染源。

水源性暴发调查:当地居民饮用水基本情况:饮用水类型(集中式、分散式、二次供水)、供水范围和覆盖人口,重点区分发病人群和未发病人群饮水情况;饮水质量:制备工艺、水质监测结果(出厂水、末梢水)、二次供水水箱消毒效果;受污染状况:取水点卫生状况、管网破损及其受污染情况;特殊事件:如供水消毒设备检修、损坏、管网改建等;采样检测:采集相应的样品进行检测,确定被污染的环节和污染源。

其他因素调查:调查病例可能存在的其他感染因素,如密切接触传播、日常生活接触传播、媒介生物传播。

四、标本采集与运送

(一)标本的采集

标本的采集应该与流行病学调查工作紧密结合,包括对病人、疑似病人、密切接触者进行采样。采集的标本可以是粪便、呕吐物、肛拭子和血清等,其中应以粪便为主,特别是菌痢病人脓血便的采集更加有意义,同时由于要进行病原分离,因此尽可能在未使用抗生素之前采集。

1. 粪便标本的采集　以采集腹泻病人的脓血便为主。如为水样便,则用吸管吸取1~5ml;如为成形便则用无菌棉拭子采集蚕豆大小的便量(5~8g),置于灭菌管内或经增菌后送检。采集肛拭子标本时,可用无菌棉签由肛门插入直肠内3~5cm处转动再取出,棉签应沾有粪便,插入保存液或无菌试管内送检。粪便标本应在2小时内尽快送检,否则应将标本放入 Cary-Blair 运送培养基中保存。

2. 呕吐物标本　以吸管吸取1~3ml,置可密闭样品管内送检。

3. 食品标本　采集50~100g标本置于可密闭灭菌广口瓶或自封塑料袋内,常温下快速送检。

4. 水体标本　用灭菌的500ml玻璃瓶采集相对静止的表层水(深度30cm以内)500ml,加盖密封后再用自封塑料袋包裹密封,常温下送检。每个采样点应相距数米;同一采样点采集标本不少于2瓶,用做平行样检测。

同时样品检验单应填写完整,与样品一起送实验室。分离菌株登记内容(表15-2)必须与相对应的患者临床资料和流行病学资料吻合。

(二)标本的运送

采集的标本宜立即处理和接种培养基进行增菌和(或)培养。不能立即送检的,需置于Cary-Blair 半固体运送培养基中;运送时间超过2小时的,应在冰浴条件下送检。注意运送途中的生物安全要求,置于坚固、防水、密闭、耐压的转运箱中,专人送往实验室。

(三)标本的检测

将采集的标本进行细菌分离和鉴定。

五、防控措施

采取以切断传播途径为主的综合性防治措施。

(一)隔离治疗病人和带菌者

隔离治疗菌痢病人和带菌者是控制传染源的有效措施。急性菌痢病人症状消失、停药后连续 2 次(隔日)粪检阴性方可解除隔离；不具备细菌培养条件者，经正规治疗，待患者症状消失，大便正常 1 周后方可出院。对慢性痢疾患者和带菌者应定期进行访视管理，并根据药敏实验选择敏感的药物给予彻底治疗后，粪便培养连续 3 次(隔周一次)为阴性者，方可解除访视管理。

(二)做好疫点、疫区管理工作

1.划定疫点、疫区

(1)疫点：指与病人、疑似病人、带菌者同一大门出入的住户，或与其生活有密切关系的若干住户。

(2)疫区：根据疫点的地理位置、水系分布、交通状况、自然村落分布、人群生活和物资交往等情况，考虑菌痢传播条件和流行病学联系，判断受累地区而划定疫区。一般在农村以一个或几个村、一个或毗邻的几个乡，在城市以居住区、街道或居委会为单位划定疫区。

2.疫点、疫区的消毒工作　认真做好疫点、疫区内的消毒工作，特别是对病人、疑似病人和带菌者的吐泻物和污染过的环境、物品、饮用水等进行消毒处理。疫点、疫区内的消毒包括随时消毒和终末消毒，随时消毒时要向被隔离的健康人员培训消毒方法并使之掌握。

3.疫点、疫区解除标准　一般为疫点处理后，1 周内无新发病例，疫点即可解除；疫区范围内最后一个疫点解除后，再观察 1 周，如无新发病例和带菌者出现，即可解除疫区管理。

(三)做好三管一灭，切断传播途径

管理水源、管理粪便、管理饮食和消灭苍蝇是我国多年提倡的综合性预防控制措施。

1.水源和粪便管理　集中式供水应加氯消毒，对开放性水源、大口井以及其他不能加氯消毒的，应对取用的桶水或缸水进行消毒；了解当地生活习惯和家庭生活污水排放、粪便排放方式，避免未经处理的污水、粪便污染环境水体。

2.加强食品卫生和农贸市场的卫生管理　发生菌痢的暴发或流行时，协同卫生监督部门管好疫点(疫区)饮食摊点和农贸市场的日常经营活动；疫点(疫区)禁止加工出售生冷食品；对饮食从业人员进行病例检索和带菌调查；严格饮食从业人员的卫生操作；对检出志贺菌的农贸市场要进行环境消毒和污染食品的销毁处理。

3.灭蝇　根据控制疫情的需要，在疫点(疫区)可用拟除虫菊酯类杀虫剂作超低容量喷雾及热烟雾喷洒作空间处理。超低容量喷雾的施药量约为 0.5～2.0L/ 万平方米，热烟雾为10～50L/ 万平方米。

(四)密切接触者的管理

对密切接触者进行医学观察，调查与传染源发病前 7 天内及病后有过饮食、生活上密切接触的人，了解健康状况，特别要注意监测每日大便的性状及次数。自开始接触之日起观察一周。

原则上不提倡使用药物预防，根据实际情况需要，如在流行特别严重的地区或人群中，

为控制流行趋势,可考虑对疫点(疫区)的健康人群以及病例的密切接触者进行预防服药。一般应根据药敏试验结果选取一种抗菌药物,连服 3 天。

(五)开展应急监测工作

建立针对菌痢暴发流行的专项监测,建立监测病例定义和报告制度(报告单位、频次、内容),对当地的饮食和水源进行定期或不定期检测,对于特殊人员,如饮食服务人群加强监测。

(六)健康教育

通过多种途径向群众宣传菌痢防治的要点,宣传内容要通俗易懂,表达准确。宣传重点包括:不食生冷食品、饭前便后要养成勤洗手的习惯、如何正确使用消毒药品对自家缸水(桶水)进行消毒、流行期间不举行大型聚餐活动以及一旦出现发热、腹泻症状应及早去正规医疗机构就诊等。

六、措施效果评价

疫情控制期间,在流行病学调查和病原学检测的基础上,动态分析疫情的发展趋势和防治措施的实施效果。

1. 控制效果评价　疫点和疫区在实施控制暴发流行应急处理后,所有人员验便连续两次阴性,无续发病人或带菌者出现时,如无粪检条件,自疫点处理后一个最长潜伏期内再无新病例出现时,可视为暴发流行已得到初步控制,可转为常规防治和监测。

2. 环境安全性评价　暴发流行期间和暴发流行后,应开展环境安全性评价,目的在于监测环境和食品相关危险因素是否已消除、受污染的环境是否经过处理并达到卫生安全要求。

具体措施:针对病原体可能污染的环境因素,采集疫点(餐馆、病家、聚餐点等)食品、生活用水、生活污水样本,疫点疫区的市售食品样本(尤其是与本次暴发相关的同类食品),疫区及周边地区的环境水体样本(包括河流、沿岸海水、湖泊、池塘、水产品养殖场等,尤其是疫情处理过程中发现受到污染的环境水体),开展病原学检测,综合分析和评价环境污染状况。

3. 控制措施评价　在疫情结束后还需要及时开展卫生经济学评价,必要时根据评价结果提出改进措施。效果评价应设计严格,使用可对比、量化的指标。可包括:

(1)分析对比落实控制措施前后门诊病人的志贺菌粪检阳性率;

(2)分析对比落实控制措施前后密切接触者中带菌者的比例;

(3)分析二代发病率、疫点间联系和传播关系,评价疫点处理效果;

(4)统计疫点(疫区)内标本(包括各种环境标本)采集量、标本检出率,评价调查工作和消毒、检测工作效果。

七、调查报告的撰写

调查报告撰写格式与要求见技术要点相关部分。

八、日常工作

1. 乡镇级以上医疗卫生医疗机构在腹泻病流行季节开设肠道门诊开展菌痢检测。

2. 设有监测点的基层医疗卫生机构按照《全国菌痢监测方案》开展监测工作

(1)及时掌握菌痢发病情况,了解发病的主要特征;

(2)收集菌痢暴发疫情资料,分析暴发流行的主要特征;

(3)开展病原学监测,了解志贺菌血清型别和耐药谱的变化,指导临床用药和菌苗株的选择;

(4)初步分析和评价菌痢临床诊断的准确性,为修订病例诊断标准提供参考依据。

3.基层疾控机构在流行季节开展肠道门诊检查指导工作;加强疫情网络浏览,定期进行疫情分析以发现可能的暴发和流行。

九、保障措施

在菌痢高发季节前或在流行期间,开展培训和演练,根据疫情应急处理工作的实际需要,组建现场疫情处理小组,由流行病学、实验室、食品卫生、环境卫生、消杀、健康教育等专业人员组成。做好应急处理物品和器械准备。

(一)实验室与器械

各级疾控机构需建立合格的实验室(含无菌室),同时配备有微生物检验所必须的器械,如恒温箱、冰箱、离心机、水浴箱、高压消毒锅、培养皿、试管(含有 EDTA 的抗凝管)、吸管、加样器、显微镜等。

(二)培养基

各级疾控机构应针对志贺菌属的培养要求,准备好必须的培养基,如 SS、EMB(或 HE、麦康凯)琼脂培养基及 Cary-Blair 运送培养基等,药敏纸片及各种生化培养基或编码生化管。

(三)诊断血清及试剂

各级疾控机构应备有志贺菌属 4 种多价及分型血清(10 种以上)。

(四)标本采集和现场检测用品

标本采集登记表、标本采集用拭子(用于 PCR 检测标本采集的拭子,应使用灭菌人造纤维拭子和塑料棒)、吸管、自封式塑料袋、标签纸、记录笔、选择性培养基等。

(五)调查相关表格

细菌性痢疾个案调查表(表 15-1)以及其他调查相关表格、材料和记录本。

十、附件

细菌性痢疾个案调查表见表 15-1,细菌性痢疾粪便标本采样登记表见表 15-2。

表 15-1 细菌性痢疾个案调查表

国标编码□□□□□□ 病例编码□□－□□□□

1.一般情况

1.1 姓名_____,若为 14 岁以下儿童,家长姓名_____

1.2 性别 (1)男 (2)女 □

1.3 年龄_____(岁、月) □□

1.4 职业 (1)幼托儿童 (2)散居儿童 (3)学生 (4)教师 (5)保育员及保姆 (6)饮炊食品业 □□
(7)商业服务 (8)医务人员 (9)工人 (10)民工 (11)农民 (12)牧民 (13)渔(船)民
(14)干部职员 (15)离退休人员 (16)家务及待业 (17)其他_____(注明) (18)不详

1.5 文化程度 (1)学龄前儿童 (2)文盲 (3)小学 (4)初中 (5)高中 (6)大学及以上 (7)不详 □

1.6 现住址＿＿＿＿＿＿＿＿＿＿＿＿＿＿＿＿＿＿＿＿＿＿＿＿

　　户口地＿＿＿＿＿＿＿＿＿＿＿＿＿＿＿＿＿＿＿＿＿＿＿

1.7 工作(学习)单位＿＿＿＿＿＿＿＿＿＿＿＿＿＿＿＿＿＿＿＿

1.8 联系人＿＿＿＿＿联系电话(办)＿＿＿＿(宅)＿＿＿＿(手机)＿＿＿＿＿＿

2. 发病情况

2.1 发病日期＿＿＿＿年＿＿月＿＿日＿＿时 □□□□□□□□

2.2 发病地点＿＿＿＿＿＿＿＿＿＿＿＿＿＿＿＿＿＿

2.3 首诊时间＿＿＿＿年＿＿月＿＿日＿＿时 □□□□□□□□

2.4 首诊单位＿＿＿＿＿＿＿＿＿＿＿＿＿＿＿＿＿＿

2.5 诊断医院＿＿＿＿＿＿＿＿＿＿＿＿＿＿＿＿＿＿

2.6 报告时间＿＿＿＿年＿＿月＿＿日＿＿时 □□□□□□□□

2.7 住院时间＿＿＿＿年＿＿月＿＿日＿＿时 □□□□□□□□

2.8 出院时间＿＿＿＿年＿＿月＿＿日＿＿时 □□□□□□□□

3. 临床资料

3.1 临床症状

　3.1.1 腹泻 (1)有 (2)无 □

　　　　每天最多腹泻次数＿＿＿＿ □□

　3.1.2 粪便性状 (1)水样 (2)黏液血便 (3)脓血便 (4)其他＿＿＿＿ □

　3.1.3 里急后重：(1)有 (2)无 □

　3.1.4 恶心 (1)有 (2)无 □

　3.1.5 呕吐 (1)有 (2)无 □

　3.1.6 发热 (1)有 (2)无 □

　　　　最高体温＿＿＿＿℃ □□.□

　3.1.7 嗜睡：(1)有 (2)无 □

　3.1.8 昏迷：(1)有 (2)无 □

　3.1.9 抽风：(1)有 (2)无 □

　3.1.10 其他症状：＿＿＿＿＿

3.2 诊断依据

　3.2.1 诊断依据 (1)临床 (2)病原学 (3)临床＋病原学 □

　3.2.2 检验结果

日期	镜检		培养			
	红细胞	白细胞	志贺氏	福氏	鲍氏	宋内氏

　3.2.3 病人转归 (1)痊愈 (2)带菌 (3)死亡 □

4. 流行病学调查(病前 1 周内)

4.1 接触过同样病人 (1)有 (2)无 □

4.1.1　接触时间_____年____月____日____时　　　　　　　□□□□□□□□

4.1.2　接触地点_____

4.1.3　接触方式

　4.1.3.1　同吃　(1)有　(2)无　　　　　　　　　　　　　　□

　4.1.3.2　同住　(1)有　(2)无　　　　　　　　　　　　　　□

　4.1.3.3　同玩　(1)有　(2)无　　　　　　　　　　　　　　□

　4.1.3.4　同工作　(1)有　(2)无　　　　　　　　　　　　　□

　4.1.3.5　护理　(1)有　(2)无　　　　　　　　　　　　　　□

　4.1.3.6　其他　(1)有　(2)无　　　　　　　　　　　　　　□

4.2　饮食情况

4.2.1　饮生水　(1)有　(2)无　　　　　　　　　　　　　　　□

4.2.2　水源类型　(1)井水　(2)河水　(3)塘水　(4)自来水　(5)其他　□

4.2.3　吃生冷食品　(1)有　(2)无　　　　　　　　　　　　　□

4.2.4　生冷食品名称_____购买地点_____

4.2.5　熟食冷吃　(1)有　(2)无　　　　　　　　　　　　　　□

4.2.6　熟食品名称_____购买地点_____

4.2.7　其他可疑食品名称_____购买地点_____

4.2.8　在外就餐史　(1)有　(2)无　　　　　　　　　　　　　□

4.2.9　就餐地点　(1)排档　(2)个体餐馆　(3)宾馆餐厅　(4)其他　□

　　　就餐地点名称_____

4.2.10　同餐人数_____　　　　　　　　　　　　　　　　□□□

4.2.11　同餐日期_____年____月____日____时　　　□□□□□□□□

4.2.12　同餐者发病：(1)有　(2)无　　　　　　　　　　　　□

　　　同餐发病人数：_____

4.2.13　饭前洗手：(1)洗　(2)不洗　　　　　　　　　　　　□

4.2.14　便后洗手：(1)洗　(2)不洗　　　　　　　　　　　　□

4.3　小儿喂养方式：(1)母乳喂养　(2)人工喂养　(3)混合喂养　□

4.4　母亲卫生习惯：(1)良好　(2)一般　(3)不好　　　　　　□

5. 控制措施

5.1　病人隔离　(1)是　(2)否　　　　　　　　　　　　　　　□

5.2　隔离地点　(1)住院　(2)家庭　(3)其他_____　　　　□

5.3　家庭隔离期间的消毒与治疗

　5.3.1　病人的饮食用具　(1)分开　(2)未分　　　　　　　　□

　5.3.2　饮食用具消毒方法　(1)煮沸　(2)清洗　(3)消毒液　名称_____　□

　5.3.3　排泄物　(1)未处理　(2)处理　处理方法_____　　□

　5.3.4　治疗情况　(1)连续服药　(2)间歇服药　(3)未服　　□

5.4　患病期间暂时调离工作岗位　(1)是　(2)否　　　　　　　□

5.5　密切接触者登记：

姓名	性别	年龄	与患者关系	接触方式	发病日期

6. 小结 _____

_____

_____

_____

_____

调查者单位: _____ 调查者: _____

审查者: _____ 调查日期: _____

填表说明:病例编码第一、二位填年号,后四位填流水号

表 15-2　细菌性痢疾粪便标本采样登记表

填表日期: _____　　　　　　填报单位: _____

标本编号	姓名	性别	年龄	发病日期	临床症状	发热(℃)	粪便性状	粪便镜检	临床诊断	采样日期	病原分离及血清型鉴定结果				
											A	B	C	D	未检出

注:①粪便性状 1.鲜血样便 2.血便相混 3.脓血便 4.黑便 5.黏液便 6.米泔水样便 7.水样便 8.稀便

②临床症状(可多选):1.腹泻;2.腹痛;3.左下腹部压痛;4.呕吐;5.里急后重;6.脑水肿表现,如烦躁不安、惊厥;7.有感染性休克症,如面色苍白、四肢厥冷、脉细速;8.突然高热

③发热体温填写病程中最高一次体温

④便镜检参考国家诊断标准,填写阴性或阳性

技术要点

1. 乙类传染病
2. 潜伏期　数小时至7天，一般1~3天
3. 临床特点
   细菌性：发热、腹痛、腹泻（脓血便）、里急后重，中度全身中毒
   阿米巴：发热、腹痛、腹泻、果酱样黏液血便，右下腹压痛
4. 治疗　补液（纠正水和电解质平衡），抗菌，对症
5. 流行病学特点　人群普遍易感，带菌者和病人为传染源，粪口途径传播，夏秋季节高发
6. 个案报告　24小时内上报个案
7. 突发事件报告及分级　3天内，在同一学校、幼儿园、自然村寨、社区、建筑工地等集体单位发生10例及以上菌痢病例，或出现2例及以上死亡时即应作为一起突发公共卫生事件相关信息进行报告。聚集性发病，病例小于100例，由县区级卫生计生行政部门认定后应作为一般突发公共卫生事件报告
8. 现场调查　①病例搜索：病人和带菌者；②查明感染来源和主要传播途径
9. 标本的采集和运送　用药前粪便：水样便1~3ml，成形便5~8g或肛拭子，呕吐物1~3ml可疑水体（500ml）和食物（50g），标本常温保存，B类包装运送
10. 实验室检测　病原分离培养和型别鉴定
11. 防控措施　"早小严实""三管一灭"
12. 特异性预防控制措施　预防性服药须在专家建议下使用
13. 健康教育　洗净手，喝开水，吃熟食
14. 废弃物处理　粪便和呕吐物等用含氯消毒剂处理

【思考题】

一、单选题

1. 按《传染病防治法》细菌性痢疾属于（　　　）
   A. 甲类传染病　　　　　　　　　　　B. 乙类传染病
   C. 丙类传染病　　　　　　　　　　　D. 未被列入分类但需监测的传染病
2. 我国最常见菌痢的病原体是（　　　）
   A. 痢疾志贺菌　　　B. 鲍氏志贺菌　　　C. 宋氏志贺菌
   D. 舒氏志贺菌　　　E. 福氏志贺菌
3. 下列关于细菌性痢疾（简称菌痢）传染源的论述正确的是（　　　）
   A. 菌痢的传染源可为病人和带菌动物
   B. 重症病人排菌量大，为菌痢的主要传染源

    C. 轻型病人排菌量少,不是重要传染源

    D. 慢性病人及带菌者,如从事饮食、供水工作则有可能引起暴发流行

    E. 蝇、蟑螂等为菌痢的重要传染源

4. 鉴别菌痢和阿米巴痢疾最可靠的依据是(　　)

    A. 潜伏期的长短　　　B. 毒血症状的轻重　　C. 大便常规发现红细胞的多少

    D. 大便检出病原体　　E. 抗生素治疗是否有效

5. 下列哪一项不是细菌性痢疾的临床症状(　　)

    A. 无痛性腹泻　　　　B. 里急后重　　　　　C. 脓血便或黏液便　　D. 畏寒、发热

二、简答题

1. 简述细菌性痢疾突发公共卫生事件相关信息报告标准。

2. 简述细菌性痢疾暴发疫情控制措施。

3. 简述细菌性痢疾暴发疫情疫点、疫区解除标准。

参考答案

一、单选题

1. B;2. E;3. D;4. D;5. A

二、简答题

1. 3 天内,在同一学校、幼儿园、自然村寨、社区、建筑工地等集体单位发生 10 例及以上菌痢病例,或出现 2 例及以上死亡。

2. 隔离治疗病人和带菌者;做好疫点、疫区管理工作;做好三管一灭,切断传播途径;密切接触者的管理;开展应急监测工作;健康教育。

3. 一般为疫点处理后,1 周内无新发病例,疫点即可解除;疫区范围内最后一个疫点解除后,再观察 1 周,如无新发病例和带菌者出现,即可解除疫区管理。

第二节　甲型病毒性肝炎

甲型病毒性肝炎(以下简称甲肝)是由甲型肝炎病毒(HAV)引起的,以肝脏实质细胞炎症损伤为主的急性肠道传染病。它主要通过粪－口途径传播,发病多,分布广,是发展中国家的常见病、多发病,严重危害着人们的健康,特别是儿童的身体健康。

一、概述

(一)病原学

HAV 属于微小核糖核酸病毒科的肝炎病毒属,只有一个血清型。对外界抵抗力强,耐酸碱,室温下可生存 1 周,干粪中 25℃能生存 30 天。对热的抵抗力比一般肠道病毒强,60℃ 30 分钟不能完全使病毒失去活力,80℃ 5 分钟或 100℃ 1 分钟可使其灭活。HAV 对化学消毒剂的敏感性与一般肠道病毒相似。

(二)临床表现

甲型肝炎的潜伏期常见为 15～45 天,平均为 30 天。甲型肝炎临床上主要表现为自觉

不适、发热、乏力和食欲缺乏、恶心、呕吐或者腹胀、便秘等消化道症状。肝脏肿大伴有触痛或叩痛,部分病例出现巩膜、皮肤黄染。本病一般为自限性肝脏炎症,无持续感染,不产生长期病毒携带者,不会转变为慢性,也不会演化为肝硬化和肝癌。

(三)流行病学

1. **传染源** 甲型肝炎的传染源主要是急性期病人和无症状的感染者。HAV无持续带毒者。

2. **传播途径** 主要传播途径为粪-口途径,即传染源的粪便污染外环境、饮用水源、食物,易感者通过饮用被HAV污染的水或吃进污染的食物或与病人、无症状感染者接触等方式感染HAV。潜伏期后期(发病前1~2周)以及急性期(病程最初1~2周)病人粪便中可排出大量HAV,这是患者传染性最强的阶段,在病人发病后第3、4周仍能检出HAV,但阳性率显著下降。

3. **易感人群** 没有自然感染过HAV和未接种过甲型肝炎疫苗的人对本病普遍易感,而感染后的人可产生对HAV的持久免疫力,再感染者极为少见。

4. **流行特征** 甲型肝炎在世界各地均有流行,其流行强度与经济条件、卫生习惯密切相关。发展中国家由于卫生条件差,发病率较高,尤其儿童的感染率很高,发病以儿童为主。发达国家由于卫生条件好,具有良好卫生设施,人群感染HAV的机会较少,发病率较低。

中国属于甲型肝炎的高流行区,但各地区间存在差别。总体上看,北方高南方低;西部高东部低;乡村高城市低。随着中国物质文化生活的提高,卫生设施的改善,及近年来甲型肝炎疫苗的推广使用,甲型肝炎的感染率和发病率逐年下降,流行模式也有了明显的变化。中国目前正从甲型肝炎高流行区向中、低流行区过渡,但这种高流行区与低流行区交替存在的形式将长期存在。因此,增强公众防病意识、提高人群免疫水平、及时发现控制疫情尤为重要。

(四)诊断标准

根据《甲型病毒型肝炎诊断标准》(WS298—2008),结合流行病学史、临床表现和实验室检验结果,可将病例分为临床诊断病例和确诊病例。

1. **临床诊断病例**

(1)流行病学史(有或无):发病前2~7周内有不洁饮食史或不洁饮水史;或与甲型肝炎急性患者有密切接触史;或当地出现甲型肝炎暴发流行;或有甲型肝炎流行地区旅行史。

(2)临床表现:见上。

(3)实验室检查:血清丙氨酸氨基转移酶(ALT)明显升高和(或)血清总胆红素(TBIL)大于正常上限数值一倍以上和(或)尿胆红素阳性。

2. **确诊病例** 临床诊断病例+血清学检测:抗-HAV IgM阳性或抗-HAV IgG双份血清呈4倍升高。

二、疫情发现与报告

(一)疫情发现

通过常规疫情监测网络直报、疾病监测点、应急监测和社会信息等渠道发现病例和疫情。

(二)个案报告

责任报告人发现甲型肝炎临床诊断病例、确诊病例,应填写传染病报告卡,网络直报单位应于 24 小时内通过传染病疫情监测信息系统进行报告。

(三)事件报告

1.报告标准　根据《国家突发公共卫生事件相关信息报告管理工作规范(试行)》规定内容进行报告。

(1)相关信息报告:1 周内,同一学校、幼儿园、自然村寨、社区、建筑工地等集体单位发生 5 例及以上甲型肝炎病例。

(2)突发公共卫生事件报告

重大突发公共卫生事件(Ⅱ级):疫情波及 2 个以上县(市),且 1 周内发病水平超过前 5 年同期平均发病水平 2 倍以上。

较大突发公共卫生事件(Ⅲ级):一周内在一个县(市)行政区域内,甲型肝炎发病水平超过前 5 年同期平均发病水平 1 倍以上。

一般突发公共卫生事件:由县区级卫生计生行政部门确认。

2.报告时限和程序　获得突发公共卫生事件相关信息的责任报告单位和责任报告人,应当在 2 小时内以电话或传真等方式向属地疾控机构报告,具备网络直报条件的同时进行网络直报。不具备网络直报条件的责任报告单位和责任报告人,应采用最快的通信方式将"突发公共卫生事件相关信息报告卡"报送属地疾控机构,疾控机构接到"突发公共卫生事件相关信息报告卡"后,应对信息进行审核,确定真实性,2 小时内进行网络直报,同时以电话或传真等方式报告同级卫生计生行政部门。

3.报告内容　包括事件名称、事件类别、发生时间、地点、涉及的地域范围、人数、主要症状与体征、可能的原因、已经采取的措施、事件的发展趋势、下一步工作计划等。整个事件发生、发展、控制过程中信息还应形成初次报告、进程报告、结案报告。

三、流行病学调查

疾控机构接到疫情报告后应立即派有关专业人员前往现场对疫情进行调查、核实和处理,确定疫点、疫区范围及传播因素。描述暴发流行的分布特征,找出暴发的特异原因,确定密切接触者,查明传播的来源、传播方式与途径,为采取针对性措施提供科学依据。

(一)个案调查

调查病人的饮食饮水和用餐情况;发病情况、临床症状和体征;实验室肝功能、特异性抗体检测结果;与肝炎病人接触及外出情况;疫苗接种情况等。调查同时填写表 15-3。

(二)暴发调查

1.组织与准备

(1)组织及实施:疫情发生地的疾控机构应在接到疫情报告后 2 小时内开展现场流行病学调查,及时采取相应预防、控制措施,并将调查结果及时向同级卫生计生行政部门和上级疾控机构报告。

(2)调查准备:调查单位应迅速成立现场调查组,制定流行病学调查计划,明确调查目的、调查组人员组成,确定成员的任务及职责。调查组成员一般包括有关领导,流行病学、实验室、食品卫生、环境卫生、消杀、健康教育等专业人员及其他相关人员等。根据疫情的规模和实际需要,携带必要的调查、取证、采样设备,预防性生物制品,消毒物品和相关书籍、调查表格等。

2.调查内容和方法

(1)核实疫情:查看已发现病例并进行流行病学调查,询问能够提供较详细的病人发病与发病前生活信息的人。查阅病历及化验记录、询问诊治医生,详细了解病例的临床表现、实验室检查结果、临床进程和治疗情况。收集病人的基本情况、症状体征、实验室检测及发病危险因素等资料。同时还需要分析临床采样的准确性,必要时重复采样进行检测。最后根据病例的临床表现、实验室检查与流行病学资料相互结合进行综合分析做出判断,明确疫情的性质。

(2)资料收集

1)背景资料:通过查阅资料、咨询当地相关部门等方法了解当地的基本情况、人口资料(人口总数、年龄别构成、流动人口数)、生活方式和卫生习惯(喝生水、生食水产品等)、饮用水情况、社会状况以及其他相关资料等。

2)历史及监测相关资料:通过查阅疾控机构、医院和个体诊所、预防接种门诊相关资料,了解当地既往 5 年甲型肝炎的发病资料、甲型肝炎疫苗免疫情况、甲型肝炎抗体水平监测情况等。

(3)病例搜索和流行病学调查:在当地主要医疗机构和个体诊所采用查看门诊日志、检验登记本和住院病历等临床资料方式主动搜索病人。对于搜索和报告的甲型肝炎病例(包括疑似、临床和实验室诊断病例),应及时开展个案调查和标本采集。

(4)流行因素调查

1)描述疾病的"三间分布"

时间分布:通过对报告和搜索病例发病时间的统计学描述,基本确定疫情的类型、首发病例时间以及根据甲型肝炎的一般潜伏期推算出暴露时间等。

地区分布:通过描述发病的地区分布,绘制标点地图,看其是否有地区聚集性或波及多个地区,从而为疫点(疫区)的划分提供依据。

人群分布:分析不同特征人群中该病的分布,寻找病例与健康者的差异,有助于提出病因假设及其他潜在的危险因素。分析病例的特征,如年龄、性别、种族、职业或其他相关信息,可为寻找高危人群、特异的暴露因素提供线索。

2)建立病因假设,进行专题调查以验证假设:根据三间分布特点,建立有关事件的初步假设。假设应包括以下几方面:危险因素来源(如食品、水等)、传播方式、与疾病有关的特殊暴露因素等。

3)流行因素调查:根据病因假设,采用病例 – 对照研究等方法,编制调查表,调查病例和对照可疑危险因素,通过比较可疑危险因素在两组中的差异,验证假设。

四、实验室检测

采集病人及疑似病人的血标本,检测肝功能和特异性抗体(抗 –HAV IgM 或急性期和恢复期双份血抗 –HAV IgG)。

五、预防控制措施

采取以切断传播途径为主的综合性防治措施。

(一)隔离传染源

对甲型肝炎病人进行隔离,尤其是对发病早期病人进行隔离,对控制甲型肝炎的传播具有一定的意义。发生甲型肝炎暴发或流行时,为了及时控制疫情的蔓延,应增设肝炎隔离床位,并开辟临时隔离点,对医学观察发现的早期病人进行隔离治疗。如病人较多,隔离床位不够时,严格掌握住院隔离的条件,可不住院的病人尽量使其在家中隔离治疗。

对生产、经营食品单位直接接触入口食品的人员(包括食堂全体工作人员、食品商贩)发生甲型肝炎时,应立即隔离治疗,待临床症状消失,解除隔离期,肝功能连续 2~3 次(间隔 4 周)正常后可允许参加不接触食品、食具的工作。病后半年达到痊愈标准,方可恢复原工作。

对密切接触者(与甲型肝炎病人同吃、同住、同生活或经常接触 HAV 污染物而未采取防护措施者),从最后一次接触(一般指病人住院隔离时)起实行医学观察 45 天。在观察期间,如出现发热,没有其他原因可以解释的厌食、恶心、呕吐、乏力、巩膜或皮肤黄染等症状和体征时,应及时隔离治疗。另外,在观察期间,要注意饮食、饮水卫生和不用公共茶杯,食前便后洗手;最好不要外出做客,更不能家庭自办酒席,也不要帮厨、当厨师。

(二)切断传播途径

一旦疫情性质明确后,应迅速采取切断传播途径的措施,减少易感人群的感染机会。

1. 切断经水传播途径 加强饮用水卫生管理,对饮用水进行严格消毒,井水可用装有漂白粉的有小孔的容器悬浮于井中进行消毒,缸水可用漂白粉精片进行消毒,使余氯达到 0.3mg/L。在甲型肝炎暴发点内,水源污染可能性增加,应加大漂白粉用量,使余氯保持在 1.0mg/L。对集中供水的自来水厂和自备水厂除加强对水消毒工作外,疾控机构应加大对水厂的监督监测力度,确保居民的饮用水安全。

2. 切断经食物传播途径 加强食品卫生管理。在甲型肝炎暴发或流行期间,应严禁饭店、餐馆上冷菜,严禁销售被 HAV 污染的食物,取缔"大排档",切断经食物传播途径。

(三)保护易感人群

1. 被动免疫 暴露前或暴露后 2 周内接种人免疫球蛋白对甲型肝炎有一定的预防作用。暴露 2 周后接种,虽可以减轻症状,但不能防止临床症状的发生。

2. 主动免疫 接种甲型肝炎灭活疫苗或减毒活疫苗,以提高人群免疫水平,预防或控制甲型肝炎的流行。

(四)开展健康教育

通过电视、广播、报刊等各种新闻媒介,对不同人群采用不同的宣传教育方式,引导人们培养良好的个人卫生习惯,饭前、便后洗手,公共食堂、饭店碗筷应消毒处理,不吃不洁食物,不喝生水,自带茶杯,使用公筷就餐,外出回家洗手等,可大大减少甲型肝炎的接触传播。

发生甲型肝炎暴发或流行时,在要加大宣传力度,增强群众自我保护意识和保护能力的同时,还要防止群众对甲型肝炎过度恐惧,讲究科学的预防。做好饮食卫生、环境卫生和个人卫生,消除群众恐慌心理,以保证正常的工作和社会生活秩序。

(五)疫源地终末消毒

甲型肝炎病例住院隔离后,应对疫源地进行一次终末消毒。如病例在家隔离更应随时消毒。

(六)加强疫情监测

在疫情暴发和流行期间实行日报制度,每天分析疫情的动态,为疫情的控制和评价提供科学依据。

(七)改善公共卫生设施

应当有计划地建设和改造公共卫生设施,对污水、污物、粪便进行无害化处理,改善饮用水卫生条件。积极推进农村地区的改水、改厕进程,建设自来水装置,逐步改善农村公共卫生设施,特别是解决安全饮水问题。

(八)做好"三管一灭"

为了减少甲型肝炎的传播,仍应结合爱国卫生运动做好"三管一灭"工作,把好病从口入关。

1.管水 重点要保护水源,要教育群众,使他们做到马桶、病人衣裤不下河,洗涤远离水源,新粪不下地,防止污染水源。

2.管食品 食品行业(包括个体户)及集体食堂应认真执行《中华人民共和国食品安全法》,尤其要做好食具消毒;食堂、餐厅应实行分食制或公筷制;集体食堂不宜供应生拌或烧煮不透的菜肴,尤其是贝类食品;对城市的"大排档"要加强管理,对从业人员进行体检,结合市容建设合理设点,并提供安全饮用水,解决"大排档"用水问题;对非法生产食品和饮料的工厂或作坊要依法坚决予以取缔;要加强生食和小水产品卫生监督,加强对产地水域的卫生防护,防止粪便和生活污水污染,要掌握产地病毒性肝炎流行情况,注意运销过程中卫生问题,一旦发现有污染可能,应立即采取相应措施;在做好批发经营者卫生监督工作的同时,要加强家庭自办酒席的卫生指导。

3.管粪 粪缸、厕所迁离河岸和饮水源,要搭棚加盖,采用高温堆肥,粪便沼气化,对粪便进行无害化处理,并鼓励农民施用无害化处理后的农家肥。

4.灭蝇 苍蝇是肠道传染病传播的重要因素,必须针对其孳生地和成蝇采取措施,消灭其幼虫和成蝇,消除其传病作用。

六、控制效果评价

1.最后1例病例出现后1个最长潜伏期(45天)后无续发病例;

2.食品生产加工单位符合食品卫生规范,从业人员具有健康证并经过卫生培训;

3.生活饮用水达到国家生活饮用水卫生标准。

七、调查报告的撰写

调查报告撰写格式与要求见技术要点相关部分。

八、保障措施

在甲型肝炎高发季节前期,开展培训,并组建现场疫情处理小组。做好应急处理物品和器械准备。

(一)实验室与检测试剂

各级疾控机构需建立合格的实验室(含无菌室),同时配备微生物检验所必须的设备;应备有肝功能和甲型肝炎检测试剂。

(二)现场调查和标本采集用品

各级疾控机构备有个案调查、标本采集(表 15-3,表 15-4)等有关表格和标本采集、冷藏运输用品。

(三)预防及消杀物品

甲型肝炎疫苗;人免疫球蛋白;治疗药品;消杀药品、器械等。

九、附件

甲型肝炎个案调查表见表 15-3,实验室检测申请表见表 15-4。

表 15-3　甲型肝炎个案调查表

国标码□□□□□□　　　　　　　　　　　　病例编码□□□□

1. 一般情况

1.1 患者姓名_____

1.2 家长姓名_____

1.3 出生日期_____(岁)　　　　　　　　　　□□□□/□□/□□

1.4 性别　(1)男　(2)女　　　　　　　　　　　　　　　□

1.5 患者职业　(1)干部　(2)工人　(3)农民　(4)学生　(5)教师

　　　　　　　(6)个体户　(7)医护　(8)献血员　(9)其他　　□

1.6 单位:_____

1.7 集体居住地址:_____

1.8 家庭住址:_____

1.9 联系电话:_____

1.10 联系人:_____

2. 发病情况

2.1 发病日期:_____　　　　　　　□□□□/□□/□□

2.2 就诊日期:_____　　　　　　　□□□□/□□/□□

2.3 住院日期:_____　　　　　　　□□□□/□□/□□

2.4 就诊单位:_____

2.5 临床表现

　　2.5.1 纳差　　　　(1)有　(2)无　　　　　　　　　　□

　　2.5.2 厌油　　　　(1)有　(2)无　　　　　　　　　　□

　　2.5.3 恶心　　　　(1)有　(2)无　　　　　　　　　　□

　　2.5.4 呕吐　　　　(1)有　(2)无　　　　　　　　　　□

　　2.5.5 腹痛　　　　(1)有　(2)无　　　　　　　　　　□

　　2.5.6 头痛　　　　(1)有　(2)无　　　　　　　　　　□

　　2.5.7 巩膜黄染　　(1)有　(2)无　　　　　　　　　　□

　　2.5.8 尿黄　　　　(1)有　(2)无　　　　　　　　　　□

　　2.5.9 皮肤黄染　　(1)有　(2)无　　　　　　　　　　□

2.5.10 发热　　　　　(1)有　(2)无　　　　　　　　　☐

2.5.11 体温_____℃

2.5.12 其他症状　(1)有：_____　　(2)无　　　　☐

2.6 诊断依据

2.6.1 症状体征　(1)有　(2)无　　　　　　　　　　　☐

2.6.2 肝功能　(1)正常　(2)异常　(3)未做　　　　　☐

2.7 病毒感染标志　(1)抗 –HAV IgM 阳性　(2)抗 –HAV IgM 阴性　　☐

2.8 双份血清抗 –HAV IgG 呈 4 倍增长　(1)是　(2)否　　　☐

2.9 甲型肝炎疫苗注射史　(1)有　(2)无　(3)不详　　　☐

2.9.1 注射年月：_____　　　　　☐☐☐☐ / ☐☐ / ☐☐

2.9.2 注射单位：_____

3. 流行病学调查(发病前 15~45 天)

3.1 进食冷饮史

3.1.1 冷饮种类及品名：_____

3.1.2 进食频次数量：_____

3.2 零食嗜好

3.2.1 种类及品名：_____

3.2.2 购买地点或店名：_____

3.2.3 进食频次数量：_____

3.3 在外就餐

3.3.1 集体就餐方式：_____

3.3.2 集体就餐日期：_____　　　　☐☐☐☐ / ☐☐ / ☐☐

3.3.3 集体就餐人数：_____　　　　　　　　☐☐☐

3.3.4 发病人数：_____　　　　　　　　　　☐☐☐

3.3.5 摊点地址或饭店名称：_____

3.3.6 就餐频次：_____

3.3.7 摊点进食品种：_____

3.3.8 使用餐具：_____

3.3.9 餐具消毒情况：_____

3.4 生吃瓜菜史

3.4.1 瓜菜品名：_____

3.4.2 洗涤方式　(1)水冲　(2)用手或手帕擦抹　(3)其他　　☐

3.4.3 消毒　(1)有　(2)无　　　　　　　　　　　　☐

3.5 饮用水情况

3.5.1 主要水源：_____

3.5.2 消毒　(1)有　(2)无　　　　　　　　　　　　☐

3.5.3 喝生水　(1)有　(2)无　　　　　　　　　　　☐

3.5.4 频次：_____

3.5.5 每次饮量：_____

3.6 外出史

  3.6.1 地点：_____

  3.6.2 日期：_____ □□□□ / □□ / □□

3.7 传染源接触史

  3.7.1 与病人关系：_____

  3.7.2 接触日期(起止)：_____

  3.7.3 接触程度：_____

  3.7.4 接触方式 (1)饮食 (2)同住 (3)同玩 (4)护理 (5)其他方式 □

4. 小结_____

_____

_____

_____

_____

调查者单位：_____ 调查者：_____

审查者：_____ 调查时间：____年____月____日

表 15-4 实验室检测申请表

ID No □□□□□□□□□□□ 病种:1.脊灰 2.麻疹 3.乙脑 4.流脑 5.其他_____
姓名_____ 性别_____ 出生日期_____年____月____日
地址_____市_____县(区)_____乡(街道)_____村(居委会)
发病(1.麻痹 2.出疹 3.发热 4.其他_____)日期 20____年____月____日
已免疫次数_____ 最后一次免疫日期 _____年____月____日
标本类型 1.粪便 2.血清 3.鼻咽分泌液 4.脑脊液 5.其他_____
标本采集日期:第1份 20____年____月____日 第2份 20____年____月____日
收集标本单位 1.乡级 2.县级 3.市级 4.省级 收集标本者姓名_____
送检单位_____标本送出日期 20____年____月____日 送标本者姓名_____
标本送检前保存状态 1.冰冻保存 2.4℃保存 3.未冷藏 4.其他_____
(以上各项由送检单位填写)
以下各项由接收标本实验室填写
实验室收到标本日期 20____年____月____日 收到标本者姓名_____
标本运送情况及质量 1.冰未融化 2.冰已融化或未加冰 3.粪便标本污染 4.血清溶血 5.其他___
标本量:粪便 F1____g 第1份____ml 血清 第1份____ml 脑脊液 第1份____ml 其他 第1份____ml
F2____g 第2份____ml 第2份____ml 第2份____ml

填表说明

1. 病例 ID 号：应与个案调查表一致(采用 11 位数字表示,即省、县国标及病例号组合)；

2. 病例、标本类型等有顺序号的项目请在相应的顺序号上画√；

3. 已免疫次数：指针对送检疾病的免疫情况,包括常规免疫及强化免疫等所有接种的总和；

4. 采集标本同时填写此表,并将标本贴上胶布用圆珠笔填写标签,一起送实验室,每个病例一张；

5. 若不详及其他项目,请用文字说明

技术要点

1. 乙类传染病

2. 潜伏期 常见为 15～45 天,平均为 30 天

3. 临床特点 发热,消化道症状,肝脏肿大伴有触痛或叩痛,部分病例出现巩膜、皮肤黄染

4. 治疗原则 自限性,支持,中医中药

5. 流行病学特点 人群普遍易感,感染后持久免疫,急性期病人和无症状的感染者为传染源,粪-口途径传播,秋冬季节高发

6. 个案报告 24 小时内

7. 突发事件报告 1 周内,同一学校、幼儿园、自然村寨、社区、建筑工地等集体单位发生 5 例及以上甲型肝炎病例。即应作为一起突发公共卫生事件相关信息进行报告。聚集性发病,病例小于 100 例,由县区级卫生计生行政部门认定后应作为一般突发公共卫生事件报告

8. 现场调查 ①病例搜索:病人和带菌者;②查明感染来源和主要传播途径

9. 标本的采集和运送 血标本,血清标本冷藏运送,B 类包装运送

10. 实验室检测 检测肝功能和特异性抗体

11. 防控措施 "三管一灭"

12. 特异性预防控制措施 甲型肝炎疫苗,人免疫球蛋白

13. 健康教育 洗净手,喝开水,吃熟食

14. 废弃物处理 粪便和呕吐物等用含氯消毒剂

【思考题】

一、单选题

1. 按传染病防治法甲型肝炎属于( )

    A. 甲类传染病   B. 乙类传染病

    C. 丙类传染病   D. 未被列入分类但需监测的传染病

2. 甲型肝炎的平均潜伏期是( )

    A. 10 天   B. 30 天   C. 60 天

    D. 100 天   E. 50 天

3. 甲型肝炎的主要传播途径( )

    A. 呼吸道传播   B. 粪 - 口途径传播

    C. 血液及性途径传播   D. 接触传播

4. 关于甲型肝炎,以下描述哪个是错误的( )

    A. 无持续感染   B. 不产生长期病毒携带者

    C. 不会转变为慢性   D. 会演化为肝硬化和肝癌

5. 甲型肝炎特异性预防控制措施(　　　)

A. 接种甲型肝炎疫苗　　　　　　　B. 预防性服药

C. "三管一灭"　　　　　　　　　　D. 健康教育

二、简答题

1. 简述甲型肝炎相关信息报告标准。

2. 简述甲型肝炎的防控措施。

3. 简述对生产、经营食品单位直接接触入口食品的人员(包括食堂全体工作人员、食品商贩)发生甲型肝炎时的防控要求。

参考答案

一、单选题

1. B;2. B;3. B;4. D;5. A

二、简答题

1. 在 1 周内,同一学校、幼儿园、自然村寨、社区、建筑工地等集体单位发生 5 例及以上甲型肝炎病例。

2. ①隔离传染源;②切断传播途径(水和食物);③保护易感人群(被动免疫、主动免疫);④开展健康教育;⑤疫源地终末消毒;⑥加强疫情监测;⑦改善公共卫生设施;⑧做好"三管一灭"。

3. 对生产、经营食品单位直接接触入口食品的人员(包括食堂全体工作人员、食品商贩)发生甲型肝炎时,应立即隔离治疗,待临床症状消失,解除隔离期,肝功能连续 2～3 次(间隔 4 周)正常后可允许参加不接触食品、食具的工作。病后半年达到痊愈标准,方可恢复原工作。

第三节　戊型病毒性肝炎

戊型病毒性肝炎(简称戊型肝炎)是由戊型肝炎病毒(HEV)引起的急性肠道传染病,流行特点类似于甲型肝炎,经粪－口途径传播,具有明显季节性,多见于雨季或洪水之后。

一、概述

(一)病原学

HEV 为单股正链 RNA 病毒,其形态为 20 面对对称体圆球形颗粒,无包膜,直径为 27～34nm,表面结构有突起,可见实心和空心两种颗粒,实心者为完整的 HEV,空心者为不含完整基因的 HEV。HEV 主要在肝细胞中复制。

(二)临床表现

潜伏期 10～60 天,平均 40 天。成人感染多表现为临床型,儿童为亚临床型。临床症状及肝功能损害较重。一般起病急,黄疸多见。半数有发热,伴有乏力、恶心、呕吐、肝区痛。约 1/3 有关节痛。常见胆汁淤积状,如皮肤瘙痒、大便色变浅较甲型肝炎明显。多数肝大,脾肿大较少见。大多数病人黄疸于 2 周左右消退,病程 6～8 周,一般不发展为慢性。孕妇感染 HEV 病情重,易发生肝功能衰竭,尤其妊娠晚期病死率高(10%～39%),可见流产与死胎,其原因可能与血清免疫球蛋白水平低下有关。HBsAg 阳性者重叠感染 HEV,病情加重,易发展为急性重型肝炎。

(三)流行病学

1. 传染源　急性期病例和亚临床感染者为戊肝传染源。

2. 传播途径　主要经粪-口途径传播,多因为水源被粪便污染所导致,暴发或流行是此病的主要表现形式,发病高峰多见于雨季或者洪水后,其流行规模视水源污染程度而异。也可经食物传播,平时生活接触也可传播本病,也有经血液传播报道。

3. 易感者　任何未感染过戊肝病毒的人均是易感者,其中孕妇最易感。

4. 流行特征　流行特点似甲型肝炎,以水型流行最常见,少数为食物型暴发或日常生活接触传播。具有明显季节性,多见于雨季或洪水之后;发病人群以青壮年为主,儿童和老年人发病较少;孕妇易感性较高,病情重且病死率高;无家庭聚集现象,流行持续时间长短不一。

与甲型肝炎相比,戊肝流行具有以下几个突出特征:

(1)易发季节:多发于高温多雨季节,尤其在洪涝灾害造成粪便对水源广泛污染的地区。

(2)流行与水源污染程度有关:如果水源只是偶然受到污染,可造成连续数周的短期流行,如果水源反复连续被粪便污染,就可能造成较长时间的流行,往往持续数月、数年,甚至有周期性发病率升高的特点。

(3)潜伏期较长,多在 2～9 周之间,平均为 6 周。

(4)患者发病年龄较大,以 20 岁以上的青壮年人发病率最高,在儿童中可能为亚临床感染。

(5)患者早期粪便中可以检查出 HEV 颗粒,但很快会自行消失。

(6)戊肝多数病例症状较轻,黄疸也并不重。

(四)诊断标准

根据《戊型病毒型肝炎诊断标准》(WS301—2008),结合流行病学史、临床表现和实验室检验结果可分为临床诊断病例和确诊病例。

1. 临床诊断病例

(1)急性戊型病毒性肝炎无黄疸型

1)流行学病史:发病前 15～75 天内有不洁饮食(水)史,或有接触戊肝病例史,或到戊肝高发区或流行区出差、旅游史。

2)临床表现:无其他原因可解释的持续乏力、食欲减退或其他消化道症状和(或)肝大伴有触痛或叩击痛。

3)实验室检测:血清丙氨酸氨基转移酶(ALT)明显升高和血清学排除急性甲、乙、丙型肝炎。

(2)急性戊型病毒性肝炎黄疸型:临床诊断无黄疸型戊肝出现尿黄,皮肤巩膜黄疸,并排除其他疾病所致的黄疸且血清总胆红素(TBIL)>17.1 μmol/L(10mg/L)和(或)尿胆红素阳性。

(3)戊型病毒性肝炎急性肝衰竭:符合黄疸性戊肝临床诊断和起病 14 天内出现肝衰竭患者,表现为乏力,消化道症状,黄疸等临床表现进行性加重,并可出现腹水和(或)神经精神症状(表现为烦躁不安,定向障碍,甚至神志不清,嗜睡,昏迷),且肝衰竭患者的凝血酶原活动度进行性降至 40% 以下。

(4)戊型病毒性肝炎亚急性肝衰竭:符合黄疸性戊肝临床诊和起病后 14 天以上至 6 个月出现肝衰竭患者,表现为乏力,消化道症状,黄疸等临床表现进行性加重,并可出现腹水和(或)神经精神症状(表现为烦躁不安,定向障碍,甚至神志不清,嗜睡,昏迷),且肝衰竭患者的凝血酶原活动度进行性降至 40% 以下。

2. 确诊病例

(1)急性戊型病毒性肝炎无黄疸型:临床诊断急性戊型病毒性肝炎(无黄疸型)+ 血清学检测抗 –HEV IgM 阳性和(或)抗 –HEV IgG 阳性;

(2)急性戊型病毒性肝炎黄疸型:临床诊断急性戊型病毒性肝炎(黄疸型)+ 血清学检测抗 –HEV IgM 阳性和(或)抗 –HEV IgG 阳性;

(3)戊型病毒性肝炎急性肝衰竭:临床诊断急性戊型病毒性肝炎(急性肝衰竭)+ 血清学检测抗 –HEV IgM 阳性和(或)抗 –HEV IgG 阳性;

(4)戊型病毒性肝炎亚急性肝衰竭:临床诊断急性戊型病毒性肝炎(亚急性肝衰竭)+ 血清学检测抗 –HEV IgM 阳性和(或)抗 –HEV IgG 阳性。

(五)治疗原则

适当休息、合理营养为主,选择性使用药物为辅。应忌酒、防止过劳及避免应用损肝药物。早期严格卧床休息最为重要,症状明显好转可逐渐增加活动量,以不感到疲劳为原则,治疗至症状消失,隔离期满后如肝功能正常可出院。饮食以易消化的清淡食物为宜,应含多种维生素,有足够的热量及适量的蛋白质。

二、疫情发现与报告

(一)疫情发现

通过常规疫情监测网络直报、应急监测和社会信息等渠道发现病例和疫情。

(二)个案报告

责任报告人发现戊肝临床诊断病例、确诊病例,填写传染病报告卡,网络直报单位应于 24 小时内通过传染病疫情监测信息系统进行报告。

(三)事件报告

1. 报告标准　根据《国家突发公共卫生事件相关信息报告管理工作规范(试行)》规定内容进行报告。

(1)相关信息报告:1 周内,同一学校、幼儿园、自然村寨、社区、建筑工地等集体单位发生 5 例及以上戊肝病例;或以往未发现戊肝病例的地区首次发现戊肝病例。

(2)突发公共卫生事件报告

重大突发公共卫生事件(Ⅱ级):疫情波及 2 个以上县(市),且 1 周内发病水平超过前 5 年同期平均发病水平 2 倍以上。

较大突发公共卫生事件(Ⅲ级):一周内在一个县(市)行政区域内,甲型肝炎发病水平超过前 5 年同期平均发病水平 1 倍以上。

一般突发公共卫生事件:由县区级卫生计生行政部门确认。

2. 报告时限和程序　获得突发公共卫生事件相关信息的责任报告单位和责任报告人,应当在 2 小时内以电话或传真等方式向属地疾控机构报告,具备网络直报条件的同时进行网络直报。不具备网络直报条件的责任报告单位和责任报告人,应采用最快的通信方式将"突发公共卫生事件相关信息报告卡"报送属地疾控机构,疾控机构接到"突发公共卫生事件相关信息报告卡"后,应对信息进行审核,确定真实性,2小时内进行网络直报,同时以电话或传真等方式报告同级卫生计生行政部门。

3. 报告内容 包括事件名称、事件类别、发生时间、地点、涉及的地域范围、人数、主要症状与体征、可能的原因、已经采取的措施、事件的发展趋势、下一步工作计划等。整个事件发生、发展、控制过程中信息还应形成初次报告、进程报告、结案报告。

三、流行病学调查

疾控机构接到疫情报告后应立即派有关专业人员前往现场对疫情进行调查、核实和处理,确定疫点、疫区范围及传播因素。描述暴发流行的分布特征,找出暴发的特异原因,确定密切接触者,查明传播的来源、传播方式与途径,为采取针对性措施提供科学依据。

(一)个案调查

调查病例的饮食饮水和用餐情况;发病情况、临床症状和体征;实验室肝功能、特异性抗体检测结果;与肝炎病例接触及外出情况等。调查同时填写表15-5。

(二)暴发调查

1. 组织与准备

(1)组织及实施:疫情发生地的疾控机构应在接到疫情报告后2小时内开展现场流行病学调查,及时采取相应预防、控制措施,并将调查结果及时向同级卫生计生行政部门和上级疾控机构报告。

(2)调查准备:调查单位应迅速成立现场调查组,制定流行病学调查计划,明确调查目的、调查组人员组成,确定成员的任务及职责。调查组成员一般包括有关领导,流行病学、实验室、食品卫生、环境卫生、消杀、健康教育等专业人员及其他相关人员等。根据疫情的规模和实际需要,携带必要的调查、取证、采样设备,预防性生物制品,消毒物品和相关书籍、调查表格等。

2. 调查内容和方法

(1)核实疫情:查看已发现病例并进行流行病学调查,询问能够提供较详细的病例发病与发病前生活信息的人。查阅病历及化验记录、询问诊治医生,详细了解病例的临床表现、实验室检查结果、临床进程和治疗情况。收集病例的基本情况、症状体征、实验室检测及发病危险因素等资料。同时还需要分析临床采样的准确性,必要时重复采样进行检测。最后根据病例的临床表现、实验室检查与流行病学资料相互结合进行综合分析做出判断,明确疫情的性质。

(2)资料收集

1)背景资料:通过查阅资料、咨询当地相关部门等方法了解当地的基本情况、人口资料(人口总数、年龄别构成、流动人口数)、生活方式和卫生习惯(喝生水、生食水产品等)、饮用水情况、水灾情况、社会状况以及其他相关资料等。

2)历史及监测相关资料:通过查阅疾控机构、医院和个体诊所相关资料,了解当地既往5年戊肝的发病资料等。

(3)病例搜索和流行病学调查:在当地主要医疗机构和个体诊所采用查看门诊日志、检验登记本和住院病历等临床资料等方式主动搜索病人。对于搜索和报告的戊肝病例应及时开展个案调查和标本采集。

（4）流行因素调查

1）描述疾病的"三间分布"

时间分布：通过对报告和搜索病例发病时间的统计学描述，基本确定疫情的类型、首发病例时间以及根据戊肝的一般潜伏期推算出暴露时间等。

地区分布：通过描述发病的地区分布，绘制标点地图，看其是否有地区聚集性或波及多个地区，从而为疫点（疫区）的划分提供依据。

人群分布：分析不同特征人群中该病的分布，寻找病例与健康者的差异，有助于提出病因假设及其他潜在的危险因素。分析病例的特征，如年龄、性别、职业或其他相关信息，可为寻找高危人群、特异的暴露因素提供线索。

2）建立病因假设，进行专题调查以验证假设：根据三间分布特点，建立有关事件的初步假设。假设应包括以下几方面：危险因素来源（如水、食品等）、传播方式、与疾病有关的特殊暴露因素（如水灾）等。

3）流行因素调查：根据病因假设，采用病例–对照研究等方法，编制调查表，调查病例和对照可疑危险因素，通过比较可疑危险因素在两组中的差异，验证假设。

四、实验室检测

采集病人及疑似病人的血标本，检测肝功能和特异性抗体（抗–HEV IgM 或急性期和恢复期双份血抗–HEV IgG）。

五、预防控制措施

采取以切断传播途径为主的综合性防治措施。

（一）隔离传染源

对戊肝病人进行隔离治疗。发生戊肝暴发或流行时，为了及时控制疫情的蔓延，应增设肝炎隔离床位，并开辟临时隔离点，对医学观察发现的早期病人进行隔离治疗。如病人较多，隔离床位不够时，严格掌握住院隔离的条件，可不住院的病人尽量使其在家中隔离治疗。

对密切接触者（与戊肝病人同吃、同住、同生活或经常接触 HEV 污染物而未采取防护措施者），从最后一次接触（一般指病人住院隔离时）起实行医学观察 60 天。在观察期间，如出现发热，没有其他原因可以解释的厌食、恶心、呕吐、乏力、巩膜或皮肤黄染等症状和体征时，应及时隔离治疗。另外，在观察期间，要注意饮食、饮水卫生和不用公共茶杯，饭前便后洗手；最好不要外出做客，更不能家庭自办酒席。

（二）切断传播途径

一旦疫情性质明确后，应迅速采取切断传播途径的措施，减少易感人群的感染机会。

1. 切断经水传播途径　加强饮用水卫生管理，对饮用水进行严格消毒，井水可用装有漂白粉的有小孔的容器悬浮于井中进行消毒，缸水可用漂白粉精片进行消毒，使余氯达到0.3mg/L。在戊肝暴发点内，水源污染可能性增加，应加大漂白粉用量，使余氯保持在 1.0mg/L。对集中供水的自来水厂和自备水厂除加强对水消毒工作外，疾控机构应加大对水厂的监督监测力度，确保居民的饮用水安全。

2. 切断经食物传播途径　加强食品卫生管理。在戊肝暴发或流行期间,应严禁饭店、餐馆上冷菜,严禁销售被污染的食物,取缔"大排档",切断经食物传播途径。

（三）保护易感人群

目前没有戊肝疫苗保护易感人群,最主要的还是开展健康教育。要通过电视、广播、报刊等各种新闻媒介广泛开展健康教育工作,引导人们培养良好的个人卫生习惯,饭前便后洗手,公共食堂、饭店碗筷应消毒处理,不吃不洁食物,不喝生水,外出回家洗手等,可大大减少戊肝的接触传播。

（四）疫源地终末消毒

戊肝病例住院隔离后,应对疫源地进行一次终末消毒。如病例在家隔离更应随时消毒。

（五）加强疫情监测

在疫情暴发和流行期间实行日报制度,每天分析疫情的动态,为疫情的控制和评价提供科学依据。

（六）改善水灾地区的公共卫生设施

水灾后易引起戊肝的暴发和流行,要加强水灾地区公共卫生设施管理,对污水、污物、粪便进行无害化处理,改善饮用水卫生条件,防止出现水源性暴发或流行疫情。

（七）做好"三管一灭"工作

为了减少戊肝的传播,仍应结合爱国卫生运动做好"三管一灭"（管水、管食物、管粪便、灭蝇）工作,把好病从口入关。

六、调查报告的撰写

调查报告撰写格式与要求见技术要点相关部分。

七、保障措施

要开展相关培训,做好应急处理物品和器械准备:

（一）实验室与检测试剂

各级疾控机构需建立合格的实验室（含无菌室）,同时配备微生物检验所必须的设备;应备有肝功能和戊肝检测试剂。

（二）现场调查和标本采集用品

各级疾控机构备有个案调查、标本采集等有关表格和标本采集、冷藏运输用品。

八、附件

戊型肝炎个案调查表见表 15-5,实验室检测申请表见表 15-6。

表 15-5　戊型肝炎个案调查表

国标码□□□□□□　　　　　　　　　　　　　　　病例编码□□□□

1. 一般情况

1.1 患者姓名＿＿＿＿＿＿＿＿

1.2　家长姓名＿＿＿＿＿＿＿＿

1.3　出生日期＿＿＿＿＿＿（岁）　　　　　　　　　　　□□□□／□□／□□

1.4　性别　(1)男　(2)女　　　　　　　　　　　　　　　　　　　　　□

1.5　患者职业　(1)干部　(2)工人　(3)农民　(4)学生　(5)教师　(6)个体户　(7)医护　(8)献血员
　　　　　　(9)其他　　　　　　　　　　　　　　　　　　　　　　　□

1.6　单位：＿＿＿＿＿＿＿＿＿＿＿＿＿＿＿＿＿＿＿＿＿＿＿＿＿＿＿＿＿＿＿＿＿＿

1.7　集体居住地址：＿＿＿＿＿＿＿＿＿＿＿＿＿＿＿＿＿＿＿＿＿＿＿＿＿＿＿＿

1.8　家庭住址：＿＿＿＿＿＿＿＿＿＿＿＿＿＿＿＿＿＿＿＿＿＿＿＿＿＿＿＿＿＿

1.9　联系电话：＿＿＿＿＿＿＿＿＿＿＿＿＿＿＿＿＿＿＿＿＿＿＿＿＿＿＿＿＿＿

1.10　联系人：＿＿＿＿＿＿＿＿＿＿＿＿＿＿＿＿＿＿＿＿＿＿＿＿＿＿＿＿＿＿

2. 发病情况

2.1　发病日期：＿＿＿＿＿＿＿＿＿　　　　　　　　　□□□□／□□／□□

2.2　就诊日期：＿＿＿＿＿＿＿＿＿　　　　　　　　　□□□□／□□／□□

2.3　住院日期：＿＿＿＿＿＿＿＿＿　　　　　　　　　□□□□／□□／□□

2.4　就诊单位：＿＿＿＿＿＿＿＿＿

2.5　临床表现

　2.5.1　纳差　　　　(1)有　(2)无　　　　　　　　　　　　　　□

　2.5.2　厌油　　　　(1)有　(2)无　　　　　　　　　　　　　　□

　2.5.3　恶心　　　　(1)有　(2)无　　　　　　　　　　　　　　□

　2.5.4　呕吐　　　　(1)有　(2)无　　　　　　　　　　　　　　□

　2.5.5　腹痛　　　　(1)有　(2)无　　　　　　　　　　　　　　□

　2.5.6　头痛　　　　(1)有　(2)无　　　　　　　　　　　　　　□

　2.5.7　巩膜黄染　　(1)有　(2)无　　　　　　　　　　　　　　□

　2.5.8　尿黄　　　　(1)有　(2)无　　　　　　　　　　　　　　□

　2.5.9　皮肤黄染　　(1)有　(2)无　　　　　　　　　　　　　　□

　2.5.10　发热　　　 (1)有　(2)无　　　　　　　　　　　　　　□

　2.5.11　体温＿＿＿＿＿＿℃

　2.5.12　其他症状　 (1)有：＿＿＿＿＿＿＿＿＿　　　 (2)无　　　□

2.6　诊断依据

　2.6.1　症状体征　　(1)有　(2)无　　　　　　　　　　　　　　□

　2.6.2　肝功能　　　(1)正常　(2)异常　(3)未做　　　　　　　　□

2.7　病毒感染标志　(1)抗 –HEV IgM 阳性　(2)抗 – HEV IgM 阴性　　□

2.8　双份血清抗 –HEV IgG 呈 4 倍增长　(1)是　(2)否　　　　　　　□

3. 流行病学调查(发病前 10~60 天)

3.1　进食冷饮史

　3.1.1　冷饮种类及品名：＿＿＿＿＿＿＿＿＿

　3.1.2　进食频次数量：＿＿＿＿＿＿＿＿＿

3.2　零食嗜好

　3.2.1　种类及品名：＿＿＿＿＿＿＿＿＿＿

　3.2.2　购买地点或店名：＿＿＿＿＿＿＿＿＿＿

3.2.3 进食频次数量：_____

3.3 在外就餐

   3.3.1 集体就餐方式：_____

   3.3.2 集体就餐日期：_____ □□□□ / □□ / □□

   3.3.3 集体就餐人数：_____ □□□

   3.3.4 发病人数：_____ □□□

   3.3.5 摊点地址或饭店名称：_____

   3.3.6 就餐频次：_____

   3.3.7 摊点进食品种：_____

   3.3.8 使用餐具：_____

   3.3.9 餐具消毒情况：_____

3.4 生吃瓜菜史

   3.4.1 瓜菜品名：_____

   3.4.2 洗涤方式　　(1)水冲　(2)用手或手帕擦抹　(3)其他 □

   3.4.3 消毒　　(1)有　(2)无 □

3.5 饮用水情况

   3.5.1 主要水源：_____

   3.5.2 消毒　　(1)有　(2)无 □

   3.5.3 喝生水　　(1)有　(2)无 □

   3.5.4 频次：_____

   3.5.5 每次饮量：_____

3.6 外出史

   3.6.1 地点：_____

   3.6.2 日期：_____ □□□□ / □□ / □□

3.7 传染源接触史

   3.7.1 与病人关系：_____

   3.7.2 接触日期(起止)：_____

   3.7.3 接触程度：_____

   3.7.4 接触方式　　(1)饮食　(2)同住　(3)同玩　(4)护理　(5)其他方式 □

4. 小结_____

_____

_____

_____

_____

_____

_____

调查者单位：_____　　调查者：_____

审查者：_____　　调查时间：_____年____月___日

表 15-6 实验室检测申请表

ID No □□□□□□□□□□□ 病种:1.脊灰 2.麻疹 3.乙脑 4.流脑 5.其他_____

姓名_____ 性别_____ 出生日期_____年___月___日

地址_____市_____县(区)_____乡(街道)_____村(居委会)____

发病(1.麻痹 2.出疹 3.发热 4.其他_____)日期 20___年___月___日

已免疫次数_____ 最后一次免疫日期____年___月___日

标本类型 1.粪便 2.血清 3.鼻咽分泌液 4.脑脊液 5.其他_____

标本采集日期:第1份 20___年___月___日 第2份 20___年___月___日

收集标本单位 1.乡级 2.县级 3.市级 4.省级 收集标本者姓名_____

送检单位_____ 标本送出日期 20___年___月___日 送标本者姓名_____

标本送检前保存状态 1.冰冻保存 2.4℃保存 3.未冷藏 4.其他_____

(以上各项由送检单位填写)

以下各项由接收标本实验室填写

实验室收到标本日期 20___年___月___日 收到标本者姓名_____

标本运送情况及质量 1.冰未融化 2.冰已融化或未加冰 3.粪便标本污染 4.血清溶血 5.其他_____

	F1___g	第1份___ml	第1份___ml	第1份___ml
标本量:粪便		血清	脑脊液	其他
	F2___g	第2份___ml	第2份___ml	第2份___ml

填表说明

1.病例 ID 号:应与个案调查表一致(采用 11 位数字表示,即省、县国标及病例号组合);

2.病例、标本类型等有顺序号的项目请在相应的顺序号上画√;

3.已免疫次数:指针对送检疾病的免疫情况,包括常规免疫及强化免疫等所有接种的总和;

4.采集标本同时填写此表,并将标本贴上胶布用圆珠笔填写标签,一起送实验室,每个病例一张;

5.若不详及其他项目,请用文字说明

技术要点

1. 乙类传染病

2. 潜伏期 10~60 天,平均 40 天

3. 临床特点 起病急,黄疸,肝大伴有触痛或叩击痛,肝功能衰竭

4. 治疗 支持,对症,药物辅助

5. 流行病学特点 人群普遍易感(孕妇最易感),急性期患者和亚临床感染者为传染源,粪-口途径传播,雨季或洪水后高发

6. 个案报告 24 小时内上报个案

7. 突发事件报告及分级 1周内,同一学校、幼儿园、自然村寨、社区、建筑工地等集体单位发生 5 例及以上戊肝病例;或以往未发现戊肝病例的地区首次发现戊肝病例,即应作为一起突发公共卫生事件相关信息进行报告。一周内在一个县(市)行政区域内,发病水平未超过前 5 年同期平均发病水平 1 倍以上作为较大突发公共卫生事件(Ⅲ级)报告;或相关信息由县区级卫生计生行政部门认定为一般突发公共卫生事件的应作为一般突发公共卫生事件

报告

8.现场调查 ①病例搜索:病人和带菌者;②查明感染来源和主要传播途径

9.标本的采集和运送 血标本,血清标本冷藏运送,B类包装运送

10.实验室检测 肝功能,血清总胆红素,尿胆红素,特异性抗体

11.防控措施 "三管一灭"

12.特异性预防控制措施 无

13.健康教育 洗净手,喝开水,吃熟食

14.废弃物处理 粪便和呕吐物等用含氯消毒剂

【思考题】

一、单选题

1.按传染病防治法戊肝属于( )

　　A.甲类传染病　　　　　　　　　　　　B.乙类传染病

　　C.丙类传染病　　　　　　　　　　　　D.未被列入分类但需监测的传染病

2.戊肝的平均潜伏期是( )

　　A.10天　　　　　　B.40天　　　　　　C.60天　　　　　　D.100天

3.戊肝的主要传播途径( )

　　A.呼吸道传播　　　B.粪-口途径传播　C.血液及性途径传播D.接触传播

4.戊肝的暴发类型主要是( )

　　A.水源性　　　　　B.食源性　　　　　C.生活接触　　　　D.生物媒介

5.戊肝预防控制措施中,下面哪一项是错误的( )

　　A.接种疫苗　　　　B.隔离治疗传染源　C."三管一灭"　　　D.健康教育

二、简答题

1.简述戊肝相关信息报告标准。

2.简述戊肝的健康教育原则。

3.简述戊肝流行特征。

参考答案

一、单选题

1. B;2. B;3. B;4. A;5. A

二、简答题

1.1周内,同一学校、幼儿园、自然村寨、社区、建筑工地等集体单位发生5例及以上戊肝病例。

2.引导人们培养良好的个人卫生习惯,饭前、便后洗手,公共食堂、饭店碗筷应消毒处

理,不吃不洁食物,不喝生水,外出回家洗手等。

3.经粪-口途径传播。以水型流行最常见,少数为食物型暴发或日常生活接触传播。具有明显季节性,多见于雨季或洪水之后;发病人群以青壮年为主,儿童和老年人发病较少;孕妇易感性较高,病情重且病死率高;无家庭聚集现象,流行持续时间长短不一。

第四节　伤寒和副伤寒

伤寒和副伤寒是《传染病防治法》规定的乙类传染病,其传染性强、病程长、易复发、并发症多、疾病负担较重。本病终年可见,但以夏秋季最多,其中以学龄期儿童和青壮年居多。

一、概述

(一)伤寒

1.**病原学**　伤寒属于沙门菌属 D 组,革兰阴性杆菌,无芽胞,周身鞭毛能运动,多数有菌毛。新分离的伤寒沙门菌菌体外有荚膜多糖。伤寒沙门菌为需氧和兼性厌氧菌,营养要求不高。生长温度 10~42℃,最适温度为 37℃,pH 为 6.8~7.8。抵抗力:在水中存活 1~3 周,在粪便中生存 1~2 个月,耐低温,冰冻条件下可存活 1~2 个月,甚至可在冻土中过冬;对热抵抗力弱,加热 60℃ 10~20 分钟即死亡,煮沸则迅速死亡;对一般化学毒剂敏感,在 5% 苯酚或 1:50 升汞中 5 分钟可杀死,饮用水中消毒余氯达 0.2~0.4mg/L 时迅速死亡。

2.**临床表现**　伤寒杆菌经口进入肠腔,侵入肠壁淋巴进入淋巴系,再进入血液引起菌血症、出血、坏死并形成溃疡。伤寒潜伏期短至 3 天,长至 42 天,平均潜伏期为 1~2 周。发病缓慢,体温呈阶梯形上升,有持续性高热、无力、皮疹、相对缓脉、肝脾肿大、中性粒细胞减少等中毒症状,典型病例可出现玫瑰疹,自然病程为 4~5 周,有的病愈后继续排菌 3 周至 3 个月。主要并发症为肠出血与肠穿孔,此外中毒性肝炎、中毒性心肌炎也多发生。病后可获得较强的细胞免疫。

3.**流行病学**

(1)传染源:为病人及带菌者。伤寒的潜伏期多为 1~2 周,亦可短至 3 天,长达 42 天。病人从潜伏期开始即可以从粪便排菌,从病程第 1 周末开始经尿排菌,故整个病程中均有传染性,尤以病程的第 2~4 周内传染性最大。恢复期粪便排菌逐渐减少,2%~5% 患者于恢复期后仍持续排菌,一般在 3 个月内停止。慢性带菌者是本病不断传播或流行的主要传染源,有重要的流行病学意义。

(2)传播途径:本病的传播途径为粪-口传播,主要经水、食品、日常接触以及苍蝇等生物媒介传播。经水和食品传播会造成暴发和流行疫情,日常接触以及苍蝇等生物媒介传播造成散发病例。伤寒和副伤寒有不同的传播模式,伤寒感染所需剂量较低,因此常常发生接触传播;而副伤寒所需剂量较高,因此常常发生暴发而散发少见。

(3)人群易感性:人对伤寒普遍易感。病后可获得持久性免疫,再次患病者极少。

(4)流行特征:我国伤寒发病呈逐年下降趋势,20 世纪 80 年代发病率 50/10 万,20 世纪 90 年代都在 10/10 万以下。伤寒终年可见,以夏秋为多;以学龄期儿童及青壮年龄组为高,近些年我国伤寒病人中青年人群构成比在逐步升高,可能与中学频频暴发伤寒疫情有关;性别无明显差异;地区发病呈不均衡性;病例以散发为主,时有暴发流行,中西部地区和农村经水源传播引起暴发最为常见,而东南沿海地区和城市以经食物传播,尤其是贝类食品传播为发病的主要危险因素。

4. 诊断标准 根据《伤寒副伤寒诊断标准》(WS280—2008),结合流行病学史、临床表现和实验室检验结果可将病例分为带菌者、疑似病例、临床诊断病例和确诊病例。

(1)带菌者:无任何临床表现,从粪便中分离到伤寒沙门菌。

(2)疑似病例:病前30天内曾到过或生活在伤寒流行区,或有伤寒患者、带菌者密切接触史或有喝生水等不良卫生习惯之一,且不明原因持续发热;不明原因持续发热,同时有特殊中毒面容(表情淡漠,呆滞)、相对缓脉、皮肤玫瑰疹、肝脾肿大等任何一项体征者;不明原因持续发热,且嗜酸性粒细胞减少或消失、白细胞总数正常或低下者。

(3)临床诊断病例:临床表现为不明原因持续发热,具有特殊中毒面容(表情淡漠,呆滞)、相对缓脉、皮肤玫瑰疹、肝脾肿大等症状之一。实验室检测嗜酸性粒细胞减少或消失,白细胞总数正常或低下;或肥达反应"O"抗体凝集效价≥1:80,"H"抗体凝集效价≥1:160者(注意:在高发地区,许多正常人因既往感染亦可有较高滴度,此时最好首先检查当地人群免疫水平,确定正常值)。

(4)确诊病例:符合下列一项可诊断。临床表现为不明原因持续发热;实验室检测恢复期血清中特异性抗体效价较急性期血清特异性抗体效价增高4倍以上或从血、骨髓、粪便、胆汁中任一种标本分离到伤寒沙门菌。

5. 治疗原则 早期发现、早期诊断、早期治疗,合理使用抗生素极为重要。选用有针对性的抗菌药物进行伤寒的病原治疗是最彻底、最有效的措施。及时治疗对防止疫情发展、缩短排菌时间有重要作用,可减少并发症和病后带菌的发生,对控制伤寒传染源、防止伤寒流行有现实意义。

(1)一般治疗:患者入院隔离,注意饮食要给高营养、易消化的饮食,易采用流质或半流质饮食;高热时,适当应用物理降温,不宜用大剂量退热药,以免虚脱。

(2)病原治疗:目前对非耐药伤寒的病原治疗可使用氯霉素;多重耐药的主要选择第三代喹诺酮类或三代头孢菌素。用药后症状可随之减轻或消失,病程缩短,肠出血、肠穿孔等严重并发症也减少,但经氯霉素治疗后可有复发。其他药物有复方新诺明、氨苄西林、阿莫西林。

(3)并发症的治疗:肠出血绝对卧床休息,严密观察血压、脉搏、神志变化及便血情况,给适当的镇静剂、止血药,补充液体,必要时可输血。发生肠穿孔时应及早手术治疗。

(4)出院标准:患者经规范、足疗程治疗,临床症状完全消失3天后,粪检2次阴性(2次之间间隔为2~3天),方可解除隔离或出院。

基层医院不具备细菌培养条件者,经正规治疗,临床症状完全消失后2周,嗜酸性粒细胞计数>0.04×10^9/L,也可以解除隔离出院。

(二)副伤寒

副伤寒是由副伤寒杆菌感染引起的急性传染病。副伤寒甲、乙的临床表现与伤寒相似,但一般病情轻,病程也短,病死率较低。副伤寒丙的症状较为特殊,有的与轻型伤寒相似,有的则以急性胃肠炎或脓毒血症为主要临床表现。脓毒败血症型副伤寒丙病情严重,若治疗不及时,预后较差。

1. 流行病学 传染源为病人和带菌者。副伤寒的潜伏期较伤寒短,一般为8~10天,有时可短至 3~6 天,最长 15 天。传播途径与伤寒大致相同,但以食物传播较为常见,原因是副伤寒杆菌可在食物中存在较长时间。成年人中以副伤寒甲为多,儿童易患副伤寒乙。

2. 临床表现　副伤寒甲、乙的症状:急性起病,发热以弛张型多见,中毒症状较轻,消化系统症状较伤寒多见且显著。皮疹出现较早、较多、较大。肠道病变轻且病灶较表浅,肠出血和肠穿孔不常见。病程短、病死率比较低,但复发率较高。

副伤寒丙临床症状复杂,急性起病,热型不规则。常见有 3 种类型:①伤寒型:症状伤寒大致相似,但较易出现肝功能异常。②胃肠型:表现为发热、恶心、呕吐、腹泻、腹痛,病程短。③脓毒血症型:常见于体弱儿童和慢性消耗疾病患者。

3. 诊断、治疗与预防　副伤寒甲、乙、丙的诊断,治疗及预防等与伤寒大致相同。对并发化脓性病灶者,一旦脓肿形成,可行外科手术治疗,并加强抗菌药物的使用。

二、发现和报告

(一)发现

通过常规疫情监测网络报告、腹泻病门诊、疾病监测点、应急监测和社会信息等渠道发现病例和疫情。

(二)个案报告

责任报告人发现伤寒和副伤寒疑似病例、临床诊断病例、确诊病例以及病原携带者,填写传染病报告卡,网络直报单位应于 24 小时内通过传染病疫情监测信息系统进行报告。

(三)事件报告

1. 报告标准　根据《国家突发公共卫生事件相关信息报告管理工作规范(试行)》规定内容进行报告。

(1)相关信息报告:1 周内,同一学校、幼儿园、自然村寨、社区、建筑工地等集体单位发生 5 例及以上伤寒(副伤寒)病例,或出现 2 例及以上死亡。

(2)突发公共卫生事件报告

重大突发公共卫生事件(Ⅱ级):疫情波及 2 个以上县(市),且 1 周内发病水平超过前 5 年同期平均发病水平 2 倍以上。

较大突发公共卫生事件(Ⅲ级):一周内在一个县(市)行政区域内,发病水平超过前 5 年同期平均发病水平 1 倍以上。

一般突发公共卫生事件:由县区级卫生计生行政部门确认。

2. 报告时限和程序　获得突发公共卫生事件相关信息的责任报告单位和责任报告人,应当在 2 小时内以电话或传真等方式向属地疾控机构报告,具备网络直报条件的同时进行网络直报。不具备网络直报条件的责任报告单位和责任报告人,应采用最快的通信方式将《突发公共卫生事件相关信息报告卡》报送属地疾控机构,疾控机构接到《突发公共卫生事件相关信息报告卡》后,应对信息进行审核,确定真实性,2 小时内进行网络直报,同时以电话或传真等方式报告同级卫生计生行政部门。

3. 报告内容　包括事件名称、事件类别、发生时间、地点、涉及的地域范围、人数、主要症状与体征、可能的原因、已经采取的措施、事件的发展趋势、下一步工作计划等。整个事件发生、发展、控制过程中信息还应形成初次报告、进程报告、结案报告。

三、现场调查

伤寒和副伤寒暴发疫情发生后,卫生计生行政部门或疾控机构应在最短的时间内组织好相应的人员、物资和采样用品和器材,赶赴现场,做好流行病学调查工作,调查可能的传染源、传播途径及影响因素,发现和追踪密切接触者,为疫情的预防控制提供科学依据。

(一)个案调查

为了查明患者发病原因,对病人、疑似病人应调查了解其基本情况、发病情况,重点是发病前的饮食史、活动史、同类病人接触史。调查同时填写表 15-7。

(二)暴发调查

1. 组织与准备

(1)组织及实施:疫情发生地的疾控机构应在接到疫情报告后 2 小时内开展现场流行病学调查,及时采取相应预防、控制措施,并将调查结果及时向同级卫生计生行政部门和上级疾控机构报告。

(2)调查准备:调查单位应迅速成立现场调查组,制定流行病学调查计划,明确调查目的、调查组人员组成,确定成员的任务及职责。调查组成员一般包括有关领导、流行病学工作者、临床医生、消毒人员、实验室工作人员、其他相关人员等。根据疫情的规模和实际需要,携带必要的调查、取证、采样设备,消杀器械,防护用品,预防性药品和相关书籍、调查表格等。

2. 调查内容和方法

(1)背景资料收集

1)当地地理、气象、人口等资料的收集:通过查阅资料、咨询当地相关部门等方法了解当地的地理状况(如地理位置、地形地貌、河流、交通状况等)、气象资料(如气温、降雨量等)、人口资料(人口总数、年龄别构成、流动人口数)、生产生活方式和卫生习惯(喝生水、吃生冷食品等)、特殊风俗(如"吃大席"),社会状况以及其他相关资料等。

2)历史及监测相关资料调查:通过查阅疾控机构、医院和个体诊所相关资料,了解当地主要的肠道传染病种类、既往发病情况,伤寒暴发疫情发生情况;腹泻病门诊开设、就诊和病原分离情况。

(2)病例搜索和流行病学调查:在当地主要医疗机构和个体诊所采用查看门诊日志、检验登记本和住院病历等临床资料以及处方、抗生素类药品使用量,入村入户调查等方式主动搜索腹泻病人。对搜索出的病例进行登记、随访、采样、检验以鉴别诊断。

对于搜索和报告的伤寒病例(包括疑似、临床和实验室诊断病例)应及时开展流行病学调查和标本的采集。调查内容包括:病例基本情况、发病经过和就诊情况、临床表现、实验室检查、诊断和转归情况、居住地及家庭背景、个人暴露史、密切接触者情况等。

1)临床资料:通过查阅病历及化验记录、询问诊治医生等方法,详细了解病例的临床表现、实验室检查结果、临床进程和治疗进展等情况。

2)病例家庭及家居环境情况:通过询问及现场调查了解病例家庭人员情况、家庭居住位置、家居环境、苍蝇等生物媒介种类和数量、厕所类型及粪便处理情况。

3)病例及家庭的饮水、饮食习惯:病家饮用水源:水井、水塘、自来水等;厨房位置、卫生状况、食品储存、加工方式情况;饮水、饮食习惯;水源、厨房和厕所的地理位置。

4)病例活动史、接触史及暴露史:发病前 3 周内活动时间、地点和范围,有无参加聚餐等活动;与伤寒病例和带菌者接触情况:接触时间、接触方式(同吃、同住和护理等)、接触频率、接触地点等。确定病例发病后的详细活动时间、地点和范围,追踪密切接触者。

(3)流行因素调查

1)描述疾病的"三间分布"

时间分布:通过对报告和搜索病例发病时间的统计学描述,基本确定暴发的类型、首发病例时间以及根据伤寒一般潜伏期推算出暴露时间等。

地区分布:通过描述发病的地区分布,绘制标点地图,看其是否有地区聚集性或波及多个地区,从而为疫点(疫区)的划分提供依据。

人群分布:分析不同特征人群中该病的分布,寻找病例与健康者的差异,有助于提出病因假设及其他潜在的危险因素。分析病例的特征,如年龄、性别、种族、职业或其他相关信息,可为寻找高危人群、特异的暴露因素提供线索。

2)建立病因假设,进行专题调查以验证假设:根据三间分布特点,建立有关事件的初步假设。假设应包括以下几方面:危险因素来源(如食品、水等)、传播方式和载体(如苍蝇等)、与疾病有关的特殊暴露因素等。

根据病因假设,采用病例–对照研究等方法,编制调查表,调查病例和对照可疑饮食史,通过比较可疑食品或饮水等在两组中的差异,验证假设。

3)流行因素调查:根据调查结果,判断暴发类型是水源、食源或混合型暴发,进行相应调查。

食源性暴发调查:选择最了解事件情况的有关人员,详细了解有关食物及其常用原料的来源、运输、储存、加工方法和过程、成品和半成品存放等一系列环节,并采集相应的样品进行检测,确定被污染的环节和污染源。

水源性暴发调查:当地居民饮用水基本情况:饮用水类型(集中式、分散式、二次供水)、供水范围和覆盖人口,重点区分发病人群和未发病人群饮水情况;饮水质量:制备工艺、水质监测结果(出厂水、末梢水)、二次供水水箱消毒效果;受污染状况:取水点卫生状况、管网破损及其受污染情况;特殊事件:如供水消毒设备检修、损坏、管网改建等;采样检测:采集相应的样品进行检测,确定被污染的环节和污染源。

其他因素调查:调查病例可能存在的其他感染因素,如密切接触传播、日常生活接触传播、媒介生物传播。

四、标本采集与运送

(一)标本的采集

标本的采集应该与流行病学调查工作紧密结合,包括对病人、疑似病人、密切接触者进行采样。采集的标本可以是血清、骨髓、粪便、肛拭子、尿和玫瑰疹刮取物等,其中应以血清和粪便为主,同时由于要进行病原分离,因此尽可能在未使用抗生素之前采集。

1. **粪便** 宜在病程的第3~4周,抗生素治疗前或停药后3天内采样。如为水样便,则用吸管吸取1~5ml;如为成形便则用无菌棉拭子采集2~3g大小的便量,置于沙门菌增菌液后送检。采集肛拭子标本时,可用无菌棉签由肛门插入直肠内3~5cm(幼儿约2~3cm)处转动再取出,棉签应沾有粪便,插入沙门菌增菌液内送检。

2. **血液** 应根据病程的不同阶段采集不同标本进行检测,宜在病程的第1~2周采集,只要发热未退,两周以后仍可获得阳性结果。无菌采集静脉血标本,成人8~10ml(儿童

3~5ml)。抽取成人 4~8ml(儿童 2~4ml)血液,立即接种已在室温(>20℃)平衡的血培养瓶中,在室温条件下运送至实验室。余下的病人血液(作为上述采集血液程序的一部分)及病后 2~3 周采集恢复期血液 2ml,分离血清做血清学检测(肥达试验等)。

3. 食品 采集 50~100g 标本置于可密闭灭菌广口瓶或自封塑料袋内,常温下快速送检。

4. 水体 用灭菌的 500ml 玻璃瓶采集相对静止的表层水(深度 30cm 以内)500ml,加盖密封后再用自封塑料袋包裹密封,常温下送检。每个采样点应相距数米;同一采样点采集标本不少于 2 瓶,用做平行样检测。

(二)标本的运送

采集的标本宜立即处理和接种培养基进行增菌和(或)培养。不能立即送检的,需置于 Cary-Blair 半固体运送培养基中;运送时间超过 2 小时的,应在冰浴条件下送检。注意运送途中的生物安全要求,置于坚固、防水、密闭、耐压的转运箱中,专人送往实验室。

(三)标本的检测

将采集的标本进行细菌分离和鉴定,并进行药敏实验。

五、防控措施

采取以切断传播途径为主的综合性防治措施。

(一)隔离治疗病人和带菌者

隔离治疗伤寒病人和带菌者是控制传染源的有效措施。急性伤寒病人经正规治疗,待患者症状消失后 2 周方可解除隔离;或临床症状消失,停药 1 周后,粪便 2 次阴性(间隔 2~3 天),方可解除隔离。

(二)做好疫点、疫区管理

1. 划定疫点、疫区

(1)疫点:指与病人、疑似病人、带菌者同一大门出入的住户,或与其生活有密切关系的若干住户。

(2)疫区:根据疫点的地理位置、水系分布、交通状况、自然村落分布、人群生活和物资交往等情况,考虑伤寒传播条件和流行病学联系,判断受累地区而划定疫区。

2. 疫点、疫区的消毒认真做好疫点、疫区内的消毒工作,特别是对病人、疑似病人和带菌者污染过的环境、物品、饮用水等进行消毒处理。疫点、疫区内的消毒包括随时消毒和终末消毒。

(1)随时消毒:对于吐泻物,按 1 体积吐泻物加 1/5 体积漂白粉搅拌均匀,消毒 2 小时;成形粪便可加 3%~5% 甲酚皂溶液或 3% 漂白粉澄清液浸泡;餐具用 1% 漂白粉澄清液浸泡 30 分钟或煮沸 10 分钟;残余的需要消毒的食物,按 1 份食物加 1/5 体积的漂白粉搅拌均匀后消毒 2 小时,或 1% 漂白粉澄清液浸泡 2 小时,或煮沸 10 分钟;对需要消毒的衣物,以 3% 甲酚皂溶液浸泡或喷雾方式消毒 30 分钟;地面、家具、墙壁以及运送病人的交通工具等,以 3% 甲酚皂溶液喷雾、擦拭或洗刷;对垃圾、厕所,用 3%~5% 甲酚皂溶液或 3% 漂白粉澄清液喷雾或洗刷;疫点内井水消毒,使用含高氯 25%~35% 的漂白粉,所加的克数按加氯量 $3g/m^3$ 标准计算[公式:井口直径(m)×2× 水深(m)×0.8×3];缸水消毒,按 25kg 水加漂白粉精片 2 片计算,将漂白粉精片研碎后加少量水调成糊状,倒入缸内搅拌,30 分钟后使用。

(2)终末消毒:在病家向病人家属解释消毒目的、过程和注意事项,请病人家属配合开展工作,了解病人发病时居住和活动的房间区域、触及物品以及吐泻物污染区域,将未受污染并且不能进行消毒的物品进行遮掩或转移。

消毒前需要穿戴好个人防护服和手套。消毒时先灭苍蝇、蟑螂,然后按由外向内的顺序,喷雾或擦拭消毒门把手、地面、墙壁、家具、厕所等处;从不同房间以及最后退出时,边退边消毒经过的地面。

病人穿过的衣物、吃过的剩余食品、使用过的餐具及其他生活用品、吐泻物等,按照随时消毒的方法进行消毒。

对于室外环境,根据流行病学调查和室外环境采集标本的实验检测结果,对污染区域及可能污染区域,尤其水井和污水排放处等区域进行消毒。

3. 解除标准　一般为疫点处理后,一个最长潜伏期内无新发病例,疫点即可解除;疫区范围内最后一个疫点解除后,再观察一个最长潜伏期,如无新发病例和带菌者出现,即可解除疫区管理。

(三)做好"三管一灭",切断传播途径

1. 饮水消毒　集中式供水应加氯消毒,开放性水源、大口井以及其他不能加氯消毒的,应对实施取用的桶水或缸水进行消毒;了解当地生活习惯和家庭生活污水、粪便排放方式,避免未经处理的污水、粪便污染环境水体。

2. 加强食品卫生和农贸市场的卫生管理　发生伤寒(副伤寒)暴发或流行时,协同卫生监督部门管好疫点(疫区)饮食摊点和农贸市场的日常经营活动;对饮食从业人员进行病例检索和带菌调查;严格饮食从业人员的卫生操作;对检出伤寒(副伤寒)杆菌的农贸市场要进行环境消毒和污染食品的销毁处理。

3. 灭蝇　可根据控制疫情的需要,在疫点(疫区)用有效消毒剂进行喷洒。

(四)密切接触者的管理

对伤寒接触者应进行 23 天(副伤寒 15 天)的医学观察。伤寒(副伤寒)带菌者应主动发现,严格登记,认真处理;对托幼机构、饮食行业、自来水厂、牛奶厂等工作人员以及伤寒恢复期病人均应作定期检查,如发现带菌者,应调离工作,并给予彻底治疗。有发热的伤寒可疑患者,应及早隔离观察和治疗。

在流行的地区或人群中进行预防服药。对疫情暴发地区及毗临地区的重点人群进行伤寒菌苗的预防接种。

(五)开展应急监测

建立针对伤寒暴发流行的专项监测,建立监测病例定义和报告制度对当地的饮食和水源进行定期或不定期检测,对于特殊人员,如饮食服务人群加强监测。

(六)带菌者管理

对伤寒恢复期病人进行带菌检查,一般在病后 1 个月和 3 个月,各粪检 2~3 次,每次间隔 2~3 天,以及时发现带菌者;对往年伤寒病人,可抽取部分病人进行带菌调查,以便发现慢性带菌者。对检出的各类带菌者必须予以杀菌治疗,并进行系统的动态观察与管理。

(七)健康教育

通过多种途径向群众宣传伤寒和副伤寒防治的要点,宣传内容要通俗易懂,表达准确。宣传重点包括:不食生冷食品、饭前便后要养成勤洗手的习惯、如何正确使用消毒药品对自家缸水(桶水)进行消毒、流行期间不举行大型聚餐活动以及一旦出现发热、出疹症状应及早去正规医疗机构就诊等。

六、措施效果评价

疫情控制期间,在流行病学调查和病原学检测的基础上,动态分析疫情的发展趋势和防治措施的实施效果。

1. 控制效果评价 在实施疫情处理措施后,自最后一例病人或带菌者被隔离治疗后一个最长潜伏期内再无新病例出现时,可视为疫情已得到初步控制,可转为常规防治和监测。

2. 环境安全性评价 暴发流行期间和暴发流行后,应开展环境安全性评价,目的在于监测环境和食品相关危险因素是否已消除,受污染的环境是否经过处理并达到卫生安全要求。

具体措施:针对病原体可能污染的环境因素,采集疫点(餐馆、病家、聚餐点等)食品、生活用水、生活污水样本,疫点疫区的市售食品样本(尤其是与本次暴发相关的同类食品),疫区及周边地区的环境水体样本(包括河流、湖泊等,尤其是疫情处理过程中发现受到污染的环境水体),开展病原学检测,综合分析和评价环境污染状况。

3. 控制措施评价 在疫情结束后还需要及时开展卫生经济学评价,必要时根据评价结果提出改进措施。效果评价应设计严格,使用可对比、量化的指标。如:分析对比落实控制措施前后密切接触者中带菌者的比例;分析二代发病率、疫点间联系和传播关系,评价疫点处理效果;统计疫点(疫区)内标本(包括各种环境标本)采集量、标本检出率,评价调查工作和消毒、检测工作效果。

七、调查报告的撰写

调查报告撰写格式与要求见技术要点相关部分。

八、保障措施

(一)培训

在伤寒高发季节前或在流行期间,组织开展对卫生计生行政部门领导、疾控人员、临床医护人员等进行相关培训,培训重点是强化伤寒病人早发现、早报告、早隔离的意识以及涉及到流行病学、实验室检测技术等方面的相关知识。

(二)应急处理物品和器械准备

1. 实验室与器械 各级疾控机构需建立合格的实验室,同时配备微生物检验所必须的器械,如恒温箱、冰箱、离心机、水浴箱、高压消毒锅、培养皿、试管等。

2. 培养基 各级疾控机构应针对沙门菌属的培养要求,准备好必须的培养基,如装好选择性培养基的培养皿、药敏纸片及各种生化培养基或编码生化管。

3. 诊断试剂 各级疾控机构应备有肥达反应标准试剂。

4. 标本采集和现场检测用品 标本采集登记表、标本采集用拭子、吸管、自封式塑料袋、标签纸、记录笔、选择性培养基等。

5. 现场防护和消杀用药品、器械

现场防护用品：一次性手套、长筒橡皮手套、长筒靴、工作服等；

常用消毒剂：包括漂白粉、漂精片、过氧乙酸、碘伏、戊二醛、环氧乙烷等；

配备的器械：包括喷雾器、刻度量杯、装药品的消毒箱等。

6. 预防性服用药物　诺氟沙星、环丙沙星等。

7. 调查相关表格　"伤寒个案调查表"以及其他调查相关表格、材料和记录本。

九、附件

伤寒个案调查表见表 15-7,伤寒病例采样登记表见表 15-8。

表 15-7　伤寒个案调查表

国标编码□□□□□□　　　　　　　　　　　病例编码□□－□□□□

1. 一般情况

1.1 姓名_____,若为 14 岁以下儿童,家长姓名_____

1.2 性别　①男　②女　　　　　　　　　　　　　　　　　　　□

1.3 年龄　_____(岁、月)　　　　　　　　　　　　　　　□□

1.4 职业　(1)幼托儿童　(2)散居儿童　(3)学生　(4)教师　(5)保育员及保姆　　□□

　　　　　(6)饮炊食品业　(7)商业服务　(8)医务人员　(9)工人　(10)民工

　　　　　(11)农民　(12)牧民　(13)渔(船)民　(14)干部职员　(15)离退休人员

　　　　　(16)家务及待业　(17)其他_____(注明)　(18)不详

1.5 文化程度　(1)学龄前儿童　(2)文盲　(3)小学　(4)初中　(5)高中　　　□

　　　　　　　(6)大学及以上　(7)不详

1.6 现住址_____

1.7 户口地_____

1.8 工作(学习)单位_____

1.9 联系人_____联系电话(办)_____(宅)_____(手机)_____

2. 发病情况

2.1 发病日期_____年____月____日____时　　　　　□□□□□□□□

2.2 发病地点_____

2.3 首诊时间_____年____月____日____时　　　　　□□□□□□□□

2.4 首诊单位_____

2.5 诊断医院_____

2.6 报告时间_____年____月____日____时　　　　　□□□□□□□□

2.7 是否住院　①是　②否　　　　　　　　　　　　　　□□

　　2.7.1 住院时间_____年____月____日____时　　　□□□□□□□□

　　2.7.2 出院时间_____年____月____日____时　　　□□□□□□□□

3. 临床资料

3.1 临床表现

　　3.1.1 发热持续_____天　　　　　　　　　　　　□□

　　3.1.2 最高体温_____℃　　　　　　　　　　　　□□.□

3.1.3 热型　　　　(1)稽留热　　　(2)弛张热　　　(3)不规则　　　　　　　☐

3.1.4 有无如下症状与体征

3.1.5 发热　　　　(1)有　　　　(2)无　　　　　　　　　　　　　　　　☐

3.1.6 畏寒　　　　(1)有　　　　(2)无　　　　　　　　　　　　　　　　☐

3.1.7 头痛　　　　(1)有　　　　(2)无　　　　　　　　　　　　　　　　☐

3.1.8 头晕　　　　(1)有　　　　(2)无　　　　　　　　　　　　　　　　☐

3.1.9 腹痛　　　　(1)有　　　　(2)无　　　　　　　　　　　　　　　　☐

3.1.10 腹胀　　　　(1)有　　　　(2)无　　　　　　　　　　　　　　　☐

3.1.11 便秘　　　　(1)有　　　　(2)无　　　　　　　　　　　　　　　☐

3.1.12 腹泻　　　　(1)有　　　　(2)无　　　　　　　　　　　　　　　☐

3.1.13 便血　　　　(1)有　　　　(2)无　　　　　　　　　　　　　　　☐

3.1.14 恶心　　　　(1)有　　　　(2)无　　　　　　　　　　　　　　　☐

3.1.15 呕吐　　　　(1)有　　　　(2)无　　　　　　　　　　　　　　　☐

3.1.16 表情淡漠　　(1)有　　　　(2)无　　　　　　　　　　　　　　　☐

3.1.17 谵妄　　　　(1)有　　　　(2)无　　　　　　　　　　　　　　　☐

3.1.18 昏迷　　　　(1)有　　　　(2)无　　　　　　　　　　　　　　　☐

3.1.19 相对缓脉　　(1)有　　　　(2)无　　　　　　　　　　　　　　　☐

3.1.20 玫瑰疹　　　(1)有　　　　(2)无　　　　　　　　　　　　　　　☐

3.1.21 脾大　　　　(1)有　　　　(2)无　　　　　　　　　　　　　　　☐

3.1.22 肝大　　　　(1)有　　　　(2)无　　　　　　　　　　　　　　　☐

3.2 有无下列并发症?　　　　　　　　　　　　　　　　　　　　　　　☐

3.2.1 肠出血　　　　(1)有　　　　(2)无　　　　　　　　　　　　　　☐

3.2.2 肠穿孔　　　　(1)有　　　　(2)无　　　　　　　　　　　　　　☐

3.2.3 其他(注明)＿＿＿＿＿＿＿＿＿＿＿＿＿＿＿

3.3 病人转归　(1)痊愈　(2)带菌　(3)死亡　　　　　　　　　　　　　☐

3.4 诊断依据

3.4.1 确诊依据　(1)临床　(2)病原学　(3)血清学　　　　　　　　　　☐

3.4.2 检验结果

(1)培养(细菌型别)

日期	血	粪	尿	其他

(2)肥达反应

日期	O	H	A	B	C

(3)白细胞计数、分类

日期	总数	中性	淋巴	嗜酸性	其他

4. 流行病学调查

4.1 传染源和传播途径的追溯(病前 1 个月)：

  4.1.1 外出史　(1)有　(2)无　　　　　　　　　　　□

  4.1.2 去过何地_____

  4.1.3 在该地有无下列活动

    4.1.3.1 住宿　(1)有　(2)无　　　　　　　　□

    4.1.3.2 用餐　(1)有　(2)无　　　　　　　　□

    4.1.3.3 带回食品　(1)有　(2)无　　　　　　□

    4.1.3.4 食品名称:_____

    4.1.3.5 该地同样疾病　(1)有　(2)无　　　　□

  4.1.4 外人来家　(1)有　(2)无　　　　　　　　□

    4.1.4.1 来自何地_____

    4.1.4.2 该地同样疾病　(1)有　(2)无　　　　□

    4.1.4.3 来后有无下列活动

      (1)在家住宿　(1)有　(2)无　　　　　□

      (2)在家用餐　(1)有　(2)无　　　　　□

      (3)带来食品　(1)有　(2)无　　　　　□

      (4)食品名称:_____

  4.1.5 接触过同样病人　(1)有　(2)无　　　　　□

    4.1.5.1 接触时间_____年____月____日____时　□□□□□□□□

    4.1.5.2 接触地点_____

    4.1.5.3 接触方式

      (1)同吃　(1)有　(2)无　　　　　　　□

      (2)同住　(1)有　(2)无　　　　　　　□

      (3)护理　(1)有　(2)无　　　　　　　□

      (4)其他　(1)有　(2)无　　　　　　　□

4.2 饮食情况(病前 1 个月)

  4.2.1 饮生水　(1)有　(2)无　　　　　　　　　□

  4.2.2 水源类型　(1)井水　(2)河水　(3)塘水　(4)自来水　(5)其他　□

  4.2.3 吃生冷食品　(1)有　(2)无　　　　　　　□

  4.2.4 生冷食品名称_____购买地点_____

  4.2.5 熟食冷吃　(1)有　(2)无　　　　　　　　□

  4.2.6 熟食品名称_____购买地点_____

4.2.7 其他可疑食品名称＿＿＿＿＿＿＿＿＿＿购买地点＿＿＿＿＿＿＿＿＿＿＿

4.2.8 在外就餐史 (1)有 (2)无 □

4.2.9 就餐地点 (1)排档 (2)个体餐馆 (3)宾馆餐厅 (4)其他 □

4.2.10 就餐地点名称＿＿＿＿＿＿＿＿＿＿＿＿＿＿＿＿＿

4.2.11 同餐人数＿＿＿＿＿ □□□

4.2.12 同餐日期＿＿＿＿年＿＿月＿＿日＿＿时 □□□□□□□□

4.3 预防接种 (1)有 (2)无 □

4.3.1 最近一次接种时间＿＿＿＿年＿＿月＿＿日 □□□□□□□□

4.3.2 接种＿＿＿次 □

5. 疫点疫区处理

5.1 疾控中心接到报告时间＿＿＿＿年＿＿月＿＿日＿＿时 □□□□□□□□□□

5.2 疾控中心到达现场时间＿＿＿＿年＿＿月＿＿日＿＿时 □□□□□□□□□□

5.3 疫点＿＿＿＿个 □□

5.4 范围＿＿户＿＿个 □□□□

5.5 解除时间＿＿＿＿年＿＿月＿＿日＿＿时 □□□□□□□□

5.6 终末消毒时间＿＿＿＿年＿＿月＿＿日＿＿时 □□□□□□□□

6. 小结＿＿＿＿＿＿＿＿＿＿＿＿＿＿＿＿＿＿＿＿＿＿＿＿＿＿＿＿＿＿＿＿＿＿＿＿＿＿

＿＿＿

＿＿＿

调查者单位：＿＿＿＿＿＿＿＿＿＿＿＿ 调查者：＿＿＿＿＿＿＿＿＿＿＿＿

审核者：＿＿＿＿＿＿＿＿＿＿＿＿＿＿ 调查日期：＿＿＿＿＿＿＿＿＿＿＿＿

填表说明：

病例编码第1、2位填年份，如2006年则填写"06"，后四位填病例的流水号

表15-8 伤寒病例采样登记表

标本编号	姓名	性别	年龄	家庭住址	联系电话	发病日期	就诊日期	采样日期	标本名称（血、尿、便等）	采样单位	实验室检查结果	
											病原分离	血清肥达

填表说明：

1. 实验室结果，病原分离阳性用"+"表示，阴性用"-"表示

2. 血清肥达反应结果判断阳性用"+"表示，阴性用"-"表示

填表单位：＿＿＿＿＿＿＿＿＿＿＿＿ 填表日期：＿＿＿＿＿＿＿＿＿＿＿＿

技术要点

1. 乙类传染病

2. 潜伏期　为1~2周

3. 临床特点　发病缓慢,持续性高热,皮疹,肝脾肿大

4. 治疗　抗菌,对症

5. 流行病学特点　人群普遍易感,病后可获得持久性免疫,带菌者和病人为传染源,粪口途径传播,夏秋季节高发

6. 个案报告　24小时内上报个案

7. 突发事件报告及分级　1周内,同一学校、幼儿园、自然村寨、社区、建筑工地等集体单位发生5例及以上伤寒(副伤寒)病例,或出现2例及以上死亡应作为一起突发公共卫生事件相关信息进行报告。聚集性发病,病例小于100例,经县区级卫生计生行政部门认定的应作为一般突发公共卫生事件报告

8. 现场调查　①病例搜索:病人和带菌者;②查明感染来源和主要传播途径

9. 标本的采集和运送　用药前粪便:水样便1~3ml,成形便2~3g或肛拭子,可疑水体(500ml)和食物(50g),血液8~10ml标本常温保存,B类包装运送

10. 实验室检测　病原分离培养,肥达反应

11. 防控措施　"早小严实""三管一灭"

12. 特异性预防控制措施　疫苗和预防性服药须在专家建议下使用

13. 健康教育　洗净手,喝开水,吃熟食

14. 废弃物处理　粪便和呕吐物等用含氯消毒剂

【思考题】

一、单选题

1. 按《传染病防治法》,伤寒属于(　　　)
   A. 类传染病　　　　　　　　　　　B. 乙类传染病
   C. 丙类传染病　　　　　　　　　　D. 未被列入分类但需监测的传染病

2. 伤寒的确诊依据是(　　　)
   A. 相对缓脉　　　　　　　　　　　B. 玫瑰皮疹
   C. 肥达反应阳性　　　　　　　　　D. 血培养伤寒沙门菌阳性

3. 引起伤寒不断传播或流行的主要传染源是(　　　)
   A. 普通型伤寒患者　　　　　　　　B. 暴发型伤寒患者
   C. 慢性带菌者　　　　　　　　　　D. 伤寒恢复期
   E. 伤寒患者的潜伏期

4. 关于伤寒易感性,下面说法正确的是(　　　)

A. 病后可获得持久性免疫

B. 病后可获得一定的免疫力,但短暂且不稳定

C. 感染后不产生免疫力

D. 目前尚不确定

5. 伤寒病人排菌量最多的时期是(　　　)

A. 起病后第 1 周　　　　　　　　B. 起病后第 2～4 周

C. 起病前 1 周　　　　　　　　　D. 起病后第 5 周

二、简答题

1. 简述伤寒副伤寒相关信息报告标准。

2. 简述伤寒临床表现。

3. 简述水型暴发流行因素调查要点。

参考答案

一、单选题

1. B;2. D;3. D;4. A;5. B

二、简答题

1. 在 1 周内,同一学校、幼儿园、自然村寨、社区、建筑工地等集体单位发生 5 例及以上伤寒(副伤寒)病例,或出现 2 例及以上死亡。

2. 伤寒潜伏期为 1～2 周,发病缓慢,体温上升,有持续性高热、无力、皮疹、肝脾肿大、中性粒细胞减少等中毒症状,典型病例可出现玫瑰疹,病程为 3～4 周,有的病愈后继续排菌 3 周至 3 个月,主要并发症为肠出血与肠穿孔。病后可获得较强的细胞免疫。

3. 当地居民饮用水基本情况　饮用水类型(集中式、分散式、二次供水)、供水范围和覆盖人口,重点区分发病人群和未发病人群饮水情况;饮水质量:制备工艺、水质监测结果(出厂水、末梢水)、二次供水水箱消毒效果;受污染状况:取水点卫生状况、管网破损及其受污染情况;特殊事件:如供水消毒设备检修、损坏、管网改建等;采样检测:采集相应的样品进行检测,确定被污染的环节和污染源。

第五节　感染性腹泻

感染性腹泻由病原微生物及其产物或寄生虫所引起的、以腹泻为主要临床特征的一组肠道传染病,本病则仅指除霍乱、痢疾、伤寒、副伤寒以外的感染性腹泻,是《传染病防治法》中规定的丙类传染病,是我国的常见病和多发病。

一、概述

(一)病原学

感染性腹泻病原体主要包括细菌、病毒、原虫等,较常见的如沙门菌肠炎、肠致泻性大肠杆菌肠炎、致泻性弧菌肠炎、空肠弯曲菌肠炎、小肠结肠炎耶尔森菌肠炎、轮状病毒肠炎、蓝

氏贾第鞭毛虫肠炎等。感染性腹泻根据病原学分类分为：细菌性腹泻、病毒性腹泻、寄生虫性腹泻。

1. 细菌性腹泻病原体 细菌性腹泻主要包括志贺菌、大肠埃希氏菌（包括 EPEC、ETEC、EIEC 等）、空肠弯曲菌、沙门菌、不凝集弧菌、副溶血弧菌以及小肠耶尔森氏菌等。

2. 病毒性腹泻病原体 病毒性腹泻主要包括轮状病毒、诺瓦克病毒、肠腺病毒、柯萨奇病毒等。其中绝大多数病毒性腹泻系由轮状病毒引起。轮状病毒属呼肠病毒科，病毒的核心为双股 RNA。轮状病毒按其抗原性和核酸的不同，分为 A ~ G7 个组，其中 A 组轮状病毒主要引起婴幼儿腹泻，B 组轮状病毒主要引起成人腹泻。耐乙醚和酸，在 56℃ 1 小时才可灭活。

3. 寄生虫性腹泻病原体 寄生虫性腹泻主要包括蓝氏贾第鞭毛虫、溶组织内阿米巴等。其中贾第鞭毛虫病是一种在全世界广泛分布的肠道寄生虫病，寄生于人体小肠、胆囊，主要在十二指肠，可引起腹痛、腹泻和吸收不良等症状。近十多年来，随着旅游事业的发展，在旅游者中发病率较高，故又称旅游者腹泻。

（二）临床表现

引起感染性腹泻的病原体多种多样，但其临床表现有其共性。每日大便次数大于 3 次，粪便性状异常，可为稀便、水样便、黏液便、脓血便或血便，可伴有恶心、呕吐、腹痛、发热、食欲不振及全身不适。病情严重者，常并发脱水、酸中毒、电解质紊乱、休克等，甚至危及生命。

（三）流行病学

1. 传染源 各型被病原体感染的人或动物（包括病人、发病动物和病原携带者）是感染性腹泻的传染源。其中弯曲菌、耶氏菌、鼠伤寒沙门菌可由家禽、家畜感染传播。人被感染后的反应是多种多样的，有的发病，有的不发病。有的病例常出现迁延性、慢性临床经过，从而在较长时间内将特异性病原体间歇排出体外，甚至形成慢性带菌。病原携带者的类型也是多种多样，有恢复期携带者、健康携带者、潜伏期携带者及慢性携带者等。由于传染源类型复杂，从而增加了在传染源发现、确诊、管理及各项无害化措施中的难度。

2. 传播途径 感染性腹泻的病原体皆经口进入机体，随传染源（病人、携带者、发病动物）的排泄物排出体外，在外环境中经过或长或短的停留后，再经口传入易感者的机体并定位于肠道，这就是典型的"粪 - 口 - 粪"传播方式，也是此类疾病传播的最基本特征之一。

传播因素是多种多样的，如水、食物、生活接触、苍蝇等传播因素均可单一或交叉地传播此类疾病，多样化的传播因素导致传播途径的多样化。

3. 易感人群 人群普遍易感，幼儿和青壮年发病率相对较高，可能与其感染机会的多少和其行为特点、机体免疫状态有关，有待进一步研究。患病后可获得一定程度的免疫力，但多不稳固、不持久。一个人一生中可能多次罹患此类疾病，甚至一年内可发病数次。人工免疫的效果大多不够理想，部分腹泻病迄今仍无特异性免疫制品可供使用。

4. 流行特征 由于传播因素的多样化，自然导致流行过程的多样化，如水型流行、食物型流行、生活接触型流行等。在这些不同的流行中，其范围和速度也各不相同，有时为暴发、有时为散发、有时为慢性迁延型流行。感染性腹泻虽然一年任何时候均可发生，但具有明显季节高峰，发病高峰季节常随地区和病原体的不同而异；细菌性腹泻一般夏秋季节多发，而病毒感染性腹泻、小肠结肠炎耶尔森菌腹泻等则秋冬季节发病较多。

(四)诊断标准

1. 临床诊断病例

(1)流行病学史:发病者常有不洁饮食(水)和(或)与腹泻病人、病原携带者、腹泻动物、带菌动物接触史,或有流行地区居住或旅行史。食(水)源性感染常为集体发病并有共进可疑食物(水)史;某些沙门菌(如鼠伤寒沙门菌)、肠致病性大肠杆菌(EPEC)、A 组轮状病毒和柯萨奇病毒感染可在婴儿群体中引起暴发流行。

(2)临床表现:每日大便次数≥3 次,粪便性状异常,可为稀便、水样便、黏液便、脓血便或血便,可伴有恶心、呕吐、腹痛、发热、食欲不振及全身不适。病情严重者,常并发脱水、酸中毒、电解质紊乱、休克等,甚至危及生命。且排除由 O1 血清群和 O139 血清群霍乱弧菌、志贺菌属、溶组织内阿米巴及伤寒沙门菌以及甲、乙、丙型副伤寒沙门菌所致的腹泻。

(3)实验室检查:粪便常规检查:粪便有性状改变,常为黏液便、脓血便或血便、稀便、水样便。黏液便、脓血便或血便,镜检可有多量红、白细胞,多见于沙门菌、侵袭性大肠杆菌、肠出血性大肠杆菌、弯曲菌、耶尔森菌等细菌和某些病毒等所致的腹泻;稀便、水样便,镜检可有少量或无红、白细胞,多见于肠产毒性大肠杆菌、轮状病毒、隐孢子虫、气单胞菌等所致的腹泻。

2. 确认病例 临床诊断病例 + 病原检查:从粪便、呕吐物、血等标本中检出 O1 血清群和 O139 血清群霍乱弧菌、志贺菌属、溶组织内阿米巴、伤寒沙门菌以及甲、乙、丙型副伤寒沙门菌以外的感染性腹泻病原体或特异性抗原、特异性核酸片段检测阳性。

(五)治疗原则

由于引起感染性腹泻的病原体种类繁多,因此,在治疗上也就有些不同。首先,如果能确定导致腹泻的病原体为某种细菌(即致病菌或条件致病菌),可以酌情使用某些抗生素,如头孢类抗生素等。如果发病是由病毒感染所引起,由于急性病毒性肠道传染病多呈自限性经过,无需抗病毒治疗,采取综合性对症治疗。

无论是何种性质的感染性腹泻,在治疗中一个非常重要的共同点就是补液,即迅速补充人体在发病以后丢失的大量水分和电解质,其中相当一部分患者可通过口服方法来补充。口服补液的配方为氯化钠 3.5g,碳酸氢钠 2.5g,氯化钾 1.5g,葡萄糖 1.5g,普通饮用水 1000ml。大量腹泻使得正常情况下碱性的肠液丢失,使机体内部酸性物质相对过剩,易导致酸中毒,此时也应根据情况适当补充碱性液体(临床上常用 5% 碳酸氢钠等);同时,适当改善胃肠道功能,减轻腹泻程度,使用一些正常人体肠道中本已存在且应占主导地位的活性菌制剂,以抑制致病菌的生长繁殖,亦是治疗手段之一。

急性水样便腹泻患者(约占 70%)多为病毒或产毒性细菌感染引起,一般不用抗生素,只需做好液体疗法即可自愈。对重症患者可考虑选用抗生素治疗。

对于黏液、脓血便患者(约占 30%)多为侵袭性细菌感染,可选用一种当地有效的抗菌药物。如用药 48 小时病情未见好转,可考虑更换另外一种敏感药物。

二、发现与报告

(一)发现

通过常规疫情监测网络报告、腹泻病门诊、疾病监测点、应急监测和社会信息等渠道发现病例和疫情。

(二)个案病例报告

各级各类医疗机构或责任报告人发现感染性腹泻病例,应于 24 小时内通过传染病疫情监测信息系统进行报告。

(三)事件报告

1. **报告标准**　根据《国家突发公共卫生事件相关信息报告管理工作规范(试行)》规定内容进行报告。

(1)相关信息报告:1 周内,同一学校、幼儿园、自然村寨、社区、建筑工地等集体单位中发生 20 例及以上感染性腹泻病例,或死亡 1 例以上,即应作为一起突发公共卫生事件相关信息进行报告。

(2)事件报告

重大突发公共卫生事件(Ⅱ级):疫情波及 2 个以上县(市),且 1 周内发病水平超过前 5 年同期平均发病水平 2 倍以上。

较大突发公共卫生事件(Ⅲ级):一周内在一个县(市)行政区域内,菌痢发病水平超过前 5 年同期平均发病水平 1 倍以上。

一般突发公共卫生事件:由县区级卫生计生行政部门确认。

2. **报告时限和程序**　获得突发公共卫生事件相关信息的责任报告单位和责任报告人,应当在 2 小时内以电话或传真等方式向属地疾控机构报告,具备网络直报条件的同时进行网络直报。不具备网络直报条件的责任报告单位和责任报告人,应采用最快的通信方式将"突发公共卫生事件相关信息报告卡"报送属地疾控机构,疾控机构接到"突发公共卫生事件相关信息报告卡"后,应对信息进行审核,确定真实性,2 小时内进行网络直报,同时以电话或传真等方式报告同级卫生计生行政部门。

3. **报告内容**　包括事件名称、事件类别、发生时间、地点、涉及的地域范围、人数、主要症状与体征、可能的原因、已经采取的措施、事件的发展趋势、下一步工作计划等。整个事件发生、发展、控制过程中信息还应形成初次报告、进程报告、结案报告。

三、流行病学调查

感染性腹泻暴发疫情发生后,卫生计生行政部门或疾控机构应在最短的时间内组织相应的人员、物资、采样用品和器材,赶赴现场,做好流行病学调查工作,调查可能的传染源、传播途径及影响因素,发现和追踪密切接触者,为疫情的防控提供科学依据。

(一)个案调查

为了查明患者发病原因,对病人、疑似病人应调查了解其基本情况、发病情况,重点应调查其饮食史,特别要重视首例病人的调查,以明确诊断、确定病例受感染的时间、地点、污染范围、可能感染的原因、密切接触者的数量及去向等,以便迅速划定疫点、疫区范围。调查同时填写"感染性腹泻个案调查表"(表 15-9)。

(二)暴发疫情调查

1. **组织与准备**

(1)组织及实施:疫情发生地的疾控机构应在接到疫情报告后 2 小时内开展现场流行病学调查,及时采取相应预防、控制措施,并将调查结果及时向同级卫生计生行政部门和上级疾控机构报告。

(2)调查准备:调查单位应成立现场调查组,制定流行病学调查计划,明确调查目的、调查组人员组成,确定成员的任务及职责。根据疫情的规模和实际需要,携带必要的调查、照相(摄像)机、采样设备、消杀器械、防护用品、预防性药品和相关书籍、调查表格等。

2. 调查内容和方法

(1)背景资料收集:当地地理、气象、人口等资料的收集。通过查阅资料、咨询当地相关部门等方法了解当地的地理状况(如地理位置、流域、地形地貌、湖泊、河流、交通状况等)、气象资料(如气温、降雨量、湿度等)、人口资料(人口总数、年龄别构成、流动人口数)、生产生活方式和卫生习惯(喝生水、吃生冷食品等)、特殊风俗(如"吃大席")、社会状况以及其他相关资料等。

(2)历史及监测相关资料调查:通过查阅疾控机构、医院和个体诊所相关资料,了解当地主要的感染性腹泻种类、既往发病情况、暴发疫情发生情况;腹泻病门诊开设、就诊和病原分离情况。

(3)病例搜索和流行病学调查:在当地主要医疗机构和个体诊所采用查看门诊日志、检验登记本和住院病历等临床资料以及处方、抗生素类药品使用量、入村入户调查等方式主动搜索腹泻病人。对搜索出的病例进行登记、随访、采样、检验以鉴别诊断。

对于搜索和报告的感染性腹泻病例应及时开展流行病学调查和标本的采集。调查内容包括:病例基本情况、发病经过和就诊情况、临床表现、实验室检查、诊断和转归情况、居住地及家庭背景、个人暴露史、密切接触者情况等。

1)临床资料:通过查阅病历及化验记录、询问诊治医生等方法,详细了解病例的临床表现、实验室检查结果、临床进程和治疗进展等情况。

2)病例家庭及家居环境情况:通过询问及现场调查了解病例家庭人员情况、家庭居住位置、家居环境、苍蝇等生物媒介种类和数量、厕所类型、家禽家畜饲养数量和方式及粪便处理情况。

3)病例及家庭的饮水、饮食习惯:病家饮用水源:水井、水塘、自来水等;厨房位置、卫生状况、食品储存、加工方式情况;饮水、饮食习惯;水源、厨房和厕所的地理位置。

4)病例活动史、接触史及暴露史:发病前7天内活动时间、地点和范围,有无参加聚餐等活动;与腹泻病例和带菌者接触情况:接触时间、接触方式(同吃、同住和护理等)、接触频率、接触地点等。确定病例发病后的详细活动时间、地点和范围,追踪密切接触者。

(4)流行因素调查

1)分析资料:描述疾病的"三间分布"

时间分布:通过对报告和搜索病例发病时间的统计学描述,基本确定暴发的类型、首发病例时间以及根据一般潜伏期推算出暴露时间等。

地区分布:通过描述发病的地区分布,绘制标点地图,看其是否有地区聚集性或波及多个地区,从而为疫点(疫区)的划分提供依据。

人群分布:分析不同特征人群中该病的分布,寻找病例与健康者的差异,有助于提出病因假设及其他潜在的危险因素。分析病例的特征,如年龄、性别、职业或其他相关信息,可为寻找高危人群、特异的暴露因素提供线索。

2)建立病因假设,进行专题调查以验证假设:根据三间分布特点,建立有关事件的初步假设。假设应包括以下几方面:危险因素来源(如食品、水等)、传播方式和载体(如苍蝇等)、与疾病有关的特殊暴露因素等。

根据病因假设,采用病例-对照研究等方法,编制调查表,调查病例和对照可疑饮食史,通过比较可疑食品或饮水等在两组中的差异,验证假设。

3)流行因素调查:根据调查结果,判断暴发类型是水源、食源或混合型暴发,进行相应调查。

食源性暴发调查:选择最了解事件情况的有关人员,详细了解有关食物及其常用原料的来源、运输、储存、加工方法和过程、成品和半成品存放等一系列环节,并采集相应的样品进行检测,确定被污染的环节和污染源。

水源性暴发调查:当地居民饮用水基本情况:饮用水类型(集中式、分散式、二次供水)、供水范围和覆盖人口,重点区分发病人群和未发病人群饮水情况;

饮水质量:制备工艺、水质监测结果(出厂水、末梢水)、二次供水水箱消毒效果;

受污染状况:取水点卫生状况、管网破损及其受污染情况;

特殊事件:如供水消毒设备检修、损坏、管网改建等;

采样检测:采集相应的样品进行检测,确定被污染的环节和污染源;

其他因素调查:调查病例可能存在的其他感染因素,如密切接触传播、日常生活接触传播、媒介生物传播。

四、实验室检测

感染性腹泻疫情的实验室检测必须与流行病学调查相结合,而感染性腹泻病原体种类繁多,包括细菌、病毒和寄生虫,要根据感染性腹泻的不同发病特点和临床表现,采集不同的标本进行相关检测。

(一)样本采集、保存、运送和检测中的生物安全

要按照《病原微生物实验室生物安全管理条例》的要求,在样本采集、保存、运送和检测中,避免污染对于人员和标本都是至关重要的,应把未知的标本视为具有感染性,采用防护装备,注意安全操作,安全地包装标本,还应备有急救包,在采样或检测中意外泄漏时应急使用,确保安全。

(二)样本采集

1.采样时间　一般在怀疑细菌感染时应尽量在急性发病期和使用抗生素之前采集标本,进行细菌的分离培养。作病毒分离和病毒抗原检测的标本,应在发病初期和急性期采样,病毒分离标本最好在发病1~2天内采取。

2.采集方法　根据临床诊断不同疾病的特征和病程、以及不同病原在人体的分布和排出部位及检测目的,采集不同的标本。基本要求是注意无菌操作,尽量避免污染。

(1)粪便:应在急性腹泻期及用药前采集自然排出的粪便,挑取黏液或脓血部分,液状粪便采取絮状物1~3ml;成形粪便至少取蚕豆大小粪块(约5g),盛于灭菌容器内、保存液或增菌液后送检。也可用直肠拭试法采集,即以无菌棉拭用保菌液或生理盐水温湿后,插入肛门内3~5cm,转动取出,插入保存液或无菌试管内送检。

(2)血液

1)作血液病原培养时,严格用无菌穿刺法采静脉血,成人10~15ml,儿童2~5ml,婴儿0.5~2ml,移入无菌的有螺口的抗凝容器或培养瓶中送检。

2)血清学诊断的标本:用于检测 IgM 的血清一般采于发病 1 个月内;用于检测 IgG 的血液应收集两次,第一次于发病初期(1~3 天),越早越好,第二次血样一般在恢复期(第一次采血后 3~4 周)。双份血清同时检测,抗体滴度有 4 倍以上升高才有意义。

(3)脑脊液:在无菌条件下由腰椎穿刺,用无菌试管收集 3~5ml,操作最好在医院内由有经验的医生按腰椎穿刺术进行。用于细菌培养时标本采集后应立即送检,标本大多不需要送培养基且不能冷冻。用于病毒培养时也无须运送培养基,在 4~8℃最多可维持 48 小时,更长时间需在 -70℃保存。

(4)呕吐物和剩余食物:采集 50~100g 呕吐物和剩余食物后,放入无菌塑料袋或灭菌广口瓶中,最好在 2 小时内送到实验室检测,运送时间超过 2 小时者,应在 4~8℃保存送检,低温可抑制污染菌的过度生长,维持病毒的稳定。

(三)标本保存、包装和运送

1. 保存　为分离标本中的病原细菌或病毒,应选择合适的培养基和推荐保存温度,这取决于运送时间的长短及不同病原微生物对干燥、温度、营养、pH 值的耐受能力。

(1)用于分离培养细菌的标本,应在运送培养基中运送并保存于合适的温度,能确保目标细菌的存活并抑制其他微生物的过度生长。除了脑脊液、尿液、唾液,其他标本若能在 24 小时内处理,多数可在室温存放,若长期保存,应在 4~8℃存放,但一些低温敏感的细菌除外,如志贺菌。总之应尽快分离,如直肠拭子或新鲜粪便拭子,若在 48 小时内检测,保存于 4℃;若在 48 小时后检测,保存于 -70℃。新鲜粪便,需在采集后 2 小时内存于冰箱。

(2)用于分离病毒的标本,一般应放在保温容器(0~4℃)里,不可放置超过 2 天,应尽早送到实验室进行病毒分离,如无条件立即运送或不能立即分离病毒时,应将标本冻存保存。若长期储存,最好在 -70℃冻存。

(3)如怀疑是寄生虫,所取粪便中加入 10% 甲醛和 PVA 防腐剂。寄生虫样本的保存,每份粪便中加入 10% 甲醛和 PVA 存于 4℃;新鲜粪便可存于 -15℃。

(4)用于检测抗原或抗体的标本,可在 4~8℃保存 24~48 小时,在 -20℃保存时间更长。检测抗体的血清可以在 4℃保存约一周,最长 10 天,超过一周必须在 -20℃下冰冻,一定要注意避免不必要的反复冰融。

(5)保证样品运送所需温度的方法。为维持 4~8℃,运送盒中围绕第二层容器至少要填充 4 个冰袋,可维持冷藏 2~3 天。为保证 -20℃条件,在外包装袋内用 2kg 干冰,需确保二氧化碳能释放以防爆炸,这样可维持样本冷冻 1~2 天。为保证 -70℃条件,可采用液氮来储存和运送。

2. 包装　运送标本时最安全的方式是用三个包装层对包装物进行三层包装。原始的容器应该是防漏的,可盛容量不大于 500ml。在原始容器与第二层包装之间应放置有吸附作用的材料。运输标本的外包装必须有明确的标签,标明寄送人和接收人的详细联系方式、包装日期和运输日期等。附带的文件包含标本的详细资料(材料的种类、性质、数量、采样日期),相应的生物危害标签及所需的保存温度。

3. 运送　地面运送标本时注意将装有标本的箱子紧紧固定在交通工具上,车上还应备有吸水材料、消毒剂、手套、口罩、护目镜、密封防水的废弃物容器等防护用品。为避免路途颠簸引起标本溶血,可在运送前分离血清。

(1)分离培养细菌、病毒的标本大多数要求冷藏运送,粪便标本因含杂菌较多,常加入甘油缓冲盐水保存液,但甘油缓冲盐水不能用于弯曲菌和弧菌。

(2)血液标本用于细菌、病毒或寄生虫分离时,需低温保存,不能冷冻,用冰块而不是干冰运送。

(四)标本检测

针对感染性腹泻病原体的实验室检查,主要是细菌或病毒的分离与鉴定以及血清学诊断。检测方法主要包括针对病原的分离与鉴定等传统的微生物学方法、抗原抗体反应的免疫学方法、检测核酸的分子生物学方法等。各种肠道传染病检测程序见表 15-10。

1.病原学诊断

(1)直接涂片镜检形态学观察:适用于形态和染色性上具有特征性的病原菌,直接涂片染色后镜检有助于诊断,例如艰难梭菌等。

(2)细菌的分离培养:为查明暴发原因,对采集的标本应作病原菌分离培养,并进一步鉴定,这是许多细菌性传染病实验室确诊的最重要证据,因此在暴发疫情中要求尽可能进行病原菌分离来获得实验室确诊依据。

(3)细菌的鉴定

1)生化鉴定:不同菌属的病原菌具有不同的生化特点,生化代谢特征是鉴定病原菌的重要方法之一。

2)血清鉴定与分型:血清学鉴定也是细菌的重要表型特征,利用已知的特异抗体的诊断血清可以确定细菌的种和型。常用方法是玻片凝集实验,在数分钟内可得出结果。

(4)病毒的分离培养:病毒培养与分离是病毒学检测的重要基本手段,可提供病原学依据。由于病毒只能在活细胞中增殖,所以分离病毒常用的是动物、鸡胚和各种细胞。细胞培养是当前分离病毒工作中最常用的技术。

2.血清学诊断

(1)适用范围:主要适用于抗原性较强的病原菌和病程较长的传染病的诊断。用已知细菌或抗原检测病人体液中有无相应抗体及抗体效价的动态变化,可作为某些传染病的辅助诊断。

(2)结果判定:由于隐性感染和近期预防接种也会产生相应抗体,因此只有当抗体效价明显高于正常人群的水平或随病程递增才有诊断价值。多数血清学诊断实验需取患者急性期和恢复期双份血清标本,当恢复期抗体效价比急性期升高 4 倍或 4 倍以上时才有意义。

3.其他方法 免疫学检测技术是感染病原检测的首选方法,简便快速,准确率也较高。分子诊断技术一般主要用于检测难以培养的微生物、或目前培养方法不敏感、花费高或耗时太久的情况。包括聚合酶链反应、分子杂交技术、核酸杂交、序列分析等。可以满足在暴发疫情现场尽快明确诊断以开展控制工作的要求。快速检测方法操作过程简单,结果判断不需借助仪器或只需要小型的仪器。

五、防控措施

(一)隔离并治疗病人和带菌者

当感染性腹泻感染者(包括病人和带菌者)出现腹泻症状时,病原体在感染者体内大量增殖并排出体外,极易污染环境而造成新的感染与传播。隔离并治疗病人和带菌者是控制传染源的有效措施。饮食行业人员、自来水管理人员和保教人员应根据疫情情况进行检查,发现病人或带菌者,应立即暂时调离原岗位。

(二)确定和处理疫点和疫区

根据监测信息,确定暴发流行的影响范围和波及人群,有利于发现感染来源,使疫情调查处理工作的目标更加明确。疫点、疫区处理应坚持"早、小、严、实"的原则。即"时间要早、范围要小、措施要严、落在实处"。

1. 疫点处理　疫点内的病人、带菌者应在就近指定医院隔离治疗。若急需转送病人,要随带盛放吐泻物的容器。对途中污染的物品、地面和运送病人工具要随时消毒处理。

疫点内有可能被污染的物品未经消毒不得带出;疫点内传染源一旦被隔离后,应立即进行终末消毒。消毒范围包括传染源用过的食具、衣服、与传染源有过直接接触的其他物品、器具等,以及传染源居室、环境、水源等;疫点内所有人员均应视为密切接触者,一律进行登记、采便培养、服药、医学观察。

疫点解除:疫点内上述措施均已落实,所有人员粪便连续两次培养阴性、无续发病人和带菌者出现可予以解除。若有新病人或带菌者出现,则继续做好疫点内各项工作,达到上述要求后再行解除。

2. 疫区处理　一旦划定疫区,就应在疫区内立即、全面实施饮水消毒和饮用水卫生管理,做好水源检测,目的在于短时间内切断传播途径,防止再感染。

开展疫源检索,消除隐患。要采取突击性地、挨门逐户地进行调查登记,发现现症腹泻病人,立即采便培养,服药;城市可根据排污系统节点水样检测结果提供的信息进行疫源检索。病人、带菌者,发现一个隔离一个,严防病人、带菌者的排泄物再次污染环境。

疫区内广泛开展卫生宣传;加大饮食卫生和集市贸易管理,加大执法力度;做好粪便管理,改善环境卫生;限制人群流动,防止传染源扩散。必要时可暂时禁止大型集会或停止集市贸易。

3. 疫点、疫区处理应遵守以下原则　各项措施应做到迅速、彻底、全面,尤其是饮用水消毒、传染源隔离治疗、医源检索等必须做到"同步进行,一次到位"。要严格、正确地执行各项技术措施。消毒液配制要正确,投放要科学;病家消毒应遵守由外到里,由上到下的原则,即依次对门把手、地面、墙壁、家具等进行喷雾消毒或擦拭消毒,最后消毒人员再边退边消毒地面。在消毒前应先盖好水缸,或井水、食物、橱具等,将未污染物品贮藏好,如发现苍蝇,应先做好灭蝇工作。病人和带菌者的隔离要重视排泄物的消毒处理,医护人员要做好自身防护,防止交叉感染等。

(三)切断传播途径

1. 水源管理　一旦重大疫情发生,要立即加强饮用水消毒。饮用自来水、自备水、二次供水的地区末梢水余氯量要求达到 0.3mg/L。饮用河水地区,禁止在河内洗涤便桶、病人衣服、食具、食物及下河游泳。饮用塘水地区,提倡分塘用水。饮用井水地区,水井要有井栏、井台、井盖、公用水桶,要有专人负责消毒。在感染性腹泻流行区内,除饮用自来水、自备水的居民外,其他饮用河水、塘水、井水的居民一律使用漂白粉精片进行缸水消毒。

2. 食品管理　重大疫情发生后应加强对食品的监督监测工作,疫情流行期间严禁易造成疫情流行的卤菜、凉菜等食品的生产与销售,取缔无证经营的个体街头食品摊点,保证食品的安全。加强餐具的消毒处理。

3. 加强人畜粪便管理与消毒　对厕所粪便进行消毒或利用其他方式进行无害化处理,防止污染饮水水源和其他与生活密切相关的水体。严格管理疫区家禽、家畜,实行圈养。

4. **严格消毒环境和灭蝇**　感染性腹泻可通过感染的人或动物污染环境并造成扩散；蝇类对于污染的扩散起到了重要作用。为了尽快控制疫情,应结合对可能污染来源、污染范围的流行病学判断和对环境标本的实验室检测结果,指导开展有目的的灭蝇工作和对疫区水井、自来水、池塘等进行严格消毒。

5. **控制院内感染**　加强医院内消毒隔离工作,应尽可能减少病人的陪护和管理,对医疗器械严格消毒,对病人的排泄物进行彻底消毒,健全医院的消毒设备及措施,防止医院内交叉感染和病原的播散。

6. **开展动物检疫和管理**　对于通过动物传播的感染性腹泻,卫生计生行政部门要及时向政府部门汇报,由政府协调有关部门采取相应的动物检疫与管理措施。

(四)保护易感人群

1. **开展健康教育**　在疫区和周边地区开展预防肠道传染病的宣传,防止"病从口入",重点向群众宣传不喝生水喝开水；食物要彻底煮熟,剩余食品吃前要彻底再加热,并趁热吃；不吃未煮熟的食物,可削皮、剥壳者例外；不吃腐烂变质食物,熟食品要有防蝇设备；接触排泄物后,应立即洗净手；及时安全处理病人的排泄物；教育儿童不要随地大小便；劝阻群众在肠道传染病流行季节不吃"大席"；指导消杀药品的正确使用；告知群众出现腹泻症状时应及时就诊、自觉隔离；鼓励群众积极配合疫情调查以及消杀工作。

2. **预防服药**　对疫点内人员和密切接触者可有针对性地给予敏感药物,但是不可在大范围内进行预防服药。

(五)日常监测

1. 乡镇级(或社区卫生服务中心)及以上医疗卫生机构在腹泻病流行季节开设肠道门诊,开展感染性腹泻监测工作。

2. 设有监测点的基层医疗卫生医疗机构在监测点采集现症病人粪便,进行病原微生物的检测,了解病原的构成和变迁,并对检出的病原体进行抗菌药物敏感性的检测。有条件的地区在农村、家畜家禽饲养场对家畜家禽携带的人畜共患病病原体(如肠致泻性大肠杆菌、空肠弯曲菌、沙门菌等)进行检测。

3. 基层疾控机构在流行季节开展肠道门诊检查指导工作,定期开展外环境(水、海产品、熟食等)监测。

4. 基层疾控机构加强疫情网络浏览,定期进行疫情分析以发现可能的暴发和流行。

(六)应急监测

在疫情暴发地区和流行期间,建立应急监测系统,确定监测内容、报告程序和方法,开展应急监测,实行日报制度,每天分析疫情的动态,为疫情的控制和评价提供科学依据。监测内容主要为:

1. **加强腹泻病门诊**　建立腹泻病日报和零报制度。

2. **饮用水监测**

(1)集中式供水,当地疾控中心应对水源水每5日做一次肠道致病菌培养,对自来水厂出厂水,近、中、远者选一个末梢水每2日进行1次余氯测定。

(2)对自备水、二次供水加强管理,在重大疫情发生期间,疫区内的二次供水箱应全面进行清洗。疫区内的河、湖、塘水每5日定点检测。对饮用阳性水的人群要进行腹泻病检索。

3.食品等监测　有针对性地开展食品、餐具、公共场所茶具等检测,特别是在霍乱疫区内,加强对卤菜等熟食品的检测,必要时可暂时取缔凉拌菜、卤菜等。必要时对从事食品加工、销售和饮服人员做肠道致病菌粪便检查。

六、控制效果评价

疫情控制期间,在流行病学调查和病原学检测的基础上,动态分析疫情的发展趋势和防治措施的实施效果。

(一)控制效果评价

疫点和疫区在实施控制暴发流行应急处理后,所有人员验便连续两次阴性,无续发病人或带菌者出现时,如无粪检条件,自疫点处理后一个最长潜伏期内再无新病例出现时,可视为暴发流行已得到初步控制,可转为常规防治和监测。

(二)环境安全性评价

暴发流行期间和暴发流行后,应开展环境安全性评价,目的在于监测环境和食品相关危险因素是否已消除,受污染的环境是否经过处理并达到卫生安全要求。

具体措施:针对病原体可能污染的环境因素,采集疫点(餐馆、病家、聚餐点等)食品、生活用水、生活污水样本,疫点疫区的市售食品样本(尤其是与本次暴发相关的同类食品),疫区及周边地区的环境水体样本(包括河流、沿岸海水、湖泊、池塘、水产品养殖场等,尤其是疫情处理过程中发现受到污染的环境水体),开展病原学检测,综合分析和评价环境污染状况。对于一些人畜共患肠道传染病的病原体,如 O157:H7 大肠杆菌,还需要调查疫区家禽、家畜等动物带菌情况。

七、调查报告的撰写

调查报告的撰写要求和格式见总论相关章节。

八、应急措施保障

各级疾控机构应在政府和卫生计生行政部门领导下,本着预防为主、常备不懈的原则,协助进行卫生应急预案的制定和完善,做好人员和物资等的准备工作,开展培训和演练,全面提高卫生应急处置能力和水平。

(一)组织保障

肠道传染病疫情发生后,如果其达到突发公共卫生事件标准,各级卫生计生行政部门和有关单位按照《国家突发公共卫生事件应急预案》的要求,在当地政府应急指挥部的统一领导下,开展疫情调查处理工作。

未达到突发公共卫生事件标准的其他感染性腹泻疫情,各级卫生计生行政部门成立疫情调查处理指挥机构。各级卫生计生行政部门应根据疫情的特点和需要,成立现场调查处理组、综合协调组、疫情监测组、医疗救治组、督导组、物资保障组、爱国卫生组等,确定各工作小组负责人和工作职责。

(二)人员保障

1.应急专业队伍保障　各级疾控机构在当地政府和卫生计生行政部门的领导下,本着

"预防为主,平战结合"的原则,选择具有实践经验的现场流行病学、实验室检测、信息网络等专业的专业人员组成应急队伍,并加强培训、开展演练,提高应急队伍的实战能力和应急处置水平。

2. 培训和应急演练 坚持"预防为主,平战结合"原则,加强对肠道传染病应急专业队伍的培训工作,提高其应急业务水平,增强其应急意识,更新其卫生应急知识,提高整体应急处置业务能力和水平。根据本地区实际情况和工作需要,结合应急预案,采取定期和不定期相结合的形式,统一组织安排本地区肠道传染病疫情应急处理的演练,以检验卫生应急准备、协调和应急相应能力,并对演练结果进行总结和评估。

(三)技术保障

为有效应对感染性腹泻疫情,疾控机构应根据其发病形势和应急工作实际需要,不断修订、补充和完善应急预案和方案,并根据应急处置和医疗救援工作的实际需要,总结工作中的经验和教训,协助卫生计生行政部门组织制订卫生应急相关的各项技术操作规范和标准,明确工作原则、程序和操作要点,使应急工作逐步科学化、规范化、标准化。

(四)物资准备

1. 现场调查和处理所需的物资准备 如个案调查表以及其他相关表格、记录本;防护用品:包括一次性手套、长筒橡皮手套、长筒靴、工作服等;预防性服用药物:环丙沙星、诺氟沙星等;现场消杀用药品与器械:包括漂白粉、漂精片、次氯酸钠、过氧乙酸、碘伏、戊二醛、环氧乙烷等;以及喷雾器、刻度量杯、装药品的消毒箱等。

2. 标本采集和现场检测用品 标本采集记录表、标本采集用拭子、吸管、带盖可密闭的塑料管、自封式塑料袋、标签纸、油墨耐水的记录笔、装有运送培养基的密闭试管、空培养皿和装好选择性(包括强性和弱性)培养基的培养皿、增菌培养基和装有增菌液的培养瓶。

九、附件

感染性腹泻个案调查表见表 15-9,感染性腹泻病例采样登记表见表 15-10,食源性感染性腹泻暴发疫情调查表见表 15-11,水源性感染性腹泻暴发疫情调查表见表 15-12。

表 15-9 感染性腹泻个案调查表

国标码□□□□□   病例编码□□□□

1. 一般情况

1.1 姓名_____,若为 14 岁以下儿童,家长姓名_____

1.2 性别 (1)男 (2)女   □

1.3 年龄_____(岁、月)   □□

1.4 职业 (1)幼托儿童 (2)散居儿童 (3)学生 (4)教师 (5)保育员及保姆   □□
　　　　 (6)饮炊食品业 (7)商业服务 (8)医务人员 (9)工人 (10)民工
　　　　 (11)农民 (12)牧民 (13)渔(船)民 (14)干部职员 (15)离退休人员
　　　　 (16)家务及待业 (17)其他_____(注明) (18)不详

1.5 文化程度 (1)学龄前儿童 (2)文盲 (3)小学 (4)初中 (5)高中 (6)大学及以上 (7)不详 □

1.6 现住址_____

1.7 户口地_____

1.8 工作(学习)单位_____

1.9 联系人_____联系电话(办)_____(宅)_____(手机)_____

2. 发病情况

2.1 发病日期_____年____月____日____时 □□□□□□□□

2.2 发病地点_____

2.3 首诊时间_____年____月____日____时 □□□□□□□□

2.4 首诊单位_____

2.5 诊断医院_____

2.6 报告时间_____年____月____日____时 □□□□□□□□

2.7 住院时间_____年____月____日____时 □□□□□□□□

2.8 出院时间_____年____月____日____时 □□□□□□□□

3. 临床资料

3.1 临床症状

 3.1.1 腹泻 (1)有 (2)无 □

 3.1.2 每天最多腹泻次数_____ □□

  3.1.2.1 粪便性状 (1)水样 (2)米泔样 (3)洗肉水样 (4)大块黏膜 □

       (5)脓血 (6)其他_____ □

  3.1.2.2 方式 (1)里急后重 (2)通畅 (3)失禁 (4)绞痛 □

  3.1.2.3 便量 (1)多 (2)少 □

  3.1.2.4 气味 (1)恶臭 (2)无恶臭 □

 3.1.3 呕吐 (1)有 (2)无 □

  3.1.3.1 呕吐方式 (1)喷射状 (2)先泻后吐 (3)先吐后泻 (4)其他 □

 3.1.4 全身中毒症状

  3.1.4.1 发热 (1)有 (2)无 □

  3.1.4.2 最高体温_____℃ □□.□

  3.1.4.3 头痛头晕 (1)有 (2)无 □

  3.1.4.4 食欲不振 (1)有 (2)无 □

  3.1.4.5 乏力 (1)有 (2)无 □

  3.1.4.6 腹胀 (1)有 (2)无 □

  3.1.4.7 腹鸣 (1)有 (2)无 □

 3.1.5 腓肠肌疼痛 (1)有 (2)无 □

 3.1.6 失水情况 (1)重度 (2)中度 (3)轻度 □

 3.1.7 临床类型 (1)重 (2)中 (3)轻 □

3.2 诊断依据

 3.2.1 感染者发现方式 (1)疫源检索 (2)腹泻病门诊 (3)乡镇级医院

       (4)个体诊所 (5)其他(注明)_____ □

 3.2.2 确诊依据 (1)临床 (2)病原学 (3)血清学 □

  3.2.2.1 采样时间_____标本名称_____

 3.2.3 病原学检验结果:_____

  3.2.3.1 报告时间_____年____月____日____时 □□□□□□□□

3.2.4　粪便检验结果

　　3.2.4.1　红细胞_____白细胞_____脓球_____

3.2.5　血清学检验结果　_____

3.3　病人转归　(1)痊愈　(2)带菌　(3)死亡　　　　　　　　　　□

3.4　死因:_____

4.流行病学调查(病前 5 天内)

4.1　接触史　　　　　　　　　　　　　　　　　　　　　　　　　□

4.1.1　接触过同样病人　(1)有　(2)无　　　　　　　　　　　□

4.1.2　接触时间_____年___月___日___时　　□□□□□□□□

4.1.3　接触地点_____

4.1.4　接触方式

　　4.1.4.1　同吃　(1)有　(2)无　　　　　　　　　　　　　□

　　4.1.4.2　同住　(1)有　(2)无　　　　　　　　　　　　　□

　　4.1.4.3　护理　(1)有　(2)无　　　　　　　　　　　　　□

　　4.1.4.4　其他　(1)有　(2)无　　　　　　　　　　　　　□

4.2　饮食情况(病前 5 天内)

4.2.1　饮生水　(1)有　(2)无　　　　　　　　　　　　　　　□

4.2.2　水源类型　(1)井水　(2)河水　(3)塘水　(4)自来水　(5)其他　　□

4.2.3　吃生冷食品　(1)有　(2)无　　　　　　　　　　　　　□

4.2.4　生冷食品名称_____购买地点_____

4.2.5　熟食冷吃　(1)有　(2)无　　　　　　　　　　　　　　□

4.2.6　熟食品名称_____购买地点_____

4.2.7　在外就餐史　(1)有　(2)无　　　　　　　　　　　　　□

4.2.8　就餐地点　(1)排档　(2)个体餐馆　(3)宾馆餐厅　(4)其他　　□

4.2.9　海水产品　(1)吃　(2)未吃　　　　　　　　　　　　　□

4.2.10　海水产品种类_____

　　4.2.10.1　食用方法　(1)生吃　(2)半生吃　(3)煮熟　(4)其他_____　　□

　　4.2.10.2　食用地点:(1)排档　(2)个体餐馆　(3)宾馆餐厅　(4)其他_____　　□

　　4.2.10.3　同餐人数_____　同餐者发病人数_____

　　4.2.10.4　同餐日期_____

5.简述控制措施_____

_____

_____

6.小结_____

_____

_____

调查者单位:_____　　调查者:_____

审查者:_____　　调查日期:_____

表 15-10 感染性腹泻病例采样登记表

标本编号	姓名	性别	年龄	家庭住址	联系电话	发病日期	就诊日期	采样日期	标本名称（血、尿、便等）	实验室检测结果		
										病原学	血清学	其他

采样单位：＿＿＿＿＿＿＿＿＿＿＿ 采样日期：＿＿＿＿＿＿＿＿

表 15-11 食源性感染性腹泻暴发疫情调查表

一、一般情况

1. 暴发点名称（地区或单位）＿＿＿＿＿＿＿＿＿＿＿＿＿＿＿＿＿＿＿

2. 暴发点总人口数＿＿＿＿＿，男＿＿＿人，女＿＿＿人

3. 人口构成（根据需要分年龄组）＿＿＿＿＿＿＿＿＿＿＿＿＿＿＿＿＿

4. 首例病人出现时间＿＿＿＿年＿＿月＿＿日，报告时间＿＿＿＿年＿＿月＿＿日

开始调查处理时间＿＿＿＿年＿＿月＿＿日

5. 截至本次调查时已发生病例数＿＿＿＿人，死亡＿＿＿＿＿人

6. 发病升高时间＿＿月＿＿日，发病人数＿＿＿＿人

7. 本次暴发疫情分布情况：

①男＿＿＿＿人，女＿＿＿＿人

②发病年龄：成人＿＿＿＿人，儿童＿＿＿＿人

③病人的职业分布（根据本次暴发疫情情况而定）：＿＿＿＿＿＿＿＿＿＿

④疫情在本地区（或单位）的分布情况（哪些单位多，哪些单位少或没有）＿＿＿＿

⑤周围邻近地区（或单位）有无类似疫情：＿＿＿＿＿＿＿＿＿＿＿＿＿

8. 该地区（或单位）过去有无类似病例发生：有、无，时间及发病人数＿＿＿＿＿

二、筵席调查

1. 一般情况

①暴发地点：＿＿＿＿＿＿＿＿＿＿＿ ②宴请者（或户主）姓名：＿＿＿＿

③办席桌数：＿＿＿＿＿＿＿ ④设宴起止时间：＿＿＿＿＿＿＿＿

⑤设宴地点：露天、室内（餐馆） ⑥聚餐人数：＿＿＿＿＿＿＿＿＿＿

⑦来客波及范围：＿＿＿＿个省＿＿＿＿个市（县）＿＿＿＿乡（镇或街道）＿＿＿＿个行政村（居委会）＿＿＿＿自然村（或单位）

⑧聚餐者追踪调查人数＿＿＿＿＿，发病人数＿＿＿＿，其中病原确诊人数＿＿＿＿

临床确诊人数＿＿＿＿＿＿＿，死亡人数＿＿＿＿

⑨聚餐者中病原携带人数：＿＿＿＿＿＿＿＿＿＿

⑩密切接触者人数:_____,做相关病原或血清学检查人数:_____

结果:_____

2. 食谱调查

①第一天:就餐人数_____,桌数_____,早餐食谱_____

中餐食谱_____,晚餐食谱_____

②第二天:就餐人数_____,桌数_____,早餐食谱_____

中餐食谱_____,晚餐食谱_____

③第三天:就餐人数_____,桌数_____,早餐食谱_____

中餐食谱_____,晚餐食谱_____

3. 现场卫生状况

①食品采购时间及种类_____

②烹调场所:露天、室内　　　③熟食存放地点:室内、室外、加盖、不加盖

④熟食存放时间:最短____小时,食品名称_____,最短____小时,

食品名称_____,吃前加热:是、否

⑤当地饮用水源类型:井水、塘水、河水、自来水及其他水源及名称_____

⑥苍蝇:有、无,检测结果_____

⑦水源类型及检测结果:_____

⑧可疑食品名称及检测结果:_____

⑨烹调人员:人数_____,其中培训过_____人,未培训_____人,有健康证_____人

无健康证_____人,本次暴发中发病:有、无,发病人数_____人,针对本次暴发的疾病作相关病原

检查人数_____人,培养结果_____

4. 引起本次食源性暴发原因:_____

_____

_____

_____

_____

_____

_____

_____

_____

_____

调查者单位:_____　　　调查者:_____

审查者:_____　　　调查日期:_____

表 15-12　水源性感染性腹泻暴发疫情调查表

一、一般情况

1. 暴发点名称(地区或单位)_____

2. 暴发点总人口数_____,男____人,女____人

3. 人口构成(根据需要分年龄组)_____

4. 首例病人出现时间_____年___月___日,报告时间_____年___月___日

开始调查处理时间_____年___月___日

5. 截至本次调查时已发生病例数_____人,死亡_____人

6. 发病升高时间___月___日,发病人数_____人

7. 本次暴发疫情分布情况:

①男_____人,女_____人

②发病年龄:成人_____人,儿童_____人

③病人的职业分布(根据本次暴发疫情情况而定):_____

④疫情在本地区(或单位)的分布情况(哪些单位多,哪些单位少或没有)_____

⑤周围邻近地区(或单位)有无类似疫情:_____

8. 该地区(或单位)过去有无类似病例发生:有、无。时间及发病人数_____

二、用水情况调查

1. 暴发地点名称_____ 2. 暴发地点人口数_____

3. 暴发地点人口构成(按需要分年龄段、性别等收集)_____

4. 暴发地区内饮用水源类型:井水(大口井、手压井及其他)、塘水、河水、自来水

5. 受污染水源类型_____病原体名称:_____

6. 水源阳性首次检出时间_____年___月___日,末次检出时间_____年___月___日

7. 饮用该阳性水源人数(根据需要可分年龄段、性别收集)_____

8. 追踪调查人数_____,其中:发病人数_____,病原确诊人数_____

血清学确诊人数_____病原携带者人数_____,临床确诊人数_____

死亡人数_____

9. 首例病人发生时间_____年___月___日,发病高峰时间_____年___月___日,末例病人时间_____年___月___日

10. 暴发地区内饮用其他水源人数_____,发病:有、无,发病人数_____

11. 阳性水源首次消毒时间_____年___月___日,维持消毒时间_____天

12. 阳性水源首次转阴时间_____年___月___日

13. 水源污染可能原因(根据其他专题调查综合分析)_____

_____

_____

_____

_____

_____

_____

_____

_____

_____

_____

调查者单位:_____ 调查者:_____

审查者:_____ 调查日期:_____

| 技术要点 |

1. 丙类传染病

2. 临床特点　腹痛、腹泻、发热、恶心、呕吐

3. 治疗　补液(纠正水和电解质平衡),抗菌(病毒),对症

4. 流行病学特点　人群普遍易感,被病原体感染的人或动物为传染源　粪 - 口途径,细菌性夏秋季节高发,病毒性秋冬季高发

5. 个案报告　24小时内上报个案

6. 突发事件报告及分级　1周内,同一学校、幼儿园、自然村寨、社区、建筑工地等集体单位中发生20例及以上感染性腹泻病例,或死亡1例及以上,即应作为一起突发公共卫生事件相关信息进行报告。一周内在一个县(市)行政区域内,发病水平未超过前5年同期平均发病水平1倍以上,或相关信息由县区级卫生计生行政部门认定为一般突发公共卫生事件的应作为一般突发公共卫生事件报告

7. 现场调查　①病例搜索:病人和带菌者;②查明感染来源和主要传播途径

8. 标本的采集和运送　用药前粪便:水样便1～3ml,成形便5g或肛拭子,血液10～15ml,脑脊液3～5ml,可疑水体(500ml)和食物(50g),细菌标本常温保存,病毒标本低温保存,B类包装运送

9. 实验室检测　病原分离培养,涂片镜检,特异性抗体,核酸检测

10. 防控措施　"早、小、严、实""三管一灭"

11. 特异性预防控制措施　疫苗和预防性服药须在专家建议下使用

12. 健康教育　洗净手,喝开水,吃熟食

13. 废弃物处理　粪便和呕吐物等用含氯消毒剂

【思考题】

简答题

1. 简述感染性腹泻定义。

2. 简述感染性腹泻相关信息报告标准。

3. 简述感染性腹泻日常防制。

4. 简述感染性腹泻防控措施。

参考答案

简答题

1. 感染性腹泻是一组多病原多因素引起的疾病,指除霍乱、痢疾、伤寒、副伤寒以外的感染性腹泻,是《传染病防治法》中规定的丙类传染病,是我国的常见病和多发病。

2. 1周内,同一学校、幼儿园、自然村寨、社区、建筑工地等集体单位中发生20例及以上

感染性腹泻病例,或死亡1例及以上,即应作为一起突发公共卫生事件相关信息进行报告。

3.(1)乡镇级及以上医疗卫生机构在腹泻病流行季节开设肠道门诊开展感染性腹泻检测。

(2)设有监测点的基层医疗卫生医疗机构在监测点采集现症病人粪便,进行病原微生物的检测,了解病原的构成和变迁,并对检出的病原体进行抗菌药物敏感性的检测。有条件的地区在农村、家畜家禽饲养场对家畜家禽携带的人畜共患病病原体(如肠致泻性大肠杆菌、空肠弯曲菌、沙门菌等)进行检测。

(3)基层疾控机构在流行季节开展肠道门诊检查指导工作;定期开展外环境(水、海产品、熟食等)监测。

(4)基层疾控机构加强疫情网络浏览,定期进行疫情分析以发现可能的暴发和流行。

4."早、小、严、实""三管一灭"。

第六节　手足口病

手足口病是由多种人肠道病毒引起的一种儿童常见传染病,是我国法定报告管理的丙类传染病。大多数患者症状轻微,以发热和手、足、口腔等部位皮肤黏膜的皮疹或疱疹为主要症状。少数患者可出现无菌性脑膜炎、脑炎、急性弛缓性麻痹、神经源性肺水肿和心肌炎等,个别重症患儿病情进展快,可导致死亡。手足口病常出现暴发或流行。

一、概述

(一)病原学

引起手足口病的病毒属于小RNA病毒科肠道病毒属,包括柯萨奇病毒A组(CVA)的2、4、5、7、9、10、16型等;B组(CVB)的1、2、3、4、5型等;肠道病毒71型(EV71);埃可病毒(ECHO)等。其中以EV71及CVA16型较为常见。

肠道病毒适合在湿、热的环境下生存与传播,75%乙醇和5%来苏水不能将其灭活,对乙醚、去氯胆酸盐等不敏感;对紫外线和干燥敏感,各种氧化剂(高锰酸钾、漂白粉等)、甲醛、碘酒以及56℃30分钟可以灭活病毒。病毒在4℃可存活1年,-20℃可长期保存,在外环境中可长期存活。

(二)临床表现

潜伏期:多为2~10天,平均3~5天。

1.临床分类

(1)普通病例:手、足、口、臀部皮疹,伴或不伴发热。

(2)重症病例:

1)重型:出现神经系统受累表现。如:精神差、嗜睡、易惊、谵妄;头痛、呕吐;肢体抖动,肌阵挛、眼球震颤、共济失调、眼球运动障碍;无力或急性弛缓性麻痹;惊厥。体征可见脑膜刺激征,腱反射减弱或消失。

2)危重型:出现下列情况之一者:①频繁抽搐、昏迷、脑疝;②呼吸困难、发绀、血性泡沫痰、肺部啰音等;③休克等循环功能不全表现。

2.临床表现

(1)普通病例表现:急性起病,发热,口腔黏膜出现散在疱疹,手、足和臀部出现斑丘疹、疱疹,疱疹周围可有炎性红晕,疱内液体较少。可伴有咳嗽、流涕、食欲不振等症状。部分病例仅表现为皮疹或疱疹性咽峡炎。多在一周内痊愈,预后良好。部分病例皮疹表现不典型,如单一部位或仅表现为斑丘疹。

(2)重症病例表现:少数病例(尤其是小于3岁者)病情进展迅速,在发病1~5天左右出现脑膜炎、脑炎(以脑干脑炎最为凶险)、脑脊髓炎、肺水肿、循环障碍等,极少数病例病情危重,可致死亡,存活病例可留有后遗症。

1)神经系统表现:精神差、嗜睡、易惊、头痛、呕吐、谵妄甚至昏迷;肢体抖动,肌阵挛、眼球震颤、共济失调、眼球运动障碍;无力或急性弛缓性麻痹;惊厥。查体可见脑膜刺激征,腱反射减弱或消失,巴氏征等病理征阳性。

2)呼吸系统表现:呼吸浅促、呼吸困难或节律改变,口唇发绀,咳嗽,咳白色、粉红色或血性泡沫样痰液,肺部可闻及湿啰音或痰鸣音。

3)循环系统表现:面色苍灰、皮肤花纹、四肢发凉,指(趾)发绀;出冷汗;毛细血管再充盈时间延长;心率增快或减慢,脉搏浅速或减弱甚至消失;血压升高或下降。

(三)流行病学

1.**传染源**　人是人肠道病毒的唯一宿主,患者和隐性感染者均为本病的传染源,隐性感染者难以鉴别和发现。发病前数天,感染者咽部与粪便就可检出病毒,通常以发病后一周内传染性最强。

2.**传播途径**　肠道病毒可经胃肠道(粪-口途径)传播,也可经呼吸道(飞沫、咳嗽、打喷嚏等)传播,亦可因接触患者口鼻分泌物、皮肤或黏膜疱疹液及被污染的手及物品等造成传播。尚不能明确是否可经水或食物传播。

3.**易感性**　人对人肠道病毒普遍易感。不同年龄组均可感染发病,以5岁及以下儿童为主,尤以3岁及以下儿童发病率最高。显性感染和隐性感染后均可获得特异性免疫力,产生的中和抗体可在体内存留较长时间,对同血清型病毒产生比较牢固的免疫力,但不同血清型间鲜有交叉免疫。

4.**流行特征**　该病流行无明显的地区性,全年均可发生,一般5~7月为发病高峰。托幼机构等易感人群集中单位可发生暴发。肠道病毒传染性强、隐性感染比例大、传播途径复杂、传播速度快、控制难度大,容易出现暴发和短时间内较大范围流行。

(四)诊断标准

1.诊断标准

(1)临床诊断病例:在流行季节发病,常见于学龄前儿童,婴幼儿多见。

1)普通病例:发热伴手、足、口、臀部皮疹,部分病例可无发热。

2)重症病例:出现神经系统受累、呼吸及循环功能障碍等表现,实验室检查可有外周血白细胞增高、脑脊液异常、血糖增高,脑电图、脑脊髓磁共振、胸部X线、超声心动图检查可有异常。

极少数重症病例皮疹不典型,临床诊断困难,需结合实验室检测做出诊断。

若无皮疹,临床不宜诊断为手足口病。

(2)确诊病例:临床诊断病例具有下列之一者即可确诊:

1)肠道病毒(CoxA16、EV71等)特异性核酸检测阳性。

2)分离出肠道病毒,并鉴定为CoxA16、EV71或其他可引起手足口病的肠道病毒。

3）急性期与恢复期血清 CoxA16、EV716 或其他可引起手足口病的肠道病毒中和抗体有4 倍以上的升高。

2. **重症病例早期识别** 具有以下特征,尤其 3 岁以下的患者,有可能在短期内发展为危重病例,应密切观察病情变化,进行必要的辅助检查,有针对性地做好救治工作。

(1)持续高热不退。

(2)精神差、呕吐、易惊、肢体抖动、无力。

(3)呼吸、心率增快。

(4)出冷汗、末梢循环不良。

(5)高血压。

(6)外周血白细胞计数明显增高。

(7)高血糖。

(五)治疗原则

目前无特异性治疗方法,以支持疗法为主,绝大多数患者可自愈。目前尚无特异性的疫苗。病例的治疗方法参考《手足口病诊疗指南(2010 年版)》和《肠道病毒 71 型(EV71)感染重症病例临床救治专家共识(2011 年版)》。

二、发现与报告

(一)发现

通过常规疫情(网络直报)监测、儿科门诊、发热门诊、疾病监测点、应急监测和社会信息等渠道发现病例和疫情。

(二)个案报告

各级各类医疗机构应按照《传染病防治法》和《传染病信息报告管理规范》的有关规定,对符合病例定义的手足口病病例进行报告。如为重症病例,在"重症患者"处选择"是";如为实验室诊断病例,在"实验室结果"处选择相应的肠道病毒病原学分型信息。

实行网络直报的医疗机构应于 24 小时内进行网络直报,未实行网络直报的医疗机构应于 24 小时之内寄送出传染病报告卡。

(三)聚集性和暴发疫情报告

1. **聚集性病例** 1 周内,同一托幼机构或学校等集体单位发生 5 例以上,但不足 10 例手足口病病例;或同一班级(或宿舍)发生 2 例及以上手足口病病例;或同一个自然村 / 居委会发生 3 例及以上,但不足 5 例手足口病病例;或同一家庭发生 2 例及以上手足口病病例。

2. **暴发疫情** 1 周内,同一托幼机构或学校等集体单位发生 10 例及以上手足口病病例;或同一个自然村 / 居委会发生 5 例及以上手足口病病例。

托幼机构和学校、医疗机构发现手足口病聚集性病例和暴发疫情时,应在 24 小时内向当地县(区)级疾控机构报告。

(四)事件报告

局部地区或集体单位发生流行或暴发时,按照《突发公共卫生事件应急条例》《全国突发公共卫生事件应急预案》《突发公共卫生事件与传染病疫情监测信息报告管理办法》及有关规定,及时进行突发公共卫生事件信息报告:

1. 报告时限和程序　获得突发公共卫生事件相关信息的责任报告单位和责任报告人,应当在 2 小时内以电话或传真等方式向属地疾控机构报告,具备网络直报条件的同时进行网络直报,疾控机构并报告同级卫生计生行政部门。不具备网络直报条件的责任报告单位和责任报告人,应采用最快的通信方式将"突发公共卫生事件相关信息报告卡""手足口病暴发疫情调查主要信息登记表"报送属地疾控机构,疾控机构接到"突发公共卫生事件相关信息报告卡""手足口病暴发疫情调查主要信息登记表"后,应对信息进行审核,确定真实性,2 小时内进行网络直报,同时以电话或传真等方式报告同级卫生计生行政部门。

2. 报告内容　包括事件名称、事件类别、发生时间、地点、涉及的地域范围、人数、主要症状与体征、可能的原因、已经采取的措施、事件的发展趋势、下一步工作计划等。整个事件发生、发展、控制过程中信息还应形成初次报告、进程报告、结案报告。

三、流行病学调查

手足口病聚集性病例和暴发疫情发生或出现重症、死亡病例后,卫生计生行政部门或疾控机构应在最短的时间内组织好相应的人员、物资、采样用品和器材,赶赴现场,做好流行病学调查工作,提出预防控制措施。

(一)重症或死亡病例调查

详细了解病例的基本信息、临床症状、发病就诊治疗过程、感染传播情况、病原检测结果,以分析重症及死亡病例的主要危险因素,填写"手足口病重症或死亡病例个案调查表"(表 15-14)。调查结束后,各省级疾控中心应将结果录入统一数据库,报送中国疾控中心。

(二)聚集性病例调查

了解聚集性病例的临床表现、流行特征,以分析流行因素,为采取防控措施提供依据。要对首发或指示病例开展流行病学调查,填写"手足口病个案调查表"(表 15-13)。

(三)暴发疫情调查

1. 组织与准备

(1)组织及实施:疫情发生地的疾控机构应在接到疫情报告后 2 小时内开展现场流行病学调查,及时采取相应预防、控制措施,并将调查结果及时向同级卫生计生行政部门和上级疾控机构报告。

(2)调查准备:调查单位应迅速成立现场调查组,制定流行病学调查计划,明确调查目的、调查组人员组成,确定成员的任务及职责。调查组成员一般包括有关领导、流行病学工作者、临床医生、消毒人员、实验室工作人员、其他相关人员等。根据疫情的规模和实际需要,携带必要的调查采样设备、消杀器械、防护用品和相关书籍、调查表格等。

2. 调查内容和方法

(1)病例搜索和流行病学调查:对首发病例或指示病例开展流行病学调查,在疫情发生的单位以及当地主要医疗机构和私人诊所采用查看门诊日志、住院病历等临床资料以及入村入户调查等方式主动搜索病例(时间为自首发病例发病前一周至调查之日),对于搜索和报告的手足口病病例及时开展流行病学调查和标本的采集。调查内容包括:病例基本情况、发病经过和就诊情况、临床表现、实验室检查、诊断和转归情况、居住地及家庭背景、个人暴露史、密切接触者情况等,填写"手足口病个案调查表"。

（2）流行因素调查

1）分析资料：描述疾病的"三间分布"

时间分布：通过对报告和搜索病例发病时间的统计学描述，推算出暴露时间等。

地区分布：描述发病的地区分布，划分疫点、疫区。

人群分布：分析不同特征人群中该病的分布，寻找病例与健康者的差异，有助于提出病因假设及其他潜在的危险因素。

2）建立病因假设，进行专题调查：根据三间分布特点，建立有关事件的初步假设，确定与聚集性疫情发生相关的特殊暴露因素。

3）实验室检测：每起暴发疫情至少采集 5 例病例标本进行病原学检测。

4）填写"手足口病暴发疫情调查主要信息登记表"（表 15-16），上报至突发公共卫生事件管理信息系统。

（四）聚集性和暴发疫情处置

1. 医疗机构根据患儿病情，要求患儿居家或住院治疗。乡镇卫生院 / 社区卫生服务中心、村卫生室 / 社区卫生服务站等负责本辖区居家治疗的手足口病患儿的随访工作，指导居家治疗患儿的家长或监护人密切关注患儿的病情变化，当出现重症病例早期识别指征时（参见《肠道病毒 71 型（EV71）感染重症病例临床救治专家共识（2011 年版）》），应当立即前往重症病例救治定点医院就诊，同时应当尽量避免与其他儿童接触。住院患儿应当在指定区域内接受治疗，防止与其他患儿发生交叉感染。

2. 出现聚集性和暴发疫情的托幼机构应当加强晨午检和缺课追因等工作，对患儿使用过的玩具、用具、餐具等物品和活动场所的物体表面进行消毒。

县（区）级疾控机构对出现聚集性和暴发疫情的托幼机构，应当进行风险评估，提出关班或关园的建议，并出具书面预防控制措施建议书，指导该托幼机构做好儿童家长或监护人的健康教育和居家儿童的健康观察。

3. 疫情发生地的卫生计生行政部门应当与当地教育、宣传、广电等部门密切合作，进一步加强舆情监测和风险沟通，医疗卫生机构和有关单位要加强对 5 岁以下儿童家长和监护人的健康教育和宣传。

4. 当地发生多起聚集性疫情或发生暴发疫情时，卫生计生行政部门应当根据疫情形势，组织相关部门开展评估，达到突发公共卫生事件标准时，应当及时启动相应应急响应机制。

四、标本采集与检测

（一）基层常见样本采集、保存

应采集病人发病 3 日内样本。

1. **咽拭子**　用专用采样棉签，适度用力拭抹咽后壁和两侧扁桃体部位，应避免触及舌部；迅速将棉签放入装有 3 ~ 5ml 保存液（含 5% 牛血清维持液或生理盐水，推荐使用维持液）的 15ml 外螺旋盖采样管中，在靠近顶端处折断棉签杆，旋紧管盖并密封。4℃暂存并在 12小时内送达实验室，-20℃以下低温冷冻保藏，需长期保存的标本存于 -70℃冰箱。

2. **疱疹液**　可同时采集多个疱疹作为一份标本。先用 75% 的乙醇对疱疹周围的皮肤进行消毒，然后用消毒针将疱疹挑破用棉签蘸取疱疹液，迅速将棉签放入内装有 3 ~ 5ml 保存液（含 5% 牛血清维持液或生理盐水，推荐使用维持液）的采样管中，在靠近顶端处折断棉签杆,旋紧管盖并密封。所采集标本 4℃暂存立即(12 小时内)送达实验室,-20℃以下低温冷冻保藏,需长期保存的标本存于 -70℃冰箱。

3. **粪便** 粪便标本采集量 5 ~ 8g/ 份,采集后立即放入无菌采便管内(无粪便样本可采集肛拭子标本),外表贴上带有唯一识别号码的标签,4℃暂存 12 小时内送达实验室,-20℃以下低温冷冻保藏,需长期保存的标本存于 -70℃冰箱。

4. **脑脊液** 出现神经系统症状的病例,可采集脑脊液标本。采集时间为出现神经系统症状后 3 天内,采集量为 1 ~ 2ml。采集后立即装入无菌带垫圈的冻存管中,4℃暂存立即(12 小时内)送达实验室,-20℃以下低温冷冻保藏,需长期保存的标本存于 -70℃冰箱。

5. **血液** 采集急性期(发病 0 ~ 7 天)和恢复期血液标本(发病 14 ~ 30 天)。静脉采集 3 ~ 5ml 全血,置于真空无菌采血管中,自凝后,分离血清,将血清移到 2ml 外螺旋的血清保存管中,外表贴上带有唯一识别号码的标签。将血清置于 -20℃以下冰箱中冷冻保存。

6. **肛拭子** 采集病人发病 3 日内的肛拭子标本,用于病原检测。用专用采样棉签,从患儿肛门轻轻插入,适度用力弧型左右擦拭数下,拔出后迅速将棉签放入装有 3 ~ 5ml 保存液(含 5% 牛血清细胞维持液)的 15ml 外螺旋的采样管中,在靠近顶端处折断棉签杆,旋紧管盖并密封,以防干燥。采样管外表贴上带有唯一识别号码的标签。

(二)标本运输

临床标本在运输和贮存过程中要避免反复冻融。标本采集后要全程冷藏或冷冻保存和运输,12 小时内送达实验室。依照《人间传染的病原微生物名录》,肠道病毒或潜在含有肠道病毒的标本按 B 类包装,置于冷藏保存盒内运输,尽量缩短运输时间。但在运输过程中应采取保护措施,避免强烈震动、重力挤压等现象。

(三)标本检测

1. 肠道病毒(CoxA16 、EV71 等)特异性核酸检测。
2. 肠道病毒(CoxA16 、EV71 等)分离。
3. 特异性抗体检测。

五、防控措施

(一)传染源的管理

患儿应及时就医,并遵医嘱采取居家或住院方式进行治疗。居家患儿,家长或监护人应在社区(村)医生的指导下,密切关注患儿的病情变化,如发现神经系统、呼吸系统、循环系统等相关症状时,应立即送医院就诊,同时,要尽量避免与其他儿童接触。住院患儿应在指定区域内接受治疗,防止与其他患儿发生交叉感染。

管理时限为自患儿被发现起至症状消失后 1 周。

乡镇卫生院 / 社区卫生服务中心、村卫生室 / 社区卫生服务站等负责本辖区居家治疗的手足口病患儿的随访工作,掌握居家治疗患儿的病情进展情况。

(二)消毒

病家、托幼机构和小学的消毒应在当地疾控机构的指导下,由单位及时进行消毒,或由当地疾控机构负责对其进行消毒处理。医疗机构的消毒由医疗机构安排专人进行。消毒方法参见《消毒技术规范》(2002 版)和《手足口病疫源地消毒指南》。

(三)健康教育

各级医疗卫生机构应在政府领导下,与当地教育、宣传、广电等部门密切合作,充分利用咨询电话、广播、电视、报纸、网络、手机短信、宣传单/宣传画等多种方式,开展手足口病防治知识的宣传工作,使5岁以下儿童家长及托幼机构工作人员等了解手足口病的临床症状,掌握最基本的预防措施,强调保持良好的个人卫生习惯及环境卫生措施对于有效预防手足口病的重要性,动员托幼机构老师和管理人员、儿童家长成为手足口病防控工作的主动参与者,形成群防群控。与重症或死亡病例发病前1周或发病后有共同生活、居住史的5岁以下儿童,要对其家长或监护人进行健康教育,做好儿童的密切观察,出现症状要及时就诊和治疗。

(四)重点人群及重点机构的预防控制

为降低人群手足口病的发病率,减少聚集性病例,避免医院感染,各地要做好以散居儿童为主的重点人群和以托幼机构、医疗机构为主的重点场所的预防控制工作。

1. 散居儿童的预防控制

(1)饭前便后、外出回家后要用肥皂或洗手液等给儿童洗手;看护人接触儿童前、替幼童更换尿布、处理粪便后均要洗手。

(2)婴幼儿的尿布要及时清洗、曝晒或消毒;注意保持家庭环境卫生,居室要经常通风,勤晒衣被。

(3)婴幼儿使用的奶瓶、奶嘴及儿童使用的餐具使用前后应充分清洗、消毒;不要让儿童喝生水、吃生冷食物。

(4)本病流行期间不宜带儿童到人群聚集、空气流通差的公共场所;避免接触患病儿童。

(5)儿童出现发热、出疹等相关症状要及时到医疗机构就诊。

(6)居家治疗的患儿避免与其他儿童接触,以减少交叉感染;父母要及时对患儿的衣物进行晾晒或消毒,对患儿粪便及时进行消毒处理。

2. 托幼机构的预防控制

(1)每日进行晨检,发现可疑患儿时,要采取立即送诊、居家观察等措施;对患儿所用的物品要立即进行消毒处理。

(2)出现重症或死亡病例,或1周内同一班级出现2例及以上病例,建议病例所在班级停课10天;1周内累计出现10例及以上或3个班级分别出现2例及以上病例时,经风险评估后,可建议托幼机构停课10天。

(3)教育、指导儿童养成正确洗手等良好的卫生习惯;老师要保持良好的个人卫生状况。

(4)教室和宿舍等场所要保持良好通风;定期对玩具、儿童个人卫生用具(水杯、毛巾等)、餐具等物品进行清洗消毒。

(5)定期对活动室、寝室、教室、门把手、楼梯扶手、桌面等物体表面进行擦拭消毒。

(6)托幼机构应每日对厕所进行清扫、消毒,工作人员应戴手套,工作结束后应立即洗手。

(7)托幼机构应配合卫生部门采取手足口病防控措施。

3. 医疗机构的预防控制

(1)各级医疗机构应加强预检分诊,专辟诊室(台)接诊发热、出疹的病例。增加候诊及就诊等区域的清洁消毒频次,室内清扫时应采用湿式清洁方式。

(2)医务人员在诊疗、护理每一位病例后,均应认真洗手或对双手消毒,或更换使用一次性手套。

(3)诊疗、护理手足口病病例过程中所使用的非一次性仪器、体温计及其他物品等要及时消毒。

(4)对住院患儿使用过的病床及桌椅等设施和物品必须消毒后才能继续使用。

(5)患儿的呼吸道分泌物和粪便及其污染的物品要进行消毒处理。

(五)日常工作

1. 乡镇以下医疗卫生机构对本辖区居家治疗的手足口病患儿开展随访工作,掌握居家治疗患儿的病情进展情况。

2. 基层疾控机构在流行季节加强疫情网络浏览,及时发现聚集性病例。

3. 按照《手足口病预防控制指南(2009 版)》要求,各县区按月开展手足口病监测工作,采集不少于 5 例首次就诊的普通病例标本,当月县(区)病例总数少于 5 例时,全部采样。

六、附件

手足口病个案调查表见表 15–13,手足口病重症或死亡病例个案调查表见表 15–14,手足口病病例临床标本采样登记表见表 15–15,手足口病暴发疫情调查主要信息登记表见表 15–16。

表 15–13　手足口病个案调查表

编号:_____　　　调查单位:_____

一、一般情况

姓名_____　　性别_____　　　出生日期_____年____月____日(阴 / 阳历)

职业____①散居儿童　②幼托儿童　③学生　④其他_____

工作单位(就读学校或托幼机构)_____

家长姓名_____

家庭住址_____省市_____地市_____县区_____乡(镇、街办)_____村(居)_____号

家庭电话:_____

二、发病及就诊情况

1. 发病日期_____年____月____日

2. 初诊日期_____年____月____日;

初诊单位_____　单位级别:①省级　②市级　③县级　④乡级　⑤村级

初步诊断_____

3. 住院治疗(是 / 否),如住院,则:

所住医院_____,

入院日期_____年____月____日,入院诊断_____。

出院日期_____年____月____日,出院诊断_____。

病　　程_____天。

4. 预后:痊愈 / 好转 / 未愈 / 死亡 / 其他_____;后遗症(有,_____;无)

5. 病例分类_____①重症　②普通

三、临床情况

(一)临床症状 如有请打"√"

1.发热(有,_____℃ / 无);

2.皮疹(有,主要部位:_____ / 无)

3.口腔炎:口腔黏膜上出现红色溃疡型疱疹 是□ 否□

4.呼吸系统:流涕□ 咳嗽□ 咽痛□ 其他:_____

　 消化系统:恶心□ 呕吐□ 腹痛□ 腹泻□ 其他:_____

　 神经系统:头痛□ 喷射状呕吐□ 精神异常□ 嗜睡□ 意识障碍□ 昏迷□ 惊厥□

　 心血管系统:心律失常:有□ 无□

(二)体征

1.颈项强直:有□ 无□; 　　巴氏症:有□ 无□;

　 克氏症:有□ 无□; 　　布氏症:有□无□

2.腱反射:正常□ 亢进□ 减弱□;

　 肌张力:正常□ 亢进□ 减弱□

(三)辅助检查

1.血象:有,无。有则:WBC(_____$\times 10^4$/L),N(_____%),L(_____%)

2.脑脊液:压力(_____Pa),外观(正常 / 异常),细胞记数(_____个),

　　　　 蛋白(_____)糖含量(_____)

3. X线检查结果:有□,表现为_____,无□

4.心肌酶谱:肌钙蛋白酶_____ 肌红蛋白酶 _____

四、流行病学资料

(一)患儿发病前7天内与其他手足口病、病毒性脑炎、病毒心肌炎、肺水肿等患者的接触史:

无□,有□。有则填写下表:

患者姓名	性别	年龄	与患儿关系	发病时间	临床诊断	住院是否	备注

注:1.与患儿关系,指本调查患儿发病前与相关患者的关系。包括(填写)家人、亲戚、同班、同校、同村或其他等关系。

　2.临床诊断填写:手足口病、病毒性脑炎、病毒心肌炎、肺水肿等

(二)患儿的密切接触者

密切接触者姓名	性别	年龄	与患儿关系	发病是否	发病时间	住院是否	临床诊断

注:1.密切接触者与患儿关系,填写家人、亲戚、同班、同校、同村或其他等关系。

　2.临床诊断填写:手足口病、病毒性脑炎、病毒心肌炎、肺水肿等

（三）发病 7 天前是否到过手足口病流行地（是，时间_____，地点_____ / 否 / 不详）。

（四）发病前 7 天饮食（水）史：

1. 外出就餐：有□，时间_____，地点_____；无□；不详□；

2. 饮用生水或使用不洁水源清洗入口食物、洗碗、漱口等：水源类型_____，地点_____。

五、实验室检测情况

1. 是否采样，否□，是□

2. 实验室检测结果：

标本类型	采样日期	检测日期	检验结果			
			核酸检测		病毒分离	
			RT–PCR	Realtime RT–PCR	RD	HEp–2

注：1. 标本类型可填写咽拭子或咽喉洗液、粪便或肛拭子、脑脊液、疱疹液、血清以及脑、肺、脾、淋巴结等

2. 如检测为阳性，填写具体病毒名称：EV71、CVA、CVB、ECHO 或其他

调查人：_____　　　　　调查日期：_____年___月___日

表 15–14　手足口病重症或死亡病例个案调查表

病例分类：①重症　②死亡

病例编号：_____

一、患儿及及其家庭的一般情况

患儿姓名：_____　性别：①男　②女　年龄_____岁_____月

出生日期_____年___月___日（①阴历　②阳历）身高_____cm　体重_____kg

分类：①散居儿童　②幼托儿童　③学生　④其他_____

家庭现住址_____市_____县（区）_____乡（镇、街办）_____村（小区）_____号（楼、号）

现住地居住时间：_____年___月

户口类型：　①常住人口（本地户口或居住时间≥6 个月）；②流动人口（居住时间小于 6 个月）

现住地类型：①农村　②城乡结合部　③城区

家庭同住人口数_____，其中 14 岁以下儿童数_____

家长姓名_____联系电话：_____

二、发病、就诊及治疗情况

1. 发病日期：_____年___月___日

2. 初次就诊日期：_____年___月___日　初诊医院名称_____

初诊医院类型：①村（个体）诊所　②乡镇（社区）医院　③县医院　④市及以上医院

初诊是否诊断手足口病：0 否　1 是

3. 诊断重症的日期：_____年___月___日

诊断重症医院名称：_____

诊断重症医院类型：①村（个体）诊所　②乡镇（社区）医院　③县医院　④市及以上医院

4. 是否去村级(个体)医疗机构就诊:0 否　1 是,就诊日期:_____ 年 ___ 月 ___ 日

治疗时间:____天　是否诊断手足口病:0 否　1 是

是否给药治疗:0 否　1 是

给药途径:①口服　②肌注　③静点　④肛门给药　⑤其他

是否使用退热药物:0 否　1 是,使用日期:_____ 年 ___ 月 ___ 日

药物具体名称_____

是否使用地塞米松等激素类药物:0 否　1 是,使用日期:_____ 年 ___ 月 ___ 日

药物具体名称_____

是否使用抗生素药物:0 否　1 是,使用日期:_____ 年 ___ 月 ___ 日

药物具体名称_____

是否使用抗病毒药物:0 否　1 是,使用日期:_____ 年 ___ 月 ___ 日

药物具体名称_____

5. 是否去乡镇(社区)医疗机构就诊:0 否　1 是,就诊日期:_____ 年 ___ 月 ___ 日

治疗时间:_____天　是否诊断手足口病:0 否　1 是　是否给药治疗:0 否　1 是

给药途径:①口服　②肌注　③静点　④肛门给药　⑤其他

是否使用退热药物:0 否　1 是,使用日期:_____ 年 ___ 月 ___ 日

药物具体名称_____

是否使用地塞米松等激素类药物:0 否　1 是,使用日期:_____ 年 ___ 月 ___ 日

药物具体名称_____

是否使用抗生素药物:0 否　1 是,使用日期:_____ 年 ___ 月 ___ 日

药物具体名称_____

是否使用抗病毒药物:0 否　1 是,使用日期:_____ 年 ___ 月 ___ 日

药物具体名称_____

其他药物_____

6. 是否去县级医疗机构就诊:0 否　1 是,就诊日期:_____ 年 ___ 月 ___ 日;

治疗时间:_____天　是否诊断手足口病:0 否　1 是　是否给药治疗:0 否　1 是

给药途径:①口服　②肌注　③静点　④肛门给药　⑤其他

是否使用退热药物:0 否　1 是,使用日期:_____ 年 ___ 月 ___ 日

药物具体名称_____

是否使用地塞米松等激素类药物:0 否　1 是,使用日期:_____ 年 ___ 月 ___ 日

药物具体名称_____

是否使用抗生素药物:0 否　1 是,使用日期:_____ 年 ___ 月 ___ 日

药物具体名称_____

是否使用抗病毒药物:0 否　1 是,使用日期:_____ 年 ___ 月 ___ 日

药物具体名称_____

其他药物_____

7. 是否去市级及以上医疗机构就诊:0 否　1 是,就诊日期:_____ 年 ___ 月 ___ 日;

治疗时间:____天　是否诊断手足口病:0 否　1 是　是否给药治疗:0 否　1 是

给药途径:①口服　②肌注　③静点　④肛门给药　⑤其他

是否使用退热药物:0 否　1 是,使用日期:_____ 年 ___ 月 ___ 日

药物具体名称＿＿＿＿＿＿＿＿

是否使用地塞米松等激素类药物:0 否 1 是,使用日期:＿＿＿＿年＿＿月＿＿日

药物具体名称＿＿＿＿＿＿＿＿

是否使用抗生素药物:0 否 1 是,使用日期:＿＿＿＿年＿＿月＿＿日

药物具体名称＿＿＿＿＿＿＿＿

是否使用抗病毒药物:0 否 1 是,使用日期:＿＿＿＿年＿＿月＿＿日

药物具体名称＿＿＿＿＿＿＿＿

其他药物＿＿＿＿＿＿＿＿

8. 最后入住院日期＿＿＿＿年＿＿月＿＿日

入住医院类型:①村(个体)诊所 ②乡镇(社区)医院 ③县医院 ④市及以上医院

入院时病情:①危重 ②重症 ③轻症

入院后转重日期＿＿＿＿年＿＿月＿＿日

是否入 ICU 病房:0 否 1 是,入 ICU 日期:＿＿＿＿年＿＿月＿＿日

住 ICU 时间:＿＿＿＿天

是否气管插管(机械通气):0 否 1 是,开始插管(机械通气)日期:＿＿＿＿年＿＿月＿＿日

插管(机械通气)时间:＿＿＿＿天

死亡日期:＿＿＿＿年＿＿月＿＿日

死亡诊断:主要诊断＿＿＿＿＿＿＿＿＿＿＿＿＿＿＿＿＿＿＿＿＿＿＿＿＿＿＿

　　　　　其他诊断＿＿＿＿＿＿＿＿＿＿＿＿＿＿＿＿＿＿＿＿＿＿＿＿＿＿＿

三、既往病史及其他相关信息

1. 出生时体重＿＿＿＿＿＿(g) 孕周＿＿＿＿＿＿(如孕周不详,则是否早产 0 否 1 是)

胎次:第＿＿＿＿胎第＿＿＿＿产 分娩方式:①剖宫产 ②自然分娩

2. 分娩时有无并发症:0 无 1 有(请注明＿＿＿＿＿＿＿＿＿＿＿＿＿＿＿＿＿＿＿)

3. 喂养方式:①母乳 ②混合 ③奶粉 ④其他＿＿＿＿＿＿＿＿＿＿＿＿＿＿＿＿＿

4. 是否有先天性心脏病、先天畸形等先天性疾病:0 否 1 是,疾病名称:＿＿＿＿＿＿＿＿

5. 是否有免疫系统缺陷性疾病:0 否 1 是,疾病名称＿＿＿＿＿＿＿＿＿＿＿＿＿＿＿

6. 是否有药物或食物过敏史:0 否 1 是,药物/食物名称＿＿＿＿＿＿＿＿＿＿＿＿＿

7. 有无疫苗接种卡(证):0 无 1 有

8. 发病前一个月是否接种疫苗(如无接种卡证,则询问家长):0 无 1 有 9 不详

疫苗名称	接种时间	疫苗名称	接种时间	疫苗名称	接种时间

9. 发病前 1 个月是得过麻疹、水痘、流感、感冒、风疹、腮腺炎等传染性疾病:0 否 1 是

10. 发病日期:＿＿＿＿年＿＿月＿＿日 疾病名称:＿＿＿＿＿＿＿＿＿＿＿＿＿＿＿

11. 本次发病前 3 个月是否发热:0 否 1 是

12. 是否使用过退热药物:0 否 1 是

13. 是否使用以下药物(可多选):①氨基比林 ②安乃近 ③阿尼利定 ④赖氨酸阿司匹林 ⑤激素(地塞米松等)

14. 孩子在家主要由谁照看:①父母 ②(外)祖父母 ③亲属 ④保姆 ⑤其他_____

照看人受教育时间:_____年

照看人文化程度:①文盲 ②小学 ③初中 ④高中/中专 ⑤大专及以上

15. 发病前经常与孩子玩耍的14岁以下的儿童是否发病:0否1是,发病人数:_____人

16. 患儿发病前3~7天是否因其他疾病等原因去过医院:0否1是,去医院日期:_____年___月___日

就诊科室:_____ 就诊原因:_____

四、标本采集及检测结果

1. 是否采集标本:0否 1是

2. 标本类型:①咽拭子 ②粪便 ③肛拭子 ④疱疹液 ⑤其他

3. 检测结果:① EV71 阳性 ② CoxA16 阳性 ③其他肠道病毒阳性

4. 患儿本人标本类型、采样日期及检测结果

送检标本编号	标本类型	采样日期	检测日期	检验结果			
				核酸检测		病毒分离	
				RT-PCR	Realtime RT-PCR	RD	HEp-2

5. 患儿同住所有家庭成员标本类型及检测结果

送检标本编号	姓名	性别	年龄	与患儿关系*	是否发病	发病日期	标本类型	采样日期	检测日期	检验结果			
										核酸检测		病毒分离	
										RT-PCR	Realtime RT-PCR	RD	HEp-2

* 与患儿关系:①父母 ②(外)祖父母 ③兄弟姐妹 ④叔/婶(姨/姨夫) ⑤其他(填写具体关系)

五、临床症状及体征

1. 是否发热:0否1是,开始发热日期:_____年___月___日 发热持续时间:_____天

2. 首次测量体温:_____℃;就诊前最高体温:_____℃ 入院后最高体温:_____℃

3. 是否出疹:0否1是,开始出疹日期:_____年___月___日 出疹持续时间:_____天

疹子类型:①斑疹 ②丘疹 ③泡疹 ④其他

出疹部位:①手 ②足 ③口 ④臀 ⑤四肢 ⑥躯干 ⑦其他

口部有疱疹或溃疡,其部位:①颊部　②咽峡部　③其他

4.是否咳嗽:0 否 1 是

5.其他症状:_____

6.各种并发症状或体征及出现日期

症状或体征	日期 时间	入院前	入院时							
神经系统										
头痛										
精神差										
易惊										
烦躁不安										
抽搐										
频繁抽搐										
惊厥										
痉挛										
手足抖动										
肢体无力										
肢体瘫痪										
颈抵抗										
颈强直										
Kerning 征										
腱反射减弱										
腱反射消失										
嗜睡										
昏睡										
浅昏迷										
深昏迷										
瞳孔状态										
瞳孔对光反射										
呼吸系统										
咳嗽										
咽痛										
鼻塞										
流涕										
呼吸急促(气急)										
呼吸减慢										
呼吸困难										

续表

	日期	入院前	入院后								
呼吸节律改变											
口唇发绀											
泡沫液(痰)(0 无 1 白色　2 粉红色 3 血色)											
肺部痰鸣音											
肺部湿啰音											

循环系统	日期	入院前	入院后								
	时间										
皮肤颜色有无异常											
指、趾或口唇发绀											
面色、手、脚未端苍白、发灰											
全身发绀、苍白、发灰											
皮肤花纹											
心率加快 (心率>120)											
心跳节律改变 (心律失常)											
脉搏浅速											
脉搏减弱											
四肢发凉											
消化系统											
呕吐											
咖啡色呕吐物											
腹胀											
腹泻											
呕血											
便血											

填写说明:除下列症状或体征外,一律按"0 无 1 有"填写

瞳孔状态:1 等大等圆　2 缩小　3 散大;

瞳孔对光反射:0 正常　1 异常;

腱反射减弱:0 无　1 单侧　2 双侧;

腱反射消失:0 无　1 单侧　2 双侧

调查人:＿＿＿＿＿＿＿＿　　调查单位:＿＿＿＿＿＿＿＿　　调查日期:＿＿＿＿年＿＿月＿＿日

表 15-15　手足口病病例临床标本采样登记表

采样单位：_____　　填表人：_____　　填报日期：_____　　联系方式：_____

| 编号 | Lab ID | 姓名 | 性别 | 年龄 | 现住址 | 发病日期 | 临床诊断 | | 标本类型 | | | | | | 采样日期 |
							轻型	重型	便	咽拭子	疱疹液	血	尸检标本	其他	

表 15-16　手足口病暴发疫情调查主要信息登记表

一、集体单位或社区基本信息

1. 单位或社区名称及地点：_____

2. 集体单位性质①公立　②私立　③其他_____

3. 儿童数____人,教师____人,其他人员____人

4. 儿童年龄范围：____岁至____岁,其中 3 岁以下____人,3～5 岁____人,

　　　　　　5～10 岁____人,10 岁以上____人

5. 集体单位班级情况：____个年级____个班

6. 单位或社区联系人：_____联系电话：_____

二、调查信息

1. 病例数____个,发病时间：____年____月____日至____年____月____日

　　分布于____个年级____个班,年龄范围____岁至____岁

　　病例临床类型:①普通____例　②重症____例　③危重____例　④死亡____例

　　病例居家治疗____例,住院治疗____例

2. 病例采样数____人,其中咽拭子____份,粪便或肛拭子____份,

　　检测为阴性____人,检测为 EV71____人,CoxA16____人,其他肠道病毒阳性____人

3. 密切接触者采样数____人,其中咽拭子____份,粪便或肛拭子____份,

　　检测为阴性____人,检测为 EV71____人,CoxA16____人,其他肠道病毒阳性____人

　　其中儿童采样数____人,其中咽拭子____份,粪便或肛拭子____份,

检测为阴性＿＿＿人,检测为 EV71＿＿＿人,CoxA16＿＿＿人,其他肠道病毒阳性＿＿＿人

其中成人采样数＿＿＿人,其中咽拭子＿＿＿份,粪便或肛拭子＿＿＿份,

检测为阴性＿＿＿人,检测为 EV71＿＿＿人,CoxA16＿＿＿人,其他肠道病毒阳性＿＿＿人

4. 环境采样:＿＿＿份

样品名称 1＿＿＿＿＿＿,检测指标＿＿＿＿＿＿,检测结果＿＿＿＿＿＿

样品名称 2＿＿＿＿＿＿,检测指标＿＿＿＿＿＿,检测结果＿＿＿＿＿＿

样品名称 3＿＿＿＿＿＿,检测指标＿＿＿＿＿＿,检测结果＿＿＿＿＿＿

三、主要处理措施

1. 关班措施:＿＿＿个班级,每个班级停课＿＿＿天;关园措施:关园＿＿＿天

2. 疾控中心或指导集体单位采取的其他处理措施包括(可多选):

①病例搜索　②疫点消毒　③指导集体单位规范晨午检　④指导加强因病缺勤登记

⑤发放健康宣教材料　⑥指导家长对放假儿童的健康观察　⑦其他措施＿＿＿＿＿＿＿＿＿

调查单位:＿＿＿＿＿＿＿＿＿　调查人:＿＿＿＿＿＿＿＿　调查日期:＿＿＿＿＿＿＿＿＿

技术要点

1. 丙类传染病

2. 潜伏期　多为 2~10 天,平均 3~5 天。

3. 临床特点　普通病例:发热伴手、足、口、臀部皮疹。重症病例:神经系统受累、呼吸及循环功能障碍

4. 治疗　自限性疾病,支持、对症

5. 流行病学特点　人群普遍易感以 5 岁及以下儿童为主,患者和隐性感染者为传染源,粪－口、呼吸道、接触传播,5~7 月高发

6. 个案报告　24 小时内上报个案

7. 突发事件报告及分级　一周内,同一托幼机构或学校等集体单位发生 10 例及以上手足口病病例;或同一个自然村/居委会发生 5 例及以上手足口病病例即应作为一起突发公共卫生事件相关信息进行报告

8. 现场调查　①重症、死亡病例调查;②聚集性病例调查,查明感染来源和主要传播途径;③暴发疫情调查,病例搜索,查明感染来源和主要传播途径,并开展病原学检测

9. 标本的采集和运送　发病 3 天内:咽拭、疱疹液、粪便、血液,出现神经系统症状 3 天内脑脊液,标本低温保存,B 类包装运送

10. 实验室检测　特异性核酸检测,病毒分离,特异性抗体

11. 防控措施　患儿随访,停课

12. 特异性预防控制措施　肠道病毒 71 型灭活疫苗(人二倍体细胞)针对 EV71 型导致的手足口病有较高的保护率

13. 健康教育　勤通风、洗净手、喝开水、吃熟食、晒衣被、不扎堆

14. 废弃物处理　粪便和呕吐物等用含氯消毒剂

【思考题】

一、单选题

1. 自 2008 年 5 月 2 日起,手足口病纳入哪类传染病管理(　　)
    A. 甲类 　　　　　　　B. 乙类 　　　　　　　C. 丙类
2. 重症手足口病感染在哪个年龄组发生率最高(　　)
    A. <3 岁 　　　　　B. 3~5 岁 　　　　　C. 5~7 岁 　　　　　D. 7~12 岁
3. 引起手足口病的病毒有哪些(　　)
    A. 柯萨奇病毒 　　　　　　　　　　　B. 埃可病毒
    C. 肠道病毒 EV71 型 　　　　　　　　D. 以上都是
4. 下列哪项肠道病毒的理化性质的描述是错误的(　　)
    A. 56℃可被迅速灭活 　　　　　　　　B. 75% 乙醇能够将其灭活
    C. 对紫外线及干燥敏感 　　　　　　　D. 对含氯消毒剂敏感
5. 对于手足口病例,下列哪种标本核酸检测阳性率最高(　　)
    A. 咽分泌物 　　　　B. 脑脊液 　　　　C. 血液 　　　　D. 尿液

二、简答题

1. 手足口病的传播途经有哪些?
2. 何为手足口病聚集性病例和暴发疫情?
3. 建议托幼机构停课的标准是?

参考答案

一、单选题

1. C;2. A;3. D;4. B;5. A

二、简答题

1. 肠道病毒可经胃肠道(粪 – 口途径)传播,也可经呼吸道(飞沫、咳嗽、打喷嚏等)传播,亦可因接触患者口鼻分泌物、皮肤或黏膜疱疹液及被污染的手及物品等造成传播。

2. 聚集性病例:1 周内,同一托幼机构或学校等集体单位发生 5 例及以上手足口病病例;或同一班级(或宿舍)发生 2 例及以上手足口病病例;或同一自然村发生 3 例及以上手足口病病例;或同一家庭发生 2 例及以上手足口病病例。

3. 出现重症或死亡病例,或 1 周内同一班级出现 2 例及以上病例,建议病例所在班级停课 10 天;1 周内累计出现 10 例及以上或 3 个班级分别出现 2 例及以上病例时,经风险评估后,可建议托幼机构停课 10 天。

第十六章　人畜共患传染病

第一节　狂　犬　病

狂犬病俗称"疯狗病",又名"恐水症",是由狂犬病病毒侵犯中枢神经系统引起的急性传染病。人被感染狂犬病病毒的犬、猫、野生食肉动物以及食虫和吸血蝙蝠咬伤、挠抓、舔舐皮肤或黏膜破损处而感染。人感染后并非全部发病,被狂犬咬伤者约 30% ~ 70% 发病,发病与否以及潜伏期长短与咬伤的部位和咬伤的程度有关。咬伤头、颈、手以及深部肌肉者,潜伏期较短。临床表现以恐水、畏光、吞咽困难、狂躁等为主要特征,病死率基本为 100%。

一、概述

(一)病原学

狂犬病病毒属弹状病毒科狂犬病病毒属,目前认为狂犬病病毒有四个不同的血清型。

狂犬病病毒抵抗力并不强,但能抵抗自溶和腐烂,脑组织自溶条件下可保持活力 7 ~ 10 天,冻干条件下可长期存活;低温中可存活数月,甚至数年。反复冻融可使病毒灭活;紫外线、蛋白酶、酸、胆盐、甲醛、乙醚和季胺类化合物(如苯扎溴铵)、自然光、热等可迅速降低病毒活力;煮沸 2 分钟病毒灭活;56℃ 15 分钟,3% 来苏水、1% 甲醛 15 分钟杀死病毒;60% 以上乙醇很快杀死病毒。

(二)临床表现

1. 潜伏期　可短至 4 日,长至数年,通常为 1 ~ 3 个月。短潜伏期常见于头面颈部咬伤或严重、多部位咬伤者。临床表现为高度兴奋、恐惧不安、畏风、恐水、发作性咽肌痉挛及进行性瘫痪而危及生命。

2. 前驱期　发病初,头疼、不安,有恐惧感症状,也可出现恶心、呕吐等症状。体温 37.5 ~ 38℃。患者的性格或行为可发生改变,如情绪低落、抑郁和不安,有的易发怒。被咬伤的部位发红,伤口周围有刺痛或麻木,有肿胀,伴随有蚁走感和强烈瘙痒,此为最有意义的早期症状。本期持续 2 ~ 4 天。

3. 躁狂期　又称为兴奋期,可出现狂犬病所具有的独特症状,如恐水、阵发性的躁狂和流涎发作。病人想饮水时,便引起咽部的剧烈痉挛,呼吸也困难,十分痛苦。以后每当看到水或听到水声,甚至想到水,都可引起反射性发作,所以又称"恐水病"。咽部痉挛亦可扩散到呼吸肌,呼吸困难,病人可出现发绀现象,亦可见瞳孔散大。发作间歇期病人意识清楚,随着阵发性痉挛加剧,病人出现狂躁行为。出现大汗及流涎,加上呕吐及进食进水的障碍,很快就出现脱水。体温高达 39 ~ 40℃。本期一般持续 1 ~ 3 天。

4. 麻痹期　病人度过狂躁期后则转狂躁为安静,痉挛逐渐停止,反应迟钝。然后很快出现脑神经与四肢神经麻痹,终因呼吸循环衰竭而死亡。此期较短,一般为 6 ~ 18 小时。

(三)流行病学

1. 传染源 主要是患狂犬病或带病毒的犬、猫等动物。犬感染狂犬病病毒后,潜伏期一般为 2～8 周,长的可达一年或数年。犬发病后,狂噪发作时到处奔走,可远至 40～60km 以外,沿途随时都能扑咬人及所遇到的各种动物。在一些流行地区,由于狂犬在犬群中互咬致使健康犬感染。感染后的犬有的发病,有的呈隐性感染或健康带毒,他们都可能成为传染源。除犬外,某些家畜或野生物如牛、猪、羊、猫、狐、狼等都可成为重要的传染源;在发达国家,野生动物如狼、狐狸、食血蝙蝠、臭鼬和浣熊等逐渐成为重要传染源。

2. 传播途径 病毒主要通过感染的动物咬伤后随唾液进入人体。唾液中的病毒也可经抓伤或舔伤皮肤黏膜破损处侵入。极少数的人偶尔因接触病畜的血、尿、乳汁或吸入含病毒的气溶胶或通过角膜、肾脏、肝脏等器官的移植而感染。

3. 易感人群 人对狂犬病病毒普遍易感,兽医、动物饲养者与猎手尤易遭感染,接触家犬或野兽机会多的农村青壮年和儿童居多,男性多于女性。被病畜咬伤后是否发病,与咬伤部位、创伤程度、伤口处理是否正确及时、是否注射疫苗等有关。

4. 流行特征 狂犬病呈全球性分布。在发展中国家,犬等家养动物是狂犬病的主要传染源;在欧美等发达国家,由于犬等家养动物的狂犬病得到了有效控制,蝙蝠等野生动物已成为狂犬病的主要传染源。WHO 估计,全球每年死于狂犬病的人数超过 5.5 万人,其中 95% 发生在亚洲和非洲的发展中国家,儿童是受狂犬病危害最大的人群。经济发达的北美洲和欧洲地区由于对犬、猫等动物采取了有效的免疫措施,人间及家养动物中的狂犬病发病率很低,几乎被完全控制;一些国家对野生动物使用兽用口服疫苗免疫后,人接触相对较为密切的野生动物中的狂犬病也得到了有效控制。

亚洲,特别是南亚和东亚,是全球狂犬病疫情最重的地区,我国年报告狂犬病死亡人数仅次于印度,居全球第二位,狂犬病疫情主要分布在人口稠密的华南、西南、华东地区。狂犬伤人月份大多在春季,但发病时间一般比咬伤迟 1～2 个月。从人群分布上看,可概括为"三多":农村地区病例较多、男性病例较多、15 岁以下儿童和 50 岁以上人群发病较多。年龄分布一般呈两头大、中间小的"马鞍形",这是因为老年人体弱,抵御狂犬袭击能力低下,而幼小儿童户外嬉耍活动频繁,接触狂犬几率较多。

(四)诊断标准

根据《狂犬病诊断标准》(WS281—2008),结合流行病学、临床表现和实验室检验结果可诊断为临床诊断病例和确诊病例。

有被犬、猫和野生动物咬、抓或舔黏膜或未愈合伤口的感染史。有临床表现:高度兴奋、恐惧不安、畏风、恐水、发作性咽肌痉挛及进行性瘫痪等。大部分表现为狂躁型,少部分表现为麻痹型,即没有兴奋期和恐水症状。如从患者脑脊液、唾液或组织中检出狂犬病病毒或抗原即可确诊。

(五)治疗原则

目前发病后以对症综合治疗为主。单间隔离,避免不必要的刺激,对呼吸、循环系统并发症加强监护,补充热量,注意水、电解质及酸碱平衡,对烦躁、痉挛的病人给予镇静剂,有脑水肿时给予脱水剂,必要时作气管切开。

二、发现与报告

(一)发现

病人到各级各类医疗卫生机构就诊时,主要根据有被犬、猫或其他宿主动物舔、咬史,及兴奋、烦躁、恐惧和对外界刺激如风、水、光、声等异常敏感的临床症状而被发现。

(二)报告

责任报告人发现狂犬病临床诊断病例、确诊病例,填写传染病报告卡,网络直报单位应于24小时内通过传染病疫情监测信息系统进行报告。疾控机构填写的狂犬病病例个案调查表以月为单位逐级上报至中国疾控中心传染病预防控制所。

三、流行病学调查

属地疾控机构接到狂犬病病例报告后,应及时(24小时内)对报告的狂犬病病例进行流行病学调查。调查的内容包括:病例的个人基本情况、肇事动物情况、伤口及处置情况、狂犬疫苗和被动免疫制剂接种情况、症状体征及实验室常规检查情况等。

发现一犬伤多人事件时,或在短期内出现多例狂犬病人,属地疾控机构要立即开展专题调查,及时分析狂犬病的疫情及影响因素。

发生多例病人或有流行趋势的县(市、区)应开展流行因素主动监测,统计被咬伤者伤口规范处理率、狂犬病疫苗全程接种率、抗狂犬病血清和免疫球蛋白使用率等资料,到畜牧部门了解辖区内的犬密度、犬等宿主动物的伤人率,以了解疫情动态,及时调整防治对策,提高防治效果。

四、标本采集与检测

(一)样品采集

1. 病原学标本 采集标本前要穿戴好防护服装、眼镜、手套,作好技术上的准备。尽可能早期采集报告的临床诊断病例的唾液、脑脊液、尿液、鼻咽洗液、咬伤处皮肤组织或病人死后的眼角膜、脑组织等,用于病毒的检测和分离,样品要求无菌采集。病人以脑组织阳性率最高。

2. 抗体检测标本 无菌采集病例血液2~3ml,分离血清后用于狂犬病特异性抗体的检测。

(二)标本保存及运送

1. 标本保存 用于病毒检测和分离的标本在-20℃或-20℃以下低温(-70℃)、液氮,或放在含50%甘油的PBS中以保持标本的感染性,应将标本盛于无菌容器内,放在密封的盒内并注明其危险性以防病毒的扩散。负责标本接收和检测的实验室,接到标本以后若暂时不检测,应立即冷冻保存,可以在-70℃长期保存,没有条件的也可以在-20℃条件下短期保存。

2. 标本运送 要求使用符合生物安全标准的包装盒盛放标本,用于病毒检测和分离的标本,应在带冰、干冰或液氮条件下由县级疾控机构专人专车尽快运送至省级疾控机构实验室。

(三)标本检测

由省级疾控机构和中国疾控中心进行样品检测。

1. 病原检测

(1)免疫荧光法检测抗原:病人的脑脊髓液或唾液直接涂片、病人的角膜印片或咬伤部位皮肤组织或脑组织印片、冷冻切片,丙酮固定,抗狂犬病病毒特异性荧光抗体染色检测狂犬病病毒抗原。

(2)快速狂犬病酶联免疫吸附法检测抗原。

2. 核酸检测　唾液、脑脊液、皮肤或脑组织标本以及感染病毒后的细胞培养物或鼠脑,均可用于病毒核酸的检测。

3. 分离病毒　细胞培养法分离病毒和乳小白鼠接种法分离病毒。

4. 抗体检测　特异性抗体检测和中和抗体检测。

五、防控措施

(一)管理传染源

1. 加强动物管理　加强犬和猫的管理,为宠物强制性接种狂犬疫苗,控制宠物间的传播。野犬应捕杀,发病的犬、猫立即击毙、焚毁或深埋,严禁剥皮吃肉。

2. 对咬人动物的处理　如为可疑狂犬应立即捕获处死,尽快进行脑组织检查;如为健康动物,应隔离留检 10 天,在留检期间如发现可疑,应立即处死、焚毁。

3. 加强狂犬病病人的管理　狂犬病病人要隔离治疗,尸体就近火化,病人污染的区域及病人的分泌物、排泄物要严格消毒处理。

4. 控制野生动物间的传播　可以通过投喂含口服狂犬疫苗的诱饵实现。

(二)疫点消毒

病家和病人就诊医院的门诊、病房以及被狂犬或病人污染的区域及病人的分泌物和排泄物要严格消毒处理。

(三)暴露前预防

1. 基础免疫　对所有持续、频繁暴露于狂犬病病毒危险环境下的个体,均推荐进行暴露前预防性狂犬疫苗接种。

免疫程序:第 0 天、第 7 天和第 21 天(或第 28 天)分别接种 1 剂,共接种 3 剂。

接种途径、部位和剂量:肌内注射。2 岁及以上儿童和成人于上臂三角肌注射;2 岁以下儿童于大腿前外侧肌注射。禁止在臀部肌内注射。每剂 0.5ml 或 1.0ml。

2. 加强免疫　定期加强免疫仅推荐用于因职业原因存在持续、频繁或较高的狂犬病病毒暴露风险者。

免疫程序:接触狂犬病病毒的实验室人员每 6 个月监测一次血清中和抗体水平;兽医、动物疫控部门等每 2 年监测一次血清中和抗体水平。当血清中和抗体水平<0.5IU/ml 时需加强接种 1 剂。

接种途径、部位和剂量:肌内注射。2 岁及以上儿童和成人于上臂三角肌注射;2 岁以下儿童可在大腿前外侧肌注射。每剂 0.5ml 或 1.0ml。

(四)暴露后预防

根据《狂犬病预防控制技术指南(2016 版)》和《狂犬病暴露预防处置工作规范(2009 年版)》,进行暴露分级判定、伤口处理及预防接种。

1. **暴露分级** 按照接触方式和暴露程度将狂犬病暴露分为三级。接触或者喂养动物，或者完好的皮肤被舔为Ⅰ级；裸露的皮肤被轻咬，或者无出血的轻微抓伤、擦伤为Ⅱ级；单处或者多处贯穿性皮肤咬伤或者抓伤，或者破损皮肤被舔，或者开放性伤口、黏膜被污染或者暴露于蝙蝠为Ⅲ级。

判定为Ⅰ级暴露者，无需进行处置；判定为Ⅱ级暴露者，应当立即处理伤口并接种狂犬疫苗；确认为Ⅱ级暴露者且免疫功能低下的，或者Ⅱ级暴露位于头面部且致伤动物不能确定健康时，按照Ⅲ级暴露处置；判定为Ⅲ级暴露者，应当立即处理伤口并注射狂犬病被动免疫制剂，随后接种狂犬疫苗。

2. **伤口处理** 迅速对伤口局部处理，是最有价值的措施。一旦被狂犬咬伤应尽快用肥皂水（或其他弱碱性清洗剂）和一定压力的流动清水交替清洗咬伤和抓伤的每处伤口至少15分钟，彻底冲洗后用稀碘伏（0.025%~0.05%）、苯扎氯铵（0.005%~0.01%）或其他具有病毒灭活效力的皮肤黏膜消毒剂涂擦或消毒伤口内部，伤口一般不要包扎及缝合，应使其暴露。如创伤深广、严重或发生在头、面、手、颈等处，应用被动免疫制剂在伤口及伤口周围进行浸润注射，伤口在数日内暂不缝合。酌情应用抗生素及破伤风抗毒素。

3. **预防接种** 首次暴露后的狂犬疫苗接种应当越早越好。接种程序：5针法程序：第0（注射当天）、3、7、14和28天各接种1剂，共接种5剂；"2-1-1"程序：第0天接种2剂（左右上臂三角肌各接种1剂），第7天和第21天各接种1剂，共接种4剂（此程序只适用于我国已批准可以使用"2-1-1"程序的狂犬疫苗产品）。注射部位：上臂三角肌肌内注射。2岁以下婴幼儿可在大腿前外侧肌注射。禁止臀部注射。如不能确定暴露的狂犬病宿主动物的健康状况，对已暴露数月而一直未接种狂犬疫苗者也应当按照接种程序接种疫苗。

4. **再次暴露后处置**

伤口处理：任何一次暴露后均应当首先及时、彻底地进行伤口处理。

疫苗接种：一般情况下，全程接种狂犬疫苗后体内抗体水平可维持至少1年。如再次暴露发生在免疫接种过程中，则继续按照原有程序完成全程接种，不需加大剂量；全程免疫后半年内再次暴露者一般不需要再次免疫；全程免疫后半年到1年内再次暴露者，应当于第0和3天各接种1剂疫苗；在1~3年内再次暴露者，应当于第0、3、7天各接种1剂疫苗；超过3年者应当全程接种疫苗。

被动免疫制剂注射：按暴露前（后）程序完成了全程接种狂犬疫苗（细胞培养疫苗）者，不需要再使用被动免疫制剂。

(五) 健康教育

普及狂犬病防治知识，提高公众的自我防护意识和能力，从而降低狂犬病的发病，可采用广播、电视、张贴画、健康教育课、讲座、光盘等多种形式进行健康教育，其对象主要是青少年、犬猫饲养人员、高危职业人群等，主要内容：犬、猫等动物的管理和免疫知识，狂犬病的基本知识（危害性、预防等），暴露后处理知识，学会暴露后自行简单处理方法，尽快到接种门诊就诊并接种疫苗。

卫生计生行政部门要根据狂犬病的传播和流行特点，根据疫情程度和波及范围充分利用各种宣传手段和传播媒介，与宣传部门密切配合，针对性地开展狂犬病防控基本知识的健康教育等风险沟通工作。根据实际需要，对于被犬猫咬伤、抓伤的人员及有狂犬病恐惧症的人员，组织专业人员开展心理疏导和心理危机干预工作，消除他们的心理焦虑、恐慌等负面情绪。

六、调查报告撰写

调查报告撰写格式与要求见技术要点相关部分。

七、保障措施

加强对医疗卫生和疾病预防控制人员的技术培训,尤其是要加强狂犬病诊断、狂犬病暴露处置能力的培训,提高流行病学现场调查、监测、消毒处理和实验室检验的能力,提高医务人员狂犬病发现、报告的意识和能力。

八、附件

狂犬病病例个案调查表见表 16-1,狂犬病病人标本送检登记表见表 16-2,狂犬病病原学检测结果登记表见表 16-3,狂犬病暴露人群门诊登记表见表 16-4,狂犬病宿主动物基本情况调查表见表 16-5。

表 16-1　狂犬病病例个案调查表

县(市)名称:_____　　国标码:□□□□□□　　病例编号:□□□□□

1. 一般情况

1.1 姓名:_____　　　1.2 性别:□1 男　□2 女　　　1.3 年龄:_____岁

1.4 职业:□1 农民　　□2 工人　　□3 学生　　□4 其他

1.5 详细住址:_____省(区、市)_____市(地区)_____县(区)

_____乡(镇、街道)_____村(居委会)_____组(门牌号)

2. 暴露(被伤)及伤口处理情况

2.1 暴露(被伤)日期:_____年____月____日____时

2.2 暴露详细地址:_____省(区、市)_____市(地区)_____县(区)

_____乡(镇、街道)_____村(居委会)_____组(门牌号)

2.3 暴露方式:□1 咬伤　□2 抓伤　□3 其他_____

2.4 暴露程度:□1 Ⅰ度　□2 Ⅱ度　□3 Ⅲ度

2.5 暴露部位(可多选):□1 头面　　　□2 颈部　　　　□3 躯干　　　□4 手臂

　　　　　　　　　　　□5 手部　　　□6 下肢膝以上　　□7 下肢膝以下

2.6 伤口处理:□1 未处理(转至 3)　□2 自行处理　□3 医疗机构处理

　2.6.1 处理时间:_____年____月____日____时

　2.6.2 处理单位:□1 村卫生室　□2 乡镇卫生院　□3 县级及以上医疗机构　□4 其他_____

　2.6.3 处理方式(可多选):

　　　　□1 挤压出血　　□2 冲洗　　□3 消毒　　□4 伤口缝合　　□5 其他_____

3. 预防注射

3.1 暴露免疫史:□1 有(免疫时间_____年____月____日,免疫针次____针)　□2 无

3.2 暴露后抗血清注射:□1 有　□2 无(转至 3.3)

　3.2.1 种类:□1 免疫球蛋白　□2 抗血清

　3.2.2 注射时间:_____年____月____日

　3.2.3 注射剂量:_____

3.2.4 有无过敏：□1 有（过敏表现：_____ ） □2 无

3.3 暴露后人用狂犬疫苗注射：□1 有 □2 无（转至4）

3.3.1 注射单位：□1 村卫生室 □2 乡镇卫生院 □3 县级及以上医疗机构 □4 其他_____

3.3.2 种类：□1 Vero □2 地鼠肾

3.3.3 首针时间：_____年___月___日___时,首针剂量：□1 剂 □2 剂

3.3.4 免疫程序：□1 0-3-7-14-28 □2 其他_____

3.3.5 疫苗注射_____针次,如未全程,原因：_____

3.3.6 是否加强注射：□1 是（加强针次：___针） □2 否

3.3.7 疫苗生产单位：_____,批号：_____,失效期：_____年___月___日

4.临床资料

4.1 发病时间：_____年___月___日 4.2 死亡时间：_____年___月___日

4.3 诊断单位：□1 村卫生室 □2 乡镇卫生院 □3 县级及以上医疗机构 □4 其他_____

4.4 发病临床症状(可多选)：□1 烦躁 □2 恐水 □3 怕风 □4 畏光 □5 抽搐 □6 精神失常

5.实验室检测

5.1 采样时间：_____年___月___日

5.2 标本种类：□1 唾液 □2 脑脊液 □3 尿液 □4 鼻咽洗液

5.3 检测项目：□1 病原检测 □2 核酸检测

5.4 检测结果：□1 阳性 □2 阴性

6.伤人动物情况

6.1 动物种类：□1 狗 □2 猫 □3 其他_____

6.2 伤人动物来源：□1 自家养 □2 邻居养 □3 流浪动物 □4 野生动物 □5 其他_____

6.3 若为家养动物,是否接种兽用狂犬病疫苗：□1 是（接种日期：_____年___月___日） □2 否

6.4 动物伤人原因：□1 主动袭击 □2 自卫伤人 □3 嬉逗 □4 其他_____

6.5 是否同时咬伤多人：□1 是, □2 否

6.6 伤人后：□1 如常（转至7） □2 打死 □3 失踪 □4 病死 □5 宰杀 □6 其他_____

6.6.1 死亡时间：_____年___月___日

6.6.2 动物死后处理方式：

□1 焚烧 □2 深埋 □3 出售 □4 丢弃 □5 屠宰剥皮 □6 烹食 □7 其他_____

7.如为一犬伤多人

7.1 共伤_____人 7.2 本例为第_____例次 7.3 共死亡_____人

被调查人与患者关系：_____ 调查人签名：_____

调查人单位：_____ 调查日期：_____年___月___日

填表说明

1. 在所选项目前的"□"中,划"√"作为选择答案,若无特殊说明,所有选项均为单选。凡有"_____"的选项,须填写相应内容;

2. 病例编号填写规定:年号(两位数)、流水号(后边三位)

3. "2.4 暴露程度"参照 WHO 建议分类标准分为以下三类:

Ⅰ度:被犬舔过无开放性伤口的健康皮肤和黏膜;

Ⅱ度:裸露的皮肤或黏膜被轻轻咬过,表面划伤,但没有破口;

Ⅲ度:任何部位的皮肤或黏膜,一处或多处被咬破或抓穿

表 16-2 狂犬病病人标本送检登记表

编号	患者姓名	性别	年龄	职业	住 址	临床诊断	发病日期	采样日期	标本种类	检验项目	备注

送检单位：_____　　　　采样人：_____

送检人：_____　　　　送检日期：_____年___月___日

表 16-3 狂犬病病原学检测结果登记表

检测项目	标本类型	采集日期	采集人	检测方法	检测结果	检测日期	检测人	备注
核酸检测								
抗原测定								

填表人：_____　　　　填表日期：_____年___月___日

表 16—4 狂犬病暴露人群门诊登记表

县(市、区、旗)_____ 乡(镇)_____ 填表日期：_____年_____月_____日 填表人签字：_____ 页：_____

编号	姓名	性别	年龄(岁)	被伤地点	被伤日期	暴露部位及分级	伤口自行处理	门诊伤口处理	抗血清	疫苗种类、批号厂家	接种日期						伤人动物				备注
											D0	D3	D7	D14	D28	加强	名称	类别	免疫史	转归	

填表说明：暴露分级分为三类：I度：被犬舔过无开放性伤口的健康皮肤和黏膜；II度：裸露的皮肤或黏膜被轻轻咬过，表面划伤，但没有破口；III度：任何部位的皮肤或黏膜，一处或多处被咬破或抓穿。伤人动物种类：可分为疯动物，可疑疯动物，正常动物(家养、野生动物)，无主动物，野生动物，不知道等

表 16-5　狂犬病宿主动物基本情况调查表

_____省（自治区、直辖市）_____市（地区）_____县（区）_____年

乡镇（办事处）	人口数	动物数量（只）			兽用疫苗数（份）		
		狗	猫	其他	狗	猫	其他
合计							

填表人：_____　　　　　　　填表日期：_____年____月____日

技术要点

1. 乙类传染病
2. 潜伏期　可短至 4 日,长至数年,通常为 1~3 个月
3. 病原学　毒力强,能在唾液腺中繁殖,各种途径接种均可致病
4. 流行病学　传染源为带病毒的犬、猫等动物,传播途径为咬伤、抓伤或舔伤,人对该病普遍易感,呈全球性分布
5. 临床表现　高度兴奋、恐惧不安、畏风、恐水、发作性咽肌痉挛及进行性瘫痪
6. 诊断标准　流行病学史和临床表现
7. 治疗原则　对症综合治疗
8. 发现与报告　诊断后尽快电话报告
9. 突发事件相关信息　暂无
10. 现场调查　24 小时内。发现一犬伤多人事件时,或在短期内出现多例狂犬病人,立即开展专题调查,及时分析狂犬病的疫情及影响因素
11. 样品采集和运输　采集标本前要穿戴防护服装,血液 3ml,无菌,−20℃
12. 实验室检查　除个别专门实验室外其余都不能开展
13. 防控措施　加强犬和猫的管理,如为可疑狂犬应立即捕获处死。狂犬病人治疗,尸体就近火化,污染物严格消毒
14. 特异性措施　迅速对伤口局部处理最有价值,伤口暴露。接种狂犬疫苗,被动免疫制剂浸润注射
15. 健康教育　基本知识宣传,风险沟通

【思考题】

一、单选题

1. 潜伏期可短至 4 日,长至数年,通常为(　　　)
　　A. 15 天　　　　　　　B. 30 天　　　　　　　C. 1~3 个月　　　　　　D. 6~12 个月

2. 人感染狂犬病病毒最常见的方式是通过感染狂犬病病毒的犬、猫、野生食肉动物以及食虫和吸血蝙蝠的(　　　)感染
　　A. 咬伤　　　　　　　B. 挠抓　　　　　　　C. 舔舐皮肤或黏膜破损处

3. (　　　)是迄今为止人类唯一病死率几乎达 100% 的急性传染病
　　A. 狂犬病　　　　　　B. 破伤风　　　　　　C. AIDS
　　D. 霍乱　　　　　　　E. 鼠疫

4. 短潜伏期常见于(　　　)
　　A. 头面颈部咬伤　　　B. 严重咬伤者　　　　C. 多部位咬伤者　　　D. 带毒动物

二、简答题

1. 狂犬病的临床表现有哪些?

2. 狂犬病的预防控制中如何管理传染源?

3. 疑似狂犬病伤口如何处理?

4. 狂犬疫苗预防接种程序如何?

5. 再次暴露后如何进行疫苗接种?

参考答案

一、单选题

1. C;2. ABC;3. A;4. ABC

二、简答题

1. 高度兴奋、恐惧不安、畏风、恐水、发作性咽肌痉挛及进行性瘫痪而危及生命。包含前驱期、躁狂期、麻痹期,终因呼吸循环衰竭而死亡。

2. 加强动物管理:加强犬和猫的管理,为宠物强制性接种狂犬疫苗,控制宠物间的传播。野犬应捕杀,发病的犬、猫立即击毙、焚毁或深埋,严禁剥皮吃肉。对咬人动物的处理:如为可疑狂犬应立即捕获处死,尽快进行脑组织检查;如为健康动物,应隔离留检10天,在留检期间如发现可疑,应立即处死、焚毁。加强狂犬病病人的管理:狂犬病病人要隔离治疗,尸体就近火化,病人污染的区域及病人的分泌物、排泄物要严格消毒处理。控制野生动物间的传播:可以通过投喂含口服狂犬疫苗的诱饵实现。

3. 迅速对伤口局部处理,是最有价值的措施。一旦被狂犬咬伤应尽快用肥皂水(或其他弱碱性清洗剂)和一定压力的流动清水交替清洗咬伤和抓伤的每处伤口至少15分钟,彻底冲洗后用稀碘伏(0.025%～0.05%)、苯扎氯铵(0.005%～0.01%)或其他具有病毒灭活效力的皮肤黏膜消毒剂涂擦或消毒伤口内部,伤口一般不要包扎及缝合,应使其暴露。如创伤深广、严重或发生在头、面、手、颈等处,应用被动免疫制剂在伤口及伤口周围进行浸润注射,伤口在数日内暂不缝合。酌情应用抗生素及破伤风抗毒素。

4. 首次暴露后的狂犬疫苗接种应当越早越好。接种程序:5针法程序:第0(注射当天)、3、7、14和28天各接种1剂,共接种5剂;"2-1-1"程序:第0天接种2剂(左右上臂三角肌各接种1剂),第7天和第21天各接种1剂,共接种4剂。注射部位:上臂三角肌肌内注射。2岁以下婴幼儿可在大腿前外侧肌注射。禁止臀部注射。如不能确定暴露的狂犬病宿主动物的健康状况,对已暴露数月而一直未接种狂犬疫苗者也应当按照接种程序接种疫苗。

5. 再次暴露后疫苗接种:一般情况下,全程接种狂犬疫苗后体内抗体水平可维持至少1年。如再次暴露发生在免疫接种过程中,则继续按照原有程序完成全程接种,不需加大剂量;全程免疫后半年内再次暴露者一般不需要再次免疫;全程免疫后半年到1年内再次暴露者,应当于第0和3天各接种1剂疫苗;在1～3年内再次暴露者,应于第0、3、7天各接种1剂疫苗;超过3年者应当全程接种疫苗。

第二节　布　鲁　菌　病

布鲁菌病(又称布鲁氏菌病,简称布病)是由布鲁菌感染引起的一种人畜共患疾病。患病的羊、牛等疫畜是布病的主要传染源,布鲁菌可以通过破损的皮肤黏膜、消化道和呼吸道等途径传播。急性期病例以发热、乏力、多汗、肌肉、关节疼痛和肝、脾、淋巴结肿大为主要表现。慢性期病例多表现为关节损害等。是我国《传染病防治法》规定的乙类传染病。

一、概述

(一)病原学

1. **形态和染色特点**　布鲁菌是一组微小的球状、球杆状、短杆状细菌。包括猪种、牛种、羊种、犬种、绵羊附睾种和沙林鼠种 6 个种。普通显微镜下,常呈单个排列,极少数呈两个相连或短链状、串状排列。布鲁菌可被所有的碱性染料所着色,革兰染色阴性,吉姆萨染色呈紫红色。

2. **培养特性**　布鲁菌培养的最大特点是生长缓慢。适宜的 pH 为 6.6~7.4,适宜温度 20~40℃,最适温度 37℃,超过 42℃不生长。绵羊附睾种和牛种的某些生物型菌需严格的 CO_2(5%~10%),其余菌种均在普通大气环境生长。

3. **抵抗力**　布鲁菌对干燥、低温有较强的抵抗力,对湿热、紫外线、常用的消毒剂、抗生素等比较敏感。布鲁菌对湿热非常敏感,湿热 100℃ 1~4 分钟便可将其杀灭。0.1% 苯扎溴铵、3% 来苏水、2.5% 漂白粉溶液均能在 5 分钟内杀死布鲁菌。

4. **毒力和致病性**　一般说来,羊、牛、猪种布鲁菌各生物型的某些菌株多为强毒株。犬种布鲁菌具有一定的毒力,绵羊附睾种和沙林鼠种布鲁菌毒力较低。羊种、牛种、猪种和犬种布鲁菌都能感染人,绵羊附睾种和沙林鼠种布鲁菌还没有致使人感染发病的报道。

(二)临床表现及分期

潜伏期一般为 1~3 周,平均为 2 周。部分病例潜伏期更长。

1. **临床表现**

(1)发热:典型病例表现为波状热,常伴有寒战、头痛等症状,可见于各期患者。部分病例可表现为低热和不规则热型,且多发生在午后或夜间。

(2)多汗:急性期病例出汗尤重,可湿透衣裤、被褥。

(3)肌肉和关节疼痛:为全身肌肉和多发性、游走性大关节疼痛。部分慢性期病例还可有脊柱(腰椎为主)受累,表现为疼痛、畸形和功能障碍等。

(4)乏力:几乎全部病例都有此表现。

(5)肝、脾及淋巴结肿大:多见于急性期病例。

(6)其他:男性病例可伴有睾丸炎,女性病例可见卵巢炎;少数病例可有心、肾及神经系统受累表现。

2. **临床分期**

(1)急性期:具有上述临床表现,病程在 6 个月以内。

(2)慢性期:病程超过 6 个月仍未痊愈。

(三)流行病学

1. **传染源**　羊(山羊和绵羊)、牛、猪既是动物布病的主要传染源,也是人类布病的主要传染源。鹿、犬和其他家畜居次要地位。啮齿动物如豚鼠、小白鼠、家兔是敏感试验动物,也可以成为传染源。

细菌学证实布病病人可以从乳汁、脓汁、尿、阴道分泌物排出布鲁菌。但是,经对我国大量布病病例的调查分析,未发现有确切的证据证明通过病人传染引起的病例,因此,人作为传染源的意义不大。

2. 传播途径 布鲁菌可以通过体表皮肤黏膜、消化道、呼吸道侵入机体。

3. 易感人群 人类对布鲁菌普遍易感。不同人群布病感染率的高低,取决于接触牲畜及其产品等传染源机会的多少,不同人群不存在易感性的差异。

4. 流行特征

(1)职业:有明显的职业性,凡与病畜、染菌畜产品接触多者发病率高。

(2)性别:人对布鲁菌易感,无性别差异,主要取决于接触机会多少。

(3)年龄:一岁以上各年龄组均有感染发病报道。由于青壮年是主要劳动力,接触病畜频繁,因而感染率比其他年龄组高。

(4)季节:一年四季均可发病,但发病高峰在 3~8 月份。羊种布鲁菌流行区有明显的季节性高峰,牛种菌布病则夏季稍多些,猪种菌布病季节性不明显。

(5)地区:由于感染机会不同,布病的发生和流行可出现地区差别。一般情况下,在牧区和农区,人与家畜接触频繁感染机会多,城市病人则多集中在一些皮毛、乳肉加工企业。

(四)诊断

根据《布鲁菌病诊疗方案》(2012 年试行),结合流行病学史、临床症状和体征、实验室检查来综合判断。

1. 诊断依据

(1)一般实验室检查

1)血象:白细胞计数多正常或偏低,淋巴细胞相对增多,有时可出现异常淋巴细胞,少数病例红细胞、血小板减少。

2)血沉:急性期可出现血沉加快,慢性期多正常。

(2)免疫学检查

1)平板凝集试验:虎红平板(RBPT)或平板凝集试验(PAT)结果为阳性,用于初筛。

2)试管凝集试验(SAT):滴度为 1:100 ++ 及以上;或病程一年以上滴度 1:50 ++ 及以上;或半年内有布鲁菌疫苗接种史,滴度达 1:100 ++ 及以上者。

3)补体结合试验(CFT):滴度 1:10 ++ 及以上。

4)布病抗–人免疫球蛋白试验(Coomb's):滴度 1:400 ++ 及以上。

(3)病原学检查:血液、骨髓、关节液、脑脊液、尿液、淋巴组织等培养分离到布鲁菌。急性期血液、骨髓、关节液阳性率较高,慢性期阳性率较低。

2. 诊断

(1)疑似病例:符合下列标准者为疑似病例:

1)流行病学史:发病前与家畜或畜产品、布鲁菌培养物等有密切接触史,或生活在布病流行区的居民等。

2)临床表现:发热,乏力,多汗,肌肉和关节疼痛,或伴有肝、脾、淋巴结和睾丸肿大等表现。

(2)临床诊断病例:疑似病例免疫学检查第 1 项(初筛试验)阳性者。

(3)确诊病例:疑似或临床诊断病例出现免疫学检查第 2、3、4 项中的一项及以上阳性和(或)分离到布鲁菌者。

(4)隐性感染病例:有流行病学史,符合确诊病例免疫学和病原学检查标准,但无临床表现。

(五)治疗

1. **一般治疗** 注意休息,补充营养,高热量、多维生素、易消化饮食,维持水及电解质平衡。高热者可用物理方法降温,持续不退者可用退热剂等对症治疗。

2. **抗菌治疗** 治疗原则为早期、联合、足量、足疗程用药,必要时延长疗程,以防止复发及慢性化。常用四环素类、利福霉素类药物,亦可使用喹诺酮类、磺胺类、氨基糖苷类及三代头孢类药物。治疗过程中注意监测血常规、肝肾功能等。

(1)急性期治疗

1)一线药物:多西环素合用利福平或链霉素。

2)二线药物:不能使用一线药物或效果不佳的病例可酌情选用以下方案:多西环素合用复方新诺明或妥布霉素;利福平合用氟喹诺酮类。

3)难治性病例可加用氟喹诺酮类或三代头孢菌素类。

4)隐性感染病例是否需要治疗目前尚无循证医学证据,建议给予治疗。

(2)慢性期治疗:抗菌治疗:慢性期急性发作病例治疗多采用四环素类、利福霉素类药物,用法同急性期,部分病例需要 2~3 个疗程的治疗。

(3)并发症治疗

1)合并睾丸炎病例抗菌治疗同上,可短期加用小剂量糖皮质激素。

2)合并脑膜炎病例在上述抗菌治疗基础上加用三代头孢类药物,并给予脱水等的对症治疗。

3)合并心内膜炎、血管炎、脊椎炎、其他器官或组织脓肿病例,在上述抗菌药物应用的同时加用三代头孢菌素类药物;必要时给予外科治疗。

(4)特殊人群治疗

1)儿童:可使用利福平联合复方新诺明治疗。8 岁以上儿童治疗药物选择同成年人。

2)孕妇:可使用利福平联合复方新诺明治疗。妊娠 12 周内选用三代头孢菌素类联合复方新诺明治疗。

3. **中医药治疗** 布鲁菌病属于中医湿热痹症,因其具有传染性,故可纳入湿热疫病范畴。本病系感受湿热疫毒之邪,初期以发热或呈波状热,大汗出而热不退,恶寒,烦渴,伴全身肌肉和关节疼痛,睾丸肿痛等为主要表现;继而表现为面色萎黄,乏力,低热,自汗盗汗,心悸,腰腿酸困,关节屈伸不利等。其基本病机为湿热痹阻经筋、肌肉、关节,耗伤肝肾等脏腑。

(六)预后

急性期病例经上述规范治疗多可治愈,部分病例治疗不及时或不规范可转为慢性。

二、发现和报告

1. **监测组织** 各省区应根据当地的布病疫情,选择若干个有代表性(不同疫情、不同地理条件、不同生产经营特点)的县(旗、区)为监测点,组织有疾控机构、医疗和畜牧兽医人员参加的布病监测组织,开展布病监测。

2. **监测点的选择和布局**

(1)根据当地布病疫情形势,在近年来有疫情暴发和流行的地区设立监测点。

(2)根据布病疫区类型和流行优势菌型的地理分布情况,在羊种菌疫区、羊牛种菌混合疫区及猪种菌疫区等分别设监测点。

(3)在历史上布病疫情不清的区域设立监测点。

3.布病监测内容和方法

(1)常规监测

1)人间疫情发现和报告:按照《传染病防治法》和《传染病疫情报告管理规范》,各级各类医疗机构、疾控机构、卫生检疫机构执行职务的医务人员发现确诊的布病病例应在诊断后24小时内填写报告卡进行网络直报。不具备网络直报条件的应在诊断后24小时内向相应单位送(寄)出传染病报告卡,县级疾控机构和具备条件的乡镇卫生院收到传染病报告卡后立即进行网络直报。

2)暴发疫情发现与报告:按照《传染病防治法》和《传染病疫情报告管理规范》,各级各类医疗机构、疾控机构、卫生检验机构执行职务的医务人员发现暴发疫情时,应当立即报告当地卫生计生行政部门和逐级上报疾控机构。当地卫生计生行政部门立即报告当地人民政府,同时逐级上报上级卫生计生行政部门。

(2)监测点监测

1)监测范围、对象和数量:农区固定监测点选择4~5个乡(镇、场),牧区、半农半牧区固定监测点选择3个乡(镇、场)作为固定点连续监测3~5年。监测点其他乡(镇、场)作为非固定点,每年随机抽选1/3轮流开展监测工作;监测点内新出现人间或畜间疫情的乡镇自动增补为固定点,至少连续监测3年。

监测对象主要是固定监测乡(镇、场)的7~60岁、与牲畜及畜产品有接触的重点人群。其他非固定监测乡(镇、场)也要监测部分重点人员,以供疫情分析。

监测数量可参照国家级监测点。每次检查尽可能包括当地各种职业重点人群。

2)基本资料收集

①一般情况调查

A.人口资料:监测点内人口资料和总劳动力数。按年龄别、性别分别统计,此材料按当地最近一次人口普查资料填写。

B.自然地理、气象等资料及监测点性质。

C.居民生活条件、卫生习惯、对布病防治知识了解程度、职业人群对布病的个人防护情况等。

D.畜牧业概况:家畜种类、饲养量、饲养方式、经营方式、配种方式、产羔期、流产物处理方式,畜舍设备及卫生状况,常见疾病,饮用水源与居民用水源的关系,水源污染情况。

②回顾性调查

A.病史追溯:最早发现布病的时间、地点、流行或暴发次数、范围、危害程度以及引起布病流行的社会因素和自然因素。

B.人间疫情:历年血清学检查阳性数、阳性率(感染率),发病数、发病率、患病人数和患病率,隐性感染数、隐性感染率,漏检漏报人数及漏报率,病原分离数及鉴定结果。

C.畜间疫情:历年羊、牛、猪、鹿血清学检查阳性数、阳性率、流产率、病原分离及菌种的种类、毒力鉴定结果和宿主动物种类等。

D.人和家畜布病防治情况。

免疫:开始免疫年份,历年免疫数及免疫率;免疫方法和途径;使用菌苗种类、用量;免疫后血清学阳转率等。

病畜处理:历年检出各类病畜数、隔离数、捕杀数。

病人治疗:采取治疗的方法和方式,治疗人数、疗效。

布病防治开始时间,每个阶段采取了哪些措施。

3)现场监测

①人间监测

A. 人间疫情监测

各监测点除按全国常规疫情监测工作要求开展人间疫情监测工作外,应加强主动搜索,以便早期发现疫情。同时,对所报告病例应进行个案调查。

医疗机构主动搜索:疾控机构应定期到辖区内医疗机构开展病例搜索工作。

重点职业人群的主动搜索:根据辖区内各种重点职业人数比例,确定调查对象和数量,定期进行流行病学调查和临床检查,对有可疑布病症状、体征或与牲畜及畜产品接触密切的人员进行血清学或病原学检查。

血清学阳性者,应建立档案,进行个案调查和进一步检查,以确定是否感染或发病。

B. 血清学监测

血清学检查人数分配比例应根据固定和非固定监测乡(镇、场)调查人数或疫情程度确定。

血检样品做平板凝集试验或虎红平板凝集试验、试管凝集试验。必要时做 Coomb's 试验和补体结合试验。

C. 病原学监测

对急性期和慢性活动期病人要采血、尿、乳、关节液和滑囊液,按规定做病原分离。病原分离数量应不少于急性期病人的 20% ~ 30%,如病例数较少应全部进行细菌学检查。

②动物间监测:各监测点疾控机构要主动与畜牧部门取得联系,掌握畜间布病疫情动态和防制情况,如购入牲畜数量、来源、检疫和免疫情况等。

4. 监测数据收集、分析和反馈

(1)数据收集

1)布病疫情法定报告信息:按照《传染病防治法》和《传染病疫情报告管理规范》的相关规定,对布病病例进行报告。

2)布病病例个案信息:布病流行病学个案调查表。

3)一般情况调查资料。

4)本底调查资料。

5)布病实验室监测信息:血清学和病原学监测结果。

6)暴发调查总结报告。

(2)资料分析

1)发病情况:根据发病数、死亡数、发病率、死亡率和病死率分析各地的发病、死亡趋势。

2)病例分布情况:从时间、地区、人群分布分析布病的发病、死亡特点。

3)重点人群感染状况。

4)菌株分离数和分离率。

5)流行因素分析:综合监测结果及当地收集到的相关信息对布病的流行因素进行综合分析。

(3)信息交流和反馈:各级疾控中心应由专人负责监测工作,定期将有关监测报告、统计分析和年度总结报上级疾控部门和同级卫生计生行政部门。

各监测点应定期将监测结果向邻近的地区及相关部门(如畜牧兽医部门)进行通报。

5. 质量控制

(1)培训、督导:各级疾控机构根据工作需要,定期组织专业技术人员进行技术培训,并对各监测点的监测工作进行督导。

(2)资料的核实:省级疾控中心负责对监测点各种表格、相关原始记录、技术资料档案管理进行核实。

(3)实验室质量控制:国家和省级疾控机构每年要分别对国家级和省级监测点进行布病血清学质量控制,并将质控结果按时反馈。省疾控中心应对监测县疾控中心的血清学检验、病原学检验结果定期复核。

(4)监测点的考核:国家和省级疾控机构每年定期对所管辖的监测点进行考核评估。

三、流行病学调查

(一)个案调查

通过对所有新发病例询问现病史和既往史,检查体征,采集样本等调查方法,了解其基本情况、发病情况,同时填写布病流行病学个案调查表。

(二)暴发点调查

布病的暴发疫情一般是指在一个潜伏期内,局部地区或一个单位内发生了3例以上病人。

1. 组织与准备

(1)组织领导:布病暴发疫情发生后,应在当地政府的统一领导下进行。可成立临时指挥机构,制定出具体计划,并组织有关部门和人员实施。卫生计生行政部门或疾控机构应与畜牧部门在短时间内组织相应的人员、物资及采样用品和器材,共同赶赴现场,做好流行病学调查工作,调查可能的传染源、传播途径及影响因素。

(2)调查准备:调查单位应制定流行病学调查计划,明确调查目的。调查组成员一般包括有关领导、流行病学工作者、临床医生、消毒人员、实验室工作人员、其他相关人员等。根据疫情的规模和实际需要,携带必要的调查、取证、采样设备、消杀器械、防护用品、预防性药品和相关书籍、调查表格等。

2. 调查内容

(1)背景资料收集

1)人口资料:人口数、性别、职业、流动人口(迁入、迁出)资料。

2)自然地理、气象资料:土壤、地势、草原和耕地面积,气温、湿度、风向等。

3)家畜种类、数量,饲养方式,改良、配种情况。

4)牲畜疫病防治,历年布病检疫、免疫和买卖、输入、输出地点和头数。

5)居民生活习惯,居住条件,卫生水平,布病免疫接种情况。

6)医疗卫生和畜牧兽医防治力量,当地人、畜间有哪些疫病。

(2)布病相关资料收集

1)人间布病发生情况:①历年新发布病人数;②现有布病患者人数;③患者年龄、性别、职业;④临床症状类型及死亡情况;⑤各项布病化验结果;⑥传播途径和传播因子;⑦影响流行因素。

2)畜间布病情况:①各种家畜历年流产、空怀数;②历年布鲁菌检出情况;③不同种、不同畜龄、雌雄性家畜布病化验阳性率比较;④病畜体征;⑤疫史追溯,布病从何时、何地、何种牲畜传入;⑥形成疫源地的原因;⑦疫情变动趋势;⑧布病造成经济损失的统计。

3. 调查步骤

(1)首先向当地卫生和兽医部门了解暴发开始时间和经过。

(2)访问、检查最先发生的病例,然后对每个病例逐一检查。

(3)填写布病个案调查表。

(4)对可疑的传染源作布病检查,追查来源。

(5)对可疑的传播因子作布鲁菌培养。

(6)边调查边采取防治措施。

(7)调查历史疫情及周围有无布病。

(8)整理调查资料,绘制报表和疫情地图,上报有关部门。

(9)对上述所获得的资料和检查结果进行综合分析,找出引起暴发的来源和主要的传播因素,确定本次暴发波及的范围,提出具体的预防措施。

4. 控制措施 针对引起暴发的原因,及时采取相应的控制措施。如暴发是由病畜引起,要依据《中华人民共和国动物防疫法》处理。如果是由奶制品所致,应对未食用的奶制品进行消毒处理,并追查来源,通知有关地区和部门进一步调查处理。

对病人进行及时治疗,病房、病人的衣物、用过的物品等,按规定进行消毒。

5. 总结报告 处理暴发点的工作结束后,应分别写出行政和业务工作总结报告,除本地的行政和业务部门存档外,还应报上级业务部门和主管部门。

四、实验室检测

(一)标本采集

1. 血液 血清学试验无菌抽取 3~5ml 血液,送检。病原分离则将 3~5ml 血液无菌状态下直接注入双相培养基中,密闭送检。

2. 尿液 用灭菌的导尿管把 50~100ml 尿液导出至灭菌的烧瓶中,密闭送检。

3. 骨髓 按临床骨髓穿刺方法吸取骨髓,分离布鲁菌方法同血液。

4. 流产物、肝、脾等脏器等 取流产物,先用清水把泥土等污物洗净,然后放 3% 来苏水中浸泡 20~30 分钟,在无菌条件下解剖,分别取部分肝、脾、胎盘等,无菌状态下置灭菌容器中,密闭送检。

5. 乳汁 用灭菌生理盐水洗净乳房和乳头,用 75% 的乙醇消毒,挤出最初数滴乳汁弃掉,再挤出乳汁至灭菌样品管内,密闭送检。

(二)标本保存及运输

采集的样本应立即送实验室进行检验。所有标本应按照阳性病原材料对待,应按生物安全要求,专人送往实验室。

(三)标本检测

1. 血清学检测 血清学检测方法:平板凝集试验(PAT)、虎红平板凝集试验(RBPT)、试管凝集试验(SAT)、抗球蛋白试验(Coomb's)、补体结合试验(CFT)。

2. 细菌学分离　对采集的人或动物血液、尿液、骨髓和病畜流产物、肝、脾等,进行细菌学分离。对于分离到布鲁菌菌株,尤其是首次分离到布鲁菌的地区,应送上一级疾控中心进行复核。

3. 实验室检查阳性判定标准

(1)病原分离:检出布鲁菌。

(2)试管凝集试验:1:100(++)及以上。

(3)补体结合试验:1:10(++)及以上。

(4)抗人球蛋白试验:1:400(++)及以上。

(5)虎红平板凝集试验:血清 0.03ml,出现可见凝集。

(6)平板凝集试验:0.02(++)及以上。

五、防控措施

(一)控制传染源

1. 检疫　检疫既是针对传染源的措施之一,又是评价防治效果的重要方法。家畜检疫包括疫区检疫、运输检疫、市场检疫和港口检疫。

2. 疫点、疫区、受威胁区的划分

疫点:是指患病动物所在的地点。一般是指患病动物同群畜所在的畜场(户)或其他有关屠宰、经营单位。

疫区:是指以疫点为中心,半径 3~5km 范围内的区域。疫区划分时要注意考虑当地的饲养环境和天然屏障(如河流、山脉等)。

受威胁区:是指疫区外顺延 5~30km 范围内的区域。

3. 疫区封锁　暴发或流行时(一个乡镇 30 天内发现 10 头以上病牛或检出 10 头以上阳性牛,或阳性羊 50 只以上),要对疫区依法实施封锁。在封锁期间,停止疫区内易感动物及其产品的交易活动。

4. 畜群隔离

(1)对受威胁的畜群(病畜的同群畜)实施隔离,选用圈养和固定草场放牧两种方式。

(2)隔离饲养用的草场应远离居民点或人、畜密集的地区。

5. 病畜、阳性畜扑杀

(1)扑杀的对象:血清学(未免疫或免疫 18 个月以上动物)或病原学阳性畜全部扑杀。

(2)扑杀无害化处理方法:对扑杀的阳性畜进行焚烧或深埋等无害化处理。

6. 健康家畜免疫

(1)免疫接种对象:牛、羊、猪、鹿等。各省根据当地疫情流行情况,确定重点免疫对象。

(2)免疫接种的范围和疫苗:疫区内易感畜全部用猪 2 号布氏菌苗(以下简称 S_2 菌苗)、羊 5 号布氏菌苗(以下简称 M_5 菌苗)、牛 19 号布氏菌苗(以下简称 S_{19} 菌苗)或粗糙型 M_{111} 菌苗免疫。

(3)免疫接种时间:牛、羊首次接种 S_2、M_5 或 S_{19} 菌苗后,间隔 1~2 年再接种 1 次。

(二)切断传播途径

1. 防止经皮肤和黏膜感染

(1)防止由家畜流产物引起感染:接羔助产人员,在接羔助产和处理流产胎儿、死羔时,应做好个人防护。家畜的流产胎儿、胎盘、胎衣或死胎等,不要随意丢弃,要进行深埋或焚烧等无害化处理。

(2)皮毛消毒:剪毛、收购、保管、搬运和加工皮毛的人员,工作时应做好个人防护,不要赤手接触皮毛,工作场地应及时清扫、消毒,及时处理手上的伤口。

(3)防止经黏膜感染:主要是指性器官黏膜,布鲁菌很容易经性器官黏膜感染发病。

1)人工授精:防止家畜经性器官黏膜感染的一个重要方法是进行人工授精。选择无布病的健康种公畜的精液。

2)病人禁止在急性、亚急性期发生性活动:夫妻之间不论男女在布病急性期或亚急性期,都应禁止性生活,防止经黏膜交叉感染布病。

2.防止经消化道感染

(1)奶和奶制品的消毒:各种奶及其制品必须经消毒处理后,才能食用。

(2)屠宰厂和食品加工企业的管理:屠宰厂严禁宰杀病畜销售,畜产品加工企业也严禁用病畜的肉、乳等进行加工和销售。

(3)防止通过饮水传播布病:要加强对水源的管理,饮用水井的地方,加井盖,建井房,定期消毒。饮用河沟水、池塘水甚至是不流动涝巴水的地方,周围要设木栅栏,不让牲畜进入,定期消毒。

3.防止经呼吸道感染　从事布鲁菌菌苗研制、生产和使用的人员以及实验室检验人员等,在工作时应按规定着装,特别是应戴好口罩,防止经呼吸道感染发病。

管好粪便,家畜的圈舍经常起晒,消毒和清扫。家畜的粪便要经过生物发酵作用杀死布鲁菌后,用于农田。

(三)保护易感人群

1.健康教育　有针对性地开展防治知识宣传和科学饲养方式的培训,促进健康概念、卫生习惯、防病意识的形成,能够有效地控制传播和传染源的流动,保护易感人群。

(1)有针对性地开展健康教育:农牧民、兽医、屠宰加工人员及与畜产品接触的人员是宣传教育的重点人群。

(2)健康教育的内容与形式:布病健康教育的内容以布病防治的基本知识为主,教育群众养成良好的卫生习惯和科学饲养家畜。健康教育形式可以灵活多样,利用广播、电视、出版物等多种宣传媒体,便于受教育对象接受,如宣传画、宣传单、手册以及宣传片、文艺小品等。

2.人群预防接种　目前使用的菌苗保护力有限,持续时间较短,连续使用可产生一定的不良反应。因此,不提倡大范围使用菌苗,只是在有布病暴发或流行时,对严重受威胁人群进行预防接种;或在紧急状态时,如生物恐怖袭击等,可使用菌苗进行预防接种。

(四)暴发疫情调查处理

处理暴发点的各项工作,应在当地政府的统一领导下进行。成立临时指挥机构,如指挥部或领导小组等,制定出具体计划,并组织有关部门和人员实施。

1.暴发原因调查　对布病暴发情况进行全面调查了解,收集有关暴发时间、地区、人群和畜群分布、变动等方面资料,特别是首例病人(病畜)出现的时间、地点及可能的原因等方面的资料。

采用血清学和细菌学方法检查人和牲畜,了解感染和发病情况,要对所有病例进行个案调查。并将个案调查表录入数据库,在上报疫情总结报告时,一并上报数据库。

对所获得的资料和检查结果进行综合分析,找出暴发的来源和主要的传播因素,确定本次暴发波及的范围,提出具体的预防措施,并总结经验教训,防止再次发生。

2. 控制措施 针对引起暴发的原因,及时采取相应的控制措施。

对病人进行及时治疗,病房、病人的衣物、用过的物品等,按规定进行消毒。

3. 总结报告 处理暴发点的工作结束后,写出暴发疫情处理报告。报告主要内容包括:疫情概况、流行基本特征、暴发原因、实验室检测结果和病原种型、控制措施和效果评估等。

暴发疫情处理结束后,要及时收集、整理、统计、分析调查资料,写出详细的报告,逐级上报上级疾控机构,在疫情控制工作结束后 7 天内报至省级(区、直辖市)疾控机构和中国疾病预防控制中心鼠疫布病预防控制基地。

六、调查报告撰写

调查报告撰写格式与要求见技术要点相关部分。

七、保障措施

(一)坚持政府领导,部门协作

布病是一种人兽共患疾病,涉及面广,要控制消除布病,必须在各级政府领导下,农牧、卫生、工商、检验检疫、铁路、交通等部门密切协作,把布病防治工作纳入各部门工作计划中去。确定目标责任制,并给予相应的投入(经费、人力、物力、政策等)支持。

(二)落实部门和机构的责任

农牧、卫生是布病防治最重要的两个部门。各级农牧、卫生计生行政部门必须当好政府的参谋,适时向政府提出布病防治工作的意见、建议和控制方案,并组织实施疫情控制措施,协调动物疫病和疾控机构共同做好布病的预防控制工作。

(三)培训和演练

组织开展对各级疾控人员、临床医护人员和乡村防保人员的相关培训,培训重点是流行病学、监测、实验室检测技术、病原学、临床诊断和治疗等方面专业知识。同时根据防治工作需要,开展专项应急处置演练,注意兼顾各项疫情控制措施,考评相结合。

八、附件

布病个案调查表见表 16-6,人间布病流行病学调查登记表见表 16-7,人间布病实验室检查登记表见表 16-8,人间布病血清学检查和发病统计表见表 16-9,布病不同职业人间感染、发病调查统计表见表 16-10,临床医院布病监测登记表见表 16-11,家畜布鲁菌疫苗免疫登记表见表 16-12。

表 16-6 布病个案调查表

国标码□□□□□   病例编码□□□□□

_____省(区、市)_____地区(市)_____县(区)_____乡(农场、镇、街道)

1. 基本情况

1.1 患者姓名:_____

1.2 性别：(1)男　(2)女　　　　　　　　　　　　　　　□

1.3 年龄：_____　　　　　　　　　　　□□

1.4 民族：_____

1.5 职业：(1)农民　(2)民工　(3)牧民　(4)渔民　(5)学生　(6)医务人员　(7)散居儿童

　　　　　(8)干部职员　(9)家务及待业　(10)畜产品收购、屠宰　(11)皮毛加工销售

　　　　　(12)乳肉加工销售　(13)兽医　(14)其他　(15)不详　　　　□

1.6 发病地址：_____县(市、区)_____镇(乡)_____村(街道)_____号

1.7 家庭住址：_____县(市、区)_____镇(乡)_____村(街道)_____号

1.8 发病日期：_____年____月____日

1.9 住院日期：_____年____月____日

1.10 报告日期：_____年____月____日

1.11 所住医院名称：_____

2.临床表现

2.1 症状体征

　2.1.1 发热　　　　　　　　(1)有　　(2)无　　　　　　　□

　2.1.2 发热持续(　　天)

　2.1.3 体温最高____℃

　2.1.4 多汗　　　　　　　　(1)有　　(2)无　　　　　　　□

　2.1.5 肌肉、关节酸痛　　　(1)有　　(2)无　　　　　　　□

　2.1.6 乏力　　　　　　　　(1)有　　(2)无　　　　　　　□

　2.1.7 肝大　　　　　　　　(1)有　　(2)无　　　　　　　□

　2.1.8 脾肿大　　　　　　　(1)有　　(2)无　　　　　　　□

　2.1.9 淋巴结肿　　　　　　(1)有　　(2)无　　　　　　　□

　2.1.10 睾丸肿大　　　　　(1)有　　(2)无　　　　　　　□

2.2 实验室检查

　2.2.1 玻片凝集反应　　　　(1)−　　(2)＋　　　　　　　□

　2.2.2 虎红平板凝集反应　　(1)−　　(2)＋　　　　　　　□

　2.2.3 皮肤过敏试验　　　　(1)有　　(2)无　　　　　　　□

　2.2.4 病原分离　(1)病人血液　(2)病人骨髓　(3)其他体液　(4)病人排泄物　(5)无　□

　2.2.5 SAT 滴度为 1:100++　(1)有　　(2)无　　　　　　　□

　2.2.6 补体结合试验 1:10++　(1)有　　(2)无　　　　　　□

　2.2.7 coomb's 滴度为 1:400　(1)有　　(2)无　　　　　　□

2.3 临床诊断：_____

2.4 治疗

2.4.1 抗生素治疗　　　　　　(1)有　　(2)无　　　　　　　□

2.4.2 抗原治疗法　　　　　　(1)有　　(2)无　　　　　　　□

2.4.3 水解素治疗法　　　　　(1)有　　(2)无

2.4.4 溶菌素治疗法　　　　　(1)有　　(2)无　　　　　　　□

2.5 转归：(1)痊愈　(2)好转　(3)未愈　(4)死亡(_____年____月____日死于____)

3. 流行病学调查

3.1 与动物接触史

3.1.1 畜别：＿＿＿＿＿＿＿＿＿

3.1.2 饲养放牧　　　　(1)是　　(2)否　　　　　　　　□

3.1.3 屠宰　　　　　　(1)是　　(2)否　　　　　　　　□

3.1.4 配种员　　　　　(1)是　　(2)否　　　　　　　　□

3.1.5 兽医　　　　　　(1)是　　(2)否　　　　　　　　□

3.1.6 其他：＿＿＿＿＿＿＿＿＿

3.2 保护情况

3.2.1 使用防护衣　　　(1)是　　(2)否　　　　　　　　□

3.2.2 使用消毒液　　　(1)是　　(2)否　　　　　　　　□

3.3 是否人畜共饮一口井　(1)是　　(2)否　　　　　　　□

3.4 幼羔放卧室内饲养　　(1)有　　(2)无　　　　　　　□

3.5 既往病史：＿＿＿＿＿＿＿＿＿＿＿＿＿＿＿＿＿＿＿＿＿＿＿＿＿＿＿＿＿

＿＿＿＿＿＿＿＿＿＿＿＿＿＿＿＿＿＿＿＿＿＿＿＿＿＿＿＿＿＿＿＿＿＿＿＿＿

＿＿＿＿＿＿＿＿＿＿＿＿＿＿＿＿＿＿＿＿＿＿＿＿＿＿＿＿＿＿＿＿＿＿＿＿＿

3.6 布氏菌苗免疫接触史

3.6.1 接种年月：＿＿＿＿年＿＿＿月＿＿＿日

3.6.2 菌苗种类：＿＿＿＿＿＿＿＿＿＿＿＿＿＿＿

3.6.3 接种途径：＿＿＿＿＿＿＿＿＿＿＿＿＿＿＿

3.7 确诊时间：＿＿＿＿年＿＿＿月＿＿＿日

3.8 可能的传染源、传播途径及传播因子：＿＿＿＿＿＿＿＿＿＿＿＿＿＿＿＿

＿＿＿＿＿＿＿＿＿＿＿＿＿＿＿＿＿＿＿＿＿＿＿＿＿＿＿＿＿＿＿＿＿＿＿＿＿

＿＿＿＿＿＿＿＿＿＿＿＿＿＿＿＿＿＿＿＿＿＿＿＿＿＿＿＿＿＿＿＿＿＿＿＿＿

3.9 其他：＿＿＿＿＿＿＿＿＿＿＿＿＿＿＿＿＿＿＿＿＿＿＿＿＿＿＿＿＿＿＿＿＿

3.10 在本疫点病例发病时间顺序：第＿＿＿＿＿＿例。

4. 调查小结

＿＿＿＿＿＿＿＿＿＿＿＿＿＿＿＿＿＿＿＿＿＿＿＿＿＿＿＿＿＿＿＿＿＿＿＿＿

＿＿＿＿＿＿＿＿＿＿＿＿＿＿＿＿＿＿＿＿＿＿＿＿＿＿＿＿＿＿＿＿＿＿＿＿＿

＿＿＿＿＿＿＿＿＿＿＿＿＿＿＿＿＿＿＿＿＿＿＿＿＿＿＿＿＿＿＿＿＿＿＿＿＿

＿＿＿＿＿＿＿＿＿＿＿＿＿＿＿＿＿＿＿＿＿＿＿＿＿＿＿＿＿＿＿＿＿＿＿＿＿

＿＿＿＿＿＿＿＿＿＿＿＿＿＿＿＿＿＿＿＿＿＿＿＿＿＿＿＿＿＿＿＿＿＿＿＿＿

注：国标码为各监测点国标码；病例编码中前两位为年号(如：04、05)，后三位为病例流水号

调查者单位：＿＿＿＿＿＿＿＿＿　　　　调查者：＿＿＿＿＿＿＿＿＿

审查者：＿＿＿＿＿＿＿＿＿　　　　　　调查时间：＿＿＿＿年＿＿＿月＿＿＿

表 16-7 人间布病流行病学调查登记表

省（自治区）　　　　县（市、旗、区）

乡（场、镇）村（分场）	检查编号	姓名	性别	年龄	民族	职业	接触史	临床症状及体征	体温（℃）	检查时间	检查结果	发病时间

调查者：　　　　年　　月　　日

表 16-8 人间布病实验室检查登记表

省（自治区）　　　　县（市、旗、区）

乡（场、镇）村（分场）	送检验编号	姓名	性别	年龄	职业	平板凝集试验				试管凝集试验					Coomb's 试验				分离病原材料及结果	检验时间
						0.08	0.04	0.02	0.01	1:25	1:50	1:100	1:200	1:400	1:100	1:200	1:400	1:800		

检验者：　　　　年　　月　　日

表 16-9 人间布病血清学检查和发病统计表

省(自治区) 县(市、旗、区)
乡(场、镇) 村(分场)

检验时间(年 月)	总人口数	应检人数	平板凝集试验		试管凝集试验		Coomb's试验		新发病人数	漏诊病人数
			检查数	阳性数	检查数	阳性数	检查数	阳性数		

填表者： 年 月 日

表 16-10 布病不同职业人间感染、发病调查统计表

省(自治区) 县(市、旗、区)
乡(场、镇) 村(分场)

	牧业			农业			畜产品收购			屠宰			乳肉加工销售			皮毛加工			车夫			兽医			医务			家务			干部			学生儿童			其他		
	检查数	阳性数	发病数	检查数	阳性数	发病数	检查数	阳性数	发病数	检查数	阳性数	发病数	检查数	阳性数	发病数	检查数	阳性数	发病数	检查数	阳性数	发病数	检查数	阳性数	发病数	检查数	阳性数	发病数	检查数	阳性数	发病数	检查数	阳性数	发病数	检查数	阳性数	发病数	检查数	阳性数	发病数

填表者： 年 月 日

表 16-11 临床医院布病监测登记表

省(自治区)_____ 县(市、旗、区)_____

姓名	性别	年龄	地址	职业	症状、体征(体温)	发病日期	初步诊断	实验室检查	诊断	确诊日期

填表者: 年 月 日

表 16-12 家畜布鲁菌疫苗免疫登记表

县	乡	村	饲养者	羊(牛或猪)头数	幼畜数	应免疫数	实免疫数	免疫率%	菌苗种类途径、免疫菌量/只	免疫年、月、日

填表者: 年 月 日

技术要点

1. 乙类传染病
2. 潜伏期 为 1~3 周,平均 2 周。最短仅 3 天,最长可达一年
3. 临床特点 发热、多汗、关节疼痛、肝脾肿大
4. 治疗 抗菌,对症,中西医结合
5. 流行病学特点 ①传染源:病畜及其产品;②传播途径:呼吸道、消化道、皮肤黏膜;③易感人群:普遍易感
6. 个案报告 24 小时内上报个案
7. 突发事件报告及分级 无
8. 现场调查 ①病例搜索;②查明传染源、传播途径
9. 标本的采集和运送 血 3~5ml,动物肝脾,B 类包装运送
10. 实验室检测 血清学检查,细菌分离鉴定
11. 防控措施 控制传染源,切断传播途径,保护易感人群
12. 特异性预防控制措施 无
13. 健康教育 个人防护,科学养殖

【思考题】

一、单选题

1. 以下哪种试验方法是布病血清学检查确证试验( )

A. 平板凝集试验 B. 试管凝集试验 C. 皮内变态反应

2. 布鲁菌生长繁殖最适温度( )

A. 20℃ B. 42℃ C. 37℃

3. 各级各类医疗机构、疾控机构、卫生检疫机构执行职务的医务人员发现确诊的布病病例,应在诊断后几小时内填写报告卡进行网络直报( )

A. 12 小时 B. 24 小时 C. 36 小时

4. 布鲁菌可以通过几种途径侵入机体( )

A. 5 种 B. 6 种 C. 3 种

5. 下列答案中哪项是布病主要临床体征( )

A. 肝脾肿大 B. 多汗 C. 关节疼痛

二、简答题

1. 简答布病实验室检查阳性判定标准。
2. 简答布病诊断标准。
3. 简答暴发点调查处理程序。

参考答案

一、单选题

1. B;2. C;3. B;4. C;5. A

二、简答题

1.(1)病原分离:检出布鲁菌。

(2)试管凝集试验:1:100(++)及以上。

(3)补体结合试验:1:10(++)及以上。

(4)抗人球蛋白试验:1:400(++)及以上。

(5)虎红平板凝集试验:血清 0.03ml,出现可见凝集。

(6)平板凝集试验:0.02(++)及以上。

2. 应结合流行病学史、临床表现和实验室检查进行诊断。

(1)疑似病例:符合下列标准者为疑似病例:

1)流行病学史:发病前与家畜或畜产品、布鲁菌培养物等有密切接触史,或生活在布病流行区的居民等。

2)临床表现:发热,乏力,多汗,肌肉和关节疼痛,或伴有肝、脾、淋巴结和睾丸肿大等表现。

(2)临床诊断病例:疑似病例免疫学检查第 1 项(初筛试验)阳性者。

(3)确诊病例　疑似或临床诊断病例出现免疫学检查第 2、3、4 项中的一项及以上阳性和(或)分离到布鲁菌者。

(4)隐性感染病例　有流行病学史,符合确诊病例免疫学和病原学检查标准,但无临床表现。

3. 处理暴发点的各项工作,应在当地政府的统一领导下进行。成立临时指挥机构,制定出具体计划,并组织有关部门和人员实施。

暴发原因调查:对布病暴发情况进行全面调查了解,收集有关暴发时间、地区、人群和畜群分布,特别是首例病人(病畜)出现的时间、地点及可能的原因等方面的资料。

采用血清学和细菌学方法检查人和牲畜,要对所有病例进行个案调查。

对所获得的资料和检查结果进行综合分析,找出暴发的来源和主要的传播因素,确定本次暴发波及的范围。

控制措施:如暴发是由病畜引起,要依据《中华人民共和国动物防疫法》处理。如果是由奶制品所致,应对未食用的奶制品进行消毒处理,并追查来源,通知有关地区和部门进一步调查处理。

对病人进行及时治疗,病房、病人的衣物、用过的物品等,按规定进行消毒。

总结报告:处理暴发点的工作结束后,写出暴发疫情处理报告。

第三节　炭　疽

炭疽是由炭疽杆菌引起的人兽共患病。炭疽杆菌主要从皮肤侵入引起皮肤炭疽,使皮肤形成焦痂溃疡与周围脓肿和毒血症,也可引起吸入性肺炭疽和食入性胃肠炭疽,均可并发败血症。

一、概述

(一)病原学

炭疽杆菌是形体最大的革兰阳性杆菌,在人体、动物体内或特定环境条件下(在碳酸盐琼脂培养基上于 5%~25% CO_2 下培养),该菌可形成荚膜,印度墨汁染色可见杆菌周围的透明环,碱性亚甲蓝染色荚膜呈红色。在体外环境下可形成芽胞,未游离的芽胞在菌体中央。此菌无鞭毛,不运动。

炭疽杆菌繁殖力、抵抗力与一般细菌相同,但芽胞抵抗力较强。常规消毒剂如苯酚、煤酚水、苯扎溴铵等季铵盐类消毒效果较差;过氧乙酸、甲醛、环氧乙烷、0.1% 碘液和含氯制剂杀芽胞效果较好。高压 121℃ 30 分钟,干热 140℃ 3 小时可杀死芽胞。炭疽杆菌对青霉素敏感,培养试验 10U/ml 即可抑制细菌生长,对链霉素、卡那霉素也都敏感。

(二)临床表现

潜伏期:一般为 1~5 天,也有短至 12 小时,长至 2 周者。

随炭疽杆菌侵入途径及部位的不同,临床上主要分为皮肤炭疽、吸入性(肺型)炭疽和食入性(胃肠型)炭疽。部分患者可发展为败血症、脑膜炎等重症,预后不好。

1. **皮肤炭疽**　约占 95%~98%,病变多见于手、脚、面、颈、肩等裸露部位皮肤。最初为皮肤破损部位(皮肤破损轻微时,可无明显伤口)出现斑疹或丘疹,第 2 天在皮疹顶部出现小水疱而成疱疹,内含淡黄色液体,周围组织变硬而肿胀。第 3~4 天病变中心呈现出血性坏死、组织稍下陷,周围有成群小水疱,水肿区继续扩大。第 5~7 天坏死区溃破成浅溃疡,血样渗出物结成硬而黑似炭块状焦痂,痂下有肉芽组织生成。溃疡直径 1~5cm 不等,其周围皮肤浸润及水肿范围较大,直径可达 5~20cm。由于局部末梢神经受损而无明显疼感和压痛,有轻微痒感,无脓肿形成,这是皮肤炭疽的特点。以后随水肿消退,黑痂在 1~2 周内脱落,肉芽组织增生愈合缓慢。大多数病例为单灶性发病,但个别病例可因抓挠病变部位而出现多处疱疹,致自身感染。病程约 1~6 周。

皮肤炭疽发病同时,多出现发热(38~39℃)、头痛、关节痛、全身不适以及局部淋巴结和脾肿大等中毒症状和体征。

少数病例皮肤局部无水疱和黑痂形成而表现为大块状水肿,患处肿胀透明、微红或苍白,扩展迅速,多见于眼睑、颈、大腿及手部等组织疏松处。全身中毒症状严重,表现为高热、头痛、恶心、呕吐,若贻误治疗,预后不良。

2. **肺炭疽**　因暴露于芽胞或吸入被芽胞污染的尘埃所致。急性起病。多在暴露后 2~5 天出现低热、疲劳和心前区压迫等,持续 2~3 天后,症状突然加重,轻者表现为胸闷、胸痛、发热、咳嗽、咳带血黏液痰。重者寒战、高热,由于纵隔淋巴结肿大、出血并压迫支气管造成呼吸窘迫、气急喘鸣、咳嗽、发绀、血样痰等,并可伴有胸腔积液。肺部体征与病情常不相符。听诊肺部仅可闻及散在的细小湿啰音或有摩擦音、呼吸音降低等胸膜炎体征。X 线检查见纵隔增宽、胸腔积液及肺部浸润性阴影。常并发败血症及脑膜炎,若不能及时诊断、积极抢救,患者多在急性症状出现 1~2 天内发生感染中毒性休克、呼吸衰竭或循环衰竭而死亡。

3. **胃肠型炭疽**　主要由于食入未煮熟的被炭疽杆菌污染的病畜肉类食品而引起,偶尔可因饮入被炭疽病菌污染的水或牛奶而患病,与患者一起进食的人可相继发病。临床上可表现为口咽部炭疽和胃肠道炭疽。口咽部炭疽:表现为严重的咽喉部疼痛,颌下及颈部明显水肿、局部淋巴结肿大,水肿压迫食管导致吞咽困难,压迫气管时可引起呼吸困难。胃肠道炭疽:症状轻重不一,轻者恶心呕吐、腹痛、腹泻,但便中无血,里急后重不明显,可于数日内恢复。重者可表现为腹痛、腹胀、腹泻、血样便等急腹症症状,易并发败血症和感染中毒性休克。如不及时治疗常可导致死亡。

4. 炭疽性败血症 肺炭疽、胃肠型炭疽和严重的皮肤炭疽可继发败血症,除局部症状加重外,表现为全身毒血症加重、高热、寒战、衰竭等。

5. 炭疽性脑膜炎 继发于皮肤炭疽的病例小于5%。极个别病例可继发于吸入性和胃肠型炭疽。临床表现为化脓性脑膜炎,起病急骤,有剧烈头痛、呕吐、昏迷、抽搐,明显脑膜刺激症状,脑脊液多呈血性,少数为黄色,压力增高,白细胞数及中性粒细胞增多。病情发展迅猛,常因误诊得不到及时治疗而在发病后2~4天内死亡。

(三)流行病学

1. 传染源 主要是食草动物如牛、马、羊、骡、骆驼和猪,还有犬。人与人传播很少。

2. 传播途径 炭疽主要通过3种途径传播:皮肤接触、吸入和食用。直接或间接接触病畜和染菌的皮、毛、肉、骨粉或涂抹染菌的脂肪均可引起皮肤性炭疽,是这种细菌感染中的最常见形式,与吸入性炭疽相比危险要小得多;进食患了炭疽牲畜的肉类可引起肠炭疽;吸入带芽胞的尘沫可引起肺炭疽。不管哪一种类型的炭疽,没有得到正确的治疗,都会发展成败血症炭疽或肺炭疽,很容易导致死亡,还有可能在人与人之间传播。

3. 人群易感性 各年龄都易感,病后免疫力持久。

4. 流行特征 有职业性,多发生于牧民、农民、屠宰与肉类加工和皮毛加工工人以及兽医等。夏季因皮肤暴露多而较易感染。

炭疽的诊断往往需要流行病学证据的支持,但由于炭疽杆菌在自然界存在时间非常长,这种流行病学证据有时难以获得。特别是在诊断皮肤炭疽时,不应要求必须具备流行病学证据。在受到利用炭疽杆菌作为生物武器的袭击情况下,炭疽的流行病学可能与和平条件下完全不同。

(四)诊断标准

根据炭疽诊断行业标准(WS283—2008),炭疽诊断原则:根据流行病学史、临床症状与体征、实验室检查等进行综合分析。

1. 疑似病例 患者生活在证实存在炭疽的地区内,或在发病前14天内到达过该类地区。从事与毛皮等畜产品密切接触的职业;接触过可疑的病、死动物或其残骸,食用过可疑的病、死动物肉类或其制品;在可能被炭疽芽胞污染的地区从事耕耘或挖掘等活动。有以下临床表现之一。

临床表现:在面、颈、手或前臂等暴露部位的局部皮肤出现不明原因的红斑、丘疹、水疱,周围组织肿胀及浸润,继而中央坏死形成溃疡性黑色焦痂,焦痂周围皮肤发红、肿胀,疼痛不显著。该部位的回流淋巴结肿大且常化脓,伴有发热、头痛、关节痛等。少数严重病例,局部呈大片水肿和坏死。

急性起病,发热,腹胀,腹部剧烈疼痛,腹泻,通常为血样便或血水样便。可有恶心、呕吐,呕吐物中含血丝及胆汁。可有消化道以外症状和体征。

高热,呼吸困难,可有胸痛及咳嗽,咳极黏稠血痰。肺部体征常只有散在的细湿啰音。胸部 X 线的主要表现为纵隔影增宽。常见胸腔积液。剧烈头痛,呕吐,项强,继而出现谵妄、昏迷、呼吸衰竭,脑脊液多为血性。

严重的全身中毒症状,高热、寒战,感染性休克与弥漫性血管内凝血表现,皮肤出现出血点或大片瘀斑,腔道中出现活动性出血,迅速出现呼吸与循环衰竭。血液涂片镜检可检出大量革兰阳性大杆菌。

2.临床诊断病例　疑似病例镜检结果阳性。

3.确诊病例　临床诊断病例细菌分离培养获炭疽芽胞杆菌,或血清抗炭疽特异性抗体滴度出现 4 倍或 4 倍以上升高。

(五)治疗原则

本病患者要严格隔离患者,尽早治疗,防止发生并发症。

1.抗生素治疗　治疗炭疽青霉素 G 为首选抗生素,对青霉素有过敏反应的患者可选用其他抗生素,红霉素作为替代药物。

2.对症治疗　对于患者出现的症状要给予补液、输血、镇静、抗休克等对症治疗,发现弥漫性血管内凝血时,在监视凝血时间情况下,给予肝素及双嘧达莫等。

二、发现与报告

(一)发现

通过常规疫情(网络直报)监测、应急监测和社会信息等渠道发现病例和疫情。

(二)个案病例报告

各级各类医疗机构、疾控机构、卫生检疫机构执行职务的医务人员发现疑似、临床诊断或实验室确诊的肺炭疽病例,应在诊断后 2 小时内填写报告卡进行网络直报,按照甲类传染病管理;其他类型的炭疽应在诊断后 24 小时内填写报告卡进行网络直报。不具备网络直报条件的应在诊断后 24 小时内向相应单位送(寄)出传染病报告卡,县级疾控机构和具备条件的乡镇卫生院收到传染病报告卡后立即进行网络直报。

(三)事件报告

1.报告标准

(1)相关信息报告:根据《国家突发公共卫生事件相关信息报告管理工作规范(试行)》规定内容进行报告炭疽:发生 1 例及以上肺炭疽病例;或 1 周内,同一学校、幼儿园、自然村寨、社区、建筑工地等集体单位发生 3 例及以上皮肤炭疽或肠炭疽病例;或 1 例及以上职业性炭疽病例。

(2)事件报告

特别重大突发公共卫生事件(Ⅰ级):肺炭疽在大、中城市发生并有扩散趋势,或炭疽疫情波及 2 个以上的省份,并有进一步扩散趋势。

重大突发公共卫生事件(Ⅱ级):在一个县(市)行政区域内,一个平均潜伏期内(6 天)发生 5 例以上肺炭疽;或者相关联的疫情波及 2 个以上的县(市);炭疽病例波及 2 个以上县(市),1 周内发病水平超过前 5 年同期平均发病水平 2 倍以上。

较大突发公共卫生事件(Ⅲ级):发生肺炭疽病例,一个平均潜伏期内病例数未超过 5 例,流行范围在一个县(市)行政区域以内;一周内在一个县(市)行政区域内,炭疽发病水平超过前5年同期平均发病水平1倍以上。

一般突发公共卫生事件(Ⅳ级):县级以上卫生计生行政部门认定。

2.报告时限和程序 获得突发公共卫生事件相关信息的责任报告单位和责任报告人,应当在2小时内以电话或传真等方式向属地疾控机构报告,具备网络直报条件的同时进行网络直报,疾控机构并报告同级卫生计生行政部门。不具备网络直报条件的责任报告单位和责任报告人,应采用最快的通信方式将《突发公共卫生事件相关信息报告卡》报送属地疾控机构,疾控机构接到《突发公共卫生事件相关信息报告卡》后,应对信息进行审核,确定真实性,2小时内进行网络直报,同时以电话或传真等方式报告同级卫生计生行政部门。

3.报告内容 包括事件名称、事件类别、发生时间、地点、涉及的地域范围、人数、主要症状与体征、可能的原因、已经采取的措施、事件的发展趋势、下一步工作计划等。整个事件发生、发展、控制过程中信息还应形成初次报告、进程报告、结案报告。

三、流行病学调查

炭疽疫情发生后,疾控机构应在最短的时间内组织好相应的人员、物资及采样用品和器材,赶赴现场,做好流行病学调查工作,调查可能的传染源、传播途径及影响因素,发现和追踪密切接触者,为疫情的预防控制提供科学依据。

(一)病例个案调查

对所报告的炭疽病例全部进行个案调查,同时采集病人标本、可疑牲畜病料(病、死动物脏器、血液、皮毛)、污染环境的标本(如土壤、水)等进行检测。当地疾控机构接到疫情报告后应立即开展现场调查和采样工作。

主要为了了解患者的发病原因及疫源地现况,以便控制疫情蔓延,积累资料,作为当地流行病学分析的基础。对疫点、疫区应有计划有目的地及时开展病原检索工作(包括接触者、水源和可疑食物等)。对病人、疑似病人应调查了解其基本情况、发病情况,重点是发病前的暴露史、活动史、同类病人接触史。调查同时填写"炭疽个案调查表"(表16-13)。

(二)暴发疫情调查

1.组织与准备

(1)组织及实施:疫情发生地的疾控机构应在接到疫情报告后及时开展现场流行病学调查,及时采取相应预防、控制措施,并将调查结果及时向同级卫生计生行政部门和上级疾控机构报告。

(2)调查准备:调查单位应迅速成立现场调查组,制定流行病学调查计划,明确调查目的、调查组人员组成,确定成员的任务及职责。调查组成员一般包括有关领导、流行病学工作者、临床医生、消毒人员、实验室工作人员、其他相关人员等。根据疫情的规模和实际需要,携带必要的调查、取证、采样设备,消杀器械,防护用品,预防性药品和相关书籍、调查表格等。

2.调查内容和方法

(1)背景资料收集

1)当地地理、气象、人口等资料的收集:通过查阅资料、咨询当地相关部门等方法了解当地的地理状况(如地理位置、流域、地形地貌、湖泊、河流、交通状况等)、动物资料(种类、饲养方式等)、气象资料(如气温、降雨量、湿度等)、人口资料(人口总数、年龄别构成、流动人口数、生产生活方式和卫生习惯、特殊风俗、社会状况(如人均收入、医院数量及床位数、学校数量等)以及其他相关资料等。

2)历史及监测相关资料调查:通过查阅疾控机构、医院和个体诊所相关资料,了解当地主要的传染病种类、既往发病情况、既往动物疫情发生情况;发热门诊开设、就诊情况,动物疫情监测情况等。

(2)病例搜索和调查:在当地主要医疗机构和个体诊所采用查看门诊日志、检验登记本和住院病历等临床资料以及处方、入村入户调查等方式主动搜索病人或疑似病人。对搜索出的病例进行登记、随访、采样、检验以鉴别诊断。

对于搜索和报告的炭疽病例(包括疑似、临床和实验室诊断病例)应及时开展流行病学调查和标本的采集。调查内容包括:病例基本情况、发病经过和就诊情况、临床表现、实验室检查、诊断和转归情况、居住地及家庭背景、个人暴露史、活动史、密切接触者情况等。

(3)描述疾病的"三间分布"

1)时间分布:通过对报告和搜索病例发病时间的统计学描述,基本确定暴发的类型、首发病例时间以及根据炭疽的一般潜伏期推算出暴露时间等。

2)地区分布:通过描述发病的地区分布,绘制标点地图,看其是否有地区聚集性或波及多个地区,从而为疫点(疫区)的划分提供依据。

3)人群分布:分析不同特征人群中该病的分布,寻找病例与健康者的差异,有助于提出病因假设及其他潜在的危险因素。分析病例的特征,如年龄、性别、种族、职业或其他相关信息,可为寻找高危人群、特异的暴露因素提供线索。

(4)流行因素调查:根据调查结果,判断暴发类型并进行相应调查。

1)接触性暴发调查

了解病人接触炭疽病人或疑似病人的情况:接触时间、接触方式(同吃、同住和护理等)、接触频率、接触地点等;接触病死动物(牛、马等)情况:接触时间、接触方式(宰杀、剥皮等)、接触频率、接触地点,确定被感染的环节和感染源。

采样检测:采集相应的样品进行检测,确定被污染的环节和污染源。

2)吸入性暴发调查:了解病人的职业史(加工动物皮毛等)、当地动物疫情、动物皮毛的来源地、皮毛来源地动物疫情情况、皮毛加工工艺及流程等。

采样检测:采集相应的样品进行检测,确定被污染的环节和污染源。

3)食源性暴发调查:了解有关食物及其常用原料的来源、运输、储存、加工方法和过程、成品和半成品存放等一系列环节,并采集相应的样品进行检测,确定被污染的环节和污染源。

(5)建立并验证病因假设:根据现场调查、实验室获得的信息,病例三间分布的特征,形成有关突发疫情原因的初步假设。并通过进一步的流行病学研究分析加以验证。

(6)现场处理:在进行流行病学调查的同时,全面开展现场处理和控制工作,如所有类型的炭疽患者都需要在隔离状态下进行治疗,对患者周围环境采取消毒措施,隔离观察肺炭疽患者的密切接触者等。

四、实验室检测和生物安全

(一)标本的采集

采取标本时必须遵循两条原则:一是尽可能在抗生素治疗开始前采取标本;二是除必要

时并在具备操作病毒细菌条件的实验室内,不得用解剖的方式获取标本。所需的血液与组织标本,均应以穿刺方式取得。根据炭疽病例的不同型别酌情采集病灶标本。

1. 所有病人采取血液标本;

2. 皮肤炭疽病人皮损边缘的棉拭子标本、皮肤出血点标本;

3. 肺炭疽病人的痰液或呼吸道分泌物标本　表现为呼吸道症状的可疑病人应收集其痰液标本,无痰液者,应取供细菌分离培养用的培养基,打开平皿盖置病人口鼻 10cm 处;令病人对平皿咳嗽,然后迅速盖上平皿。

4. 肠炭疽病人的粪便标本　表现为消化道症状的可疑病人应收集粪便或呕吐物标本,特别注意选取其中混有血液的部分,置无菌容器中。

5. 炭疽性脑膜炎病人的脑脊液标本　表现为脑膜刺激症状的病人,应通过腰椎穿刺获取脑脊液。

6. 尸体标本　患者死于炭疽时,可通过穿刺心脏获得血液标本或穿刺肝脏等实质性脏器获得组织标本

7. 毛皮或其他可疑污染物品标本　剪取小块毛皮或其他可疑物品,剪碎置无菌试管内,加适量无菌生理盐水浸泡。如果怀疑罹患炭疽的家畜已被宰杀,或对商品肉类进行常规检查时,可剪取小块肉类标本。如有可能,特别应剪取肝脏、脾脏等富含血液以及含淋巴组织的标本。

8. 水标本　检查水体污染时,用广口瓶收集水样。如需取深层水样,将带盖广口瓶伸入水中,然后将用绳系住的瓶盖提起。

9. 土壤标本　在牲畜死亡或宰杀的地点,应取土壤标本以供检查。

(二)标本运输及储存

1. 拭子　室温直接运输至实验室,如运输时间超过 1 小时,在 2～8℃运输。

2. 粪便　1 小时内运输新鲜大便至实验室,如运输时间超过 1 小时,在 2～8℃运输。

3. 痰液　以无菌有盖的容器常温运送,如运输时间超过 1 小时,在 2～8℃运输。

4. 血培养标本　室温直接运输至实验室。

(三)标本的检测

涂片镜检:各县级疾控机构对所有炭疽病例采集伤口分泌物或渗出液、皮肤出血点、血液、脑脊液等(肺炭疽采集痰液或呼吸道分泌物)直接涂片 2 份以上,1 份用于革兰染色,另 1 份用于荚膜染色,镜检。并将镜检结果录入个案调查数据库。同时,将阳性标本及时送省疾控中心复核和进一步进行细菌的分离和鉴定,一定要在有资质的实验室进行。

菌株管理:依据国家有关规定与要求,对分离到的炭疽杆菌进行保存、运送与管理。

五、防控措施

(一)隔离治疗炭疽患者

1. 治疗

(1)局部病灶处理:局部皮肤炭疽切忌按压、手术切开,以防感染扩散而发生败血症。局部用 1:2000 高锰酸钾液洗涤,涂抗生素软膏,暴露或无菌敷料包扎。

(2)对症处理:严格隔离治疗,对分泌物和排泄物按芽胞消毒处理。根据病情可给予镇静剂或静脉补液,改善循环增加毒素排泄。减轻毒血症可给予肾上腺皮质激素等。青霉素

类是治疗炭疽病人首选药物,也可合用庆大霉素,或阿米卡星,或多巴环素或红霉素等。对毒血症严重者除抗生素治疗外,可考虑同时用抗炭疽血清肌注或静脉注射(需皮试)。

2.隔离 所有类型的炭疽患者,都需要在隔离状态下进行治疗。隔离炭疽患者的目的,主要是为了防止污染环境引起感染扩大。皮肤炭疽病例隔离至创口痊愈、痂皮脱落为止。其他类型病例应待症状消失、分泌物或排泄物培养两次阴性后出院。炭疽患者的接触者,在其没有发病之前没有传染力,因此不需要隔离。皮肤炭疽的接触者以及接触患者的医护人员,更不需要区域封锁。主张就地隔离治疗,也是为了减少污染:患者活动越多,污染的面积就越大,消毒处理就越困难。

我国的《传染病防治法》规定,吸入性炭疽病例应当按照甲类传染病管理,因此,对肺炭疽患者需要实行较为严格的隔离措施。应当采取以下早期处理措施:原则上应就地隔离,避免远距离运送患者。如发现较多患者,或必须集中隔离治疗的,应选定适当的医疗机构或场所,要求事先腾空隔离病房,再收治吸入性炭疽患者。将患者留置在独立的房屋中,尽可能减少其他人员与患者的接触;如果患者为医疗机构所发现,发现患者的医疗机构(指所有医疗机构,包括个体执业医师)则应将患者隔离在独立的病房内,腾空与患者所在病房毗邻的病房。医务人员进入该病房前应防护着装。治疗、护理肺炭疽患者的医务人员在接触患者时,直接处理患者污染材料的人员在工作时,必须防护着装,着装参照呼吸道传染病的防护要求。

(二)患者周围环境的消毒措施

患者的衣物和用品,尽可能采取高压消毒或焚毁,不能采取上述措施的有价值的物品,可以使用环氧乙烷熏蒸消毒;隔离治疗患者的环境,只需要保持清洁,可用低毒性的消毒剂如苯扎溴铵等擦拭。炭疽患者死亡,有出血迹象的孔道应以浸透消毒剂的棉花填塞,尸体以塑料袋装或以浸透消毒剂的床单包裹后火化。患者出院或死亡,应对病房环境进行终末消毒,使用含氯消毒剂反复进行消毒,直到隔日检查连续3次无有致病能力的炭疽杆菌检出为止。

发现炭疽患者时的卫生学措施:在和平时期,通常只散在发现患者,除了防止环境的污染进一步引起牲畜和人的发病外,无须采取其他的预防措施。然而,在受到生物攻击时,常常会由同一次攻击造成较多的后续患者,采取相应的病原学检测及预防措施是必要的。

(三)隔离观察肺炭疽患者的密切接触者

发现可疑的吸入性炭疽患者时,就应当追踪调查自患者出现最初症状以来的密切接触者(患者的家人、护理患者者、直接接触患者的医护人员或接触患者污物的人员、与患者同处一室或相处距离5m以内达30分钟以上者),并列出接触者名单,进行隔离医学观察。隔离方式首选居家隔离,也可以采取集中隔离的方式,但必须确保与患者之间的分隔。至少每日1次测量体温和询问健康状况。发现有发病迹象者,应立即作为疑似患者进行隔离治疗。

(四)预防性服药

对曾经与肺炭疽患者共同居住或护理过患者的高度密切接触者,可以给予氟喹诺酮。不宜应用氟喹诺酮者,可选用四环素、大环内酯类或头孢菌素进行预防。

在受到生物攻击的情况下,往往来不及使用疫苗预防,因此,污染物品和炭疽患者的接触者,需要预防性地给予上述抗菌药物。一般的接触者,可以给予口服的抗菌药物,按一般剂量,根据威胁的严重程度用药3~7天。但可能直接吸入了被炭疽杆菌污染的物品者,应当注射抗生素。接受预防投药者不再使用疫苗预防。

(五)免疫预防接种

在炭疽常发地区的重点人群,如皮毛加工与制革工人、畜牧员以及与牲畜密切接触者,每半年或一年预防接种一次。

在和平时期,没有必要进行群众性免疫接种,在可能受到生物攻击的情况下,因为不知道可能受到攻击的目标,也没有必要进行大规模的群众性免疫接种。如果确实受到炭疽的攻击,并发现了炭疽患者的情况下,可在已发生患者的周围划定一定区域,对区域内的非接触者人群接种疫苗。接种疫苗者,不进行预防服药。目前国内普遍使用的菌苗为炭疽杆菌减毒活疫苗,有皮上划痕和穿皮注射两种形式。患有严重疾病、免疫缺陷症、严重皮肤病的患者,用免疫抑制剂治疗的患者,有严重过敏反应者不予以接种。

(六)日常监测

按《全国炭疽监测方案》方案要求,了解炭疽的疫情动态和流行规律;了解监测地区炭疽杆菌的地区分布、自然消长规律;规范和完善血清学、病原学及分子生物学的检测方法,负责暴发疫情的调查处理。

(七)开展应急监测工作

建立针对炭疽暴发流行的专项监测,建立监测病例定义和报告制度(报告单位、频次、内容),对当地的环境和动物疫情进行定期或不定期监测,对于特殊人员,如皮毛加工与制革工人、畜牧员以及与牲畜密切接触者人群加强监测。

(八)健康教育

通过多种途径向群众宣传炭疽防治的要点,宣传内容要通俗易懂,表达准确。宣传重点包括:不食未熟透的动物食品,饭前便后要养成勤洗手的习惯,如何正确使用消毒药品对自家环境进行消毒,皮毛加工与制革工人、畜牧员以及与牲畜密切接触者要做好个人防护,流行期间病死动物应消毒后进行焚烧或深埋,以及一旦出现发热、出疹、腹泻等症状应及早去正规医疗机构就诊等。

六、控制效果评价

疫情控制期间,在流行病学调查和病原学检测的基础上,动态分析疫情的发展趋势和防治措施的实施效果。

(一)控制效果评价

在实施控制措施后,最后一例病人被治疗痊愈后,在最长潜伏期内无新发病例,受污染牲畜及皮毛骨肉追回、焚烧并深埋,可视为暴发流行已得到初步控制,可转为常规防治和监测。

(二)环境安全性评价

暴发流行期间和暴发流行后,应开展环境安全性评价,目的在于监测环境和危险因素是否已消除,受污染的环境是否经过处理并达到卫生安全要求。

针对病原体可能污染的环境因素,采集疫点疫区的衣物、书籍、物体表面、食品、粮食等开展病原学检测,综合分析和评价环境污染状况。

(三)控制措施评价

在疫情结束后还需要及时开展卫生经济学评价,必要时根据评价结果提出改进措施。效果评价应设计严格,使用可对比、量化的指标。

七、调查报告

调查报告撰写格式与要求见相关章节。

八、保障措施

(一)培训和演练

在炭疽高发季节前或在流行期间,组织卫生计生行政部门领导、疾控人员、临床医护人员等进行相关培训,培训重点是强化炭疽病人或疑似病人的早发现、早报告、早隔离的意识以及涉及到流行病学、实验室检测技术、病原学、临床诊断等方面的新技术和新方法。同时根据防制工作需要,开展专项应急处置演练,注意兼顾各项疫情控制措施,考评相结合。

(二)组织领导

根据疫情应急处理工作的实际需要和事件的级别,疾控机构应根据人民政府或卫生计生行政部门应急指挥机构的要求,组建现场疫情处理小组。根据疫情需要调查小组一般应由流行病学、实验室、食品卫生、环境卫生、消杀、健康教育等领域的专业人员组成,要设立负责人,组织协调整个调查组在现场的调查工作,各成员明确任务和职责。

(三)应急处理物品和器械准备

1. 实验室与器械　各级疾控机构需建立合格的实验室(含无菌室),同时配备微生物检验所必需的器械,如恒温箱、冰箱、离心机、水浴箱、高压消毒锅、培养皿、试管(含有 EDTA 的抗凝管)、吸管、加样器、显微镜等。

2. 标本采集和现场检测用品　标本采集登记表、标本采集用拭子(用于 PCR 检测标本采集的拭子,应使用灭菌人造纤维拭子和塑料棒)、吸管、自封式塑料袋、标签纸、记录笔、选择性培养基等。

3. 治疗药品的保障　青霉素、环丙沙星、氯霉素。

4. 预防性药品的保障　氧氟沙星、环丙沙星、炭疽杆菌减毒活疫苗。

5. 消杀药品的保障　漂白粉、戊二醛、碘伏、高锰酸钾、来苏水、1.5%氯胺 T。

6. 设备的保障　防护服、消毒锅、喷雾消毒器、污物桶。

九、附件

炭疽个案调查表见表 16-13,炭疽监测——病例标本采集及检测结果一览表见表 16-14,炭疽监测——环境中标本采集及检测结果一览表见表 16-15,炭疽监测——动物疫情调查结果一览表见表 16-16。

表 16-13　炭疽个案调查表

国标码□□□□□□　　　　　　　　　　　病例编码□□□□□

_____省(区、市)_____地区(市)_____县(区)_____乡(农场、镇、街道)

一、基本情况

1. 患者姓名：_____(如患者年龄<14 岁,则家长姓名：_____)

2. 性别：1 男　2 女　　　　　　　　　　　　　　　　　　　　　　□

3. 年龄：_____岁　　　　　　　　　　　　　　　　　　　　　□□□

4. 民族：1 汉族　2 壮族　3 维吾尔族　4 回族　5 蒙古族　6 其他_____　□

5. 职业：　　　　　　　　　　　　　　　　　　　　　　　　　　□

(1)幼托儿童　(2)散居儿童　(3)学生　(4)教师　(5)保育保姆　(6)饮食从业人员　(7)商业服务 (8)医务人员　(9)工人　(10)民工　(11)农民　(12)牧民　(13)渔(船)民　(14)干部职员　(15)离退休人员 (16)家务待业　(17)其他

6. 所在单位：_____;联系电话：_____

7. 家庭住址：_____省(自治区/直辖市)_____县(市区)_____乡(镇/居委会)_____村(街道)

二、发病情况

1. 发病日期：_____年___月___日　　　　　　　□□□□/□□/□□

2. 就诊日期：_____年___月___日　　　　　　　□□□□/□□/□□

3. 发病地点：_____

4. 住院医院：_____

5. 住院号：_____　　　　　　　　　　□□□□

6. 住院日期：_____年___月___日　　　　　　　　　□□□□

7. 出院日期：_____年___月___日　　　　　　　　　□□□□

8. 入院诊断：　　　　　　　　　　　　　　　　　　　　　　　□

(1)炭疽疑似病例　(2)临床诊断病例　(3)实验室确诊病例　(4)其他_____

9. 临床诊断日期：_____年___月___日　　　　　　□□□□/□□/□□

10. 出院诊断：　　　　　　　　　　　　　　　　　　　　　　□

(1)炭疽疑似病例　(2)临床诊断病例　(3)实验室确诊病例　(4)其他_____

11. 临床类型：　(1)皮肤型　(2)肠型　(3)肺型　(4)其他　　　　　　□

12. 转归：　(1)痊愈　(2)好转　(3)死亡(日期：_____年___月___日)　　□

三、症状和体征及一般实验室检查

1. (1)发热最高体温(_____℃)　(2)头痛　(3)全身不适　(4)两项以上　　□

2. 炭疽痈　(1)有(个数___)　(2)无　　　　　　　　　　　　　　□

3. 炭疽痈部位：　(1)手指　(2)手背　(3)上肢　(4)下肢　(5)足背　(6)面部　(7)其他　□

4. 炭疽痈属于：　(1)水疱期　(2)结痂期　　　　　　　　　　　　□

5. 皮肤黏膜发绀　(1)有　(2)无　　　　　　　　　　　　　　　□

6. 恶性水肿　(1)有(部位)　(2)无　　　　　　　　　　　　　　□

7. (1)腹痛　(2)腹泻　(3)呕吐　(4)血水样便　　　　　　　　□□□□

8. (1)咳嗽　(2)血痰　(3)胸痛　(4)呼吸困难　　　　　　　　　　□

9. 出血　(1)有(出血量___ml　出血腔道_____)　(2)无　　　　　　□

10. 感染性休克 (1)有 (2)无 □

11. 血象:WBC 总数_____ $\times 10^9/L$　N_____%　L_____%

12. 涂片镜检结果:_____

13. 胸透或 X 线片结果:_____

四、血清学及病原学检测结果(未做者请注明为"未做")

项目		标本采集时间	检测方法	检测结果(滴度)
炭疽抗体	抗芽胞			
	抗毒素			
细菌分离				

注:开始使用抗菌素时间:____年__月__日　__时__分

五、既往史及家庭情况

1. 既往是否患过此病: (1)是 (2)否 (3)不详 □

如是,诊断单位:_____,时间:_____年___月___日 □□□□/□□/□□

2. 炭疽疫苗预防接种史: (1)有 (2)无 (3)不详 □

如有,最近一次接种时间:_____年___月___日 □□□□/□□/□□

3. 有无家庭其他成员出现过类似症状: (1)有 (2)无 (3)不详 □

如有,最近一例发病时间(患者除外):_____年___月___日 □□□□/□□/□□

六、接触史及有关因素调查

1. 可能感染来源: (1)与病畜接触和(或)剥食病死畜 (2)加工病死畜皮毛等 □

　　　　　　　　(3)接触、吸入污染炭疽芽胞的尘埃 (4)两项以上

2. 可能感染方式: (1)接触 (2)食入 (3)吸入 (4)其他 □

3. 消毒和处理情况: (1)随时消毒 (2)终末消毒 □

4. 死尸处理: (1)消毒 (2)焚烧 (3)深埋 (4)两项以上 □

5. 在本疫点病例发病时间顺序:第　　例 □

小结:_____

_____

_____

_____

_____

_____

注:国标码为各监测点国标码;病例编码中前两位为年号(如:04、05),后 3 位为病例流水号

调查者单位:_____　　调查者:_____

审查者:_____　　调查时间:_____年___月___日

表 16-14　炭疽监测——病例标本采集及检测结果一览表

编号	姓名	地址及联系方式	发病时间	采样时间	标本类型	采样前是否使用抗生素	检测项目	检测方法	检测结果	备注

填表时间：＿＿＿年＿＿月＿＿日　　单位（盖章）：＿＿＿＿＿＿＿；　填表人：＿＿＿＿＿

表 16-15　炭疽监测——环境中标本采集及检测结果一览表

编号	标本的来源	标本类型	采集数量	采集地点	采集时间	检测项目	检测方法	检测结果	备注

填表时间：＿＿＿年＿月＿日　单位（盖章）：＿＿＿＿＿；　填表人：＿＿＿

表 16-16 炭疽监测——动物疫情调查结果一览表

地区	动物名称	饲养数量(只)	发病数量	死亡数	出现疫情至扑灭时间	疫情波及范围	报告时间	病原学检测			血清学检测		备注
								检测数	分离数	%	检测数	阳性数	

填表时间:_____ 年__月__日   单位(盖章):_____   填表人:_____

| 技术要点 |

1. 肺炭疽甲类传染病管理,其他炭疽乙类传染病

2. 潜伏期 一般为 1~5 天,也有短至 12 小时,长至 2 周者

3. 临床特点 发热,局部淋巴结肿大,中毒症状,肺炭疽带血黏液痰

4. 治疗 抗菌青霉素 G 为首选,对症治疗

5. 流行病学特点 人群普遍易感,有职业性,食草动物为传染源,皮肤接触、吸入和食用,夏秋季节高发

6. 个案报告 肺炭疽 2 小时内,其他炭疽 24 小时上报个案

7. 突发事件报告及分级 发生 1 例及以上肺炭疽病例;或 1 周内,同一自然村寨、建筑工地等集体单位发生 3 例及以上皮肤炭疽或肠炭疽病例;或 1 例及以上职业性炭疽病例即应作为一起突发公共卫生事件相关信息进行报告

8. 现场调查 ①病例搜索:病人和带菌者;②查明感染来源和主要传播途径;③当地动物疫情

9. 标本的采集和运送 水疱内醮取水疱液,血液,粪便与呕吐物,死于炭疽动物血液,组织标本,2~8℃保存运输,A 类包装运送

10. 实验室检测 细菌的分离和鉴定,抗体滴度出现 4 倍或 4 倍以上升高

11. 防控措施 严格隔离病人,周围环境的消毒,预防性服药

12. 特异性预防控制措施 疫苗

13. 健康教育 吃熟食,勤洗手,职业性个人防护

14. 废弃物处理 高压消毒或焚毁

【思考题】

一、单选题

1. 食草动物死于炭疽时,通常会从口、鼻、肛门等腔道开口流出血液,如果血液已渗入土壤、没有血液流出,或已不可能获取血液标本时,可通过穿刺心脏或穿刺肝脏等实质性脏器获得标本。首选采取的标本为(　　)

A. 血液　　　　　　　　　　　B. 收集混有血液的土壤

C. 实质性脏器组织　　　　　　D. 穿刺心脏获得血液

2. 发生 1 例及以上肺炭疽病例;或 1 周内,同一学校、幼儿园、自然村寨、社区、建筑工地等集体单位发生_____例及以上皮肤炭疽或肠炭疽病例;或 1 例及以上职业性炭疽病例即可报告突发公共卫生事件报告。

A. 3 例　　　　　B. 5 例　　　　　C. 10 例　　　　　D. 1 例

3. 炭疽患者要严格隔离患者,尽早治疗,防止发生并发症。抗生素治疗炭疽为首选抗生素。

A. 青霉素 G　　　B. 红霉素　　　C. 氯霉素　　　D. 其他抗生素

4. 炭疽潜伏期:一般为_____,也有短至 12 小时,长至 2 周者。

    A. 2~5 天   B. 1~5 天   C. 5~10 天   D. 10~15 天

5. 炭疽性败血症是_____可继发败血症,除局部症状加重外,表现为全身毒血症加重,高热、寒战、衰竭等。

    A. 肺炭疽   B. 胃肠型炭疽   C. 严重的皮肤炭疽   D. 以上均可以

二、简答题

1. 简述肺炭疽临床表现。

2. 简述炭疽的传播途径。

3. 接触性炭疽暴发调查主要调查哪些内容?

参考答案

一、单选题

1. A;2. A;3. A;4. B;5. D

二、简答题

1. 大多为原发性,由吸入炭疽杆菌芽胞所致,也可继发于皮肤炭疽。起病多急骤,但一般先有 2~4 日的感冒样症状,且在缓解后再突然起病,呈双相型。临床表现为寒战、高热、气急、呼吸困难、喘鸣、发绀、血样痰、胸痛等,有时在颈、胸部出现皮下水肿。肺部仅闻及散在的细湿啰音,或有脑膜炎体征,体征与病情严重程度常不成比例。患者病情大多危重,常并发败血症和感染性休克,偶也可继发脑膜炎。若不及时诊断与抢救,则常在急性症状出现后 24~48 小时因呼吸、循环衰竭而死亡。

2. 炭疽主要通过 3 种途径传播:皮肤接触、吸入和食用。直接或间接接触病畜和染菌的皮、毛、肉、骨粉或涂抹染菌的脂肪均可引起皮肤性炭疽,是这种细菌感染中的最常见形式,与吸入性炭疽相比危险要小得多;进食患了炭疽牲畜的肉类可引起肠型炭疽;吸入带芽胞的尘沫可引起肺炭疽。不管哪一种类型的炭疽,没有得到正确的治疗,都会发展成败血症炭疽或肺炭疽,很容易导致死亡,还有可能在人与人之间传播。

3. 了解病人接触炭疽病人或疑似病人情况:接触时间、接触方式(同吃、同住和护理等)、接触频率、接触地点等;接触病死动物(牛、马等)情况:接触时间、接触方式(宰杀、剥皮等)、接触频率、接触地点,确定被感染的环节和感染源。

第十七章 虫媒传染病

第一节 登革热

登革热是由登革病毒引起的经伊蚊传播的一种急性虫媒传染病。以突起高热，伴"三痛"（剧烈头痛、眼眶痛、全身肌肉和骨关节痛）、"三红"（面部、颈部、胸部潮红），眼结膜充血，血小板计数和白细胞计数减少为主要表现。

登革热在热带和亚热带的100多个国家或地区广泛流行，其中东南亚、太平洋群岛、中美洲及南美洲许多国家，如印度尼西亚、新加坡、泰国、越南、缅甸、印度、不丹、斯里兰卡、马尔代夫、孟加拉、巴西、秘鲁等，呈地方性流行。

自1978年以来，在我国的南方地区如广东、广西、海南、福建、浙江等省份（自治区）曾发生过登革热的暴发，近年来输入性病例在多个省份被发现。

一、概述

(一)病原学

登革病毒可分为Ⅰ型、Ⅱ型、Ⅲ型和Ⅳ型4个血清型，属黄病毒科黄病毒属，黄病毒属还包括黄热病毒、乙型脑炎病毒、西罗尼病毒等，登革病毒在形态、病毒分子结构、生物学性状等方面与黄热病毒、乙脑病毒相似。

登革病毒在-70℃或在冷冻干燥状态下可长期存活，在4℃条件下，患者的血清可保持数周仍具有传染性。登革病毒对各种化学因素敏感，氯仿、乙醚、胆汁和去氧胆酸盐等脂溶剂可破坏其包膜，使其失去感染性。50℃30分钟或54℃10分钟、紫外线、超声波(560kHz/s)、0.05%甲醛、高锰酸钾、乳酸、甲紫均可灭活病毒。

(二)临床表现

潜伏期一般为3~14天，通常为5~8天。人感染登革病毒后大部分呈隐性感染。WHO将登革热分为登革热和登革出血热两类，后者又分为无休克的登革出血热（DHF）和登革休克综合征（DSS）。我国把DHF与DSS看作是登革热的临床类型之一，均作为登革热的一种疾病进行诊断与报告。

1. **登革热** 病例常突然发热，体温可达40℃以上，通常持续5~7天后骤降至正常。热型多数为弛张热，部分病为双峰热或鞍型热，热程越长病情越重。

绝大多数病例发热时伴全身症状，如严重头痛、肌痛、骨关节痛、眼眶后痛及腹痛等为典型症状。剧烈的腹痛可能是DSS的前兆之一。

多数病例在病程3~6日出现多样性皮疹，表现为针尖样出血性皮疹、红的斑疹或斑丘疹、麻疹样皮疹、猩红热样皮疹，严重者出现大片出血性皮疹；部分病例斑疹或斑丘疹融合，中间有少量正常皮肤，犹如红色海洋中的岛屿（又称"皮岛"）；皮疹多先见于四肢，然后逐渐蔓延，最后可分布于全身；皮疹可有痒感，持续3~5天后逐渐消退，部分可持续2周；疹退后无脱屑及色素沉着。

病例肝脏损害较常见,合并肝损害的患者多伴有乏力及食欲缺乏、恶心、呕吐等,部分患者可有肝区疼痛及黄疸等。约25%的病例有轻度肝大,脾肿大相对较少。

儿童病例起病较缓慢,毒血症状较轻,恢复较快。

病例血常规检测常可发现白细胞计数减少,血小板减少(低于$100 \times 10^9/L$)。

2. 登革出血热　是登革热的一种严重类型,多见于青少年患者,病死率较高。表现为典型的登革热症状、明显出血倾向、血液浓缩、血小板计数减少、束臂试验阳性。患者常于病程第2~5天具有典型登革热症状,包括发热、剧烈头痛、肌肉关节疼痛、呕吐、眼结膜充血及颜面皮肤潮红等;发热早期大多数病例在四肢、腋下、颜面和软腭可见散在的瘀点,常见有鼻出血、牙龈出血、呕血、便血和消化道出血等,出血量常大于100ml;脑、心脏、肾上腺等重要脏器的少量出血可危及生命。血浓缩,血细胞比容增加20%以上,血小板计数$\leq 100 \times 10^9/L$。登革出血热病死率较高。

3. 登革休克综合征　具有典型登革热的表现,常于病程第2~7天出现。在持续发热或退热后病情突然加重,出现寒战、皮肤湿冷、脉搏细速、口唇发绀、烦躁不安等,血压下降甚至不能测出,快速进入休克期。病情凶险,如不及时抢救,可于4~6小时内死亡。

(三)流行病学

1. 传染源　登革热患者、隐性感染者、带病毒的非人类灵长类动物、伊蚊是主要传染源和宿主,病人在发病前1天和发病后5天内为病毒血症期。

2. 传播途径　主要经携带登革病毒的埃及伊蚊或白纹伊蚊叮咬传染给人。伊蚊的传播方式有两种,一是生物性传播,即雌蚊叮咬了带有病毒血症的登革热患者或非人灵长类后,病毒在蚊子体内经8~10天增殖(外潜伏期)后,将病毒传播给人,这是登革热传播的主要方式,伊蚊感染后无症状,但可终身携带和传播病毒,并可经卵传递给后代;另一种传播方式是机械性传播,即雌蚊在叮咬有病毒血症的人时,更换宿主可立即传播登革病毒。有研究表明极少数患者可经非蚊媒途径(如院内感染、针头刺伤、输血、骨髓移植、宫内和垂直感染等)感染,以及在实验室内通过气溶胶传播,但目前尚无直接人传人的报道。

3. 易感人群　任何人群均可感染发病,无性别、年龄、职业、种族等差异。人感染过登革病毒后,可对同型登革病毒感染产生免疫力,并可维持数年,但对另外3种型别登革病毒的免疫力持续时间较短,约2~9个月。对其他黄病毒属成员如乙型脑炎病毒和圣路易脑炎病毒,亦有一定的交叉免疫力。

4. 流行特征　登革热自1779年首次发现以来,主要在北纬25°到南纬25°的热带与亚热带地区流行。近十年来主要流行于东南亚、西太平洋地区、南美洲、东地中海、非洲等100多个国家和地区,尤其在东南亚、南美洲和加勒比海地区呈地方性流行。1978年后我国曾在广东、广西、海南、中国台湾等地发生过大规模的流行,近20年主要发生于广东,福建、浙江、江苏等地都发生过暴发,全国多个省份有输入性病例报告。

登革热的流行与伊蚊的孳生繁殖有关,在热带与亚热带地区可常年发病,在我国感染病例多发生在5~11月。

目前尚无明确证据表明我国存在登革热地方性流行区。

(四)病例定义

根据《登革热防治技术指南》(中疾控传防发〔2014〕360号)中的《登革热病例监测指

南》,有关病例定义如下:

1. **疑似病例**　符合下列条件之一即为疑似病例:

(1)有流行病学史(发病前14天内到过登革热流行区),且具有急性起病,发热(24~36小时内达39~40℃,少数为双峰热),较剧烈的头痛、眼眶痛、全身肌肉痛、骨关节痛及明显疲乏等一般临床症状。可伴面部、颈部、胸部潮红,结膜充血。

(2)无流行病学史,但同时具备上述一般临床症状和以下症状者:

1)皮疹:于病程第5~7日出现,为多样性皮疹(麻疹样皮疹、猩红热样疹、针尖样出血性皮疹)或"皮岛"样表现等。皮疹分布于四肢躯干或头面部,多有痒感,不脱屑。持续3~5天。

2)出血倾向(束臂试验阳性):一般在病程第5~8日皮肤出现瘀点、瘀斑、紫癜及注射部位出血,牙龈出血、鼻出血等黏膜出血,消化道出血、咯血、血尿、阴道出血等。

2. **临床诊断病例**

(1)典型登革热:符合下列条件之一即可诊断:

1)有登革热一般临床症状,且有流行病学史,即发病前14天内到过登革热流行区,或居住、工作场所周围1个月内出现过登革热病例,并具备白细胞计数减少和血小板减少(低于100×10^9/L)者。

2)无流行病学史,但具备皮疹、出血倾向,且单份血清特异性IgG抗体或IgM抗体阳性者。

(2)登革出血热(DHF):典型登革热伴以下临床症状之一:出血倾向,明显的出血表现(消化道大出血,或胸腹腔、颅内出血),肝大,胸腹腔积液;且实验室检查显示血小板减少(低于100×10^9/L)、血液浓缩(血细胞比容较正常水平增加20%以上,或经扩容治疗后血细胞比容较基线水平下降20%以上)和低清蛋白血症者。

(3)登革热休克综合征(DSS):登革出血热患者出现皮肤湿冷、烦躁、脉搏细数、低血压和脉压小于20mmHg(2.7kPa)及血压测不到、尿量减少等休克表现者。

3. **实验室诊断病例**　具备以下实验室结果之一的临床诊断病例:

(1)从急性期患者血清、脑脊液、血细胞或组织等中分离到登革病毒。

(2)应用RT-PCR或实时荧光定量PCR检出登革病毒基因序列。

(3)从急性期患者血清中检测到登革病毒NS1抗原

(4)恢复期血清特异性抗体滴度比急性期有4倍及以上增长。

(五)治疗原则与病例管理

登革热目前尚无特效治疗方法,主要采取对症治疗。应尽可能做到早发现、早隔离、早治疗。

1. **一般治疗**　急性期应卧床休息,给予流质或半流质饮食,在有防蚊措施的病室中隔离治疗。

2. **对症治疗**　①降温治疗:降温应以物理降温为主,对出血症状明显的患者,应避免乙醇擦浴。慎用水杨酸类解热镇痛剂,以免引起出血、Reye综合征等或诱发G-6PD缺乏患者发生溶血。②补液。③有出血倾向者可选用卡巴克络、酚磺乙胺、维生素C及维生素K等止血药物。④休克病例应快速进行抗休克治疗。⑤脑型病例应及时选用20%甘露醇250~500ml,快速静脉注入,同时静脉滴注地塞米松,以降低颅内压,防止脑疝发生。

3. **病例管理**　病例实行防蚊隔离治疗,要求隔离室应有防蚊措施,如纱窗、纱门(网)、蚊帐,发热病人可用杀虫剂浸泡蚊帐;或在住处喷洒击倒杀虫剂或滞留杀虫剂,并在隔离室周围200m范围内每周杀灭伊蚊成蚊和随时清除伊蚊孳生地。隔离期限从发病日起不少于一周并退热。

二、发现与报告

(一)疫情报告

各级各类医疗机构、疾控机构、卫生检疫机构执行职务的医务人员在诊断登革热病例(疑似、临床或实验室诊断病例)后24小时内填写报告卡进行网络直报。不具备网络直报条件的应在诊断后24小时内寄出传染病报告卡,县级疾控机构收到传染病报告卡后立即进行网络直报。

医疗机构若诊断出DHF或DSS,或病例后续进展为DHF或DSS,或出现《登革热诊疗指南(2014年版)》中重症登革热的指征(即下列情况之一:①严重出血包括皮下血肿、呕血、黑便、阴道流血、肉眼血尿、颅内出血等;②严重血浆渗出引起休克、ARDS等严重渗出表现者;③重要脏器严重损伤:严重肝损伤[ALT和(或)AST大于1000IU/L]、急性肺损伤、急性心功能衰竭、急性肾功能衰竭、脑病(脑炎、脑膜脑炎)、失明等。),则应在传染病报告信息管理系统(网络直报系统)传染病报告卡的备注栏注明"重症"。辖区疾控机构负责对病例的分型诊断报告进行督促和审核。

以县(市、区)为单位,近5年首次发现病例者,应通过突发公共卫生事件信息报告管理系统进行报告。

(二)实验室核实诊断

县级疾控机构应对散发病例、暴发疫情早期不少于5例的疑似或临床病例、DHF、DSS、其他重症病例、死亡病例以及为查明疫情性质和波及范围而确定的病例开展实验室核实诊断。若县级疾控机构不具备相应的实验室检测能力,应将标本送往上级疾控机构进行检测。县级疾控机构获得检测结果后应及时反馈医疗机构,督促其在网络直报系统的传染病报告卡中对"病例分类(疑似病例、临床诊断病例和实验室诊断病例)"进行订正报告。

(三)输入病例监测

根据感染地病例可分为输入病例和本地病例。

输入病例包括境外输入病例和境内输入病例两类。境外输入病例指发病前14天内到过登革热流行的国家或地区的病例。境内输入病例是指发病前14天内离开本县区(现住址)、到过本县区外的境内登革热流行地区的病例。

本地病例指发病前14天内未离开本县区(现住址)的登革热病例。

县级疾控机构在接到登革热病例报告后,应尽快调查了解病例是否为输入病例,若为输入病例,应在网络直报系统传染病报告卡的备注栏注明"境外输入/境内输入"和感染地(国家或地区),统一格式为"境外输入/×国家或地区"或"境内输入/×省×市×县"。

(四)暴发监测

登革热暴发是指在一个最长潜伏期(14天)内,在人口相对集中的地点(例如一个社区、居委会、村庄、学校或其他集体单位等),发生3例及以上本地感染的登革热实验室诊断病例。县级疾控机构需实时关注是否发生暴发疫情,若发现暴发疫情需通过突发公共卫生事件信息报告管理系统报告。

三、流行病学调查

(一)个案调查

县级疾控机构利用"登革热病例个案调查表"(表17-1)对下列重点病例进行详细的流

行病学调查:散发病例(含输入病例)、暴发疫情早期不少于 5 例病例、DHF、DSS、其他重症病例、死亡病例以及为查明疫情性质和波及范围而确定的病例。如有共同暴露者,则应用共同暴露者健康状况一览表(表 17-2)开展调查。

(二)病例搜索

各地出现本地病例和流行季出现输入病例时必须开展病例搜索,也可根据风险评估和疫情控制需要适时开展。按照病例来源采用不同搜索策略,搜索时可利用"登革热入户调查登记表"(表 17-3)记录。

对于散发病例,以感染者住所或与其相邻的若干户、感染者的工作地点等活动场所为中心,参考伊蚊活动范围划定半径 200m 之内空间范围为核心区,1 例感染者可划定多个核心区,在核心区内搜索病例。可根据城区或乡村不同建筑类型,推测伊蚊活动范围,适当扩大或缩小搜索半径。

对于输入病例,应详细追查旅行史,重点在与其共同出行的人员中搜索。如病例发病前 1 天至发病后 5 天(病毒血症期)曾在本县区活动,还应在其生活、工作区域搜索可疑病例。

若出现暴发疫情,则根据疫情调查结果,开展风险评估,确定搜索范围。

(三)暴发疫情调查

1. 组织与准备　接到疫情报告后,当地疾控机构应及时开展现场流行病学调查。

调查单位应迅速成立现场调查组,成员一般包括有关领导,流行病学、媒介控制、实验室采样检测工作人员等。根据已初步估计的疫情规模和实际需要,携带必要的调查表格,取证、采样设备,灭蚊药械,防护用品和相关书籍等。

2. 调查内容和方法　暴发疫情调查主要内容:自然与社会因素相关资料收集、核实疫情、个案调查与采样、病例搜索、流行因素调查、媒介伊蚊密度调查、风险评估等。

在疫点(区)开展调查时,调查者务必要做好个人防护,如穿长袖衫及使用驱蚊用品。

(1)相关资料的收集

1)当地自然因素:地理资料(如人口、地形、地貌、河流、植被、海拔、气温、降雨量、土壤等)、既往登革热流行情况等;

2)社会因素:人员与货物流动情况,特别是与东南亚等登革热流行区人员与货物往来情况(如劳务人员往来、贸易往来、一些特殊的市场等)、供水及储藏情况、居民生活习惯(如养水生植物等)等;

3)当地主要医疗机构和私人诊所;

4)获取当地的地图。

(2)核实疫情:电话询问或者派人前往现场核实病例的基本情况。

(3)个案调查:按登革热流行病学个案调查表的内容进行,重点是调查病例发病前两周至发病后 5 天的活动地点,如住家、工作地点、公园、学校、市场、庙宇等公共场所的活动情况,被蚊子叮咬史,就诊经过等。

(4)采样送检:调查时尽可能采集发病各时间段病人(疑似病人)血清,同时捕捉伊蚊(成蚊)送实验室检测,填写"登革热病例采样登记表"(表 17-4)。

(5)主动搜索和核实病例:病例搜索主要目的,一是为追踪可能的传染源,二是确定疫情可能波及的范围。根据登革热诊断标准确定病例定义(通常以最先病例的发病日期推前 1 个月为时间起点)展开病例搜索,填"登革热入户调查登记表"(表 17-3)。

搜索病例,一方面是开展入户调查,在发病期间和活动地点接触者或共同暴露者,例如家人、同事、住家周围半径 200m 的邻居、曾拜会或相聚的亲戚朋友。如发现有疑似症状者,均采血送验,以核实诊断。并填写登革热发病情况入户调查登记表。另一方面通过在疫点、疫区的医疗机构(如社区门诊、卫生站、医院等)搜索近期发病的可疑病例。

必要时在疫区内开展人群血清学调查,以判定可能感染的范围或隐性感染的情况。

(6)流行因素调查:详细查清疫区中的自然条件、人群居住条件、流动人口特点和环境卫生、卫生设施、卫生习惯、植被、地形地貌、气温、降雨量等,分析流行的自然因素和社会因素。

(7)媒介伊蚊密度调查:在疫点周围开展媒介伊蚊密度调查,调查方法为调查 100 户家庭,检查室内外所有积水容器及幼虫孳生情况,填写表 17-5,用表 17-6 计算布雷图指数(阳性容器数 / 检查户数 ×100)、房屋指数(阳性户数 / 检查户数 ×100%)及容器指数(阳性容器数 / 检查容器数 ×100%)等,发生疫情时至少每 3~5 天进行一次。

四、实验室检测

(一)样本的采集

采集对象包括登革热疑似和临床诊断病例,健康人群和媒介伊蚊。必要时采集疑似病例共同暴露者。

1. **血清** 尽可能采集不同发病时间病例的全血约 5ml,填写表 17-4 时一定要填写发病日期与采样日期。最好是采集双份血清(发病一周内的急性期血清与发病后 3~4 周后的恢复期血清)。

2. **媒介伊蚊** 收集疫点媒介伊蚊成蚊和幼虫,尽快带冰送实验室检测或置 -70℃ 以下保存待检。

(二)样本的运送

采集全血和填写好采样登记表送到医院或疾控中心实验室,尽快分离血清,血清样本用密封性好的螺口塑料管暂时保存在 -20℃ 以下冰箱,长期应保存在 -70℃ 以下。

(三)样本的检测

检测方法的选择:发病 5 天内的血清可进行病毒分离、核酸检测,也可进行血清学检测;发病 5 天后采集的血清一般只进行血清学检测。

1. **病毒分离** 目前登革病毒分离常见的有乳鼠脑内接种、脊椎动物细胞培养、蚊虫细胞培养及蚊虫胸内接种等方法,目前多用细胞分离法,常用的细胞为 C6/36、BHK-21、HeLa 和 Vero 细胞等。

2. **核酸检测** 通常用 RT-PCR 和 Real-time PCR 检测对发病早期(5 天内)病例血清进行登革病毒的检测,基因扩增产物可进一步进行序列测定,以进行登革病毒分型鉴定。核酸检测阳性说明样本中存在登革病毒核酸,但不代表一定存在活的病毒,同时应注意假阳性的存在。

3. **抗原检测** 一般发病后 6 天内血液标本 NS1 抗原检出率高。标本中检出 NS1 抗原可以确诊病毒感染,适用于现场快速检测,可用于早期诊断。

4. **血清学检测方法**

(1)胶体金免疫层析快速诊断试验:目前常用的快速诊断方法,测试结果根据肉眼可见的显色条进行判断,可用于 IgM、IgG 检测,对初次感染或二次感染可作出初步判断,特别适宜现场快速诊断。

(2)酶联免疫吸附试验(ELISA):包括捕捉法酶联免疫吸附试验(Mac-ELISA、Gac-ELISA)、间接酶联免疫吸附试验等,用以检测登革病毒 IgM/IgG 抗体。

(3)用免疫荧光法检测双份血清 IgG 抗体:免疫荧光法可用于检测感染细胞内的特异性抗原和血清中的特异性抗体。

(4)结果判定:①登革 IgM、IgG 抗体均阴性可判为阴性;②IgM 阳性表示患者新近感染病毒,适用于登革热的早期诊断;③IgG 阳性表示患者新近或继往感染登革病毒,若恢复期血清抗体效价比急性期血清抗体效价有 4 倍或以上增长,可确诊最近曾受登革病毒感染;④登革病毒与其他黄病毒存在一定抗原交叉,加上试剂的敏感性和特异性的原因,单份登革 IgM/IgG 抗体阳性不能作为诊断的依据。

五、防控措施

监测工作主要包括常规疫情监测、病原学监测(发生病例时)、血清学监测和蚊媒监测等,在流行季节前后开展正常人群血清学抗体监测,全年开展蚊媒监测(包括布雷图指数、诱蚊诱卵器指数),掌握伊蚊季节消长、密度等动态变化。

发现登革热病例后的首要任务是控制疫情,控制疫情暴发和扩散,防止成为地方性流行。

控制登革热疫情的方法:一是管理病人,不管是住院治疗还是居家治疗,对病人应实行防蚊隔离;二是切断通过伊蚊的传播,包括杀灭成蚊,清除伊蚊的孳生地;三是做好防蚊措施。而在这 3 个环节当中,切断通过伊蚊的传播途径是关键,要完全消灭蚊子是不可能的,但清除伊蚊的孳生地,把伊蚊密度控制在极低的水平(布雷图指数小于 5),就能防止登革热在人群中流行。我国依据病例在本地传播的风险(输入性或本地传播)而采取不同的控制措施。

(一)疫情控制的组织措施

1. 发生输入性病例时　疫情波及的范围小,可能引起人群传播的风险不大,通过卫生、爱卫会和基层政府完成疫点的处理。

2. 发生本地暴发或聚集性病例时　按《传染病防治法》相关规定,政府负责成立指挥部或联防联控机制办公室,联防联控工作机制的成员单位主要包括卫生、爱卫会、宣传、教育、公安、民政、财政、交通运输、旅游、新闻办、食品药品监管、中医药等部门。

(二)疫情控制的技术措施

技术性措施包括:病例调查、病例搜索、蚊媒密度调查、杀灭成蚊、清除孳生地、风险评估、宣传教育等。

1. 相关定义

(1)输入性病例:发病前两周内到过有登革热流行的国家或地区(如东南亚、南美等),有蚊虫叮咬史的登革热病例。"输入"是一个相对概念,在外地感染或发病后来到某地,对于该地来说,也是输入病例。

(2)本地感染病例:发病前两周内未离开过本地区(以县区为单位),或未到过有登革热疫情报告地区的登革热病例,其感染地点属于本地。表示当地已有带登革病毒的成蚊存在。

(3)登革热暴发:一个最长潜伏期(14 天)内,在人口相对集中的地点(例如一个居委会、学校、自然村、集体单位等),发生 3 例及以上登革热病例。

2. 发生输入性病例地区的控制措施　重点是查明患者病毒血症期活动地点,根据蚊媒密度做好传播风险评估,并采取控制疫情传播的针对性措施。

(1)组织协调与沟通:第一时间通知疫情发生地的街道办事处居委会或乡镇政府及村委会,做好组织相关人员、物资储备的准备。

(2)流行病学调查(病例调查、病例搜索、蚊媒密度调查)参见暴发疫情调查内容和方法。

病例搜索:主动追查旅行史,如旅行社名称、导游姓名及所有同一旅行团的所有团员,或在同行人中追索可疑病例。无论发病与否,对可能共同暴露者尽可能采血送验,以了解是否曾受到感染,以找出无症状或未报告的个案。

(3)风险评估:需对活动范围、蚊媒密度、居住环境、人口密度、流动人口状况以及防控能力等进行风险评估,为防控策略提供依据。

(4)媒介伊蚊的控制:若病例病毒血症期不在本地,则不需开展媒介伊蚊的控制工作;若病例病毒血症期在本地,需在疫点实施蚊媒控制工作,包括杀灭成蚊和清除蚊媒孳生地。

1)空间喷雾灭成蚊

药物及推荐使用剂量:在人群密集的场所(如公园等)与居民区首选高效低毒的拟除虫菊酯,如氯菊酯、醚菊酯、苯醚菊酯等。其他外环境,可选用 DDVP、甲基嘧啶磷、氯菊酯、高效氯氰菊酯、顺式氯氰菊酯、溴氰菊酯、高效氯氟氰菊酯等。常见推荐剂量见表 17-1。

器械:车载式机动超低容量喷雾机、热烟雾机、采用背负式。

施药方法:按产品说明书稀释一定倍数,在确定的疫点及周围环境,超低容量喷雾一般按 $0.05 \sim 0.2ml/m^2$,热烟雾机按 $1 \sim 5ml/m^2$ 进行喷雾。在每天早上 7 ~ 10 时和下午 4 ~ 7 时喷雾施药效果较好。

处理周期:疫点每 3 天处理 1 次,连续 3 次,以后每周 1 次,直至疫情结束。

表 17-1　适用于空间喷洒防制蚊虫的杀虫剂及用量表

杀虫剂	类别	用量(a.i. g/ha*)		毒性分级	毒性(急性大白鼠口服 LD50,mg/kg)
		超低容量喷雾	热烟雾		
杀螟松	OP	380 ~ 580		Ⅱ	503
倍硫磷	OP	112		Ⅱ	250
马拉硫磷	OP	112 ~ 693	500 ~ 600	Ⅲ	2100
甲基嘧啶磷	OP	230 ~ 330	180 ~ 200	Ⅲ	2018
苯醚菊酯	PY	5 ~ 10		U	＞5000
醚菊酯	PY	10 ~ 20	10 ~ 20	U	＞42 880
高效氯氰菊酯	PY	1 ~ 3	2 ~ 5	Ⅱ	250
溴氰菊酯	PY	0.5 ~ 1.0	0.5 ~ 1.0	Ⅱ	135
右旋苯氰菊酯	PY	1 ~ 2	2 ~ 5	Ⅱ	318
氟氯氰菊酯	PY	1 ~ 2	2	Ⅱ	250
高效氯氟氰菊酯	PY	1.0	1.0	Ⅱ	56
二氯苯醚菊酯	PY	5	10	Ⅲ	2000

注:* a.i. g/ha 表示每公顷(10 000m²)施放杀虫剂有效成分的量(g)

PY:拟除虫菊酯,OP:有机磷

毒性分级:Ⅱ:中等毒性,Ⅲ:低毒,U:基本无毒

2) 疫点滞留喷洒

范围及重点部位：病家周围绿化带、阴凉场所，绿化带、社区卫生死角，隔离病房的纱门纱窗及周围环境等。

药物及推荐使用剂量：高效氯氰菊酯 40～80 a.i.mg/m²、顺式氯氰菊酯 20～40 a.i.mg/m²、溴氰菊酯 20 a.i.mg/m²、高效氯氟氰菊酯 20 a.i.mg/m² 和氟氯氰菊酯 40～80 a.i.mg/m² 的可湿性粉剂、胶悬剂等。

器械：机动常量喷雾器或手动喷壶。

施药方法：按产品说明书稀释喷洒于重点地区的蚊虫孳生栖息场所。

3) 施药过程中的注意事项：合理选用杀虫药品种、合适配制浓度；人员每天操作时间不宜超过 6 小时；配药或施药时，须用工具搅拌，严禁用手接触。修理工具时，不许用嘴吹喷雾器的喷头；应用防护品，做好个体防护，可穿长袖工作服、风镜、口罩、戴帽、手套和工作鞋等，防止皮肤和衣服沾染药液；施药时不要吸烟和吃食物；喷药后，吃食物和饮水前要洗手和洗脸；完成喷药后，用香皂洗澡，更换衣服；施药时，如出现头痛、头昏、恶心或呕吐等不适症状，应立即离开现场，脱掉工作服，洗手、漱口、洗脸，并在阴凉通风场所休息，仍不缓解送医院诊治。

（5）风险沟通：如病例在病毒血症期曾到过或正前往国内其他地区，应尽快通报相关地区或由上级疾控机构向有关地区进行通报，通报内容应包括病人姓名、发病和诊断情况、主要行程、旅行团或接待单位名称以及相关的联系方式等。如报告病例的归属地为国内其他地区，应将病例有关个案资料通报给病例归属地疾控机构。

3. **患者途经地区的控制措施** 接通知后，若有登革热病例在本地活动期间处于病毒血症期，需明确患者在本地的活动地点，根据病例停留日期和外潜伏期等判定是否采取病例搜索、蚊媒密度调查、蚊媒控制等防控措施。

4. **本地感染病例或暴发疫情的控制措施** 遵循边调查、边调整、边控制的原则。控制措施包括：

（1）流行病学调查：首先是摸清疫情的范围。

（2）当地媒介状况快速评估：具体要求参见暴发疫情调查内容和方法。

（3）病例管理：主要涉及对病人的救治、病例管理、防蚊隔离及采样等，具体要求参见暴发疫情调查内容和方法。

病例较多时，应就地设置临时隔离治疗点，或在病情许可的情况下选择居家防蚊隔离治疗，由医务人员每天巡视，尽量避免远距离就医。

（4）灭蚊防蚊，清除孳生地。

疫区必须在室内外紧急杀灭成蚊，见上述方法。

常见孳生地主要类型和种类：室内的主要孳生地有：饮水缸、储水池或缸、花瓶、花盆等有用的功能性积水容器，闲置的瓶、罐、缸等无用积水容器，竹筒、树洞、汽车轮胎、楼房房梁及雨水沟、地下室集水井等。外环境的主要孳生地有：绿化带的垃圾薄膜、废弃易拉罐、饭盒、塑料杯积水容器等，闲置或废弃的瓶、罐、缸等无用积水容器，废弃的汽车轮胎，市政管网的管井，竹筒，树洞。

孳生地处理方法：翻盆倒罐，清除闲置无用积水容器。大型容器可放养食蚊鱼，也可投放双硫磷等有机磷缓释剂。对于一时无法清理的积水，可投放马拉硫磷、双硫磷杀幼剂等，也可倒入适量的废弃机油覆盖水体表面，见表 17-2。

表 17-2　适用于杀蚊幼的杀虫剂及使用用量

品名	类别	剂量(a.i. g/ha)*	剂型
双硫磷	有机磷	56～112	乳油、颗粒剂
倍硫磷	有机磷	21～112	乳油、颗粒剂
杀螟松	有机磷	100～1000	乳油、颗粒剂
马拉硫磷	有机磷	224～1000	乳油、颗粒剂
巴沙	氨基甲酸酯	500～1000	乳油
溴氰菊酯	拟除虫菊酯	2.5～10	乳油
氯氰菊酯	拟除虫菊酯	5～10	乳油
灭幼宝	昆虫生长调节剂	5～10	颗粒剂
灭幼脲	昆虫生长调节剂	25～100	可湿性粉剂

注:a.i.g/ha 表示每公顷(10000m^2)施放杀虫剂有效成分的量(g)

　　灭蚊需重点关注的场所:流行区内医院、学校、机关、建筑工地。

　　要求:采取媒介控制措施后,疫点在发现病例后一周内布放的诱蚊诱卵器不能发现蚊或卵,布雷图指数为 0;疫区一周内将布雷图指数控制在 5 以下。

　　(5)应急监测:在疫区外围设立哨点开展病例的应急监测,以评估疫情向外传播的范围。同时在疫区布点进行蚊媒诱蚊诱卵器指数监测,填"登革热蚊媒诱蚊诱卵器指数监测调查表"(表 17-9)与"登革热蚊媒诱蚊诱卵器指数监测统计表"(表 17-10)。

　　(6)风险沟通与健康教育:按国家相关规定及时、公开、透明发布疫情相关信息,指定专人做好媒体相关信息的发布,一方面动员全社会清除室内外积水,减少蚊虫孳生,另一方面教育公众要做好个人防护(进入疫区人员使用驱蚊剂),使用纱门纱窗、衣物,防止蚊媒白天叮咬传染。

　　通常在公布疫情信息后,在入户开展病例搜索或布雷图指数调查时,边调查、边搜索、边宣传。

六、措施效果评价

　　登革热控制措施效果常用的评价指标包括发病率(罹患率)、流行持续时间、伊蚊成蚊密度和幼虫指数等,其中伊蚊布雷图指数作为登革热防控的重要指标,当该指数超过 20 时,可认为该地区为登革热流行的高风险地区,表示该地一旦引入传染源,具有引起本地流行的高风险。当布雷图指数为 5～20 时,表示该地区一旦引入传染源后,会有引起本地传播的风险。当布雷图指数少于 5 时,表示该地区是安全区,登革病毒不能通过伊蚊在人群中传播。

　　最终疫情防控效果的评价指标是:最后一例病例发生后经过至少 27 天(最长内、外潜伏期)没有新病例发生且布雷图指数已连续两周少于 5,可认为该疫区流行被终止。

七、调查报告的撰写

　　参见总论部分的相关章节。

八、保障措施

(一)组织领导

根据疫情应急处理工作的实际需要和事件的级别,政府负责成立指挥部或联防联控机制办公室,联防联控工作机制的成员单位主要包括卫生、爱卫会、宣传、教育、公安、民政、财政、交通运输、旅游、新闻办、食品药品监管、中医药等部门,按各自职责开展防控工作。

(二)培训和演练

每年在登革热高发季节前(通常是5月份),组织卫生计生行政部门领导、疾控人员、临床医护人员等进行相关培训,培训重点对象是基层医务人员,目的是提高他们对登革热的诊疗的意识,同时根据防制工作需要,开展专项应急处置演练,注意兼顾各项疫情控制措施,考评相结合。

(三)经费保障

监测与应急处理物品和器械包括登革热检测试剂、检测仪器设备;防蚊、灭蚊的设备及药物等储备,均需相关经费提供保障。

九、附件

登革热病例个案调查表见表17-3,共同暴露者健康状况一览表见表17-4,登革热入户调查登记表见表17-5,登革热病例采样登记表见表17-6,伊蚊幼虫孳生地调查表见表17-7,登革热媒介伊蚊孳生地监测调查统计报表见表17-8,登革热蚊媒诱蚊诱卵器指数监测调查表见表17-9,登革热蚊媒诱蚊诱卵器指数监测统计表见表17-10。

表 17-3 登革热病例个案调查表

一、基本情况

1. 患者姓名:_____联系电话:_____

如患者年龄<14岁,则家长姓名:_____联系电话:_____

2. 性别: (1)男 (2)女

3. 年龄:_____岁

4. 民族: (1)汉族 (2)壮族 (3)傣族 (4)其他少数民族_____

5. 职业:

(1)幼托儿童 (2)散居儿童 (3)学生 (4)教师 (5)保育保姆 (6)饮食从业人员 (7)商业服务

(8)医务人员 (9)工人 (10)民工 (11)农民 (12)牧民 (13)渔(船)民 (14)干部职员

(15)离退休人员 (16)家务待业 (17)其他_____

6. 工作单位:_____

7. 家庭住址:_____省(自治区/直辖市)_____市_____县(市/区)_____乡(镇/街道)_____村(居委会)

二、发病就诊情况

1. 发病日期:_____年___月___日

2. 是否为重症病例: (1)是 (2)否

3. 就诊情况

就诊日期	就诊医院	有无住院	住院日期	出院日期	出院诊断	备注

4. 转归：（1）痊愈　（2）死亡（死亡日期：_____年____月_____日）

三、血清学及病原学检测结果

项目		是否检测（未做请注明否）	标本采集时间	检测方法	检测结果（阴性/阳性）
登革抗体	IgG				
	IgM				
登革病毒分离					
登革病毒核酸					
登革病毒抗原	NS1				
病毒分型检测：（1）DENV-1　（2）DENV-2　（3）DENV-3　（4）DENV-4　（5）未检测					

四、发病前后活动情况

（一）发病前外出史

1. 发病前 14 天内是否有外出（离开本市县及出境旅游）史：（1）是　（2）否

如果否，跳至"（二）发病前后外出活动情况"

如是，

地点 1：_____国/地区（适用境外）或_____省_____市（州）_____县（区）（适用境内），日
期：____年___月___日至____年___月___日

地点 2：_____国/地区（适用境外）或_____省_____市（州）_____县（区）（适用境内），日
期：____年___月___日至____年___月___日

地点 3：_____国/地区（适用境外）或_____省_____市（州）_____县（区）（适用境内），日
期：____年___月___日至____年___月___日

返回时间（或入境时间）：____年____月___日

2. 外出期间是否明确有蚊虫叮咬史：_____　（1）是　（2）否

如是，则叮咬地点为：

地点 1：_____国/地区（适用境外）或_____省_____市（州）_____县（区）（适用境内）

地点 2：_____国/地区（适用境外）或_____省_____市（州）_____县（区）（适用境内）

地点 3：_____国/地区（适用境外）或_____省_____市（州）_____县（区）（适用境内）

3. 是否随旅行团出行

（1）是，同行团队名称（或旅行社名称）：_____，团队人数：_____人。

（2）否

（二）发病前后外出活动情况

1. 发病前 1 天至发病后 5 天是否在国内：（1）是　（2）否

如是,

地点1:_____省_____市(州)_____县_____

日期:_____年____月____日至_____年____月____日

地点2:_____省_____市(州)_____县_____

日期:_____年____月____日至_____年____月____日

地点3:_____省_____市(州)_____县_____

日期:_____年____月____日至_____年____月____日

备注:_____

_____

_____

五、病例分类

1. 是否为暴发疫情指示病例: (1)是 (2)否

2. 病例类别:

(1)境外输入病例 输入国家或地区:_____

(2)境内输入病例 输入地区:_____省_____市(地区)_____县(区)

(3)本地病例

3. 病例诊断分类: (1)疑似病例 (2)临床诊断病例 (3)实验室诊断病例

六、共同暴露者/接触者健康状况

若病例有共同暴露者或者病毒血症期有密切接触者,对其开展健康状况调查。

1. 有无外出同行者出现过发热等类似症状

(1)有,_____人出现发热等类似症状,外出同行者共_____人 (2)无 (3)不详

2. 有无家庭其他成员/接触者出现过发热等类似症状

(1)有,_____人出现发热等类似症状,家中共_____人 (2)无 (3)不详

3. 有无同事出现过发热等类似症状

(1)有,_____人出现发热等类似症状,所在部门同事共_____人 (2)无 (3)不详

七、住所(病家)环境相关因素

1. 使用的防蚊设备(可多选):_____

(1)蚊帐 (2)蚊香 (3)纱门 (4)灭蚊剂 (5)其他:_____

2. 积水容器类型(可多选):_____

(1)水生植物花瓶 (2)花盆托 (3)瓦盆 (4)铁罐 (5)碗碟缸 (6)树洞 (7)竹桩 (8)假山

(9)盆景 (10)其他_____

八、病例报告情况

1. 是否通过网络直报系统进行报告:

(1)是 (2)否

如报告,该病例的传染病报告卡ID为_____

调查日期:_____年____月____日

调查者:_____

表17-4 共同暴露者健康状况一览表

指示病例姓名＿＿＿＿ 传染病报告卡ID＿＿＿＿ 调查日期＿＿＿＿ 调查人＿＿＿＿

姓名	联系电话	与病例关系（共同出行者/家人/同事）	最近是否出现以下症状				发病日期*	就诊情况		是否采样	最终诊断（是否为登革热）	备注
			发热℃	关节痛	肌肉痛	皮疹/出血点		是否就诊	诊断结果			

*若无明确诊断则填症状出现日期

表 17-5 登革热入户调查登记表

调查点名称：　　　　调查人：　　　　联系电话：　　　　调查日期：

门牌号	户主姓名	户内居住人口数	家庭成员姓名	性别	年龄	职业	是否出现以下症状				发病日期	最近14天外出情况				是否接受采样检测	采样检测结果	是否纳入病例管理	备注
							发热℃	关节痛	肌肉痛	皮疹/出血点		其他社区、村	外县	外省	国外				

填写说明：1.症状：如有相应症状，则填写出现日期；2.外出史：如有外出，则填写地址；3.如有联系方式请填在备注栏

表 17-6 登革热病例采样登记表

样本编号	姓名	性别	年龄	家庭住址	联系电话	发病日期	就诊日期	采样日期	样本名称（血、尿、便等）	实验室检测结果		
										病原学	血清学	其他

采样日期：_____年____月____日

采样单位：_____

表 17-7 伊蚊幼虫孳生地调查表

调查地点：____省____市____区____镇(街道)____村(居委会)____

天气情况：气温：____℃,最高____℃,最低____℃ 晴 雨 阴 湿度：____

编号	地址、门牌	盆景、水生植物		贮水池、缸、盆		闲置容器(碗、瓶、缸、罐)		明渠、假山水池		竹头、树洞、石穴		废旧轮胎		绿化带垃圾、小积水		其他水体	
		积水数	阳性数	积水数	阳性数	积水数	阳性数	积水数	阳性数	积水数	阳性数	积水数	阳性数	积水数	阳性数	积水数	阳性数

填表日期：____年__月__日 调查单位：____ 调查者：____

表 17-8 登革热媒介伊蚊孳生地监测调查统计报表

天气情况：气温：____℃，最高____℃，最低____ 晴____ 阴____ 雨____ 阴____ 湿度：____

日期	调查地点	调查户数	阳性户数	合计积水数	合计阳性数	盆景水生植物		贮水池、缸、盆		闲置容器（碗、瓶、缸、罐）		明渠、假山、水池		竹头、树洞、石穴		废旧轮胎		绿化带小积水		其他水体	
						积水数	阳性数	积水数	阳性数	积水数	阳性数	积水数	阳性数	积水数	阳性数	积水数	阳性数	积水数	阳性数	积水数	阳性数

布雷图指数（BI）：____ 房屋指数（HI）：____ 容器指数：____

填表单位：____ 填表人：____ 填表日期：____

表 17-9　登革热蚊媒诱蚊诱卵器指数监测调查表

天气情况：气温：_____℃，最高_____℃，最低_____℃　晴　雨　阴　湿度：_____

编号	检查地点		诱蚊诱卵器				
	单位地址、住户门牌	编号	蚊 +/-	卵 +/-	蚊或卵阳性	蚊虫数	
合　计							

注："+"指诱蚊诱卵器有蚊/卵

检查时间：_____年___月___日　　　　调查者：_____

表 17-10 登革热蚊媒诱蚊诱卵器指数监测统计表

天气情况:气温:_____℃,最高_____℃,最低_____℃ 晴 雨 阴 湿度:_____

编号	环境(内/外)	调查地点	布诱蚊诱卵器个数	实收诱蚊诱卵器个数	蚊阳性个数	卵阳性个数	蚊或卵阳性个数	蚊虫总数	诱蚊诱卵器阳性指数

注:诱蚊诱卵器阳性指数=蚊或卵阳性个数/实收诱蚊诱卵器个数×100

填表单位:_____ 填表人:_____ 填表日期:_____

技术要点

1. 乙类传染病

2. 潜伏期　一般为 3~14 天,通常为 5~8 天

3. 临床特点　高热,"三痛""三红",白细胞计数减少,血小板减少

4. 治疗　物理降温,慎用水杨酸类解热镇痛剂

5. 流行病学特点　人群普遍易感,患者、隐性感染者、带毒动物为传染源,经伊蚊叮咬传播,夏秋季高发

6. 个案报告　24 小时内上报个案

7. 突发事件报告　1 周内,一个县(市、区)发生 5 例或 5 例以上病例,或年度内首次发现

8. 现场调查　①病前两周至发病后 5 天活动史,判定是输入性还是本地感染;②病例搜索,追踪传染源,确定范围;③伊蚊密度(布雷图指数)调查

9. 标本的采集和运送　不同发病时间的病例血清与媒介伊蚊,暂存 −20℃以下,长存 −70℃以下

10. 实验室检测　发病 5 天内的血清进行病毒分离、核酸检测、血清学检测,发病 5 天后的血清进行血清学检测(IgM/IgG)

11. 防控措施　防蚊灭蚊,布雷图指数小于 5

【思考题】

一、单选题

1. 曾感染过登革 I 型病毒的人,其不可能再次感染的登革型别是(　　)

A. I 型　　　　　　B. II 型　　　　　　C. III 型　　　　　　D. IV 型

2. 需要突发公共卫生事件相关信息网络报告的情况(　　)

A. 1 周内,一个县(市、区)发生 3 例及以上登革热病例

B. 1 周内,一个县(市、区)发生 5 例及以上登革热病例,或年度内首例

C. 1 周内,一个县(市、区)发生 10 例及以上登革热病例,或年度内首例

D. 1 周内,一个县(市、区)发生 15 例及以上登革热病例,或年度内首例

3. 登革热临床表现常没有的是(　　)

A. 突起高热,伴"三痛"(剧烈头痛、眼眶痛、全身肌肉和骨关节痛)

B. "三红"(面部、颈部、胸部潮红)

C. 白细胞计数减少

D. 血小板计数增加

4. 下列实验室检测结果不能作为确诊病例依据的是(　　)

A. 从急性期患者血清、脑脊液、血细胞或组织等中分离到登革病毒

B. 恢复期血清特异性 IgG 抗体滴度比急性期有 4 倍及以上增长

C. 应用 RT-PCR 或实时荧光定量 PCR 检出登革病毒基因序列

D. 单份血清特异性 IgG 抗体或 IgM 抗体阳性

5. 布雷图指数的计算正确的是（　　　）

　　A. 阳性容器数 / 检查户数 ×100%

　　B. 阳性容器数 / 检查户数 ×100

　　C. 阳性户数 / 检查户数 ×100%

　　D. 阳性容器数 / 检查容器数 ×100%

二、简答题

1. 简述布雷图指数及其表示的意义。

2. 登革热的临床表现主要有什么特点。

3. 在登革热抗体检测中阳性检测结果的意义是什么？

参考答案

一、单选题

1. A；2. B；3. D；4. D；5. B

二、简答题

1. 布雷图指数是指每 100 户中发现的有伊蚊幼虫孳生的容器数。其意义是指当该指数超过 20 时，可认为该地区为登革热流行的高风险地区，表示该地一旦引入传染源，具有引起本地流行的高风险。当布雷图指数为 5 ~ 20 时，表示该地区一旦引入传染源后，会有引起本地传播的风险。当布雷图指数少于 5 时，表示该地区是安全区，即即使引入传染源，也不会引起本地传播。发生疫情时，要求在一周内疫区内的布雷图指数降至 5 以下，才能完全控制疫情发生。

2. 以突起高热，伴"三痛"（剧烈头痛、眼眶痛、全身肌肉和骨关节痛）、"三红"（面部、颈部、胸部潮红），结膜充血等，同时伴血小板和白细胞减少。

3. ①登革 IgM、IgG 抗体均阴性可判为阴性；② IgM 阳性表示患者新近感染病毒，适用于登革热的早期诊断；③ IgG 阳性表示患者新近或继往感染登革病毒，若恢复期血清抗体效价比急性期血清抗体效价有 4 倍或以上增长，可确诊最近曾受登革病毒感染；④登革病毒与其他黄病毒存在一定抗原交叉，加上试剂的敏感性和特异性的原因，单份登革 IgM/IgG 抗体阳性不能作为诊断的依据。

第二节　流行性乙型脑炎

流行性乙型脑炎（简称乙脑）是由乙脑病毒经媒介蚊虫引起中枢神经系统损伤的急性传染病，病死率和致残率高，儿童为本病的高发人群。

一、概述

我国是乙脑高流行区，夏秋季为发病高峰季节，流行地区分布与媒介蚊虫分布密切相关。除青海、西藏、新疆 3 个省（自治区）外，其余省份均有流行。20 世纪 50 ~ 70 年代曾发生 3 次乙脑流行。自 20 世纪 70 年代乙脑疫苗（JEV）在我国开始大规模使用后，乙脑发病率明显下降，基本控制了全国范围的流行。

(一)病原学

乙脑病毒属黄病毒科,是一种球形的单链 RNA 病毒。乙脑病毒只有一个血清型,抗原性比较稳定。基于乙脑病毒 C/PrM 基因序列可以将乙脑病毒分为 5 种基因型。

乙脑病毒不耐热、也不耐酸,对低温及干燥抵抗力较强,对常用消毒剂碘酊、乙醇、酚类和有机溶剂敏感。

(二)临床表现

人感染乙脑病毒后潜伏期为 4~21 天,一般为 10~14 天,感染后症状轻重不一,轻者出现一般呼吸道或消化道症状,或呈一过性发热,极少数发生脑炎。重者急性起病,有发热、头痛、喷射性呕吐的临床症状,发热 2~3 天后出现不同程度的意识障碍,重症患者可出现全身抽搐、强直性痉挛或瘫痪等中枢神经系统症状,严重者致死,个别重症患者残留后遗症。

乙脑典型病例可经过初热期、极期、恢复期以后恢复,临床分为轻型、普通型、重型和极重型。

(三)流行病学

乙脑是一种人畜共患的传染病,属于蚊类媒介传播的自然疫源性疾病,人感染后绝大部分呈隐性感染,仅少数人发病。

1. 传染源 人血中病毒数量较少,病毒血症很快消失,不是乙脑的主要传染源。自然界中有 60 多种动物可感染乙脑病毒,尤其是猪感染数量多,感染率高,病毒血症期长,又属单年生长动物,更新率快,其感染高峰期比人类流行高峰期早 1~2 个月,为乙脑传播的主要传染源。

2. 传播途径 乙脑主要经蚊虫叮咬及吸血传播。其传播媒介是生活在水稻田、沼泽地、水库、水沟里的雌性蚊虫。三带喙库蚊是主要的传播媒介。现已证实蚊虫可携带乙脑病毒越冬而成为长期宿主。另外,蠓和螨也可能是乙脑的传播媒介。

3. 易感人群 人群普遍易感,但<10 岁儿童最易感。感染后绝大多数呈无症状的隐性感染,仅有极少数发病。其显性与隐性感染的比例为 1:25~1:1000。无论是乙脑隐性或显性感染,均能获得较强的免疫力,再次发病者极为罕见。

4. 流行现状和特征

(1)地区分布:乙脑主要在亚洲热带和亚热带地区流行,分布在北纬 8°~50°、东经 65°~135° 地域。国际上曾认为华莱士线是乙脑流行的区域分界线,乙脑主要在该线以西和以北流行,但 20 世纪 90 年代以来,一些原来为非乙脑流行区的国家或地区也发生乙脑流行,显示乙脑流行区域已突破华莱士线向南扩散。我国除新疆、青海、西藏无病例报告外,其他各省均有发病。

(2)季节性:发病的高峰季节为夏秋季,南方较早,纬度越高,流行越迟。乙脑流行的周期性主要受自然因素对媒介昆虫孳生条件和人群免疫水平的影响。

(3)人群分布:10 岁以下儿童发病最高,病死率约 3.9%~6.9%。在流行区,成人被带毒蚊子多次叮咬后隐性感染而普遍获得免疫力;儿童带有乙脑抗体的比例较少,所以最为易感。但随着儿童接种 JEV 的普遍开展,乙脑病人发病年龄构成也发生变化,并开始向大年龄推移。在非流行区或有较高接种率的流行区,成人发病所占比重正在上升。

(四)诊断标准

根据《乙脑诊断标准》(WS214—2008),依据流行病学史、临床表现和实验室检验结果可将病例分为疑似病例、临床诊断病例和确诊病例。

1. **疑似病例**　蚊虫叮咬季节在乙脑流行地区居住或于发病前25天内曾到过乙脑流行地区,急性起病,发热、头痛、呕吐、嗜睡,有不同程度的意识障碍症状和体征的病例。

2. **临床诊断病例**　疑似病例,同时实验室脑脊液检测呈非化脓性炎症改变,颅内压增高,脑脊液外观清亮,白细胞增高,多在$(50\sim500)\times10^6/L$,早期以多核细胞增高为主,后期以单核细胞增高为主,蛋白轻度增高,糖与氯化物正常。

3. **确诊病例**　疑似或临床诊断基础上,病原学及血清学检测结果符合下述任一项的病例:

(1)1个月内未接种过乙脑疫苗者,血或脑脊液中抗乙脑病毒IgM抗体阳性。

(2)恢复期血清中抗乙脑病毒IgG抗体或乙脑病毒中和抗体滴度比急性期有≥4倍升高者,或急性期抗乙脑病毒IgM/IgG抗体阴性,恢复期阳性者。

(3)在组织、血液或脑脊液中通过直接免疫荧光或聚合酶链反应(PCR)检测到乙脑病毒抗原或特异性核酸。

(4)脑脊液、脑组织及血清中分离出乙脑病毒。

(五)治疗原则

目前尚无特效抗病毒治疗药物,早期可试用利巴韦林、干扰素等。应采取积极的对症和支持治疗,维持体内电解质和水的平衡,密切观察病情变化,及时控制高热、抽搐及呼吸衰竭是抢救乙脑患者的关键,要加强护理,降低病死率和减少后遗症的发生。

二、发现与报告

(一)发现

通过常规疫情(网络直报)监测、乙脑监测系统、主动监测等渠道发现病例和疫情。

(二)报告

1. **个案报告**　责任报告人发现甲型肝炎临床诊断病例、确诊病例,填写传染病报告卡,网络直报单位应于24小时内通过传染病疫情监测信息系统进行报告。

2. **事件报告**

(1)突发公共卫生事件相关信息报告:根据《国家突发公共卫生事件相关信息报告管理工作规范(试行)》规定,1周内,同一乡镇、街道等发生5例及以上乙脑病例,或者死亡1例及以上的需在突发公共卫生事件报告管理信息系统上进行突发公共卫生事件相关信息的网络直报。

(2)突发公共卫生事件报告

重大突发公共卫生事件(Ⅱ级):乙脑疫情波及2个以上县(市),且1周内发病水平超过前5年同期平均发病水平2倍以上。

较大突发公共卫生事件(Ⅲ级):一周内在一个县(市)行政区域内,乙脑发病水平超过前5年同期平均发病水平1倍以上。

一般突发公共卫生事件:由县级卫生计生行政部门确认。

（3）报告时限和程序：获得相关信息的责任报告单位和责任报告人应在 2 小时内以电话或传真等方式向属地疾控机构报告，具备网络直报条件的同时进行网络直报，直报信息由县级疾控机构审核后进入国家数据库。不具备网络直报条件的责任报告单位和责任报告人，应采用最快的通信方式将"突发公共卫生事件相关信息报告卡"报送属地疾控机构，接到"突发公共卫生事件相关信息报告卡"的疾控机构，应对信息进行审核，确定真实性，2 小时内进行网络直报，同时以电话或传真等方式报告同级卫生计生行政部门。

（4）报告内容：包括事件名称、事件类别、发生时间、地点、涉及的地域范围、人数、主要症状与体征、可能的原因、已经采取的措施、事件的发展趋势、下一步工作计划等。整个事件发生、发展、控制过程中信息还应形成初次报告、进程报告、结案报告。

三、流行病学调查

（一）个案调查

应调查了解病人、疑似病人基本情况、临床表现、实验室检测结果、发病前 25 天内是否到过乙脑流行地区、蚊虫叮咬史、乙脑疫苗接种史等，认真填写"流行性乙型脑炎病例个案调查表"（表 17-11）。

乙脑病例个案调查表于调查后及时录入数据库，并通过网络上报至中国疾控中心；并对传染病报告卡内容进行核实与订正，使乙脑个案调查与传染病报告卡内容基本信息一致。6 个月后进行病例随访调查，填写并录入原个案调查表，原始个案调查表由开展调查的疾控机构保存备查。

（二）暴发调查

1. 组织与准备　出现乙脑暴发疫情时，县级疾控机构应在接到疫情报告后及时（12 小时内）开展流行病学调查，对疫情进行核实，确定疫情波及范围，及时向同级卫生计生行政部门和上级疾控机构报告，采取相关控制措施。根据需要，可请求上级部门给予技术支持和指导。

按照预定相关应急调查计划、预案，调查单位应迅速成立现场调查组，调查组成员一般包括有关领导、流行病学工作者、临床医生、实验室工作人员、消杀灭及其他相关人员。根据疫情的实际需要，携带必要的调查、取证、采样设备，防护用品，杀虫灭蚊药械和相关书籍、调查表格等。

2. 调查内容与方法

（1）收集背景资料：通过查阅资料、咨询当地相关部门等方法了解当地的人口资料（如最新的人口总数、年龄别构成、流动人口数）、生猪饲养情况、村（居）民居住及环境状况、居室防蚊条件、医疗机构及预防接种门诊分布情况等。

查阅既往 5 年乙脑监测资料、病原学监测资料以及免疫预防相关资料，包括：预防接种卡证建立情况、常规接种率报告、既往接种率调查结果、乙脑抗体水平监测资料、冷链系统监测资料、新生入托入学查验预防接种证漏种补种情况、流动人口儿童预防接种相关资料等。

（2）建立病例定义：根据疫情概况，结合诊断标准，限定发病时段、地点和人群，建立病例定义。一般来说，定义病例最好运用简单、容易应用和客观地方法。在病例定义时，有或没有实验室数据均可接受。现场调查早期建议使用"较为宽松"的病例定义，以便发现更多可能的病例。

(3)主动搜索病例:在当地主要医疗机构和个体诊所采用查看门诊日志、住院病历等临床资料,入村入户调查等方式主动搜索高热、惊厥病人。对于搜索和报告的病例(包括疑似、临床和确诊病例)应及时开展流行病学调查和标本的采集。调查内容包括:病例基本情况、发病经过和就诊情况、临床表现、实验室检查、诊断和转归情况、居住环境、人口流动、个人暴露史、密切接触者情况等。

(4)资料收集及三间分布:收集本次疫情中病人的症状、体征和实验室检测资料;查明本次疫情的分布情况,如年龄、性别、地址、职业、发病率、病死率、死亡率等,确定疫情发生的范围和流行特点;调查疫区人口资料、患者及居民居住环境、自然环境等流行因素;了解疫区猪及蚊虫等种类、分布、密度及感染情况;调查人群免疫水平和感染状况等。

(5)流行因素调查

1)三间分布

①时间分布:通过对发病时间的统计学描述,根据首发病例时间和潜伏期推算暴露时间,确定疫情的类型。

②地区分布:通过描述发病的地区分布,看其是否有地区聚集性或波及多个地区,从而为疫点(疫区)的划分提供依据。

③人群分布:分析不同特征人群中该病的分布,寻找病例与健康者的差异,提出病因假设及其他潜在的危险因素。分析病例的特征,如年龄、性别、疫苗接种史、种族或其他相关信息。

2)建立假设并验证:根据现场调查、实验室检测结果、病例"三间分布"的特征,形成暴发疫情原因的初步假设,并通过进一步的流行病学研究分析加以验证。

四、实验室监测

(一)标本采集

血清学检验所需标本主要为病人的血液和脑脊液以及动物宿主血液。而病毒分离所需标本主要有病人的血液、脑脊液及尸检标本。

1.脑脊液　发病1周内采集1~2ml脑脊液,进行病毒培养分离、抗体检测和核酸检测。按医疗操作规程由医护人员采集。

2.血液　抽取病人全血2~4ml,进行抗体测定、病原培养分离、核酸检测。要求在发病1周内采集第1份血液标本,发病3~4周后采集第2份血液标本2ml;若第1份血液标本/脑脊液标本实验室病原学检测阳性或乙脑特异性抗体IgM为阳性,可不采集第2份血液标本。

医疗机构要采集双份脑脊液和血液标本,其中1份供自行检测用,另1份供疾控机构检测。不能进行上述检测的医疗机构只需采集1份标本。

(二)标本运送

标本采集运输和检测工作要严格遵守《病原微生物实验室生物安全管理条例》和《可感染人类的高致病性病原微生物菌(毒)种或样本运输管理规定》的规定。

1.专人负责保存及运送标本。

2.详细填写标本送检表,同时将标本分装,0.5ml/管。

3. 需尽快运送至上级单位,应采用冷藏装置(建议使用液氮运送)并在 24 小时内运达。若短期保存(3 天以内),则需冷冻(−20℃)保存。

4. 标本运送到实验室后,应尽快接种细胞进行病毒分离,若未能接种则标本需冷冻 [≤ −70℃和(或)液氮]保存。

(三)标本检测

应用间接免疫荧光方法、ELISA 法,检测血清中乙脑病毒特异性 IgM、IgG。采用组织细胞培养法、新生乳鼠接种法等进行乙脑病毒分离,应用 PT-PCR 进行乙脑病毒特异性核酸检测。

五、预防控制措施

采取预防接种、控制媒介传播、健康教育和加强监测等综合性防治措施。

(一)积极救治病人

对病人救治要做到早发现、早报告、早诊断、早治疗,应当按照属地化的原则就地治疗,要尽早采取规范治疗,避免或减少严重并发症。如因病情严重需要转院治疗,必须采取严密的转运救护措施。在农村地区要组织医疗专家小组对收治病人的基层医疗机构开展技术指导,降低病死率和致残率。乙脑病例收治医院要向当地疾控机构报告病例的转归情况。

(二)开展预防接种,保护易感人群

1. 常规接种　我国已将乙脑疫苗纳入扩大国家免疫规划,目前使用的乙脑疫苗有灭活疫苗和减毒活疫苗两种,各地可根据情况决定接种疫苗的种类。

免疫程序为乙脑减毒活疫苗接种 2 剂次,儿童 8 月龄和 2 周岁各接种 1 剂次。乙脑灭活疫苗接种 4 剂次,儿童 8 月龄接种 2 剂次,2 周岁和 6 周岁各接种 1 剂次。

2. 应急接种　需要开展应急接种以控制乙脑暴发时,应根据本次疫情流行特征和人群免疫状况,确定应急接种覆盖地区、目标人群和实施时间等,并报省级卫生主管部门批准。省级卫生主管部门接到下级卫生主管部门关于开展应急接种控制乙脑暴发疫情的请示后,应当自接到报告时起 12 小时内给予答复。

应急接种活动应周密组织,认真实施。要加强预防接种不良反应报告与处理,防止预防接种事故的发生。接种活动实施完毕后,县级疾控机构应将接种疫苗种类、接种对象和范围、接种人数等情况逐级上报。

(三)大力开展健康教育活动

利用各种媒体及途径广泛开展卫生宣传和健康教育活动,普及预防接种和灭蚊防蚊预防乙脑的知识,提高居民参与防病的意识。教育儿童家长自觉参与乙脑疫苗接种活动,教育公众积极采取灭蚊、防蚊措施,提高公众自我防护意识。

(四)加强媒介控制,切断传播途径

消灭蚊虫孳生地,对畜圈、厕所等三带喙库蚊孳生地进行药物灭蚊。居室内采取灭蚊、防蚊措施,如安置纱门、纱窗和蚊帐等措施,儿童外出时在身体暴露部位涂抹防蚊液,以防蚊虫叮咬。结合实际,大力开展以灭蚊、消灭蚊虫孳生地和环境卫生综合整治为重点的群众性爱国卫生运动,降低蚊虫密度,切断传播途径,减少人群感染机会。

(五)开展疫情监测

除按照《全国流行性乙型脑炎监测方案》要求,开展流行病学监测、疫苗接种率监测、实验室监测外,还应根据疾病控制的需要开展以下监测。

1. 人群免疫状况监测 按年龄分组(<1岁、1~2岁、3~4岁、5~6岁、7~14岁、15~19岁、20~59岁、≥60岁),每个年龄组随机选择30~50人在乙脑流行季节前及流行季节后各采集1次血液标本,了解人群免疫水平。

2. 媒介蚊虫监测

(1)蚊虫种类、数量、分布及季节消长调查。在开展人群免疫水平调查的村设立蚊虫观察站,进行蚊虫种类、密度、季节消长等调查。选择人房、畜房和室外各3个点,分别于每年的4~10月进行,每半月1次。

(2)待所捕获的蚊虫胃血消化完毕后,冷冻处死,鉴定分类,将蚊虫置液氮保存待分离病毒。

3. 宿主动物(家猪)血清学监测 选择上一年11月以后出生、尚未经历乙脑流行期的仔猪10头作为观察对象,每头猪从流行季节前3个月至10月下旬每旬采耳静脉血1次,检测乙脑抗体。

4. 急性病毒性脑炎监测 在发生地县级及以上医院开展急性病毒性脑炎监测,所有诊断为急性病毒性脑炎的病例要按照疑似乙脑病例的要求,开展流行病学个案调查,采集血和(或)脑脊液标本,进行乙脑病毒分离与抗体检测。

六、调查报告撰写

调查报告撰写格式与要求见技术要点相关部分。

七、保障措施

应加强对卫生计生行政部门领导、疾控人员、临床医护人员等的培训、强化疫情调查的组织领导、落实应急处理物品和器械准备、加强乙脑监测工作督导和健康人群免疫水平监测等。

八、附件

流行性乙型脑炎监测病例个案调查表见表17-11,乙脑病例标本送检表见表17-12。

表 17-11 流行性乙型脑炎监测病例个案调查表

病例编码□□□□□□□□□□

1. 一般情况

1.1 传染病报告卡卡片编号*:_____

1.2 身份证号*:□□□□□□□□□□□□□□□□□□

1.3 报告日期*:20____年____月____日   □□□□/□□/□□

1.4 调查日期*:20____年____月____日   □□□□/□□/□□

1.5 患者姓名**:_____(患儿家长姓名:_____)

1.6 性　　别**: ①男　②女   □

1.7 出生日期**:_____年___月_____日   □□□□/□□/□□

1.7.1 (如出生日期不详,实足年龄 ** :_____年龄单位:□岁□月□天)　　　　　□□□

1.8 病人属于 ** :　　　　　　　　　　　　　　　　　　　　　　　　　　　　　　□

　　　(1)本县区　(2)本市其他县区　(3)本省其他地市　(4)外省　(5)港澳台　(6)外籍　□

1.9 患者职业 ** :　　　　　　　　　　　　　　　　　　　　　　　　　　　　　　□

　　　(1)幼托儿童　(2)散居儿童　(3)学生(大中小学)　(4)教师　(5)保育员及保姆　(6)餐饮食品业

　　　(7)商业服务　(8)医务人员　(9)工人　(10)民工　(11)农民　(12)牧民　(13)渔(船)民

　　　(14)干部职员　(15)离退休人员　(16)家务及待业　(17)其他　(18)不详

1.10 居住情况:(1)散居　(2)集体(托幼、学校、工地)　(3)流动人口　(4)其他　(5)不详　□

1.11 户籍地 ** :_____　　　　　　　　　　　　　　　　　　　　　　□

　　　①本县区户口　②本省其他县区户口　③外省户口　　　　　　　　　　　　　　□

　　1.11.1 若是非本县区户口,本县居住时间 * :　　　　　　　　　　　　　　　　　　□

　　　　　　①<25天　②≥25天,<3个月　③3~11个月　④≥1年

　　1.11.2 发病前25天内外出情况,及其外出范围 * :　　　　　　　　　　　　　　　　□

　　　　　　①到本市其他县　②到本省其他市　③到外省(标明)_____④本省+外省　⑤无外出史

1.12 联系人 ** :_____　联系电话:_____工作单位:_____

1.13 家庭现住址(详填) ** :_____省_____地(市)_____县(区)_____乡(镇、街道)_____村
(居委会)_____(门牌号)

2.发病情况

2.1 发病日期 ** :20____年____月____日(病原携带者填初检日期或就诊时间)　□□□□/□□/□□

2.2 就诊日期 * :20____年____月____日　　　　　　　　　　　　　　　　　□□□□/□□/□□

2.3 发病地点:_____

2.4 病例报告单位:_____

2.5 病例报告单位级别:①村级　②乡(镇)级　③县(区)级　④市(地)级　⑤省级　⑥其他　□

2.6 住院日期 * :20____年____月____日　　　　　　　　　　　　　　　　　□□□□/□□/□□

2.7 入院诊断 * :①疑似病例　②临床诊断病例　③实验室确诊病例　④其他　　　　　　□

2.8 临床诊断日期 ** :20____年____月____日　　　　　　　　　　　　　　　□□□□/□□/□□

2.9 临床分型 * :①轻型　②中型　③重型　④极重型　　　　　　　　　　　　　　□

2.10 出院日期 ** :20____年____月____日　　　　　　　　　　　　　　　　□□□□/□□/□□

2.11 死亡日期 ** 20____年____月____日　　　　　　　　　　　　　　　　□□□□/□□/□□

2.12 出院诊断 * :①临床诊断病例　②实验室诊断病例　③排除病例　④未定　⑤其他_____□

3.临床表现

3.1 临床症状

　3.1.1 起病急 * :①是　②否　③不详　　　　　　　　　　　　　　　　　　　　□

　3.1.2 发热 * :①有　②无　③不详　　　　　　　　　　　　　　　　　　　　　□

　　3.1.2.1 如有发热 * :①<39℃　②39℃~40℃　③>40℃　　　　　　　　　　□

　3.1.3 头痛 * ①剧烈　②轻微　③无　④年龄小,难以判断　⑤不详　　　　　　　　□

　3.1.4 头晕 * ①有　②无　③年龄小,难以判断　④不详　　　　　　　　　　　　　□

　3.1.5 腹痛 * ①有　②无　③年龄小,难以判断　④不详　　　　　　　　　　　　　□

　3.1.6 腹泻　①有　②无　③不详　　　　　　　　　　　　　　　　　　　　　　□

　3.1.7 恶心　①有　②无　③年龄小,难以判断　④不详　　　　　　　　　　　　　□

3.1.8　呕吐 *①有　②无　③不详　□

　　3.1.8.1　如有呕吐,喷射性呕吐 *①有　②无　③不详　□

3.1.9　精神萎靡 *①有　②无　③不详　□

3.1.10　易激惹①有　②无　③不详　□

3.1.11　嗜睡 *①有　②无　③不详　□

3.1.12　烦躁 *①有　②无　③不详　□

3.1.13　惊厥①有　②无　③不详　□

3.1.14　意识障碍 *①有　②无　③不详　□

3.1.15　抽搐 *①局部肌肉小抽搐　②反复抽搐　③反复或持续性强烈抽搐　④无　⑤不　□

3.1.16　呼吸衰竭 *①有　②无　③不详　□

3.1.17　循环衰竭 *①有　②无　③不详　□

3.2　临床体征

3.2.1　血压改变 *①升高　②降低　③正常　④不详　□

3.2.2　呼吸节律改变　①有　②无　③不详　□

3.2.3　瞳孔大小改变　①有　②无　③不详　□

3.2.4　脑膜刺激征 *①有　②无　③不详　□

3.2.5　前囟膨隆 *①有　②无　③不详　□

3.2.6　腹壁反射　①有　②无　③不详　□

3.2.7　提睾反射　①有　②无　③不详　□

3.2.8　病理反射 *

　　3.2.8.1　肌张力增强 *①有　②无　③不详　□

　　3.2.8.2　巴宾斯基征 *①有　②无　③不详　□

3.3　并发症 *

3.3.1　支气管肺炎 *①有　②无　③不详　□

3.3.2　肺不张 *①有　②无　③不详　□

3.3.3　败血症 *①有　②无　③不详　□

3.3.4　胃肠道出血 *①有　②无　③不详　□

3.3.5　尿路感染 *①有　②无　③不详　□

3.3.6　其他(请注明):　_____

4. 乙脑疫苗免疫史

4.1　乙脑疫苗接种史 *:①有　②无　③不详　□

4.2　接种依据 *:①接种证　②接种卡　③家长回忆　④其他　□

4.3　若接种,则疫苗种类 *:①减毒活疫苗　②灭活疫苗　③二者皆有　③不详　□

4.4　若接种过乙脑疫苗,则接种次数　□

　　①1次　②2次　③3次　④4次　⑤5次　⑥≥6次　⑦不详

4.5　乙脑疫苗接种时间 *:

　　4.5.1　乙脑灭活疫苗 *:

　　　　a.第1次接种时间:_____年___月___日　□□□□/□□/□□

　　　　b.第2次接种时间:_____年___月___日　□□□□/□□/□□

　　　　c.第3次接种时间:_____年___月___日　□□□□/□□/□□

　　　　d. 第 4 次接种时间：_____年____月____日　　　　　　　□□□□ / □□ / □□

　　　　e. 最后 1 次接种时间：_____年____月____日　　　　　□□□□ / □□ / □□

　4.5.2 乙脑减毒活疫苗[*]：

　　　　a. 第 1 次接种时间：_____年____月____日　　　　　　□□□□ / □□ / □□

　　　　b. 第 2 次接种时间：_____年____月____日　　　　　　□□□□ / □□ / □□

　　　　c. 第 3 次接种时间：_____年____月____日　　　　　　□□□□ / □□ / □□

　　　　d. 最后 1 次接种时间：_____年____月____日　　　　　□□□□ / □□ / □□

　4.5.3 未接种或未全程接种的主要原因　　　　　　　　　　　　　　　　　□

　　　　①未接到通知　②因病未种　③无接种人员　④家长拒绝　⑤经济原因　⑥<8 个月

　　　　⑦未到全程免疫时间　⑧其他_____

5. 实验室常规及辅助检查

5.1 血清检测

　5.1.1 <u>医院实验室检测用血清</u>[*]　①采集　②未采集　　　　　　　　　　□

　　5.1.1.1 采集时间[*]：20____年____月____日　　　　　　　　　□□□□ / □□ / □□

　　5.1.1.2 报告结果时间[*]：20____年____月____日　　　　　　　□□□□ / □□ / □□

　　5.1.1.3 白细胞计数（$\times 10^9$/L）[*]：_____　　　　　　　　　□□ . □

　　5.1.1.4 中性粒细胞比例（%）[*]：_____　　　　　　　　　□□ . □□

　　5.1.1.5 实验室检测方法[*]：　　　　　　　　　　　　　　　　　□

　　　　　　①酶联免疫吸附试验　②血凝抑制试验　③反向血凝抑制试验　④间接荧光试验

　　　　　　⑤抗体中和试验

　　5.1.1.6 乙脑特异性抗体 IgM[*]：　①阴性　②阳性　③可疑　④未做此项检查　□

　　5.1.1.7 乙脑特异性抗体 IgG[*]：　①阴性　②阳性　③可疑　④未做此项检查　□

　　　5.1.1.7.1 乙脑特异性 IgG 的效价：1:_____　　　　　　　□□□□

　5.1.2 <u>疾控机构检测用第 1 份血清</u>[*]　①采集　②未采集　　　　　　　　□

　　5.1.2.1 采集时间[*]：20____年____月____日（可与 5.1.1.1 相同）　□□□□ / □□ / □□

　　5.1.2.2 报告结果时间[*]：20____年____月____日　　　　　　　□□□□ / □□ / □□

　　5.1.2.3 实验室检测方法[*]　　　　　　　　　　　　　　　　　□

　　　　　　①酶联免疫吸附试验　②血凝抑制试验　③反向血凝抑制试验　④间接荧光试验

　　　　　　⑤抗体中和试验

　　5.1.2.4 乙脑特异性抗体 IgM[*]：　①阴性　②阳性　③可疑　④未检测　□

　　5.1.2.5 乙脑特异性抗体 IgG[*]：　①阴性　②阳性　③可疑　④未检测　□

　　　5.1.2.5.1 乙脑特异性 IgG 的效价[*]：1:_____　　　　　　□□□□

　5.1.3 <u>疾控机构检测用第 2 份血清</u>：　①采集　②未采集　　　　　　　　□

　　5.1.3.1 采集时间[*]：20____年____月____日　　　　　　　　　□□□□ / □□ / □□

　　5.1.3.2 报告结果时间[*]：20____年____月____日　　　　　　　□□□□ / □□ / □□

　　5.1.3.3 实验室检测方法[*]　　　　　　　　　　　　　　　　　□

　　　　　　①酶联免疫吸附试验　②血凝抑制试验　③反向血凝抑制试验　④间接荧光试验

　　　　　　⑤抗体中和试验

　　5.1.3.4 乙脑特异性抗体 IgM[*]：　①阴性　②阳性　③可疑　④未检测　□

　　5.1.3.5 乙脑特异性抗体 IgG[*]：　①阴性　②阳性　③可疑　④未检测　□

5.1.3.5.1 乙脑特异性 IgG 的效价 *：1：_____ □□□□

5.2 脑脊液检测 *　①采集　②未采集 □

　5.2.1 采集时间 *：20_____年____月___日 □□□□ / □□ / □□

　5.2.2 报告结果时间 *：20_____年____月___日 □□□□ / □□ / □□

　5.2.3 物理检测 *：①无色透明　②血性　③米汤样混浊　④微混　⑤其他 □

　5.2.4 生化检测

　　5.2.4.1 细胞数（正常值 0～15/μl）*：_____ □□□

　　5.2.4.2 蛋白（正常值＜0.45 g/l）*：_____ □.□

　　5.2.4.3 糖（mmol/L）*：①正常　②减少　③增高 □

　　　5.2.4.3.1 糖检测值：_____mmol/L □.□

　　5.2.4.4　氯化物（mmol/L）*：①正常　②减少　③增高 □

　　　5.2.4.4.1 氯化物检测值：_____mmol/L □□□

　　5.2.4.5 乙脑特异性抗体 IgM *：①阴性　②阳性　③可疑　④未检测 □

5.3 病毒分离：①开展　②未开展 □

　5.3.1 病毒分离标本①脑脊液　②第一份血液标本　③第二份血液标本 □

　5.3.2 病毒分离时间 *：20____年____月___日 □□□□ / □□ / □□

　5.3.3 病毒分离结果 *：①阴性　②阳性 □

　5.3.4 病毒鉴定结果：①Ⅰ　②Ⅱ　③Ⅲ　④Ⅳ　⑤待定 □

　5.3.5 聚合酶链反应（PCR）结果：_____　①阴性　②阳性　③未检测 □

6. 结论 *

6.1 最终病例分类 **　①疑似病例　②临床诊断病例　③实验室确诊病例　④排除病例　⑤未定 □

6.2 如为排除病例,依据为：

　　①腮腺炎病毒性脑炎　②柯萨奇病毒性脑炎　③单纯疱疹性病毒性脑炎　④急性播散性脑脊髓膜炎　⑤其他_____

　　被调查人（与患者关系）：_____　调查人：_____　调查单位：_____

　　（以下各项随访时填写）

7 随访结果 *

7.1 随访日期：20____年____月___日 □□□□ / □□ / □□

7.2 病情转归 *①痊愈　②好转　③有后遗症　④死亡　⑤其他_____ □

　7.2.1 意识障碍 *①嗜睡　②意识模糊　③昏睡　④昏迷　⑤无 □

　7.2.2 语言迟钝 *①有　②无　③年龄小,不能判断　④不详 □

　7.2.3 失语 *①有　②无　③年龄小,不能判断　④不详 □

　7.2.4 痴呆 *①有　②无　③不详 □

　7.2.5 瘫痪 *①有　②无　③不详 □

　7.2.6 扭转性痉挛 *①有　②无　③不详 □

　7.2.7 记忆力及理解减退 *①有　②无　③年龄小,不能判断　④不详 □

　7.2.8 耳聋 *①有　②无　③不详 □

　7.2.9 癫痫 *①有　②无　③不详 □

　7.2.10 吞咽困难 *①有　②无　③不详 □

　7.2.11 视神经萎缩 *①有　②无　③不详 □

7.2.12　流涎 *①有　②无　③不详　　　　　　　　　　　□

7.2.13　精神失常 *①有　②无　③不详　　　　　　　　　　□

7.2.14　其他 *_____

7.3　死亡原因 *①呼吸衰竭　②循环衰竭　③昏迷　④抽搐　⑤休克　　□
　　　　　　　⑥电解质紊乱　⑦其他_____

7.4　随访调查方式：　　　　　　　　　　　　　　　　　　　　　　□
①调查住院病人　②入户调查病人　③未见到病人,询问家人　④电话询问家人　⑤其他_____

调查人：_____

流行性乙型脑炎病例个案调查表填表说明

1. 请将所选择答案的序号写在题后的"□"内。

2. 凡是数字,均填写阿拉伯数字如:0、1、2、3、……。

3. 省、市、县国标码:为6位国标码(行政区划代码),前2位代表省,中间2位代表市,后2位代表县,该编码由县级疾控机构统一填写。如吉林省为220100。

4. 病例编号:共11位,前6位为县级国标码,7、8位表示病例发病年份,9～11位为县级单位的病例顺序编号。将编码依次填写在相应栏内。如001表示第1例病例。

5. 所有日期需填写到日,填写公历时间,如入院时间为2004年5月5日,则在相应的栏目中填写20040505;时间不详,则填写99999999,以下相同。

6. 报告日期:为县级疾控机构/乡卫生院防保科负责调查人员以任何形式(书面、电话或口头)收到病例报告的日期。

7. 出生日期:如果出生日期为农历,则应转换为公历日期。如果出生日期不详,则填写年龄或月龄。

8. 职业:如选择职业为①～⑨,则在填写时加0,如①填写01。

9. 病情转归一项中,"不详"指调查时失访病例。

10. 最后一次接种时间:指发病前最后一次接种乙脑疫苗的日期。

11. 2.5项中初诊单位如果是正规医院,应详细填写医院名称,如果是个体诊所,应注明详细地址。

12. 临床分型

轻型:发热,体温一般<39℃;头痛、呕吐、精神萎靡,神志清楚,无抽搐,病程7～10天。

普通型:发热,体温39～40℃;剧烈头痛、喷射性呕吐、烦躁、嗜睡、昏睡或浅昏迷,局部肌肉小抽搐,病程约2周。

重型:发热,体温>40℃;剧烈头痛、喷射性呕吐,很快进入昏迷,反复抽搐,病程约3周,愈后可留有后遗症。

极重型:起病急骤,体温于1～2天内上升至40℃以上,反复或持续性强烈抽搐,伴深昏迷,迅速出现脑疝及呼吸衰竭,病死率高,幸存者发生后遗症几率较高。

13. 调查表中"*"为必须填写项。

14. 标识"**"项与传染病报告卡填写项一致。

表 17-12　乙脑病例标本送检表

患者姓名：_____　医院名称：_____

地址：_____省(市)_____市(地)_____县(区)_____乡(镇/街道)_____村(居)

病例编码：_____　性别：_____　出生日期：___/___/___

住院日期：200____年____月____日

采集日期：200____年____月____日

已免疫次数：_____　最后一次免疫日期：_____年____月____日

采集标本单位：_____　(1)乡级　(2)县级　(3)市级　(4)省级

采集标本人姓名：_____

送检标本种类：_____　(1)脑脊液　(2)全血　(3)血清　(4)尸检组织

送检标本保存状态：_____　(1)液氮保存　(2)冰冻保存　(3)4~8℃保存　(4)未冷藏

标本送出日期200____年____月____日　送标本者姓名：_____

送检标本单位：_____

(以上各项由送检单位填写)

(以下各项由检测标本实验室填写)

实验室收到标本日期：200____年____月____日　收到标本者姓名：_____

标本运送情况及质量：

(1)未融化　(2)冰已融化或未加冰　(3)标本污染　(4)血清溶血　(5)其他_____

收到标本量：

脑脊液：_____ml

血液标本：第1份_____ml　第2份_____ml

其他：

注：①病例编码：应与个案调查表一致；

②病例、标本类型等有顺序号的项目在相应的顺序号上划√；没顺序号的在其他栏内写明；

③已免疫次数：免疫次数，包括常规免疫及应急接种等所有接种的总和；

④采集标本同时填写此表，并将标本贴上胶布用圆珠笔填写标签(切记不能用纸标签或钢笔填写以免遇水后脱落或模糊)，一起送实验室，每个病例一张；

⑤若不详及其他项目，请用文字说明

技术要点

1. 乙类传染病

2. 潜伏期　为4~21天，一般为10~14天

3. 病原学　只有1个血清型，抗原性比较稳定

4. 流行病学　人畜共患，隐性感染多。猪是重要传染源，经蚊虫叮咬及吸血传播，人群普遍易感，主要在亚洲热带和亚热带地区流行，发病高峰为夏秋季，10岁以下儿童发病最高

5. 临床表现　急性起病，发热、头痛、喷射性呕吐，意识障碍等中枢神经系统症状，严重者致死或残留后遗症，再次发病者极为罕见

　　6. 个案报告　24 小时

　　7. 突发事件相关信息　1 周内,同一乡镇、街道等发生 5 例及以上乙脑病例,或者死亡 1 例及以上的需在突发公共卫生事件报告管理信息系统上进行突发公共卫生事件相关信息的网络直报

　　8. 现场调查　了解发病前 25 天内是否到过乙脑流行地区、蚊虫叮咬史、乙脑疫苗接种史等。6 个月后进行随访

　　9. 样品采集和运输脑脊液 2ml,血液 4ml,-20℃保存

　　10. 实验室检查　ELISA、微量中和实验等检测

　　11. 防控措施　积极救治病人、加强媒介控制、开展疫情监测、预防接种或应急接种

　　12. 特异性措施　疫苗

　　13. 健康教育　宣传乙脑防控知识,鼓励自觉接种疫苗

【思考题】

一、不定项选择题

1. 我国是乙脑高流行区,流行地区分布与(　　)分布密切相关。

　　A. 蚊虫　　　　　　　　B. 苍蝇　　　　　　　　C. 老鼠

　　D. 猪　　　　　　　　　E. 飞禽

2. 乙脑病毒(　　)

　　A. 属黄病毒科　　　　　B. 是一种球形单链 RNA 病毒

　　C. 有 3 个血清型　　　　D. 抗原性稳定　　　　　E. 抗原性不稳定

3. 乙脑主要经蚊虫叮咬及吸血传播。(　　)是主要的传播媒介。另外蠓和螨也可能是乙脑的传播媒介。

　　A. 三带喙库蚊　　　　　B. 按蚊

4. 人群普遍易感,但<10 岁儿童最易感。感染后绝大多数呈无症状的隐性感染,仅有极少数发病。其显性与隐性感染的比例为(　　)

　　A. 1:15 ~ 1:1000　　　　　　　　　　B. 1:20 ~ 1:1000

　　C. 1:25 ~ 1:1000　　　　　　　　　　D. 1:30 ~ 1:1000

5. 媒介蚊虫监测内容包括(　　)

　　A. 种类　　　　　　　　B. 数量　　　　　　　　C. 分布

　　D. 雌雄　　　　　　　　E. 季节消长

二、简答题

1. 乙脑临床表现。

2. 乙脑传染源。

3. 乙脑疫苗如何接种。

参考答案

一、不定项选择题

1. A；2. ABCD；3. A；4. C；5. ABCDE

二、简答题

1. 以急性起病，发热、头痛、喷射性呕吐，发热 2～3 天后出现不同程度的意识障碍，重症患者可出现全身抽搐，强直性痉挛或瘫痪等中枢神经系统症状，严重者致死，个别重症患者残留后遗症。典型病例可经过初热期、极期、恢复期后恢复。临床上一般分为轻型、普通型、重型和极重型。乙脑是一种人畜共患的传染病，属于蚊类媒介传播的自然疫源性疾病，人感染后绝大部分呈隐性感染，仅少数人发病。

2. 人血中病毒数量较少，病毒血症很快消失，不是乙脑的主要传染源。自然界中有 60 多种动物可感染乙脑病毒，尤其是猪感染数量多，感染率高，病毒血症期长，又属单年生长动物，更新率快，感染高峰期比人类流行高峰期早 1～2 个月，为主要传染源。

3. 我国已将乙脑疫苗纳入扩大国家免疫规划，目前使用的乙脑疫苗有灭活疫苗和减毒活疫苗两种，各地可根据情况决定接种疫苗的种类。免疫程序为乙脑减毒活疫苗接种 2 剂次，儿童 8 月龄和 2 周岁各接种 1 剂次。乙脑灭活疫苗接种 4 剂次，儿童 8 月龄接种 2 剂次，2 周岁和 6 周岁各接种 1 剂次。

第三节 流行性出血热

流行性出血热又称肾综合征出血热，是由汉坦病毒感染引起的一种自然疫源性疾病，鼠类为其主要的自然宿主和传染源。我国是受汉坦病毒感染危害最为严重的国家，目前我国除青海省尚无本地病例外，其他省（直辖市、自治区）均有病例发生。

一、概述

(一)病原学

流行性出血热病毒（EHFV）属布尼亚病毒科的汉坦病毒属。中和试验可将其分为 6 个血清型：Ⅰ型（黑线姬鼠型）、Ⅱ型（家鼠型或大鼠型）、Ⅲ型（棕背鼠型）、Ⅳ型（田鼠型）、Ⅴ型（黄颈姬鼠型）、Ⅵ型（小鼠型或小家鼠型）。我国流行的血清型为Ⅰ型和Ⅱ型。出血热病毒对一般消毒剂十分敏感，加热 56℃ 30 分钟或煮沸 1 分钟即可杀灭。

(二)临床表现

潜伏期 4～46 天，一般 7～14 天，以 2 周多见。出血热临床表现错综复杂。典型临床表现有发热，可伴有乏力、恶心、呕吐、腹痛及腹泻等消化道症状。有面、颈和胸部潮红（"三红"）的出血等毛细血管损害表现，酒醉貌，头痛、腰痛和眼眶痛（"三痛"），球结膜充血、水肿，皮肤有出血点。

(三)流行病学

1. **传染源** 在我国流行性出血热的主要宿主动物和传染源有野栖的黑线姬鼠，以家栖为主的褐家鼠和大白鼠。病人早期的血液和尿中含有病毒，虽然有个别病人经接触后感染本病,但病人不是主要传染源。

2.传播途径 传播途径为呼吸道传播、消化道传播、接触传播、母婴传播、虫媒传播。

3.易感人群 人群普遍易感,本病隐形感染率为 2.5%~4.3%。

4.流行特征 本病多见于男性青壮年农民、工人,其他人群也有发病。流行地区主要在亚洲,其次是欧洲和非洲,美洲病例较少。目前世界上 31 个国家和地区有此疾病流行,我国疫情最重。本病全年散发,野鼠型发病高峰多在秋季,从 10 月到次年 1 月,少数地区春夏间有一发病小高峰。家鼠型主要发生在春季和夏初,从 3 月到 6 月。其季节性表现与鼠类繁殖、活动及与人的活动接触有关。

(四)诊断标准

根据《流行性出血热诊断标准》(WS278—2008),结合流行病学史、临床表现和实验室检查等进行诊断。出血热诊断原则:

1.疑似病例 发病前 2 个月内有疫区旅居史,或发病前 2 个月内与鼠类或其排泄物(粪、尿)、分泌物等有直接或间接接触史或可疑接触史。同时临床表现有发热,可伴有乏力,恶心、呕吐、腹痛及腹泻等消化道症状。或(和)有面、颈和胸部潮红("三红")的出血等毛细血管损害表现,酒醉貌,头痛、腰痛和眼眶痛("三痛"),球结膜充血、水肿,皮肤有出血点,重者可有腔道出血,且不支持其他发热性疾病诊断者。

2.临床诊断病例 疑似病例,同时具备:①低血压休克;②尿蛋白、镜下或肉眼血尿,尿中膜状物;③少尿或多尿等肾脏损害,典型病程分为发热期、低血压休克期、少尿期、多尿期和恢复期;④血常规发热期外周血白细胞计数增高和血小板减少,出现异型淋巴细胞,血液浓缩(低血压休克期)或血液稀释(少尿期);⑤尿常规尿蛋白阳性,可出现镜下血尿、管型尿,可有肉眼血尿和尿中膜状物,尿沉渣中可发现巨大的融合细胞;⑥血生化检查血肌酐、尿素氮升高。以上 6 项中至少一项者。

3.确诊病例 临床诊断病例或疑似病例,同时具备:①血清特异性 IgM 抗体阳性;②恢复期血清特异性 IgG 抗体滴度比急性期有 4 倍以上增高;③从病人标本中检出汉坦病毒 RNA;④从病人标本中分离到汉坦病毒。以上 4 项中至少一项者。

(五)治疗原则

本病的治疗以综合治疗为主。早期发现、早期休息、早期治疗和就近治疗原则,仍为本病最好的治疗方法。早期需要抗病毒治疗,中晚期则针对其病理生理改变进行对症处理。在疾病的治疗中始终注意掌握好液体疗法,是成功的关键。

二、发现与报告

(一)发现

通过常规疫情监测、疾病监测系统等渠道发现病例和疫情。

(二)个案报告

各级各类医疗机构或责任报告人发现流行性出血热疑似病例、临床诊断病例和确诊病例,按属地管理原则,应于 24 小时内通过传染病疫情监测信息系统进行报告。

(三)事件报告

1.报告标准 根据《国家突发公共卫生事件相关信息报告管理工作规范(试行)》规定

内容进行报告。

(1)相关信息报告:1周内,同一自然村寨、社区、建筑工地、学校等集体单位发生5例(高发地区10例)及以上流行性出血热病例,或者死亡1例及以上。

(2)事件报告

重大突发公共卫生事件(Ⅱ级):疫情波及2个以上县(市),1周内发病水平超过前5年同期平均发病水平2倍以上。

较大突发公共卫生事件(Ⅲ级):1周内在1个县(市)行政区域内,流行性出血热发病水平超过前5年同期平均发病水平1倍以上。

一般突发公共卫生事件(Ⅳ级):由县区级卫生计生行政部门确认。

2. **报告时限和程序** 获得突发公共卫生事件相关信息的责任报告单位和责任报告人,应当在2小时内以电话或传真等方式向属地疾控机构报告,具备网络直报条件的同时进行网络直报。不具备网络直报条件的责任报告单位和责任报告人,应采用最快的通信方式将"突发公共卫生事件相关信息报告卡"报送属地疾控机构,疾控机构接到"突发公共卫生事件相关信息报告卡"后,应对信息进行审核,确定真实性,2小时内进行网络直报,同时以电话或传真等方式报告同级卫生计生行政部门。

3. **报告内容** 包括事件名称、事件类别、发生时间、地点、涉及的地域范围、人数、主要症状与体征、可能的原因、已经采取的措施、事件的发展趋势、下一步工作计划等。整个事件发生、发展、控制过程中信息还应形成初次报告、进程报告、结案报告。

三、现场调查

(一)个案调查

调查病人基本情况;本次发病情况,临床症状及体征;实验室血、尿常规检测、血生化检查,特异性抗体检测结果;流行病学史等。调查同时填写"流行性出血热个案调查表"(表17-13)。

(二)暴发疫情调查

1. **组织与准备** 疫情发生地的疾控机构应在接到疫情报告后立即开展现场流行病学调查,及时采取相应预防控制措施,并将调查结果及时向同级卫生计生行政部门和上级疾控机构报告。根据需要,可请求上级部门给予技术支持和指导。调查单位应迅速成立现场调查组,制定流行病学调查计划,明确调查目的、调查组人员组成,确定成员的任务及职责。调查组成员一般包括有关领导、流行病学、实验室、临床医学、消杀、健康教育等领域专业人员及其他相关人员等。根据疫情的规模和实际需要,携带必要的调查、取证、采样设备,消毒物品和相关书籍、调查表格等。

2. **调查内容与方法**

(1)核实诊断

病例核实:对报告的病例按照出血热个案调查表的要求,逐项进行调查,及时采集病人(疑似病人)急性期血清和(或)恢复期血清,进行实验室检测,按照出血热诊断标准进行病例的核实。

疫情核实:了解疫区近期有无类似病例发生,并对发现的可疑病例进行个案调查,对所有病人进行血清学或病原学检测。

(2)分布特点调查:查明本次疫情的分布情况,包括地区、年龄、性别、职业、发病率、病死率、死亡率等,确定疫情发生的范围和流行特点。

(3)基本情况调查

1)详细调查疫区人口资料、患者及居民居住环境、自然地理景观、气象资料等流行因素。

2)了解疫区的既往疫情情况和流行强度。

3)了解疫区出血热宿主动物的种类、分布、密度及感染情况。

(4)宿主动物调查:在居民区(患者居住地及周围)和野外500m内,用夹夜法(晚放晨收)进行宿主动物种类、密度调查,野外以行距30~50m,间距5m布夹,布夹数不少于300只;室内以每间约15m²布夹1只,布夹数不少于100只。将捕获的宿主动物,数量各不少于50只(捕鼠方法不限),采集鼠肺、鼠血,保存于液氮罐中,带回实验室进行检测,掌握鼠带毒情况,了解宿主动物感染状况。

(5)人群感染状况调查:采集疫区内健康人群血标本50~100份,分离血清,进行抗体水平的检测,了解人群感染状况。

(6)流行因素调查:调查疫区中的自然条件(如自然灾害、降雨量、温度、湿度、地形地貌、植被等)、人群居住条件和环境卫生、卫生设施、卫生习惯等,分析流行的自然因素和社会因素。

(7)建立并验证病因假设:根据现场调查、实验室获得的信息,病例三间分布的特征,形成有关突发疫情原因的初步假设。并通过进一步的流行病学研究分析加以验证。

(8)现场处理:在进行流行病学调查的同时,全面开展现场处理和控制工作,如开展灭鼠活动;开展爱国卫生运动,清理垃圾和鼠类、螨类孳生场所;根据疫情情况开展预防接种工作。

四、实验室检测

(一)样品采集

采集病人静脉血3ml移入无抗凝剂的无菌螺口管,室温静置30分钟使之凝集,分离血清备用。

(二)样本保存及运输

保存:分离血清后置 -20℃保存。

运输:保证样品运送所需温度的方法。为维持4~8℃,运送盒中围绕第二层容器至少要填充4个冰袋,可维持冷藏2~3天。

(三)样本检测

应用免疫荧光方法、ELISA或胶体金标记试纸条方法,检测血清中出血热特异性IgM、IgG,进行血清学检测。

五、防控措施

(一)灭鼠防鼠

按照原卫生部出血热防治工作的有关要求进行灭鼠。灭鼠时,力争迅速降低鼠密度,减少鼠间接触频度,方可有效降低其带毒鼠的数量。要求将鼠密度常年控制在3%以下,力争达到1%以下。同时,也可视具体情况,采取填埋鼠洞等措施消除鼠类孳生、繁殖场所。

(二)切断传播途径

1. 进行环境整治,清除垃圾等鼠类栖息场所,打谷场、柴草堆应远离住房。

2. 搞好食品卫生,做好食物的保管,粮食、蔬菜要妥善保藏,防止被鼠污染,切断鼠类食物来源。

3. 灭螨　对床铺、草垫、地面、室外草丛、柴草堆等处采用药物灭螨。

(三)保护易感人群

1. 健康教育　利用各种媒体等宣传手段,在发生疫情的地区,开展出血热防病知识的宣传,增强群众防病和参与防治的意识。内容包括:出血热的临床表现,患病原因和防治基本知识;流行性出血热可防、可治,树立信心;积极主动配合灭鼠防鼠工作;加强个人防护,不随意掏鼠洞,不接触老鼠,不吃可能被老鼠污染的食物,野外作业时注意防鼠等。

2. 应急接种　对疫区内的高危人群实施预防接种,重点接种对象为16～60岁人群,接种率应达80%以上,防止疫情蔓延。

(四)日常监测

按监测方案要求,及时、准确的对临床诊断病例进行个案调查,数据录入,按规定的时限上报省(市)疾控中心。负责病例标本的采集、检测、上送;承担宿主动物种群、密度的监测工作和宿主动物标本的采集,并及时将采集的标本送省级疾控中心进行检测。宿主动物监测完成后,在15天内上报省疾控中心;负责暴发疫情的调查处理。

(五)应急监测和日报零报

在疫情暴发和流行期间实行日报制度,每天分析疫情的动态,为疫情的控制和评价提供科学依据。

(六)健康教育和风险沟通

风险沟通是政府部门、专业机构、公众和媒体之间建立的理性沟通桥梁。每一次突发公共卫生事件的发生,都涉及信息传播。在事件处置过程中,适时公布恰当的信息是卫生应急工作者有效处置突发公共卫生事件的重要措施之一。以事实为依据,以共识为原则,有效进行沟通,可以减轻事件中受影响个体和公众的恐慌,可以减少和规避风险,平息不良影响,控制和消除突发公共卫生事件的危害。

实施步骤:①确定主要沟通对象和需求;②选择有效沟通方式;③制定公众风险沟通的核心信息。

(七)加强在疫源地建设大型工程项目的卫生防疫管理

流行性出血热是自然疫源性疾病,在自然疫源地和可能是自然疫源地的地区进行的大型建设工程项目,各地卫生计生机构要对施工环境进行卫生学评价,并根据调查结果,提出处理意见,采取必要的卫生防病措施,以防止流行性出血热的发生和流行。

六、控制效果评价

(一)灭鼠效果评价

灭鼠效果考核的指标为灭鼠率。灭鼠前后,用夹夜法(≥100夹次)调查鼠密度,灭鼠率应当达到90%以上。同时尽量检测鼠带病毒和感染情况。要结合每年发病分析,综合评价灭鼠防病效果。

$$灭鼠率＝(灭鼠前鼠密度 - 灭鼠后鼠密度)/ 灭鼠前鼠密度$$

(二)预防接种效果评价

在流行区以乡为单位,疫苗接种覆盖率应达 80％以上。

(三)发病率下降

采取控制措施后,发病率较去年同期或前期明显下降。

(四)环境治理良好

清理了垃圾,铲除了杂草,保持良好的环境卫生。

七、调查报告撰写

调查报告撰写格式与要求见技术要点相关部分。

八、保障措施

(一)人员保障

根据疫情应急处理工作的实际需要和事件的级别,组建现场疫情处理小组,小组一般应由流行病学、实验室、消杀等领域专业人员组成,要设立负责人,组织协调整个调查组在现场的调查工作,各成员明确任务和职责。

(二)培训和演练

组织疾控人员、临床医护人员等进行相关培训,培训内容涉及流行病学、实验室检测技术、临床诊断等方面的新技术和新方法。同时根据防制工作需要,开展专项应急处置演练。

九、附件

流行性出血热个案调查表见表 17-13,宿主动物调查统计报表见表 17-14,宿主动物感染情况报表见表 17-15,病原学检测结果一览表见表 17-16。

表 17-13　流行性出血热个案调查表

国标码□□□□□□

病例编码□□□□

1. 一般情况

1.1 病人姓名

1.2 性别 (1)男 (2)女 □

1.3 年龄 (岁) □

1.4 民族 (1)汉 (2)少数民族 □

1.5 工作单位_____

1.6 职业 (1)农民 (2)民工 (3)渔民 (4)工人 (5)学生 (6)干部职员 (7)医务人员
　　　　 (8)家务及待业 (9)不详 □

1.7 详细地址_____县(市、区)_____镇(乡)_____村(街道)_____号

1.8 发病日期_____年____月____日

1.9 发病地点_____省_____市_____县_____乡(镇)_____村(街)

1.10 确诊日期_____年___月___日

1.11 确诊单位_____

2. 主要症状体征

2.1 发热天数 □

2.2 最高体温(℃) □.□

2.3 疼痛部位 (1)头痛 (2)腰痛 (3)眼眶痛 □□□

2.4 消化道症状 (1)腹泻 (2)恶心 (3)呕吐 □□□

2.5 皮肤潮红 (1)面 (2)颈 (3)胸 □□

2.6 眼结膜充血水肿 (1)有 (2)无 □□□□

2.7 皮肤出血部位 (1)腋下 (2)上臂 (3)胸部 (4)其他 □□□

2.8 出血点形态 (1)散在 (2)条状 (3)瘀斑 (4)其他 □□□

2.9 黏膜出血部位 (1)口腔 (2)眼结膜 (3)鼻腔 □□□□

2.10 其他出血情况 (1)血尿 (2)便血 (3)呕血 (4)咯血 □□

2.11 低血压天数_____

2.12 最低血压_____mmHg

2.13 少尿天数_____:_____

2.14 尿液检查 (1)尿膜状物 (2)尿沉渣红细胞 (3)白细胞 (4)管型 □

2.15 第_____病日白细胞计数最高 最高数量_____×10⁹/L

2.16 第_____病日血小板计数最高 最高数量_____

2.17 第_____病日血清 IgG 阳性 1:____ 检测方法_____

2.18 第_____病日血清 lgM 阳性 1:____ 检测方法_____

2.19 确诊病名_____ 疑诊病名_____

2.20 临床型 (1)危重型 (2)重型 (3)中型 (4)轻型 (5)非典型

2.21 血清型 (1)汉滩病毒型 (2)汉城病毒型 (3)未定型出院

2.22 出院_____年___月___日

2.23 死亡_____年___月___日

3. 接触史

3.1 发病前 2 个月内是否外出 (1)是 (2)否 □

3.2 是否接触过鼠或鼠类污染物 (1)是 (2)否 □

4. 疫苗接触情况

接种疫苗种类_____型别_____,初次接种_____年___月___日,针次_____加强免疫_____年___月___日

5. 小结

诊断_____

可能的传染源_____

可能的感染场所_____

可能的传播途径_____

调查者单位:_____ 调查者:_____

审查者:_____ 调查时间:_____年___月___日

表 17-14 宿主动物调查统计报表

调查点名称：_____

捕鼠时间：_____年____月____日

捕鼠地点：□居民区 □野外

收夹数：

捕鼠总数：

总鼠密度：

主要鼠种及构成情况

鼠种	鼠数	构成（%）
黑线姬鼠		
褐家鼠		
大林姬鼠		
小家鼠		
黑线仓鼠		
大仓鼠		
黄毛鼠		
黄胸鼠		

填表时间：_____   填表人：_____

单位(盖章)：_____

表 17-15 宿主动物感染情况报表

调查点名称：_____

捕鼠时间：_____年____月____日

捕鼠地点：□居民区　□野外

收夹数：

捕鼠总数：_____只

感染率：____%

主要鼠种及感染情况

鼠种	鼠数	抗原阳性数	抗体阳性数	阳性率（%）
黑线姬鼠				
褐家鼠				
大林姬鼠				
小家鼠				
黑线仓鼠				
大仓鼠				
黄毛鼠				
黄胸鼠				

填表时间：_____　　　　　填表人：_____

单位（盖章）：_____

表 17-16 病原学检测结果一览表

调查点名称：_____

标本编号	标本类型	采集日期	采集人	检测结果			型别	检测日期	检测人
				核酸检测	病毒分离	序列测定			

填表时间：_____   填表人：_____

单位(盖章)：_____

技术要点

1. 乙类传染病

2. 潜伏期 4~46 天,一般 7~14 天,以 2 周多见

3. 临床特点 头痛、眼眶痛、腰痛("三痛"),面、颈、上胸部充血潮红("三红"),肾脏损害

4. 治疗 抗病毒,对症

5. 流行病学特点 人群普遍易感,黑线姬鼠为主要传染源,接触传播,四季都可发病

6. 个案报告 24 小时内上报个案

7. 突发事件报告及分级 1 周内,同一自然村寨、社区、建筑工地、学校等集体单位发生 5 例(高发地区 10 例)及以上流行性出血热病例,或者死亡 1 例及以上即应作为一起突发公共卫生事件相关信息进行报告

8. 现场调查 ①病例搜索:病人;②居民居住环境,自然环境,宿主动物

9. 标本的采集和运送 人血标本,鼠肺标本,检测抗体,A 类包装运送

10. 实验室检测 抗体,PCR,病毒分离培养

11. 防控措施 灭鼠防鼠,灭螨

12. 特异性预防控制措施 疫苗

13. 健康教育 灭鼠防鼠,野外作业时个人防护

14. 废弃物处理 用含氯消毒液,60℃加热

【思考题】

一、单选题

1. 肾出血热综合征最易侵犯的器官是（　　　　）
    A. 肾　　　　　　　　B. 肝　　　　　　　　C. 心　　　　　　　　D. 肺
2. 关于肾出血热综合征患者发热与病情的关系描述正确的是（　　　　）
    A. 随发热好转，全身症状逐渐减轻　　　　　B. 体温逐渐好转，全身症状反加重
    C. 发热期全身症状最重　　　　　　　　　　D. 发热与症状关系不大
3. 对于肾出血热综合征患者实验室检测血清特异性 IgM 抗体阳性，恢复期血清特异性 IgG 抗体滴度比急性期有（　　　　）倍以上增高就有诊断学意义。
    A. 2　　　　　　　　　B. 4　　　　　　　　　C. 8　　　　　　　　　D. 16
4. 根据《国家突发公共卫生事件相关信息报告管理工作规范（试行）》规定，肾出血热综合征患者 1 周内，同一自然村寨、社区、建筑工地、学校等集体单位发生（　　　　）及以上流行性出血热病例，或者死亡 1 例及以上，进行相关信息报告。
    A. 5 例　　　　　　　　　　　　　　　　　B. 5 例（高发地区 10 例）
    C. 10 例　　　　　　　　　　　　　　　　　D. 1 例（高发地区 5 例）
5. 流行性出血热"三痛"是指（　　　　）
    A. 头痛、眼眶痛、骨关节疼痛　　　　　　　B. 腹痛、腰痛、骨关节痛
    C. 头痛、腰痛、眼眶痛　　　　　　　　　　D. 腹痛、骨关节痛、肌痛

二、简答题

1. 肾出血热综合征的三大主症。
2. 肾出血热综合征的主要传染源和传播途径。
3. 简述流行性出血热的典型临床表现要点。

参考答案

一、单选题

1. A；2. B；3. B；4. B；5. C

二、简答题

1.（1）发热急起发热，伴畏寒，体温在 1～2 日内升至 39～40℃。

（2）出血包括早期皮肤、黏膜的出血及以后的腔道、内脏出血。皮肤出血从点、条、索条状到斑片状不等，腔道、内脏出血者病情较严重。

（3）肾脏损害在 2～3 病日出现，尿常规可有蛋白、细胞，重者有各种细胞成分及管型、膜状物，甚至尿毒症表现。

2. 传染源：主要有黑线姬鼠和褐家鼠。

传播途径：为多途径传播。

（1）接触传播：与宿主动物及其排泄物（尿、粪）、分泌物（唾液）接触，或被带毒动物咬伤，病毒经污染皮肤或黏膜伤口感染。

(2)呼吸道传播:吸入被宿主动物带病毒排泄物污染的气溶胶而感染。

(3)消化道传播:食入被宿主动物带病毒排泄物、分泌物污染的食物而感染。

3. 发热期:全身中毒症状、"三痛"征、毛细血管损害表现、肾损害表现。

血压休克期:血压下降、脉搏增快等休克表现。

少尿期:以尿毒症症状为突出表现,可出现高血压容量综合征的临床表现。

多尿期:尿量逐渐增加,根据尿量和氮质血症情况分三期为移行期、多尿早期、多尿后期。

恢复期:症状、尿量及实验室检查指标逐渐恢复正常。

第四节 疟 疾

疟疾是一种严重危害人体健康的乙类传染病,它主要是通过蚊虫叮咬人体传播,寄生在人体组织器官和红细胞内的一种寄生虫病。本病的主要传染源为外周血液中有配子体的人,包括疟疾病人及带虫者,人体对各种人类疟原虫普遍易感。

一、概述

(一)疟原虫生活史

疟原虫是疟疾的病原体。人体疟原虫有 4 种:间日疟原虫、恶性疟原虫、三日疟原虫和卵形疟原虫。在我国间日疟较常见,恶性疟次之。

疟原虫的发育和繁殖,必须通过脊椎动物与昆虫媒介两个宿主。人体疟原虫的宿主是人和按蚊。疟原虫在人体分别寄生于肝实质细胞和血液中的红细胞内进行无性生殖,在蚊体内则寄生于蚊胃进行有性生殖的配子生殖和孢子增殖,最后积聚于唾腺。

当感染有疟原虫并发育成子孢子的雌性按蚊刺吸人血时,子孢子侵入肝实质细胞内,形成组织型裂殖体,裂殖体成熟后,引起肝细胞破裂,进入血液循环,侵入红细胞,开始红细胞内期的裂体增殖发育,裂殖体成熟,红细胞破裂,逸出裂殖子,又可侵入正常红细胞,再继续进行裂体增殖,呈周期性循环。经过几次裂体增殖后部分裂殖子进入红细胞不再进行裂体增殖,而发育成雌、雄配子体;按蚊刺吸有成熟配子体血液后,疟原虫在蚊体内继续发育成子孢子,完成有性生殖过程。

(二)临床表现

疟疾是以周期性发冷、发热、出汗等症状和脾大、贫血等体征为特点的寄生虫病,发作多始于中午前后至晚 9 点以前,偶见于深夜。

1. 间日疟 间日疟有长短潜伏期,短者为 12 ~ 30 天,长者可达 1 年左右。发作初期,患者感觉发冷,甚至寒战,常需盖被子,此时体温已开始上升,发热持续数小时后病人自觉热不可耐,继而出现不同程度的出汗。随着汗出,病人的体温迅速下降,各种症状逐渐消失,仅感疲乏,常被误认为好转,但上述症状隔一天又出现,尤其在最初几次发作,呈现较为典型的周期性,临床表现一次比一次严重。经适当治疗后,预后颇佳。

2. 恶性疟 恶性疟潜伏期为 11 ~ 16 天,多起病急,无寒战,出汗期不明显,且热型不规则,持续高热,发热期往往长达 20 ~ 36 小时以上,前后两次发作的间歇较短。恶性疟一般间隔 24 ~ 48 小时发作一次,在前后两次发作的间歇期,患者体温可不恢复正常。恶性疟可在短时期内使患者出现中毒、贫血症状并造成多器官损害,如未及时治疗或治疗不当易发展为重症疟疾,甚至脑型疟而死亡。

(三)流行病学

1. 传染源 现症病人和疟原虫携带者,当其末梢血液中存在配子体时即具有传染性,成为传染源。

2. 传播途径

(1)蚊传疟疾:经蚊虫叮咬皮肤为疟疾主要传播途径。按蚊是传播疟疾的唯一媒介,在我国传疟媒介主要有中华按蚊、嗜人按蚊、微小按蚊和大劣按蚊4种。

(2)输血疟疾:一些低疟原虫血症者虽常规血片检查阴性,但输血后仍可使受血者感染发病。此种感染者无红细胞外期,受染后潜伏期短。

(3)胎传疟疾:带虫或患疟的孕妇疟原虫可通过有损伤的胎盘进入胎儿,或在围生期通过羊水、产道损伤进入有损伤的胎儿体内,引起早产、流产、死产或新生儿疟疾。

3. 易感性和免疫力 除了具有某些遗传特质的人群,不同种族、性别、年龄和职业的人,对4种疟原虫都易感。

4. 流行特征 疟疾分布广泛,主要流行在热带、亚热带,其次为温带。这主要是因为疟疾流行与生态环境及媒介生物因素关系密切,温度高于30℃或低于16℃则不利于疟原虫在蚊体内发育,适宜的温度、湿度、雨量有利于按蚊孳生,因此北方疟疾有明显季节性,而南方常终年流行。我国除云南、海南两省为间日疟和恶性疟混合流行外,其他地区主要以间日疟流行为主。通常全年都有发病,我国的发病高峰多在7~9月。

(四)诊断标准

根据《疟疾诊断标准》(WS259—2015),疟疾诊断原则:

根据疟疾疫区住宿史,发冷、发热、出汗等临床症状周期性发作,贫血及脾肿大等体征,以及病原学检查、血清免疫学检查等结果,予以诊断。

1. 无症状感染者 无临床症状,同时显微镜检查血涂片查见疟原虫或疟原虫抗原检测阳性或疟原虫核酸检测阳性。

2. 临床诊断病例 有流行病学史,同时具备下列之一者即可诊断:

(1)典型临床表现:呈周期性发作,每天或隔天或隔两天发作一次。发作时有寒战、发热、出汗等症状。发作多次后可出现脾大和贫血。

(2)不典型临床表现:有发热、发冷、出汗等症状,但热型和发作周期不规律。

3. 确诊病例 临床诊断病例,同时符合下列一项时即可诊断:

(1)显微镜检查血涂片查见疟原虫。

(2)疟原虫抗原检测阳性。

(3)疟原虫核酸检测阳性。

(五)治疗原则

1. 抗疟药使用原则 抗疟药的使用应遵循安全、有效、合理和规范的原则。以下治疗剂量均为成人标准,儿童剂量按体重或年龄递减。为保证疟疾病人全程规范服药,要求各级基层医疗卫生机构加强对病人服药的督导,做到送药到手,看服到口,服完再走,一日一送,连续8天,确保病人全程服药。并对病人抗疟药品服用情况进行登记,由患者本人签名确认。

2. 用药方案

(1) 间日疟的治疗

氯喹加伯氨喹：氯喹口服总剂量 1200mg。第 1 日 600mg 顿服，或分 2 次服，每次 300mg；第 2、3 日各服 1 次，每次 300mg。伯氨喹口服总剂量 180mg。从服用氯喹的第 1 日起，同时服用伯氨喹，每日 1 次，每次 22.5mg，连服 8 日。

或派喹加伯氨喹，或复方青蒿素类药物加伯氨喹。

此疗法也可用于卵形疟的治疗。

(2) 恶性疟的治疗（选用以下一种方案）

1) 青蒿琥酯阿莫地喹片：口服总剂量 6 片，分 3 日口服。

2) 双氢青蒿素哌喹片：口服总剂量 8 片，首剂 2 片，首剂后 6~8 小时、24 小时、32 小时各服 2 片。

3) 磷酸咯萘啶：口服总剂量 1200mg，分 3 日口服。

4) 青蒿素派喹片：口服总剂量 4 片，首剂 2 片，24 小时后再服 2 片。

(3) 重症疟疾的治疗（选用以下一种方案）

1) 蒿甲醚注射剂：肌注每日 1 次，每次 80mg，连续 7 日，首剂加倍。病情严重时，首剂给药后 4~6 小时可再肌注 80mg。

2) 青蒿琥酯注射剂：静脉注射每日 1 次，每次 60mg，连续 7 日，首剂加倍。病情严重时，首剂给药后 4~6 小时，可再静脉注射 60mg。

采用上述两种注射疗法治疗，患者病情缓解并且能够进食后，改为选用恶性疟治疗方案，再进行一个疗程治疗。

3) 咯萘啶注射剂：肌注或静脉滴注，总剂量均为 480mg。每日 1 次，每次 160mg，连续 3 日。需加大剂量时，总剂量不得超过 640mg。

(4) 孕妇疟疾治疗：孕妇患间日疟可采用氯喹治疗。孕期 3 个月以内的恶性疟患者可选用哌喹，孕期 3 个月以上的恶性疟患者采用恶性疟治疗方案。孕妇患重症疟疾应选用蒿甲醚或青蒿琥酯注射剂治疗。

(5) 间日疟休止期根治：伯氨喹，口服总剂量 180mg，每日 1 次，每次 22.5mg，连服 8 日。

(6) 预防服药（选用以下一种方案）

1) 哌喹片：每月 1 次，每次服 600mg，睡前服。

2) 氯喹：每 7~10 天服 1 次，每次服 300mg。

二、病例发现与报告

(一)病例发现

凡具备显微镜诊断条件的医疗卫生机构，对临床诊断为疟疾、疑似疟疾、不明原因发热的病人，均应开展疟原虫显微镜检查。在没有条件开展发热病人血检疟原虫的地区，对具有疟疾典型临床表现和流行病学史的病例，可做出临床诊断并给予治疗。所有血片均需保留备查。

(二)疫情报告

1. 个案报告及要求　各级各类疾控机构、医疗机构和采供血机构及其执行职务的人员发现疑似、临床诊断和确诊病例，应在诊断后 24 小时内填写报告卡进行网络直报。不具备网络直报条件的应在诊断后 24 小时内向相应单位送(寄)出传染病报告卡,县(市、区)疾控机构和具备条件的乡镇卫生院收到传染病报告卡后立即进行网络直报。

2.事件报告

(1)报告标准:凡出现以下情况之一时,视为疟疾突发疫情:

1)近 3 年无疟疾病例发生的乡(镇),1 个月内同一行政村发现 5 例及以上当地感染的疟疾病例,或发现输入性恶性疟继发病例;

2)近 3 年有疟疾病例发生的乡(镇),1 个月内同一行政村发现 10 例及以上当地感染的疟疾病例,或发现 2 例及以上恶性疟死亡病例。

(2)报告时限和程序

1)疫情发生单位应在 2 小时内以电话或传真等方式向所在地县级疾控机构报告。县(区)疾控机构接到暴发疫情报告后,要及时进行调查处理,采取相应预防控制措施。

2)获得突发公共卫生事件信息的责任报告单位和责任报告人,应当在 2 小时内以电话或传真等方式向属地卫生计生行政部门指定的专业机构报告,具备网络直报条件的同时进行网络直报,直报的信息由指定的专业机构审核后进入国家数据库。不具备网络直报条件的责任报告单位和责任报告人,应采用最快的通信方式将"突发公共卫生事件信息报告卡"报送属地卫生计生行政部门指定的专业机构,接到"突发公共卫生事件信息报告卡"的专业机构,应对信息进行审核,确定真实性,2 小时内进行网络直报,同时以电话或传真等方式报告同级卫生计生行政部门或上级疾控机构。

(3)报告内容:包括事件名称、事件类别、发生时间、地点、涉及的地域范围、人数、主要症状与体征、已经采取的措施、事件的发展趋势、下一步工作计划等。整个事件发生、发展、控制过程中的信息还应形成初次报告、进程报告、结案报告。

三、流行病学调查

(一)个案病例的核实调查

1.病例分类

(1)当地原发病例:由当地传染源在当地传播而感染的病例。

(2)复发病例:间日疟或卵形疟患者在适当治疗后,停止发作,症状消失,外周血中已检不出原虫,在无新感染的情况下,肝细胞内迟发性子孢子经过一段休眠后复苏,进行裂体增殖,产生的肝期裂殖子侵入红细胞大量繁殖,达到发热阈值后,再次出现疟疾发作,称为复发。初发与复发的间隔时间通常不超过 2 年。

(3)输入病例:在其他疟区感染的病例,包括外来流动人口和当地居民在传播季节到疟区感染回归后发病的病例。

(4)输入继发病例:由输入病例在当地传播感染的第 1 代病例。

(5)血传病例:通过输血或注射等方式感染的病例。

(6)原因不明病例:原因不明、无法区分的孤立病例。

在病例分类时,应注意有外出史的病例不应该笼统地作为输入病例,应根据外出季节、地点、回归后距发病的时间等综合分析。外来流动人口在当地感染的病例和当地居民外出至无疟区发病的病例均应归入当地感染病例。

2.个案调查

(1)调查要求:县级疾控机构应当对网络直报的所有疟疾病例立即进行疟原虫血片镜检

核实,并在 3 个工作日内完成流行病学个案调查,了解病例一般情况、既往疟疾病史、本次发病、治疗情况及传染源、传播途径等内容,填写"疟疾病人个案调查表"。如调查发现为输入性疟疾病例,要按照原卫生部办公厅《关于做好输入性疟疾防治工作的通知》(卫发明电〔2009〕233 号)和各地具体要求,填写"输入性疟疾病例个案调查表",报告中国疾控中心寄生虫病所和省级疾控机构。

(2)感染情况调查:在出现疟疾病例并具有传播条件的自然村或居民点(疫点),由基层医疗卫生机构组织开展病例搜索,对病人家属、疫点周围邻居等易感人群和近 2 周内有发热史者采集血样进行疟原虫血片镜检或 RDT 检测,防止继发病例的出现。

(3)自然、社会因素及媒介调查,了解人文习俗、蚊密度[只/(人·小时)、叮人率等]等情况。

(4)疫情处理:规范治疗病人,适时开展病人家属等易感人群的预防性服药,所有病人应当进行全程督导服药。同时对疫点所有住家采取相应的防蚊灭蚊、个人防护等媒介防制措施,发放疟疾防治宣传材料,提供疟疾咨询服务信息。

(二)事件调查

1. 调查目的　调查的目的在于查清突发疫情的原因、范围、程度、虫种、媒介种类和与其相关的流行因素,据此预测暴发与暴发流行的趋势和提出控制的对策,控制流行,减轻危害。

2. 调查步骤　突发疫情的调查由县级卫生计生行政部门组织,县级疾控机构具体实施。县级疾控机构接到突发疫情报告后,应在 24 小时内到达现场开展调查。

(1)组织准备

1)明确调查目的,成立调查组;

2)拟订调查方案,确定若干个调查点,准备调查用表格、器材等。

(2)现场调查

1)病例的核实和暴发疫情的确认:依据疟疾诊断标准,通过查阅病例登记、访问病人、检查血检结果等核实每一例病例的诊断是否正确,再对照近年来的疫情资料,确定突发疫情是否存在。

2)个案调查:由专业人员对每个疟疾病例(包括临床诊断病例、确诊病例)进行个案调查,由疾控机构逐级上报。

3)疫情现状调查:采用核查乡村各医疗卫生机构的疫情报表、发热病人血检登记表、抗疟药处方,并通过现场走访调查疫区居民、疟疾病人个案调查、居民或小学生带虫调查等方法确定暴发流行的范围、强度和疟原虫种类。

4)传播来源调查:通过病例个案调查和流动人员调查,分析第一例病人是当地感染病例还是输入病例或输入继发病例,是新发还是复发病例,以确定传播来源。

5)媒介调查:查阅历史资料,并在各种场所捕捉按蚊,鉴定蚊种,确定主要传播媒介(情况紧急时媒介调查可推迟进行);必要时对主要媒介按蚊的密度、叮人率、吸血习性、栖性、寿命等生物学特征进行观察,为分析疫情的成因和媒介防制措施的制定提供依据。

6)其他因素调查:收集和调查与疟疾流行相关的自然、社会因素和防治工作的开展情况,为疫情成因的分析提供参考资料。

(3)疫情处理

1)对所有发现的临床诊断和确诊疟疾病例,应及时进行规范的抗疟治疗。

2)开展高危人群的预防服药,必要时可以乡、村或村民小组为单位,进行全民预防服药。

3)在媒介按蚊密度异常升高时应实施媒介控制措施。可根据不同情况,以乡、村或村民小组为单位,采用拟除虫菊酯类杀虫剂对人、畜房进行滞留喷洒或浸泡蚊帐灭蚊。

4)开展疟疾防治知识的宣传,教育群众正确使用蚊帐,尽量避免野外露宿,减少人蚊接触;突发疫情应急处理工作人员进入现场开展防治工作时,应注意做好个人防护,必要时服用预防药物。

(三)调查报告撰写

调查报告的撰写应分两步。第一步在调查有了初步结论后,即应进行阶段总结,描述散在或暴发疫情的流行程度、范围及可能的发展趋势,提出应采取的应急控制措施和需进一步深入调查的内容,并立即逐级向卫生主管部门及疾控机构报告。第二步报告应在全面调查结束进行,报告的内容包括以下方面。

1. 调查的内容和方法;

2. 散在或暴发疫情的描述性分析,即疫情的开始时间,发病的时间分布,人群分布,地区分布等,并与历史同期进行比较;

3. 根据各项调查结果,对疫情的流行特征、程度、范围、成因和虫种及媒介蚊种作出结论;

4. 对疫情的发展趋势作出预测、预报;

5. 对初步采取措施的效果作出评价,并在此基础上提出完整的疫情控制和防止疫情蔓延的对策。

四、标本采集与检测

目前,用于疟疾诊断的实验室检测包括病原学检查、免疫学检测和分子生物学检测3类。根据不同的目的,选用合适的方法,以达到最佳的检测效果。

(一)病原学检查

检出疟疾的病原体——疟原虫,是明确诊断的最直接证据。目前常用的厚、薄血膜法,由于具有操作简便、敏感、价廉和可鉴别虫种等优点,广泛用于疟疾的病原学诊断已近一个世纪,且仍是目前最常用的方法之一。

1. 样品的采集与制作　用一次性采血针在耳垂或指端采血(婴儿可从蹬趾或足跟采血),用乙醇棉球消毒耳垂,待干后以左手拇、食二指轻捏耳垂下端,右手持消毒针在耳垂下方约1~1.5cm处迅速刺入,再用右手中指配合左手轻压挤血。取血在表面洁净、无刮痕的载玻片上涂制薄血膜和(或)厚血膜。用推片的左下角刮取血液4~5μl(约火柴头大小),再用该端中部刮取血液1.0~1.5μl。将左下角的血滴涂于载玻片的中央偏左,由里向外划圈涂成直径0.8~1cm的圆形厚血膜。用干棉球抹净角上的血渍,然后将推片下缘平抵载玻片的中线,当血液在载玻片与推片之间向两侧扩展至约2cm宽时,使两张玻片保持25~35℃,从右向左迅速向前推成舌状薄血膜。

2. 血涂片检查　在吉氏或瑞氏染色后的血膜上加一滴香柏油,用光学显微镜油镜检查。以检查厚血膜为主,薄血膜主要用于虫种鉴别。着色较好的血膜,红细胞呈淡红色,嗜酸性粒细胞颗粒呈鲜红色,嗜中性粒细胞核呈紫蓝色,淋巴细胞及疟原虫胞浆呈蓝色或淡蓝色,疟原虫核呈红色。除环状体外,其他各期均可查见疟色素。以查完整个厚血膜,未查见疟原虫者判为阴性。根据疟原虫形态确定恶性疟、间日疟、三日疟、卵形疟或混合感染。

3. 样品的保存　刚涂制的血片应平放入标本盒内,在厚血膜未干燥前勿使标本盒倾斜,以免血膜倾向一侧。如果没有标本盒,应用有盖的纸盒、方盘等盛装血片,防止灰、尘和植物孢子等沾污,防止苍蝇、蟑螂或其他昆虫吮吸血膜。涂制的血膜应让其自然干燥,不能用太阳晒或火烤,在炎热天气放置的时间也不宜过长。先将薄血膜用甲醇固定后放入冰箱(4~5℃)保存。也可将未经固定的血片盛于氯化钙的干燥器内,然后放入冰箱中保存。

(二)免疫学检测

目前常用的免疫学检测方法是利用快速诊断试剂(RDT)检测抗原。

1. 操作方法　用一次性采血针耳垂或手指末端采 $10\,\mu l$ 血(婴儿可从拇趾或足跟取血),加至测试条上,再加 1 滴试剂 A(含溶血缓冲液和胶体金标记的特异性抗体),待吸干后,加 1 滴试剂 B(洗涤缓冲液),直至吸干。不同试剂盒按该产品说明书操作。

2. 结果判断　试纸条上方出现一条不连贯的红色条带,为质控条带,表示操作规范;此外,无线性条带为阴性;可见线性条带比质控条带颜色浅为 +;可见线性条带颜色同质控条带为 ++;可见线性条带颜色比质控条带略深为 +++;可见线性条带颜色深于质控条带为 ++++。

五、防控措施

(一)疟疾流行区分类及防治策略

1. 全国以县为单位,将疟疾流行区分为以下 4 类。

一类县:3 年均有本地感染病例,且发病率均大于或等于万分之一的县。

二类县:3 年有本地感染病例,且至少 1 年发病率小于万分之一的县。

三类县:3 年无本地感染病例报告的流行县。

四类县:非疟疾流行区。

2. 防治策略　一类县加强传染源控制与媒介防制措施,降低疟疾发病。二类县清除疟疾传染源,阻断疟疾在当地传播。三类县加强监测和输入病例处置,防止继发传播。四类县做好输入病例的处置。各地可根据防治进程和流行情况的改变,适时调整防治策略。

(二)加强传染源的治疗和休止期根治

疟疾病人及时规范治疗是针对传染源阻断传播的有效措施。高发地区要抗疟药下发到村,由村医对病人及时进行抗疟治疗。

在间日疟传播休止期集中对上一年的所有疟疾病例、疑似病人、复发病人及不明原因的发热病人进行疟疾抗复发休止期根治,是减少复发病例和进入传播季节传染源的数量、降低流行程度的一项重要措施。具体疗法见概述中"治疗原则"。

(三)传播媒介防治

传播媒介防治是控制疟疾的一个重要手段。媒介防治应以媒介生态学为基础,紧密地与社会经济发展、除害灭病、爱国卫生运动和社会主义新农村建设相结合,以经济、安全和对环境无害为原则,因地、因时、因蚊种制宜,采用环境、药物、生物等综合防治措施,降低媒介种群数量与寿命,以达到控制流行、阻断疟疾传播的目标。

应用杀虫剂防治疟疾媒介,可迅速降低蚊媒密度控制疟疾流行。普遍使用蚊帐的,应采取杀虫剂浸泡蚊帐;蚊帐使用率低的,可采取室内滞留喷洒。采用菊酯类杀虫剂浸泡蚊帐,每年于传播季节前开展一次,既能阻隔人蚊接触,又可杀灭侵入吸血接触蚊帐的蚊虫,为一项重要的抗疟措施。有条件的地区应推广使用长效蚊帐。室内滞留喷洒采用持效性菊酯类杀虫剂或滴滴涕(DDT),在疟疾传播季节初或流行高峰前期进行喷洒,且应根据杀虫剂在不同墙面的持效时间,决定每次喷洒的间隔时间,通常1年1~2次。

(四)保护易感人群

1. 健康教育 在疟疾防治工作中,健康教育与健康促进为一项重要的措施。通过新闻媒体、设立宣传栏、开设培训班等不同方式对学生、村民、出入境流动人员、医务人员等不同目标人群开展健康教育与健康促进活动,结合每年4月26日"全国疟疾日"活动,广泛宣传疟疾防治知识和国家消除疟疾政策,全面提高社会公众的疟疾知识知晓率,促进社会公众对及时诊断、规范治疗及预防措施的理解和依从性,提高参与疟疾防治和消除工作的积极性。

2. 防止蚊虫叮咬 在流行区提倡使用纱门、纱窗、蚊香等防蚊措施,宣传、引导群众改善室内通风条件,改变室外露宿习惯。对野外露宿的人员,应提倡使用驱避剂和(或)使用蚊帐,避免蚊虫叮咬。

3. 预防服药 进入国内、外疟疾高传播地区的人员,应于传播季节定期服用抗疟药,但连续服药的时间不宜超过3~4个月。疟疾流行区经常夜晚室外作业与野外露宿者等高危人群,在传播季节亦应进行预防服药。

4. 流动人员管理 对流动人员中的疟疾病例实施属地化管理,重点加强边境地区和大型工程建设区域的疟疾防治。卫生、出入境检验检疫、商务、旅游、施工单位等部门之间加强协作,共同做好流动人员的疟疾防治知识宣传、自我防护、发热病人的筛查、疫情报告、病例及密切接触人员的追踪随访等防治工作。

5. 疫情监测

(1)主动病例侦查:由基层医疗卫生机构和疟疾监测专业人员具体实施,实行分片包干,定期到所辖地区或重点建筑工地等逐户访视,对遇到的发热病人或者近2周内有发热史者及自高疟区进入、返回等流动人员进行登记、主动开展病情监测,采制血片、开展镜检,确保疫情早发现、早处置,有效防范疟疾疫情的输入及蔓延。

(2)病后随访:一些疟疾病例临床症状消失后,可由于血内疟原虫未被彻底杀灭而出现复燃,也可因肝内原虫再次侵入血液而复发,继续成为传染源造成传播。故对所有疟疾病例均应登记,进行随访观察。间日疟病例要追踪观察2年,恶性疟1年。传播季节要每月随访1次,传播休止期可适当延长。在观察期间凡曾有发热不适者均要血检疟原虫,或以其他方法及时确诊,并及时予以治疗。

六、保障措施

(一)组织和经费保障

流行区各级政府要切实加强对疟防工作的领导,将疟疾防治工作纳入当地国民经济和社会发展规划,根据需要将疟疾防治工作经费纳入财政预算合理安排。同时,广泛动员和争取社会各方面力量,加强国际合作与交流,为防治工作提供资金和技术支持。

(二)法规和政策保障

认真贯彻落实《传染病防治法》《突发公共卫生事件应急条例》《国家突发公共卫生事件应急预案》《疟疾突发疫情应急处理预案》《突发公共卫生事件与传染病疫情监测信息报告

管理办法》等法律、法规及《消除疟疾技术方案》等有关技术方案,依法、科学开展防治工作。

(三)机构和人员保障

加强各级疟疾防治机构能力建设,逐步健全防治工作网络。一类县和任务较重的二类县,县级疾控机构设置专门科室并配备得力人员,乡镇卫生院有专人负责疟疾防治工作。其他二类县和三类县,县级疾控机构配备与防治任务相适应的专职疟疾防治专业人员,乡镇卫生院有专人负责疟疾防治工作。

七、调查报告撰写

参见总论相关部分。

八、附表

疟疾病人个案调查表见表 17-17。

表 17-17　疟疾病人个案调查表

编号:_____

一、一般情况

1. 户籍所在地:_____省_____市_____县(区)_____乡(镇)_____行政村_____自然村

2. 现住址:_____省_____市_____县(区)_____乡(镇)_____行政村_____自然村

3. 户主姓名:_____

4. 患者姓名:_____;联系电话:_____

5. 性别:①男　②女

6. 年龄:_____周岁

7. 职业:①学龄前儿童　②学生　③农牧民　④渔船民　⑤工、商业　⑥其他

8. 文化程度:①学龄前儿童　②文盲　③小学　④初中　⑤高中　⑥大专以上

9. 患者家中有无防蚊设施:①全无　②蚊帐、纱门、纱窗　③纱门、纱窗　④蚊帐、纱窗　⑤蚊帐、纱门
　　　　　　　　　　　　⑥纱窗　⑦纱门　⑧蚊帐

10. 患者是否有使用蚊帐习惯:①是　②否

11. 患者是否有露宿习惯:①是　②否

二、本次发病情况

12. 发病地点是否在国外:①是　②否

　　如选"是",国外发病地点:_____

　　如选"否",国内发病地点:_____省_____市_____县(区)_____乡(镇)_____行政村_____自然村;

13. 发病日期:_____年____月____日

14. 初诊日期:_____年____月____日

15. 初诊单位:①省综合医院　②县(市区)综合医院　③乡镇卫生院　④村卫生室　⑤个体医生
　　　　　　⑥其他

16. 主要临床表现:①持续发热　②隔天发热　③发热不规则

17. 本次发病诊断方式:①临床诊断　②实验室诊断(镜检、快速诊断等)　③抗疟疾试疗有效　④其他

18. 血检疟原虫日期:_____年____月____日

19. 镜检结果：①检查阴性　②不明　③混合感染　④三日疟原虫　⑤恶性疟原虫　⑥间日疟原虫
　　　⑦未检

20. 本次发病是：①复发　②初发

21. 病情程度：①危重（有昏迷等凶险症状）　②重（住院治疗）　③轻（门诊治疗）

22. 并发症：①是　②否
　　如选"是"，并发症名称：_____

23. 病例是否死亡：①是　②否

三、本次治疗情况

24. 抗疟药试治：①是　②否
　　如选"是"，试治方法：_____

25. 治疗药物名称：_____

26. 是否全程足量（正规）治疗：①是　②否

27. 住院治疗：①是　②否

四、既往病史情况

28. 曾患疟疾次数：_____（如为"0"请直接跳至30项）

29. 最近1次患疟疾时间：_____年___月
　　发病地点是否国外：①是　②否
　　如选"是"，国外发病地点：_____
　　如选"否"，国内发病地点：_____省_____市_____县（区）_____乡（镇）_____行政村_____自然村
　　当时抗疟治疗药品：①氯伯8日　②氯喹和伯氨喹　③其他
　　治疗时间：_____年___月
　　治疗地点：_____省_____市_____县（区）_____乡（镇）
　　当时治疗是否全程足量（正规）：①是　②否
　　是否进行清理治疗：①是　②否
　　是否进行休根治疗：①是　②否

五、传染源及传播途径调查

30. 发病前10~30天内是否外出：①是　②否（如选择"否"请直接跳至31项）
　　外出地点：_____省_____市_____县（区）_____乡（镇）
　　外出地是否疟区：①是　②否
　　外出天数：_____
　　住地是否有防蚊措施：①是　②否

31. 近1个月内家中是否有亲友来访：①是　②否　（如选择"否"请直接跳至32项）
　　来访亲友地址：_____省_____市_____县（区）_____乡（镇）
　　该地是否疟区：①是　②否
　　来访亲友留宿天数：_____
　　来访者一个月内发热史：①是　②否
　　来访者是否血检疟原虫：①检查阳性　②检查阴性　③未检测

32. 患者家庭成员中有无发热病人：①是　②否　（如选择"否"请直接跳至33项）
　　发热者是否血检疟原虫：①检查阳性　②检查阴性　③未检测

33. 患者发病前 15 日内是否有输血史：①是　②否
34. 本次发病的感染分类：①本地人口本地感染　②本地人口本省外地感染

　　　　　　　　　　　　③本地人口外省感染　④本省外地人口本地感染

　　　　　　　　　　　　⑤外省人口本地感染　⑥外省人口外地感染本地发病

　　　　　　　　　　　　⑦境外感染

调查人：_____　调查时间：_____年___月___日

技术要点

1. 乙类传染病

2. 潜伏期　间日疟短为 12～30 天，长可达 1 年左右；恶性疟为 11～16 天

3. 临床特点　周期性发冷、发热、出汗，发作多始于中午前后

4. 治疗　送药到手，看服到口，服完再走，一日一送，连续 8 天，间日疟、恶性疟、重症疟疾、孕妇疟疾治疗，间日疟休止期根治

5. 流行病学特点　人群普遍易感，现症病人和带虫者为传染源，蚊虫叮咬皮肤为主要传播途径，云南、海南两省为间日疟和恶性疟混合流行，其他地区以间日疟流行为主，发病高峰多在 7～9 月

6. 个案报告　24 小时

7. 突发事件报告及分级　2 小时，近 3 年无疟疾病例发生的乡（镇），1 个月内同一行政村发现 3 例及以上当地感染病例，或发现输入性恶性疟继发病例；近 3 年有疟疾病例发生的乡（镇），1 个月内同一行政村发现 10 例及以上当地感染病例，或发现 2 例及以上恶性疟死亡病例

8. 现场调查　确定感染地点，对病人家属、疫点周围邻居等易感人群和近 2 周内有发热史者采集血样进行病例搜索，蚊媒调查，疫点防蚊灭蚊、个人防护等媒介防制措施

9. 标本的采集与运送　指端或耳垂采血

10. 实验室检测　确诊方法为厚、薄血膜法检出疟原虫，疟原虫核呈红色，常用免疫学检测方法是使用快速诊断试剂盒进行疟原虫抗原检测，有助于确诊疟疾

11. 防控措施　现症病人治疗和休止期根治，采用环境、药物、生物等综合措施进行蚊媒防治，浸泡蚊帐，室内滞留喷洒

12. 特异性预防控制措施　在专家指导下选用哌喹片或氯喹进行预防性服药

13. 健康教育　使用纱门、纱窗、蚊香、不露宿等防止蚊虫叮咬

【思考题】

一、单选题

1. 疟原虫传染源是（　　　）

　　A. 疟疾现症病人　　B. 疟原虫携带者　　C. 前两项都不是　　D. 前两项都是

2. 疟疾主要是通过哪种昆虫媒介的叮咬传播的？（　　　）

    A. 按蚊　　　　　　B. 白蛉　　　　　　C. 伊蚊　　　　　　D. 蝉

3. 引起临床上凶险发作最常见的疟原虫是（　　　）

    A. 间日疟原虫　　　B. 三日疟原虫　　　C. 恶性疟原虫　　　D. 卵形疟原虫

4. 疟原虫在人体分别寄生于肝实质细胞和血液中的红细胞内，在蚊体内则寄生于蚊胃，最后积聚于唾腺。其中在人体红细胞内期发育成熟的时间，因不同虫种而异，间日疟原虫和卵形疟原虫为（　　　）小时，恶性疟原虫为 24～38 小时，三日疟原虫为 72 小时，产生相应的间日发热和三日发热等不同发热周期。

    A. 12　　　　　　　B. 24　　　　　　　C. 48　　　　　　　D. 96

5. 典型的疟疾发作包括哪 3 个连续的阶段（　　　）

    A. 周期性的发冷、发热、出汗退热　　　B. 咳痰、发热、出汗

    C. 周期性的腹泻、发热、头痛　　　　　D. 腹痛、发热、嗜睡

二、简答题

1. 卫生部在 2005 年发布的《疟疾突发疫情应急处理预案》中规定，凡出现哪两种情况之一时，视为突发疫情？

2. 简述当前我国疟疾防治策略。

3. 简述疟疾主要防控措施有哪些？

参考答案

一、单选题

1. D；2. A；3. C；4. C；5. A

二、简答题

1. 突发疫情标准

(1)近 3 年无病例发生的乡(镇)，1 个月内同一行政村发现 5 例以上(含 5 例)当地感染病例，或发现恶性疟输入继发病例；

(2)近 3 年有病例发生的乡(镇)，1 个月内同一行政村发现 10 例以上(含 10 例)病例，或发现 2 例恶性疟死亡病例。

2. 防治策略

一类县加强传染源控制与媒介防制措施，降低疟疾发病。二类县清除疟疾传染源，阻断疟疾在当地传播。三类县加强监测和输入病例处置，防止继发传播。四类县做好输入病例的处置。各地可根据防治进程和流行情况的改变，适时调整防治策略。

3. 防控措施

(1)加强疟疾病人的规范治疗和在间日疟传播休止期集中对上一年的疟疾病例及密切接触者等重点人群进行疟疾抗复发休止期根治。

(2)传播媒介防治。传播媒介防治是控制疟疾的一个重要手段。媒介防治应以媒介生态学为基础，紧密地与社会经济发展、除害灭病、爱国卫生运动和社会主义新农村建设相结合，以经济、安全和对环境无害为原则，因地、因时、因蚊种制宜，采用环境、药物、生物等综合防治措施，降低媒介种群数量与寿命，以达到控制流行、阻断疟疾传播的目标。应用杀虫剂浸泡蚊帐、室内滞留喷洒等防治疟疾媒介，可迅速降低蚊媒密度控制疟疾流行。

(3)通过开展健康教育与健康促进活动,宣传、引导群众改变生活习惯、做好个人防止蚊虫叮咬防护措施,落实高危人群的预防服药,加强流动人员的疟疾防治管理工作,进一步保护疟疾易感人群。

第五节　发热伴血小板减少综合征

发热伴血小板减少综合征(severe fever with thrombocytopenia syndrome, SFTS),是由一种新型布尼亚病毒——发热伴血小板减少综合征病毒(severe fever with thrombocytopenia syndrome virus,SFTSV)感染引起的急性病毒性传染病,在中国多发生于山地、丘陵地区。除中国外,韩国和日本均已出现确诊病例,美国也有类似病例的报告。

一、概述

(一)病原学

2009 年,该病引起过社会关注,被公众媒体称为"蜱虫病",后经实验室诊断排除人粒细胞无形体、钩端螺旋体病、肾综合征出血热、新疆出血热等疾病,原卫生部将其命名为"发热伴血小板减少综合征"。随后,中国疾控中心多个专业团队联合国际专家共同对该疾病的致病病因进行探索,不断取得突破性进展。2010 年,中国疾控中心组织专家在患者急性期血液标本中成功分离到病毒,完成全基因组序列分析,结合病毒形态学特征,确定该病毒属于布尼亚病毒科白蛉病毒属,命名为发热伴血小板减少综合征病毒,并明确为该病病因。2014年,国际病毒分类命名委员会(ICTV)确认该病毒属于新种,命名为 SFTS 病毒。SFTS 病毒为分节段的单股负链 RNA 病毒,属布尼亚病毒科白蛉病毒属。与人类疾病相关的白蛉病毒还有阿伦卡病毒(Alenquer virus)、坎地如病毒(Candiru virus)、查格雷斯病毒(Chagres virus)、西西里病毒(Sicilian virus)、那不勒斯热病毒(Naples virus)、蓬托罗病毒(PuntaToro virus)、立夫特谷热热病毒(Rift Valley fever virus, RVFV)和托斯卡纳病毒(Toscana virus,TOSV)。

1. **病毒形态与结构**　负染电镜检测,SFTS 病毒呈球形或多形性(图 17-1),直径约为80~120nm,病毒颗粒表面为 5~7nm 厚脂质双层包膜,糖蛋白一部分包埋与脂质双层膜内,部分向外突出,呈现为刺突状。刺突主要为 2 种病毒糖蛋白组成的异源二聚体。布尼亚病毒科不同属病毒糖蛋白构成表面形态学单位具有显著差异。超薄切片观察病毒颗粒内部,呈丝状或串珠状,可能为病毒核壳体(Ribonucleocapsid)。单个布尼亚病毒颗粒 X 线断层照片重构显示,病毒颗粒内部呈现平行的现状或棒状结构,可能为核糖核蛋白复合体(Ribonucleoprotein,RNP),部分 RNP 与包膜非常接近,提示 RNP 与糖蛋白胞浆尾的相互作用。

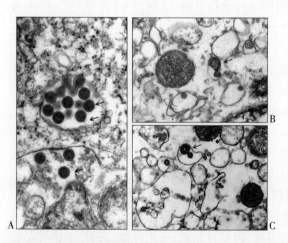

图 17-1　透射电镜观察 SFTS 病毒形态(×97000)

图中箭头所示,病毒可呈球形(A)或呈多型性(B、C)

病毒基因组为单股负链 RNA,由 3 个片段组成,分别为大(L)、中(M)、小(S)片段,基因组片段 3' 和 5' 端含有相同的互补核苷酸序列,末端序列在属内是高度保守。末端序列通过碱基配对可形成稳定的锅柄结构和非共价连接的闭合环状 RNA。电镜下可在从病毒颗粒中提取的 RNA 中观察到 3 个大小不同的环状 RNA。病毒核蛋白包含一个紧密的 C- 端核心结构域和一个介导核蛋白多聚化的 N- 端延伸手臂,形成六聚体环状结构,与基因组 RNA 结合,分别形成 L、M 和 S 核衣壳,通常认为这些核衣壳呈螺旋对称结构,但通过对 RVFV 核衣壳的分析显示,核衣壳为绳状外形而不是螺旋对称结构。经非离子型去污剂处理病毒颗粒,提取核衣壳,在电镜下观察呈圆形结构,提示病毒基因组 RNA 在与蛋白质结合的情况下仍可实现碱基配对。为保证感染性,每个病毒颗粒至少应包装一个拷贝 L、M 和 S 核衣壳,但成熟的病毒颗粒内并不一定包装等摩尔比的核衣壳,研究证实病毒颗粒内可包装摩尔比或非等摩尔比 L、M 和 S RNA。病毒颗粒内不同量的核糖核蛋白可能与电镜下病毒颗粒大小有关。白蛉病毒 RVFV 病毒颗粒内则包装了 3 个基因组片段的 cRNA,并且至少有一个片段的 cRNA 在病毒复制早期阶段发挥作用。S 片段采用双义编码策略,编码 NSs 的 mRNA 是基因组复制后从 cRNA 复制而来,因此病毒感染后,NSs 蛋白出现的时间晚于 N。如果病毒颗粒中包含 cRNA,则病毒感染后,NSs 蛋白可与 N 同时出现。

2. **病毒抵抗力** SFTS 病毒在 4℃能保持相对稳定,一周内病毒滴度无明显下降,37℃保存,感染性下降较快,对热敏感,60℃下 30 分钟可灭活病毒。对强酸、碱、紫外线、有机溶剂和常用含氯消毒剂等敏感。在 pH3.0 条件下会对病毒活力有损害,但不能完全灭活病毒。

3. **病毒传播力与致病力** SFTS 病毒的传播力与致病力尚不清楚。疾病严重程度与患者免疫状态、年龄及既往有慢性基础性疾病等多种因素有关。当人感染 SFTS 病毒后,潜伏期一般为 5~15 天,然后呈现发热、乏力及胃肠道症状。实验用啮齿类动物,如小白鼠、仓鼠,通过肌肉、皮下、腹腔和颅内注射等途径均可感染 SFTS 病毒,可产生病毒血症及较强的体液免疫反应。对病毒的易感程度与所用动物的品系有关,感染 C57/BL6 小鼠还可引起血小板降低、血清谷草转氨酶和谷丙转氨酶升高以及脾、肝和肾等脏器病理性改变,但并不能引起动物死亡。感染非人灵长类动物恒河猴,只引起轻度体温升高,无明显的胃肠消化道症状、出血或中枢神经症状等。

(二)临床表现

本病潜伏期尚不十分明确,可能为 1~2 周。多急性起病,主要表现为发热,体温多在 38℃左右,重者持续高热,可达 40℃以上,部分重症病例热程可达 10 天以上。伴乏力、全身酸痛、头痛及食欲缺乏、恶心、呕吐等消化道症状。约半数以上病人出现单侧浅表淋巴结肿大伴压痛。少数病例病情危重,出现消化道出血、肺出血、意识障碍等,可因休克、弥漫性血管内凝血(DIC)及多脏器功能衰竭死亡。各地病例主要为中老年,死亡病例中也以老年人居多,部分合并有慢性基础性疾病。

临床上可将本病分为初期、极期及恢复期 3 期:

初期:一般为发病后 1~5 天。主要临床表现为发热(38℃左右)、乏力、全身酸痛,可有消化道症状。部分病人单侧浅表淋巴结肿大伴触痛。此期可见血小板下降、白细胞下降,可出现 LDH、CK、ALT 和 AST 增高,SFTS 病毒核酸检测阳性。

极期:一般为发病后 5~14 天,此期为临床转归关键期,表现为持续高热,体温可达 39℃以上;消化道症状加重;精神萎靡,嗜睡,严重者可出现抽搐及意识障碍;部分病例可见皮肤黏膜和腔道出血,严重者可出现 DIC;少数病例可见间质性肺炎。此期可出现多脏器功能衰竭导致病人死亡。实验室检测可见血小板和白细胞明显降低,LDH、CK、ALT、AST 等血清酶活性明显增高,病毒核酸检测阳性。SFTS 病毒 IgM 抗体和(或)IgG 抗体阳性。

恢复期:一般为发病两周后。病人体温正常,临床各项指标正常或趋于正常。SFTS 病毒抗体阳转或抗体滴度 4 倍及以上增高。

(三)流行病学

1. 宿主与媒介　本病的宿主动物与传播媒介尚不明确。相关研究结果认为新布尼亚病毒可感染恒河猴等非人灵长类动物,牛、羊、狗、鼠等脊椎动物,以及蜱虫等节肢动物。其中,该病毒不会导致恒河猴等动物致死或严重症状,但会致使其出现发热、血小板减少、白细胞减少、转氨酶和心肌酶升高等症状。牛、羊、狗等动物可感染 SFTS 病毒,体内可产生抗体,提示可能为中间宿主。

目前,蜱叮咬被认为是感染 SFTS 病毒的主要途径,在对 SFTS 传播媒介的研究中,各个发育阶段的蜱均已检测到病毒核酸。也有文献记载从毒棘厉螨(Laelapsechidninus)和小盾纤恙螨(Leptotrombidium scutellare)中检测到 SFTS 病毒核酸,提示这两种螨均可携带 SFTS 病毒。

2. 传播途径　该病主要通过蜱叮咬传播,也可通过直接接触感染者体液而发生人－人之间传播。

(1)经蜱叮咬:相关研究提示长角血蜱很可能是主要传播媒介,已从病例发现地区的长角血蜱中分离到病毒株,与病例体液分离到的病毒高度同源。且近一半以上病例自述发病前两周内有蜱咬史,或发病前有明确的皮肤损伤。

(2)接触血液或体液:江苏、安徽、山东、河南、湖北等地均报告了 SFTS 可通过人－人传播,但至今为止,该病的人传人机制尚不清楚,根据既往疫情特征分析,很可能为直接接触病例血液或其他体液等造成的感染。

3. 易感性　人群普遍对该病易感。在山区、丘陵及林地等区域从事生产生活的人群,以及赴该类地区旅游、户外活动的人群感染该病的风险较高。

4. 流行特征　2011—2014 年,全国累计 23 省曾报告过 5300 多例病例。其中,16 个省报告实验室诊断病例 2750 例,占报告病例总数的 51.74%。实验室诊断病例及死亡病例均主要分布在河南、山东、湖北、安徽、辽宁、浙江、江苏 7 省。每年 3 月下旬或 4 月初出现病例,5～7 月病例数达到高峰,之后呈现下降趋势,但 9～10 月会再次出现小高峰,11 月后快速下降,12 月至次年 2 月仅有少数病例报告。病例男女性别比 1:1.19,但不同省份存在差异。职业以农民为主,多为从事农业和林木业生产,其次为家务及待业。

(四)诊断与鉴别诊断

国家卫生计生委于 2010 年颁布的《发热伴血小板减少综合征防治指南(2010 版)》中对该病的诊断做了明确要求:

1. 诊断标准　本病可依据流行病学史(有流行季节在丘陵、林区、山地等地工作、生活或旅游史等或发病前 2 周内有被蜱叮咬史)、临床表现和实验室检测结果进行诊断。一般情况下分为如下两类:

(1)疑似病例:具有上述流行病学史、发热等临床表现且外周血血小板和白细胞降低者。

(2)确诊病例:疑似病例具备下列之一者:①病例标本新型布尼亚病毒核酸检测阳性;②病例标本检测新型布尼亚病毒 IgG 抗体阳转或恢复期滴度较急性期 4 倍以上增高者;③病例标

本分离到新型布尼亚病毒。

2.鉴别诊断　应注意与肾综合征出血热、登革热、败血症、伤寒、血小板减少性紫癜等疾病相鉴别。

(五)实验室检查

1.一般检查　血常规检查,外周血血小板降低,多为$(30\sim60)\times10^9$/L,重症者可低于30×10^9/L;白细胞计数减少,多为$(1.0\sim3.0)\times10^9$/L,重症可降至1.0×10^9/L以下;嗜中性粒细胞比例、淋巴细胞比例多正常。尿常规检查,半数以上病例出现蛋白尿(+~+++),少数病例出现尿潜血或血尿。生化检查可出现不同程度血清酶升高,尤其是LDH、CK、ALT、AST等升高。

2.特异性检查　患者标本中检出病毒核酸、抗原或分离到病毒可确诊,一般适用于急性期标本,检测阴性不能排除SFTS病毒感染。血清学特异性抗体检测,单份标本检测不能用于早期诊断,双份血清抗体阳转或恢复期滴度较急性期4倍及以上增高者,可确诊。人感染SFTS病毒,一般发病2~3天后可检出IgM抗体,IgM抗体在患者血清中持续时间较长,部分患者可达一年以上。多数患者发病7~10天后,可检出IgG抗体,可维持很长时间;少数重症患者,从发病到死亡在血清中都不能检出特异性抗体。

(六)治疗原则

本病尚无特异性治疗手段,主要为对症支持治疗。

患者应卧床休息,流食或半流食,多饮水。密切监测生命体征及尿量等。不能进食或病情较重患者,应及时补充热量,保证水、电解质和酸碱平衡,尤其注意对低钠血症患者补充。高热者物理降温,必要时使用药物退热。有明显出血或血小板明显降低(如$<30\times10^9$/L)者,可输血浆、血小板。中性粒细胞严重低下患者($<1\times10^9$/L),建议使用粒细胞集落刺激因子。

体外实验结果提示利巴韦林对该病毒有抑制作用,临床上可以试用。继发细菌、真菌感染者,应选敏感抗生素治疗。同时注意基础疾病的治疗。尚无证据证明糖皮质激素的治疗效果,应慎重使用。国内相关文献有痰热清、血必净等药物结合常规措施进行治疗的报道,但由于临床试验样本量小,药理作用机制不明确,治疗效果有待进一步研究。

中医认为本病属于"瘟疫"范畴,初起邪犯肺卫,卫气同病,毒邪壅盛,毒损脉络,重症可表现为气营(血)两燔,若热势鸱张,败坏形体,可导致正衰邪陷,中医药应早期介入,根据本病的不同阶段辨证施治。

本病为自限性疾病,大部分病人预后良好,但有下列情况之一者提示病情危重,预后不佳:既往有慢性基础性疾病;出现抽搐和意识障碍;腔道出血;出现一个以上脏器功能衰竭;实验室检测表现为病毒载量持续增高,血小板和白细胞显著降低,LDH、CK、ALT及AST酶活性持续增高。

二、病例发现与报告

医疗机构应当按照《发热伴血小板减少综合征诊疗方案》和《发热伴血小板减少综合征中医诊疗方案》做好诊断和治疗。

各级医疗机构发现符合病例定义的疑似或确诊病例时,暂参照乙类传染病的报告要求于24小时内通过国家疾病监测信息报告管理系统进行网络直报。疑似病例的报告疾病类别应选择"其他传染病"中的"发热伴血小板减少综合征";对于实验室确诊病例,应当在"发热伴血小板减少综合征"条目下的"人感染新型布尼亚病毒病"进行报告或订正报告。

符合《国家突发公共卫生事件相关信息报告管理工作规范(试行)》要求的,按照相应的规定进行报告。

三、流行病学调查

(一)个案调查

发现病例后,应当及时开展流行病学个案调查。调查内容包括病例的基本情况、家庭及居住环境、暴露史、发病经过、就诊情况、实验室检查、诊断、转归情况等(表 17-18),并采集病例急性期和恢复期血清标本,按照《发热伴血小板减少综合征实验室检测方案》开展检测。

1. 基本情况　包括年龄、性别、民族、住址、职业、联系方式等。

2. 临床资料　通过查阅病历及化验记录、询问经治医生及病例、病例家属等方法,详细了解病例的发病经过、就诊情况、实验室检查结果、诊断、治疗、疾病进展、转归等情况。

3. 病例家庭及居住环境情况　通过询问及现场调查,了解病例及其家庭成员情况、家庭居住位置、环境、家禽及家畜饲养情况等。

4. 暴露史及病例发病前活动范围

(1)询问病例发病前 2 周内劳动、旅行或可疑暴露史,了解其是否到过有蜱生长的场所,是否有蜱叮咬史。

(2)询问病例发病前 2 周内与类似病例的接触情况,包括接触方式、地点等。

(二)聚集性病例的调查

在出现聚集性病例或暴发疫情时,应当注意调查感染来源。如怀疑有人传人可能时,应当评估人群感染及人传人的风险。应当组织疾控人员或医务人员,采用查看当地医疗机构门诊日志、住院病历等临床资料、入户调查等方式,开展病例的主动搜索,并对搜索出的疑似病例进行筛查、随访,必要时采集相关样本进行检测。

(三)病例 - 对照调查

通过开展病例 - 对照调查,研究感染、发病等危险因素。选取实验室确诊病例为病例组,一般按照 1:2 的比例在同村同性别同年龄组(年龄相差 5 岁以内)健康人中选取对照组,有条件的情况下,可采集对照组的血清标本进行筛查,以排除可能的隐形感染病例。

(四)宿主媒介调查

调查病例居住地和生产活动周围环境中的动物种类(包括家畜及啮齿动物)以及媒介的分布情况,采集动物血清标本和媒介标本进行相关血清学和病原学检测,以查明可能的动物宿主和生物媒介。

(五)调查要求

1. 调查者及调查对象　应当由经过培训的县(区)级疾控机构专业人员担任调查员。现场调查时,应当尽可能直接对病人进行访视、询问。如病人病情较重,或病人已死亡,或其他原因无法直接调查时,可通过其医生、亲友、同事或其他知情者进行调查、核实或补充。

2. 调查时间及调查内容　应当在接到疫情报告后迅速开展流行病学调查,调查内容见表 17-18。调查表应当填写完整,实验室检测结果、病人转归等情况应当及时填补到调查表中,以完善相关信息。

3. 调查者的个人防护　在流行病学调查及标本采集过程中,调查者应当采取相应的个人防护措施,尤其应当注意避免被蜱叮咬或直接接触病人的血液、分泌物或排泄物等。

(六)调查资料的分析、总结和利用

1. 在疫情调查处理进程中或结束后,应当及时对流行病学资料进行整理、分析,撰写流行病学调查报告,并及时向上级疾控机构及同级卫生计生行政部门报告。

2. 疫情调查结束后,各省级疾控机构应当按时将发热伴血小板减少综合征个案调查表及流行病学调查报告上报中国疾控中心。

3. 疫情调查结束后,各地疾控机构应当将流行病学调查原始资料、分析结果及调查报告及时整理归档。

四、样品采集与检测

(一)标本种类及采集方法

1. 血清标本　用无菌真空管,采集患者急性期(发病2周内)和恢复期(发病4周左右)非抗凝血5ml,及时分离血清,分装保存于带螺旋盖、内有垫圈的冻存管内,标记清楚后将血清保存于 –70℃冰箱(一周内可保存在 –20℃冰箱),用于病毒特异性核酸、抗原和抗体检测及病原体分离。

编码规则:"年份(2位) – 乡镇级地区编码(8位) – 流水号(3位)"。地区编码可通过中国疾控中心网络直报系统查询。如2010年云南省昆明市五华区沙朗乡的第12位调查者的编码为"10–53010220–012"。该调查者的急性期和恢复期血清分别在编号首位增加"J"和"H"。如上例调查者的急性期血清编号为J10–53010220–012,恢复期血清编号为H10–53010220–012。

2. 必要时,可采集病例的活检或尸检标本进行实验室检测。具体方法参照病理实验室相关要求和《传染病人或疑似传染病人尸体解剖查验规定》。

(二)检测方法

1. 病原学

(1)核酸检测:采用 RT-PCR 和 Real-time PCR 病毒核酸诊断方法进行检测和诊断,患者血清中扩增到特异性核酸,可确诊为新型布尼亚病毒感染。

(2)病毒分离:具备条件的相关机构,将用于病毒分离的患者急性期血清标本经处理后,可采用 Vero、Vero E6 等细胞或其他敏感细胞进行培养,用 Real-time PCR 病毒核酸诊断方法、ELISA、免疫荧光等方法确定。患者血清中分离到病毒可确诊。

2. 血清学

(1)血清特异性 IgG 抗体:采用 ELISA、免疫荧光(IFA)抗体测定、中和试验等方法检测,新型布尼亚病毒 IgG 抗体阳转或恢复期滴度较急性期4倍以上增高者,可确认为新近感染。

(2)血清特异性总抗体:可采用双抗原夹心 ELISA 法检测,血清病原特异性总抗体阳性表明曾受到病毒感染。

五、防控措施

(一)病例管理

一般情况下无需对病人实施隔离。对病人的血液、分泌物、排泄物及被其污染的环境和物品,可采取高温、高压、使用含氯消毒剂等方式进行消毒处理。在抢救或护理危重病人时,

尤其是病人有咯血、呕血等出血现象时,医务人员及陪护人员应加强个人防护,避免与病人血液直接接触。

(二)提高专业机构处置能力

各地应开展对医务人员和疾控人员的培训工作,提高医务人员发现、识别、报告和治疗能力。各级疾控机构也应提高本机构人员对该病的流行病学调查和疫情处置能力。发现疑似病例时,应及时采集标本开展实验室检测。各省级疾控中心应尽快建立对该病的实验室检测能力。已发生或可能发生疫情的地市级和县(区)级疾控中心和医疗机构也应逐步建立该病的实验室诊断能力。

政府相关部门也应通过开展爱国卫生运动进行环境清理,必要时采取灭杀蜱等措施,降低生产、生活环境中蜱等传播媒介的密度。

(三)做好公众健康教育

积极、广泛地宣传疾病防治和蜱等媒介昆虫的防制知识,使广大群众掌握最基本的预防常识从而有意识地去保护自己,及时有效地采取预防手段,使公众正确对待疾病的发生,避免疫情发生后引起不必要的社会恐慌。

六、调查报告撰写

参见总论相关内容。

七、附件

发热伴血小板减少综合征个案调查表见表 17-18。

表 17-18　发热伴血小板减少综合征个案调查表

编码□□□□

1. 一般情况

1.1 姓名:　　　　　　(14 岁以下同时填写家长姓名)

1.2 性别:①男　②女

1.3 民族:①汉族　②其他

1.4 出生日期:年月日(若无详细日期,填写实足年龄岁)

1.5 职业:

(1)幼托儿童　(2)散居儿童　(3)学生　(4)教师　(5)保育员/保姆　(6)餐饮食品业

(7)公共场所服务业　(8)商业服务　(9)旅游服务业　(10)医务人员　(11)干部职员　(12)工人

(13)民工　(14)农民　(15)林业　(16)采茶　(17)牧民　(18)狩猎　(19)销售/加工野生动物

(20)离退休人员　(21)家务待业　(22)不详　(23)其他

1.6 现住址:_____省_____市(地、州)_____县(市、区)_____乡(镇、街道)_____村(居委会)组(门牌)

1.7 联系电话:　　　　　　联系人:　　　　　　与患者关系:

1.8 身份证号:

2. 发病情况

2.1 发病时间:　　　年　　　月　　　日

2.2 就诊情况

就诊次数	就诊日期	就诊医疗机构	医疗机构级别	诊断	门诊／住院病例
第 1 次					
第 2 次					
第 3 次					

注：医疗机构级别：(1)村卫生室　(2)乡镇级　(3)县区级　(4)地市级及以上

2.3 现住医院入院时间：　　　　年　　月　　日

2.4 住院号：

2.5 入院诊断：

2.6 是否出院：①是　②否　　　　　　　　　　　　　　　　　　　□

　　如已出院：

　2.6.1 出院诊断：

　2.6.2 出院时间：　　　　年　　月　　日

2.7 本次调查时病人情况：①痊愈　②好转　③恶化　④死亡　□

2.8 最后转归：①痊愈　②死亡　③其他

3. 临床表现

3.1 首发症状：

3.2 全身症状、体征：

　3.2.1 发热　①有　②无最高：℃　　　　　　　　　　　　□

　3.2.2 畏寒　①有　②无　　　　　　　　　　　　　　　　□

　3.2.3 头痛　①有　②无　　　　　　　　　　　　　　　　□

　3.2.4 乏力　①有　②无　　　　　　　　　　　　　　　　□

　3.2.5 全身酸痛　①有　②无　　　　　　　　　　　　　　□

　3.2.6 眼结膜充血　①有　②无　　　　　　　　　　　　　□

　3.2.7 皮肤瘀点或瘀斑　①有　②无　　　　　　　　　　　□

　3.2.8 牙龈出血　①有　②无　　　　　　　　　　　　　　□

　3.2.9 食欲减退　①轻度　②厌食　③无　　　　　　　　　□

　3.2.10 恶心　①有　②无　　　　　　　　　　　　　　　□

　3.2.11 呕吐　①有　②无　　　　　　　　　　　　　　　□

　3.2.12 呕血　①有　②无　　　　　　　　　　　　　　　□

　3.2.13 腹痛　①有　②无　　　　　　　　　　　　　　　□

　3.2.14 腹胀　①有　②无　　　　　　　　　　　　　　　□

　3.2.15 腹泻　①有,次／天　②无　　　　　　　　　　　　□

　3.2.16 大便性状　①血便　②黑便　③水样便　④其他　　□

　3.2.17 肾区疼痛　①有　②无　　　　　　　　　　　　　□

　3.2.18 淋巴结肿大　①有　②无　　　　　　　　　　　　□

　　3.2.18.1 若有,肿大部位及大小、是否压痛：

3.3 其他：

4. 血常规检查

序次	检查日期 (年/月/日)	白细胞(10⁹/L)	血小板(10⁹/L)	中性粒细胞计数(10⁹/L)	淋巴细胞计数(10⁹/L)	检测单位

5. 流行病学调查

5.1 发病前 1 个月居住地类型(可多选):①丘陵或山区　②平原　③其他＿＿＿＿　□

5.2 若 5.1 选②或③,则发病前 1 个月是否去过丘陵或山区?

　　①是,具体地点(越细越好)＿＿＿＿＿＿＿②否　③不记得　□

5.3 发病前两周户外活动史:

　　5.3.1 种地　①是　②否　□

　　5.3.2 割草　①是　②否　□

　　5.3.3 打猎　①是　②否　□

　　5.3.4 采茶　①是　②否　□

　　5.3.5 放牧　①是　②否　□

　　5.3.6 采伐　①是　②否　□

　　5.3.7 旅游　①是＿＿＿＿＿＿＿　②否　□

　　5.3.8 其他主要活动＿＿＿＿＿＿＿＿＿＿＿＿＿＿＿＿＿

5.4 发病前 1 个月居住地是否有蜱:①有　②无　③不知道　□

5.5 发病前 1 个月内是否见过蜱:①是　②否　③不认识　□

5.6 发病前 2 周内是否被蜱叮咬过:①是　②否　③不知道　□

　　5.6.1 若被叮咬过,时间及次数:①次数＿＿＿＿＿

　　　　　　　　　　　　　　②首次被咬时间:　　年　　月　　日

　　　　　　　　　　　　　　③末次被咬时间:　　年　　月　　日

　　5.6.2 叮咬部位(可多选):①脚　②腿　③腹部　④背部　⑤颈部　⑥其他　□

5.7 发病前 2 周内有无皮肤破损:①有　②无　□

5.8 发病前是否听说过同村有类似病人(未接触):①是　②否(跳至 5.9)　□

　　5.8.1 听说类似病人情况

姓名	性别	年龄	现住址	联系方式

5.9 发病前是否接触过类似病人:①是　②否(跳至 5.10)　□

　　5.9.1 所接触病人情况

姓名	性别	年龄	现住址	关系	诊断	接触方式	联系方式

注:接触方式(可多选):①直接接触病人血液　②直接接触病人分泌物、排泄物　③救治/护理　④同处一室　⑤其他(在表中注明)□

5.10　家中饲养动物情况:①是(填下表)　②否　③不知道　　　　　　　　　　　　　　　　　□

饲养动物种类	发病前 2 周内是否与饲养动物接触	动物身上是否有蜱附着

注:动物身上是否有蜱附着:①是　②否　③不知道□

5.11　发病前两周野生动物接触情况:①是(填下表)　②否　③不知道　　　　　　　　　　　□

动物种类	动物身上是否有蜱附着	备注

5.12　病前 1 个月内家中是否发现过老鼠?①有　②无　③不知道　　　　　　　　　　　　　□

6. 调查小结

7. 标本编号(编码规则附后)

7.1　血清标本:

7.1.1　急性期血清编号:

7.1.2　恢复期血清编号:

8. 实验室检验结果

8.1　病毒分离结果:①阳性　②阴性　③未检测/未收到标本　　　　　　　　　　　　　　　□

8.2　核酸检测结果:①阳性　②阴性　③疑似　④未检测/未收到标本　　　　　　　　　　　□

8.3　血清学检测结果

	ELISA		间接免疫荧光法(IFA)	
	IgG	IgM	IgG	IgM
急性期血清				
恢复期血清				

注:请在空格中填写:①阳性　②阴性　③未检测/未收到标本

编码规则："年份(2位) – 乡镇级地区编码(8位) – 流水号(3位)"。地区编码可通过中国疾病预防控制中心网络直报系统查询。如2010年云南省昆明市五华区沙朗乡的第12位调查者的编码为"10–53010220–012"。该调查者的急性期和恢复期血清分别在编号首位增加"J"和"H"。如上例调查者的急性期血清编号为J10–53010220–012,恢复期血清编号为H10–53010220–012。

调查人员签名：_____

调查时间：　　年　月　日；

单位：_____

技术要点

1. 暂参照乙类传染病报告

2. 潜伏期尚不明确,可能为1~2周

3. 临床特点　多急性起病,主要表现为发热,伴乏力、全身酸痛、头痛及食欲缺乏、恶心、呕吐等消化道症状

4. 治疗　本病尚无特异性治疗手段,主要为对症支持治疗

5. 流行病学特点　人群普遍易感,在山区、丘陵及林地等区域从事生产生活的人群,以及赴该类地区旅游、户外活动的人群感染该病的风险较高。主要通过蜱叮咬传播,也可通过直接接触感染者体液而发生人–人之间传播。每年3月下旬或4月初出现病例,5~7月病例数达到高峰,之后呈现下降趋势。

6. 个案报告　24小时

7. 现场调查　居住环境、暴露史、发病经过、就诊情况、实验室检查、诊断等。在出现聚集性病例或暴发疫情时,应当注意调查感染来源。如怀疑有人传人可能时,应当评估人群感染及人传人的风险

8. 标本的采集　一般会采集患者急性期(发病2周内)和恢复期(发病4周左右)非抗凝血,必要时,可采集病例的活检或尸检标本进行实验室检测

9. 实验室检测　病原学(核酸检测和病毒分离)和血清学(特异性IgG抗体和总抗体)检测

10. 防控措施　一般情况下无需对病人实施隔离,但对病人的血液、分泌物、排泄物及被其污染的环境和物品需进行消毒处理。提高专业机构处置能力。做好公众健康教育

【思考题】

一、单选题

1. 发热伴血小板减少综合征是由一种(　　　)感染引起的急性传染病。

A. 寄生虫　　　　　　　　　　　B. 肠道病毒

C. 发热伴血小板减少综合征病毒　D. 朊病毒

2.发热伴血小板减少综合征主要是通过哪种昆虫媒介的叮咬传播的？（　　　）

　　A.按蚊　　　　　　　B.蝇　　　　　　　C.蜜蜂　　　　　　　D.蜱或恙螨

3.各级医疗机构发现符合病例定义的疑似或确诊病例时，暂参照（　　　）的报告要求进行网络直报。

　　A.甲类传染病　　　　　　　　　　　B.乙类传染病

　　C.丙类传染病　　　　　　　　　　　D.非法定报告传染病

4.发热伴血小板减少综合征患者最早在病程的哪个期可见血小板下降？（　　　）

　　A.初期　　　　　　　B.极期　　　　　　　C.恢复期　　　　　　　D.B或C

5.人感染 SFTS 病毒，一般发病（　　　）天后可检出 IgM 抗体。

　　A.2~3 天　　　　　B.1~2 周　　　　　C.4~7 天　　　　　D.4~7 周

二、简答题

1.发热伴血小板减少综合征确诊病例的诊断标准。

2.简述发热伴血小板减少综合征的病例管理应注意哪些内容。

参考答案

一、单选题

1. C;2. D;3. B;4. A;5. A

二、简答题

1.发热伴血小板减少综合征确诊病例的诊断标准:疑似病例具备下列之一者:①病例标本新型布尼亚病毒核酸检测阳性;②病例标本检测新型布尼亚病毒 IgG 抗体阳转或恢复期滴度较急性期 4 倍以上增高者;③病例标本分离到新型布尼亚病毒。

2.一般情况下无需对发热伴血小板减少综合征病人实施隔离。对病人的血液、分泌物、排泄物及被其污染的环境和物品,可采取高温、高压、使用含氯消毒剂等方式进行消毒处理。在抢救或护理危重病人时,尤其是病人有咯血、呕血等出血现象时,医务人员及陪护人员应加强个人防护,避免与病人血液直接接触。

第十八章　寄生虫传染病

第一节　土源性线虫病

土源性线虫病为一类肠道寄生虫传染病,包括钩虫病、蛔虫病、鞭虫病和蛲虫病。该病虽不属于我国《传染病防治法》规定管理的传染病,但其分布范围广、感染人数多,是我国最常见的人体寄生虫病之一。

一、概述

(一)病原学

钩虫、蛔虫、鞭虫和蛲虫寄生于人体肠道内,它们的生活史简单,虫卵从人体肠道排出后在外界适宜条件下发育成熟即可经口或经皮肤重新感染人体。人们将这类发育形式的线虫称为土源性线虫。

1. **钩虫**　寄生于人体小肠内的钩虫主要为十二指肠钩口线虫(简称十二指肠钩虫)和美洲板口线虫(简称美洲钩虫)。成虫长约1cm,淡红色,半透明,雌雄异体。虫体前端有发达的口囊,十二指肠钩虫口囊内有2对钩齿,美洲钩虫口囊内有1对半月形板齿,虫体以其口囊咬附于肠黏膜上。雌虫受精后产卵。虫卵呈椭圆形,卵壳薄而透明,刚排出的虫卵内,细胞数多为2~4个。虫卵随粪便排出体外,在适宜条件下(22~30℃,潮湿泥土)很快孵出杆状蚴。杆状蚴前端钝圆,后端尖细,有口腔、咽管、肠管、肛门等构造。杆状蚴经过两次蜕皮,发育为感染期幼虫——丝状蚴。丝状蚴有鞘,口腔封闭,有口矛等构造,能借活跃的穿刺运动,通过人体毛囊、汗腺、皮肤较薄或黏膜处钻入人体内。幼虫循淋巴管和血管到右心,在肺部穿破肺毛细血管到达肺泡,然后循支气管、气管上升至会厌,随吞咽动作到达胃肠道,发育为成虫。从幼虫侵入到发育为成虫产卵,十二指肠钩虫约需35天,美洲钩虫约需60天。十二指肠钩虫雌虫每天产卵10 000~30 000个,美洲钩虫雌虫每天产卵5000~10 000个。寄生的钩虫成虫寿命一般在1~2年,长者也可存活数年。

十二指肠钩虫和美洲钩虫的分布、致病力及对驱虫药物的敏感性有明显差异。可根据虫体大小、外形、口囊、交合伞、背辐肋、交合刺、阴门、尾刺等进行成虫虫种鉴别,并可依据外形、鞘膜横纹、口矛及肠管特点进行丝状蚴的种别鉴定。美洲钩虫仅可通过皮肤感染人体,十二指肠钩虫除经皮途径外,还可经口直接进入肠道,不经过移行过程而在肠道直接发育为成虫,而美洲钩虫的感染则必须经过肺的移行过程。十二指肠钩虫还有迁延移行现象,有些幼虫最长可迁延253天方陆续进入肠腔发育为成虫。

2. **蛔虫**　成虫形似蚯蚓,大多寄生于人体空肠,少数寄生于回肠。雌雄异体,雌虫略长,约20~35cm,尾部尖直。雄虫长约15~31cm。尾部向腹侧卷曲。雌虫天可产卵200 000余万个,有受精卵和未受精卵之分。受精卵为宽椭圆形,卵壳表面有一层凹凸不平的蛋白质膜,被胆汁染成棕黄色,卵壳厚,自外向内分为受精膜、壳质层和蛔甙层三层。卵壳内含有一个大而圆的卵细胞,并逐渐分裂发育;未受精卵则较细长,卵壳较薄,无蛔甙层,内含有大小不等的卵黄颗粒。虫卵随宿主粪便排出,对外界因素的抵抗力较强。受精卵在适宜环境(外界温度为21~30℃、潮湿、氧充足的土壤中)下,幼虫在卵内经发育、蜕皮,约三周后成为感染性虫卵(含杆状蚴卵),此时被人吞食后即可被感染。虫卵进入人体小肠后孵出幼虫。幼虫侵入小肠黏膜,经血液或淋巴液通过肝脏、右心移行至肺脏。幼虫发育共分4期,第4期幼虫沿支气管、气管移至咽部,再被吞咽后达小肠,并蜕皮后发育为童虫,再经数周发育为成虫。从感染性虫卵进入人体到成虫成熟产卵,约需60~75天。成虫的寿命为10~12个月。

3. **鞭虫** 鞭虫成虫主要寄生于盲肠和升结肠,感染严重者亦可见于结肠、直肠、阑尾,甚至回肠下段。虫体形似马鞭,虫体前3/5细长如发,后部较粗。雌雄异体,雄虫长约30~45mm,尾端向腹面呈环状卷曲;雌虫长约35~50mm,尾端钝圆。鞭虫卵呈纺锤形,棕黄色,卵壳较厚,由脂层、壳质层和卵黄膜组成。雌虫每日产卵3000~20 000个。虫卵随粪便排出,卵壳内的卵细胞尚未分裂,在湿温土壤中,于2~4周内发育为感染期虫卵(内含丝状蚴)。感染期卵随食物或饮水进入人体,在消化液作用1小时后即可孵化出幼虫。幼虫侵入肠上皮继续发育,经多次蜕皮后发育为成虫,约10天左右移行至盲肠。虫体后部穿通上皮,脱入盲肠腔内成游离状,而细长的前部完全留在上皮层内以摄取营养。自吞入感染期虫卵至发育为成虫产卵约需2个月或更长的时间,成虫在体内可活3~5年。

4. **蛲虫** 成虫形如棉线头。雌雄异体,雄虫微小,长约2~5mm,体后端向腹面卷曲;雌虫较雄虫略大,长约8~13mm,虫体中部膨大,略呈纺锤形,尾端直而尖细,成熟雌虫子宫膨大,充满虫卵。虫卵为长圆形,无色透明,壳较厚,其中一侧略扁平,另一侧略凸出,左右不对称。蛲虫的生活史简单,成虫寄生于人体盲肠和阑尾,以及直肠及回肠下段等处。雄虫寿命较短,交配后不久即死亡。雌虫发育成熟后,沿结肠向下移行,在夜间自宿主肛门爬出,因受温度及湿度改变和空气的刺激,开始大量产卵。一条雌虫每日产卵11 000个左右。产卵后雌虫多因干燥死亡,但有少数雌虫可再爬入肛门或进入阴道、尿道等处。虫卵在肛门附近因温度(34~36℃)和相对湿度(90%~100%)适宜,氧气充足,约经6小时,卵壳内幼虫发育成熟,并蜕皮1次,即为感染期虫卵。蛲虫卵对外界环境的抵抗力较强。吞食感染期虫卵后,虫卵进入十二指肠内孵出幼虫,幼虫沿小肠向下移行,经2次蜕皮,至结肠内再蜕皮1次而发育为成虫。自吞食感染期虫卵至虫体发育成熟产卵约需15~43天,雌虫寿命一般为2~4周,最长不超过13周。蛲虫卵亦可在肛门附近孵化,幼虫经肛门进入肠内并可发育为成虫,造成逆行感染。

(二)流行病学

1. **传染源** 土源性线虫病患者和无症状感染者是本病唯一的传染源。

2. **传播途径** 两种钩虫感染人体的主要途径均为经皮肤感染,十二指肠钩虫感染期幼虫还可经口和经乳汁感染。蛔虫病、鞭虫病和蛲虫病均为经口传播,因生食含有感染期虫卵的不洁食物和水而被感染。蛲虫卵亦可通过呼吸道吸入而感染人体;如蛲虫卵在肛门附近孵化,幼虫进入肠内,造成逆行感染。

3. **易感人群** 人对土源性线虫普遍易感。在流行区居民常易发生多虫种混合感染和重复感染,儿童由于卫生习惯较差,感染率常高于成人。

4. 流行特征　各地感染土源性线虫病的季节与当地的气象(温度、湿度)密切相关,四季分明的地区一般以 5~8 月份为较高,而南方炎热地区一年四季均可引起感染。

土源性线虫病在我国广泛流行,特别是在农村流行非常普遍,农民的感染率比较高。2005 年原卫生部公布的全国人体重要寄生虫病调查结果表明,我国人群土源性线虫(蛔虫、钩虫、鞭虫等)的总感染率为 19.56%,其中,钩虫、蛔虫和鞭虫的感染率分别为 6.12%、12.72% 和 4.63%,12 岁以下儿童蛲虫感染率为 10.28%。据此推算,全国有 1.29 亿人感染土源性线虫,钩虫、蛔虫和鞭虫的感染人数分别为 3930 万、8593 万和 2909 万。在我国约 2.85 亿 14 岁以下儿童中,有 4825 万儿童感染土源性线虫。

我国土源性线虫病感染率受自然因素、社会经济因素及个人行为因素的影响,具有明显的由北向南逐步升高的趋势,有明显的区域性流行特点。在地区分布上,除山西、青海、辽宁、黑龙江、吉林、内蒙古 6 个较高寒干燥地区未发现钩虫感染者外,其他 25 个省(区、市)均有钩虫病流行,而蛔虫、鞭虫和蛲虫则呈全国性分布。超过全国平均感染率的安徽、江西、湖北、湖南、重庆、四川、广西、云南、贵州、海南、福建等 11 个省(区、市),大多主要位于中南部地区,是土源性线虫病流行的重点地区。

我国土源性线虫人群感染率分布显示,农民钩虫感染率最高,感染虫种以美洲钩虫为主。蛔虫和鞭虫的感染率也以农民,尤其以 14 岁以下农村儿童的感染率为高。就钩虫、蛔虫和鞭虫的感染率而言,女性高于男性,有明显的家庭聚集性,一般以轻度感染为主。蛲虫感染率以 10 岁以下年龄组感染率最高。

(三)临床表现

1. 钩虫病　钩蚴钻入手指或足趾间、足背、脚踝部位皮肤时可引起钩蚴性皮炎,局部可有烧灼或针刺感,随之出现充血的瘀点或丘疹,奇痒,于 1~2 天后变成小疱。此种皮炎可在数日内消失,如继发细菌感染,可变为脓疱。受染后 3~7 天可出现咽部发痒、咳嗽、咳痰等症状。当大量幼虫进入肺泡及上行支气管树引起肺组织广泛炎症反应,可产生剧烈干咳、哮喘、畏寒发热、痰中带血等严重症状。呼吸系统症状可持续数日至 1 个月,然后消失。

成虫寄生则引起消化道症状和贫血。患者初期可有上腹隐痛不适感,类似胃溃疡,食欲亢进,有的还有嗜食生米、生豆、泥土、炉灰等异嗜症。后期则胃纳差、恶心、呕吐、便秘或腹泻等。重度感染者有消化道出血症状,排柏油便或血水便,部分有呕血。个别患者可表现为急腹症,有上腹胀痛,或刀割样痛、钻痛或绞痛,有的放射至腰背部。婴幼儿患者的上述症状较重,并有生长发育障碍等。发生贫血时,患者可有面色苍白、四肢乏力、精神不振、头晕、劳动力减退等。严重贫血者可有心慌、气促、面部及下肢浮肿,以及贫血性心脏病和心功能不全的表现。贫血的有无、轻重与寄生的虫种、数量有关,也与宿主本身营养的好坏、抵抗力的强弱等因素有关。一般而言,十二指肠钩虫的危害性比美洲钩虫重。虫体寄生数目小于 40 条,每克粪便中虫卵数小于 1000 个者,贫血程度很轻;若大于此数,贫血程度将逐步加重。

2. 蛔虫病　感染较轻时,没有明显的临床症状;严重感染者可出现不同的临床症状。幼虫移行可引起肺部症状,并伴有全身反应。患者大多在感染后 7~8 天有畏寒、发热、咳嗽、哮喘、有黏液痰或血痰等,并可出现荨麻疹等过敏性肺炎的症状。成虫主要寄居在空肠,可引起恶心、呕吐、流涎、偏食、厌食、多食及异嗜癖,儿童多出现反复发作的脐周隐痛或腹泻,可有黏液便和血便;婴幼儿感染可表现为消化不良,有吐虫、便虫现象。驱虫后上述状况得以改善。蛔虫病患者尚有倦怠、体重减轻和贫血等营养不良症状。儿童感染者可有肠绒毛萎缩和吸收不良、乳糖消化不良、维生素 A 吸收减少;严重感染的儿童常见发育缓慢、智力迟钝,还可出现烦躁不安、惊厥等症状。此外尚可引起过敏反应,表现为低热、哮喘、荨麻疹、结膜炎及血管神经性水肿等。常见的并发症主要有胆道蛔虫病、蛔虫性肠梗阻及蛔虫性阑尾炎等。

3. 鞭虫病 轻、中度鞭虫感染者可无明显症状,偶见低热、恶心、呕吐、右下腹痛、腹胀、便秘等。重度感染者常出现恶心、呕吐、阵发性腹痛、慢性腹泻或便秘、黏液便、粪便带血或潜血等症状;直肠如受侵犯,出现黏膜水肿、出血,部分患者在解便时可发生直肠脱垂。有些患者因长期慢性失血可导致缺铁性贫血,继而出现头痛、失眠、面色苍白、面部及四肢浮肿、心脏扩大、充血性心力衰竭、营养不良、体重减轻等。严重感染的儿童由于营养不良而至发育迟缓,甚至发生直肠套叠。大量缠结成团的鞭虫可引起急性盲肠梗阻,导致升结肠穿孔、腹膜炎、腹腔脓肿等;此外,鞭虫感染也可诱发或加重其他疾病,如阿米巴痢疾、菌痢、阑尾炎等。重度感染的鞭虫病患者也可出现杵状指。

4. 蛲虫病 肛门和会阴部皮肤瘙痒是蛲虫病最突出的临床症状。由于患儿肛周和会阴部奇痒,常因不自觉的搔抓而造成肛周皮肤充血、皮疹和湿疹,甚至引起继发性细菌感染,或坐骨直肠脓肿。患儿因失眠和焦虑,可出现情绪不安、烦躁、易激动、多动、咬指甲、挖鼻、夜惊、夜间磨牙、注意力不集中等表现。蛲虫偶尔侵入肛门附近器官,引起异位损害,如刺激尿道引起尿频、尿急及遗尿;蛲虫也可侵入阴道,引起阴道炎、子宫内膜炎和输卵管炎等;蛲虫侵入阑尾可引起腹痛、恶心、呕吐及阑尾炎,在切除的阑尾标本中可见侵入黏膜下层的成虫。患儿用沾有虫卵的手指挖鼻、掏耳或揉眼,偶可引起鼻蛲虫病、外耳道蛲虫病或眼蛲虫病。

(四)诊断

土源性线虫病的诊断一般并不困难,可根据流行病学史及临床表现进行诊断,确诊则需依据实验室检查结果。粪检虫卵或成虫阳性可以确诊钩虫病、蛔虫病或鞭虫病的诊断;透明胶纸肛拭法检出蛲虫卵或查到成虫可确诊蛲虫病的诊断,用粪检方法偶可查到蛲虫卵。如实验室诊断阴性可试行驱虫治疗。

常将没有任何临床表现而仅在其粪便中查到土源性线虫卵者称为土源性线虫感染者,而将有明显临床症状并在其粪便中查到土源性线虫卵者称为土源性线虫病患者。有些感染者可同时感染多种土源性线虫。

(五)治疗

对土源性线虫病患者应使用有效药物进行驱虫治疗,同时采用多种对症治疗措施以改善患者的症状,并积极治疗并发症。

1. 对症治疗 重症患者应卧床休息。对钩蚴性皮炎患者可采用透热疗法,即用水温保持在 52℃的热水中浸泡 30 分钟,或用纱布热敷、艾条熏炙等,可有止痒、消炎和杀灭的作用。对贫血患者,应纠正贫血,常用硫酸亚铁,每次 0.6～0.9g,3 次/天;或富马酸铁肠溶片,0.2～0.4g,3 次/天;或 10% 枸橼酸铁铵 10ml,3 次/天。如不能耐受口服铁剂,可肌注山梨醇铁或右旋糖酐铁。儿童用量应酌减。伴有营养不良或低蛋白血症的患者还应注意到蛋白质和维生素的补充。出现异嗜症的患者可给予补充铁剂,症状常会消失。

2. **病原治疗**　驱虫治疗不仅能治愈临床患者,而且可减少传染源。应根据患者感染的虫种选择不同的驱虫药物、剂量和疗程。下列药物可用于土源性线虫病的驱虫治疗:

(1)噻嘧啶:是去极化神经肌肉阻滞剂,很快使虫体痉挛性或收缩性麻痹,可有效驱除蛔虫、钩虫和蛲虫,但抗蛔虫活性较其他线虫为强。成人及12岁以上儿童1.2~1.5g(4~5片)顿服;12岁以下(含12岁,下同)儿童按10mg/kg体重服用。孕妇和患有急性心、肝、肾脏疾病及发热病人慎用。

(2)阿苯达唑:可有效驱除蛔虫、钩虫、鞭虫和蛲虫。成人及12岁以上儿童400mg顿服;12岁以下儿童剂量减半。口服本品肠内吸收较慢且少,口服后2.5~3小时血药浓度达峰值。本药副作用轻微,偶有胃部不适、腹痛、腹泻及头晕等,不需特殊处理而自行消失;孕妇及2岁以下儿童禁用。感染较重者则需多次治疗才能治愈,并在治疗中偶可出现蛔虫游走现象,故应加用左旋咪唑。

(3)甲苯达唑:治疗蛔虫和蛲虫,治愈率可达90%以上。成人及12岁以上儿童200mg顿服;12岁以下儿童剂量减半。此药在肠道内吸收甚少,浓度较高,故较安全有效。

(4)伊维菌素:用于治疗蛔虫病或鞭虫病。成人6mg顿服;14岁以下儿童按0.1mg/kg体重服用。

(5)复方阿苯达唑(每片含阿苯达唑67mg和噻嘧啶250mg,下同):成人及7岁以上儿童,2片顿服;2~6岁儿童,1.5片顿服。主要用于治疗蛔虫病、钩虫病和鞭虫病。

(6)三苯双脒:成人400mg顿服,14岁以下儿童剂量减半。主要用于治疗钩虫病,对钩虫病的治愈率可达80%以上。该药驱虫作用迅速,副作用轻,对血象,肝、肾功能和心电图无明显影响。

3. **并发症治疗**　应积极治疗胆道蛔虫病、蛔虫性肠梗阻、蛔虫性阑尾炎等并发症。

二、病例发现与报告

(一)病例发现

1. 在人群中开展粪便检查可以发现钩虫、蛔虫、鞭虫感染者;在儿童中开展透明胶纸肛试法检查可以发现蛲虫感染者。

2. 在钩虫病流行区曾接触过钩蚴污染的土壤或生食过钩蚴污染的蔬菜,有钩蚴性皮炎、咳嗽,哮喘性支气管炎等病史者;有贫血、异嗜症、消化功能失调、劳动力减弱者,或发育迟缓、营养不良的婴幼儿患者应怀疑本病,均应及时进行粪便检查以发现钩虫病病例。

3. 肠蛔虫症病例常有脐周隐痛、厌食及异嗜僻等,或有吐虫、排虫史;粪检蛔虫卵阳性时可以确诊,如为阴性可试行驱虫治疗以明确诊断。

4. 轻、中度鞭虫感染者难以发现,重症感染可有食欲不振、恶心、呕吐、下腹部阵痛和压痛、慢性腹泻、粪便带血或潜血、直肠脱垂等症状,应及时进行粪便检查以发现鞭虫病病例。

5. 儿童若有肛周皮肤瘙痒、烦躁不安、失眠、磨牙、食欲不振、腹痛、夜惊等表现,应疑及蛲虫感染,以查到成虫或虫卵为确诊依据。

(二)病例报告

1. **个案报告**　土源性线虫病未列为我国《传染病防治法》规定管理的传染病。各级各类医疗卫生机构、疾控机构、卫生检疫机构及其执行职务的医务人员发现土源性线虫病病例后应积极给予或建议给予驱虫治疗,不需要进行传染病报告。

2.**事件的报告**　早年曾报道过因接触钩蚴污染的土壤或生食钩蚴污染的蔬菜突发哮喘性支气管炎的群体性事件,后证实为暴发性的钩虫感染;以及因生食未清洗的蔬菜、甘蔗、胡萝卜和红薯等突发哮喘性支气管炎的群体性事件,后被证实为暴发性蛔虫感染。虽然此类土源性线虫感染的突发疫情现已罕见,但各级各类医疗卫生机构、疾控机构和有关单位发现类似突发疫情时,应在 2 小时内以电话或传真的方式向当地的疾控机构报告。

三、流行病学调查

(一)调查目的

近年的土源性线虫病监测数据显示,我国人群土源性线虫感染率已下降至 5% 以下,但一些偏远贫困省份依然是钩虫、蛔虫的高感染地区,妇女、老人和儿童已成为高感染人群,钩虫也已成为人群感染的突出虫种。此外,多地土壤监测结果也提示土源性线虫病传播风险依然存在。为科学、规范地开展土源性线虫病防治工作,各地应有计划地开展人群土源性线虫病监测工作,以了解当地土源性线虫病流行动态及影响因素,掌握流行规律,预测流行趋势,为制订防治对策和评价防治效果提供科学依据。

(二)调查内容及方法

1.**人群感染调查**

(1)抽样方法:采取分层随机抽样方法,以县(市、区)为单位,按地理方位划分为东、西、南、北、中 5 个片区,每片区随机抽取 1 个乡(镇),在每个乡(镇)抽取 1 个行政村,以自然村(村民小组)为单位,整群抽取 3 周岁以上居民 200 人,不足 200 人的村全部检查,受检率不低于 90%。

(2)调查方法:采用改良加藤厚涂片法(Kato - Katz 法),1 粪 3 检,检查土源性线虫(钩蛔鞭)卵,计算总感染率、分虫种感染率和感染度。随机抽取钩虫阳性者粪样 50 份,不足 50 份的取全部钩虫阳性者粪样,用试管滤纸培养法分离美洲钩虫和十二指肠钩虫。

(3)蛲虫感染调查:在 12 岁以下儿童中进行。可在抽查的 5 个片区中随机抽取 1 个幼儿园和 1 所小学,整群抽取学龄前儿童和小学生采用透明胶纸肛拭法检查蛲虫卵,计算感染率。

2.**流行因素调查**　土源性线虫病在一个地区流行,也跟其他传染性疾病一样,受自然因素及社会因素等多种因素影响,因此需要了解当地的自然地理状况(地理位置、地形地貌、植被等)、气象学资料(温度、湿度、降雨量等)、人口学资料(总人口数、年龄和性别构成、流动人口数)、生产方式(农作物种类、施肥方式等)、生活习惯(生食瓜果和蔬菜、赤足下地劳动等)、社会经济状况(人均收入等)及既往土源性线虫病流行史及防治资料等。

3.**土壤中人蛔虫卵及钩蚴调查**　在抽查片区中采集菜田、居民家庭庭院、厕所、厨房等不同环境的土壤样本,用改良饱和硝酸钠漂浮法调查居民生产和生活环境被人蛔虫卵污染情况,用分离法检查土壤中的钩蚴。

四、样品采集与检测

(一)样品的采集方法

1.**粪便标本**　粪便检查是诊断土源性线虫病及其他肠道寄生虫病最常用的病原学检测

方法。利用各种不同的检查方法可以从粪便标本中发现虫卵、成虫或培养出钩蚴,以明确诊断和考核疗效。要取得准确的结果,送检的粪便样品必须新鲜,保存时间一般不宜超过 24小时,夏季不超过 8 小时,必要时可冷藏保存。要求受检者一次送检当日的新鲜粪便,粪量不少于 30g 以上(鸡蛋大小)。收集粪便标本时要注意使用干净的容器,防止泥土、污水及尿液的污染,防止粪样失水干燥等,以免影响检查结果;可用无污染的油纸、塑料盒等包装,在农村地区特别注意不能使用农药、化肥的包装袋收集粪便样品。送检的粪便样品应清楚地标记编号、姓名、性别、年龄、地址等信息。

2. 肛拭子标本 用于检查蛲虫卵,采集方法有:①透明胶纸法:用长约 6cm,宽约 2cm的透明胶纸粘擦肛门周围的皮肤,取下胶纸,将有胶面平贴玻片上;②棉签拭子法:先将棉签浸泡在生理盐水中,取出时挤去过多的盐水,在肛门周围擦拭,随后将棉签放入盛有饱和盐水的试管中,用力搅动,迅速提起棉签,在试管内壁挤干盐水后冲去。应在受试者入睡几小时后的深夜或早晨入厕前或淋浴前第一时间内采集标本。操作时应带乳胶手套,以免虫卵污染。

3. 土壤样品 可根据情况采集农田、庭院、厕所、厨房等不同环境的土壤。农田又可根据种植作物的种类选择,如蔬菜地、瓜果地、棉花地、甘蔗地、茶叶地等各种土壤,一般采集离地表 5cm 以内的土壤;庭院、厕所、厨房取表层土,无土层或土量不够,亦可用鞋底刮取的土样代替。

(二)样品的检测方法

1. 粪便直接涂片法检查 利用本法可对重症肠道寄生虫感染者进行快速诊断,测定患者的虫荷量(感染度),检验虫体活力。操作步骤如下:

(1)在载玻片左侧中央滴一滴等渗盐水;

(2)用小木棍挑取火柴头大小(约 2mg)的粪便标本加入到盐水滴中,混匀;同法将粪便加入到碘液中;

(3)以盖玻片封住液滴,注意封片时不要产生气泡;

(4)以 10× 目镜检查:用低倍物镜(×10)以上下或横向移动做全片系统检查;当见到生物体或可疑物时,调至高倍物镜(×40)以观察其更细微的形态;高倍物镜检查至少应占全片面积的 1/3。

2. 改良加藤厚涂片法(Kato-Katz 法) 利用本法检查粪便标本中的蠕虫卵,测定患者的虫荷量(感染度)。在进行人群土源性线虫病流行病学调查时,该种方法是我国《土源性线虫病防治技术方案》规定采用的粪检方法。操作步骤如下:

(1)将尼龙绢片(80~100 目/吋,8cm×8cm)置于粪便标本上,用塑料刮片轻压尼龙绢片并在其上轻刮,使细粪渣透过尼龙绢片的微孔滤出至绢片表面;

(2)将定量板(规格为 30mm×40mm×1mm)放在载玻片中部,然后用刮片将绢片表面的细粪渣填入定量板的中央孔(圆台形,短径 3mm,长径 4mm,高 1mm,容积为 38.75mm³)内,使填满全孔并抹平;

(3)移去定量板,取一张在透明液(100ml 蒸馏水、100ml 纯甘油、3% 孔雀绿或亚甲蓝1ml)中浸泡好的亲水性玻璃纸(规格为 30mm×25mm×40μm),抖掉多余的液滴,盖在粪样上,用橡皮塞覆于玻璃纸上垂直均匀用力压制,使粪便均匀地展开至玻璃纸边缘;

(4)透明 1~2 小时后及时镜检:以 ×10 目镜检查虫卵,用低倍物镜(×10)以上下或横向移动做全片系统检查;当见到生物体或可疑物时,调至高倍物镜(×40)以观察其更细微的形态;进行虫卵计数时,因定量板每孔粪便量平均为41.7mg,所以每片虫卵计数乘以24,即为每克粪便虫卵数(EPG)。

3. 粪便钩蚴培养法 钩蚴培养法用于钩虫病的诊断、流行病学调查及疗效考核。用于钩蚴培养的粪便标本必须新鲜,不能冷藏或冷冻。操作步骤如下:

(1)加凉开水约1ml于洁净试管内(1cm×10cm),将滤纸剪成与试管等宽但较试管稍长的T字型纸条,用铅笔书写受检者姓名或编号于横条部分;

(2)取粪便约0.2~0.4g,均匀地涂抹在纵向纸条的上部2/3处,再将纸条插入试管,下端浸泡在水中,以粪便不接触水面为度;

(3)在20~30℃条件下进行钩蚴培养,培养期间每天沿管壁补充适量的冷开水,以保持水面高度;

(4)3天后肉眼观察或使用放大镜观察试管底部(钩蚴虫体透明,常在水中作蛇行游动);如未发现钩蚴,应继续培养观察,直至第5天。气温过低时可将培养管放入30℃左右的温水中数分钟后再观察。

4. 饱和盐水浮聚法 可将粪便标本中数量很少的蛲虫卵和幼虫浓聚,提高检出率。操作步骤如下:

(1)饱和盐水配制:将食盐缓慢加入盛有沸水的容器内,不断搅动,直至食盐不再溶解为止,冷却后备用;

(2)用竹签挑取黄豆粒大小的粪样于浮聚瓶(高3.5cm,直径约2cm的圆形直筒瓶)中;

(3)加入少量饱和盐水,调匀后再缓慢加入饱和盐水,当液面接近瓶口时改用滴管加,使液面略高于瓶口又不溢出为止;

(4)在瓶口覆盖一载玻片,静置15~20分钟后,将载玻片提起并迅速翻转,加盖玻片,以10×目镜检查,用低倍物镜(×10)以上下或横向移动做全片系统检查;当见到生物体或可疑物时,调至高倍物镜(×40)以观察更细微的形态。

5. 透明胶纸肛拭法 雌性蛲虫在夜间爬出肛门,在肛周产卵,一般在粪便中找不到虫卵,多采用透明胶纸肛拭法检查蛲虫卵。用此种方法亦可在肛门附近发现带绦虫虫卵。操作方法如下:

(1)将牛皮纸(或聚乙烯塑料薄膜)剪成长10cm、宽8cm,在中央剪一个直径2.4cm的圆形孔(略大于1元钱硬币);

(2)用透明胶带纸补贴牛皮纸中的圆形孔;

(3)再把载玻片盖在胶带纸上(保护胶面),装入纸袋中,纸袋外面写上受检者得姓名、年龄、性别和编号;

(4)检查时,取下载玻片,将有胶的一面在肛周粘压后,覆回载玻片装入纸袋,待实验室镜检。

6. 肛周蛲虫成虫检查 受检最佳时间应在儿童入睡1~3小时后或清晨排便前进行,侧卧将肛门暴露在灯光下,仔细检查肛门周围,若发现白色小虫,用镊子夹入盛有70%乙醇的小瓶内送检。可连续观察3天。可偶然在粪便标本的表面发现雌性成虫。

7. 粪便中成虫淘洗法 用于检查和鉴定服药驱虫或自然排出的肠道蠕虫,作为诊断和疗效考核的依据。操作方法如下:

收集土源性线虫患者驱虫服药后24~72小时的全部粪便,加水搅拌,用40目/吋的筛网或纱布过滤,收集粪渣,用清水缓慢冲洗多次,倒在盛有清水的大玻璃器皿内;器皿下衬以黑纸观察、采集混杂在粪渣中的土源性线虫虫体。操作时应戴乳胶手套,使用后的器具要消毒,以免虫卵污染。

8.土壤中人蛔虫卵检查法 操作步骤如下:

(1)取回土样,剔除菜叶、树皮等大杂物,压碎土样中的大颗粒;

(2)过筛:土样先用孔径 3mm 的铜筛,再用孔径 2mm 的铜筛过筛 2 次,收集过筛后的土样;

(3)取 2 支 50ml 的大离心管,各放入过筛后的土样 10g,加 5% 氢氧化钠溶液至 40ml 或 45ml 刻度线;

(4)用橡皮塞塞紧管口,用力振摇数分钟,充分混合后,以 2000rpm 离心 4 分钟;

(5)弃去上部的氢氧化钠溶液,加入饱和硝酸钠溶液搅拌混匀,以 2000rpm 离心 4 分钟;

(6)离心后,再加饱和硝酸钠溶液满至管口,覆上 18mm×18mm 盖玻片;

(7)静置 15 分钟后,取下盖玻片置于载玻片上镜检,取 2 管的平均值为计数结果;

(8)用直接镜检法或美篮伊红硼砂(MEB)染色法检查蛔虫卵活力。

9.土壤中钩蚴检查法 操作步骤如下:

(1)筛网平皿分离法

1)在铜丝筛分离器(形似平皿,口径 7.5cm,高 3cm,底部有 3 个长 0.3cm 的短脚)的底面垫上细布或棉纸,放入土壤标本;

2)将铜丝筛分离器装入放有 45~50℃水的平皿中,以水面略高于分离器的底部为度;

3)静置 2~3 小时,除去铜丝筛分离器,镜检平皿中的水液;

4)分离所得水液中常有自由生活线虫的幼虫,可加入等量的 10% 盐水处理,便于鉴别。

(2)贝氏分离法

1)将大玻璃漏斗下端套一支橡皮管,用金属夹夹住,再将漏斗置于铁架上;

2)在筛子(直径 10~18cm,网眼大小为 1mm)上铺一层粗布,将土壤样本均匀地置于粗布上;

3)缓慢加入 45~50℃的温水,以水面与筛子底部相接触为度,静置 3 小时,土壤中大部分钩蚴移至水中,下沉至橡皮管被夹处;

4)移去管夹,收集含有钩蚴的液体于离心管中;

5)经沉淀,取沉淀物镜检。

五、防控措施

(一)控制传染源

1.目的和意义 土源性线虫病的防控应采取以健康教育为先导、控制传染源为主的综合性防治策略。在流行区定期开展群体药物驱虫治疗能减少传染源、降低感染率和感染度,可有效控制以致阻断土源性线虫病的传播和流行。

2.药物驱虫原则 群体药物驱虫治疗有 3 种方式:①选择性治疗,仅对粪检虫卵阳性者进行治疗;②重点人群治疗,对职业暴露人群或 3~14 周岁儿童进行治疗;③全民集体治疗,对社区 3 周岁以上人群进行治疗。各地应根据土源性线虫病的流行程度和流行的主要虫种,按照因地制宜、分类指导的原则,确定药物驱虫的对象、频次和方法。具体治疗方案、驱虫药物的选择和推荐的用药剂量应根据原卫生部下发的《土源性线虫病防治技术方案》和《土源性线虫病驱虫用药方案》实施。

3.药物驱虫方案 以县(市、区)为单位,根据人群土源性线虫(蛔虫、鞭虫和钩虫)感染率的高低,将土源性线虫病流行区分为 3 类。各类地区药物驱虫方案如下:

Ⅰ类地区:土源性线虫感染率≥20%;对 3 周岁以上居民每年服药 1 次(人群感染率在50% 以上的地区,第 1 年服药 2 次),连续 3 年,每次驱虫覆盖率不低于 60%。

Ⅱ类地区:土源性线虫感染率≥5% 且<20%;对重点人群每年服药 1 次,连续 3 年,每次驱虫覆盖率不低于 80%。以钩虫感染为主的地区,重点人群为职业暴露人群;其他地区重点人群为 3 ~ 14 周岁儿童。

Ⅲ类地区:土源性线虫感染率<5%。通过健康教育,引导居民自愿查病驱虫。各级医疗卫生机构应结合常规粪便检查项目开展寄生虫虫卵检查,对查出的感染者给予药物驱虫。

4.驱虫药物及推荐剂量

(1)驱蛔虫药物:以蛔虫感染为主的地区,可选用噻嘧啶、阿苯达唑、甲苯达唑、伊维菌素、复方阿苯达唑等药物驱虫。

1)噻嘧啶:成人及 12 岁以上儿童 1.2 ~ 1.5g(4 ~ 5 片)顿服;12 岁以下(含 12 岁,下同)儿童按 10mg/kg 体重服用。

2)阿苯达唑:成人及 12 岁以上儿童 400mg 顿服;12 岁以下儿童剂量减半。

3)甲苯达唑:成人及 12 岁以上儿童 200mg 顿服;12 岁以下儿童剂量减半。

4)伊维菌素:成人 6mg 顿服;14 岁以下儿童按 0.1mg/kg 体重服用。

5)复方阿苯达唑(每片含阿苯达唑 67mg 和噻嘧啶 250mg,下同):成人及 7 岁以上儿童,2 片顿服;2 ~ 6 岁儿童,1.5 片顿服。

(2)驱钩虫药物:以钩虫感染为主的地区,可选用三苯双脒、阿苯达唑、噻嘧啶、复方阿苯达唑等药物驱虫。

1)三苯双脒:成人 400mg 顿服,14 岁以下儿童剂量减半。

2)阿苯达唑:成人及 12 岁以上儿童 400mg 顿服;12 岁以下儿童剂量减半。

3)噻嘧啶:成人及 12 岁以上儿童 1.2 ~ 1.5 g 顿服,12 岁以下儿童按 10mg/kg 体重服用。

4)复方阿苯达唑:成人及 7 岁以上儿童,2 片顿服;2 ~ 6 岁儿童,1.5 片顿服。

(3)驱鞭虫药物:以鞭虫感染为主的地区,可选用阿苯达唑、伊维菌素、复方阿苯达唑等药物驱虫。

1)阿苯达唑:成人及 12 岁以上儿童 400mg 顿服,12 岁以下儿童剂量减半。

2)伊维菌素:成人 12mg,顿服;14 岁以下儿童按 0.1mg/kg 体重服用。

3)复方阿苯达唑:成人及 7 岁以上儿童,2 片顿服;2 ~ 6 岁儿童,1.5 片顿服。

(4)驱蛲虫药物:蛲虫病患儿的治疗可选用甲苯哒唑、阿苯达唑、噻嘧啶、三苯双脒等药物。由于蛲虫易于再感染及复发,因而服药 2 ~ 4 周后,应再进行一次治疗。另外对家庭成员与患者同时用药,也有利于提高治愈率。

1)甲苯达唑:一次顿服 100mg,对蛲虫病的治愈率可达 90% 左右,如果 2 次 / 天或 1 次 /天连服 3 天,可提高治愈率。

2)阿苯达唑:儿童服 100 ~ 200mg。也可每天 100mg,连服 7 天。

3)噻嘧啶:10mg/kg,1 次口服,2 周后复治 1 次,治愈率达 94%。

4)三苯双脒:一次顿服 200mg,对蛲虫病的治愈率可达 80% 以上。

(5)服药注意事项

1)严重肝、肾疾病,冠心病,心功能不全,严重溃疡病史、癫痫史及药物过敏史者禁用。

2）发热病人，妊娠期、哺乳期妇女暂缓服药。

3）接种疫苗和服用其他药物期间不宜服驱虫药。

4）学龄前儿童和中小学生应在家庭服药。

（6）不良反应及处理：个别服药者可能出现上腹不适、恶心、口干、乏力、头晕、皮疹等不良反应，一般可自行缓解，无需特殊处理；如出现严重不良反应，须及时到医院就诊。当出现群体心因性反应时，须及时进行心理疏导，消除其紧张情绪和恐惧心理，必要时可给予安慰剂治疗，并妥善处理。

（二）切断传播途径

采取多种综合性防治措施，切断传播途径。结合社会主义新农村建设、城乡环境卫生整治和创建卫生城镇等活动，落实改水、改厕、改善环境等综合性防治措施，努力提高农村安全饮用水和无害化厕所覆盖率，改善家庭和公共环境卫生。

1. 改水　结合全国农村饮水安全工程规划的实施，有条件的地区实现集中式供水，暂不具备集中式供水条件的地区，可使用手压井。

2. 改厕　依据《农村户厕卫生标准》（GB19379—2003）和《农村改厕技术规范（试行）》（全爱卫办发〔2009〕4号），因地制宜地建设三格式化粪池或三联式沼气池等推荐使用的卫生厕所。加强对新建卫生厕所的管理，达到干净、清洁和粪便无害化处理的要求，新厕建好后及时将旧厕封填。

3. 改善环境　搞好房前屋后的环境卫生，养成良好的生活习惯和卫生行为。及时清理洼地、疏通沟渠，防止蚊蝇孳生。结合新农村建设，提倡垃圾集中焚烧或深埋，改善村容村貌。

（三）保护易感人群与健康教育

在流行区广泛开展健康教育，对不同地区的重点人群，采取有针对性的健康教育方式，广泛宣传寄生虫病的危害和防治知识，提高群众自我防病意识，增强群众参与查病、驱虫工作的主动性和自觉性。在学校对中小学生开展以"饭前便后要洗手"为重点的健康教育，在农村提倡"下地耕作要穿鞋、不用新鲜粪便施肥"，针对家庭主妇开展"注意饮食卫生，生食瓜果要洗净"的宣传，促进家庭文明卫生习惯的养成。

六、调查报告撰写

（一）调查资料的整理分析

1. 分析指标　可根据调查报告的性质（基线调查或考核评估调查），选择下述分析指标：

（1）基本情况统计指标（地形地貌、温度、湿度、降雨量、总人口数、常住人口数、经济收入、种植作物种类和施肥情况等）；

（2）人群土源性线虫的总感染率；

（3）人群钩虫、蛔虫、鞭虫等各虫种的感染率及感染度；

（4）人口学分布（年龄、性别、职业、文化程度等）指标；

（5）考核评估指标（干预后人群感染率及下降情况）；

（6）药物驱虫实施情况统计（人群药物驱虫服药率和覆盖率统计）；

（7）改水实施情况统计（改水户数和受益人口数）；

（8）改厕实施情况统计（改厕户数、改厕类型）；

(9)健康教育实施情况统计(卫生知识知晓率和卫生行为形成率)。

2.统计学处理　应用软件对所得数据进行统计学处理,了解统计数据的差异有无统计学意义。一般计数资料的比较(各种率)采用 χ^2 检验,计量资料(如粪检 EPG)的比较则用 t 检验、U 检验。

(二)调查报告

调查报告撰写格式与要求见技术要点相关部分。

七、保障措施

(一)组织保障

我国原卫生部已下达《2006—2015 年全国重点寄生虫病防治规划》,土源性线虫病防治已列入国家重点寄生虫病防治规划的防治病种。过去的防治实践证明,各级政府的组织领导和相关部门的密切配合与协作是有效开展寄生虫病防治工作的可靠保障。因此,各地政府应当加强领导,相关部门密切配合,建立、健全"政府领导、部门协作、全社会参与"的防治工作机制;各地根据国家规划制定各自防治规划和计划,开展检查督导、总结评估,积极推动土源性线虫病的防治工作。

(二)技术保障

在土源性线虫病的防治工作中,为确保各项防治技术措施实施的质量和效果,应制定有关技术方案,适时开展业务培训、技术指导和咨询、质量控制。各级疾控机构和乡村两级相关医务人员要接受专业技术和技能培训,确保实施各项防治措施的质量。

寄生虫病防治是一项长期而艰巨的社会系统工程。各地应保障将寄生虫病综合防治工作与新农村建设、改水改厕、村村通工程和农村合作医疗等民生工程项目整合,将防治措施纳入工程项目统筹安排,科学、有效地开展土源性线虫病的防治工作。社会经济的发展,农村村容村貌的整治和精神文明的建设是推进寄生虫病综合防治工作可持续发展的坚实基础。

(三)财政保障

各地应加大寄生虫病防治经费的投入,防治经费要有落实,要专款专用,严禁截留或者挪作他用,要检查防治经费的使用情况,使土源性线虫病的防治工作有坚实的财政保障。

(四)机构与人员保障

各级应加强寄生虫病防治专业机构的建设和专业队伍的力量,加大各地专业机构的基本建设投入,努力提高专业人员的技术水平和素质,有力保障寄生虫病防治工作的发展。

八、附件

土源性线虫粪便检查登记表见表 18-1,土壤中人蛔虫卵污染情况登记表见表 18-2,土源性线虫病调查点基本情况统计表见表 18-3。

表 18-1　土源性线虫粪便检查登记表

_____省(自治区、直辖市)_____市(地、州)_____县(市、区)_____乡镇/街道_____村/社区

行政村编号□□□□□□□□□□ (10 位,8 位地区码参照国家统一区划代码 +2 位村编码)

个案号	姓名	性别	年龄	民族	职业	文化程度	检查前3个月内是否服用驱虫药	加藤法检查结果								肛拭法结果	钩蚴培养	
								肝吸虫卵	钩虫卵	蛔虫卵		鞭虫卵	蛲虫卵	带绦虫卵	其他	蛲虫卵	美洲钩虫	十二指肠钩虫
										受精	未受精							

填表说明：

①个案号：共5位，第1~3位为户号，第4、5位为成员号；②年龄：填周岁；③民族、职业、文化程度分类同肝吸虫病监测实施方案；④检查前3个月内是否服用驱虫药，"1"表示服用，"0"表示未服用；⑤加藤法检查结果中各虫种填写观察到的虫卵平均数(不乘24)，受精和未受精蛔虫卵分别计数，未观察到填"0"，如观察到其他虫卵，均列出虫卵名称，未观察到则填"0"；⑥肛拭法检查结果填"1"表示阳性，"0"表示阴性，"9"表示未检；⑦钩蚴培养结果填写鉴定的美洲和十二指肠钩蚴数

检查人：_____　　负责人：_____　　　　调查日期：　□□□□年□□月□□日

表 18-2　土壤中人蛔虫卵污染情况登记表

_____省(自治区、直辖市)_____市(地、州)_____县(市、区)_____乡镇/街道_____村/社区

行政村编号□□□□□□□□□

户号	户主姓名	采样地点	钩蚴	美洲钩蚴	十二指肠钩蚴	未定种钩蚴	未受精蛔虫卵	受精蛔虫卵	活受精蛔虫卵

说明：采样地点栏填写田地或菜园

调查人：_____　　负责人：_____　　　　调查日期：　□□□□年□□月□□日

表 18-3　土源性线虫病调查点基本情况统计表

_____省(自治区、直辖市)_____市(地、州)_____县(市、区)_____乡镇/街道_____村/社区

行政村编号□□□□□□□□□

1.自然因素

1.1 地形：①高原　②盆地　③平原　④丘陵　⑤山地

1.2 经度：□□□°□□′

1.3 纬度：□□□°□□′

1.4 海拔：_____ m

1.5 上一年度年均气温：_____ ℃

1.6 上一年度年降雨量：_____ mm

2. 人口数

2.1 总人口数：_____

2.2 常住人口数：_____

3. 总户数：_____

4. **主要饮用水源**：①自来水　②井水　③坑塘水　④河湖水　⑤其他(列名)_____

5. **厕所及粪便处理情况**

5.1 各类厕所总数：_____

5.2 未经无害化处理的厕所数(包括露天厕所、简易厕所等)：_____

5.3 沼气池个数：_____

5.4 其他无害化处理厕所数(包括三格式、双瓮式等)：_____

6. 人均国民生产总值：_____ 元

7. 居民人均年纯收入：_____ 元

8. 当地产业(①工商业　②农业　③渔业　④林业　⑤牧业)

8.1 主要产业：

8.2 次要产业：

9. 当地有生吃鱼、肉习惯吗？①吃鱼生　②吃肉生　③都吃　④都不吃

10. 当地农民耕种是否有赤脚下地劳动的习惯？①有　②部分有　③无

填表说明：①总人口数：指该村上一年度的户籍人口数；②常住人口数：指实际经常居住在该村半年和半年以上的人口数；③表中6、7项均填写该村所属乡(镇)上一年度的数据

调查人：_____　　负责人：_____　　调查日期：□□□□年□□月□□日

> **技术要点**

　　1. 土源性性线虫病包括钩虫病、蛔虫病、鞭虫病和蛲虫病，不是我国《传染病防治法》规定管理的传染病。

　　2. 流行病学特点　土源性性线虫生活史简单，患者和感染者是唯一传染源，虫卵随粪便排出人体后在外界适宜条件下发育成熟即可经口或经皮重新感染人体，人群普遍易感。

　　3. 主要临床表现

　　(1) 钩虫病：幼虫引起钩蚴性皮炎、咳嗽、哮喘性支气管炎；成虫寄生则引起贫血、异嗜症、消化功能失调、劳动力减弱等症状；

　　(2) 蛔虫病：常有脐周隐痛、厌食及异嗜僻等，或有吐虫排虫史；

　　(3) 鞭虫病：轻中度感染者无症状，重症感染可有食欲不振、恶心、呕吐、下腹部阵痛和压痛、慢性腹泻、粪便带血或潜血、直肠脱垂等症状；

（4）蛲虫病：患儿有肛周皮肤瘙痒、烦躁不安、失眠、磨牙、食欲不振、腹痛、夜惊等表现。

4.诊断　根据流行病学史及临床表现进行诊断，确诊则需依据实验室检查结果。粪检虫卵或成虫阳性可以确立钩虫病、蛔虫病或鞭虫病的诊断；透明胶纸肛拭法检出蛲虫卵或查到成虫可确立蛲虫病的诊断。

5.流行病学调查方法　采用分层随机抽样法，用改良加藤厚涂片法检查粪便，调查人群钩虫、蛔虫和鞭虫感染，用透明胶纸肛拭法调查儿童蛲虫感染。

6.防控措施

（1）采取以健康教育为先导，控制传染源为主的综合性防治策略。

（2）传染源控制：根据土源性线虫病的流行程度（Ⅰ、Ⅱ、Ⅲ类区）和流行虫种，确定药物驱虫的对象、频次和方法。可供选择的驱虫药物有：噻嘧啶、阿苯达唑、甲苯达唑、伊维菌素、复方阿苯达唑、三苯双脒等。

（3）采取改水、改厕、改善环境、改变不良生产生活习惯等综合性防治措施，切断传播途径。

【思考题】

一、单选题

1.以蛔虫感染为主的地区，选用下列哪组药物中的任何一种均可进行有效的驱虫治疗：（　　）

　　A.噻嘧啶、阿苯达唑、甲苯达唑、伊维菌素、复方阿苯达唑

　　B.三苯双脒、阿苯达唑、噻嘧啶、复方阿苯达唑

　　C.阿苯达唑、伊维菌素、复方阿苯达唑

　　D.甲苯达唑、阿苯达唑、噻嘧啶、三苯双脒

2.下列哪些症状是由钩虫幼虫引起的？（　　）

　　A.贫血　　　　　　　　B.异嗜症　　　　　　　C.哮喘性支气管炎　　D.消化功能失调

3.某地人群土源性线虫感染率≥5%且<20%，拟采取下列方案进行驱虫治疗以控制传染源：（　　）

　　A.对3周岁以上居民每年服药1次，连续3年，每次驱虫覆盖率不低于60%

　　B.引导居民自愿查病驱虫

　　C.在学校对学龄前儿童和中小学生集体服药驱虫

　　D.对重点人群每年服药1次，连续3年，每次驱虫覆盖率不低于80%

4.粪便检查是诊断土源性线虫病最常用的病原学检测方法，为取得准确的结果，送检的粪便样品的保存时间一般不宜超过（　　）

　　A.8h　　　　　　　　B.24h　　　　　　　　C.48h　　　　　　　　D.72h

5.钩虫的感染期是（　　）

　　A. 杆状蚴　　　　　　　　　　　　B. 丝状蚴

　　C. 感染性虫卵(含杆状蚴卵)　　　　D. 未受精卵和受精卵

二、简答题

1. 简述土源性线虫病的流行病学特点。

2. 列举几种土源性线虫病的病原学检测方法？进行人群土源性线虫病流行病学调查时，我国《土源性线虫病防治技术方案》规定采用的粪检方法是什么？

3. 我国土源性线虫病流行区分为几类？简述各类流行区药物驱虫方案。

参考答案

一、单选题

1. A；2. C；3. D；4. B；5. B

二、简答题

1. 土源性性线虫生活史简单，患者和感染者是唯一传染源，虫卵随粪便排出人体后在外界适宜条件下发育成熟即可经口或经皮重新感染人体，人群普遍易感。

2. 粪便检查是诊断土源性线虫病最常用的病原学方法，例如采用粪便直接涂片法、改良加藤厚涂片法、粪便钩蚴培养法、饱和盐水浮聚法、透明胶纸肛拭法或粪便成虫淘洗法等方法可从粪便标本中发现虫卵、成虫或培养出钩蚴，可依此确立诊断和考核疗效。

在进行人群土源性线虫病流行病学调查时，我国《土源性线虫病防治技术方案》规定采用的粪检方法是改良加藤厚涂片法。

3. 分为 3 类，各类流行区药物驱虫方案如下：

Ⅰ类地区：土源性线虫感染率≥20%；对 3 周岁以上居民每年服药 1 次(人群感染率在 50% 以上的地区，第 1 年服药 2 次)，连续 3 年，每次驱虫覆盖率不低于 60%。

Ⅱ类地区：土源性线虫感染率为 5%～20%；对重点人群每年服药 1 次，连续 3 年，每次驱虫覆盖率不低于 80%。以钩虫感染为主的地区，重点人群为职业暴露人群；其他地区重点人群为 3～14 周岁儿童。

Ⅲ类地区：土源性线虫感染率<5%。通过健康教育，引导居民自愿查病驱虫。各级医疗卫生机构应结合常规粪便检查项目开展寄生虫虫卵检查，对查出的感染者给予药物驱虫。

第二节　包　虫　病

　　包虫病是由棘球绦虫的幼虫寄生引起的动物源性人兽共患寄生虫病。其分布广、危害大，严重威胁人体健康和影响畜牧业发展，是全球性的重要公共卫生问题。《传染病防治法》将包虫病列为丙类传染病。2006 年 WHO 国际食品安全局网络(INFOSAN)报告中将包虫病被列为"亟需控制的被忽视人畜共患病"。

一、概述

(一)病原学

　　棘球绦虫有 4 种：细粒棘球绦虫呈全球性分布，与畜牧业关系密切；多房棘球绦虫仅分

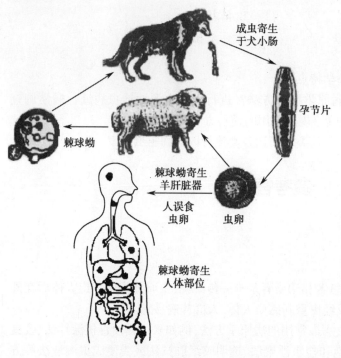

图 18-1　细粒棘球绦虫生活史

布于北半球高纬度地区及冻土地带;福氏棘球绦虫和少节棘球绦虫存在于中、南美洲的一些地区,病例极少。在我国引起人类致病的棘球绦虫有细粒棘球绦虫和多房棘球绦虫。

棘球绦虫必须依赖 2 种哺乳动物宿主才能完成其生活史(图 18-1,图 18-2)。其发育过程:成虫寄生于终宿主(细粒棘球绦虫以犬、狼等为主,多房棘球绦虫以狐、犬等为主)食肉动物的小肠上段,以顶突上的小钩和吸盘固着在肠绒毛基部隐窝内,并随宿主粪便不断排出孕节或虫卵;当中间宿主(细粒棘球绦虫以家畜动物如羊、牛、猪等为主,多房棘球绦虫以啮齿动物如鼠等为主)吞食虫卵或孕节后,卵内的幼虫(六钩蚴)在肠内孵出,钻入肠壁,经血液循环至肝、肺等组织器官发育成棘球蚴。棘球蚴囊内发育产生大量原头蚴,每个原头蚴在终宿主小肠内可发育为一条成虫。

棘球绦虫成虫是一种很小的绦虫,长度小于 7mm,由头颈节、未成熟节、成节和孕节组成(表 18-4)。头节具有 4 个吸盘,顶突上有两排钩,内钩较小,外钩较大,其数量和长度可随棘球绦的虫种不同而异。体节数量 2~6 个不等。生殖孔开口于体侧,其位置取决于绦虫的种。成节有雌雄生殖器官各一套,雄茎囊为水平状态或向前倾斜,卵黄腺呈球状。孕节中含有虫卵,约 200~800 个,呈椭圆形,直径约 30~40μm,成熟虫卵最明显的是有条纹的胚膜,内有一个六钩蚴。

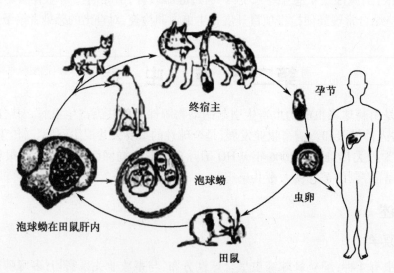

图 18-2　多房棘球绦虫生活史

表 18-4 两种棘球绦虫成虫形态比较

分类标准	细粒棘球绦虫	多房棘球绦虫
链体长度 (mm)	2 ~ 7	1.2 ~ 3.7
顶突钩长度 (μm)		
大钩 (平均)	31 ~ 49 (37 ~ 42)	28 ~ 34 (31)
小钩 (平均)	22 ~ 39 (29 ~ 34)	23 ~ 31 (27)
节片数 (范围)	3 (4 ~ 6)	4 ~ 5 (2 ~ 6)
睾丸数 (平均)	25 ~ 80 (32 ~ 68)	16 ~ 35 (18 ~ 26)
睾丸分布 (前后生殖孔)	前后孔都有	多数在后孔
生殖孔对应于体节中部的位置	接近 / 后部	前部
成熟的节片	倒数第 2	倒数第 3
子宫形状	有侧囊	囊状
链体前部与孕卵节片之比	1:0.86 ~ 1.3	1:0.31 ~ 0.8

　　细粒棘球绦虫的幼虫为棘球蚴 (囊型棘球蚴) (表 18-5), 呈圆形或不规则的囊状体。由非细胞角皮层和有细胞核的生发层所组成, 角皮层厚约 1 ~ 4mm, 呈多层纹理状, 具通透性; 生发层也称胚层, 紧贴在角皮层内, 厚约 20 ~ 25μm, 其基质内有许多细胞核及少量肌纤维, 生发层向囊内长出原头蚴、生发囊和子囊。两层合称棘球蚴的内囊, 其外有宿主组织组成的纤维包膜, 称棘球蚴外囊 (图 18-3 ~ 图 18-6)。

　　多房棘球绦虫的幼虫为泡球蚴 (泡型棘球蚴) (表 18-5), 由大量淡黄色或白色形状不规则的囊泡聚集而成。囊泡呈圆形或椭圆形, 囊泡直径 0.1 ~ 0.7cm, 囊泡内含透明囊液和原头蚴, 有的含胶状物而无原头蚴。囊泡外壁角皮层较薄且常不完整。泡球蚴主要是外生性出芽繁殖, 不断向外围组织浸润形成新囊泡, 也可向内芽生形成隔膜而分离出新囊泡。泡球蚴周围无完整的纤维包膜与宿主组织分隔, 可以向器官表面蔓延至体腔内, 犹如恶性肿瘤, 因此, 又称为 "虫癌"。囊泡的外生性子囊可经血液及淋巴迁移到其他部位, 发育为新的泡球蚴 (图 18-7)。

表 18-5 棘球蚴与泡球蚴的区别

指标	棘球蚴 (囊型棘球蚴)	泡球蚴 (泡型棘球蚴)
外观及形状	表面光滑, 呈囊状	表面凹凸不平, 呈结节状
与周围组织关系	纤维外囊可将其分开	界限不清
结构组成	由单一囊泡形成, 基本病变为炎症	由大量不规则小囊泡组成, 基本病变为肉芽肿
病理切片	角质层均匀致密, 与内层生发膜相贴, 偶有部分脱落, 可见原头蚴、子囊	角质层卷曲, 内生发膜多已脱落, 原头蚴、子囊少见
囊液	透明样液体, 可见原头蚴、子囊	呈胶状物, 偶见子囊、原头蚴
生长方式	膨胀式生长	出芽外生性和内生性浸润

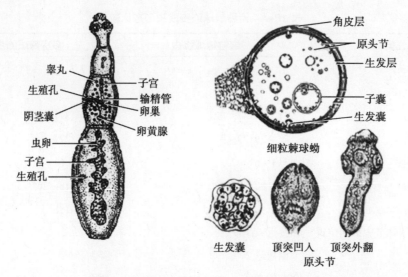

图 18-3　细粒棘球绦虫成虫和棘球蚴模式图

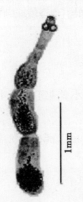

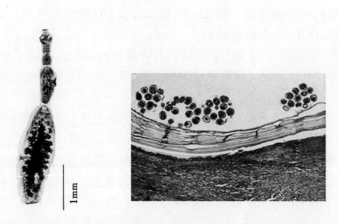

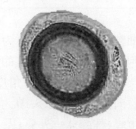

图 18-5　棘球绦虫虫卵（六钩蚴）

图 18-4　细粒棘球绦虫成虫和棘球蚴病理切片　细粒棘球绦虫
成虫和棘球蚴模式图

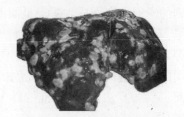

图 18-6　羊肝囊型棘球蚴

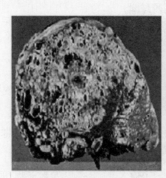

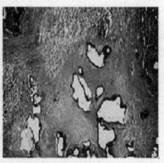

图 18-7　多房棘球绦虫成虫、泡球蚴剖面及病理切片

(二)临床表现

细粒棘球绦虫引起囊型棘球蚴病(囊型包虫病);多房棘球绦虫引起泡型棘球蚴病(泡型包虫病或泡球蚴病)。

1.囊型包虫病　棘球蚴可寄生在人体任何部位,其临床症状可因寄生部位、体积、数量、机体反应性及有无并发症等不同而异。其生长缓慢,往往在感染后5~20年才出现症状。原发的棘球蚴多为单个,继发感染为多发,可同时累及多个器官。由于棘球蚴的不断生长,压迫周围器官和组织,引起组织细胞萎缩或坏死,器官功能受到影响。若寄生于少数器官组织限制的部位,可长成巨大囊肿。一旦棘球蚴破裂,囊液溢出,可诱发变态反应,严重时发生过敏性休克,甚至死亡。其临床表现十分复杂,常见症状可归纳为以下几点。

(1)机械性损害:以压迫和刺激症状最为常见。临床上最多见的是肝脏、肺脏和腹腔的棘球蚴病,感染早期多无任何症状和体征,随着囊肿的膨胀增大,临床症状逐渐出现。肝、腹腔棘球蚴病的主要症状是腹部包块,并且常为首次出现的症状;此外,隐痛和胀痛也是主要症状。主要体征是上腹部触到包块,有些病人可触到包块囊性感。对来自流行区的病人主诉腹部有包块和体检触到包块,必须考虑棘球蚴病的可能性。疼痛、肝大者虽较多,但许多其他疾病也有此症状和体征,故意义较包块小。如出现发热、过敏症状、绞痛、黄疸、腹水、腹膜刺激征等症状和体征,提示存在一定的并发症。棘球蚴破入肠道,在粪便中可发现囊壁或子囊。肝外或肝内胆管受压或破入胆管,可致阻塞性黄疸。肺包虫病早期无任何自觉症状,当生长到一定大小时,可能出现胸痛、胸闷、咳嗽、咳痰或咯血等症状,当体积大至压迫胸膜、肋骨或胸椎时,可引起局部疼痛,压迫支气管时可出现慢性支气管炎、肺不张、肺气肿、支气管扩张等;如压迫心脏,可引起心慌、心悸和气喘等。如发生破裂,囊内容物进入支气管,患者常出现剧烈咳嗽或呛咳,同时咳出有咸味的囊液及粉皮样子囊和囊壁碎片,有时造成呼吸困难,发绀甚至窒息,如伴发细菌感染,可形成肺脓肿。破入胸腔后继发感染,可形成急性脓胸,若出现支气管胸膜瘘,则可形成脓气胸。脑包虫病一般以颅内压增高为主要症状,常常以头痛为首要表现,呈弥漫性、持续性疼痛或阵发性发作。因棘球蚴囊肿大多生长在靠近脑皮的浅表部位,所以癫痫首发症也较常见,另外严重者可伴有肢体瘫痪,失明等症状。骨包虫病早期无任何症状,增大后则有程度不同的功能障碍,并在局部可触及圆滑有肿块。晚期常合并病理性骨折、肿块、破溃、疼痛、感觉迟钝或丧失功能障碍等。如继发细菌感染,可并发慢性骨髓炎,形成的窦道可流出脓汁和棘球蚴碎片而致长期不愈。如发生在脊柱,可压迫脊髓神经根或马尾,产生相应的症状和体征,严重者可发生截瘫。其他部位棘球蚴病较为少见,一旦感染可引起相应寄生部位组织、器官的功能障碍,出现一系列临床症状和体征。

(2)过敏反应与毒素作用:棘球蚴生长发育过程中不断释放抗原及毒性物质,机体易发生过敏反应,可产生一系列中毒症状,如皮肤瘙痒、荨麻疹、血管神经性水肿等。当手术不慎、穿刺或剧烈运动而引起棘球蚴破裂、囊液漏进腹腔,可产生过敏性休克,甚至死亡。

无并发症的患者,大部分全身情况良好。当棘球蚴长得很大时,常伴有体重减轻、消瘦和贫血等。少数患者还可出现棘球蚴病性恶病质现象。伴有并发症或多发性棘球蚴病的患者,健康状况通常不良。儿童及青年患者常有发育迟缓,智力障碍等。

(3)种植作用:棘球蚴囊内含有几万至几百万个原头蚴,自然或手术不慎引起囊破裂或囊液外漏入周围组织和体腔,大量原头蚴种植于组织器官引起继发性棘球蚴病。继发性棘球蚴病往往呈多发性,危害更为严重。

2. **泡型包虫病** 泡球蚴在中间宿主体内以芽生增殖,像"癌肿"一样可向其他器官和周围组织浸润和转移,临床上常见与肿瘤类似的症状和体征,危害较大。人体泡球蚴病程缓慢,潜伏期 5 ~ 15 年,发现时多为晚期,死亡率较高。肝泡型包虫病最常见,主要症状为右上腹肿块、腹痛和黄疸,也可出现食欲不振和腹胀,几乎都有肝功能损害。主要体征为肝大,重者可有脾大、腹水等门静脉高压症。肿块触诊质地坚硬,表面呈结节感。泡球蚴病变中央常发生无菌性坏死,崩解液化后形成坏死腔,或称之为假囊肿,可像囊型包虫病一样并发感染或破裂。肝泡型包虫病一旦继发肺、脑转移,临床上分别出现相应的呼吸或神经系统症状。临床损害主要表现在以下几个方面。

(1)浸润性生长:泡球蚴角质层极薄,且多数不完整,断裂较多,虫体周围有很少纤维结缔组织包围,生发层或生发细胞向周围组织内不断浸润性生长扩展、延伸,破坏机体组织,引发脏器功能障碍,引起病人死亡。

(2)机械性损害:随着泡球蚴增殖,体积不断扩大,压迫导致寄生或邻近脏器出现病理变化。如发生在肝胆附近,则可造成胆汁淤积,胆道受到侵害闭塞引发细菌性的肝、胆管炎而出现黄疸症状。若泡球蚴在颅内寄生增殖压迫脑组织,则可引起相应症状和体征。

(3)转移:这是泡球蚴最为险恶的并发症。泡球蚴外生性出芽生殖的特点,不仅能在局部浸润生长,而且还能侵入淋巴管和血管,随淋巴流和血流发生邻近组织或远处脏器转移,是唯一具有恶性肿瘤特点的寄生虫。

(三)流行病学

1. **传染源** 终宿主是棘球绦虫的传染源。细粒棘球绦虫的主要传染源是家犬,其他野生食肉动物如狼和狐等次之。狐狸和犬为多房棘球绦虫的主要传染源。犬科食肉动物通过吞食有蹄家畜的尸体、内脏和捕食啮齿动物而感染。寄生在肠道中的成虫每 7 ~ 10 天成熟孕节脱落一次,其粪便中会有孕节和虫卵排出,因此虫卵对环境的污染是持续性的。虫卵对外界有较强的抵抗力,能耐低温至 -56℃,在干燥环境中能生存 11 天左右,在适宜、湿润、低温环境中感染性可保持 1 年之久。在 4℃以下的水中,多房棘球绦虫卵活性可保持 16 个月以上。一般的化学消毒剂不能杀死虫卵。

2. **中间宿主** 寄生在中间宿主体内的棘球蚴是棘球绦虫生活史循环中的重要阶段,以无性生殖的方式繁殖且寿命较长,又不易受外界环境因素的影响。绵羊是细粒棘球绦虫最重要的中间宿主,具有高度的易感性,绵羊最早在感染后 9 个月产生原头蚴的包囊。黄牛、牦牛、山羊、马、骆驼、鹿等也是其中间宿主。多房棘球绦虫的中间宿主动物主要为野生啮齿类动物,如田鼠、小家鼠、沙鼠等,家畜牦牛、绵羊也可感染。

3. **传播途径** 原发性棘球蚴病通常是由于食(饮)入棘球绦虫虫卵所致。

(1)环境污染:犬是流行区牧民家中重要的生产生活资料,家庭屠宰家畜时感染棘球蚴的病变脏器多用来喂狗或随意抛弃野外,被犬、狼等终末宿主动物吞食。含有棘球绦虫虫卵的终宿主粪便污染牧场、畜舍、动物皮毛、蔬菜、土壤和水源等,成为造成动物间传播的重要因素。

(2)感染方式:由于流行区卫生条件差和人们防病意识低,通过食入被虫卵污染的食物、蔬菜、水等感染。棘球绦虫虫卵黏附于犬和绵羊的皮毛上,人可直接经手－口感染。风、鸟、甲虫和苍蝇等媒介可能携带虫卵污染食物表面,造成传播。卵可在肠道以外部位孵化和激活,吸入虫卵亦可致肺包虫病。

(3)自然疫源性:流行区存在可作为棘球绦虫终宿主和中间宿主的野生动物,并形成捕食与被捕食的关系,以致形成棘球绦虫生活史在野生动物之间、人与动物之间的循环和传播。

4.易感人群　牧民、农民和皮毛加工者是包虫病的易感者。由于儿童多喜欢与家犬玩耍,且没有养成良好的卫生习惯,易感染包虫病。包虫病流行区环境卫生条件较差,妇女承担更多的家务劳动,如喂养犬只等,使其更具易感性。目前城市养犬者日益增多,城市居民亦存在高感染风险。随着家中养犬数量和时间的递增,患包虫病的可能性就越高。

5.流行特征　包虫病主要分布于亚洲、非洲、南美洲、中东地区、北美洲阿拉斯加和日本北海道地区。我国西北地区的新疆、青海、宁夏、甘肃、西藏、四川、内蒙古7个省(自治区)流行最严重,流行区面积约占全国总面积的44.6%(图18-8)。2012年全国重要寄生虫病现状调查结果显示,除西藏外,我国包虫病平均患病率为0.24%,估计全国现有包虫病患者23万人,目前受威胁人口约5000万人。

我国囊型包虫病为典型的家养动物循环型,即病原循环于有蹄家畜和家、牧犬之间。绵羊为棘球蚴最适宜中间宿主,流行区内其他有蹄家畜如山羊、牦牛、马、驴、骡、黄牛、水牛、骆驼和猪等也有不同程度的感染。终宿主为犬,也有狼和猫等食肉动物感染的报告。有9种啮齿动物和3种家畜为多房棘球绦虫中间宿主动物,包括达乌尔黄鼠、中华鼢鼠、布氏田鼠、黑唇鼠兔、小家鼠、赤颊黄鼠、根田鼠、松田鼠、长尾仓鼠和灰尾兔,家畜为绵羊、牦牛和猪。终宿主有红狐(宁夏、新疆)、藏狐(青藏高原)、沙狐(内蒙古)、家犬和野犬(甘肃、青海、四川西部)、狼(新疆)等。高度流行区主要集中在高山草甸、气候寒冷、干旱少雨的牧区及半农半牧区。特定的自然地理环境条件下各种生物群体共存一地,相互制约,相互依赖,构成了传播的有利条件,使得高发流行地区相连成片,成为我国一种特有的地方病。这是我国包虫病流行病学的重要生物学特征。

我国大面积的流行区内发病率有明显的高、低差别,囊型包虫病和泡型包虫病在地域上重叠分布,呈区域性流行,其严重性由西向东递减。高度流行区主要集中在高山草甸、气候寒冷、干旱少雨的牧区及半农半牧区。这是我国包虫病流行病学的重要地理学分布特征。

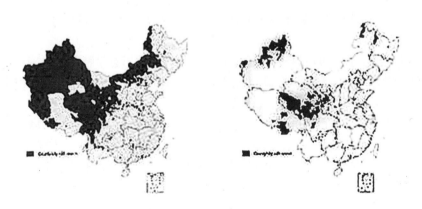

图18-8　我国囊型和泡型包虫病病例的地区分布

全国包虫病流行情况调查结果显示,我国人群血清学阳性率和患病率有显著性差异,女性患病率显著高于男性。牧民和半农半牧区居民高于其他人群。

从事畜牧业生产的少数民族感染率和患病率高于汉族,以藏族最高。各年龄组间感染率和患病率有显著性差异,随年龄增长而上升。泡球蚴病局部高度流行区可存在家庭聚集感染倾向。这些是我国包虫病流行病学的重要人群分布特征。

流行区的自然、社会、经济、生物及法规等因素影响包虫病的流行。棘球绦虫虫卵适宜于寒冷、干旱少雨的自然环境,存活时间长;畜牧业生产存在大量的牛、羊等细粒棘球绦虫中间宿主,而草原也是多房棘球绦虫中间宿主(小型哺乳类)的良好生境;流行区终宿主数量庞大,种群繁多,存在众多的传染源。这些丰富的动物资源,相互间构成较为固定的捕食与被捕食食物链,为形成完整的棘球绦虫生活史提供了良好条件。生态环境改变如草原过度放牧导致生态恶化,使泡型包虫病野生中间宿主数量大幅增加,导致部分区域泡型包虫病高度流行。玩犬、病变脏器喂犬、进食前或准备食物时不洗手等不良卫生习惯,缺乏安全饮用水源,显著增加了感染传播机会。贫穷、落后、偏远的牧区,屠宰管理有关法规难以落实,导致病变脏器被犬等食肉动物吞食,促进了包虫病的传播。

(四)临床诊断与鉴别诊断

根据《包虫病诊断标准》(WS257—2006),结合流行病学史、实验室检查结果、影像学检查结果和临床表现等综合信息综合诊断。

1. 直接和间接接触史　流行区居民的生产生活史如生饮渠水、泉水,生食蔬菜和浆果等;到流行区考察、旅游、经商贸易等旅行史;与羊、犬、狐狸等动物和皮毛的接触史;畜产品加工运输、宠物犬的饲养和流行区犬的输入等具有重要的参考意义。

2. 病原学检查　棘球蚴生长缓慢,早期患者无症状和体征,因寄生部位不同而临床表现极其复杂,早期确诊困难。病原学检查可以根据棘球蚴囊特有的结构进行明确诊断。

(1)囊型包虫病

1)排出物的检查:肺包虫病常见包虫囊破裂,内囊壁和囊液随咳出物与痰液一起排出。骨包虫病往往形成瘘道破出皮肤,常可见到小的包虫囊从瘘道排出(状如珍珠,大小不等)。可根据角质层的板层状结构、头钩特有的形态镜检确诊。

2)穿刺物的检查:适当部位的包虫囊可采用穿刺技术抽取囊内容物,取沉淀物直接涂片镜检可查到原头蚴或头钩。

3)手术材料的检查:对诊断不明的囊性肿物,手术中取得可疑材料,进行病理学检查,根据形态学特征予以确诊。

(2)泡型包虫病:手术切除的病料通过病理学检查,根据形态学特征予以确诊。

3. 影像学诊断　包虫病病人早期可无任何症状,往往在 B 超、X 线、CT、MRI 等影像学检查中发现。

影像学诊断对腹部包虫病的诊断有决定性的作用,腹部脏器(肝、脾、肾、胰腺等)及腹腔、盆腔(包括女性生殖器官)的包虫囊都可根据 B 超影像学特征加以确诊,准确率可达98%。

(1)B 超影像学分型:人体囊型包虫病 B 超影像分为 5 型,泡型包虫病分为 3 型(表18-6,表 18-7)。

表 18-6　人体囊型包虫病 B 超影像学特征和分型

包虫囊类型	影像学特征 (S):小,<5.0cm;(M):中,5～10cm;(L):大,>10cm
	CL 型 囊型病灶:囊壁不清晰,含回声均匀内容物,一般呈圆形或椭圆形的单囊,若为包虫囊,是活动性
	CE Ⅰ 型 单囊型:包虫囊内充满水样囊液,呈现圆形或卵圆形的液性暗区。包虫囊壁与肝组织密度差别较大,而呈现界限分明的囊壁。本病的特异性影像为其内、外囊壁间有潜在的间隙界面,可出现"双壁征"。B 超检测包虫囊后壁呈明显增强效应,用探头震动囊肿时,在暗区内可见浮动的小光点,称为"囊沙"影像特征
	CE Ⅱ 型 多子囊型:在母囊暗区内可呈现多个较小的球形暗影及光环,形成"囊中囊"特征性影像。B 超或 CT 显示呈花瓣形分隔的"车轮征"或者"蜂房征"
	CE Ⅲ 型 破裂型:内囊破裂:肝包虫破裂后,囊液进入内、外囊壁间,出现"套囊征";若部分囊壁由外囊壁脱落,则显示"天幕征",继之囊壁塌瘪,收缩内陷,卷曲皱褶,漂游于囊液中,出现"飘带征"
	CE Ⅳ 型 实变型:包虫逐渐退化衰亡,囊液吸收,囊壁折叠收缩,继之坏死溶解呈干酪样变,B 超检查显示密度强弱相间的"脑回征"
	CE Ⅴ 型 钙化型:包虫病病程长,其外囊肥厚粗糙并有钙盐沉着,甚至完全钙化。B 超显示棘球蚴囊密度增高而不均匀,囊壁呈絮状肥厚,并伴宽大声影及侧壁声影

表 18-7 人体泡球蚴 B 超影像学特征和分型

B 超影像	影像学特征 (S):小,<5.0cm;(M):中,5~10cm;(L):大,>10cm
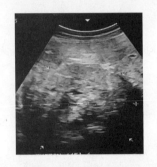	Ⅰ浸润型:B 超显示肝脏增大,探及低密度与高密度共存的回声光团,周围边界模糊,后方声束衰减
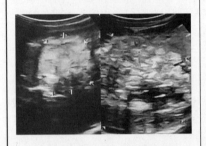	Ⅱ钙化型:多房棘球蚴在侵蚀肝组织的过程,泡型包虫病病灶中发生钙盐沉积,早期即出现点状钙化颗粒,随着病程延长,钙化颗粒融合成絮状或不规则的大片钙化灶。B 超显示在肝内探及低中密度占位病变,内有散在钙化点或不规整的大片钙化强回声光团伴声影
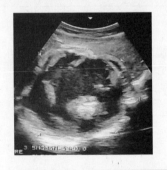	Ⅲ液化空洞型:多房棘球蚴增殖成巨块病灶,其中心部因缺血坏死,液化成胶冻状,形成形态不规整的坏死液化空腔。B 超显示在不均质强回声光团内出现形态不规则、无回声的大块液性暗区,后方回声增强,呈"空腔征"

(2)肝泡型包虫病 PNM 分型:参照于肿瘤 TNM 分型基本理念,WHO 制定的肝泡型包虫病 PNM 分型反映了对患者的临床表现和治疗难度,因而对手术适应证和治疗方式选择具有指导意义(表 18-8)。

4. 免疫学诊断 血清学试验是常用的重要辅助诊断和流行病学调查方法。人体包虫病免疫学诊断包括血清抗体测定、金标记免疫渗滤试验、循环抗原测定和免疫复合物测定等。方法有间接红细胞凝集试验(IHA)、酶联免疫吸附试验(ELISA)和免疫印迹试验(EITB)等。其中,以 ELISA 法最为常用且较敏感。现有的包虫病免疫学试验方法在敏感性和特异性上存在很大的差异。抗原的性质和质量,检测用的试验系统,棘球蚴囊的数量、部位和活力,不同地理虫株差异,个体免疫应答反应的差异等许多因素影响试验的结果。约 10%~40% 手术确诊的包虫病患者用目前已知的抗原检测不到特异性抗体。

表 18-8 肝泡型包虫病 PNM 分型

分型内容	病变程度	
原发病灶	P0	肝脏无可见病灶
	P1	周围病灶,无血管和胆道累及
	P2	中央病灶,局限在半肝内,有血管和胆道累及
黄疸	P3	中央病灶侵及左右肝脏,并有肝门部血管和胆道累及
	P4	任何肝脏病灶伴有肝血管和胆道扩张
邻近器官累及	N0	无邻近器官,组织累及
	N1	有邻近器官,组织累及
转移病灶	M0	无远处转移
	M1	单个病灶远处转移

5. 鉴别诊断

(1)肝囊型包虫病的鉴别诊断

1)肝囊肿:影像学检查显示囊壁较薄,无"双层壁"囊的特征,并可借助包虫病免疫学检查加以区别。

2)细菌性肝脓肿:无棘球蚴囊的特征性影像,CT 检查可见其脓肿壁外周有低密度水肿带;全身中毒症状较重,白细胞数明显升高;包虫病免疫学检查阴性。

3)右侧肾盂积水和胆囊积液:除无棘球蚴囊的影像学特征外,包虫病免疫学检查阴性。

(2)肝泡型包虫病的鉴别诊断

1)肝癌:病变发展速度快,病程相对短。典型的影像学检查显示病灶周边多为"富血供区";肝泡型包虫病病灶周边则为"贫血供区",病变的实变区和液化区并存,而且病灶生长相对缓慢,病程较长。借助甲胎蛋白(AFP)和肿瘤相关生化检测,以及包虫病免疫学检查可有效地鉴别。

2)肝囊性病变:包括先天性肝囊肿和肝囊型包虫病,若肝泡型包虫病伴巨大液化坏死腔,亦可误诊为肝囊肿,甚至肝囊型包虫病。肝泡型包虫病在影像学除了显示液化腔隙外,B 超显示其周边形态为不规则室腔壁高回声或"地图征",先天性肝囊肿的囊壁较薄,周边呈正常肝组织影像。应用泡型包虫病特异性抗原可鉴别肝囊型包虫病和肝泡型包虫病。

3)细菌性肝脓肿:同前。

6. 终宿主感染的诊断 对终宿主棘球绦虫感染诊断的常规方法是剖检,在小肠黏膜上检查棘球绦虫成虫,利用氢溴酸槟榔碱导泻作用可检查排出物中的成虫。目前终宿主粪抗原检测法已经广泛用于家犬棘球绦虫感染的诊断。用分子生物学方法鉴别终末宿主感染的特异性方法具有很高的敏感性和特异性。用氯化锌从犬的粪便中富集棘球绦虫虫卵,从虫卵中分离 DNA,用 PCR 方法进行线粒体 DNA 的扩增,可作为鉴别棘球种属的特异性方法。

(五)治疗原则

外科手术是治疗包虫病的有效手段,几乎全部进行性的囊型包虫病患者最终都需要外科手术摘除发育中的包虫囊。但术后复发是一个值得关注的问题,国内外报道的手术复发率在 7%～30%,在术前和术后采用抗包虫药物治疗可抑制原头节的种植和存活,减少继发性感染。

1. 手术治疗　囊型包虫病外科治疗应尽可能剥除或切除肝包虫外囊,减少并发症,降低复发率;泡型包虫病外科治疗应早发现早根治,减少并发症,提高生存率和生活质量。具体手术方法、适应证、禁忌证应严格执行原卫生部包虫病外科手术治疗方案。

2. 药物治疗　阿苯达唑为首选药物,阿苯达唑的代谢产物亚砜具有抗棘球蚴之效,可杀灭囊内原头蚴。具体剂量、疗程、适应证、禁忌证、疗效判定,及注意事项应严格执行原卫生部包虫病药物治疗方案。

3. 中医药疗法　按中医理论和原则,结合现代医学,包虫病的中医治疗涉及 3 个方面。一是中药杀虫,旨在破坏包虫囊壁和杀灭原头蚴;二是中药提高机体免疫,增强抗包虫效果;三是改善和增加包虫囊壁通透性,以利药物渗入囊腔。

4. 介入治疗　在超声引导下经皮穿刺硬化治疗肝泡球蚴病,并同时辅以阿苯达唑口服,在病变肿块内多点注射纯乙醇,每点 3～5ml,点距 2～3cm。对巨大肿块坏死液化者,抽出液化液,按抽出量 10%～15% 注入纯乙醇,每半个月或 1 个月重复治疗 1 次,平均治疗 5 次。具有较好效果。

5. 对症治疗。

二、调查与监测工作

按照原卫生部包虫病防治方案技术方案要求,通过系统的调查,逐渐摸清当地存在的虫种、终宿主和中间宿主的种类以及流行区的类型,流行的范围、程度和特点,为制定和实施防治规划、策略和措施提供依据。包虫病的监测需要检测终宿主和中间宿主(包括人)感染程度,了解特定地理区域内宿主、病原和环境有关的因素,分析流行病学分布和传播类型。监测是控制包虫病的一种重要手段,监测数据既用于确定对公共卫生行动的需求,为干预战略提供依据,又用于评价规划效果。调查和监测(长期、连续性调查)的目的不同,所要求的方法也不同。制订长期监测计划以指导防制的进展,了解终宿主的成虫感染率、中间宿主家畜的棘球蚴感染率、人的包虫病感染率和患病率的动态变化情况。对评价包虫病防治措施的效果十分重要。

1. 流行区分类

(1)囊型包虫病流行区:指仅有囊型包虫病病人,存在细粒棘球绦虫在犬、狼等食肉动物与羊、牛和猪等家畜及野生哺乳动物之间循环的区域。

(2)泡型包虫病流行区:指仅有泡型包虫病病人,存在多房棘球绦虫在犬、狼、狐、猫等食肉动物与野生小型哺乳动物之间循环的区域。

(3)混合包虫病流行区:指同时存在囊型和泡型包虫病病人,且在犬、狼、狐、猫等食肉动物与羊、牛和猪等家畜及野生哺乳动物之间存在细粒棘球绦虫及多房棘球绦虫循环的区域。

2. 基本情况调查　通过调查初步了解流行区内包虫病流行现状,为开展流行病学调查提供依据。

(1)流行基线和防制计划实施情况:人口和畜群构成;畜牧业生产管理方式;卫生和教育状况;生活习惯和宗教信仰;有关自然地理景观、生态环境和气候资料;人、兽医机构、人员、设备等,分析可能的流行因素。

(2)既往病例搜集:在各级医院收集以往历年的包虫病住院病例资料,登记患者住址、性别、年龄、民族、职业、文化程度等,获取包虫病可能的流行区和流行程度信息。包虫病医院病例的回顾性调查可证实包虫病在某些地区的传入或扩散,确定感染的高危人群。医院病例的资料也能用于计算包虫病在病人住院费用和劳动力丧失方面所造成的损失。

(3)屠宰动物线索调查:通过当地畜牧兽医部门了解动物检疫中家畜棘球蚴病的分布和流行情况。在屠宰场检查屠宰动物的感染情况,或向屠宰户了解牲畜的感染情况。

3. 人群感染和患病调查　采用 B 超、X 线、CT、MRI 等影像学检查和血清学辅助检查的方法对患者进行包虫病诊断,记录检查人数、包虫病的类型、患病人数、检查对象的住址、年龄、性别、民族、职业等,建立人群查病资料档案和数据库。

4. 中间宿主动物调查

(1)屠宰牲畜调查:在屠宰场,通过肉眼观察、触摸和剖检的方式检查屠宰动物的肝、肺、脾、肾、心脏等器官,是否有囊性或结节样病变,确定棘球蚴感染。详细记录屠宰动物的来源(乡、村)、种类、年龄、数量,包囊的类型和数量等,明确主要中间宿主的种类。

(2)多房棘球绦虫动物中间宿主的调查:在泡型包虫病流行区,进行多房棘球绦虫野生动物中间宿主的调查,以了解中间宿主的分布和感染情况,并作为防治效果评价的依据。

5. 传染源调查　了解本地区终宿主动物(犬、狐狸、狼等)的种类和感染情况,确定流行区的类型和范围。诊断终宿主动物棘球绦虫感染的方法有尸体剖检、从槟榔碱盐导泻下的粪便标本中检出成虫、从血清样本中检出抗体、从粪便样本中检出抗原和用 PCR 方法检出虫体 DNA。犬的调查应包括抽查群体的特性,如犬的来源、年龄、性别,家养犬还是无主犬,犬与人和家畜动物的接触情况等。

三、发现与报告

(一)发现

通过常规疫情(网络直报)监测、各级疾控机构现场调查、各级各类医疗机构门诊等发现病例。

(二)报告

1. 常规病例报告　责任疫情报告人发现包虫病疑似病例、临床诊断病例和确诊病例者,应按相关要求及时通过传染病疫情监测信息系统进行报告。

2. 报告时限　凡包虫病临床诊断病例和确诊病例,实行网络直报的责任报告单位应于 15 日内进行网络报告;未实行网络直报的责任报告单位应于 24 小时内寄送出传染病报告卡。

县级疾控机构收到无网络直报条件责任报告单位报送的传染病报告卡后,应于 15 日内通过网络直报。

3. 报告程序与方式　报告实行属地化管理。报告卡由首诊医生或其他执行职务的人员负责填写。现场调查时发现的包虫病病例,由属地疾控机构的现场调查人员填写报告卡。

(1)包虫病疫情信息实行网络直报,没有条件实行网络直报的医疗机构,在规定的时限内将报告卡报告属地县级疾控机构。

(2) 乡镇卫生院、城市社区卫生服务中心负责收集和报告责任范围内的包虫病信息。

(3) 军队医疗机构向社会公众提供医疗服务时,发现包虫病疫情,应当按照本规定向属地的县级疾控机构报告。

4. 报告内容　疾控机构应当设立或者指定专门的部门、人员负责包虫病信息管理工作,及时对信息进行核实、分析、上报。内容包括发现时间、地点、涉及的地域范围、人数、主要症状与体征、可能的原因、已经采取的措施、发展趋势、下一步工作计划等。

四、实验室检测

(一)标本的采集和保存

1. 人体血清样本的采集　用真空采血管在无菌条件下采集人体静脉血液 3~5ml,37℃温箱 1 小时后,置于 4℃冰箱内 3~4 小时,待血块凝固,经 3000rpm 离心 15 分钟后,吸取血清置入 2ml 样品保存管中,封口,写明样本编号、姓名、采集地点等信息,存放于 4℃冰箱内(立即检测),如不马上进行检测,则需冷冻于 –20℃待检。当需要将血清送往距离较远的实验室检验时,则必须将冷冻血清用保温设备运送,否则应加硫柳汞防腐。

2. 肺包虫病人咳出物标本的采集　肺包虫患者在包囊破裂后,可咳出含包囊、包囊壁部分、原头节和顶突钩的痰液。用痰盒收集咳出物,痰液标本用生理盐水稀释后离心,取其沉淀物作检查。肉眼即可识别包囊壁,但仍应进行组织学检查。获自包囊的材料或痰液中的原头节和顶突钩以显微镜检查。

3. 外科手术材料的收集　在手术摘除包囊后取材作检查,其中,对多房棘球蚴患者只能于手术后行器官活检。手术期间绝对不可刺破细粒棘球蚴囊,否则会发生过敏反应,和(或)继发性棘球蚴感染。在多房型棘球蚴病患者中,应避免实行肝穿刺检查,因为肝穿刺可引起续绦期组织播散。

4. 中间宿主动物棘球蚴和囊液的采集　采自屠宰场带包虫囊的绵羊等中间宿主动物病脏,用 75% 的乙醇擦洗表面后,用带有 16 号针头的一次性注射器抽取囊液,减压,用无菌管收集囊液。剪开包囊取出内囊,用带有双抗的 PBS 冲洗,沉淀原头蚴,收集沉淀去上清,镜检。将囊液保存于 –20℃、–86℃冰箱,原头蚴和内囊皮保存于 –20℃、–86℃冰箱或 95% 的乙醇中进行分子生物学检测。

5. 终宿主肠道样品的采集

(1) 成虫的收集:犬等终宿主动物解剖后应尽快取下小肠,将两端扎紧,放入已编号的塑料袋或金属容器内,尽快送到实验室。长距离输送时,可将材料袋搁置于冰块上,或者将小肠扎好沉浸于固定液内,也可将固定液注入肠腔内。对未固定的材料应尽快进行检查,因为在 24 小时内可发生棘球绦虫的消化。未用保存液保存的材料可冷冻待检。检材应放入生理盐水中换水冲洗几次,以从粪便或肠碎片分离绦虫,然后,将绦虫连同生理盐水一起置于一容器内,用吸管吸掉旧溶液,补入新鲜溶液。绦虫应在容器内留置约 30 分钟,直至所有的活动均已停止。

(2) 粪便样本的采集:在粪抗原试验中,可用采粪器从犬直肠或地面上直接采取新鲜粪便样本,然后以缓冲溶液相混合,或在冰箱低温下(–86℃)冷冻一周以上进行粪抗原检测。样品避免反复冻融。

(3)粪便中虫卵的采集:用氯化锌从犬的粪便中富集棘球绦虫虫卵,从虫卵中分离 DNA,用 PCR 方法进行线粒体 DNA 的扩增,可作为鉴别棘球种属的特异性方法,具有很高的敏感性和特异性。

(二)标本的运送

待检样本的运输应根据国家有关规定实施。血清标本、原头蚴和囊液标本应置入含有冰袋的冷冻转运箱中进行运送;犬粪和棘球绦虫的虫体和虫卵应置于密闭、耐压、冷藏的转运箱中,专人送往实验室。

(三)标本的检测

按《包虫病诊断标准》(WS257—2006)规定的检测方法进行检测。

1. 血清学检测

(1)酶联免疫吸附试验(ELISA);

(2)间接红细胞凝集试验(IHA);

(3)PVC 薄膜快速 ELISA;

(4)免疫印迹技术(WB);

(5)循环抗原检测(cAg);

(6)循环免疫复合物检测(CIC)。

2. 病原学检查

(1)痰液和咳出物的寄生虫学检查;

(2)临床标本的病理组织学检查。

五、防控措施

(一)防制策略

1. 流行区 采取健康教育、传染源管理、中间宿主防制、发现和治疗病人的综合性防治措施。

2. 非流行区 治疗病人并进行个案调查,加强健康教育和皮毛加工业人员的防护。

(二)传染源的管理和驱虫

1. 家犬登记 对所有家犬进行登记或挂牌,建立犬登记卡。登记卡记录家犬的户主姓名、犬名、性别、年龄、毛色、每次驱虫日期等信息,并妥善保存。

2. 家犬驱虫 使用吡喹酮进行驱虫,片剂用量为每犬每次 $1 \sim 2$ 片($0.2 \sim 0.4$g 或 $5 \sim 10$mg/kg);以能够被犬吞食的食物包被药物后喂服;每月驱虫 1 次,直至当地及邻近地区包虫病传播终止。

3. 清除无主犬。

4. 野生终末宿主动物驱虫 对狐狸等野生动物栖息地进行调查,估算数量。采用适当的饵料包被吡喹酮,每枚饵料包被 1 片(0.2g),每月 1 次放置于洞口周围,其数量按照估计狐狸数量的 $1.5 \sim 2$ 倍投放。

5. 驱虫后犬粪处理 收集驱虫后 5 天内的犬粪进行无害化处理(深埋或焚烧),防止棘球绦虫卵污染环境。收集、处理犬粪的过程中要注意个人防护。

(三)中间宿主的防制

1. **屠宰场的管理**　严格执行食品卫生检测制度和动物检疫制度,协同有关部门加强牲畜屠宰的检疫。对病变脏器实施无害化处理(高温高压、焚烧或深埋),严禁转运、出售、乱抛和喂犬;对屠宰产生的污物、污水进行无害化处理;严禁在屠宰场内养犬,并防止犬进入屠宰场。

2. **家庭和个体屠宰的管理**　在不能进行集中屠宰的区域,教育屠宰加工户不用未经处理的病变脏器喂犬,病变脏器煮沸40分钟后方可喂犬,或将病变脏器焚烧或深埋。

(四)健康教育

在流行区结合当地特点,采用多种途径和形式开展包虫病防治的健康教育。

1. **主要内容**　①什么是包虫病? ②包虫病有什么危害? ③包虫病在人和动物之间是如何传播的? ④怎么预防包虫病? ⑤得了包虫病怎么办?

2. **核心信息**　①包虫病可防可治,管好犬只是关键;②管好自家犬,远离包虫病;③家犬登记挂牌,犬犬驱虫,月月投药,有效控制包虫病;④消灭野犬和无主犬,防止包虫病传播;⑤不用生的牛羊内脏喂狗,防止包虫病传播;⑥国家免费提供犬驱虫药和包虫病患者的治疗药物。

3. **重点人群及重点内容**

(1)对各级干部和宗教人士重点宣传包虫病的危害、防治知识和应采取的措施。

(2)对中小学生重点宣传包虫病基本防治知识,养成饭前洗手、不玩狗的良好卫生习惯,通过学生带动家庭,以实现"小手拉大手"。

(3)对屠宰人员重点宣传不用病变脏器喂狗和对病变脏器进行无害化处理等基本防治知识。

(4)对农牧民重点宣传定期给犬喂药驱虫、不用生的病变脏器喂犬、主动接受医务人员的检查和治疗等基本防治知识。

4. **方式和方法**　充分发挥卫生、宣传、广电、教育、农牧、宗教、公安等多部门宣教网络的优势,利用各种媒介媒体,采取形式多样、丰富多彩、群众喜闻乐见的方式开展包虫病防治健康教育活动。

(五)查治病人

1. **查病**　方法包括影像学检查和实验室检查等。强调早诊断,早治疗。

2. **手术治疗**　手术治疗是包虫病根治的主要方法。囊型包虫病手术治疗以剥除或切除棘球蚴囊为主;泡型包虫病外科治疗应强调早期手术根治。

3. **药物治疗**阿苯达唑是包虫病药物治疗的首选药物,应坚持按疗程规范服药。

(六)安全防护

处理犬、狐狸等时,存在极大的自身感染风险,工作人员应做好个人防护。

1. **虫卵的抗性**　棘球绦虫虫卵在适宜的低温和潮湿环境中活性可保持1年以上。在60~80℃煮10分钟或100℃煮沸即可杀灭虫卵。犬粪至少要煮沸5分钟才可保证虫卵被杀灭。虫卵耐低温,−20℃到−18℃不能完全杀灭虫卵。虫卵对干燥比较敏感,相对湿度为25%时,4天即可死亡;相对湿度为0%时,只需1天。

虫卵对许多化学物质具有抵抗力,细粒棘球绦虫虫卵在乙醇中(50%、70%、90%)5~60分钟仍具有活力,多数用于病毒和细菌消毒的商业消毒剂对虫卵无效。

2. 虫卵的杀灭与消毒 详见表18-9。

表18-9 虫卵和棘球蚴污染物的消毒处理

材料类型	消毒方法	材料用途
含有棘球绦虫虫卵的材料		
粪便标本	煮沸5分钟	检查虫卵和节片
	常规高压消毒	废弃
	焚烧	废弃
	-80℃冷冻2天以上	检查虫卵和节片,检测粪抗原,PCR试验
犬、狐狸的尸体和肠道	高压消毒	废弃
	焚烧	废弃
	-80℃冷冻4天以上	检查棘球绦虫,检测粪抗原,PCR试验
金属盘子	常规高压消毒(6.8kg,20分钟)	可重复使用
	次氯酸钠溶液(3.75%)浸泡至少1小时	可重复使用
金属桌子和其他工作台表面	次氯酸钠溶液(3.75%)浸泡至少1小时	可重复使用
金属器械	常规高压消毒	可重复使用
	次氯酸钠溶液(3.75%)浸泡至少1小时	可重复使用
混凝土地面	沸水浸泡	可重复使用
	次氯酸钠溶液(3.75%)浸泡至少2~3小时	可重复使用
服装类	高压消毒	可重复使用
	60℃水中浸洗1小时	可重复使用
食品(蔬菜、水果)和被污染的水	加热>60℃,至少30分钟	食用
	高压消毒	废弃
含棘球蚴囊和原头节材料	焚烧	废弃
	4%甲醛	废弃或组织学检查
	40%乙醇	废弃,PCR或其他检查
	-20℃或-70℃至少2天	制备抗原、PCR或其他检查

3. 现场工作人员的防护措施

(1)现场人员防护:从事包虫病现场防治工作的人员应穿着适当的防护服,包括长筒胶靴、手套、口罩、帽子、工作服。在采集槟榔碱处理犬的粪样时,应将犬圈在特定的、便于净化的隔离区域内,处理后的地面应翻埋,或彻底焚烧消毒。犬粪应在现场煮沸消毒,或者包装在安全、防泄漏的转运箱内运送。

（2）终宿主动物处理：应深埋或焚烧在现场解剖的动物。采集终宿主的肠管应在从尸体上取下之前结扎，以防传染性材料播散。

（3）实验室防护措施：处理动物粪便或肠道材料的实验室，应设置更衣室，工作人员进入实验室之前，应着防护服。感染性材料可能污染洗涤槽，可在加热煮沸后排放。参与检查中间宿主（寄生包囊）幼虫的工作人员，应佩戴防护眼镜。包囊和感染的中间宿主残留物应煮沸消毒，或焚烧。

六、措施效果评价

（一）包虫病防治项目组织管理

1. 各级人民政府应成立以分管行政领导为组长，由卫生、财政、教育、农牧、宣传、民族宗教、工商、公安、广电等部门分管领导为成员的包虫病防治领导小组，负责本地区包虫病防治工作的实施，制定防治方案。将防治工作纳入政府目标管理责任制。

2. 各级卫生计生行政部门负责本项目的规划、指导、组织实施和督导评估。按照《中华人民共和国政府采购法》的规定，负责药品、试剂、消耗品招标采购工作。及时将配备的物资分发到项目地区和单位。

3. 各级疾控机构负责各项技术措施的落实、质量控制、信息收集和管理、技术指导、检查督导与考核评估。

（二）人群感染情况的评价

1. 手术确诊率　患病率和手术确诊率能最可靠地反映出已实施防制措施的效果。但在有些地区需要手术治疗的病人只有一部分得到治疗，故以手术确诊率作为反映防制进展的指标不切实际。患病率统计数字必须以适当的寄生虫学诊断为依据。

2. 儿童血清学阳性率　12岁以下儿童作为棘球绦虫感染的易感人群，在感染早期没有症状或不发病，但产生了抗棘球蚴抗体，每年监测该人群血清学阳性率的动态分布可为防治措施的效果评价提供依据，但所用检测方法和试剂应当相对固定。

3. 健康教育的评价　每年应该调查流行区人群包虫病健康教育接受的方式和次数，以及对包虫病的危害、犬驱虫的作用的认知情况和是否形成良好的卫生习惯做出评价。

（三）犬感染情况的评价

采取犬驱虫措施后的显著变化就是犬的感染下降很快，可采用氢溴酸槟榔碱驱虫法，检查粪便中有无棘球绦虫成虫，了解犬的感染情况。氢溴酸槟榔碱 2～4mg/kg 体重喂犬，2～4 小时之后，检查狗的粪便，如果在排泄物中发现棘球绦虫成虫，则记为感染犬。最准确的方法是剖检法。

（四）家畜感染情况的评价

屠宰家畜患病率变化可作为防制进展的主要指征。这是一种敏感性和特异性均很高的强有力的监测手段。应对正式屠宰场屠宰的所有病畜登记种类、来源和畜龄。每年检查当地最主要幼畜（动物种类固定）的感染情况，计数感染的牲畜数量。

（五）野生小型哺乳类动物感染的调查

在泡型包虫病流行区，选择固定的区域捕获野生小型哺乳动物，鉴别种类，剖检后检查其泡球蚴的感染情况。

七、调查报告撰写

调查报告撰写格式与要求见技术要点相关部分。

八、保障措施

(一)加强政府领导,健全管理机制

各级人民政府要把包虫病防治工作列入本地区经济和社会发展规划,纳入政府目标管理考核内容,明确职责任务,加强组织协调,完善政策措施,解决突出问题,确保工作到位。建立包虫病防治联席会议制度,由卫生部门牵头,各有关部门负责人参加,负责研究制定包虫病防治工作方针、政策、规划,指导、督促包虫病防治工作,及时协调解决工作中的重大问题,对关键性的技术问题进行科研攻关。各流行省(自治区)应逐级成立由发展改革、财政、卫生、农业(畜牧)、公安、林业、水利、民政、教育、民族宗教、广播电视和新闻宣传等部门组成的包虫病防治领导小组,加强领导,制订规划,落实任务。其他地区根据当地实际,建立相应的领导协调机制。

(二)明确部门职责,强化措施落实

各有关部门要密切配合,各司其职,各负其责,切实落实各项防治措施,形成"政府主导、部门负责、全社会参与"的工作机制。

卫生部门根据规划的阶段目标,制订防治工作实施方案,组织开展技术指导和培训,做好病人的发现、报告、管理和治疗,对符合手术适应证的包虫病患者积极开展外科手术救治;与有关部门合作开展健康教育和健康促进,做好流行病学调查,疫情监测,资料的收集、整理、分析和总结,及时调整防治措施。农业(畜牧)部门根据《中华人民共和国动物防疫法》的相关规定,负责落实农牧区农村家犬的登记、管理和驱虫等相关防疫措施,加强对牲畜屠宰场所的管理,严格动物产品的检疫制度。财政部门负责将落实规划目标所需的经费纳入各级财政预算。教育部门负责中小学生包虫病防治知识的普及教育。宣传部门结合当地实际采取多种形式宣传包虫病防治知识,全面提高群众的健康防病意识。民委和民族宗教事务等部门结合本部门工作特点,对少数民族地区民族宗教人士开展包虫病防治政策、防治知识的宣讲,逐步提高宗教人士和信教群众对包虫病危害程度的认识,积极配合有关部门开展查病、救治、犬驱虫等防治、防疫工作。公安部门加强对城镇地区家犬的登记、挂牌和管理,减少和控制无主犬数量。水利部门结合农村饮水安全工程等,保障农牧民饮用水安全。林业部门结合草原鼠害防治开展灭鼠工作。民政部门对适宜的包虫病救助对象开展关怀救助工作。

(三)增加财政投入,多方筹集资金

各级人民政府财政部门按照分级负担的原则,将包虫病防治经费纳入各级财政预算,及时足额拨付。中央财政通过专项转移支付对中西部贫困地区包虫病防治经费给予补助。同时,应广泛动员和争取社会各方面力量提供资金和物资,支持包虫病防治工作。

(四)加强科学研究,提供技术保障

应将包虫病防治科研列入国家重点科研计划,组织多部门、跨学科的联合攻关,研究我国不同地区阻断包虫病传播的策略和措施,探索各类地区包虫病的防治模式;研制敏感、特

异、便捷的检测试剂;研发高效、安全的包虫病治疗药物,长效、方便使用的驱虫药品和犬包虫病疫苗;深入开展包虫病病原生物学、流行病学研究。开展国际合作与交流,引进国外先进技术,推广适用的科技成果。

(五)加强能力建设,提高技术水平。

建立健全包虫病防治队伍。各流行区的省级和地市级疾控机构、动物疫病预防控制、动物监督机构设置专门的防治科、室、组;县级疾控机构、动物疫病预防控制、动物监督机构要配备专(兼)职包虫病防治人员;乡(镇)卫生院有专人承担包虫病防治工作。各流行乡、村有专人负责包虫病防治工作。

不断改进和完善县级综合医疗机构和乡镇中心卫生院的包虫病诊断、治疗能力,重点流行区的县级综合医院要逐步具备开展包虫病外科手术的能力。

加强各级疾病预防控制和动物疫病预防控制机构包虫病实验室网络建设。国家级建立包虫病参比实验室,使其拥有虫种鉴别和检测试剂评价能力;省、地市级具备对免疫学检测进行质量控制的能力;县级具备免疫学检测能力。

按照逐级分类培训的原则,采取多种培训方式,开展包虫病防治知识和技能培训,提高包虫病防治人员的业务水平。

九、附件

包虫病个案调查表见表 18-10,包虫病防治知识问卷调查表见表 18-11,家畜棘球蚴病调查表见表 18-12,终宿主(犬)棘球绦虫感染情况调查表见表 18-13,啮齿类动物泡球蚴病调查表见表 18-14。

表 18-10 包虫病个案调查表

一、基本情况(可多选,划"√")

姓名:＿＿＿＿＿＿ 户主名:＿＿＿＿＿＿ 同户主关系:＿＿＿＿＿＿

性别:①男 ②女 年龄:＿＿＿＿＿岁

民族:①藏 ②汉 ③回 ④蒙 ⑤土 ⑥撒拉 ⑦其他＿＿＿＿

职业:①牧民 ②半农牧 ③农民 ④工人 ⑤商人 ⑥军人 ⑦干部 ⑧教师 ⑨学生
　　　⑩学龄前儿童 ⑪医生 ⑫家务 ⑬阿卡 ⑭尼姑 ⑮其他＿＿＿＿

文化程度:①文盲 ②小学 ③初中 ④高中 ⑤大学

宗教信仰:①佛教 ②伊斯兰教 ③无

居住方式:①永久性住房 ②游牧 ③冬季定居与夏季游牧

你家有:①收音机 ②有线广播 ③电视机 ④手机 ⑤以上都无

家庭饲养牲畜:①无 ②牦牛 ③绵羊 ④山羊 ⑤马 ⑥驴 ⑦猪

你家牲畜屠宰方式:①冬季集中屠宰 ②零星屠宰 ③两种情况都有

二、环境与医疗(可多选,划"√")

1. 你家周围有野狗吗? ①无 ②有

2. 你家邻居养狗的人多吗? ①无 ②有人养 ③几乎每家都养

3. 你家有狐皮制品(帽、衣领)吗? ①无 ②买的 ③自捕 ④别人送的

4. 你家饮水来源:①沟 ②河 ③井 ④塘 ⑤积水 ⑥泉水 ⑦自来水

5. 你家所在乡村有医生吗? ①无 ②有 ③不知道

6. 每年兽医到你家检查牲畜或给牲畜打针_____次

三、既往包虫病史　有(确诊时间_____)　无

四、检查结果

1. B超:占位性病变　①有　②无

    1)部位:①左肝　②右肝　③左右肝　④脾　⑤肾　⑥腹腔

    2)数量:_____个　　　3)最大直径:_____cm

    囊型　①CL型　②Ⅰ型　③Ⅱ型　④Ⅲ型　⑤Ⅳ型　⑥Ⅴ型

    泡型　①浸润型　②钙化型　③液化空洞型

    混合型_____　其他_____

    检查者签字:_____

2. 血清学检查:方法:_____　　①阴性　　　②阳性

调查者单位_____　　　调查者_____

审查者_____　　　调查日期:____年___月___日

表 18-11　包虫病防治知识问卷调查表

姓名_____　性别_____　年龄_____职业_____文化程度_____

问卷内容(可多选,划"√")

1. 你听说过包虫病吗?①无　②有　③不知道

2. 人和牲畜的哪些脏器会长包虫:①肝　②肺　③不知道

3. 人是怎样得包虫病的:①生吃牛羊肉　②狗接触　③不知道

4. 得了包虫病后的主要感觉是:①肚子大　②胀痛、不适　③咳嗽　④不知道

5. 得了包虫病后治疗采用:①吃药　②手术　③不知道

6. 你有饭前(或吃东西前)洗手的习惯?①有　②无　③有时洗

7. 你喜欢与狗玩耍吗?①经常　②偶尔　③从不

8. 你家牲畜屠宰后的病畜内脏:①扔掉　②自己吃　③喂狗　④掩埋或焚烧

9. 如果免费为狗驱虫防治包虫病,你愿意配合吗?①愿意　②不愿意

10. 狗驱虫后粪便处理:①不处理　②掩埋或焚烧　③不知道

调查者单位_____　　　调查者_____

审查者_____　　　调查日期:____年___月___日

表 18-12　家畜棘球蚴病调查表

地点:　省　市　县　乡(镇)　村　　屠宰场名称:

编号	家畜名称	齿龄	检查结果		寄生部位包囊个数(个)			备注
			阴性	阳性	肝	肺	其他	

调查者单位_____　　　调查者_____

审查者_____　　　调查日期:____年___月___日

表 18-13　终宿主(犬)棘球绦虫感染情况调查表

地点：　　　省　　　市　　　县　　　乡(镇)　　　村

编号	户主姓名	动物名称	检查结果				日期	检查者
			剖检		粪检			
			阳性	阴性	阳性	阴性		

　调查者单位＿＿＿＿＿＿＿＿＿　　　　调查者＿＿＿＿＿＿＿＿＿＿

　审查者＿＿＿＿＿＿＿＿＿＿＿＿＿　　调查日期：＿＿＿年＿＿月＿＿日

表 18-14　啮齿类动物泡球蚴病调查表

地点：　　　省　　　市　　　县　　　乡(镇)　　　村　　调查点名称：

捕捉时间	捕捉地点		动物类别	动物数量	肝		肺		阳性动物数	备注
	乡镇名称	村名			阴性数	阳性数	阴性数	阳性数		

　调查者单位＿＿＿＿＿＿＿＿＿　　　　调查者＿＿＿＿＿＿＿＿＿＿

　审查者＿＿＿＿＿＿＿＿＿＿＿＿＿　　调查日期：＿＿＿年＿＿月＿＿日

技术要点

1. 法定丙类传染病 区域性地方病,人兽共患寄生虫病

2. 人类是受害者

3. 临床特点 慢性消耗性疾病,病程长,不易早期发现,寄生器官的肿胀、包块和疼痛,器官功能障碍及并发症

4. 诊断要点 直接或间接接触史,临床症状,影像学检查,实验室检查,综合诊断,易与肝脓肿、肝囊肿及肝癌混淆

5. 治疗 外科根治手术,早期治疗,药物杀虫治疗,规范治疗,对症治疗

6. 流行特征 分布广,病原种类多,染疫动物多,犬及野生食肉动物为传染源,人群普遍易感,主要经口感染

7. 个案报告 24小时内进行网络直报,未进行网络直报的应于24小时内寄送报卡,15天内上报个案

8. 现场调查 基本信息,病例搜索,人群感染与患病情况调查,家畜及野生啮齿动物感染情况调查,犬及野生食肉动物感染情况调查,自然地理及社会经济状况调查,生产方式,宗教信仰,生活习惯

9. 标本采集与运送 犬及野生食肉动物粪便,家畜及野生啮齿动物患病脏器,患者血液、血清、尿液及唾液,标本固定保存,标本冷藏或冷冻保存,按规定包装转运箱运送

10. 实验室检查 寄生虫学检查,虫种鉴定,血清学检验,分子生物学实验,粪抗原检验

11. 防控措施 消灭传染源——家犬驱虫与管理,捕杀野犬及野生食肉动物;阻断传播途经——家畜动物屠宰管理,灭鼠,人群健康教育,发现及治疗病人

12. 健康教育 勤洗手,不玩犬,喝开水,蔬菜瓜果洗净吃,吃熟食,正确行为,危害性

13. 个人防护 现场工作防自身感染

14. 废弃物处理 动物尸体及患病脏器挖坑深埋或焚烧,煮沸及高压消毒

【思考题】

一、单选题

1. 按传染病防治法包虫病为( )

  A. 甲类传染病   B. 乙类传染病   C. 丙类传染病   D. 不是传染病

2. 包虫病的传染源哪项不正确( )

  A. 家犬   B. 无主犬   C. 狐狸   D. 北极熊

3. 造成包虫病广泛传播的原因哪项不正确( )

  A. 大量犬科动物存在   B. 用家畜患病脏器喂犬

  C. 养犬玩犬不讲卫生   D. 勤洗手吃熟食喝开水

4. 哪项检查方法有助于人体包虫病的诊断（　　　）

　　A. 免疫学检查　　　　　　　　　　B. B 超等影像学检查

　　C. 病原学检查　　　　　　　　　　D. 心电图检查

5. 人体包虫病的治疗手段错误的是（　　　）

　　A. 外科手术治疗　　　B. 药物杀虫治疗　　　C. 中医中药治疗　　　D. 直接穿刺治疗

二、简答题

1. 试问人体包虫病如何诊断？

2. 简述包虫病现场调查的主要内容。

3. 包虫病的主要预防控制措施有哪些？

参考答案

一、单选题

1. C；2. D；3. C；4. D；5. D

二、简答题

1. 依据下列内容的结果进行综合诊断：

(1) 询问直接和间接接触史；

(2) 详细的临床症状和体征；

(3) 实验室免疫学检查结果，常用方法为 IHA、ELISA；

(4) B 超、X 线、CT、MRI 检查结果。

2. 现场调查主要工作内容应包括下列几项：

(1) 基本情况：人口和畜群构成；畜牧业生产管理方式；卫生和教育状况；生活习惯和宗教信仰；有关自然地理景观、生态环境和气候资料等；人、兽医机构，人员，设备；分析可能的流行因素。

(2) 既往病例搜集：在各级医院收集以往历年的包虫病住院病例资料。

(3) 人群感染和患病调查：采用 B 超、X 线、CT、MRI 等影像学检查和血清学辅助检查的方法开展人群调查。

(4) 中间宿主动物调查：用触摸和剖检的方式检查屠宰动物的肝、肺、脾、肾、心脏等器官，是否有囊性或结节样病变，确定棘球蚴感染。

(5) 传染源调查：通过尸体剖检、槟榔碱盐导泻下的粪便标本中检出成虫、从血清样本中检出抗体、从粪便样本中检出抗原来了解本地区终宿主动物(犬、狐狸、狼等)的种类和感染情况。

(6) 掌握当地居民包虫病防治知识知晓率。

3. 采取开展健康教育、加强传染源管理、中间宿主防制的综合性防治措施：

(1) 传染源的管理：家犬使用吡喹酮进行驱虫，原则是犬犬投药，月月驱虫。消灭或控制无主犬及其他可作为传染源的野生动物。

(2) 中间宿主的防制：加强牲畜屠宰的检疫。屠宰场和个体屠宰要对病变脏器实施无害化处理(高温高压、焚烧或深埋)，不用未经处理的病变脏器喂犬，病变脏器煮沸 40 分钟后方可喂犬。

(3) 健康教育：在流行区结合当地特点，采用多种途径和多种形式开展包虫病防治的健康教育，提高居民包虫病防治知识知晓率。

第十九章 血液传染病

第一节 梅 毒

梅毒是由梅毒螺旋体(又名苍白螺旋体)感染人体所引起的一种系统性、慢性性传播疾病,损害可累及人体多系统多脏器,产生多种多样的临床表现,导致组织破坏、功能失常,甚至危及生命。梅毒可通过性、血液和母婴途径传播,感染梅毒后只要及早发现并进行规范治疗是可以治愈的。梅毒是《传染病防治法》中列为乙类防治管理的传染病。

一、概述

(一)病原学

梅毒的病原体是梅毒螺旋体苍白螺旋体,又称苍白螺旋体梅毒螺旋体,是一种小而纤细的螺旋状微生物。苍白螺旋体螺旋整齐,数目固定,透明,不易染色,折光力强,较其他螺旋体亮,在暗视野显微镜下呈金色闪光;其行动缓慢而有规律,具有弯曲、转动和前后伸缩的运动特征。人类是苍白螺旋体的唯一天然宿主,也是其传播媒介。苍白螺旋体属厌氧菌,对阳光、肥皂水、煮沸、干燥和一般消毒剂(如乙醇、苯扎溴铵等)甚为敏感,故在人体外不易存活,但在潮湿环境内可存活数小时,在 -78℃可存活数年且能保持其形态、活力和致病力。

(二)临床表现

1. 梅毒的分类和分期 梅毒可根据传染途径的不同分为获得性梅毒(出生后被传染)和先天梅毒(又叫胎传梅毒)两类;每一类又可根据病情的发展分为早期和晚期(表19-1)。有临床表现的称为显性梅毒;无临床表现而只能靠血清检查来证实的称为潜伏梅毒或隐性梅毒。

表 19-1 梅毒的分期

获得性梅毒		先天梅毒	
早期梅毒(病期在 2 年以内)	晚期梅毒又称三期梅毒(病期超过 2 年)	早期先天梅毒(出生后 2 岁以内发病)	晚期先天梅毒(出生后 2 岁以后发病)
一期(硬下疳)	晚期良性梅毒(皮肤、黏膜、骨、眼等梅毒)	营养障碍	畸形(骨胳、牙齿畸形)
二期(斑疹或斑丘疹,扁平湿疣)	内脏梅毒(心血管、内脏等梅毒)	皮肤黏膜损害	炎症损害
早期潜伏	神经梅毒	上呼吸道炎症	神经梅毒
	晚期潜伏梅毒	骨损害	先天潜伏梅毒

2. 获得性梅毒

(1)一期梅毒:常表现为硬下疳和近卫淋巴结肿大。硬下疳发生于性交后2~4周。多发生于外生殖器部位,也可发生于宫颈、肛周、口唇、咽等处。典型表现为单个溃疡,溃疡呈圆形或卵圆形、直径1~2cm、边缘稍隆起、呈肉红色、表面清洁、上有少量渗出液,触诊时软骨样硬度,无自觉疼痛与触痛,未经治疗可在3~8周内消失,不留痕迹。硬下疳出现后1~2周,腹股沟淋巴结肿大,多为双侧。

(2)二期梅毒:一期梅毒未经治疗或治疗不彻底,梅毒螺旋体由淋巴系统进入血液循环形成菌血症播散全身,引起皮肤黏膜及系统性损害,称二期梅毒。常发生于硬下疳消退3~4周后(感染7~10周后),少数可与硬下疳同时出现。常表现为皮肤黏膜损害,皮损呈多形性,分布广泛且对称,包括斑疹、斑丘疹、丘疹、鳞屑性皮损、毛囊疹及脓疱疹等,掌跖部易见暗红斑及脱屑性斑丘疹;外阴及肛周皮损多为湿丘疹及扁平湿疣;口腔可发生黏膜斑;虫蚀样脱发等,常常无自觉症状或症状轻微,对组织破坏性小,传染性强,可自行消退。也可发生骨、眼、神经损害和全身浅表淋巴结肿大。

(3)三期梅毒:早期梅毒未经治疗或治疗不充分,经过3~4年(最早2年,最晚20年),约30%~40%梅毒患者可发生三期梅毒。常表现为头面部及四肢伸侧的结节性梅毒疹、梅毒性树胶肿、骨梅毒、眼梅毒、心血管梅毒、内脏梅毒、神经梅毒等。

3. 先天梅毒(胎传梅毒)

先天梅毒是胎儿在母体内通过血源途径感染所致,先天梅毒不发生硬下疳,常有较严重的内脏损害,对胎儿的健康影响很大,病死率高。常可分为早期先天梅毒(小于2岁)、晚期先天梅毒(大于2岁)、先天隐性梅毒。

4. 潜伏梅毒(隐性梅毒)

是梅毒患者中最为多见者。有梅毒感染史,无任何临床症状,或临床症状已经消失,梅毒血清反应仍为阳性,称为潜伏梅毒。潜伏梅毒可分为早期和晚期,感染2年以内为早期,超过2年为晚期。

(三)流行病学

1. 传染源　梅毒患者是梅毒的唯一传染源,患者的皮损、血液、精液、乳汁和唾液中均有梅毒螺旋体存在。

2. 传播途径

(1)性接触传播:这是主要的传播途径。获得性梅毒90%以上是通过性交传染的。但是感染梅毒螺旋体也必须达到一定的数量,据报告其半数感染量约为50条螺旋体,在性行为过程中通过皮肤和黏膜的损伤处传给对方。在感染梅毒后第一年内,病人具有很强的传染病性,随着病期的延长,传染性越来越小;感染4年后,通过性接触无传染性。

(2)垂直传播:患梅毒的孕妇可将梅毒螺旋体通过胎盘感染胎儿。研究证明,梅毒螺旋体可在妊娠的任何时期感染胎儿。患早期梅毒的孕妇比患晚期梅毒者更容易发生流产、死产、早产、先天梅毒或新生儿死亡。未经治疗的早期、早期潜伏和晚期潜伏梅毒孕妇垂直传播的几率分别为70%~100%、40%、10%。分娩过程中新生儿通过产道时也可于头部、肩部擦伤处发生接触性感染。

(3)血液传播:冷藏3天以内的梅毒患者血液仍具有传染性,输入此种血液可发生传染,但受染者不发生一期梅毒损害,而直接进入二期梅毒。

3. 易感人群　全人群普遍易感。男性同性性行为者、暗娼、嫖客、聚众淫乱者、毒品滥用者、一夜情与多性伴者等人群较易感染。患早期梅毒的母亲怀孕或在怀孕期间感染梅毒且未经治疗或者治疗不彻底,导致出生的婴儿感染先天梅毒的危险性较大。

4. 流行现状 梅毒在全世界流行,据 WHO 估计,全球每年梅毒新发病例在 1200 万以上,主要集中在南亚、东南亚和次撒哈拉非洲,年龄高峰在 15~30 岁,绝大多数为一期和二期梅毒,胎传梅毒的发病率很低,主要发生在部分发展中国家。我国梅毒于 20 世纪 60 年代基本被消灭,但 80 年代后又有新病例发生且逐年上升。2009 年,梅毒报告病例数在我国甲乙类传染病报告中居第三位。高危人群梅毒感染率高,2009 年艾滋病监测哨点结果表明,暗娼人群梅毒抗体阳性率最高达 30.6%,平均为 2.4%;男男性行为人群最高达 31.2%,平均为 9.1%;吸毒人群最高达 27.9%,平均为 3.4%;孕产妇人群梅毒抗体阳性率最高达 11.3%,平均为 0.5%。

5. 流行特征

(1) 20 世纪 90 年代末以来,全国梅毒报告病例数明显增加,流行呈现快速上升趋势。

(2) 以青壮年性活跃人群为主,男男同性性行为者、暗娼、嫖客、毒品滥用者、一夜情与多性伴者等人群高发。

(四)诊断标准

根据《梅毒诊断标准》(WS273—2007),结合流行病学史、临床表现和实验室检验结果可分别诊断为一期梅毒、二期梅毒、三期梅毒、胎传梅毒、隐性梅毒。具体梅毒诊断标准如下:

1. 一期梅毒

疑似病例:应同时符合以下 3 项:①流行病学史:有多性伴,不安全性行为,或性伴有梅毒感染史;②临床表现:硬下疳和(或)腹股沟或患部近卫淋巴结肿大;③非梅毒螺旋体抗原血清学试验:阳性。

确诊病例:应同时符合疑似病例的要求和暗视野显微镜检查:皮肤黏膜损害或淋巴结穿刺液可查见梅毒螺旋体或梅毒螺旋体抗原血清学试验阳性中的任一项。

2. 二期梅毒

疑似病例:应同时符合以下 3 项:①流行病学史:有多性伴,不安全性行为,或性伴感染史,或有输血史(早期梅毒病人为供血者)。②临床表现:可有一期梅毒史,病期在 2 年以内出现以下临床症状之一:A 出现皮损(呈多形性,包括斑疹、斑丘疹、丘疹、鳞屑性皮损、毛囊疹及脓疱疹等,常泛发对称。掌跖部易见暗红斑及脱屑性斑丘疹。外阴及肛周皮损多为湿丘疹及扁平湿疣);B 全身浅表淋巴结肿大;C 梅毒性骨关节损害、眼损害、心血管、内脏及神经系统损害等。③非梅毒螺旋体抗原血清学试验阳性。

确诊病例:应同时符合疑似病例的要求和以下 2 项中任一项:①暗视野显微镜检查:二期皮损尤其扁平湿疣、湿丘疹及黏膜瘢,易查见梅毒螺旋体;②梅毒螺旋体抗原血清学试验阳性。

3. 三期梅毒(晚期梅毒)

疑似病例:应同时符合以下 3 项:①流行病学史:有多性伴,不安全性行为,或性伴感染史。②临床表现:可有一期或二期梅毒史。病期 2 年以上。出现以下临床症状之一:A 晚期良性梅毒(皮肤黏膜损害、骨梅毒、眼梅毒);B 神经梅毒;C 心血管梅毒;D 其他晚期内脏梅毒等。③非梅毒螺旋体抗原血清学试验阳性。

确诊病例:应同时符合疑似病例的要求和以下 3 项中任一项:①梅毒螺旋体抗原血清学试验:阳性。②脑脊液检查:白细胞计数 $\geqslant 10 \times 10^6$/L,蛋白量 >500mg/L,且无其他引起这些异常的原因。脑脊液 VDRL 试验或 FTA-ABS 试验阳性。③组织病理检查:有三期梅毒的组织病理变化。

4. 隐性梅毒（潜伏梅毒）

疑似病例：符合非梅毒螺旋体抗原血清学试验阳性且无临床表现者。

确诊病例：应同时符合疑似病例的要求和梅毒螺旋体抗原血清学试验阳性，脑脊液检查无异常。

5. 胎传梅毒（先天梅毒）

疑似病例：应同时符合以下3项：①流行病学史：生母为梅毒患者。②出现下列临床表现之一：A 早期先天梅毒：一般在2岁以内发病，临床类似于获得性二期梅毒。B 晚期先天梅毒：一般在2岁以后发病，类似于获得性三期梅毒。出现炎症性损害或标记性损害。C 先天潜伏梅毒：未经治疗，无临床症状。③非梅毒螺旋体抗原血清学试验阳性（其滴度大于或等于母亲滴度的4倍，或随访3个月滴度有上升趋势）。

确诊病例：应同时符合疑似病例的要求和以下2项中的任一项：①暗视野显微镜检查：在早期胎传梅毒儿的皮肤黏膜损害或胎盘中可查到梅毒螺旋体。②梅毒螺旋体抗原血清学试验阳性（出生18个月后不阴转，不符合疑似病例的第3项也可以确诊）。

（五）治疗原则

梅毒必须给予及时、及早、规范而足量的治疗，治疗后应定期追踪。大约90%的早期梅毒经充分治疗可以根治，而且越早治疗效果越好。不规范治疗可增加复发及促使晚期损害提前发生。

二、发现与报告

（一）发现

我国目前主要通过以下途径发现梅毒病人：

1. 各级医疗卫生机构门诊诊疗活动。
2. 艾滋病防治机构进行的高危人群监测。
3. 艾滋病自愿咨询检测点。
4. 妇幼保健机构进行的婚检。
5. 采供血机构血液标本检测。
6. 专项调查等。

（二）个案报告

发现个案病例责任报告人填写传染病报告卡，实行网络直报的报告单位应于24小时内进行网络直报。

三、流行病学调查

梅毒个案病例不需要进行调查。接诊医生/监测机构医务人员应建议患者通知其性伴进行梅毒检测、治疗。

四、梅毒样本的采集与实验室检测

（一）标本采集

梅毒检测常用的标本为血液、皮肤黏膜损害处组织渗液、淋巴液等。常用标本的采集方法如下：

1. **皮肤黏膜损害取材**　首先在载玻片(厚度为 1.0～1.2mm)上滴加 50～100μl 盐水备用。然后用棉拭子取无菌盐水轻轻擦去皮损上的污物。如皮损上有痂皮,可用钝刀小心除去。再用钝刀轻轻地刮数次(避免出血),取组织渗液与载玻片上的盐水混匀,加盖玻片置暗视野显微镜下检查。

2. **血清样品采集**　用注射器抽出 3～5ml 静脉血,室温下自然放置 1～2 小时,待血清和血块收缩后再用 3000rpm 离心 15 分钟,吸出血清备用。

(二)样本保存及运输

1. 血清标本应保存于 4℃以下,如需长期保存,需置低温(−20℃以下)保存。其运送过程也应保持低温状态。

2. 样本的保存和运送应符合生物安全的要求。

(三)样本检测

1. **梅毒螺旋体暗视野检查**　暗视野显微镜下,典型的梅毒螺旋体呈白色发光,其螺旋较密而均匀。运动规律,运动性较强,其运动方式包括:①旋转式,围绕其长轴旋转;②蛇行式,全身弯曲如蛇行;③伸缩其螺旋间距离而移动。

2. **梅毒血清学检查**　根据检测所用抗原不同,梅毒血清学试验分为两大类:一类为非梅毒螺旋体抗原血清试验,包括 RPR 试验、TRUST 试验等,这些试验主要应用于梅毒的筛查和疗效观察。另一类为梅毒螺旋体抗原血清试验,包括 TPPA 试验、FTA−ABS 试验、ELISA 试验等。这些试验主要用于确证试验,不用于疗效观察。

五、梅毒防控措施

目前,我国梅毒流行的危险因素广泛存在,男男同性性行为、卖淫嫖娼、聚众淫乱、新型毒品滥用、多性伴、一夜情等高危行为;重点人群梅毒防治知识和防范意识不高,预防干预措施覆盖面不足;部分医疗机构梅毒诊疗服务不规范,防治队伍能力不足。

(一)广泛开展宣传教育

1. **加强高危人群健康教育**　各级医疗卫生机构等在开展针对高危人群的艾滋病健康教育活动中,应当将梅毒防治作为重要内容,在高危人群集中的公共场所组织有针对性的梅毒预防讲座,提供咨询服务,发放宣传材料,同时要支持和指导社会组织深入高危人群中开展梅毒防治宣传教育,提高梅毒防病知识知晓率、避免和减少危险行为的发生和促进正确的求医行为。加强性病门诊就诊者的宣传教育。各级性病诊疗机构要在性病门诊设立宣传栏,在诊室及候诊区提供健康教育处方和宣传材料,提高梅毒防治宣传教育的针对性。

2. **加强重点人群健康教育**　将妇女和流动人口等重点人群的梅毒预防宣传教育工作作为常规疾病预防控制健康教育工作的重点内容,通过开设预防知识讲座,设立宣传栏,以及发放宣传材料等方式提高重点人群的梅毒预防知识水平。加强对青少年的梅毒等性病防治健康教育,支持教育部门结合艾滋病宣传教育将梅毒防治知识纳入高中健康教育课程,切实提高学生的自我防范意识和能力,减少青少年学生感染梅毒等性病的风险。

3. **加强大众人群宣传教育**　利用广播、电视、报刊、网站等多种媒介在公众中广泛宣传梅毒的危害、早期发现和规范诊疗的重要性,以及梅毒感染与艾滋病传播的关系。普及梅毒防治知识,提高公众的防范意识和能力,减少社会歧视。

(二)开展综合干预,阻断梅毒传播

1. 落实公共场所安全套推广使用措施　各级疾控机构组织开展正确使用安全套的同伴教育培训,倡导采取安全性行为。通过免费发放、社会营销等多种方式促进安全套的使用,减少高危行为的发生。

2. 依托医疗机构开展预防干预　各级性病诊疗机构、妇幼保健机构和社区卫生服务机构要主动走进社区,走进公共场所,接近目标人群,提供咨询及转诊服务,有针对性地开展梅毒防治知识宣传和干预;通过组织多种形式的健康教育活动,吸引目标人群参与;同时结合提供规范和优质的性病诊疗服务,提高目标人群诊疗服务的依从性。

3. 动员社会组织参与,扩大干预覆盖面　充分发挥各社会团体和民间组织在高危人群健康教育和行为干预的作用,以购买服务的方式,支持和指导社会力量开展综合干预,扩大工作覆盖面。

(三)开展主动检测,促进梅毒早期诊断

1. 加强梅毒病例报告,提高报告质量　定期对辖区内的性病诊疗机构及疫情管理人员进行培训,提高梅毒疫情报告的质量,减少重复报告、误报和漏报。

2. 加强梅毒咨询检测,促进患者早诊早治　各级性病诊疗机构(包括相关科室)要对性病就诊者、有高危行为史或有可疑梅毒临床表现者主动建议进行梅毒检测。检测结果要及时告知就诊者,并提供有关预防和治疗等方面的指导。在自愿婚前医学检查机构、社区药物维持治疗门诊和艾滋病免费咨询检测机构,要将梅毒免费咨询检测纳入日常服务内容,促进患者早诊早治。

3. 建立梅毒血清确证检测和治疗的转诊制度　对不具备梅毒确证检测能力和治疗资质的医疗机构、提供检测的机构和社区药物维持治疗门诊等,应当将梅毒抗体阳性者转诊到当地卫生计生行政部门指定的具有梅毒确证检测和治疗资质的医疗机构接受规范的诊疗服务和随访。

(四)提供规范化梅毒医疗服务

1. 完善性病诊疗服务网络,提高服务可及性　合理设置性病诊疗单位和科室,尤其要注重县级以下乡镇卫生院、社区卫生服务中心等基层医疗机构的性病科室设置或培训性病防治人员,完善服务网络,提高梅毒诊疗服务的可及性。

2. 规范梅毒医疗服务行为　梅毒医疗服务应当遵循保密、尊重隐私和不歧视的原则。医务人员应当根据原卫生部制定的《梅毒诊断标准》(WS273—2007)、国家梅毒诊疗规范和指南等要求开展临床诊疗服务,合理规范使用药物,做好复查和随访。实行首诊医师负责制,及时进行梅毒疫情报告、检测结果的告知、随访和性伴通知,提供梅毒健康教育与咨询、安全套推广等预防服务。

(五)预防和控制先天梅毒

1. 开展预防服务　提供婚前和孕前保健服务的医疗保健机构,应当提供先天梅毒防治的健康教育和咨询服务,鼓励就诊者及其配偶或性伴主动接受梅毒检测,及早了解感染状态,及早治疗,减少孕产妇梅毒患者的发生。

2. 开展孕产妇梅毒患者的干预,减少先天梅毒婴儿的出生　提供孕产期保健和助产服

务的医疗保健机构,应当开展孕产妇的梅毒筛查和治疗,第一次产前检查即应当对孕产妇进行梅毒检测,尽可能在孕早期发现和及时干预,及早对孕产妇梅毒患者进行规范的治疗。

3.加强对梅毒抗体阳性婴儿的随访管理和规范诊疗服务 对孕产妇梅毒患者所生婴儿,应当根据其母亲的治疗情况、婴儿的临床表现和实验室检测等情况进行综合评估,按照规范要求对婴儿进行诊断、治疗和随访管理。在没有条件的地区,应当建立转诊制度,将梅毒检测阳性的孕产妇及婴儿转诊至有条件的医疗机构进行规范的诊断治疗。

技术要点

1. 乙类传染病
2. 潜伏期 一般为 2~4 周
3. 临床特点 获得性梅毒:一期:硬下疳;二期:梅毒疹;三期:晚期良性梅毒、心血管梅毒、神经梅毒等;隐性梅毒:无临床表现。先天性梅毒:早期:全身症状,皮肤黏膜损害;晚期:2 岁以后,皮肤、黏膜、骨骼及内脏等的损害;先天潜伏梅毒:无临床表现
4. 治疗 长效青霉素类,及时、及早、规范而足量的治疗
5. 流行病学特点 全人群普遍易感。男男同性性行为者、暗娼、嫖客、毒品滥用者、一夜情与多性伴者等人群较易感染。性途径传播、母婴传播、血液或密切生活接触传播
6. 个案报告 24 小时内上报个案
7. 现场调查 性伴调查
8. 标本的采集和运送 病例血液,常温保存,B 类包装运送
9. 实验室检测 梅毒螺旋体暗视野检查、梅毒血清学检查
10. 防控措施 提供规范化梅毒医疗服务(包括性伴检测),开展主动检测促进梅毒及早诊断,高危行为综合干预以及先天梅毒综合防治等措施。
11. 特异性预防控制措施 无疫苗
12. 健康教育 倡导健康性行为

【思考题】

一、不定项选择题

1.梅毒病例上报时分为( )
  A.一期梅毒 B.二期梅毒 C.三期梅毒
  D.胎传梅毒 E.隐性梅毒
2.梅毒的传播途径包括( )
  A.性传播 B.血液传播 C.母婴垂直传播 D.密切生活接触
3.晚期梅毒的病期在( )以上
  A.6个月 B.1年 C.2年 D.5年

4.关于梅毒的治疗原则,说法不正确的是(　　　　)

　　A.梅毒是不可以治愈的疾病

　　B.梅毒必须给予及时、及早、规范而足量的治疗,治疗后应追踪足够的时间

　　C.90%的早期梅毒经充分治疗可以根治,而且越早治疗效果越好

　　D.不规则治疗可增多复发及促使晚期损害提前发生

5.关于我国梅毒的流行形势,说法不正确的是(　　　　)

　　A.20世纪90年代末以来,全国梅毒报告病例数明显增加,流行呈现快速上升趋势

　　B.发病以青壮年性活跃人群为主

　　C.2009年,梅毒报告病例数在我国甲乙类传染病报告中居第二位

　　D.男男同性性行为者、暗娼、嫖客、毒品滥用者、一夜情与多性伴者等人群高发

二、简答题

1.梅毒的分类和分期如何。

2.如何预防和控制先天梅毒?

3.一期梅毒的疑似病例需符合哪些条件?

参考答案

一、不定项选择题

1. ABCDE;2. ABCD;3. C;4. A;5. C

二、简答题

1.梅毒可根据传染途径的不同分为获得性梅毒(出生后被传染)和先天梅毒(又叫胎传梅毒)两类;每一类又可根据病情的发展分为早期和晚期。有临床表现的称为显性梅毒;无临床表现而只能靠血清检查来证实的称为潜伏梅毒或隐性梅毒。

其中获得性梅毒可分为一期梅毒、二期梅毒、三期梅毒。

另有潜伏梅毒(隐性梅毒),是梅毒患者中最为多见者。

2.预防和控制先天梅毒主要措施有:

(1)开展婚前和孕前梅毒预防服务。

(2)开展孕产妇梅毒患者的干预,减少先天梅毒婴儿的出生。

(3)加强对梅毒抗体阳性婴儿的随访管理和规范诊疗服务。

3.一期梅毒疑似病例:应同时符合以下3项要求:①流行病学史:有多性伴,不安全性行为,或性伴有梅毒感染史。②临床表现:硬下疳和(或)腹股沟或患部近卫淋巴结肿大。③非梅毒螺旋体抗原血清学试验:阳性。

第二节　淋　病

一、概述

淋病由淋病奈瑟菌(简称淋球菌)感染引起,主要表现为泌尿生殖系统的化脓性感染,也可导致眼、咽、皮肤、直肠、盆腔感染和播散性淋球菌感染。淋病潜伏期短,传染性强,可导致

多种并发症和后遗症,是《传染病防治法》中列为乙类防治管理的传染病。

(一)病原学

淋球菌呈卵圆形或肾形,无鞭毛、芽胞,常成对排列,接触面平坦或稍凹陷,革兰染色阴性。淋球菌的适宜生长条件为温度 35 ~ 36℃,pH 7.2 ~ 7.5,含 2.5% ~ 75% CO_2 的环境,需在含有动物蛋白的选择性培养基中才能生长良好。淋球菌离开人体后不易生长,对理化因子的抵抗力较弱,42℃可存活 15 分钟,52℃只能存活 5 分钟,60℃ 1 分钟内死亡;在完全干燥的环境中 1 ~ 2 小时即死亡,但在不完全干燥的环境和脓液中则能保持传染性 10 余小时甚至数天;对一般消毒剂很敏感,1:4000 硝酸银溶液 7 分钟死亡,1%苯酚 1 ~ 3 分钟死亡,0.1%升汞溶液亦可使其迅速死亡。

(二)临床表现

淋病感染可分为无症状的淋球菌感染和有症状的淋球菌感染。无症状的淋球菌感染只有在筛查或为就诊者主动提供化验时才会被发现,其中男性感染者 5% ~ 20% 无症状,女性约 60% 无症状。有症状的淋病,包括无并发症淋病、有并发症淋病、生殖器以外部位淋病和播散性淋病。

1. 无并发症淋病

(1)男性淋菌性尿道炎:潜伏期 1 ~ 10 天,常为 3 ~ 5 天。最初症状为尿道口红肿、发痒、有稀薄或黏液脓性分泌物。24 小时后症状加剧,出现尿痛、烧灼感,排出黏稠的深黄色脓液。也可有尿频、尿急。

(2)女性泌尿生殖系统的淋病:症状较轻,潜伏期难以肯定。常见的是淋菌性宫颈炎。

1)淋菌性宫颈炎:阴道出现白带增多、有较多脓性分泌物排出。宫颈充血、红肿、宫颈口有黏液脓性分泌物。可有外阴刺痒和烧灼感染,阴道内轻微疼痛和烧灼感。

2)淋菌性尿道炎:有尿频、尿急、尿痛、尿血及烧灼感。尿道口充血发红,有触痛及少量脓性分泌物;挤压尿道有脓性分泌物从尿道口溢出。症状比男性淋菌性尿道炎轻。

3)女童淋病:表现为弥漫性阴道炎继发外阴炎,可见阴道口、尿道口、会阴部红肿,病变部位可出现糜烂、溃疡和疼痛。阴道有脓性分泌物,排尿困难。

2. 有并发症淋病　男性淋病并发症(淋菌性附睾炎、睾丸炎;淋菌性精囊炎;淋菌性前列腺炎;其他并发:尿道旁腺炎、尿道周围脓肿、海绵体炎、淋菌性龟头炎或龟头包皮炎、尿道狭窄等)、女性淋病并发症(淋菌性盆腔炎、腹膜炎、淋菌性前庭大腺炎、淋菌性子宫内膜炎、输卵管炎、继发性输卵管卵巢脓肿及破裂后引起的盆腔腹膜炎、盆腔脓肿等)。

3. 泌尿生殖器外的淋病　淋菌性眼结膜炎、淋菌性咽炎、淋菌性直肠炎。

4. 播散性淋病　淋球菌通过血行播散引起全身性严重感染,临床上主要表现为淋菌性关节炎和淋菌性败血症。

(三)流行病学

1. 传染源　人是淋球菌的唯一宿主,现症患者或无症状带菌者均可以成为传染源,其中女性无症状带菌者作为传染源作用更大。

2. 传播途径　主要通过性接触传播。亦可通过污染的衣裤、床上用品、毛巾、浴盆等间接传播。淋菌性眼炎可由于污染了淋球菌的手和其他物品接触眼部引起,新生儿淋菌性眼炎多由患病母亲的产道分泌物污染所致。淋病感染的几率与受染者性别及接触方式有关。

与男性淋病患者发生无保护性关系的女性,约 60%~80% 发生宫颈炎。而与女性淋病患者发生无保护性关系的男性,仅 20%~30% 感染淋病。女性经口性交者,其咽部淋球菌感染机会极高,而男性经口性交者,咽部感染机会较低。阴茎–直肠接触显然是最高的传播方式。据研究显示一次无保护性行为男性传染给女性的感染率为 50%~90%,女性传染给男性的为 25%~50%,感染率与性活动次数成正比。

3. **易感人群**　全人群普遍易感,男男同性性行为者、暗娼、嫖客、毒品滥用者、一夜情与多性伴者等人群较容易感染。

4. **流行现状**　淋病在世界上广泛流行,欧洲和非洲一些国家发病率居高不下。近年来随着艾滋病的流行受到广泛关注并积极采取预防措施,淋病发病率有下降趋势。我国淋病发病率前几年呈上升趋势,曾占所有性病首位,近 2 年发病率已有下降。

5. **流行特征**

(1)我国目前淋病发病仍维持较高水平,近年来发病有下降的趋势。

(2)以青壮年性活跃人群为主,男性多于女性,男男同性性行为者、暗娼、嫖客、毒品滥用者、一夜情与多性伴者等人群高发。

(3)抗菌药物的滥用导致耐药菌株增多,加大了防治难度。

(四)诊断标准

根据《淋病诊断标准》(WS 268—2007),依据流行病学史、临床表现和实验室检验结果可分别诊断为疑似病例和确诊病例。具体淋病诊断标准如下:

1. **疑似病例**　应同时符合以下 2 项:

(1)流行病学史:有不安全性接触史、多性伴史、性伴淋病感染史、直接或间接接触淋病病人分泌物史或新生儿的母亲有淋病史。

(2)临床表现:男性有尿痛、尿频、尿急、尿道流脓,女性有排尿不适、脓性白带。其他部位淋病,有并发症淋病等相应的表现。

2. **确诊病例**　应同时符合疑似病例的要求和实验室检查中的病例分泌物涂片检查阳性(只限于男性急性尿道炎者)或淋球菌培养阳性或淋球菌核酸检查阳性。

(五)治疗原则

早期诊断、及时治疗,保证足量、规范用药。无并发症淋病推荐用单次大剂量给药方法,以便有足够的血浓度杀死淋球菌。有并发症淋病连续每日给药,按规范疗程治疗。注意同时治疗性伴及其他混合感染如沙眼衣原体感染;治疗后随访复查。治疗结束后 2 周内,在无性接触史情况下符合如下标准为治愈:①症状和体征全部消失;②在治疗结束后 4~7 天做淋球菌复查阴性。

二、发现与报告

(一)发现

淋病主要通过以下途径发现:

1. 医疗卫生机构开展的诊疗活动。

2. 专业防治机构开展的性病监测工作。

3. 健康体检。

4. 专项调查等。

(二)报告

发现个案病例责任报告人填写传染病报告卡,实行网络直报的报告单位应于24小时内进行网络直报。

三、流行病学调查

淋病个案病例不需要调查,接诊医生/监测机构医务人员应建议患者通知其性伴进行淋病检测、治疗。

四、标本的采集与检测

(一)标本的采集

对男性患者,一般仅采集尿道分泌物标本,有口交史者加取咽部分泌物标本;对男性同性性行为者应采集尿道、直肠及咽部标本;对女性患者常规采集宫颈标本,必要时从尿道、直肠、咽部、前庭大腺和尿道旁腺取材;对幼女采集阴道分泌物;对播散性淋球菌感染者,除泌尿生殖道标本外,还可采集血液、关节液或皮损标本;对新生儿眼炎患者采集眼结膜分泌物,同时对其母亲采集宫颈、尿道或直肠标本。

常见标本采集方法:

1. 尿道分泌物 对男性患者,先用生理盐水清洗尿道口,将男用取材拭子插入尿道内2～3cm,稍用力转动,保留数秒钟再取出,以采集到黏膜上皮细胞。

2. 宫颈分泌物 取材前用温水或生理盐水湿润扩阴器,如果宫颈口外面的分泌物较多,先用无菌棉拭清除过多的分泌物。将女用取材拭子插入宫颈管内1～2cm,稍用力转动,保留10～30秒后取出。如果处女膜完整,则从阴道口取材。

3. 直肠分泌物 将取材拭子插入肛管2～3cm,向侧方用力,避免接触粪团,从紧靠肛环边的隐窝中取出分泌物。如果拭子碰到粪团,应更换拭子重新取材。

4. 咽部分泌物 从咽后壁或扁桃体隐窝采集分泌物。

(二)标本的运送

淋球菌的抵抗力弱,对热敏感,不耐干燥。取材后的男性患者标本应立即涂片,女性患者标本应接种于选择性培养基,立即送实验室检测。标本若不能立即接种,应置于非营养型运送培养基中,在12小时内送到实验室。

样本检测

(1)涂片染色直接显微镜检查,观察淋球菌的形态特征,可见典型的细胞内革兰阴性双球菌;

(2)分离培养淋球菌从临床标本中分离到形态典型、氧化酶试验阳性的菌落,取菌落作涂片检查,可见革兰阴性双球菌。

五、防控措施

(一)加强宣传教育

1. 加强高危人群健康教育 性病、艾滋病专业防治队伍在开展针对高危人群的艾滋病健康教育活动中,应当将淋病防治作为健康教育内容之一,在暗娼人群、男男性行为人群等高危人群集中的公共场所组织有针对性的淋病预防讲座,提供咨询服务,发放宣传材料,同时支持和指导社会组织深入高危人群中开展淋病防治宣传教育,提高淋病防病知识知晓率,避免和减少危险行为的发生和促进正确的求医行为。

2. 加强对性病门诊就诊者的宣传教育　各级性病诊疗机构要在性病门诊设立宣传栏,在诊室及候诊区提供健康教育处方和宣传材料,提高淋病防治宣传教育的针对性。

3. 加强大众人群宣传　将淋病防治知识和正确求医信息等内容结合到艾滋病防治宣传工作中,充分利用广播、电视、报刊、网站等媒体普及淋病防治知识,广泛宣传淋病的危害、早期发现和规范诊疗的重要性,提高公众的防范意识和能力,提倡洁身自好。

(二)开展综合干预,阻断淋病传播。

1. 落实公共场所安全套推广使用措施　各级疾控机构以高危人群较集中活动的公共场所为主要工作地点,组织开展正确使用安全套的同伴教育培训,倡导采取安全性行为。实施 100% 安全套推广工作,利用社会营销模式,以保证 100% 安全套推广项目可持续发展。

2. 倡导定期检测　针对不能 100% 使用安全套的高危人群,特别是女性,应鼓励其定期到性病防治专业机构进行淋病等性病检测,以避免出现并发症及传播给性伴。

3. 依托医疗机构开展预防干预　联合性病诊疗机构、妇幼保健机构和社区卫生服务机构,积极参与当地针对高危人群的预防干预工作,主动走进社区,走进公共场所,接近目标人群,提供咨询及转诊服务,有针对性地开展淋病等性病防治知识宣传和干预;也可在机构内建立咨询活动中心,通过组织多种形式的健康教育活动,吸引目标人群参与;同时结合提供规范和优质的性病诊疗服务,提高目标人群的诊疗服务依从性。

(三)规范性病诊疗服务。

各有关部门要进一步加大性病诊疗市场整顿力度,规范性病诊疗和咨询服务。淋病医疗服务应当遵循保密、尊重隐私和不歧视的原则。医务人员应当根据原卫生部制定的《淋病诊断标准》(WS268—2007)、国家淋病诊疗规范和指南等要求开展临床诊疗服务,合理、规范使用药物,杜绝为追求经济利益滥用抗生素,做好患者复查随访工作。同时做好淋病患者的健康教育与咨询、安全套推广等预防服务。

六、保障措施

(一)加强组织领导,完善防治机制

各级政府艾滋病防治工作委员会要将性病控制工作纳入艾滋病防治管理机制中,加强对防治工作的领导,制订性病控制工作方案。明确部门职责和任务,开展多部门合作,动员全社会参与性病防治工作。将性病控制目标作为评价艾滋病防治效果的重要指标之一。

(二)加强督导,确保 100% 安全套推广工作落到实处

各级政府艾滋病防治工作委员会应定期组织成员单位,到宾馆、夜总会、洗浴中心等公共娱乐场所进行安全套摆放情况督导,对工作不力的公共娱乐场所责令主管部门予以纠正和处理,并对主管部门进行通报批评。

技术要点

1. 乙类传染病

2. 潜伏期　一般为 1～10 天,平均 3～5 天

3. 临床特点　淋菌性尿道炎、淋菌性宫颈炎

4. 治疗　广谱抗生素,及时、及早、规范而足量的治疗

5. 流行病学特点　全人群普遍易感。男男同性性行为者、暗娼、嫖客、毒品滥用者、一夜情与多性伴者等人群较易感染。性途径传播、密切生活接触传播

6. 个案报告　24 小时内上报个案

7. 现场调查　性伴调查

8. 标本的采集和运送　病例血液,常温保存,B 类包装运送

9. 实验室检测　男性标本涂片、女性标本培养

10. 防控措施　提供规范化淋病医疗服务(包括性伴检测)和高危行为综合干预等措施

11. 特异性预防控制措施　无疫苗

12. 健康教育　倡导健康性行为

【思考题】

一、单选题

1. 男性急性期淋病的临床表现哪项不正确（　　）
   A. 尿频、尿急、尿痛　　　　　　　　B. "糊口"现象
   C. 发热寒战　　　　　　　　　　　　D. 睾丸肿大

2. 患淋病的孕妇经产道分娩后,新生儿易患下列疾病（　　）
   A. 淋菌性结膜炎　　B. 淋菌性脑膜炎　　C. 淋菌性心内膜炎　　D. 淋菌性关节炎

3. 淋病的潜伏期是（　　）
   A. 1～2 天　　　　　B. 3～5 天　　　　　C. 6～8 天　　　　　D. 9～10 天

4. 女性淋病临床特点错误的是（　　）
   A. 全身症状明显　　　　　　　　　　B. 易导致尿路逆行性感染
   C. 检查外阴和尿道口黏膜红肿　　　　D. 挤压尿道有脓性分泌物从尿道口溢出

5. 新生儿淋菌性结膜炎的感染途径是（　　）
   A. 子宫胎盘感染　　　　　　　　　　B. 乳汁感染
   C. 母体产道感染　　　　　　　　　　D. 接触淋病父母脓性分泌物

二、简答题

1. 淋病的传播途径有哪些?

2. 淋病防治的难点有哪些?

3. 淋病的治疗原则是什么?

参考答案

一、单选题

1. D；2. A；3. B；4. A；5. C

二、简答题

1. 通过性接触传播。亦可通过污染的衣裤、床上用品、毛巾、浴盆等间接传播。淋菌性眼炎可由于污染了淋球菌的手和其他物品接触眼部引起，新生儿淋菌性眼炎多由患病母亲的产道分泌物污染所致。感染的几率与受染者接触方式、性别、性活动次数有关。

2. 由于人体对淋病无有效的自然免疫力，某些人群的再感染率很高，但该病可以治愈，所以淋病属高期间发病率、低时点患病率的性病，其报告的例数和患者人数有较大的差别。

多数患者无症状或症状轻微而不就医，但如不治疗，发生并发症，女性后果比男性严重，且是重要的传染源。直肠和咽部淋球菌感染尚很少报告，这些感染多无症状，医务人员未给予足够注意。

由于抗生素的广泛应用，我国已有耐药菌株出现，以及合并沙眼衣原体及支原体感染增加，从而增加了防治的难度。而且由于尚无对淋球菌有效的疫苗，不能预防接种，要用其他方法保护高危人群。针对以上的情况要采取不同的措施预防控制淋病，不断降低淋病的发病率。

3. 淋病的治疗原则　早期诊断、及时治疗、保证足量、规范用药。无并发症淋病推荐用单次大剂量给药方法，以便有足够的血浓度杀死淋球菌。有并发症淋病连续每日给药，按规范疗程治疗。注意同时治疗性伴及其他混合感染如沙眼衣原体感染；治疗后随访复查。治疗结束后 2 周内，在无性接触史情况下符合如下标准为治愈：①症状和体征全部消失；②在治疗结束后 4~7 天作淋球菌复查阴性。

第三节　丙 型 肝 炎

一、概述

丙型病毒性肝炎（简称丙型肝炎）是由丙型肝炎病毒（HCV）所引起的一种传染病，主要侵犯肝脏，可导致慢性肝炎，部分患者可发展为肝硬化甚至肝细胞癌。丙型肝炎可以通过静脉注射毒品、输血或血制品、血透析等诊疗活动、性接触、母婴等途径传播，经过规范治疗是可以治愈的，是《传染病防治法》中列为乙类防治管理的传染病。

(一)病原学

HCV 属于黄病毒科，其基因组为单股正链 RNA，易变异，分为 6 个基因型。丙型肝炎病毒对外界抵抗力虽然不强，用 10%~20%（V/V）氯仿、1:1000 甲醛 6 小时及 60℃加热 10 小时可使病毒灭活。但由于其存在环境的特殊性，污染 HCV 的血液及血液制品极易造成病毒扩散传播。

HCV 感染细胞后，除免疫杀伤作用引起肝脏炎症外，病毒本身的基因产物对肝细胞也有直接致病变作用，丙型肝炎感染后易造成慢性感染，病毒的核心蛋白与肝细胞染色体 DNA

相互作用,有致癌性。

(二)临床表现

输血后丙型肝炎的潜伏期为 2~16 周,平均 7 周,散发性丙型肝炎潜伏期尚未明确界定。丙型肝炎的临床表现与乙型肝炎相似,但症状较轻,大多数表现为亚临床型,60%~85% 转为慢性感染,20% 出现肝硬化,每年有 1%~4% 发生肝细胞癌。

1. 急性丙型肝炎 病程 6 个月以内,大部分患者可无明显症状和体征,可有乏力、食欲减退、恶心、腹胀和右季肋部不适或疼痛等。可有轻度肝大,部分患者可出现脾肿大;少数患者可伴低热或出现黄疸。急性感染几乎不引起暴发性肝衰竭。

2. 慢性丙型肝炎 病程超过半年或发病日期不明确。大部分患者无明显症状和体征,故又称“沉默杀手”。可有乏力、食欲减退、恶心、腹胀和右季肋部不适或疼痛等。部分患者可有肝病面容、黄疸、肝掌、蜘蛛痣及轻度肝、脾肿大。部分患者因血液系统、皮肤病、肾脏、神经肌肉等肝外表现就诊。根据病情轻重,将实验室指标改变综合评定为轻、中、重三度。

3. 丙型肝炎肝硬化 可有全身乏力,食欲减退、恶心和右季肋部不适或疼痛等。可有肝病面容、黄疸、肝掌、蜘蛛痣及腹壁或食管、胃底静脉曲张,以及脾脏肿大和脾功能亢进。失代偿期患者可有腹水、肝性脑病和消化道出血史。

(三)流行病学

1. 传染源 丙型肝炎病人。

2. 传播途径 血液传播是丙型肝炎最主要的传播途径,特别是共用针具静脉注射毒品。极少量含有 HCV 的血液即可能造成传播。输入被 HCV 污染的血液或血制品,被 HCV 污染的医疗器械重复使用、未经严格消毒等不规范医疗可导致血液传播。共用剃须刀和牙刷、文身和穿耳孔等行为都是潜在经血液传播的方式。与 HCV 感染者进行无保护的性行为可以引起传播,有多性伴者感染风险更大。感染 HCV 的孕妇约有 5%~10% 可能在怀孕、分娩时将 HCV 传染给新生儿。与丙型肝炎病人的日常生活接触和工作接触不会被感染。

3. 易感人群 人对 HCV 普遍易感。静脉注射毒品者、血友病病人、血液透析病人、多次接受输血或使用血液制品者、男性同性性行为者、多性伴者等人群较容易感染。

4. 流行现状 全球 HCV 感染率约为 3%,每年新发丙型肝炎病例 300 万~400 万,约有 1.5 亿慢性丙型肝炎患者,估计每年有 35 万人死于丙型肝炎相关的肝脏疾病。丙型肝炎呈世界性广泛分布,但分布不平衡。中东、中非、蒙古等地区 HCV 流行率较高,我国流行率在 2.5%~3.4%。

HCV1、2、3 型广泛分布于欧洲、美洲和亚洲,3 型主要分布于印度、泰国、印度尼西亚等国家;4 型和 5 型主要在非洲和中东地区;6 型主要见于东南亚地区。我国以 1b、2a 型多见,其中以 1b 型为主,占 55%~90%;从南到北,2a 型所占比例逐渐增加;6 型主要见于中国香港、澳门和南方边境地区。随着人口流动、静脉药瘾者和 HCV 感染率增加,分布情况发生变化,混合感染(常见为 1b/2a 混合感染)逐渐增多。基因型与疾病严重程度和机体对药物的敏感性有重要关系,对丙型肝炎疫苗的研制也有重要意义。

5. 流行特征

(1)我国丙型肝炎局部灶状表现与范围广集中感染情况并存,分布地域非常广泛。

(2)感染人群规模大,病例以 30 岁以上人群为主。

(3)共用注射器静脉吸毒为最主要感染途径。

(4)医源性传播(如肾透析、侵入性诊疗及不安全注射等)是高传播风险途径。

(5)既往非法采供血、输血、不安全注射及滥用注射类药物导致遗留问题严重并逐步暴露,聚集性疫情时有发生。

(四)诊断标准

根据《丙肝诊断标准》(WS213—2008),依据流行病学史、临床表现和实验室检验结果可将病例分别临床诊断病例和确证病例,具体诊断标准如下。

1. **临床诊断病例** 抗 –HCV 检测结果阳性并同时符合以下任何一项:

(1)流行病学史:有受血史,血液透析史,消毒不严格的有创操作史如手术史、胃镜等;有共用针具注射毒品史、多性伴者、出生时母亲为 HCV 感染者。

(2)临床表现:急性、慢性或肝硬化肝炎相应的临床表现。

(3)生化学异常检查结果:血清 ALT、AST 升高,胆红素升高。

2. **确诊病例** HCV RNA 检测结果为阳性的病例。对确诊丙型肝炎病例须进一步进行急性丙型肝炎和慢性丙型肝炎的诊断。

(1)急性丙型肝炎:符合下列任何一项可诊断:①有明确的就诊前 6 个月以内的流行病学史,或有明确的就诊 6 个月前抗 –HCV、HCV RNA 检测阴性结果;②临床表现、影像学及组织病理学呈急性丙型肝炎的特征;③ HCV RNA 检测结果阳性、抗 –HCV 检测结果阴性,且排除免疫抑制状态。

(2)慢性丙型肝炎:符合下列任何一项可诊断:①有 6 个月以前的流行病学史;②临床表现、影像学及组织病理学呈慢性丙型肝炎的特征;③已出现肝硬化的临床表现、影像学及组织病理学特征者,可进一步诊断为丙型肝炎肝硬化。

(五)治疗原则

早期诊断、及时治疗、规范治疗,丙型肝炎可以临床治愈。我国当前标准治疗方案为长效干扰素加利巴韦林 48 周注射,70% ~ 80% 可以治愈,欧美已启用新一代直接抗病毒药 DAA12 周口服,治愈率达到 95% 以上。通过治疗可以清除病毒,降低慢性化,阻止疾病进展为肝硬化,降低肝硬化患者失代偿、肝细胞癌变和死亡发生率。

二、发现与报告

(一)发现

通过常规疫情(网络直报)监测等渠道发现病例和疫情。

(二)报告

1. **个案报告** 责任报告人发现丙型肝炎临床诊断病例、确诊病例,填写传染病报告卡,网络直报单位应于 24 小时内通过传染病疫情监测信息系统进行报告。

2. **突发公共卫生事件报告**

(1)报告标准:根据《国家突发公共卫生事件相关信息报告管理工作规范(试行)》规定的内容进行报告。

1)相关信息报告:医疗机构、采供血机构发生 3 例及以上输血性丙型肝炎病例或疑似病例。

2)事件报告

　　重大突发公共卫生事件（Ⅱ级）：波及 2 个以上县（市），1 周内发病水平超过前 5 年同期平均发病水平 2 倍以上；或发生重大医源性感染事件，即同源的医源性丙型肝炎感染发现 5 例以上病例或者直接造成 3 人以上死亡。

　　较大突发公共卫生事件（Ⅲ级）：1 周内在 1 个县（市）行政区域内，丙型肝炎发病水平超过前 5 年同期平均发病水平 1 倍以上。

　　一般突发公共卫生事件（Ⅳ级）：由县区级卫生计生行政部门确认。

　　（2）报告时限和程序：根据《国家突发公共卫生事件相关信息报告管理工作规范（试行）》规定内容进行报告。获得突发公共卫生事件相关信息的责任报告单位和责任报告人，应当在 2 小时内以电话或传真等方式向属地卫生计生行政部门指定的专业机构报告，具备网络直报条件的同时进行网络直报，直报的信息由指定的专业机构审核后进入国家数据库。不具备网络直报条件的责任报告单位和责任报告人，应采用最快的通信方式将"突发公共卫生事件相关信息报告卡"报送属地卫生计生行政部门指定的专业机构，接到"突发公共卫生事件相关信息报告卡"的专业机构，应对信息进行审核，确定真实性，2 小时内进行网络直报，同时以电话或传真等方式报告同级卫生计生行政部门。

　　（3）报告内容：包括事件名称、事件类别、发生时间、地点、涉及的地域范围、人数、主要症状与体征、可能的原因、已经采取的措施、事件的发展趋势、下一步工作计划等。整个事件发生、发展、控制过程中信息还应形成初次报告、进程报告、结案报告。

三、流行病学调查

（一）个案调查

　　调查病人接受医疗服务、血液及血液制品、拔牙、注射、家庭内 HCV 感染情况；发病情况、临床症状及体征；实验室肝功能、特异性抗体检测结果等。调查同时填写"丙型病毒性肝炎病人个案调查表"（表 19-1）。

（二）丙型肝炎医源性感染事件调查

　　1. 调查准备

　　（1）建立医院感染暴发调查小组，包括卫生计生行政部门及医疗机构的领导、疾控人员及医疗机构从事感染控制工作的人员。

　　（2）调查人员首先应通知发生医院感染暴发的医疗机构中的相关人员和部门，为调查工作的开展创造条件。

　　（3）检查初步信息中潜在的感染病例数、可利用的微生物学检查、问题的严重程度和人员、地点、时间的统计学资料，证实是否发生了医院感染暴发。

　　2. 感染暴发的核实　当医院感染率增高或在某一病区出现医院感染病例聚集现象，在进行流行病学调查之前，必须认真分析，判断是否存在真正的医院感染暴发。

　　3. 感染暴发的描述

　　（1）核实感染暴发的信息，确定得到的信息是否准确，病例诊断是否可靠。

　　（2）形成感染类别的假设（外源性、内源性）。

　　（3）提出并发现感染源和传播途径的假设。

　　（4）提出建议和实施初步的控制措施。

　　4. 按照医院感染管理有关规范进行处置。

四、样品采集与检测

(一)采样原则

1. 通过对采集的样品进行目标性检测,尽快查找出病原菌,切断传播途径。

2. 采集样品不仅要有全面性,而且要有代表性、典型性,重点突出,有的放矢。

3. 采集样品要有适时性,把握时机,感染暴发时可不受常规采样的限制。

(二)样品种类

除病人血清标本外,还包括现场环境空气、物体表面、手、成品消毒液、使用中消毒液、药品及药液、输液制品、血液及血制品、感染部位脓汁及渗出物、各种分泌物、诊疗器械和设备(冲洗液、平衡液、雾化液、透析用液、器械浸泡液等)、灭菌物品、一次性使用的医疗卫生用品等。

(三)采样方法

严格按照《消毒技术规范》(2002 年版)第三部分"医疗卫生机构消毒技术规范"的方法及相关的国家标准和技术规范要求进行。

(四)采样记录

1. 包含信息　被采样单位、样品名称(姓名)、采样地点、样本产地、商标、数量、性状、生产日期和批号等。

2. 样品标识　明确标记样品种类、性质、数量、采样日期、唯一识别编号及病人姓名等。

3. 填写双份采样单,交被采样单位或病人确认并留交其一份。

(五)采样的无菌操作

1. 采样前用 75% 乙醇棉球进行手消毒。

2. 采样用棉拭子、镊子、剪刀、采样液、培养基等要求经高压蒸气灭菌。

3. 采样容器要求密闭、内壁光滑、清洁干燥,经高压蒸气灭菌。

(六)采样的注意事项

1. 采样量不受常规采样数量限制　在微生物采样过程中应运用排除法。运用排除法可以起到缩小调查范围,最终找出目标的作用。采样应强调广泛、全面,凡与感染者接触过的可疑物品、药品、器械、人员均应进行相应部位的采样或及时保留样品或暂封诊疗活动的现场。广泛的采样不但有助于查找感染线索,还可以排除非感染因素,反面论证感染途径。

2. 微生物学检测及时、方法正确　在医院感染的暴发调查中,其结论在很大程度上依赖于微生物学检测结果。

3. 采样人员应注意个人防护,采样前进行手清洗消毒,采样时戴口罩、手套,必要时穿防护服。防止交叉污染。

(七)样本检测

1. 抗 -HCV　检测:筛查个体 HCV 感染状况,主要方法有 ELISA 法和化学发光法、胶体金法测定抗体等。

2. HCV　RNA 检测:用于 HCV 抗体筛查阳性样品的确证及筛查高危人群样品窗口期感染,并作为抗病毒治疗疗效的判断指标,指导抗病毒治疗及疗效判定。主要方法有逆转录 PCR、荧光定量 PCR 法等。

五、防控和保障措施

(一)加强和改善疫情管理与监测,开展丙型肝炎预警工作

加强疫情监测和病例报告的质量控制工作,为掌握丙型肝炎真实疫情提供科学依据;充分利用艾滋病哨点监测系统,在重点人群中开展丙型肝炎监测工作;在丙型肝炎流行重点地区建立丙型肝炎疫情早期预警机制,通过疫情监测、舆情监测和哨点医生报告系统,对丙型肝炎聚集性疫情做到早发现、早处置。必要时,开展丙型肝炎专题调查,"丙型病毒性肝炎病人个案调查表"见表 19-2。

(二)加强医疗机构管理,提供规范的丙型肝炎诊治服务和准确报病

加强对开展丙型肝炎诊疗业务的医疗机构的监督管理,医务人员要严格根据国家丙型肝炎诊断行业标准和技术规范,对丙型肝炎患者进行诊断、治疗、咨询和健康教育,并按照规定报告疫情。同时,加强医疗机构有关科室已开展的丙型肝炎筛查工作,对筛查结果阳性者要进行阳性结果告知和咨询,并提供转介服务。

(三)加强基层医疗机构监管力度,减低医源性传播风险

重点加强基层医疗机构的监管,开展集中整治;严格基层医疗机构的设置和准入标准,特别要严控不安全注射问题;严厉打击无照无证行医等违法行为;加强医疗机构透析设备、肠镜、胃镜、手术器械、牙科器械等医疗器械的消毒管理和院内感染控制;规范注射、静脉输液、侵入性诊断治疗等医疗行为,降低医源性传播风险。

(四)结合艾滋病干预工作,加强吸毒人群丙型肝炎防治工作的开展

静脉吸毒人群是丙型肝炎感染率最高的人群,因此是丙型肝炎防治工作最重要的目标人群。结合美沙酮维持治疗、针具交换和社区干预等艾滋病防治工作,一并开展丙型肝炎新发感染防控。同时加强吸毒人群中丙型肝炎检测、阳性告知、咨询、健康教育和转介等服务的提供。

(五)扩大健康教育工作覆盖面,正面引导大众及媒体

对大众和媒体,特别在丙型肝炎疫情较为严重地区,以普及丙型肝炎可防可治愈知识为核心内容,宣传丙型肝炎传播危险因素,提倡自我保护。适时向社会公布丙型肝炎流行状况,引导舆论媒体和群众正确认识我国和当地丙型肝炎流行状况,避免聚集性事件可能导致的恐慌心理。正确引导大众媒体对丙型肝炎聚集性疫情的报道,避免新闻炒作,维护社会和谐稳定。

(六)加强能力建设,提高防控水平

一是加强医疗机构,特别是重点地区医疗机构实验室检测能力建设,使其尽快具备开展HCV 核酸检测的能力。二是加强基层医护人员的培训力度,提高医护人员正确诊断、有效治疗及咨询服务的能力,并能够严格执行原卫生部丙型肝炎诊断行业标准,规范填写"中华人民共和国传染病报告卡"各项内容,避免错报、重报。三是加强疾控机构疫情预警和聚集性疫情的应急处置能力,及时发现和科学处理聚集性疫情。

(七)推动和完善医疗保障机制,减轻丙型肝炎患者医疗负担,实施"治疗即预防"策略

争取在我国范围内将丙型肝炎治疗纳入医保/新农合重大疾病保障范围,并适当提高

报销比例,切实减轻患者经济负担。全国性政策未出台前,鼓励疫情高发地区逐步试点将丙型肝炎纳入医保和新农合重大疾病保障范围。通过对丙型肝炎现患病人的有效治疗和治愈,减少传染源,实施"治疗即预防"策略。

(八)促进和加强部门间丙型肝炎防治政策协调工作,搭建国家层面丙型肝炎防治应急技术平台,推动全国丙型肝炎防治工作科学有效开展

鉴于当前丙型肝炎防治的现状和需求,与有关部门建立多渠道沟通机制,加强丙型肝炎防治政策与策略的出台与协调落实。强调丙型肝炎防治政策开发与经费投入。充分利用疾控、临床和检验机构资源,建立国家层面丙型肝炎防治应急技术平台(专业技术资源和应急物资储备)。

表 19-2 丙型病毒性肝炎病人个案调查表

国标码□□□□□□

病例编码□□□□

1. 患者情况

1.1 患者姓名:_____

1.2 户主姓名:_____

1.3 家庭住址:_____

1.4 患者性别 (1)男 (2)女　　　　　　　　　　　　　　　　　　　　□

1.5 患者年龄(岁):_____　　　　　　　　　　　　　　　　　　　□□

1.6 与户主关系 (1)户主 (2)夫妻 (3)父子 (4)父女 (5)母子 (6)母女 (7)兄弟姐妹 (8)其他
　　　　　　　　　　　　　　　　　　　　　　　　　　　　　　　□

1.7 患者职业 (1)干部 (2)工人 (3)农民 (4)学生 (5)教师 (6)个体户 (7)医护 (8)献血员
　　　　　　(9)其他　　　　　　　　　　　　　　　　　　　　　□

1.8 患者文化程度 (1)文盲 (2)小学 (3)中学或中专 (4)大专 (5)大学及以上　□

1.9 婚姻状况 (1)已婚 (2)未婚 (3)丧偶　　　　　　　　　　　　　□

　　结婚时间_____年___月___日

1.10 首次就诊时间_____年___月___日

1.11 本次就诊单位 (1)省级 (2)地(市)级 (3)县(区)级 (4)乡(镇)级 (5)村级　□

1.12 诊断依据

　1.12.1 症状体征 (1)有 (2)无　　　　　　　　　　　　　　　　□

　1.12.2 肝功能 (1)正常 (2)异常 (3)未做　　　　　　　　　　　□

　1.12.3 病毒感染标志 (1)抗-HBc 阳性 (2)HCV-RNA 阳性 (3)抗-HCV IgM 阳性 (4)未检测 □

1.13 本次发病前是否是 HCV 携带者 (1)是 (2)不是 (3)不清楚　　　　□

以下项目仅调查既往无丙型肝炎病史的初次发病病人

2. 有关因素调查

2.1 接受医疗服务情况(发病前 1 个月至半年内)

　2.1.1 住院 (1)有 (2)无　　　　　　　　　　　　　　　　　　□

　　2.1.1.1 住院时间_____年___月___日

　　2.1.1.2 出院时间_____年___月___日

　　2.1.1.3 医疗单位 (1)省级 (2)地(市)级 (3)县(区)级 (4)乡(镇)级　　□

2.1.1.4 住院科室 (1)内科 (2)外科 (3)妇产科 (4)小儿科 (5)传染科 (6)其他 □

2.1.2 手术 (1)有 (2)无 □

　　2.1.2.1 何种手术:_____

　　2.1.2.2 手术时间:_____年___月

　　2.1.2.3 手术单位 (1)省级 (2)地(市)级 (3)县(区)级 (4)乡(镇)级 □

2.1.3 受血史 (1)有 (2)无 □

　　2.1.3.1 受血次数_____次

　　2.1.3.2 累计受血量:_____ml

　　2.1.3.3 受血起止时间:_____年___月___日至_____年___月___日

　　2.1.3.4 医疗单位 (1)省级 (2)地(市)级 (3)县(区)级 (4)乡(镇)级 □

2.1.4 献血史 (1)有 (2)无 □

　　2.1.4.1 献血次数:_____次

　　2.1.4.2 献血单位:

　　2.1.4.3 献血类型 (1)献全血 (2)献血浆 (3)两者均献 □

2.1.5 静脉输液 (1)有 (2)无 □

　　2.1.5.1 医疗单位 (1)省级 (2)地(市)级 (3)县(区)级 (4)乡(镇)级 (5)村(个体) □

2.1.6 针灸治疗 (1)有 (2)无 □

　　2.1.6.1 医疗单位 (1)省级 (2)地(市)级 (3)县(区)级 (4)乡(镇)级 (5)村(个体) □

2.1.7 肌肉、静脉注射 (1)有 (2)无 □

　　2.1.7.1 一次性注射器 (1)是 (2)否 (3)不清楚 □

　　2.1.7.2 一人一针一管 (1)是 (2)否 (3)不清楚 □

　　2.1.7.3 医疗单位 (1)省级 (2)地(市)级 (3)县(区)级 (4)乡(镇)级 (5)村(个体) □

2.1.8 预防接种 (1)有 (2)无 □

　　2.1.8.1 一次性注射器 (1)是 (2)否 (3)不清楚 □

　　2.1.8.2 一人一针一管 (1)是 (2)否 (3)不清楚 □

　　2.1.8.3 接种单位 (1)省级 (2)地(市)级 (3)县(区)级 (4)乡(镇)级 (5)村(个体) □

2.1.9 拔牙 (1)有 (2)无 □

　　2.1.9.1 拔牙次数:_____次

　　2.1.9.2 拔牙时间: 年 月 日

　　2.1.9.3 拔牙单位 (1)省级 (2)地(市)级 (3)县(区)级 (4)乡(镇)级 (5)村(个体) □

2.2 家庭接触情况

2.2.1 家庭内丙型肝炎病人或HCV携带者 (1)有 (2)无 (3)不清楚 □

　　2.2.1.1 与患者关系 (1)父子 (2)母子 (3)夫妻 (4)兄弟姐妹 (5)其他 □

2.2.2 共用牙刷 (1)有 (2)无 □

2.2.3 共用刷牙杯 (1)有 (2)无 □

2.2.4 共用剃刀 (1)有 (2)无 □

2.2.5 家庭成员中痔疮患者 (1)有 (2)无 □

2.2.6 月经血污染物品 (1)有 (2)无 □

2.3 其他

2.3.1 理发时刮面 (1)有 (2)无 □

2.3.2 文眉 (1)有 (2)无 □

2.3.3 文身 (1)有 (2)无 □

调查者单位：_____ 调查者：_____

审查者：_____ 调查时间：_____年___月___日

技术要点

1. 乙类传染病

2. 潜伏期 输血后丙型肝炎的潜伏期为 2～16 周，平均 7 周，散发性丙型肝炎潜伏期尚未明确界定

3. 临床特点 症状较轻，大多数表现为亚临床型，60%～85% 转为慢性感染，20% 出现肝硬化，每年有 1%～4% 发生肝细胞癌。可有全身乏力，食欲减退、恶心和右季肋部不适或疼痛等。可有肝病面容、黄疸、肝掌、蜘蛛痣及腹壁或食管、胃底静脉曲张，以及脾脏肿大和脾功能亢进。失代偿期患者可有腹水、肝性脑病和消化道出血史

4. 治疗 早期诊断、及时治疗、规范治疗，丙型肝炎可以临床治愈

5. 流行病学特点 人群普遍易感，病人为传染源，主要经静脉注射毒品和医疗性传播

6. 个案报告 24 小时内上报个案

7. 突发事件报告及分级 医疗机构、采供血机构发生 3 例及以上输血性丙型肝炎病例或疑似病例即应作为一起突发公共卫生事件相关信息进行报告

8. 现场调查 ①病例搜索：病人；②感染暴发的核实和查明感染来源

9. 标本的采集和运送 病例血液，现场环境标本，常温保存，A 类包装运送

10. 实验室检测 抗 –HCV 检测和 HCV RNA 检测

11. 防控措施 加强基层医疗机构医疗器械消毒、规范注射等监管力度，与艾滋病防治结合开展吸毒人群干预，治疗即预防等措施

12. 特异性预防控制措施 无疫苗

13. 健康教育 加强大众人群和医务人员宣传

14. 废弃物处理 10%～20%（V/V）氯仿、1:1000 甲醛 6 小时、60℃加热10 小时

【思考题】

一、不定项选择题

1. 标准预防针对体内物质的隔离预防不包括（   ）

A. 血液   B. 体液   C. 汗液

D. 分泌物　　　　　E. 排泄物

2. 医院工作中洗手指征不正确的是（　　　）

A. 在进入和离开病房前洗手

B. 处理干净的物品前、处理污染的物品后洗手

C. 在高危病房中接触同一患者的不同部位前、后不必洗手

D. 与任何患者长时间和密切接触后洗手

E. 护理特殊易感患者前、后及在接触伤口前、后洗手

3. 乙肝、丙型肝炎、HIV 职业暴露后的现场应急处理原则是（　　　）

A. 用肥皂液和流动的清水清洗被污染局部

B. 污染眼部等黏膜时应用大量的生理盐水反复对黏膜进行冲洗

C. 存在伤口时应轻柔挤压伤处，尽可能挤出损伤处血液，再用肥皂液和流动的清水冲洗伤口

D. 以上都对

4. 医院呼吸道感染的预防与控制方法下列哪些是正确的（　　　）

A. 手卫生　　　　B. 头部抬高 $30° \sim 45°$　　　　C. 标准着装

D. 鼓励病人咳嗽　　　E. 尽量采用非侵入性通气方法

5. 常规的手消毒剂一般不提倡用（　　　）

A. 过氧乙酸　　　　B. 75% 乙醇　　　　　C. 0.5% 碘伏

D. 氯己定 – 醇　　　E. 含氯消毒剂

二、简答题

1. 丙型肝炎突发卫生事件相关信息报告标准是什么？

2. 丙型肝炎医源性感染事件调查前的准备有哪些？

3. 丙型肝炎医源性感染事件调查采集样品种类有哪些？

参考答案

一、不定项选择题

1. C；2. C；3. D；4. ABCDE；5. AE

二、简答题

1. 输血性丙型肝炎：医疗机构、采供血机构发生 3 例及以上输血性丙型肝炎病例或疑似病例。

2.（1）必须建立医院感染暴发调查小组，主要包括卫生计生行政部门及医疗机构的领导、疾控人员及医疗机构从事感染控制工作人员，并明确给予其权利。

（2）调查人员首先应通知发生医院感染暴发的医疗机构中的相关人员和部门，为调查工作的开展创造条件（人力、物力及多部门的通力协作）。

（3）检查初步信息中潜在的感染病例数、可利用的微生物学检查、问题的严重程度和人员、地点、时间的统计学资料，证实是否发生了医院感染暴发。

3. 包括现场环境空气、物体表面、手、成品消毒液、使用中消毒液、药品及药液、输液制品、血液及血制品、感染部位脓汁及渗出物、各种分泌物、诊疗器械和设备（冲洗液、平衡液、雾化液、透析用液、器械浸泡液等）、灭菌物品、一次性使用的医疗卫生用品等。

第二十章 新发输入性传染病

第一节 中东呼吸综合征

中东呼吸综合征(middle east respiratory syndrome,MERS)是 2012 年 9 月发现的,由一种冠状病毒引起的发热呼吸道疾病。2013 年 5 月 23 日,WHO 将该冠状病毒命名为中东呼吸综合征冠状病毒(middle east respiratory syndrome coronavirus,MERS-CoV)。截至 2016 年 2 月,全球累计报告 MERS 确诊病例 1633 例,其中 587 人死亡(病死率 36%)。病例分布在 26 个国家:中东地区(10 个):沙特阿拉伯、阿联酋、卡塔尔、约旦、阿曼、科威特、也门、埃及、伊朗、黎巴嫩;欧洲(8 个):意大利、法国、德国、英国、希腊、荷兰、奥地利、土耳其;亚洲(5 个):马来西亚、菲律宾、韩国、中国、泰国;非洲(2 个):突尼斯、阿尔及利亚;北美洲(1 个):美国。86%的病例发生在中东地区国家,78% 的病例发生在沙特,韩国病例占 11%。在中东地区外的 16 个有输入病例的国家中,英国、法国、突尼斯报告发生了二代病例,韩国报告发生了四代病例。

一、概述

(一)病原学

MERS-CoV 属于冠状病毒科,β 类冠状病毒的 2c 亚群,是一种具有包膜、基因组为线性非节段单股正链的 RNA 病毒。病毒粒子呈球形,直径为 120~160nm。基因组全长约 30kb。病毒受体为二肽基肽酶 4(Dipeptidyl peptidase 4,DPP4,也称为 CD26),该受体与ACE2 类似,主要分布于人深部呼吸道组织,可以部分解释 MERS 临床症状的严重性。2014年分别从沙特地区一个 MERS-CoV 感染病人及其发病前接触过的单峰骆驼体内分离出基因序列完全相同的 MERS-CoV,同时在埃及、卡塔尔和沙特其他地区的骆驼中也分离到和人感染病例分离病毒株相匹配的病毒,并在非洲和中东的骆驼中发现 MERS-CoV 抗体,因而骆驼可能是人类感染来源。但不排除蝙蝠或其他动物也可能是 MERS-CoV 的自然宿主。该病毒病原学特征仍不完全清楚,病毒结构、性状、生物学和分子生物学特征还有待于进一步的研究。

(二)临床表现

1. **潜伏期** 该病的潜伏期为 2~14 天。

2. **临床表现** 早期主要表现为发热、畏寒、乏力、头痛、肌痛等,随后出现咳嗽、胸痛、呼吸困难,部分病例还可出现呕吐、腹痛、腹泻等症状。重症病例多在一周内进展为重症肺炎,可发生急性呼吸窘迫综合征、急性肾功能衰竭,甚至多脏器功能衰竭。部分病例可无临床症状或仅表现为轻微的呼吸道症状,无发热、腹泻和肺炎。

3. **重症高危因素** 年龄大于 65 岁、肥胖、患有其他疾病(如肺部疾病、心脏病、肾病、糖尿病、免疫功能缺陷等),为重症高危因素。

(三)流行病学

1. **流行特征**　中东呼吸综合征疫情表现为 3 种形式：一是散发个案病例,二是家庭内聚集性疫情,三是医疗机构内传播。原发病例可能是接触骆驼或骆驼制品而被感染,二代病例发病前都与确诊病例或者呼吸道感染病例有接触,但具体传播方式尚不清楚,非中东地区报告的病例(韩国疫情中的部分病例和中国报告的输入病例除外),均有发病前的中东地区接触史或密切接触过原发病例。

由于我国与中东地区、韩国等疫情发生地存在商务、宗教交流、旅游等人员往来,不能排除疫情输入风险。尽管输入性疫情引发我国境内大范围播散的风险较低,但仍应当密切监测可能来自疫情发生地的输入性病例。

2. **传染源**　MERS-CoV 的确切来源和向人类传播的准确模型尚不清楚。从现有的资料看,单峰骆驼可能为 MERS-CoV 的中间宿主。

3. **传播途径**　根据目前已知的病毒学、临床和流行病学资料,人可能通过接触含有病毒的单峰骆驼的分泌物、排泄物(尿、便)、未煮熟的乳制品或肉而感染。而人际间主要通过飞沫经呼吸道传播,也可通过密切接触患者的分泌物或排泄物而传播。目前研究发现,MERS-CoV 已具备一定的人传人能力,虽然大多数第二代病例发生在医务人员、在院的其他病人或探视的家属,尚无证据表明该病毒具有持续人传人的能力,但应警惕社区传播的可能性。

4. **易感人群**　大部分(≥85%)MERS-CoV 感染者均有中东地区居住史或旅游史。人群普遍易感,但是老年人、免疫力低下者和合并慢性基础疾病如糖尿病、心脏病、肾病、肺部疾病和肿瘤等患者感染后易重症化。

(四)诊断标准

根据《中东呼吸综合征病例诊疗方案(2015 年版)》,依据流行病学史、临床表现和相关实验室检查综合判断。

1. **疑似病例**　患者符合流行病学史和临床表现,但尚无实验室确认依据。

(1)流行病学史：发病前 14 天内有中东地区和疫情暴发地区旅游或居住史;或与疑似 / 临床诊断 / 确诊病例有密切接触史。

(2)临床表现：难以用其他病原感染解释的发热,伴呼吸道症状。

2. **临床诊断病例**

(1)满足疑似病例标准,仅有实验室阳性筛查结果(如仅呈单靶标 PCR 或单份血清抗体阳性)的患者。

(2)满足疑似病例标准,因仅有单份采集或处理不当的标本而导致实验室检测结果阴性或无法判断结果的患者。

3. **确诊病例**　具备下述 4 项之一,可确诊为中东呼吸综合征实验室确诊病例：

(1)至少双靶标 PCR 检测阳性。

(2)单个靶标 PCR 阳性产物,经基因测序确认。

(3)从呼吸道标本中分离出 MERS-CoV。

(4)恢复期血清中 MERS-CoV 抗体较急性期血清抗体水平阳转或呈 4 倍以上升高。

(五)治疗原则

1. **基本原则**

(1)根据病情严重程度评估确定治疗场所：疑似、临床诊断和确诊病例应在具备有效隔离和防护条件的医院隔离治疗;危重病例应尽早入重症监护室(ICU)治疗。转运过程中严格采取隔离防护措施。

(2)一般治疗与密切监测

1)卧床休息,维持水、电解质平衡,密切监测病情变化。

2)定期复查血常规、尿常规、血气分析、血生化及胸部影像。

3)根据氧饱和度的变化,及时给予有效氧疗措施,包括鼻导管、面罩给氧,必要时应进行无创或有创通气等措施。

(3)抗病毒治疗:目前尚无明确有效的抗 MERS-CoV 药物。体外试验表明,利巴韦林和干扰素-α 联合治疗,具有一定抗病毒作用,但临床研究结果尚不确定。可在发病早期试用抗病毒治疗,使用过程中应注意药物的副作用。

(4)抗菌药物治疗:避免盲目或不恰当使用抗菌药物,加强细菌学监测,出现继发细菌感染时应用抗菌药物。

(5)中医中药治疗:依据文献资料,结合中医治疗"温病,风温肺热"等疾病的经验,在中医医师指导下辨证论治。

2.**重症病例的治疗建议**　重症和危重症病例的治疗原则是在对症治疗的基础上,防治并发症,并进行有效的器官功能支持。实施有效的呼吸支持(包括氧疗、无创或有创机械通气)、循环支持、肝脏和肾脏支持等。有创机械通气治疗效果差的危重症病例,有条件的医院可实施体外膜氧合支持技术。维持重症和危重症病例的胃肠道功能,适时使用微生态调节制剂。详见国家卫生计生委重症流感病例治疗措施。

(六)出院标准

体温基本正常、临床症状好转,病原学检测间隔 2~4 天,连续两次阴性,可出院或转至其他相应科室治疗其他疾病。

二、发现与报告

(一)发现

1.**口岸发现**　在政府的领导下,各地建立和完善急性传染病联防联控工作机制,特别是与口岸检验检疫部门的沟通和联系。鉴于韩国 MERS 防控的经验和教训,建议口岸检验检疫部门如发现来自中东地区(包括沙特阿拉伯、卡塔尔、约旦、也门、阿曼、阿联酋、科威特、伊拉克等)和韩国旅行的公众中的发热者或其他可疑症状者,要立即将其隔离在机场的隔离室,同时电话联系当地的卫生计生行政部门。当地的卫生计生行政部门接到电话后,要立即指派 120 紧急救援中心安排负压救护车将其转送到当地的传染病医院或定点医院隔离治疗。收治医院医务人员采集其标本(咽拭子、鼻拭子、鼻咽或气管抽取物、痰或肺组织,以及血液等),由口岸所在的市级疾控机构,在确保生物安全的情况下,送省疾控机构检测。

2.**医疗机构发现**

(1)各级各类医疗机构的医务人员在日常诊疗活动中,应提高对中东呼吸综合征病例的诊断和报告意识,对于不明原因发热病例,应注意询问发病前 14 天内的旅行史或可疑的暴露史,了解本人或其密切接触的类似病人近期有无赴沙特、卡塔尔等中东国家和韩国等其他近期有中东呼吸综合征病例国家的旅行史,或可疑动物(如单峰骆驼)/类似病例的接触史。发现符合中东呼吸综合征病例定义的疑似患者时应当及时报告属地县区疾控机构。

（2）县级及以上医疗机构要加强严重急性呼吸道感染（SARI）和不明原因肺炎监测。医务人员在诊治SARI和不明原因肺炎患者时要仔细询问上述流行病学史；对于缺乏流行病学史，在14天内发生的病因不明的SARI/不明原因肺炎聚集性病例，以及医务人员中发生（尤其是在重症监护室）的SARI/不明原因肺炎病例均应当考虑开展MERS-CoV实验室检测。

（3）发现上述可疑病例的医疗机构医务人员采集其标本，由所在县疾控机构在确保生物安全的情况下，送省疾控机构检测。

3. **密切接触者观察中发现**　如接到国家或其他省市的追踪中东呼吸综合征确诊病例或疑似病例密切接触者的协查函，由所在地县区级卫生计生行政部门组织、协调密切接触者的追踪和管理。对确诊病例和临床诊断病例的密切接触者实行隔离医学观察，每日至少进行2次体温测定，并询问是否出现急性呼吸道症状或其他相关症状及病情进展。密切接触者医学观察期为与病例末次接触后14天。医学观察期内，一旦出现发热、咳嗽、腹泻等临床症状时，应当立即对其进行诊断、报告、隔离及治疗。如排除中东呼吸综合征诊断，则按原来的医学观察期开展医学观察。医学观察期满，如果未出现临床症状，可解除医学观察。密切接触者医学观察期间，如果其接触的疑似病例排除中东呼吸综合征诊断，该病例的所有密切接触者随后解除医学观察。对疑似病例的密切接触者，要及时进行登记并开展健康随访，告知本人一旦出现发热、咳嗽、腹泻等症状，要立即通知当地开展健康随访的卫生计生行政部门。所在地县区疾控机构应当采集密切接触者的呼吸道标本和双份血清标本。第一份血清标本应当尽可能在末次暴露后7天内采集，第二份血清标本间隔3~4周后采集。所采集的呼吸道标本和双份血清标本，在确保生物安全的情况下送省疾控机构检测。

（二）常规病例报告

发现中东呼吸综合征疑似病例、临床诊断病例、确诊病例及无症状感染者时，具备网络直报条件的医疗机构应当于2小时内进行网络直报（"无症状感染者"选择"隐性感染者"类别）；不具备网络直报条件的，应当于2小时内以最快的通信方式（电话、传真）向当地县区级疾控机构报告，并于2小时内寄送出传染病报告卡，县区级疾控机构在接到报告后立即进行网络直报。

（三）事件和相关信息报告

1. **报告标准**　各县（区）内出现首例病例，暂按照突发公共卫生事件要求在2小时内向所在地县级卫生计生行政部门报告，并同时通过突发公共卫生事件信息报告管理系统进行网络报告。

2. **报告时限、程序与内容**见第一章第三节。

三、流行病学调查

中东呼吸综合征疫情流行病学调查的主要目的有3点：①病例的核实诊断提供流行病学证据；②查找传染源和传播途径；③确定和追踪密切接触者，进行分类管理，防止疾病的进一步传播。

（一）病例个案调查

县区级疾控机构接到辖区内医疗机构或医务人员报告中东呼吸综合征疑似病例、临床诊断病例及确诊病例后，应当按照"中东呼吸综合征病例个案调查表"（表20-1）立即开展流行病学调查，调查内容包括病例的一般情况、临床诊疗情况、流行病学信息、样本采集、疾病转归及既往健康状况等。

(二)聚集性病例调查

1.**组织与准备** 疾控机构在接到病例报告后,应立即组织专业人员开展疫情调查(应涵盖包括流行病学,临床医学,实验室检测,动物防疫,病毒消杀等专业人员),分析感染来源,搜索可疑病例,提出防控措施,评估进一步发生感染和流行的风险。在正式实施调查之前,调查小组还应收集初步的背景信息,准备必要的材料和用品(如个人防护设备,标本采集和运输工具),并通知相关地区的公共卫生和动物卫生部门。

2.**调查目的**

(1)公共卫生目的

1)确定其他病例并快速发现人际传播;

2)快速识别、隔离、治疗临床管理病例以及追踪接触者,减少进一步传播,降低发病率和死亡率;

3)识别潜在的人、动物和(或)环境暴露源、感染危险因素,并实施适当的预防和控制措施,防止未来病例的继续发生。

(2)疾病认知目的

1)确定病毒传播地域范围的大小;

2)确定病例关键的流行病学特征、临床和病原学特点,包括临床表现和自然史,传播模式和疾病诊断,潜伏期,传染期,以及最佳的治疗实践等;

3)确定病毒的人际传播效率是否改变或增加。

3.**调查的主要内容** 按照现场流行病学方法重点调查病例的暴露史及病例之间的流行病学关联,对病例和动物标本中分离到的病毒进行同源性分析,明确是否存在人际传播或因共同暴露而感染。

(1)核实诊断:调查小组应依据流行病学线索、临床症状、实验室诊断3个方面做出中东呼吸综合征患者的诊断。但是,标本采集、运输和检测通常需要几天或更长时间,因此调查可能需要在实验室检测结果出来之前就开始实施。如果病例高度怀疑MERS-CoV感染(疑似病例或者临床诊断病例),即使无法进行病例的实验室确诊,也仍然应该开展调查。

(2)个案调查:参照"中东呼吸综合征病例个案调查表",收集基本的人口学、临床信息、临床与实验室检查以及流行病学信息、密切接触者信息、疾病转归等,特别是应详细全面调查和描述病例发病前14天内可能的暴露情况,包括逐日活动情况、中东呼吸综合征病例接触史、中东地区的单峰骆驼、蝙蝠及其他动物接触情况、食物暴露情况及境外旅行史等。

(3)采样检测:为确定疑似病例是否存在MERS-CoV病毒感染,需要采集合适的临床标本进行检测,具体样本采集及保存运送见本节第四部分。

(4)病例搜索

1)制定病例定义:制定的病例定义用于识别社区中那些应该开展MERS-CoV感染检测的病人,其内容应该包括:时间、地点、疾病特征、暴露和其他信息。在调查的初始阶段,制定的病例定义应该足够敏感,能发现绝大部分的病例。

2)病例主动搜索:开展病例的主动搜索,努力发现密切接触者范围之外的病例以预防和控制感染,并对搜索出的疑似病例进行筛查、随访。主动搜索病例应参照病例定义开展,重点在首发病例所停留或治疗地区的医院、社区。重点关注的对象有:一是目前进入确诊 MERS-CoV 病例所在社区医疗卫生机构的病人,医院中任何不明原因 SARI 病例都应建议进行 MERS-CoV 检测;二是医护人员、调查人员应详细询问近期发现的不明原因肺炎病例,发现符合病例定义的病人时应立即报告,并采样进行 MERS-CoV 检测;三是近期死于与调查病例定义一致的不明原因疾病的患者,条件允许也应进行 MERS-CoV 感染的检测。

3) 密切接触者观察:根据个案调查获得的信息进行分析,按照"中东呼吸综合征病例及密切接触者定义"(表 20-2)确定疑似病例、临床诊断病例及实验室确诊病例的密切接触者,及时追踪,调查和管理,详细填写"中东呼吸综合征病例密切接触者医学观察登记表"(表 20-3),必要时采集相关样本进行检测。

4) 实施强化的监测:除了主动的病例搜索,调查区域的监测工作也应进一步加强,以发现指示病例出现后可能随之出现的病例。强化监测的目标地理区域需要针对具体情况进行评估,根据调查病例可疑暴露情况来进行明确。强化监测持续的时间取决于调查的发现以及是否有证据表明该区域可能发生了持续的传播。开展为期 1 个月的强化监测是一个合理的时间下限。强化监测的措施主要包括:新建立具有 MERS-CoV 实验室检测能力的实验室,或建立快速将标本传输至具备检测能力的实验室的机制;加强 SARI 和不明原因肺炎监测;增加 SARI 病例及不明原因肺炎的 MERS-CoV 检测。

四、样品采集与检测

(一)样品采集对象

中东呼吸综合征冠状病毒感染疑似病例、临床诊断病例及需要进一步研究的确诊病例,以及其他需要进行 MERS-CoV 感染诊断或鉴别诊断者。

(二)标本采集要求

1. 从事 MERS-CoV 检测标本采集的技术人员应经过生物安全培训(培训合格)和具备相应的实验技能。在标本采集过程中,采样人员可参照人感染高致病性禽流感 H5N1 的防护措施进行安全防护。

2. 住院病例的标本由所在医院医护人员在当地疾控机构专业人员指导下采集。

3. 密切接触者标本由当地疾控机构负责采集。

4. 根据实验室检测工作的需要,结合病程再次采样。

(三)标本采集种类

1. 呼吸道(上、下呼吸道)和其他样品(血清、尿液和粪便)、尸检标本。

2. 每个病例应尽可能同时采集上呼吸道标本(包括咽拭子、鼻拭子、鼻咽抽取物、咽漱液、深咳痰液)和下呼吸道标本(包括呼吸道抽取物、支气管灌洗液、肺组织活检标本),其中下呼吸道标本最佳,建议同时采集粪便和尿液标本。

3. 血清标本 每一病例必须采集血清标本,应尽可能采取发病初期和恢复期双份血清标本以确定是否感染,双份血清样品间隔 14～21 天采集比较理想,第一份血清应尽早(最好在发病后 7 天内)采集,第二份血清应在发病后第 3～4 周采集。采集量要求 5ml,以空腹血为佳,建议使用真空采血管。单份样品的检测对于确定疑似病例也有价值,如果只能采集一份样品,应该在出现症状后至少 14 天采集。

(四)标本的采集方法

参见第四章第二节标本采集。

(五)标本的保存

用于病毒分离和核酸检测的标本应尽快进行检测,24 小时内能检测的标本可置于 4℃保存;24 小时内无法检测的标本则应置于 –70℃或以下保存(如无 –70℃保存条件,则于 –20℃冰箱暂存)。血清可在 4℃存放 3 天,可在 –20℃以下长期保存。标本运送期间应避免反复冻融,并应设立专库或专柜单独保存标本。

(六)标本的运输

样本采集后应尽快地送往实验室,当呼吸道样本或血清运往实验室的运输中出现耽搁时,适当的低温保存处理是非常重要的,建议在能获得干冰的地方采用干冰保藏运输样本。

检测结果阳性或可疑的原始标本或分离物应及时送中国疾控中心复核和进一步检测;省级疾控机构实验室检测阴性,但有明确流行病学证据的病例标本应送中国疾控中心进一步检测。

标本运送的生物安全要求按照《病原微生物实验室生物安全管理条例》(国务院 424 号令)和《可感染人类的高致病性病原微生物菌(毒)种或样本运输管理规定》(中华人民共和国卫生部第 45 号令)等有关规定执行。

(七)实验室检测

1. 核酸检测

(1)实验室检测方法

1)实时荧光 RT-PCR(rRT-PCR)技术,病毒核酸检测的特异性和敏感性最好,且能快速区分病毒类型和亚型,一般能在 4~6 小时内获得结果。rRT-PCR 技术可作为常规检测方法。

2)MERS-CoV 基因序列测序。

(2)结果判读:病例确诊至少双靶标 PCR 检测阳性,或者单个靶标 PCR 阳性产物,经基因测序确认。upE 的 rRT-PCR 检测为阴性者,否定。阳性者进一步用 rRT-PCR 法检测 ORF 1a,阳性者,确诊;阴性者,进一步使用 RdRp 或者 N 基因序列测序法检测,如果序列不吻合,则判为阴性。核酸检测结果阴性,可再次采样检测。

2. 抗原抗体检测

(1)恢复期血清 MERS-CoV 抗体较急性期血清抗体水平呈 4 倍以上升高,证实为 MERS-CoV 阳性病例。

(2)单份血清(恢复期血清)MERS-CoV 抗体阳性,证实有感染。

3. 病毒分离　有适当经验和生物安全条件的实验室可以尝试用细胞分离病毒检测,但不属于常规检测。病毒分离为 MERS-CoV 感染实验室检测的"金标准"。

五、防控措施

(一)加强组织领导,高度重视中东呼吸综合征疫情的防控工作

各级卫生计生行政部门在本级政府领导下,加强对本地疫情防控工作的指导,组建防控技术专家组,按照"预防为主、防治结合、科学指导、及时救治"的工作原则,组织有关部门制订并完善相关工作和技术方案等,规范开展中东呼吸综合征防控工作。各级卫生计生行

政部门负责疫情控制的总体指导工作,落实防控资金和物资。各级疾控机构负责开展监测工作的组织、协调、督导和评估,进行监测资料的收集、分析、上报和反馈;开展现场调查、实验室检测和专业技术培训;开展对公众的健康教育与风险沟通。各级各类医疗机构负责病例的发现与报告、诊断、救治和临床管理,开展标本采集工作,并对本机构的医务人员开展培训。

(二)病例发现与管理

1. **加强中东呼吸综合征病例的监测,提高病例早期发现能力** 各级各类医疗机构、各级疾控机构负责开展中东呼吸综合征病例的发现和报告工作。

(1)建立健全中东呼吸综合征病例的监测体系。各级各类医疗机构的医务人员在日常诊疗活动中,应提高对中东呼吸综合征病例的诊断和报告意识,对于不明原因发热病例,应注意询问发病前14天内的旅行史或可疑的暴露史,了解本人或其密切接触的类似病人近期有无赴沙特、阿联酋、卡塔尔、约旦等中东国家以及韩国等其他近期有中东呼吸综合征病例国家的旅行史,或可疑动物(如单峰骆驼)/类似病例的接触史。发现符合中东呼吸综合征病例定义的患者时应当及时报告属地县区级疾控机构。

(2)加强SARI和不明原因肺炎监测。医务人员在诊治SARI和不明原因肺炎患者时要仔细询问上述流行病学史;对于缺乏流行病学史,在14天内发生的病因不明的SARI/不明原因肺炎聚集性病例,以及医务人员中发生(尤其是在重症监护室)的SARI/不明原因肺炎病例均应当考虑开展MERS-CoV实验室检测。

(3)应当注意部分中东呼吸综合征病例在病程早期临床表现可能不典型,如有基础性疾病或免疫缺陷者,可能早期仅出现腹泻症状。另外,还有部分病例可能存在合并感染,如同时感染MERS-CoV及其他流感病毒等。

(4)对于口岸发现的可疑病例,应当按照病例诊疗方案进行诊断、报告,并收治在具备诊疗和院感防控条件的医疗机构。口岸所在地的地市级疾控机构,应口岸检验检疫部门的协助要求,负责对口岸发现病例的标本采集转运或仅负责标本转运工作。

2. **及时开展流行病学调查** 发现中东呼吸综合征疑似病例、临床诊断病例、确诊病例及无症状感染者时,具备网络直报条件的医疗机构应当于2小时内进行网络直报或电话报告。县区级疾控机构接到辖区内医疗机构或医务人员报告中东呼吸综合征疑似病例、临床诊断病例及确诊病例后,应当按照"中东呼吸综合征病例个案调查表"进行调查,及早掌握感染来源,搜索可疑病例,提出防控措施,评估进一步发生感染和流行的风险。

3. **病例管理及救治** 承担中东呼吸综合征病例救治的医疗机构,应做好医疗救治所需的人员、药品、设施、设备、防护用品等保障工作。对临床诊断和确诊病例实行隔离治疗,同时对参与救治的医护人员实施有效防护措施(标准预防+飞沫传播预防+接触传播预防)。对于疑似病例,在尚未明确排除MERS-CoV感染前,也应当实施隔离医学观察和治疗,并做好感染防护,直至病人发热、咳嗽等临床症状体征消失,或排除感染MERS-CoV。隔离的具体措施包括:

(1)应当对疑似、临床诊断或确诊患者及时进行隔离,并按照指定路线由专人引导进入病区。

(2)患者转运和接触非感染者时,如病情允许应当戴外科口罩;对患者进行咳嗽注意事项(咳嗽或者打喷嚏时用纸巾遮掩口鼻,在接触呼吸道分泌物后应当使用流动水洗手)和手卫生的宣传教育。

(3)患者出院或转院后应当按照《医疗机构消毒技术规范》对病房进行终末消毒。

(4)未解除隔离的患者死亡后,应当及时对尸体进行处理。处理方法为:用双层布单包裹尸体,装入双层尸体袋中,由专用车辆直接送至指定地点火化;因民族习惯和宗教信仰不能进行火化的,应当经上述处理后,按照规定深埋。

4. 做好密切接触者的追踪和管理 现阶段,对确诊病例和临床诊断病例的密切接触者实施医学观察。对疑似病例的密切接触者,要及时进行登记并开展健康随访,告知本人一旦出现发热、咳嗽、腹泻等症状,要立即通知当地开展健康随访的卫生计生行政部门。

由县区级卫生计生行政部门组织、协调密切接触者的追踪和管理。对确诊病例和临床诊断病例的密切接触者实行隔离医学观察,每日至少进行 2 次体温测定,并询问是否出现急性呼吸道症状或其他相关症状及病情进展。密切接触者医学观察期为与病例末次接触后 14 天。医学观察期内,一旦出现发热、咳嗽、腹泻等临床症状时,应当立即对其进行诊断、报告、隔离及治疗。如排除中东呼吸综合征诊断,则按原来的医学观察期开展医学观察。医学观察期满,如果未出现临床症状,可解除医学观察。密切接触者医学观察期间,如果其接触的疑似病例排除中东呼吸综合征诊断,该病例的所有密切接触者解除医学观察。

县区级疾控机构应当采集密切接触者的呼吸道标本和双份血清标本。第一份血清标本应当尽可能在末次暴露后 7 天内采集,第二份血清标本间隔 3~4 周后采集。所采集的呼吸道标本和双份血清标本按照上级疾控机构的要求及时送检。

(三)重视院内感染控制

1. 设立发热门(急)诊

(1)建筑布局和工作流程应当符合上级卫生计生行政部门的设置条件及《医院隔离技术规范》等有关要求。

(2)未设立发热门(急)诊的医疗机构,应建立患者就地隔离的应急预案,发现疑似病例,应就地隔离,及时上报当地卫生计生行政部门,妥善转运至定点医疗机构。

(3)应当配备数量充足、符合要求的消毒用品和防护用品。

(4)医务人员在诊疗工作中应当遵循标准预防和额外预防相结合的原则。严格执行手卫生、消毒、隔离及个人防护等措施。

(5)如果发现疑似、临床诊断或确诊 MERS 病例,在转出前应按照"(二)收治疑似、临床诊断或确诊中东呼吸综合征患者的病区(房)"中的防护要求进行个人防护,并对诊疗过程可能暴露的风险进行评估。

(6)疑似、临床诊断或确诊中东呼吸综合征患者在转运过程中应戴外科口罩并采取相应隔离防护措施,避免疾病的传播。

2. 收治疑似、临床诊断或确诊中东呼吸综合征患者的病区(房)

(1)建筑布局和工作流程应当符合上级卫生计生行政部门的设置条件和《医院隔离技术规范》等有关要求。

(2)应当配备数量充足、符合要求的消毒用品和防护用品。

(3)患者安置原则:隔离病房应通风良好,有条件的医疗机构应将患者安置到负压隔离病房,参照国家相关规定监测负压运行状况。疑似及临床诊断病例应当进行单间隔离,经实验室确诊的感染者可以多人安置于同一房间。

（4）医务人员在诊疗工作中应当遵循标准预防和额外预防（飞沫预防＋接触预防）相结合的原则。严格执行手卫生、消毒、隔离及个人防护等措施。在诊疗患者时应当戴外科口罩；如有血液、体液、分泌物、呕吐物暴露风险时或进行可能产生气溶胶诊疗操作时，应当戴医用防护口罩。戴口罩前和摘口罩后应当进行洗手或手消毒。

（5）听诊器、温度计、血压计等医疗器具和物品实行专人专用。重复使用的医疗器具应当参照《医疗机构消毒技术规范》11.3款和《医院消毒供应中心第2部分：清洗消毒及灭菌技术操作规范》第6款中"关于突发原因不明的传染病病原体污染的诊疗器械、器具和物品的处理流程"进行处置。

（6）医疗废物的处置遵循《医疗废物管理条例》的要求，双层封装后按照当地的常规处置流程进行处置。

（7）患者的活动原则上限制在隔离病房内，若确需离开隔离病房或隔离区域时，应当采取相应措施防止造成病原体的传播。

（8）患者出院、转院后应当按照《医疗机构消毒技术规范》制订详细且可操作的终末消毒清洁流程，并按该流程的要求对病房进行终末消毒清洁。

（9）制订并落实探视制度，不设陪护。若必须探视时，应当按照本医疗机构的规定做好探视者的防护。

（10）患者体温基本正常、临床症状好转时，病原学检测间隔2~4天，连续两次阴性，可根据相应规定解除隔离措施。

3.医务人员的防护

（1）医务人员应当按照标准预防和额外预防（飞沫预防＋接触预防）相结合的原则，遵循《医院隔离技术规范》的有关要求，正确选择并穿脱防护用品。

（2）医务人员应掌握防护用品选择的指征及使用方法，并能正确且熟练地穿脱防护用品。

（3）医务人员使用的防护用品应当符合国家有关标准。

（4）每次接触患者前后应当严格遵循《医务人员手卫生规范》要求，及时正确进行手卫生。

（5）医务人员应当根据导致感染的风险程度采取相应的防护措施。

1）进入隔离病房的医务人员应戴医用外科口罩、医用乳胶清洁手套，穿防护服（隔离衣），脱手套及防护用品后应洗手或手消毒。

2）医务人员进行可能受到患者血液、体液、分泌物等物质喷溅的操作时，应当戴医用防护口罩、医用乳胶无菌手套、护目镜或防护面屏，穿防渗防护服。

3）对疑似、临床诊断或确诊患者进行气管插管等可能产生气溶胶的有创操作时，应当戴医用防护口罩、医用乳胶手套、防护面屏或呼吸头罩，穿防渗防护服。

4）外科口罩、医用防护口罩、护目镜或防护面屏、防护服等个人防护用品被血液、体液、分泌物等污染时应当及时更换。

5）医务人员在诊疗操作结束后，应及时离开隔离区，并及时更换个人防护用品。

6）正确穿戴和脱摘防护用品，脱去手套或隔离衣后立即洗手或手消毒。

（四）宣传教育与风险沟通

积极开展舆情监测，普及疫情防控知识，及时向公众解疑释惑，回应社会关切，做好疫情防控风险沟通工作。要加强学校、托幼机构、养老院、大型工矿企业等重点人群、重点场所以及大型人群聚集活动的健康教育和风险沟通工作。

(五)加强医疗卫生机构专业人员培训

对医疗卫生机构专业人员开展中东呼吸综合征病例的发现与报告、流行病学调查、标本采集、实验室检测、医疗救治、感染防控、风险沟通等内容的培训,提高防控能力。

(六)加强实验室检测及生物安全

各省级疾控机构及具备实验室检测能力的地市级疾控机构做好实验室诊断方法建立和试剂、技术储备,按照实验室生物安全规定开展各项实验室检测工作。应当尽可能采集病例的下呼吸道标本,以提高检出率。

六、措施效果评价

在疫情控制工作开展的过程中,同时要评价采取措施的有效性以及防治措施的效果,可从社会与经济效益、具体措施的实施效果等方面进行疾病控制评价,以总结工作的效果、提出改进措施。

以下考核评价方法可作为参考:

1. 分析对比在采取疫情控制措施前后新发病例的情况。

2. 密切接触者中是否有新的病例出现。

3. 续发病例是否在已经隔离医学观察的密切接触者中,分析密接观察效率。

4. 从疫情报告率、病人从起病到住院的时间、疫情报告的实际时间、远距离传播等评价传染源管理效果。

5. 分析二代三代发病率、病例处理天数、病例间联系和传播关系,评价处理效果。

七、调查报告的撰写

调查报告撰写格式与要求见技术要点相关部分。

八、保障措施

(一)加强技术培训,提高应对能力

各级卫生计生行政部门要加强对疾病预防控制人员的技术培训,提高流行病学调查、监测、消毒处理和实验室检验的能力;加强对医务人员中东呼吸综合征防治知识的培训,要求所有医疗卫生人员都要掌握中东呼吸综合征诊疗、预防控制和流行病学调查的相关知识,提高基层医务人员早期发现病人的意识、能力和诊疗水平。

(二)完善检测网络,提高检测能力

省疾控疾控建立省级中东呼吸综合征检测实验室,各地(市)疾控机构建立中东呼吸综合征检测实验室。中东呼吸综合征检测实验室应符合实验室生物安全有关规定和要求,配备专人负责,并选择责任心强、技术水平高的专业技术人员承担检测工作。

(三)加强生物安全管理,确保实验室生物安全

1. 各级疾控机构及科研机构要完善有关生物安全规章制度,配备必要的人员,健全实验

室安全管理制度,使生物安全管理做到科学化、规范化、制度化。

2. 开展 MERS-CoV 检测工作的实验室必须符合我国实验室生物安全的有关规定和要求,依照《病原微生物实验室生物安全管理条例》《可感染人类的高致病性病原微生物菌(毒)种或样本运输管理规定》《微生物和生物医学实验室生物安全通用准则(WS233-2002)》和《实验室生物安全通用要求》(GB19489—2004)等规定开展工作。在应急状态下,省卫生计生行政部门可临时指定合格的实验室开展相关检测。

3. 各医疗卫生机构要对专业人员进行有关生物安全知识的培训,提高专业人员生物安全防护意识和能力。

(四)加强监督检查,确保措施落实

各级卫生计生行政部门要认真开展对防控措施落实情况的督导检查和指导,特别加强对重点地区的督导和检查,督查应急预案制定、业务培训、技术演练、疾病监测、疫情报告、传染病预检分诊及疫情现场控制等措施落实情况,发现问题及时解决,对玩忽职守的人员要严肃处理。

(五)做好物质储备,保障经费支持

各级卫生计生行政部门合理安排疾病预防控制和卫生应急工作经费,做好各类应急物资储备,包括防护用品、应急预防性药物、抗病毒治疗和对症治疗药品、消杀药械、检测试剂等物资。

九、附件

中东呼吸综合征病例个案调查表见表 20-1,中东呼吸综合征病例及密切接触者定义见表 20-2,中东呼吸综合征病例密切接触者医学观察登记表见表 20-3。

表 20-1　中东呼吸综合征病例个案调查表

国标码□□□□□　　　　　　　　病例编码□□□□

病例类型:(1)疑似病例　(2)临床诊断病例　(3)确诊病例

信息提供者:(1)本人　(2)家属或知情人(关系)

1. 一般情况

1.1 姓名:_____

1.2 性别:(1)男　(2)女

　1.2.1 如为女性,是否怀孕:(1)是(孕周)　(2)否

　1.2.2 如为女性,是否曾生产:(1)是(最近一次分娩时间:年月日)　(2)否

1.3 年龄:____岁

1.4 职业:

　1.4.1 医务人员:(1)医生　(2)护士　(3)护工　(4)检验　(5)行政管理人员　(6)其他_____

　1.4.2 非医务人员:(1)幼托儿童　(2)散居儿童　(3)学生　(4)教师　(5)保育保姆　(6)餐饮业

　　　　　　(7)商业服务　(8)工人　(9)民工　(10)农民　(11)牧民　(12)渔(船)民

　　　　　　(13)干部职员　(14)离退休人员　(15)家务待业　(16)其他_____

症状	有	无	是否为首发症状	备注
发热			□是□否	最高体温：_____℃
咳嗽			□是□否	
咳痰			□是□否	
卡他症状			□是□否	
胸闷			□是□否	
腹泻			□是□否	
其他症状/体征：_____			□是□否 □是□否	
呼吸困难			–	出现日期：_____年___月___日
急性呼吸窘迫综合征(RDS)			–	出现日期：_____年___月___日
呼吸衰竭			–	出现日期：_____年___月___日
肾衰竭			–	出现日期：_____年___月___日
凝血功能障碍(DIC)			–	出现日期：_____年___月___日
继发细菌感染			–	出现日期：_____年___月___日
其他并发症：_____			–	出现日期：_____年___月___日

1.5 工作单位：_____

1.6 现居住地(详填)：_____省_____市县(区)_____乡(街道)_____村

1.7 户口所在地(详填)：_____省_____市县(区)_____乡(街道)_____村

1.8 国籍：(1)中国　(2)其他

1.9 身份证或护照号码：□□□□□□□□□□□□□□□□□□

1.10 联系电话：_____

2.临床信息

2.1 发病时间：_____年___月___日

2.2 发病地点：

　　(1)中国境内：_____省_____市_____县(区)

　　(2)中国境外：_____

　　(3)交通工具上：□飞机　□火车　□轮船　□汽车　□其他

2.3 临床症状、体征和并发症：

2.4 门/急诊就诊情况

就诊日期	就诊医院和科室	是否使用抗病毒药物	是否使用激素	临床检查项目

注:临床检查项目包括(可多选):1.影像学检查;2.血常规;3.血生化;4.便常规;5.尿常规;6.细菌培养;7.其他(需详述)

2.5　住院治疗情况

2.5.1　是否住院治疗:(1)是　(2)否(跳转至"3.流行病学信息"部分)

2.5.2　入院日期:＿＿＿＿年＿＿月＿＿日

2.5.3　入住医院名称:＿＿＿＿＿＿＿＿

2.5.4　住院号:□□□□□□□□

2.5.5　入院诊断:(1)疑似病例　(2)临床诊断病例　(3)确诊病例　(4)其他临床诊断

2.5.6　治疗情况:

2.5.6.1　药物治疗:(1)抗生素　(2)激素　(3)抗病毒药物　(4)其他

2.5.6.2　是否入住ICU:(1)是(入住日期＿＿＿＿年＿＿月＿＿日）(2)否

2.5.6.3　是否采用辅助呼吸治疗:(1)是,填写下表　(2)否

辅助呼吸治疗措施	是	否	开始使用日期
吸氧			＿＿＿＿年＿＿月＿＿日
非侵入性机械通气			＿＿＿＿年＿＿月＿＿日
侵入性机械通气			＿＿＿＿年＿＿月＿＿日
体外膜肺氧合(ECMO)			＿＿＿＿年＿＿月＿＿日
其他:			＿＿＿＿年＿＿月＿＿日

2.5.6.4　其他器官支持疗法:(1)是,填写下表　(2)否

辅助呼吸治疗措施	是	否	开始使用日期
透析			＿＿＿＿年＿＿月＿＿日
血管加压药物			＿＿＿＿年＿＿月＿＿日
其他:			＿＿＿＿年＿＿月＿＿日

2.5.6.5　是否隔离治疗:(1)是(隔离日期＿＿＿＿年＿＿月＿＿日）(2)否

2.5.7　是否存在呼吸系统合并感染:

(1)是(感染病原体名称:＿＿＿＿＿＿＿＿＿＿)　(2)否

2.6　临床与实验室检查

就诊	检查项目	检查日期	检查方法/指标	结果
首诊时	血常规	＿＿＿年＿＿月＿＿日	白细胞	计数:＿＿＿＿×10^9/L
		＿＿＿年＿＿月＿＿日	中性粒细胞	%
		＿＿＿年＿＿月＿＿日	淋巴细胞	%
	胸部影像学	＿＿＿年＿＿月＿＿日	胸透	
		＿＿＿年＿＿月＿＿日	胸片	
		＿＿＿年＿＿月＿＿日	CT	
		＿＿＿年＿＿月＿＿日	MRT	

续表

就诊	检查项目	检查日期	检查方法 / 指标	结果
入院时	血常规	_____年___月___日	白细胞	计数：____ × 10⁹/L
		_____年___月___日	中性粒细胞	%
		_____年___月___日	淋巴细胞	%
	胸部影像学	_____年___月___日	胸透	
		_____年___月___日	胸片	
		_____年___月___日	CT	
		_____年___月___日	MRT	

3. 流行病学信息

3.1 发病前 14 天内逐日活动情况

日期	活动地点	活动内容	接触人员 (有无接触发热等可疑病人)

注：当活动地点变更时或有特殊活动情况时，如到医院、去外地、聚餐、聚会、外人来访时，需要详细描述

3.2 发病前 14 天内中东呼吸综合征病例接触史：

(1)有 (2)无(跳至 3.3)

病人姓名	发病时间	临床诊断	与病人关系[1]	最后接触病例时间	接触方式[2]	接触频率[3]	接触地点[4]

注:1. 与病人关系:(1)家庭成员 (2)参与诊疗的医务人员 (3)同学 (4)同事 (5)其他(需详述)

2. 接触方式:(1)与病人同进餐 (2)与病人同处一室 (3)与病人同一病区 (4)与病人共用食具、茶具、毛巾、玩具等 (5)接触病人分泌物、排泄物等 (6)诊治、护理 (7)探视病人 (8)共用交通工具 (9)其他接触

3. 接触频率描述:(1)经常 (2)有时 (3)偶尔

4. 可能的接触地点:(1)家 (2)工作单位 (3)学校 (4)集体宿舍 (5)医院 (6)室内公共场所 (7)其他

3.3 发病前 14 天内中东地区的单峰骆驼、蝙蝠及其他动物接触情况：

(1)有 (2)无(跳至 3.4)

接触时间	接触地点[#]	接触动物名称	接触方式[*]

注:[#](1)居室内 (2)居室外 (3)交易场所

[*](1)饲养 (2)交易 (3)屠宰 (4)烹饪 (5)运输 (6)食用 (7)清理动物饲养场所 (8)接触动物排泄物/分泌物 (9)其他

3.4 发病前 14 天内境外旅行史:(1)有 (2)无(跳至 3.5)

3.4.1 旅游场所暴露情况

时间	交通方式	旅游城市[1]	旅游场所	单峰骆驼、蝙蝠及其他动物接触情况[2]	骆驼奶、骆驼肉接触情况	发热等可疑病人接触情况[3]

注:1. 如当日旅游城市包含 2 个及以上城市时,请分别填写各个城市旅行情况

2. 1- 有(填写动物名称),2- 无

3. 1- 有(病人姓名),2- 无

4. 有上述暴露者,需详细记录暴露情况

3.4.2 回国入境时间:_____年___月___日

3.4.3 入境口岸:_____

3.4.4 入境航班号:_____

3.4.5 入境航班座位号:_____

3.4.6 入境住宿地点:_____

3.5 密切接触者:

姓名	性别	年龄	与病人关系[1]	暴露方式[2]	住址(或工作单位)	电话号码

注:1. 与病人关系:(1)家庭成员 (2)参与诊疗的医务人员 (3)同学 (4)同事 (5)其他(需详述)

2. 接触方式:(1)与病人同进餐 (2)与病人同处一室 (3)与病人同一病区 (4)与病人共用食具、茶具、毛巾、玩具等 (5)接触病人分泌物、排泄物等 (6)诊治、护理 (7)探视病人 (8)共用交通工具 (9)其他接触

4. 标本采集

采样时间	标本类型	标本量

注:标本类型:(1)咽拭子/鼻咽拭子 (2)痰 (3)气道分泌物/气管抽取物 (4)肺组织/肺穿刺物 (5)全血 (6)血清 (7)粪便 (8)其他(请详述)

5. 疾病转归

时间	临床结局[#]	临床诊断情况[*]	备注

备注:[#]1- 痊愈(非住院病例) 2- 好转出院 3- 死亡

[*]1- 疑似病例 2- 临床诊断病例 3- 确诊病例 4- 其他

6. 既往健康状况

6.1 糖尿病:(1)有 (2)无

6.1.1 胰岛素治疗:(1)有 (2)无

6.2 哮喘:(1)有 (2)无

6.2.1 过去一个月内是否使用激素:(1)有 (2)无

6.3 慢性肺部疾病(肺气肿、慢性支气管炎等,哮喘除外):

(1)有 (2)无

6.3.1 药物治疗:(1)有(药物名称:_____) (2)无

6.4 肾功能不全:(1)有　(2)无

6.5 肾衰：(1)有　(2)无

　　6.5.1 透析治疗:(1)有　(2)无

6.6 慢性肝炎:(1)有　(2)无

6.7 心脏病:(1)有　(2)无

6.8 内分泌紊乱:(1)有　(2)无

6.9 代谢障碍:(1)有　(2)无

6.10 免疫系统缺陷:(1)有　(2)无

6.11 神经系统疾病:(1)有　(2)无

6.12 血液系统疾病(如慢性贫血、血红蛋白病):

　　　(1)有　(2)无

6.13 癌症:(1)有　(2)无

　　6.13.1 过去一年进行癌症治疗:(1)有　(2)无

6.14 长期服用药物:(1)有(药物名称:＿＿＿＿＿) (2)无

7. 调查小结:

补充调查(时间、内容等):

调查单位:＿＿＿＿＿＿＿＿＿

调查日期:＿＿＿＿年＿＿月＿＿日

调查者签名:＿＿＿＿＿＿＿＿＿

表 20-2　中东呼吸综合征病例及密切接触者定义

一、病例定义

参照国家卫生计生委最新的中东呼吸综合征诊疗方案执行。

二、密切接触者定义

(一)诊疗、护理中东呼吸综合征确诊、临床诊断或疑似病例时未采取有效防护措施的医护人员、家属或其他与病例有类似近距离接触的人员。

(二)在确诊、临床诊断或疑似病例出现症状期间,共同居住、学习、工作或其他有密切接触的人员。

(三)现场调查人员调查后经评估认为符合条件的人员。

表20-3　中东呼吸综合征病例密切接触者医学观察登记表

省/市/自治区_____　市/州/地区_____　县/区_____　医学观察地点：_____　病例姓名_____

姓名	性别	年龄	末次暴露时间	暴露类型	与病例的关系	接触方式	医学观察开始日期	医学观察记录														医学观察解除日期	标本采集时间	
								D1	D2	D3	D4	D5	D6	D7	D8	D9	D10	D11	D12	D13	D14		第一次	第二次
								体温/症状	体温/症状	体温/症状	体温/症状	体温/症状	体温/症状	体温/症状	体温/症状	体温/症状	体温/症状	体温/症状	体温/症状	体温/症状	体温/症状			

注：1. 暴露类型：(1)接触疑似病例　(2)接触临床诊断病例　(3)接触实验室确诊病例
　　2. 与病人关系：(1)家庭成员　(2)参与诊疗的医务人员　(3)同学　(4)同事　(5)其他(需详述)
　　3. 接触方式：(1)与病人同进餐　(2)与病人同处一室　(3)与病人同处一病区　(4)与病人共用食具、茶具、毛巾、玩具等　(5)接触病人分泌物、排泄物等　(6)诊治、护理　(7)探视病人
　　(8)共用交通工具　(9)其他接触
　　4. 症状：指发热、咳嗽、胸痛、气促以及腹泻等临床表现

医学观察实施责任人_____

技术要点

1. 非法定传染病

2. 潜伏期　2～14 天

3. 临床特点　MERS 的发病机制可能与 SARS 有相似之处,可发生急性呼吸窘迫综合征和急性肾功能衰竭等多器官功能衰竭

4. 治疗　无针对该病的特异性抗病毒药物,主要采取对症治疗

5. 流行病学特点　中东呼吸综合征疫情表现为 3 种形式:一是散发个案病例,二是家庭内聚集性疫情,三是医疗机构内传播

6. 个案报告　2 小时内进行网络直报

7. 实验室检测　病毒核酸检测可以用于早期诊断。恢复期血清 MERS-CoV 抗体较急性期血清抗体水平呈 4 倍以上升高,证实为 MERS-CoV 阳性病例

8. 现场调查　①了解病例发病前 14 天内可能的暴露情况;②掌握密切接触者;③查找可能的传染来源

9. 标本的采集　呼吸道(上、下呼吸道)和其他样品(血清、尿液和粪便)、尸检标本

10. 实验室检测　核酸检测、抗体检测、病毒分离

11. 防控措施　①做好应急准备;②加强监测,早期发现病例;③加强传染源及密切接触者管理;④做好院内感染的控制

【思考题】

一、单选题

1. 中东呼吸综合征的潜伏期为(　　　)

　　A. 1～7 天　　　　　　　　　　　　B. 7～14 天

　　C. 2～14 天　　　　　　　　　　　　D. 7～21 天

2. 下列不是中东呼吸综合征进展为重症的危险因素是(　　　)

　　A. 女性　　　　　　　　　　　　　　B. 肥胖

　　C. 年龄大于 60 岁　　　　　　　　　　D. 合并其他基础疾病

3. 《中东呼吸综合征病例诊疗方案(2015 年版)》对中东呼吸综合征进行了病例分类和定义,病例分类不包括以下哪一种(　　　)

　　A. 无症状感染者　　　　　　　　　　B. 疑似病例

　　C. 临床诊断病例　　　　　　　　　　D. 确诊病例

4. 发现中东呼吸综合征确诊病例时,具备网络直报条件的医疗机构应当于(　　　)小时内进行网络直报。

　　A. 1 小时　　　　　　　　　　　　　B. 2 小时

　　C. 6 小时　　　　　　　　　　　　　D. 24 小时

5. 下列哪项不是中东呼吸综合征的临床表现(　　　)

　　A. 以急性呼吸道感染为主要表现

　　B. 部分病例以腹泻等非典型临床表现为首发症状

　　C. 可进展为严重呼吸系统综合征

　　D. 多数病例病情较轻

二、简答题

1. 简述中东呼吸综合征疑似病例诊断标准。

2. 简述 MERS-Cov 标本保存要点。

3. 简述重症病例的治疗建议。

参考答案

一、单选题

1. C;2. A;3. A;4. B;5. D

二、简答题

1. 患者符合流行病学史和临床表现,但尚无实验室确认依据。①流行病学史:发病前 14 天内有中东地区和疫情暴发地区旅游或居住史;或与疑似 / 临床诊断 / 确诊病例有密切接触史。②临床表现:难以用其他病原感染解释的发热,伴呼吸道症状。

2. 用于病毒分离和核酸检测的标本应尽快进行检测,24 小时内能检测的标本可置于 4℃保存;24 小时内无法检测的标本则应置于 -70℃或以下保存(如无 -70℃保存条件,则于 -20℃冰箱暂存)。血清可在 4℃存放 3 天,可在 -20℃以下长期保存。标本运送期间应避免反复冻融,并应设立专库或专柜单独保存标本。

3. 重症和危重症病例的治疗原则是在对症治疗的基础上,防治并发症,并进行有效的器官功能支持。实施有效的呼吸支持(包括氧疗、无创或有创机械通气)、循环支持、肝脏和肾脏支持等。有创机械通气治疗效果差的危重症病例,有条件的医院可实施体外膜氧合支持技术。维持重症和危重症病例的胃肠道功能,适时使用微生态调节制剂。详见国家卫生计生委重症流感病例治疗措施。

第二节　埃博拉出血热

　　埃博拉出血热是由埃博拉病毒引起的一种急性出血性传染病。主要通过接触病人或感染动物的血液、体液、分泌物和排泄物及其污染物等而感染,临床表现主要为突起发热、出血和多脏器损害。埃博拉出血热病死率可高达 50% ~ 90%。本病于 1976 年在非洲首次发现,主要在苏丹、刚果民主共和国、科特迪瓦、加蓬、南非、乌干达、刚果、几内亚、利比里亚、塞拉利昂、尼日利亚等非洲国家流行。2014 年西非发生埃博拉出血热大流行。2014 年 2 月 ~ 2015 年 12 月,全球共报告埃博拉出血热病例 15 249 例,死亡 11 300 例,病例主要分布在几内亚、利比里亚、塞拉利昂,分别确诊数分别为 3351 例、3160 例和 8704 例,病死率分别为 67%、45% 和 28%。尼日利亚、塞内加尔、美国、西班牙、马里、英国及意大利也有病例报道。

　　目前尚无预防埃博拉出血热的疫苗,及时发现、诊断和严格隔离控制病人,密切接触者隔离医学观察,加强个人防护与感染控制等是防控埃博拉出血热的关键措施。

一、概述

(一)病原学

埃博拉病毒属丝状病毒科,为不分节段的单股负链 RNA 病毒。病毒呈长丝状体,可呈杆状、丝状、"L"形等多种形态。毒粒长度平均 1000nm,直径约 100nm。病毒有脂质包膜,包膜上有呈刷状排列的突起,主要由病毒糖蛋白组成。埃博拉病毒基因组是不分节段的负链 RNA,大小为 18.9kb,编码 7 个结构蛋白和 1 个非结构蛋白。埃博拉病毒可在人、猴、豚鼠等哺乳类动物细胞中增殖,对 Vero 和 Hela 等细胞敏感。埃博拉病毒可分为扎伊尔型、苏丹型、塔伊森林型、莱斯顿型和本迪布焦型。除莱斯顿型对人不致病外,其余四型感染后均可导致人发病。不同型病毒基因组核苷酸构成差异较大,但同一型的病毒基因组相对稳定。埃博拉病毒对热有中度抵抗力,在室温及 4℃存放 1 个月后,感染性无明显变化,60℃灭活病毒需要 1 小时,100℃ 5 分钟即可灭活。该病毒对紫外线、γ 射线、甲醛、次氯酸、酚类等消毒剂和脂溶剂敏感。

(二)临床表现

本病潜伏期为 2～21 天,一般为 8～10 天。尚未发现潜伏期有传染性。患者急性起病,发热并快速进展至高热,伴乏力、头痛、肌痛、咽痛等;并可出现恶心、呕吐、腹痛、腹泻、皮疹等。病程第 3～4 天后可进入极期,出现持续高热,感染中毒症状及消化道症状加重,有不同程度的出血,包括皮肤黏膜出血、呕血、咯血、便血、血尿等;严重者可出现意识障碍、休克及多脏器受累,多在发病后 2 周内死于出血、多脏器功能障碍等。

(三)流行病学

1. **传染源** 感染埃博拉病毒的病人和非人灵长类动物为本病主要传染源。狐蝠科的果蝠有可能为本病的传染源。

2. **传播途径** 接触传播是本病最主要的传播途径。可以通过接触病人和感染动物的血液、体液、分泌物、排泄物及其污染物感染。病例感染场所主要为医疗机构和家庭,在一般商务活动、旅行、社会交往和普通工作场所感染风险低。病人感染后血液中可维持很高的病毒含量。医护人员、病人家属或其他密切接触者在治疗、护理病人或处理病人尸体过程中,如果没有严格的防护措施,容易受到感染。接触自然疫源地或实验室的感染动物可以导致人的发病。据文献报道,埃博拉出血热患者的精液中可分离到病毒,故存在性传播的可能性。有动物实验表明,埃博拉病毒可通过气溶胶传播。虽然尚未证实有通过性传播和空气传播的病例发生,但应予以警惕,做好防护。

3. **人群易感性** 人类对埃博拉病毒普遍易感。发病主要集中在成年人,这和暴露或接触机会多有关。尚无资料表明不同性别间存在发病差异。

(四)诊断标准

根据《埃博拉出血热诊疗方案(2014 年第 1 版)》,依据流行病学史、临床表现和相关病原学检查综合判断。

1. **诊断依据**

(1)流行病学史

1)来自疫区或 21 天内有疫区旅行史;

2)21 天内接触过来自或曾到过疫区的发热者;

3)21 天内接触过患者及其血液、体液、分泌物、排泄物或尸体等;

4)接触过被感染的动物。

(2)临床表现

1)早期:急性起病,发热并快速进展至高热,伴乏力、头痛、肌痛、咽痛等,并可出现恶心、呕吐、腹痛、腹泻、皮疹等。

2)极期:多在病程 3～4 天后出现。持续高热,感染中毒症状及消化道症状加重,出现不同程度的出血,包括皮肤黏膜出血、呕血、咯血、便血、血尿等;严重者可出现意识障碍、休克及多脏器受累,多在发病后 2 周内死于出血、多脏器功能障碍等。

(3)实验室检查

1)病毒抗原阳性;

2)血清特异性 IgM 抗体阳性;

3)恢复期血清特异性 IgG 抗体滴度比急性期有 4 倍以上增高;

4)从患者标本中检出埃博拉病毒 RNA;

5)从患者标本中分离到埃博拉病毒。

2.病例定义

(1)留观病例:具备上述流行病学史中任何一项的发热(体温＞37.3℃)患者。

(2)疑似病例:具备上述流行病学史中任何一项,且符合以下 3 种情形之一者:

1)体温≥38.6℃,出现严重头痛、肌肉痛、呕吐、腹泻、腹痛;

2)发热伴不明原因出血;

3)不明原因猝死。

(3)确诊病例:留观或疑似病例经实验室检测,符合下列情形之一者:

1)核酸检测阳性:患者血液等标本用 RT-PCR 等核酸扩增方法检测,结果阳性。若核酸检测阴性,但病程不足 72 小时,应在达 72 小时后再次检测。

2)病毒抗原检测阳性:采集患者血液等标本,用 ELISA 等方法检测病毒抗原。

3)分离到病毒:采集患者血液等标本,用 Vero、Hela 等细胞进行病毒分离。

4)血清特异性 IgM 抗体检测阳性;双份血清特异性 IgG 抗体阳转或恢复期较急性期 4 倍及以上升高。

(五)病例处置流程

1.留观病例

(1)符合流行病学史第 2、3 项的留观病例,按照确诊病例的转运要求转至定点医院单人单间隔离观察,动态监测体温,密切观察病情。及时采集标本,按规定在定点医院达到生物安全 2 级防护水平的实验室的相对独立区域内进行临床检验;按规定送疾控机构进行病原学检测。

符合下列条件之一者可解除留观:

1)体温恢复正常,核酸检测结果阴性;

2)若发热已超过 72 小时,核酸检测结果阴性;

3)仍发热但不足 72 小时,第一次核酸检测阴性,需待发热达 72 小时后再次进行核酸检测,结果阴性。

（2）对仅符合流行病学史中第 1 项标准的留观病例,按照标准防护原则转运至定点医院单人单间隔离观察,动态监测体温,密切观察病情。

符合下列条件之一者可解除留观：

1）诊断为其他疾病者,按照所诊断的疾病进行管理和治疗；

2）体温在 72 小时内恢复正常者；

3）发热已超过 72 小时,而且不能明确诊断为其他疾病的,进行核酸检测结果阴性。

2.疑似病例 按照确诊病例的转运要求转至定点医院单人单间隔离观察治疗。及时采集标本,按规定在定点医院达到生物安全 2 级防护水平的实验室的相对独立区域内进行临床检验；按规定送疾控机构进行病原学检测。

（1）病原学检测阳性,转为确诊病例,进行相应诊疗；

（2）若发热已超过 72 小时,采样进行病原学检测,阴性者排除诊断,解除隔离；

（3）若发热不足 72 小时,病原学检测阴性,需待发热达 72 小时后再次进行病原学检测,仍阴性者排除诊断,解除隔离。

3.确诊病例解除隔离治疗的条件

（1）连续两次血液标本核酸检测阴性。

（2）临床医师可视患者实际情况,安排其适时出院。

（六）治疗原则

无特效治疗措施,主要予以对症和支持治疗,注意水、电解质平衡,预防和控制出血,控制继发感染,治疗肾功能衰竭和出血、DIC 等并发症。

一般支持对症治疗：首先需要隔离病人。卧床休息,少渣易消化半流质饮食,保证充分热量。

病原学治疗：抗病毒治疗尚无定论。

补液治疗：充分补液,维持水、电解质和酸碱平衡,使用平衡盐液,维持有效血容量,加强胶体液补充如白蛋白、低分子右旋糖酐等,预防和治疗低血压休克。

保肝抗感染治疗：应用甘草酸制剂。

出血的治疗：止血和输血,新鲜冰冻血浆补充凝血因子,预防 DIC。

控制感染：及时发现继发感染,根据细菌培养和药敏结果应用抗生素。

肾功能衰竭的治疗：及时行血液透析等。

二、发现与报告

（一）发现

1.各级卫生计生行政部门要组织人员,主动开展埃博拉出血热防控知识的宣传和普及,正面引导舆论,及时回应社会关切,普及公众健康防护知识,一方面提高归国人员主动申报暴露情况,另一方面避免疫情出现后导致不必要的社会恐慌。

2.加强与检验检疫、旅游、外事、教育、交通、劳务派遣机构等部门的联系,建立信息共享机制,及时掌握来自疫区（非洲、尤其是西非四国）的入境人员信息以及辖区出国、归国人员情况,并及时通报上述人员目的地疾控机构。及时、动态掌握辖区内疫区归国人员的信息。

3.要适时组织各相关领域专家开展埃博拉出血热疫情专题风险评估,发生疫情后,应组织相关专家及时开展快速风险评估,研判疫情发生态势,指导科学防控,控制疫情扩散。

(二)病例报告

留观病例、疑似病例和确诊病例应当在 2 小时之内通过传染病报告信息管理系统进行网络直报,疾病名称选择"其他传染病"中的"埃博拉出血热",并在各注栏中注明病例国籍及所来自疫区国家名称。出入境检验检疫机构发现的留观病例,由转运接收的医疗机构进行网络直报。各级疾控机构应当于 2 小时内通过网络完成报告信息的三级审核。对报告的留观病例、疑似病例在做出进一步诊断后,应当及时进行订正。相关信息报告要求和方式参照《传染病信息报告管理规范》执行。

(三)事件和相关信息报告

1. 报告标准　各县(区)内出现首例确诊病例,按照突发公共卫生事件要求在 2 小时内向所在地县级卫生计生行政部门报告,并同时通过突发公共卫生事件信息报告管理系统进行网络报告。

2. 报告时限、程序与内容见第一章第三节

三、流行病学调查

为掌握埃博拉出血热病例发病情况、暴露史、接触史等流行病学相关信息,做好密切接触者排查,防范埃博拉出血热蔓延和传播。

(一)调查前的准备

1. 通知机动队成员、安排车辆;

2. 准备个人应急箱,埃博拉出血热病例个案调查表(表 20-4),样品采集、录音、拍照等物品。

(二)明确调查目的

1. 调查病例暴露史和可能感染来源。

2. 确定病例密切接触者。

(三)确定调查对象

调查小组应依据流行病学线索、临床症状、实验室诊断 3 个方面做出埃博拉出血热患者的诊断,其中疑似病例、确诊病例均要开展流行病学调查。

(四)采样检测

为确定疑似病例是否存在埃博拉病毒感染,需要采集合适的临床标本进行检测,并填写"疑似埃博拉病例标本采样登记表",具体样本采集及保存运送见本节第四部分。

(五)调查内容

通过查阅资料,询问病例、知情人和接诊医生等开展流行病学调查,调查内容包括:基本信息、发病与就诊情况、临床表现、实验室检查、流行病学史、密切接触者信息、诊断与转归等。

开展病例个案调查前先穿戴个人防护服。流调人员:标准防护,即双层一次性手套、一次性防护服、医用防护口罩(N95 及以上)、防护眼罩、一次性防水靴套。

1. 基本情况　基本人口统计学信息,如:国籍、姓名、性别、年龄、住址、联系方式等信息。

2. 发病与就诊情况　获得病例完整发病就诊经过。医疗机构负责提供病例临床相关

信息。

3.**临床资料**　通过查阅病历及化验记录、询问诊治医生等方法,详细了解病例的临床表现、实验室检查结果、治疗进展等信息。

4.**病例所在地及家居环境状况**　通过现场调查了解病例居住地地理位置、人口资料、社区环境、交通状况、经济水平、卫生状况等信息;了解病例家庭人员情况、家庭居住位置、家居环境、个人卫生习惯等。

5.**病例发病前活动范围及暴露史**　发病前3周内活动情况:是否到过西非埃博拉出血热流行区,有无与疑似病人或感染动物接触史,包括暴露时间、暴露地点、暴露方式、暴露频率以及暴露时的个人防护情况等信息。

6.**病例发病后活动范围**　详细调查病例发病后的活动经过,包括病例发病后到过的地方、接触的人员、乘坐的交通工具及具体的时间等信息。

7.实验室检查(由医院提供),收集血样送省疾控机构(冷藏运输)。

8.**可能的感染来源**　调查病例发病前21天内暴露史,即主要调查其发病前暴露于病例、可疑动物等相关情况。

9.**密切接触者判定**　排查病例发病后人群接触情况,确定密切接触者。密切接触者定义和判定标准参照《埃博拉出血热病例密切接触者判定与管理方案》和《关于印发埃博拉出血热病例转运工作方案的通知》。密切接触者应及时追踪、调查和管理,详细填写"埃博拉出血热密接人员医学观察表",必要时采集相关样本进行检测。

四、实验室检测

(一)检测对象

包括留观病例、疑似病例和确诊病例。

(二)标本采集、保存和运输

1.**标本采集**　用分离胶无菌真空促凝管采集静脉血,每管3ml,标记后4℃保存,填写标本采集登记表。留观病例、疑似病例采集发病3日后静脉血2管,送具有埃博拉出血热检测资质的实验室进行埃博拉病毒检测;确诊病例采集恢复期血标本,送国家疾控中心病毒病所进行检测。

2.**标本保存、运输**　未分离血清的全血标本应4℃保存,并尽快送具有埃博拉出血热检测资质的实验室分离血清、检测;血清标本长期保存应置于-70℃或以下冰箱,1周内保存可置-20℃冰箱。

标本运输应按照相关生物安全规定,采取A类包装,低温冷藏运输,避免反复冻融。

(三)检测内容

埃博拉病毒核酸检测、埃博拉病毒抗原检测和IgM、IgG抗体检测。

(四)实验室检测方法

1.病原学检测

(1)核酸检测:是目前早期诊断、早期发现埃博拉出血热病例的主要检测方法。为提高检测的敏感性和特异性,用实时荧光PCR方法针对埃博拉病毒2个不同的基因进行检测,在病例筛查时,任一基因检测阳性均可判为埃博拉病毒阳性;在确诊病例出院时,需针对

2个基因的检测同时阴性方可判定为阴性。传统 RT-PCR 因易出现污染,较少使用,但可以获得病毒基因序列。发病后 3 天内,患者血标本中埃博拉病毒核酸检出率低,检测阴性不能排除埃博拉病毒感染,应结合病例的流行病学史和临床表现进行综合判断。发病后 3～10 天血标本病毒核酸检出率高。

(2)病毒抗原检测:用酶联免疫法检测埃博拉病毒抗原。病毒抗原检测阳性可确诊。发病后 3 天内,血标本中埃博拉病毒抗原检出率低,检测阴性不能排除埃博拉病毒感染,发病后 3～10 天血标本病毒抗原检出率高。

2. 血清学检测

(1)血清特异性 IgM 抗体:采用捕获法 ELISA 方法检测。IgM 抗体阳性可确诊。

(2)血清特异性 IgG 抗体:目前采用间接法 ELISA 检测 IgG 抗体。单份血清埃博拉病毒 IgG 抗体阳性提示曾感染埃博拉病毒,双份血清埃博拉病毒 IgG 抗体阳转或恢复期滴度较急性期 4 倍或者以上增高者可确诊。

3. 结果的报告、复核和反馈　埃博拉病毒检测机构应将所有阳性和部分阴性血清标本送中国疾控中心病毒病所进行复核检测。实验室检测结果应及时反馈标本送检单位,并尽快上报上级主管部门。

(五)生物安全

按照《病原微生物实验室生物安全管理条例》等相关规定要求,做好生物安全工作。

1. 实验室检测

(1)凡涉及埃博拉病毒的分离、培养和动物实验,需在生物安全 4 级(BSL-4/ABSL-4)实验室内进行。涉及未经培养有感染性材料的实验活动,需在 BSL-3 实验室内进行。血清学检测应在 BSL-3 实验室内进行,且标本应首先 60℃ 1 小时灭活,再进行后续实验操作。核酸检测时,需在 BSL-3 实验室生物安全柜内将核酸提取裂解液加入标本中,充分裂解后,完成病毒 RNA 提取。对装有病毒 RNA 的样品管外表面进行彻底消毒后,可在 BSL-3 实验室以外进行扩增检测。

(2)在进行感染性材料操作时,每次标本份数不宜过多,每份标本量不宜过大。

2. 生物安全防护

(1)在实验室处理感染性标本时,应严格按照操作规范在 BSL-3 实验室内进行。实验室工作人员应穿着遮盖全身的个人防护装备,包括防渗漏防护服、N95 或以上口罩、护目镜、防护面具、防护手套等,当需进行感染性标本离心、较大量标本(≥10ml)分装处理等操作时应使用正压头盔。

(2)实验人员有体表开放式伤口时不宜参加实验活动。

(3)涉及感染性材料的离心,应使用有密封盖的离心桶或转头进行标本离心,应在生物安全柜内打开离心转头放入或取出装有标本的离心管。

(4)在标本的采集、包装和实验室检测等过程中所产生的医疗废物,可能具有生物危险性,应当按照《医疗废物管理条例》和《医疗卫生机构医疗废物管理办法》等相关规定及时处理。

(5)实验室检测埃博拉病毒相关感染性标本的实验活动发生意外时,应及时启动相关应急预案。

五、防控措施

埃博拉出血热目前尚无疫苗预防,亦无特效药物治疗,因此严格隔离控制传染源、密切接触者追踪管理、加强个人防护是防控埃博拉出血热的关键措施。

(一)预防措施

1. 来自疫区人员的追踪管理　各省级卫生计生行政部门要加强监测,做好与有关部门的信息沟通。根据相关部门提供的来自疫区或21天内有疫区旅行史的人员信息,参照《埃博拉出血热疫区来华(归国)人员健康监测和管理方案》的要求,协调相关部门做好追踪、随访,随访截至时间为离开疫区满21天,填写"埃博拉出血热疫区入境人员信息登记一览表"。

2. 对前往疫区人员进行防病知识的宣教　对前往疫区人员进行防病知识的宣教,使其避免接触丛林中的灵长类动物,在医院接触病人时要提高警惕意识,同时做好个人防护。

(二)疫情控制措施

1. 及时开展流行病学调查　县级疾控机构对辖区内疑似病例和确诊病例进行流行病学调查,调查内容包括:基本信息、发病与就诊情况、临床表现、实验室检查、流行病学史、密切接触者信息、诊断与转归等。流行病学调查人员要严格按照相关要求做好个人防护。完成调查后,县级疾控机构应当及时将埃博拉出血热病例个案调查表(表20-4)、调查报告等资料逐级上报上级疾控机构。

2. 病例的诊断、转运和隔离治疗　医疗机构一旦发现留观或疑似病例后,应当将病例转运至符合条件的定点医院隔离治疗,转运工作参照《关于印发埃博拉出血热病例转运工作方案的通知》要求执行。出入境检验检疫部门发现留观病例后,按照相关规定做好病例转运工作。卫生计生行政部门组织定点医院和疾控机构开展留观和疑似病例的诊断、治疗和标本检测工作,定点医院负责病例的隔离治疗管理和标本采集工作。采集标本应当做好个人防护,标本应当置于符合国际民航组织规定的A类包装运输材料之中,按照《可感染人类的高致病性病原微生物菌(毒)种或样本运输管理规定》要求运输至具有从事埃博拉病毒相关实验活动资质的实验室。

成立由临床、流行病学和实验室检测人员组成的专家组,负责病例的判定工作。根据病例的病程变化、实验室检测结果,依据《关于印发埃博拉出血热相关病例诊断和处置路径的通知》及时做出诊断或排除。对于留观病例、疑似病例和确诊病例均要采取严格的隔离管理措施,做好医院感染预防与控制工作。按照相关要求,加强个人防护,注意手卫生。病人的血液、体液、分泌物、排泄物等物品应当按照医疗废物处置,患者诊疗与护理应尽可能使用一次性医疗器械,使用后均按医疗废物处置。必须重复使用的医疗器械应按照有关规定消毒处理。按照规定做好标本采集、运送、检测,以及医疗废物的收集、转运、暂时贮存和集中处置。病人死亡后,应当尽量减少尸体的搬运和转运。尸体应立即消毒后用密封防渗漏物品双层包裹,及时火化。需做尸体解剖时,应当按照《传染病病人或疑似传染病病人尸体解剖查验规定》和《关于做好埃博拉病毒实验室生物安全管理工作的通知》(国卫发明电〔2014〕52号)等生物安全相关规定执行。

3. 病例管理

(1)留观病例:按照确诊病例的转运要求转至定点医院单人单间隔离观察,动态监测体温,密切观察病情。采集标本,在医疗机构达到生物安全2级防护水平的实验室的相对独立区域内进行非病原学检测;按规定送疾控机构进行病原学检测。

解除留观条件:

1)体温恢复正常,核酸检测结果阴性;

2)若发热已超过 72 小时,采样进行核酸检测,结果阴性;

3)仍发热但不足 72 小时,核酸检测阴性,需待发热达 72 小时后再次进行核酸检测,结果阴性。

(2)疑似病例

1)病原学检测阳性,转为确诊病例,进行相应诊疗;

2)若发热已超过 72 小时,采样进行病原学检测,阴性者排除诊断;

3)若发热不足 72 小时,病原学检测阴性,需待发热达 72 小时后再次进行病原学检测,仍阴性者排除诊断。

(3)确诊病例解除隔离治疗的条件

1)连续两次血液标本核酸检测阴性。

2)临床医师可视患者实际情况,安排其适时出院。

4. 密切接触者管理 密切接触者是指直接接触埃博拉出血热确诊或疑似病例的血液、体液、分泌物、排泄物及其污染物的人员,如共同居住、照顾病人和未按规定严格采取防护措施进行诊治、转运患者及处理尸体等人员。对密切接触者进行追踪和隔离医学观察,并填写"埃博拉出血热密接人员医学观察表"。医学观察期限为自最后一次与病例或污染物品等接触之日起至 21 天结束。医学观察期间,如果密切接触者出现急性发热、乏力、咽痛、头痛、关节或肌肉痛、呕吐、腹泻、出血症状等,按规定送定点医院治疗,采集标本开展实验室检测与排查工作。具体参见《埃博拉出血热病例密切接触者判定与管理方案》。

(三)医院感染控制

1. 总体原则

(1)有专人负责统筹、协调和管理医疗机构内的感染控制工作。

(2)对本机构的所有医务人员和其他工作人员(如环境清洁和消毒、医疗废弃物处理、标本运送和检测等人员),开展有关院内感染控制和个人防护知识及技能的培训。

(3)提供和储备足够的消毒和个人防护用品。

(4)做好医院环境(包括门急诊、病房和其他区域)的清洁和消毒工作。

(5)对病人用后的医疗器械和器具应当采取正确的消毒措施。

(6)做好医疗废弃物的消毒处理。

(7)做好本机构内接诊和转运埃博拉出血热疑似病例的应急准备工作。

(8)要求医护人员诊疗及标本检测过程中做好个人防护(PPE)。

(9)患者标本不得进行可能产生气溶胶的操作,如果需要离心必须在负压或生物安全柜内操作。

2. 消毒 对患者发病后居住、停留场所,或其体液、排泄物、分泌物及其污染的物品和场所应及时进行消毒,消毒方法参照《消毒技术规范》及《疫源地消毒剂卫生要求》(GB27953—2011)。

(1)病房、病家的地面、墙壁等一般物体表面:0.5% 过氧乙酸溶液或 2000mg/L 有效氯含氯消毒剂溶液喷雾。泥土墙吸液量为 150 ~ 300ml/m^2,水泥墙、木板墙、石灰墙为 100ml/m^2,

地面喷药量为 200～300ml/m²。以上消毒处理,作用时间应不少于 1 小时。

(2)纺织品:耐热、耐湿的纺织品可煮沸消毒 15 分钟,或采取压力蒸气灭菌的方法。耐湿不耐热的纺织品可采取 2000mg/L 有效氯含氯消毒剂浸泡 30 分钟。不耐热不耐湿的纺织品可采取过氧乙酸熏蒸消毒,消毒时,将欲消毒衣物悬挂在密闭空间,每立方米用 15% 过氧乙酸 7ml(1g/m³),放置瓷或玻璃容器中,加热熏蒸 2 小时。

(3)病人的血液、排泄物、分泌物和呕吐物:用 50g/L 有效氯的含氯消毒剂溶液 2 份加入 1 份上述污物中,对稀薄的上述污物按 1 份消毒液与 2 份污物的比例进行混合处理;介于两者之间的污物需加等量消毒液,以上处理混匀后作用 2 小时。对上述污物污染的医疗器械或物体表面用 10g/L 有效氯含氯消毒剂溶液浸泡或擦拭消毒,作用 1 小时以上。

(4)餐(饮)具:首选煮沸消毒 15 分钟,也可用 0.5% 过氧乙酸溶液或 1000～2000mg/L 有效氯含氯消毒剂溶液浸泡 30 分钟后,再用清水洗净。

(5)病人的剩余饭菜:病人的剩余饭菜不可再食用,在医院按感染性废物处理。

(6)盛排泄物或呕吐物的容器:可用 10g/L 有效氯含氯消毒剂溶液浸泡 1 小时以上,浸泡时消毒液要漫过容器。

(7)家用物品、家具:可用 0.2%～0.5% 过氧乙酸溶液或 1000～2000mg/L 有效氯含氯消毒剂擦拭或喷雾消毒 30 分钟后,再对易腐蚀表面用清水清洗或擦拭。硬质物体表面也可按一般物体表面进行消毒处理。

(8)手、皮肤和黏膜:用 0.5% 碘伏溶液或 0.5% 氯己定醇溶液涂擦,作用 1～3 分钟。手的消毒也可用免洗手消毒剂涂擦,自然干燥后即可。人的皮肤、黏膜暴露于可疑埃博拉出血热病人的体液、分泌物或排泄物时,用 0.5% 碘伏消毒液、75% 乙醇氯己定擦拭消毒,使用清水或肥皂水彻底清洗。

(9)尸体:病人死亡后,应尽量减少尸体的搬运和转运,尸体应消毒后用裹尸袋包裹,及时焚烧或按相关规定处理。必须转移处理时,也应在密封容器中进行。消毒时,使用 50g/L 有效氯消毒液对尸体喷雾消毒,作用 2 小时,尸体消毒处理时防止苍蝇、蟑螂、老鼠接触尸体及其污物。尸体消毒转运后,对存放尸体的物体表面或污染的医疗用品用 10g/L 有效氯含氯消毒剂溶液作浸泡、擦拭或喷雾消毒,作用 60 分钟以上,擦拭消毒用抹布或拖布按医疗废弃物处理,不得再重复使用。消毒后,必须有人员对消毒人员用 2000mg/L 有效氯含氯消毒剂溶液做喷雾消毒。

(10)运输工具:运送发热病人的运输工具内外表面和空间可用 0.5% 过氧乙酸溶液或 2000mg/L 有效氯含氯消毒剂溶液喷洒至表面湿润,作用 1 小时。

对于埃博拉出血热病例应使用负压救护车转运,其驾驶舱与医疗舱应密封隔离。救护车医疗舱内壁、门窗、物体表面可采用 0.5% 过氧乙酸溶液或 2000mg/L 有效氯含氯消毒剂溶液喷雾消毒,作用 1 小时以上;也可使用 2000mg/L 有效氯含氯消毒剂溶液进行不遗漏的擦拭,地面拖拭作用 30 分钟,并重复两遍。消毒后清水擦拭或拖擦。

(11)垃圾:垃圾按感染性废物处理,可燃物质尽量焚烧,也可喷洒 10g/L 有效氯含氯消毒剂溶液,作用 1 小时以上,消毒后深埋。

(12)空气:房屋经密闭后,每立方米用 15% 过氧乙酸溶液 7ml(1g/m³),放置瓷或玻璃器皿中加热蒸发,熏蒸 1 小时,即可开门窗通风;或以 0.5% 过氧乙酸溶液(20ml/m³)气溶胶喷雾消毒,作用 1 小时。

(13)医疗器械:一次性医疗器械使用后按感染性废弃物处理,可重复使用的医疗器械按

《消毒技术规范》的有关要求进行消毒处理。

(四)加强个人防护

对疑似或确诊病例进行诊疗、护理和急救人员,转运活动的人员,流行病学调查人员,对污染场所进行消杀的人员以及涉及疑似或确诊病例相关医疗废弃物收集和运送人员,应做好个人防护。实验室检测人员按《埃博拉出血热检测方案》要求执行。

1. **防护原则**　首先应尽量避免直接接触疑似或确诊病例的血液、体液、分泌物、排泄物或被其污染的物品等。接触或可能接触病人及其污染物的所有人员都应采取相应的防护措施,包括以下原则:

(1)在标准防护的基础上,要做好接触防护和呼吸道防护;

(2)进入被传染源污染或可能被污染的区域时应穿戴个人防护用品;

(3)接触病人、疑似病人及其体液、分泌物、排泄物时均应采用防护措施,接触传染源污染的物品时也应采取防护措施;

(4)采取措施预防疾病由病人传给医务人员,及由医务人员传给其他病人。

2. **防护要求**　穿戴个人防护用品,包括 N95 型口罩、医用乳胶手套、防渗漏的防护服、护目镜或防护面罩。如果进入已被患者大量血液、体液、呕吐物或排泄物污染的环境时,需在上述防护用品基础上,增加穿戴以下防护用品:双层手套,鞋套,过膝护腿。

出病房时,应脱去所有隔离衣物,放于指定容器内,并及时做好个人的清洗与消毒。鞋若被污染则应消毒后清洗,在处理针头等其他锐器时防止皮肤损伤。

3. **更换防护用品顺序**　根据防护用品的具体情况确定防护用品更换顺序,更换防护用品的顺序以方便更换防护用品为原则。工作结束后,更换防护用品的顺序原则上是先脱污染较重和体积较大的物品,后脱呼吸道、眼部等最关键防护部位的防护用品。

(五)开展公众宣传教育,做好风险沟通

积极宣传埃博拉出血热的防治知识,提高公众自我防护意识,及时回应社会关切。

六、措施效果评价

在疫情控制工作开展的过程中,同时要评价采取措施的有效性以及防治措施的效果,可从社会与经济效益、具体措施的实施效果等方面进行疾病控制评价,以总结工作的效果、提出改进措施。

以下考核评价方法可作为参考:

1. 分析对比在采取疫情控制措施前后新发病例的情况。

2. 密切接触者中是否有新的病例出现。

3. 续发病例是否在已经隔离医学观察的密切接触者中,分析密接观察效率。

4. 从疫情报告率、病人从起病到住院的时间、疫情报告的实际时间、远距离传播等评价传染源管理效果。

5. 分析二代三代发病率、病例处理天数、病例间联系和传播关系,评价处理效果。

七、调查报告的撰写

调查报告撰写格式与要求见技术要点相关部分。

八、保障措施

(一)加强领导组织,制定实施方案

疾控机构要高度重视埃博拉出血热突发公共卫生事件的应急保障工作,成立应急处理专家组,做好准备,随时待命。要结合当地的实际情况制定切实可行的埃博拉出血热防控实施方案,细化各项防控措施的操作规程。

(二)加强技术培训,提高应对能力

加强对埃博拉出血热预防控制人员的技术培训,提高流行病学现场调查、监测、消毒处理和实验室检验的能力;加强对各级医务人员结核病防治知识的培训,提高早期发现患者的意识、能力和诊疗水平。卫生计生行政部门可根据实际情况,组织开展结核病突发公共卫生事件应急处置的演练,提高应急处置能力。

(三)提供经费保障,做好物资储备

卫生计生行政部门和疾控机构应当合理安排突发公共卫生事件应急工作经费。做好应急物资的储备,对于较为稀缺卫生应急物资采用实物储备形式,经常使用卫生应急物资可适量进行实物储备,对于市场供应充足的卫生应急物资可采用资金储备形式。需要储备的物资包括各类医疗药品及器械、防护用品、N95 口罩、消毒药械、有效的消毒剂、检测试剂等。

九、附件

埃博拉出血热病例个案调查表见表 20-4,疑似埃博拉病例标本采样登记表见表 20-5,埃博拉出血热密接人员医学观察表见表 20-6,埃博拉出血热疫区入境人员信息登记一览表见表 20-7。埃博拉出血热病例密切接触者判定与管理方案见附件 1,埃博拉出血热疫区来华(归国)人员健康监测和管理方案见附件 2。

表 20-4　埃博拉出血热病例个案调查表

病例编码:□□□□□□ - □□ - □□□

(区县国标码 - 年份 - 流水号)

被调查者与病例关系:(1)本人　(2)其他关系:_____　　　　　　　　　□

一、基本信息

1. 姓名:_____家长姓名(14 岁以下儿童)_____

2. 性别:(1)男　(2)女　　　　　　　　　　　　　　　　　　　　　　□

3. 出生日期:_____年____月____日

4. 身份证号:_____

5. 国籍(外籍):_____护照号:_____

6. 联系电话:_____

7. 现住址或目的地:_____省_____市_____县(区)_____乡(街道)

8. 学习或工作单位:_____

9. 职业:□□

　　(1)幼托儿童　(2)散居儿童　(3)学生　(4)教师　(5)保育保姆　(6)餐饮业　(7)公共场所服务员

　　(8)商业服务　(9)医疗人员　(10)工人　(11)民工　(12)农民　(13)牧民　(14)渔(船)民

(15)海员及长途驾驶员　(16)干部职员　(17)离退休人员　(18)家务待业　(19)不详
(20)其他:_____

二、发病与就诊情况

1. 发病时间:_____年___月___日

2. 就诊情况

序号	就诊日期	医疗机构名称	诊断	是否住院	住院号
1					
2					
3					

三、临床表现

1. 起病症状:_____

2. 发热:(1)有,最高体温_____℃　(2)无　　☐

3. 呕吐:(1)有　(2)无　　☐

4. 腹泻:(1)有　(2)无　　☐

5. 皮疹:(1)有　(2)无　　☐

6. 咳嗽:(1)有　(2)无　　☐

7. 头痛:(1)有　(2)无　　☐

8. 咽喉痛:(1)有　(2)无　　☐

9. 腹痛:(1)有　(2)无　　☐

10. 肌痛:(1)有　(2)无　　☐

11. 胸痛:(1)有　(2)无　　☐

12. 出血:(1)有　(2)无　　☐

　如果有,哪些部位出血

　12.1 结膜充血　(1)有　(2)无　　☐

　12.2 鼻出血　(1)有　(2)无　　☐

　12.3 牙龈出血　(1)有　(2)无　　☐

　12.4 呕血　(1)有　(2)无　　☐

　12.5 咯血　(1)有　(2)无　　☐

　12.6 血尿　(1)有　(2)无　　☐

　12.7 血便　(1)有　(2)无　　☐

　12.8 阴道出血　(1)有　(2)无　　☐

　12.9 其他出血(注明部位)_____

13. 嗜睡:(1)有　(2)无　　☐

14. 谵妄:(1)有　(2)无　　☐

15. 低血压:(1)有　(2)无　　☐

16. 多脏器损伤:(1)有　(2)无　　☐

17. 休克:(1)有　(2)无　　☐

18. 其他表现:_____

四、实验室检查

1. 临床实验室检查

项目名称	项目内容	第一次		第二次		第三次	
		检测时间	结果	检测时间	结果	检测时间	结果
血常规	白细胞(10^9/L)						
	血小板(10^9/L)						
	淋巴细胞(百分比)						
	中性粒细胞(百分比)						
肝酶	天冬氨酸氨基转移酶(IU/L)						
	丙氨酸氨基转移酶(IU/L)						
尿蛋白	尿蛋白						
出、凝血时间	活化部分凝血活酶时间(S)						
	凝血酶时间(S)						

注:检测时间: 　年／　月／　日

2. 病原实验室检查

疾病	项目	标本 1			标本 2			标本 3		
		采集时间	标本类型	结果	采集时间	标本类型	结果	采集时间	标本类型	结果
埃博拉出血热	抗原检测									
	IgM 抗体检测									
	IgG 抗体检测									
	核酸检测									
疟疾										
伤寒										

五、流行病学接触史

1. 本次发病前 21 天内,你居住、旅行过的国家和地区有哪些?(请依次列出)

序号	＿＿月＿＿日至＿＿月＿＿日	国家及城市	中转地
1			
2			
3			

2. 发病前 21 天是否接触过类似症状病人： □

    (1)是(填下表) (2)否(跳转第 3 题)

序号	时间	姓名	现住址	关系	接触方式	联系方式	是否诊断为埃博拉
1							
2							
3							

注：1. 接触方式(可多选)：①接触病人血液 ②接触病人分泌物、排泄物 ③接触病人皮肤 ④接触病人衣被等 ⑤救治/护理 ⑥同处一室 ⑦共乘同一交通工具 ⑧处理尸体 ⑨其他(请单独注明)

2. 是否诊断为埃博拉 (1)埃博拉确诊病例 (2)其他疾病 (3)不详

2.1 接触类似症状病人时是否采取防护措施： □

    (1)一直有防护措施 (2)部分时间有防护措施 (3)无防护措施

    如果有,措施是：

    2.1.1 是否戴口罩：(1)是 (2)否 □

    2.1.2 是否戴手套：(1)是 (2)否 □

    2.1.3 是否戴面罩：(1)是 (2)否 □

    2.1.4 是否穿防护服：(1)是 (2)否 □

    2.1.5 是否戴护目镜：(1)是 (2)否 □

    2.1.6 接触后是否立即洗手：(1)是 (2)否 □

    2.1.7 其他_____

3. 发病前 21 天是否去过医院：(1)是 (2)否 □

如果是,填下表：

序号	_____月___日至_____月___日	国家、省、市名称	医院名称	该医院是否发现过埃博拉确诊病例
1				
2				
3				

4. 发病前 21 天是否直接接触过以下动物：(仅限于疫区)

4.1 蝙蝠：(1)是(时间：_____月___日) (2)否 □

4.2 大猩猩等灵长类：(1)是(时间：_____月___日) (2)否 □

4.3 跳羚(小羚羊)：(1)是(时间：_____月___日) (2)否 □

5. 发病后至隔离前的活动情况

时间	地点	活动类型

6. 密切接触者

序号	姓名	性别	年龄	与病例关系	与病例接触方式	最后接触时间 (_____月_____日)	联系电话
1							
2							
3							
4							

注:1. 与病例现在的关系:(1)医患　(2)同病室病友　(3)亲友　(4)旅行同伴　(5)同学/同事　(6)其他(请单独注明)

2. 与病例接触方式:

　(1)接触病例血液　(2)接触病例分泌物、排泄物　(3)接触病例皮肤　(4)接触病例衣被等　(5)救治/护理

　(6)同处一室　(7)处理尸体　(8)共乘同一交通工具　(9)其他(请单独注明)

六、诊断与转归

1. 病例出院诊断:(1)＿＿＿＿＿＿(2)＿＿＿＿＿＿(3)＿＿＿＿＿＿

2. 最终诊断:　　　　　　　　　　　　　　　　　　□

　(1)确诊病例　(2)疑似病例　(3)排除(病名:＿＿＿＿)

3. 转归:(1)痊愈　　(2)死亡　　(3)其他　　　　　□

3.1 若痊愈,出院日期:＿＿＿年＿＿月＿＿日

3.2 若死亡,死亡日期:＿＿＿年＿＿月＿＿日

3.3 死亡原因:＿＿＿＿＿＿＿＿＿＿＿＿＿＿＿＿＿＿＿＿

七、其他补充材料

调查单位:＿＿＿＿＿＿＿＿　　　调查时间:＿＿＿＿年＿＿月＿＿日

调查者:＿＿＿＿＿＿＿＿　　　　联系方式:＿＿＿＿＿＿＿＿

表 20-5 疑似埃博拉病例标本采样登记表

标本编号	患者姓名	家长姓名	性别	年龄	职业	联系电话	工作单位或运动队	现住址	发病日期	就诊日期	采样日期	体温	主要临床症状和体征	标本种类	备注

备注:1. 14 岁以下儿童需填写家长姓名;
2. 请医疗机构安排相关医务人员送样并认真填写送检单位电话,以便实验室检测结果及时反馈

送检单位:_____ 联系电话:_____ 送样人:_____ 送样日期:_____

表20-6 埃博拉出血热密切接触人员医学观察表

姓名	性别	年龄	住址或运动队	最后暴露时间	医学观察地点	暴露类型	医学观察开始日期	医学观察记录													医学观察解除日期
								月日		月日		月日		月日		月日		月日			
								体温	症状	体温	症状	体温	症状	体温	症状	体温	症状	体温	症状		

注：1. 暴露类型：(1)接触确诊患者 (2)接触疑似患者 (3)其他
2. 医学观察地点：包括(1)家中 (2)医疗机构 (3)其他
3. 医学观察期限为自最后一次暴露之日起21天，观察期间如再次暴露，应重新计算医学观察时间

医学观察实施责任人：_____　　　　单位：_____

表 20-7　埃博拉出血热疫区入境人员信息登记一览表

| 姓名 | 性别 | 年龄 | 国籍 | 职业 | 联系电话 | 入境日期 | 入境后 21 天的旅居地 | 入境联系人 | | 可疑暴露史* |
								姓名	联系电话	

*可疑暴露史是指在入境前 21 天是否具有下列情形(可以多选):

(a)接触已知或怀疑是埃博拉出血热病人的血液、体液或尸体组织;

(b)在埃博拉出血热疫区居住或旅行;

(c)直接处理来自疫区的蝙蝠、啮齿动物、或灵长类动物

选"其他",应详细叙述

调查单位:＿＿＿＿＿＿＿　　　调查员:＿＿＿＿＿＿＿　　　　联系电话:＿＿＿＿＿＿＿

附件 1　埃博拉出血热病例密切接触者判定与管理方案

一、判定原则

密切接触者是指直接接触埃博拉出血热确诊或疑似病例的血液、体液、分泌物、排泄物及其污染物的人员,如共同居住、照顾病人和未按规定严格采取防护措施进行诊治、转运患者及处理尸体等人员。为了便于对密切接触者进行管理,将密切接触者分为 4 种情形:

(一)医疗机构内的密切接触包括如下情形

同一医疗机构的病人、陪护的亲友和未按规定严格采取防护措施的医务人员等,直接接触埃博拉出血热病例或疑似病例的血液、体液、分泌物和排泄物(如粪便、尿液、唾液、精液),或被其污染的物品如衣物、床单或用过的针头。

(二)家庭或社区的密切接触包括如下情形

1. 与病人发病后有共同生活史;

2. 病人发病期间或死亡后(包括葬礼时),接触过病人的身体,或者其血液、体液、分泌物和排泄物;

3. 接触过病人血液、体液等污染的衣物、床单等物品。

(三)口岸卫生检疫发现密切接触者的情形

1. 发现情形

(1)由机组人员报告发现可疑的埃博拉出血热病人时,在飞机着陆后,由卫生检疫人员登机调查评估判定。

(2)由卫生检疫人员通过体温监测或乘客个人健康申报发现可疑病人时,由卫生检疫人员调查评估判定。

2. 判定原则

(1)在飞机上照料护理过病人的人员;

(2)该病人的同行人员(家人、同事、朋友等);

(3)在机上与病人同排左右邻座各一人(含通道另一侧)及前后座位各一人;

(4)经调查评估后发现有可能接触病人血液、体液、分泌物和排泄物的其他乘客和空乘人员。

3.在其他入境交通工具上发现疑似或确诊病例时,密切接触者参照上述原则进行判断。

(四)其他密切接触情形

在我国境内交通工具上(飞机、火车、汽车、轮船等)发现可疑埃博拉出血热病人,由接报地的疾控人员参照上述口岸卫生检疫发现密切接触者的判定原则,进行调查评估后判定。

二、密切接触者的追踪

建立跨区域、跨部门的密切接触者信息通报、共享和责任机制。各地卫生计生行政部门与有关部门密切配合,做好密切接触者的追踪和隔离医学观察。

卫生检疫人员对口岸发现的疑似或确诊病例的密切接触者,通报口岸所在地同级卫生计生行政部门。由卫生计生行政部门按照《埃博拉出血热病例转运工作方案》转运,并进行集中或居家隔离医学观察。

涉及跨区域的密切接触者,应当通知有关省份追查,对查找到的密切接触者就地进行隔离医学观察。对涉及实施或解除医学观察的外籍密切接触者,有关省份卫生计生行政部门应当将相关信息及时向当地省级外事办公室和检验检疫部门进行通报。

三、密切接触者的管理

(一)实施隔离医学观察时,应当书面或口头告知医学观察的缘由、期限、法律依据、注意事项和疾病相关知识,以及负责隔离医学观察医疗卫生机构的联系人和联系方式。实施集中医学观察的工作人员应每日向当地疾控机构报告密切接触者医学观察情况。集中医学观察场所应配备必要的消毒设施、消毒剂和个人防护用品,认真做好本场所的清洁与消毒工作。实施医学观察的工作人员应做好基本的个人防护。

(二)隔离医学观察期为21天,即与病例或污染物品等最后一次接触之日起至第21天结束。观察期间由指定的医疗卫生机构人员每天早、晚各进行一次体温测量并询问其健康状况,填写"密切接触者医学观察记录表"并给予必要的帮助和指导。

(三)医学观察期间,如果密切接触者出现急性发热、乏力、咽痛、头痛、关节或肌肉痛、呕吐、腹泻、出血症状等,则立即向当地的疾控机构、卫生计生行政部门报告,并按规定送定点医院治疗,采集标本开展实验室检测与排查工作。

(四)居家医学观察的密切接触者应相对独立居住,尽可能减少与共同居住人员的接触,集中观察的密切接触者应保障分室居住。

(五)医学观察的解除

1.密切接触者医学观察期间,如果其接触的疑似病例排除埃博拉出血热诊断,该病例的所有密切接触者解除医学观察。

2.医学观察期满时,如未出现上述症状,解除医学观察。

附件2 埃博拉出血热疫区来华(归国)人员健康监测和管理方案

一、适用范围

本方案适用于对埃博拉出血热流行国家或地区(以下简称疫区)的来华人员、来华前21日内有疫区旅行史的其他国家人员和从疫区归国的我国公民进行健康监测和管理。中国疾控中心根据WHO公布的疫情及其对疫情趋势的判断,及时调整和发布疫区范围。

二、疫区来华(归国)人员的追踪

各地卫生计生行政部门应当依托联防联控工作机制,建立跨区域、跨部门的疫区来华(归国)人员信息通报、共享和责任机制。加强与外事、商务、教育、出入境检验检疫和公安边检等部门的协作。相关部门提前将来华人员信息通报出入境检验检疫部门,开展入境卫生检疫,出入境检验检疫部门收集疫区来华(归国)人员信息(旅行目的地、居住信息和联系方式等),通报当地卫生计生行政部门,由卫生计生行政部门通报至来华(归国)人员旅行目的地卫生计生行政部门。各地卫生计生行政部门要配合疫区来华(归国)人员目的地乡镇政府(街道办事处)和公安等部门,及时联系到疫区来华(归国)人员,告知其开展体温监测、做好健康监护等埃博拉出血热防控有关要求。

口岸检验检疫部门发现留观病例时,应当采集以下人员信息,并通报当地卫生计生行政部门:①在飞机上照料护理过该病例的人员;②该病例的同行人员(家人、同事、朋友等);③在机上与该病例同排左右邻座各一人(含通道另一侧)及前后座位各一人;④经调查评估后发现有可能接触该病例血液、体液、分泌物和排泄物的其他乘客和空乘人员。当留观病例转为疑似或确诊病例时,卫生计生行政部门应当将病例的上述接触人员信息通报至来华(归国)人员旅行目的地卫生计生行政部门,由后者对其进行追踪和隔离医学观察。

三、疫区来华(归国)人员的管理

目的地县级疾控机构收到通报信息后,对疫区来华(归国)人员进行流行病学调查,依据调查结果和《埃博拉出血热病例密切接触者判定与管理方案》,如判定为密切接触者,按要求实施隔离医学观察;如排除密切接触可能,则由目的地县级疾控机构组织相关社区卫生服务中心(乡镇卫生院)指导疫区来华(归国)人员每日做好体温监测等健康监护,监护截止时间为离开疫区满21天。在此期间,疫区来华(归国)人员如出现发热和其他症状,应主动及时报告社区卫生服务中心(乡镇卫生院)并报告疫区旅行史,当地卫生计生行政部门根据社区卫生服务中心的报告按照《关于印发埃博拉出血热相关病例诊断和处置路径的通知》(国卫发明电〔2014〕44号)进行甄别诊断,并做好相应处置。

各有关学校应及时掌握来华前21日内有疫区居住或旅行史的留学生的基本情况,并及时向当地教育和卫生计生行政部门报告。在当地政府的统一领导下,卫生计生行政部门要配合教育部门组织做好来华留学人员的健康监测和管理工作。学校要对通过口岸卫生检疫的来华留学生进行21天集中管理,组织对上述学生实施医学观察,适当限制活动范围,原则上不安排与其他人员有密切接触,并在当地疾控机构指导下,建立监测信息日报告制度。医学观察日期为离开疫区之日起满21天,医学观察期间每日早晚各测一次体温,如出现发热和其他症状,学校应当立即报告当地卫生计生行政部门,并配合做好相关后续工作。对符合密切接触者判定标准的留学生,由教育和卫生计生行政部门协商组织开展隔离医学观察。

▌ 技术要点 ▌

1. 埃博拉出血热是由埃博拉病毒引起的一种急性出血性传染病

2. 潜伏期 为2～21天,一般为8～10天

3. 临床特点 急性起病,持续高热,出现不同程度的出血,严重者可出现意识障碍、休克及多脏器受累,多在发病后2周内死于出血、多脏器功能障碍等

4. 治疗 无特效治疗措施,主要以对症和支持治疗

5. 流行病学特点 人类对埃博拉病毒普遍易感,接触传播是本病最主要的传播途径

6. 个案报告 2小时内上报个案

7. 突发事件报告 各县(区)内出现首例病例,暂按照突发公共卫生事件

要求在 2 小时内向所在地县级卫生计生行政部门报告,并同时通过突发公共卫生事件信息报告管理系统进行网络报告

8. 流行病学调查　①目的是调查病例暴露史和可能感染来源,确定病例密切接触者;②调查对象是疑似病例和确诊病例

9. 标本的采集和运送　未分离血清的全血标本应 4℃保存短期暂存,血清标本长期保存应置于 -70℃或以下冰箱,1 周内保存可置 -20℃冰箱

10. 实验室检测　埃博拉病毒核酸检测、埃博拉病毒抗原检测和 IgM、IgG 抗体检测

11. 防控措施　追踪疫区归国人员,及时开展流行病学调查,管理好病例和密切接触者,做好医院内感染控制和个人防护

【思考题】

一、单选题

1. 埃博拉病毒的潜伏期是(　　)
   A. 2~20 天　　　　　　　　　　B. 1~21 天
   C. 1~30 天　　　　　　　　　　D. 2~21 天
2. 对人致病性最强的埃博拉病毒是(　　)
   A. 扎伊尔型　　　　　　　　　　B. 苏丹型
   C. 本迪布焦型　　　　　　　　　D. 塔伊森林型
3. 现阶段防控埃博拉出血热的关键措施是(　　)
   A. 及时发现并隔离病人、加强个人防护　　B. 接种特异性疫苗
   C. 禁止疫区人员入境　　　　　　　　　　D. 以上都是
4. 下面对埃博拉病毒的描述错误的是(　　)
   A. 埃博拉病毒对热无抵抗力,60℃可迅速灭活
   B. 室温存放 1 个月后,埃博拉病毒感染性无明显变化
   C. 埃博拉病毒对紫外线敏感
   D. 埃博拉病毒呈长丝状体,可呈杆状、丝状等多种形态
5. 关于埃博拉说法错误的是(　　)
   A. 目前尚未发现埃博拉出血热发病有明显的季节性
   B. 医院内传播是导致埃博拉出血热暴发流行的重要因素
   C. 埃博拉出血热的潜伏期为 2~20 天
   D. 埃博拉出血热病死率高,可达 50%~90%

二、简答题

1. 简述医务人员暴露于病人的血液、体液、分泌物或排泄物时的紧急处理措施。
2. 简述埃博拉病例标本采集。
3. 简述病例报告。

参考答案

一、单选题

1. D；2. A；3. A；4. A；5. C

二、简答题

1. 医务人员暴露于病人的血液、体液、分泌物或排泄物时,应当立即用清水或肥皂水彻底清洗皮肤,再用 0.5% 碘伏消毒液或 75% 氯己定醇擦拭消毒;黏膜应用大量生理盐水冲洗或 0.05% 碘伏冲洗;发生锐器伤时,应及时按照锐器伤的处理流程进行处理;暴露后的医务人员按照密切接触者进行隔离和医学观察。

2. 用分离胶无菌真空促凝管采集静脉血,每管 3ml,标记后 4℃保存,填写标本采集登记表。留观病例、疑似病例采集发病 3 日后静脉血 2 管,送具有埃博拉出血热检测资质的实验室进行埃博拉病毒检测;确诊病例采集恢复期血标本,送国家疾控中心病毒病所进行检测。

3. 病例报告:留观病例、疑似病例和确诊病例应当在 2 小时之内通过传染病报告信息管理系统进行网络直报,疾病名称选择"其他传染病"中的"埃博拉出血热",并在各注栏中注明病例国籍及所来自疫区国家名称。出入境检验检疫机构发现的留观病例,由转运接收的医疗机构进行网络直报。各级疾控机构应当于 2 小时内通过网络完成报告信息的三级审核。对报告的留观病例、疑似病例在做出进一步诊断后,应当及时进行订正。相关信息报告要求和方式参照《传染病信息报告管理规范》执行。

第三节　寨卡病毒病

寨卡病毒病是由寨卡病毒引起并通过蚊媒传播的一种自限性急性疾病。寨卡病毒主要通过埃及伊蚊叮咬传播,临床特征主要为发热、皮疹、结膜炎或关节痛,极少引起死亡。基于现有观察性研究、队列研究和病例－对照研究结果,WHO 认为寨卡病毒感染可导致小头畸形、格林－巴利综合征和其他神经系统疾病已达成强烈科学共识。

寨卡病毒最早于 1947 年在乌干达发现,目前寨卡病毒病主要流行于拉丁美洲及加勒比、非洲、东南亚和太平洋岛国等国家和地区。我国目前已在多个省份发现寨卡病毒病输入病例,在有伊蚊分布的地区存在发生本地传播的风险。

一、概述

(一)病原学

寨卡病毒属黄病毒科黄病毒属,呈球形,直径约为 40 ~ 70nm,有包膜。基因组为单股正链 RNA,长度约为 10.8kb,分为亚洲型和非洲型两个基因型,目前在南美地区流行的病毒为亚洲型。寨卡病毒与同为黄病毒属的登革病毒、黄热病毒及西尼罗病毒等存在较强的血清学交叉反应。病毒可在蚊源细胞(C6/36)、哺乳动物细胞(Vero)等细胞中培养繁殖并产生病变。

寨卡病毒的抵抗力不详,但黄病毒属的病毒一般不耐酸、不耐热,60℃ 30 分钟可灭活,

70％乙醇、0.5％次氯酸钠、脂溶剂、过氧乙酸等消毒剂及紫外照射均可灭活。目前有研究表明,用紫外线灭活血浆登革病毒方法也可以有效灭活寨卡病毒。

(二)流行病学

1. 传染源和传播媒介

(1)传染源:患者、无症状感染者和感染寨卡病毒的非人灵长类动物是该病的可能传染源。

(2)传播媒介:埃及伊蚊为寨卡病毒主要传播媒介,白纹伊蚊、非洲伊蚊、黄头伊蚊等多种伊蚊属蚊虫也可能传播该病毒。

根据监测,我国与传播寨卡病毒有关的伊蚊种类主要为埃及伊蚊和白纹伊蚊,其中埃及伊蚊主要分布于海南省沿海市县及火山岩地区、广东省雷州半岛、云南省的西双版纳州、德宏州、临沧市,以及中国台湾嘉义县以南及澎湖县部分地区;白纹伊蚊则广泛分布于北至沈阳、大连,经天水、陇南,至西藏墨脱一线及其东南侧大部分地区。

2. 传播途径

(1)蚊媒传播为寨卡病毒的主要传播途径。蚊媒叮咬寨卡病毒感染者而被感染,其后再通过叮咬的方式将病毒传染给其他人。

(2)人与人之间的传播

母婴传播:有研究证明寨卡病毒可通过胎盘由母亲传染给胎儿。孕妇可能在分娩过程中将寨卡病毒传播给新生儿。

性传播:寨卡病毒可通过性传播。

血液传播:寨卡病毒可能通过输血传播,目前已有可能经输血传播的病例报告。

3. 人群易感性
包括孕妇在内的各类人群对寨卡病毒普遍易感。曾感染过寨卡病毒的人可能对再次感染具有免疫力。

4. 潜伏期和传染期

(1)潜伏期:目前该病的潜伏期尚不清楚,有限资料提示可能为3~12天。

(2)传染期:患者的确切传染期尚不清楚,有研究表明患者发病早期可产生病毒血症,具备传染性。病毒血症期多为5~7天,一般从发病前2~3天到发病后3~5天,部分病例可持续至发病后11天。患者尿液可检出病毒,检出持续时间长于血液标本。患者唾液也可检出病毒,病毒载量可高于同期血液标本。病毒在患者精液中持续检出时间长,个别病例发病后62天仍可检出病毒核酸。无症状感染者的传染性及期限尚不明确。

5. 地区分布
寨卡病毒病目前主要流行于拉丁美洲及加勒比、非洲、东南亚和太平洋岛国等国家和地区。1947年病毒发现至2007年以前,寨卡病毒病主要表现为散发。2007年在太平洋岛国出现暴发疫情。2013—2014年在南太平洋的法属波利尼西亚发生暴发疫情,报告病例约10 000例。2015年开始蔓延至拉丁美洲及加勒比多个国家。北美洲的美国、加拿大,亚洲及欧洲部分国家有输入病例报告。我国目前有输入病例报道,有伊蚊分布的地区存在发生本地传播的风险。

6. 发病季节特点
寨卡病毒病发病季节与当地的媒介伊蚊季节消长有关,疫情高峰多出现在夏秋季。在热带和亚热带地区,寨卡病毒病一年四季均可发病。

(三)临床表现

寨卡病毒病的潜伏期一般为3~12天。人感染寨卡病毒后,仅20％出现症状,且症状较轻,主要表现为皮疹(多为斑丘疹)、发热(多为中低度发热),并可伴有非化脓性结膜炎、肌肉和关节痛、全身乏力以及头痛,少数患者可出现腹痛、恶心、腹泻、黏膜溃疡、皮肤瘙痒等。症状持续 2~7 天缓解,预后良好,重症与死亡病例罕见。婴幼儿感染病例还可出现神经系统、眼部和听力等改变。

孕妇感染寨卡病毒可导致胎盘功能不全、胎儿宫内发育迟缓、胎死宫内和新生儿小头畸形等。有与寨卡病毒感染相关的格林 – 巴利综合征病例的报道,但两者之间的因果关系尚未确定。

(四)诊断标准

根据《寨卡病毒病诊疗方案(2016 年第 2 版)》,依据流行病学史、临床表现和相关实验室检查综合判断。

1. **疑似病例** 符合流行病学史且有相应临床表现。

(1)流行病学史:发病前 14 天内在寨卡病毒感染病例报告或流行地区旅行或居住;或者接触过疑似、临床诊断或确诊的寨卡病毒病患者。

(2)临床表现:难以用其他原因解释的发热、皮疹、关节痛或结膜炎等。

2. **临床诊断病例** 疑似病例且寨卡病毒 IgM 抗体检测阳性,同时排除登革热、流行性乙型脑炎等其他常见黄病毒感染。

3. **确诊病例** 疑似病例或临床诊断病例经实验室检测符合下列情形之一者:

(1)寨卡病毒核酸检测阳性;

(2)分离出寨卡病毒;

(3)恢复期血清寨卡病毒中和抗体阳转或者滴度较急性期呈 4 倍以上升高,同时排除登革热、流行性乙型脑炎等其他常见黄病毒感染。

(五)治疗原则

目前尚无特效治疗方法,主要采取对症治疗。应尽可能做到早发现、早隔离、早治疗。

1. **一般治疗** 寨卡病毒病通常症状较轻,不需要做出特别处理,以对症治疗为主,加强营养支持。在排除登革热之前避免使用阿司匹林等非甾体类抗炎药物治疗。

2. **对症治疗**

(1)高热不退患者可服用解热镇痛药,如对乙酰氨基酚,成人用法为 250~500mg/ 次,每日 3~4 次;儿童用法为 10~15mg/(kg·次),每次可间隔 4~6 小时,24 小时内不超过 4 次。儿童应避免使用阿司匹林以防并发 Reye 综合征。

(2)伴有关节痛患者可使用布洛芬,成人用法为 200~400mg/ 次,4~6 小时 1 次;儿童 5~10mg/(kg·次),每日 3 次。

(3)伴有结膜炎时可使用重组人干扰素 α 滴眼液,1~2 滴 / 次滴眼,每日 4 次。

3. **中医药治疗** 本病属中医"瘟疫·疫疹"范畴,可参照"疫疹"辨证论治。

(六)出院标准

综合评价住院患者病情转归情况以决定出院时间。建议出院时应符合以下条件:

1.体温正常,临床症状消失。

2.血液核酸连续检测 2 次阴性(间隔 24 小时以上);不具备核酸检测条件者,病程不少于 10 天。

(七)预防

目前尚无疫苗进行预防,最佳预防方式是防止蚊虫叮咬。建议准备妊娠及妊娠期女性谨慎前往寨卡病毒流行地区。

患者及无症状感染者应当实施有效的防蚊隔离措施10天以上,4周内避免献血,2~3个月内如发生性行为应使用安全套。

二、发现与报告

(一)发现

通过常规疫情监测、出入境检疫健康监测等渠道发现病例和疫情。

(二)常规病例报告

各级各类医疗机构或责任报告人发现寨卡病毒病疑似病例、临床诊断病例或确诊病例时,应于24小时内通过国家疾病监测信息报告管理系统进行网络直报。

(三)事件和相关信息报告

1.报告标准 各县(区)内出现首例病例,暂按照突发公共卫生事件要求在2小时内向所在地县级卫生计生行政部门报告,并同时通过突发公共卫生事件信息报告管理系统进行网络报告。

2.报告时限、程序与内容见第一章第三节。

三、流行病学调查

(一)病例个案调查

使用"寨卡病毒病个案调查表"(表20-8),对相关病例进行个案调查,重点调查病人发病前2周的活动史,查明可疑感染地点,寻找感染来源;同时调查发病后一周的活动史,开展病例搜索,评估发生感染和流行的风险。

(二)暴发疫情调查

1.组织与准备 疾控机构在接到病例报告后,应立即组织专业人员开展调查,分析感染来源,搜索可疑病例,评估进一步发生感染和流行的风险。

调查单位应迅速成立现场调查组,成员一般包括有关领导、流行病学、媒介控制、实验室采样检测工作人员等。根据已初步估计的疫情规模和实际需要,携带必要的调查表格、取证、采样、灭蚊药械、防护用品和相关书籍等。

2.调查内容和方法 暴发疫情调查主要内容:自然与社会因素相关资料收集、核实疫情、个案调查与采样、病例搜索、流行因素调查、媒介伊蚊密度调查、风险评估等。

在疫点(区)开展调查时,调查者务必要做好个人防护,如穿长袖衫及使用驱蚊用品。

(1)相关资料的收集

1)当地自然因素:地理资料(如人口、地形、地貌、河流、植被、海拔、气温、降雨量、土壤等)等;

2)社会因素:人员与货物流动情况,特别是与美洲、加勒比海和东南亚等流行区人员与货物往来情况(如劳务人员往来、贸易往来、一些特殊的市场等)、供水及储藏情况、居民生活习惯(如养水生植物等)等；

　　3)当地主要医疗机构和私人诊所；

　　4)获取当地的地图。

　　(2)核实疫情:电话询问或者派人前往现场核实病例的基本情况。

　　(3)个案调查:按"寨卡病毒病个案调查表"(表 20-8)的内容进行,重点是调查病例发病前两周至发病后一周的活动地点,如住家、工作地点、公园、学校、市场、庙宇等公共场所的活动情况,被蚊子叮咬史,就诊经过等。

　　(4)采样送检:调查时尽可能采集双份血液标本,两份标本之间相隔 14 天为宜,住院病例可于入院当天和出院前 1 天各采集一份,同时捕捉伊蚊(成蚊)送实验室检测。

　　(5)主动搜索和核实病例:病例搜索主要目的一是为追踪可能的传染源,二是确定疫情可能波及的范围。对于输入病例,应详细追查旅行史,重点在与其共同出行的人员中搜索。如病例从入境至发病后 1 周曾在本县(区)活动,还应在其生活、工作区域搜索可疑病例,填"寨卡病毒病入户调查登记表"(表 20-9)。

　　搜索病例一方面是开展入户调查,在出现本地感染散发病例时,以病例住所或与其相邻的若干户、病例的工作地点等活动场所为中心,参考伊蚊活动范围划定半径 200m 之内空间范围为核心区,1 例感染者可划定多个核心区,在核心区内搜索病例。可根据城区或乡村不同建筑类型,推测伊蚊活动范围,适当扩大或缩小搜索半径。

　　(6)流行因素调查:详细查清疫区中的自然条件、人群居住条件、流动人口特点和环境卫生、卫生设施、卫生习惯、植被、地形地貌、气温、降雨量等,分析流行的自然因素和社会因素。

　　(7)媒介伊蚊密度调查:在疫点周围开展媒介伊蚊密度调查,调查方法为调查 100 户家庭,检查室内外所有积水容器及幼虫孳生情况,计算布雷图指数(阳性容器数／检查户数 ×100)、房屋指数(阳性户数／检查户数 ×100％)及容器指数(阳性容器数／检查容器数 ×100％)等,发生疫情时至少每 3～5 天进行一次。

四、实验室检测

(一)样本的采集

　　1.血清对怀疑感染寨卡病毒的患者,采集 5ml 血清标本开展检测;对病例应尽可能采集双份血液标本,两份标本之间相隔 14 天为宜,住院病例可于入院当天和出院前 1 天各采集一份。

　　2.媒介伊蚊收集疫点媒介伊蚊成蚊和幼虫,分类鉴定后,填写"媒介标本采集信息表",按照采集地点分装,每管 10～20 只。

(二)样本的保存、运送

　　如标本能够在 24 小时内开展实验室检测,应将标本置于 2～8℃保存;如能在 7 天内开展检测,应将样本置于 -20℃保存;如需保存 7 天以上,应将样本置于 -70℃以下。标本运送时采用低温冷藏运输,避免冻融,样本运输应遵守国家关于三类病原体的相关生物安全规定。

(三)样本的检测

　　寨卡病毒病的检测方法包括病毒核酸检测、IgM 抗体检测、中和抗体检测和病毒分离等。寨卡病毒与黄病毒属其他病毒具有较强的血清学交叉反应,目前主要采用病毒核酸检测。

1.**病原学检测** 病原学检测主要适用于急性期血液标本,一般认为发病7天内检测阳性率高。

(1)核酸检测:采用荧光定量RT-PCR方法,是目前早期诊断寨卡病毒病的主要检测手段。

(2)病毒分离:将标本接种于蚊源细胞(C6/36)或哺乳动物细胞(BHK21、Vero)进行分离培养,出现病变以后,用检测核酸的方法鉴定病毒。也可使用乳鼠脑内接种进行病毒分离。

2.**血清学检测**

(1)血清特异性IgM抗体:发病3天后可检出病毒特异性IgM抗体,但发病7天后检出率高。可采用ELISA、免疫荧光等方法检测。IgM抗体阳性,提示患者可能新近感染寨卡病毒,但寨卡病毒IgM抗体与登革病毒、黄热病毒和西尼罗病毒等黄病毒有较强的交叉反应,易于产生假阳性。

(2)中和抗体:采用空斑减少中和试验方法检测。患者恢复期血清中和抗体阳转或滴度较急性期呈4倍及以上升高,且排除登革、乙脑等其他常见黄病毒感染,可以确诊。

五、防控措施

(一)预防输入及本地传播

1.**关注国际疫情动态** 密切追踪寨卡病毒病国际疫情进展信息,动态开展风险评估,为制定和调整本地防控策略与措施提供依据。

2.**根据需要发布旅行健康提示** 各地卫生计生行政部门协助外交、教育、商务、旅游及出入境检验检疫等部门,做好前往寨卡病毒病流行区旅行者、居住于流行地区的中国公民及从流行地区归国人员的宣传教育和健康提示。健康教育要点为:防止蚊虫叮咬,若出现发热、皮疹、红眼及肌肉关节痛等症状或体征要及时就医。

3.**对群众开展健康教育** 若发现输入病例或者出现本地传播,当地卫生计生行政部门要组织做好群众的健康教育工作。健康教育要点为:防止蚊虫叮咬,若出现发热、皮疹、红眼及肌肉关节痛等症状或体征要及时就医。

4.**做好口岸卫生检疫** 卫生检疫部门一旦发现疑似病例,应及时通报卫生计生行政部门,共同做好疫情调查和处置。

(二)病例监测与管理

1.**病例监测与早期发现** 各级各类医疗机构发现发热、皮疹、结膜炎及肌肉关节痛的患者,应注意了解患者的流行病学史(流行地区旅行史),考虑本病的可能,并及时采样送检。此外,对于新生儿出现小头畸形的产妇,如有可疑流行病学史,也需考虑寨卡病毒感染的可能。

2.**流行病学调查** 对相关病例进行个案调查,重点调查病人发病前2周的活动史,查明可疑感染地点,寻找感染来源;同时调查发病后一周的活动史,开展病例搜索,评估发生感染和流行的风险。

3.**病例搜索** 对于输入病例,应详细追查旅行史,重点在与其共同出行的人员中搜索。如病例从入境至发病后1周曾在本县(区)活动,还应在其生活、工作区域搜索可疑病例。

在出现本地感染散发病例时,以病例住所或与其相邻的若干户、病例的工作地点等活动场所为中心,参考伊蚊活动范围划定半径 200m 之内空间范围为核心区,1 例感染者可划定多个核心区,在核心区内搜索病例。可根据城区或乡村不同建筑类型,推测伊蚊活动范围,适当扩大或缩小搜索半径。

4. **病例管理**　病例管理主要包括急性期采取防蚊隔离措施、病例发病后 2~3 个月内应尽量避免性行为或采取安全性行为。

防蚊隔离期限为从发病之日起至患者血液标本中连续两次病毒核酸检测阴性,两次实验室检测间隔不少于 24 小时;如果缺乏实验室检测条件,则防蚊隔离至发病后 10 天。防蚊措施包括病房/家庭安装纱门、纱窗,清除蚊虫孳生环境;患者采取个人防蚊措施,如使用蚊帐、穿长袖衣裤、涂抹驱避剂等。

应向男性病例提供病毒传播、疾病危害和个人防护等基本信息。男性病例发病后 2~3 个月内应尽量避免性行为或每次性行为中全程使用安全套。如果其配偶处于妊娠期,则整个妊娠期间应尽量避免性行为或每次性行为中全程使用安全套。

如果经检测发现无症状感染者,应采取居家防蚊隔离措施,防蚊隔离期限为自检测之日起 10 天;自检测之日起 2~3 个月内尽量避免性行为或采取安全性行为。

医疗卫生人员在开展诊疗及流行病学调查时,应采取标准防护措施。在做好病例管理和一般院内感染控制措施的基础上,医疗机构,特别是收治病例的病区,应严格落实防蚊灭蚊措施,防止院内传播。病例的尿液、唾液及其污染物的处理按照《医院感染管理办法》和《医疗废物管理条例》等相关规定执行。

(三)媒介监测与控制

有媒介分布地区,除做好上述工作外,还需做好媒介监测与控制工作。

1. **日常监测与控制**　各级卫生计生行政部门负责领导并组织当地疾控机构开展以社区为基础的伊蚊密度监测,包括伊蚊种类、密度、季节消长等。日常监测范围、方法及频次要求同登革热,可参照《登革热媒介伊蚊监测指南》中的常规监测进行。

当发现媒介伊蚊布雷图指数及诱蚊诱卵器指数超过 20 时,应及时提请当地政府组织开展爱国卫生运动,清除室内外各种媒介伊蚊的孳生地及开展预防性灭蚊运动,降低伊蚊密度,以降低或消除寨卡病毒病等蚊传疾病的暴发风险。

2. **应急监测与控制**　当有寨卡病毒病病例出现且以疫点为圆心 200m 半径范围内布雷图指数或诱蚊诱卵指数≥5、警戒区(核心区外展 200m 半径范围)≥10 时,其他区域布雷图指数或诱蚊诱卵器指数大于 20 时,应启动应急媒介伊蚊控制。

媒介伊蚊应急控制要点包括:做好社区动员,开展爱国卫生运动,做好蚊虫孳生地清理工作;教育群众做好个人防护;做好病例和医院防蚊隔离;采取精确的疫点应急成蚊杀灭;根据媒介伊蚊抗药性监测结果指导用药,加强科学防控等。通过综合性的媒介伊蚊防控措施,尽快将布雷图指数或诱蚊诱卵器指数控制在 5 以下。

(四)宣传与沟通

存在流行风险的地区应全民动员,采取多种有效形式,以通俗易懂的方式开展健康教育活动。宣传要点包括:寨卡病毒病主要由伊蚊(俗称花斑蚊或花蚊子)叮咬传播;伊蚊在室内外的水缸、水盆、轮胎、花盆、花瓶等积水容器中孳生繁殖;翻盆倒罐清除积水,清除蚊虫孳生地可以预防寨卡病毒病流行;在发生疫情的地区要穿长袖衣裤,在身体裸露部位涂抹防蚊水,使用驱蚊剂或使用蚊帐、防蚊网等防止蚊虫叮咬。

除一般旅行健康提示外,应提醒孕妇及计划怀孕的女性谨慎前往寨卡病毒病流行的国家或地区,如确需赴这些国家或地区时,应严格做好个人防护措施,防止蚊虫叮咬。若怀疑可能感染寨卡病毒时,应及时就医,主动报告旅行史,并接受医学随访。

(五)培训和实验室能力建设

1. 强化医务人员培训,提高疾病识别能力　开展医务人员诊疗知识培训,提高疾病诊断与识别能力。重点地区应在每年流行季节前,结合登革热、基孔肯雅热的防控工作开展基层医务人员寨卡病毒病相关知识的强化培训,增强对寨卡病毒病的认识,及时发现和报告疑似寨卡病毒感染病例。

2. 建立寨卡病毒检测能力　建立和逐步推广寨卡病毒的实验室检测技术。各省级疾控机构要尽快建立实验室检测的相关技术和方法,做好实验室技术和试剂储备,逐步提高基层疾控机构对该病的实验室检测能力,以应对可能发生的疫情。

六、措施效果评价

寨卡病毒病控制措施效果常用的评价指标包括发病率(罹患率)、流行持续时间、伊蚊成蚊密度和幼虫指数等,其中将伊蚊布雷图指数作为防控的重要指标:当有寨卡病毒病病例出现且以疫点为圆心 200m 半径范围内布雷图指数或诱蚊诱卵指数≥5、警戒区(核心区外展 200m 半径范围)≥10 时,其他区域布雷图指数或诱蚊诱卵器指数大于 20 时,应启动应急媒介伊蚊控制。

七、调查报告的撰写

调查报告撰写格式与要求见技术要点相关部分。

八、保障措施

(一)组织领导

根据疫情应急处理工作的实际需要和事件的级别,政府负责成立指挥部或联防联控机制办公室,联防联控工作机制的成员单位主要包括卫生、爱卫会、宣传、教育、公安、民政、财政、交通运输、旅游、新闻、食品药品监管、中医药等部门,按各自职责开展防控工作。

(二)培训和演练

组织对卫生计生行政部门领导、疾控人员、临床医护人员等进行相关培训,培训重点对象是基层医务人员,目的是提高他们对寨卡病毒病的诊疗意识,同时根据防制工作需要,开展专项应急处置演练,注意兼顾各项疫情控制措施,考评相结合。

(三)经费保障

监测与应急处理物品和器械包括检测试剂、检测仪器设备;防蚊、灭蚊的设备及药物等储备,均需相关经费提供保障。

九、附件

寨卡病毒病个案调查表见表 20-8,寨卡病毒病入户调查登记表见表 20-9。

表 20-8 寨卡病毒病个案调查表

一、基本情况

(一)患者姓名:＿＿＿＿＿＿ 联系电话:＿＿＿＿＿＿

如患者年龄＜14岁,则家长姓名:＿＿＿＿＿＿联系电话:＿＿＿＿＿＿

(二)性别:(1)男 (2)女

(三)年龄:＿＿＿＿岁

(四)家庭住址:＿＿＿省(自治区/直辖市)＿＿＿市＿＿＿县(市/区)＿＿＿乡(镇/街道)＿＿＿村(居委会)

(五)工作单位:＿＿＿＿＿＿＿＿＿

(六)职业:

(1)幼托儿童 (2)散居儿童 (3)学生 (4)教师 (5)保育保姆 (6)饮食从业人员 (7)商业服务 (8)医务人员 (9)工人 (10)民工 (11)农民 (12)牧民 (13)渔(船)民 (14)干部职员 (15)离退休人员 (16)家务待业 (17)其他

(七)若是输入性病例,请填写以下内容:

1. 国籍＿＿＿＿＿＿＿＿＿＿

2. 从何处入境本地:＿＿＿＿＿＿＿＿

3. 入境口岸＿＿＿＿＿＿＿＿;入境时间:＿＿＿年＿＿月＿＿日

4. 入境原因:(1)旅行 (2)商贸往来 (3)留学 (4)探亲访友 (5)其他＿＿＿＿＿＿

5. 入境后到经地区及停留时间:

地点1:＿＿＿＿＿＿;日期:＿＿＿年＿＿月＿＿日至＿＿＿年＿＿月＿＿日

地点2:＿＿＿＿＿＿;日期:＿＿＿年＿＿月＿＿日至＿＿＿年＿＿月＿＿日

二、发病与临床症状

(一)发病日期:＿＿＿年＿＿月＿＿日

(二)首发症状:＿＿＿＿＿＿＿＿

(三)相关症状体征:

1. 发热(38℃以上):(1)有 (2)无 (3)不详

如有,则日期:＿＿月＿＿日至＿＿月＿＿日,最高体温＿＿℃,或未检测。

2. 关节痛:(1)有 (2)无 (3)不详

主要累及的关节为(可多选):①手腕 ②脚踝 ③脚趾 ④手指 ⑤膝 ⑥肘 ⑦肩关节 ⑧脊柱 ⑨其他

3. 肌肉痛:(1)有 (2)无 (3)不详

如有,部位:＿＿＿＿＿＿＿＿

4. 皮疹:(1)有 (2)无 (3)不详

皮疹为:①斑丘疹 ②麻疹样皮疹条/线状 ③猩红热样皮疹簇状 ④红斑疹 ⑤其他

皮疹部位(可多选):①全身 ②躯干 ③四肢 ④面部 ⑤其他

5. 头痛:(1)有 (2)无 (3)不详

6. 结膜充血:(1)有 (2)无 (3)不详

7. 颜面潮红:(1)有 (2)无 (3)不详

8. 胸红:(1)有 (2)无 (3)不详

9. 出血症状:(1)有 (2)无 (3)不详

如有,则出血部位为(多选):

①结膜出血　②鼻出血　③牙龈出血　④呕血　⑤便血　⑥血尿　⑦其他

10. 神经症状:(1)有　(2)无　(3)不详

如有,则日期:＿＿＿月＿＿＿日至＿＿＿月＿＿＿日,症状描述:＿＿＿＿＿＿＿＿＿＿＿＿＿＿＿＿＿＿

11. 如为妇女,有无怀孕:(1)有　(2)无　(3)不详

如有,则孕期为＿＿＿周

三、就诊情况

就诊日期	就诊医院名称	有无住院	住院日期	备注

四、住所(病家)环境相关因素

(一)使用的防蚊设备(可多选):(1)蚊帐　(2)蚊香　(3)纱门　(4)灭蚊剂　(5)其他:

(二)积水容器类型(可多选):(1)花瓶　(2)瓦盆　(3)铁罐　(4)碗碟缸　(5)池塘　(6)树洞　(7)竹桩　(8)假山　(9)盆景　(10)其他＿＿＿＿＿＿＿

五、发病前后活动情况

(一)外出史

1. 发病前14天内是否有外出(离开本市县及出境旅行)史:＿＿＿＿＿＿＿(1)是　(2)否

如果否,跳至"(二)发病前后在本地活动情况"

如是,地点1:＿＿＿＿＿＿＿＿＿;日期:＿＿＿＿年＿＿＿月＿＿＿日至＿＿＿＿＿年＿＿＿月＿＿＿日

地点2:＿＿＿＿＿＿＿＿＿;日期:＿＿＿＿年＿＿＿月＿＿＿日至＿＿＿＿＿年＿＿＿月＿＿＿日

地点3:＿＿＿＿＿＿＿＿＿;日期:＿＿＿＿年＿＿＿月＿＿＿日至＿＿＿＿＿年＿＿＿月＿＿＿日

返回时间(入境时间):＿＿＿＿＿年＿＿＿月＿＿＿日

同行团队名称(或旅行社名称):＿＿＿＿＿＿＿＿＿＿

同行人员姓名1:电话:＿＿＿＿＿＿　健康状况:＿＿＿＿＿＿

同行人员姓名2:电话:＿＿＿＿＿＿　健康状况:＿＿＿＿＿＿

同行人员姓名3:电话:＿＿＿＿＿＿　健康状况:＿＿＿＿＿＿

同行人员姓名4:电话:＿＿＿＿＿＿　健康状况:＿＿＿＿＿＿

同行人员姓名5:电话:＿＿＿＿＿＿　健康状况:＿＿＿＿＿＿

2. 外出期间是否明确有蚊虫叮咬史:(1)是　(2)否　(3)不详

如是,则叮咬地点为:地点1:＿＿＿＿＿＿＿;地点2:＿＿＿＿＿＿＿;地点3:＿＿＿＿＿＿＿

(二)发病前后在本地的主要活动情况:(备注栏填写具体地点)

日期	家中	工作单位	公园	运动场所	市场	学校	医院	其他	备注

续表

日期	家中	工作单位	公园	运动场所	市场	学校	医院	其他	备注

六、共同暴露者健康状况

(一)有无家庭其他成员 / 接触者出现过类似症状:(1)有　(2)无　(3)不详

(二)家中人口数:＿＿＿＿＿人,出现类似症状者:＿＿＿＿＿人

(三)工作单位所在部门人数:＿＿＿＿＿人,出现类似症状者:＿＿＿＿＿人

请将出现类似症状的家庭成员或同事的相关情况填入下表:

姓名	与患者关系	年龄	性别	发病日期	就诊情况	采样日期	备注

七、其他需补充内容:

八、备注

(一)血常规检查

(二)病原学诊断检测

(三)病例诊断分类:本病例属于(输入性病例、本地病例)

调查日期:＿＿＿＿＿年＿＿＿月＿＿＿日

调查者:＿＿＿＿＿＿＿＿＿

表 20-9 寨卡病毒病入户调查登记表

调查点名称：＿＿＿＿ 调查人：＿＿＿＿ 联系电话：＿＿＿＿ 调查日期：＿＿年＿＿月＿＿日

门牌号	户主姓名	户内居住人口数	家庭成员姓名	性别	年龄	职业	是否出现以下症状				发病日期	最近14天外出情况				是否接受采样检测	采样检测结果	是否列入病例管理	备注
							发热℃	关节痛	肌肉痛	皮疹		其他社区、村	外市	外省	国外				

填写说明：1.症状：如有相应症状，则填写出现日期；2.外出史：如有外出，则填地址；3.如有联系方式请填在备注栏

| 技术要点 |

1. 非法定传染病

2. 潜伏期　有限资料提示可能为 3~12 天

3. 临床特点　发热(多为中低度热),皮疹(多为斑丘疹),结膜炎,关节及肌肉痛,可出现神经系统变化

4. 治疗　无针对该病的特异性抗病毒药物,主要采取对症治疗

5. 流行病学特点　人群普遍易感,患者、无症状感染者、感染寨卡病毒的非人灵长类动物为传染源,经伊蚊叮咬传播,夏秋季高发

6. 个案报告　24 小时内上报个案

7. 突发事件报告　各县(区)内出现首例病例,暂按照突发公共卫生事件要求在 2 小时内向所在地县级卫生计生行政部门报告,并同时通过突发公共卫生事件信息报告管理系统进行网络报告

8. 现场调查　①病前两周至发病后一周活动史,判定是输入性还是本地感染;②病例搜索,追踪传染源,确定范围;③伊蚊密度(布雷图指数)调查

9. 标本的采集和运送　不同发病时间的病例血清与媒介伊蚊,暂存 −20℃以下,长存 −70℃以下

10. 实验室检测　IgM 检测,中和抗体检测,病毒核酸检测,病毒抗原检测,病毒分离培养

11. 防控措施　防蚊灭蚊,布雷图指数小于 5

【思考题】

一、单选题

1. 经检测发现无症状感染者,采取居家防蚊隔离措施的期限为(　　)天

　　A. 自检测之日起 10 天　　　　　　　　B. 自检测之日起 12 天

　　C. 自检测之日起 14 天　　　　　　　　D. 自检测之日起 16 天

2. 各级各类医疗机构发现寨卡病毒病疑似病例、临床诊断病例或确诊病例时,应于(　　)小时内通过国家疾病监测信息报告管理系统进行网络直报

　　A. 24　　　　　　　　B. 12　　　　　　　　C. 6　　　　　　　　D. 2

3. 寨卡病毒病临床表现没有的是(　　)

　　A. 突起高热,伴"三痛"(剧烈头痛、眼眶痛、全身肌肉和骨关节痛)

　　B. 皮疹(多为斑丘疹)

　　C. 结膜炎

　　D. 关节痛及肌肉痛

4. 下列实验室检测结果不能确诊病例依据的是(　　)

　　A. 从急性期患者血清、脑脊液、血细胞或组织等中分离到寨卡病毒

B. 恢复期血清特异性 IgG 抗体滴度比急性期有 4 倍及以上增长

C. 应用 RT-PCR 或实时荧光定量 PCR 检出寨卡病毒基因序列

D. 单份血清特异性 IgG 抗体或 IgM 抗体阳性

5. 布雷图指数的计算正确的是(　　　)

A. 阳性容器数 / 检查户数 ×100%

B. 阳性容器数 / 检查户数 ×100

C. 阳性户数 / 检查户数 ×100%

D. 阳性容器数 / 检查容器数 ×100%

二、简答题

1. 简述布雷图指数及其表示的意义。

2. 寨卡病毒病的临床表现主要有什么特点？

3. 寨卡病毒病的主要传播源和传播途径。

参考答案

一、单选题

1. A；2. B；3. D；4. D；5. B

二、简答题

1. 布雷图指数是指每 100 户中发现的有伊蚊幼虫孳生的容器数。其意义是指当该指数超过 20 时，可认为该地区处于流行的高风险地区，表示该地一旦引入传染源，具有引起本地流行的高风险。当布雷图指数为 5～20 时，表示该地区一旦引入传染源后，会有引起本地传播的风险。当布雷图指数少于 5 时，表示该地区是安全区，即即使引入传染源，也不会引起本地传播。发生疫情时，要求在一周内疫区内的布雷图指数降至 5 以下，才能完全控制疫情发生。

2. 临床症状包括发热、皮疹(多为斑丘疹)、结膜炎、关节痛及肌肉痛等。感染寨卡病毒后，约 80% 的人为隐性感染，仅有 20% 的人出现上述临床症状，一般持续 2～7 天后自愈，重症和死亡病例少见。婴幼儿感染病例还可出现神经系统、眼部和听力等改变。孕妇感染寨卡病毒可导致胎盘功能不全、胎儿宫内发育迟缓、胎死宫内和新生儿小头畸形等。寨卡病毒感染亦可导致格林-巴利综合征和其他神经系统疾病。

3. 传染源：患者、无症状感染者和感染寨卡病毒的非人灵长类动物是该病的可能传染源。传播途径：带病毒的伊蚊叮咬是本病最主要的传播途径。传播媒介主要为埃及伊蚊，白纹伊蚊、非洲伊蚊和黄头伊蚊也可能传播该病毒。亦可通过母婴传播(包括宫内感染和分娩时感染)、血液传播和性传播。